U0350479

第2版

简明麻醉学

主　编　艾登斌　帅训军　姜　敏

副主编　王明玲　苏海文　崔宏先　苗韶华

编写秘书　王密周　刘军超　滕　娜　范金鑫

编委(以姓氏笔画为序)

丁　宝　丁泽君　卜庆丽　王开祥　王巧萍　王寿世　王明玲
王奕皓　王密周　王额尔敦　车润平　艾登斌　帅训军　史文文
付　鹏　朱玉昌　刘世喜　刘军超　刘显珍　许　慧　闫战秋
苏海文　李　会　李　慧　李文燕　李兆国　李恩琪　杨洪光
吴承先　辛　艳　张　宁　张　林　张纵横　张晓云　张海荣
苗韶华　范金鑫　宗　倩　赵　波　侯念果　姜　敏　秦统鑫
秦培娟　徐堂文　唐玉茹　黄建廷　曹　玺　崔丽强　崔宏先
彭霄艳　程绍波　滕　娜

人民卫生出版社

图书在版编目（CIP）数据

简明麻醉学/艾登斌，帅训军，姜敏主编. —2 版.
—北京：人民卫生出版社，2016
ISBN 978-7-117-21961-7

Ⅰ. ①简… Ⅱ. ①艾… ②帅… ③姜… Ⅲ. ①麻醉学
Ⅳ. ①R614

中国版本图书馆 CIP 数据核字(2016)第 004780 号

人卫社官网	www. pmph. com	出版物查询，在线购书
人卫医学网	www. ipmph. com	医学考试辅导，医学数据库服务，医学教育资源，大众健康资讯

简明麻醉学

第 2 版

主　　编：艾登斌　帅训军　姜　敏
出版发行：人民卫生出版社（中继线 010-59780011）
地　　址：北京市朝阳区潘家园南里 19 号
邮　　编：100021
E - mail：pmph @ pmph. com
购书热线：010-59787592　010-59787584　010-65264830
印　　刷：三河市宏达印刷有限公司
经　　销：新华书店
开　　本：889×1194　1/16　　**印张**：45
字　　数：1394 千字
版　　次：2004 年 2 月第 1 版　2016 年 3 月第 2 版
2016 年 3 月第 2 版第 1 次印刷(总第 2 次印刷)
标准书号：ISBN 978-7-117-21961-7/R・21962
定　　价：138. 00 元

主编简介

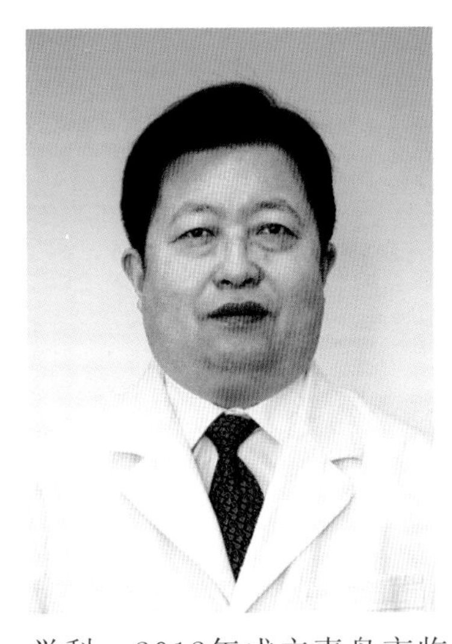

艾登斌，教授，男，1964年6月出生于山东青岛，青岛市市立医院麻醉科主任、疼痛科主任，硕士生导师、博士后导师。1987年于山东医科大学毕业后进入青岛市市立医院工作，1998年8月晋升为副主任医师、副教授，2004年7月晋升为主任医师、教授。1994年被聘为麻醉科主任并担任至今。1998年，创立了全国第一个以麻醉医师为主体的疼痛学会，随后成立疼痛病房（2012年更名为疼痛科）并担任主任至今。同年，与北京大学第一医院、北京协和医院、中国医科大学第一附属医院共同组成第一批国家新药临床研究麻醉学专业基地。2001年5月赴法国马赛TIMONE心脏中心研修心脏手术的麻醉；2004年11月赴韩国檀国大学医学院附属医院，研修危重病患者的麻醉。作为学科带头人，青岛市市立医院麻醉科2005年被评为青岛市特色专科，2007年成立青岛市疼痛临床研究治疗中心，2011年被评为青岛市重点学科，2012年成立青岛市临床麻醉研究中心，同年，与青岛大学合作建设的麻醉学专业博士后流动站正式启动，2014年被评为山东省重点专科，2014年成立青岛市麻醉与疼痛质控中心。

现任世界疼痛医师协会中国分会常委、中华医学会麻醉学分会学科管理组委员、中国中西医结合学会麻醉专业委员会委员、山东省麻醉学会副主任委员、山东省疼痛研究会常务理事、山东省卫生厅麻醉质量控制中心副主任委员、山东省麻醉学学科建设管理学组组长、青岛市麻醉学专业委员会主任委员、青岛市疼痛临床研究治疗中心主任、青岛市临床麻醉研究中心主任、青岛市麻醉与疼痛质量控制中心主任、青岛市医学会理事、青岛市输血协会理事、《临床麻醉学杂志》编委、《中国麻醉与镇痛杂志》编委等。

长期从事与心脏手术麻醉、危重病患者手术麻醉及急慢性疼痛诊疗相关的医疗、教学和科研工作，对围手术期肺保护和脑保护、炎症反应的调控机制及脊柱间盘源性疼痛、神经痛的微创手术治疗有深入的研究。2004年主编《简明麻醉学》、主译美国耶鲁大学《临床麻醉手册》，均由人民卫生出版社出版。主持的课题获省、市科技进步奖十二项，并申请成功包括国家自然科学基金、山东省卫生厅课题、青岛市科技局课题在内的国家、省、市级课题20余项，连续三届青岛市专业技术拔尖人才。

主编简介

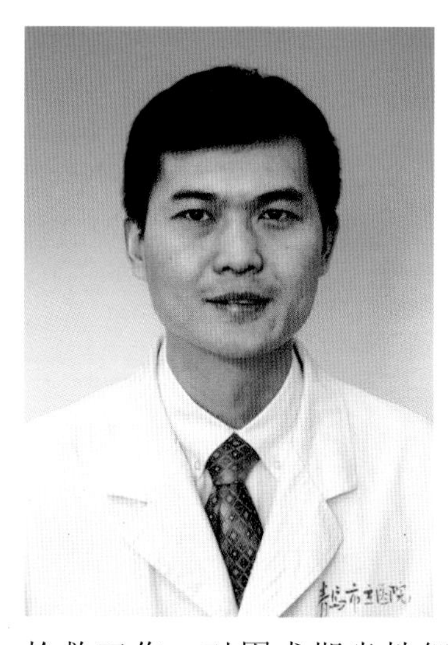

帅训军，副教授，男，1970年7月出生于山东菏泽。1995年毕业于徐州医学院，进入青岛市市立医院麻醉科工作，2001年获得山东大学医学硕士学位，2009年晋升为副主任医师，此后被聘为科室副主任、硕士生导师。工作20年来，协助科主任在学科建设上卓有成效，1998年争取到第一批国家新药临床研究麻醉学专业基地，2005年被评为青岛市特色专科，2007年成立青岛市疼痛临床研究治疗中心，2011年被评为青岛市重点学科，2012年成立青岛市临床麻醉研究中心，2014年被评为山东省重点专科，2014年成立青岛市麻醉与疼痛质控中心。

主要从事科研、教学及麻醉与疼痛的质控工作，倡导围术期患者无痛概念、舒适化医疗的应用及推广。2007年在德国杜伊斯堡心脏中心进修学习，擅长超高龄、疑难、危重、困难气道患者的麻醉、抢救工作。对围术期炎性细胞因子的调控机制有深入的研究，并以此开展了肺保护和脑保护的相关研究。

现任山东省卫生厅麻醉质量控制中心委员，青岛市麻醉学会青年委员会副主任委员，青岛市麻醉学会委员兼秘书，青岛市麻醉与疼痛质量控制中心副主任。以主要研究者获国家自然科学基金等国家、省、市课题9项，获山东省医学科技奖、青岛市科技进步奖等奖项7项。2015年8月，被评为青岛市优秀青年医学专家。

主编简介

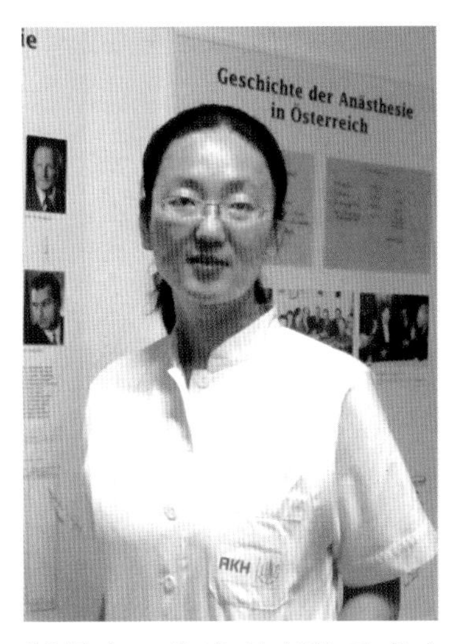

姜敏，副主任医师，女，1970年出生于湖南长沙，1993年毕业于中南大学湘雅医学院临床医学系，1993年7月进入青岛市立医院麻醉科工作。2005年获青岛大学医学院硕士学位，主攻麻醉药理学。2011年在奥地利维也纳奥托瓦格纳医院研修心胸外科麻醉，奥地利Linz AKH医院研修小儿麻醉。2009年起任青岛市立医院麻醉科副主任，现任青岛医学会麻醉分会委员，青岛市麻醉与疼痛质控中心副主任委员，青岛医学会医疗事故鉴定专家等。

长期从事临床麻醉的医疗、教学和研究工作。目前担负青岛市立医院危重症手术麻醉和临床麻醉指导工作。近年来主攻微创手术麻醉、超高龄疑难危重症手术麻醉和急救复苏工作，完成百岁以上超高龄老人手术麻醉多例。在麻醉中血液保护、困难气道的管理、麻醉药物的器官保护、心肺复苏以及麻醉质量控制、麻醉医师培训等方面不断探索，为患者麻醉手术安全保驾护航。参与编写专业论著2部，参与国家级麻醉学专业新药临床研究40余项。获青岛市科技进步奖两项。

序

根据卫生部1989年12号文件规定，麻醉科是一个临床科室，业务范畴涉及临床麻醉、急救复苏、疼痛诊疗和重症监护。麻醉学作为一个年轻的学科发展迅速，尤其是进入21世纪以来更是日新月异、快速发展，其新理论、新技术、新药物、新设备层出不穷，业务范围仍在不断拓展。

麻醉学科是历史上的一个高危学科，同时又因为他的高危，使麻醉科医生在所有医务人员中具有最全面的抢救技能、知识、经验、理论和方法。艾登斌教授主编的《简明麻醉学》和《简明麻醉学》第2版的编写人员主要以青岛麻醉界中青年医师为主，他们辛勤工作、尽心尽力，利用业余时间完成书稿。全书以"简明、新颖"的风格，介绍了新的麻醉理论和临床麻醉监测治疗新技术，书中还重点介绍了专科手术和危重疑难患者的麻醉，对于指导麻醉学及相关专业医师的临床实践和麻醉医师的培训、职称考试均具有重要的参考价值。

美国医生莫顿（世界首例在新闻媒体前公开施行乙醚麻醉的第一人）的墓碑上写道："在他以前，手术是一种痛苦；从他以后，科学战胜了疼痛"。相信经过麻醉界同仁的共同努力，让麻醉变得更为安全、更为舒适。

中国医师协会麻醉医师分会会长

俞卫锋

2015年10月19日

前言

2004年1月，为了适应麻醉学理论和实践的迅速发展，组织编写了《简明麻醉学》。由于编写内容简明、新颖，受到广大麻醉界同道和读者的好评。《简明麻醉学》出版迄今已10年，在过去的10年中，麻醉学理论和实践均得到快速发展，麻醉新药、超声等可视技术、脑氧饱和度监测仪等新型监测设备已广泛用于临床。为了适应麻醉学飞速发展的需要，我们编写了《简明麻醉学》第2版，第2版秉承第1版"简明、新颖"的风格，结合新的麻醉理论和近年发展的新技术，进行了修改和补充。

《简明麻醉学》第2版全书共分为绪论、围手术期用药、临床监测技术、临床麻醉、临床治疗技术、专科手术麻醉、危重疑难患者的麻醉、心肺脑复苏、疼痛治疗、麻醉与科研10部分，共91章。内容增加了近年来出现的新药物、新技术、新设备，并对心肺脑复苏等章节进行了大幅修改。内容以简明、实用为主，重点突出，条理清楚，便于在工作中随时翻阅，并且突出了理论与实践、基础与临床、临床麻醉与监测治疗的结合。读者以临床麻醉医师为主，也适用于医学院校师生、临床各科手术医师阅读和参考。

艾登斌　帅训军　姜　敏

2015年10月

目 录

第一篇 绪 论

第二篇 围手术期用药

第三篇　临床监测

第四篇 临床麻醉

第五篇 临床治疗技术

第六篇　专科手术麻醉

第七篇 危重疑难患者麻醉

第八篇　心肺脑复苏

第九篇　疼痛治疗

第十篇 麻醉与科研

第一篇　绪论

第一章 麻醉学专业的任务和范围

第一节 临床麻醉

一、概述

临床麻醉的工作场所在手术室内，在规模较大、条件较好的麻醉科，临床麻醉中可建立分支学科（或称为亚科），如产科、心脏外科、脑外科、小儿外科麻醉等。临床麻醉的主要工作内容可分为三个部分：麻醉前评估与准备、麻醉处理及麻醉后恢复，具体内容如下：

1. 术前对患者进行检查、评估与准备。术前应向患者及家属讲明患者病情、风险及可能出现的并发症，并填写麻醉协议书，麻醉协议书必须征得患者或家属的同意与签字，危重疑难患者及大手术的麻醉处理必要时还需经院医务管理部门批准后实施。

2. 提供完成手术所必需的特殊条件，如气管、支气管麻醉，控制性降压，低温，人工通气及体外循环等。

3. 为手术顺利进行提供安全、无痛、肌松、合理控制应激以及避免不愉快记忆等基本条件。

4. 对手术患者的生理功能进行全面、连续和定量的监测，并调控在预定的范围内，以维护患者的生命安全，这不仅涉及仪器与设备的先进性，更涉及麻醉医师的素质，已成为临床麻醉的重要内容。

5. 预防并早期诊治各种并发症，以利术后顺利康复。

6. 术后72小时内进行术后访视，及时发现与治疗麻醉后并发症。

二、麻醉前病情估计与准备

所有麻醉药和麻醉方法都可影响患者生理状态的稳定性，手术创伤和失血可使患者生理功能处于应激状态，外科疾病与并存的内科疾病又有各自不同的病理生理改变，这些因素都将造成机体生理潜能承受巨大负担。为减轻这种负担和提高手术麻醉的安全性，在手术麻醉前对全身情况和重要器官生理功能做出充分估计，并尽可能加以维护和纠正，这是外科手术治疗学中的一个重要环节，也是麻醉医师临床业务工作的主要方面。

全面的麻醉前估计和准备工作应包括以下几个方面：①全面了解患者的身体健康状况和特殊病情；②明确全身状况和器官功能存在哪些不足，麻醉前需要哪些准备；③明确器官疾病和特殊病情的危险所在，术中可能发生哪些并发症，需采取哪些防治措施；④估计和评定患者接受麻醉和手术的耐受力；⑤选定麻醉药、麻醉方法和麻醉前用药，拟定具体麻醉实施方案。

三、麻醉前用药

麻醉前用药（也称术前用药）是手术麻醉前的常规措施，主要目的是：①解除焦虑，充分镇静和产生遗忘；②稳定血流动力学，减少麻醉药需求量；③降低误吸胃内容物的危险程度；④提高痛阈，加强镇痛；⑤抑制呼吸道腺体分泌，防止术后恶心、呕吐。针对上述用药目的，临床上常选用五类麻醉前用药：神经安定类药；α_2肾上腺素能激动药；抗组胺药和抗酸药；麻醉性镇痛药；抗胆碱药。

四、吸入全身麻醉

吸入全身麻醉是将麻醉气体或麻醉蒸汽吸入肺内，经肺泡进入血液循环，到达中枢神经系统而产生的全身麻醉。

吸入麻醉药在体内代谢、分解少，大部分以原形从肺排出体外，因此吸入麻醉容易控制，比较安全、有效，是现代麻醉中常用的一种方法。

五、静脉全身麻醉

将全麻药注入静脉，经血液循环作用于中枢神经系统而产生全身麻醉的方法称为静脉全身麻醉。静脉全身麻醉具有对呼吸道无刺激性，诱导迅速，苏醒较快，患者舒适，不燃烧，不爆炸和操作比较简单等优点。但静脉麻醉药多数镇痛不强，肌松差，注入后无法人工排除，一旦过量，只能依靠机体缓慢排泄，为其缺点。因此，使用前应详细了解药理性能，尤其是药代动力学改变，严格掌握用药指征和剂量，以避免发生意外。

六、气管、支气管内插管术

气管、支气管内插管术是临床麻醉中不可缺少的一项重要组成部分，是麻醉医师必须掌握的最基本操作技能，不仅广泛应用于麻醉实施，而且在危重患者呼吸循环的抢救复苏及治疗中也发挥重要作用。

七、局部麻醉

局部麻醉是指患者神志清醒，身体某一部位的感觉神经传导功能暂时被阻断，运动神经保持完好或同时有程度不同的被阻滞状态。这种阻滞应完全可逆，不产生组织损害。

常用的局部麻醉有表面麻醉、局部浸润麻醉、区域阻滞、神经传导阻滞四类。后者又可分为神经干阻滞、硬膜外阻滞及脊麻。静脉局部麻醉是局部麻醉另一种阻滞形式。

八、神经及神经丛阻滞

神经阻滞也称传导阻滞或传导麻醉，是将局麻药注射至神经干旁，暂时阻滞神经的传导功能，达到手术无痛的方法。由于神经是混合性的，不但感觉神经纤维被阻滞，运动神经纤维和交感、副交感神经纤维也同时不同程度的被阻滞。若阻滞成功，麻醉效果优于局部浸润麻醉。

九、椎管内麻醉

椎管内麻醉含蛛网膜下腔阻滞和硬膜外阻滞两种方法，后者还包括骶管阻滞。局麻药注入蛛网膜下腔主要作用于脊神经根所引起的阻滞称为蛛网膜下腔阻滞，统称为脊麻；局麻药在硬膜外间隙作用于脊神经，是感觉和交感神经完全被阻滞，运动神经部分地丧失功能，这种麻醉方法称为硬膜外阻滞。

十、针刺麻醉的方法

针麻创用以来，种类较多，按针刺部位分，有体针、耳针、头针、面针、鼻针、唇针、手针、足针及神经干针等法；按刺激条件分，有手法运针、脉冲电针、激光照射穴位、水针和按压穴位等法。临床上以体针或耳针脉冲电刺激针麻的应用最为普遍。

第二节 重症监测治疗

重症监护室（Intensive Care Unit，ICU）是在麻醉后恢复室（postanesthesia recovery room，PARR）的基础上发展起来的，真正具有现代规范的ICU建立于1958年美国Baltimore City Hospital属麻醉科管辖。中华医学会麻醉学会则建议称为“重症监测治疗病房”。

ICU的特点有以下几方面：①是医院中对危重患者集中管理的场所；②具有一支对危重病症进行紧急急救与诊治的医师、护士队伍；③配备有先进的监测技术，能进行连续、定量的监测，可为临床诊治提供及时、准确的依据；④具有先进的治疗技术，对重要脏器功能衰竭可进行有效、持久的治疗。

ICU的宗旨是对危重患者提供高水准的医疗护理服务，最大限度地抢救患者。其主要任务是对危重患者进行抢救和实施监测治疗。通过精心地观察护理，对患者内环境及各重要脏器功能的全面监测和及时有效的治疗，从而减少并发症的发生率，降低病死率和提高抢救成功率和治愈率。ICU的建立促进了危重病医学的崛起。

一、体制

综合来讲，ICU的建制大致可分为专科ICU、综合ICU和部分综合ICU三种形式。

(一) 专科ICU

1. 专科ICU是各专科将本专业范围内的危重患者进行集中管理的加强监测治疗病房。例如，心血管内科的CCU(cardiac care unit)，呼吸内科的RCU(respiratory care unit)，儿科的NCU(neonatal care unit)，心胸外科的TCU(thoracic care unit)等。

2. 不同专科的ICU有各自的收治范围和治疗特点，留住的时间等方面也不尽相同。专科ICU由专科负责管理，通常指派一名高年资的专科医师固定或定时轮转全面负责。

3. 专科ICU的特点与优势是对患者的原发病、专科处理、病情演变等从理论到实践均有较高的水平或造诣，实际上是专科处理在高水平上的延续。但其不足之处是对专科以外的诊治经验与能力相对不足，因而遇有紧急、危重情况，常需约请其他专科医师协同处理，如气管切开、气管插管、呼吸器治疗、血液透析等。麻醉科是最常被约请协助处理的科室之一。

4. 建设ICU需要投入大量的财力、物力。因此，即使在经济相当发达国家的医院中，至今仍是根据各医院的优势即重点专科建立相应的专科ICU。

(二)综合ICU

1. 综合ICU是在专科ICU的基础上逐渐发展起来的跨科室的全院性综合监护病房(general ICU或multi-disciplinary ICU)，以处理多学科危重病症为工作内容。综合ICU归属医院直接领导而成为医院中一个独立科室，也可由医院中的某一科室管辖，如麻醉科、内科或外科。

2. 综合ICU应由有专职医师管理，即从事于危重病医学的专科医师。这样的专职医师需要接受专门的培训和学习，取得资格才能胜任。在GICU，专职医师全面负责ICU的日常工作，包括患者的转入转出，全面监测，治疗方案的制订和监督协助执行。以及与各专科医师的联络和协调等。原专科的床位医师每天应定期查房，负责专科处理。

3. 综合ICU的特点与优势是克服了专科分割的缺陷，体现了医学的整体观念，也符合危重病发展的“共同通路”特点，其结果是有利于提高抢救成功率与医疗质量。但是，难度在于要求一个ICU专职医师，对医学领域中如此众多的专科患者的专科特点均能有较深入、全面的了解是相当困难的，因而在这种ICU中，与专科医师的结合十分重要。

(三)部分综合ICU

鉴于上述两种形式的优缺点，部分综合ICU的建立有利于扬长避短，部分综合ICU系指由多个邻近专科联合建立ICU，较典型的例子是外科ICU或麻醉科ICU(或麻醉后ICU，PAICU)。两者主要收治外科各专科的术后危重患者，这些患者除了专科特点，有其外科手术后的共性。因此，综合性ICU的成立不应排斥专科ICU的建立，特别是术后综合ICU的建立具有重要价值，也是现代麻醉学的重要组成部分，本章将以此为重点进行介绍。

二、建设

(一)病房与床位要求

1. PAICU的位置应与麻醉科、手术室相靠近，专科ICU则设置在专科病区内，在有条件的医院内所有的ICU应在同一个区域里，共同组成医院的危重病区域。

2. ICU病床设置一般按医院总床位数的1%～2%，每张危重病床应有15～18m^2的面积。

3. 病房应是开放式，一般一大间放置6～8张床位，每张床位之间可安置可移动隔档，另设一定数量的单人间，病房内设有护士站，稍高出地面，可看到所有病床，中心护士站应设有通讯联络设备和控制室内温度、光线和通气以及管理控制药物柜的操纵装置。

4. 每个床位至少要有8～10个10～13安培的电源插座，分布于床位的两边。电源最好来自不同的线路，在一旦发生故障时更换插座仍可使用，所有电源应与自动转换装置连接，电源中断时可自动启用备用系统。

5. 每个床位至少要两个氧气头，两个吸引器头，还要有压缩空气、氧化亚氮与氧的等量混合气体。

(二)仪器配备

ICU需购置许多贵重仪器，选择仪器应根据ICU的任务，财力及工作人员的情况而定，一般仪器设备包括以下三方面：监测和专项治疗仪器设备；诊断仪器设备；护理设备。

(三)建立科学管理

ICU的医护人员除执行卫生部颁发的“医院各

级人员职责”,为了保证工作有秩序地进行,还需要建立和健全自身的各项制度,包括:早会制度、交接班制度、患者出入室制度、抢救工作制度、保护性医疗制度、死亡讨论制度、医疗差错事故报告制度、会诊制度、护理查房制度、药品管理制度、医嘱查对制度、用药查对制度、输血查对制度、仪器保管使用制度、消毒隔离制度、病区清洁卫生制度、财物管理制度、学习进修制度以及家属探视制度。同时还需要建立健全各种常规,包括体外循环术后监护常规、休克监护常规、呼吸器支持呼吸监护常规、气管造口护理常规、各种导管引流管护理常规和基础护理常规等。

三、人员配备

1. ICU中专职医师的人数视病房的规模和工作量需求而定。医师与床位的比例一般为0.5～1.0。

2. ICU设主任一名(专科ICU可由专科主任兼任),主治医师、住院医师按床位数决定。如隶属于麻醉科等一级科室(如内科、外科、急诊科等)管理,则低年资主治医师和住院医师可轮转,高年资主治医师应相对固定,ICU主任可由一级科室的副主任兼任。

3. ICU的护士是固定的,不论何种ICU,均应设专职护士长1～2名,护士人数根据对护理量的计算而确定,一般与床位的比例为3.0∶1。护理量根据患者轻重程度一般分为以下四类。

第Ⅰ类:病危,此类患者至少有一个脏器发生功能衰竭随时有生命危险,每日护理量在24小时甚至更多,即患者床边不能离开人。

第Ⅱ类:病重,主要是术后高危、病情较重,有脏器功能不全或随时有可能发展成为衰竭的患者,每日护理工作量在8～16小时,即每24小时至少有1～2个护士在床边监护。

第Ⅲ类:一般,每日护理量在4～8小时。

第Ⅳ类:自理,每日护理量在4小时以下。

在以上各类患者中ICU只收治第Ⅰ、Ⅱ类患者,根据各医院ICU收治患者的特点计算所需护士人数,计算方法是:以每个患者每周所需护理工作时间,病房每周所需总护理小时数,除以一个护士每周可能提供的工作时间数按48小时计算,得出所需护士人数。这样的计算结果,加上周末、节假日等,一般ICU的床位与护士之比如前所述约为1∶3.0。

4. 除医师、护士外,ICU还需要多种专门人才,如呼吸治疗师、管理仪器设备的医学工程师、放射科诊断医师和技术员。营养治疗师、院内感染管理人员、药剂师、实验室技术员、计算机工作人员、护理员、清洁工等。

四、收治对象

ICU的收治对象来自各临床科室的危重患者,即呼吸、循环等重要脏器和代谢有严重功能不全或可能发生急性功能衰竭随时可能有生命危险的患者。在ICU收治患者的选择上要明确以下两点:①患者是否有危重病存在或有潜在的危重病或严重的生理扰乱;②患者的危重程度和严重生理紊乱经积极处理后是否有获得成功的可能。

五、日常工作内容

(一)监测

包括呼吸、心血管、氧传递、水电解质和酸碱平衡,血液学和凝血机制、代谢、肝肾功能、胃肠道、神经系统和免疫与感染等。对不同病种的监测应有不同的侧重。

(二)治疗

ICU治疗的重点是脏器功能支持和原发病控制,有以下几个特点:

1. 加强与集中 加强指对患者的监测、治疗等各方面都要强而有力。集中就是集中采用各种可能得到的最先进医疗监测和治疗手段,各专科的诊疗技术和现代医学最新医疗思想和医学工程最新成果。危重患者的病情有自然恶化的趋势,也有好转的可能,只有经过早期强而有力的治疗,才可能阻断恶化的趋势而争取好的可能。

2. 共同特点 病程的危重期,不论原发病来自哪里,患者都可能表现出许多共同特点,称为各种疾病危重期发展的共同道路。患者不但表现各单个脏器的功能障碍,而且还突出地表现为脏器功能间的相互不平衡,此时对多脏器功能的全面支持成为临床上突出的工作内容。这种支持涉及各专科的医疗技术的运用,但不是它们的简单相加,而是要特别注意各脏器功能支持的平衡协调,阻断恶性循环,使患者转危为安。

应当指出的是所有的治疗措施都可能会影响机体的平衡,越是强有力的治疗、措施对平衡的影响也越大。患者的病情如仍集中在某一个脏器，则在支持这个脏器的基础上兼顾其他脏器功能，就抓住了恢复平衡的大方向。如果患者的主要问题已突破了某一脏器的范围，而以多脏器功能损害为临床突出表现时，脏器支持的均衡性就成为十分突出的问题。

3. 整体观念　近代医学的进步使分科越来越细，有利于专科治疗成功率的提高，也带来了完整整体被分割的弊端。ICU 的患者其疾病涉及多个脏器，问题就复杂起来，对各个脏器的治疗原则可能是相互矛盾的。这就要求我们的治疗从整体的观念出发，注意各项脏器支持的相互协调。

4. 确定治疗的先后缓急　根据病情轻重缓急，拟订治疗方案，明确哪些病情需要紧急处理，哪些需要稍次之，在病情的发展中，当一个主要的紧急的问题获得缓解或解决，另一个问题可能会上升为主要矛盾，因此对病情做出动态估计并识别特定病变的病理生理影响在治疗中十分重要，也需有相当的经验和较高的临床判断力。

5. 区分和监测原发性治疗和继发性治疗　原发性治疗指针对原发疾病的处理措施，继发性治疗则是针对受继发影响的其他生命器官和系统，旨在对这些器官功能进行保护。两者在治疗上是既有紧密联系而又有区别的。

6. 区分支持治疗和替代治疗　支持治疗是针对重要器官系统发生严重功能不全，但尚属可逆性病变，旨在努力恢复重要器官系统自身功能的支持措施。若病变不可逆，重要器官系统功能达到不可恢复的程度，需用替代治疗。两种治疗在一定条件下可以互相转化。

六、与一般治疗病室的关系

1. 危重患者转到 ICU 后，ICU 医师应和原病房医师保持联系，使患者不但得到 ICU 的严密监测和积极治疗，同时也得到原病房医师的治疗意见。

2. 有关治疗的重要医嘱及患者转回原病房的决定，应在每日晨间查房或在急诊时与原病房医师共同商定。

3. 原病房医师每日应定期查房，并提出处理意见，非查房期间，原病房医师需更改医嘱时，应征求值班医师的意见，商讨决定。

4. 除执行会诊商定的医嘱外，ICU 值班医师在病情变化时有权作紧急处理。

第三节　疼痛诊疗

疼痛已被现代医学列为继呼吸、脉搏、血压、体温之后的第五大生命体征。长期疼痛不仅严重影响患者的躯体、心理和社交功能，而且还影响到其家庭乃至社会。为所有疼痛患者提供治疗，是医疗服务的共同目标。麻醉科疼痛诊疗是运用临床、影像、检验等方法诊断，并运用麻醉学的理论、药物、医疗器械以及微创、有创的医疗技术方法对疼痛疾病进行治疗。工作主要是急性、慢性疼痛的诊断和治疗，为患者提供专业疼痛诊疗服务。

一、疼痛诊断的思维方法

临床镇痛的根本目的是消除患者的疼痛，解除患者的疾苦。而有效的疼痛治疗必须建立在明确诊断的基础之上，即对疼痛的来源有一个准确的判断。

疼痛是一个主观感觉，目前人们对疼痛的诊断也主要是根据这种主观感觉来进行。

因此，医生必须将收集的全部临床资料（主要来自三个方面，即病史采集、体格检查及辅助检查）进行分析，去粗取精，去伪存真，弄清它们之间的关系。这样，就需要一个适合疼痛诊断特点的思考方法，并且始终贯穿于诊断的全过程中。

在疼痛诊断时首先应明确以下五个方面：

1. 明确病变的原因和性质　即明确何种病变（损伤、炎症、畸形、肿瘤）引起的疼痛。对肿瘤还要分清是良性的还是恶性的；炎症要分清是感染（一般、特殊）性的还是无菌性的；损伤要分清是急性外伤还是慢性劳损；畸形属于哪一种。明确病变的性质非常重要，除直接关系疼痛治疗的效果外，还可避免一些医疗意外和纠纷的发生。

2. 明确病变的组织或器官　即明确病变存在于哪个系统，哪个脏器。如软组织、骨关节、神经系统或内脏器官等。在软组织中还要明确是在肌肉、筋膜、韧带或滑囊等。

3. 明确病变的部位和深浅　病变部位是指病变在皮肤表面的投影，深浅是指病变的组织层次。只有对病变作准确地平面定位和立体定位，才能使治疗措施(包括药物)真正在病变局部和病变组织发挥作用,取得好的疗效。

4. 明确病程的急缓　发病的急缓,病程的长短,对治疗方法的选择有密切关系。如急性腰扭伤引起的后关节半脱位、滑膜嵌顿,用手法矫治可收到立竿见影的效果。但若已形成慢性病变,则需行神经阻滞、理疗和针刀等疗法。

5. 明确患者体质、重要生命器官的功能　疼痛的诊断,始终是围绕临床镇痛的根本目的而进行的。疼痛治疗的一些主要方法如神经阻滞疗法,有一定的危险性。因此,在疼痛的诊断过程中,应始终强调对全身状态即患者体质和重要生命器官功能的判定。年老、体弱、合并重要生命器官功能低下的患者,对阻滞疗法的耐受性差,应严格掌握适应证,控制麻醉药的用量。

在明确了以上五个方面的问题之后,就可以有针对性地选择一些治疗方法,在保证患者安全的前提下,争取最好的治疗效果,从而也就达到了诊断的根本目的。

二、疼痛的分类

由于疼痛涉及临床各个科室,而且千差万别,往往是同症异病或同病异症。许多疼痛既是一组典型的综合征,又是某些疾病的一组症状,况且疼痛又随着疾病的过程而千变万化,所以疼痛的分类至今尚难统一标准。许多学者多依其论著的主要论点而列及题类。近年,国际头痛学会和头痛分类委员会编著了头、颈、面疼痛的分类和诊断标准,虽具有一定的权威性,但作为统一的分类标准尚需实践的反馈。

三、疼痛治疗的方法

疼痛治疗的目的主要是通过消除或减轻疼痛的感觉和反应,改善血液循环,特别是局部小血管功能和微血管循环,解除骨骼肌或平滑肌痉挛,松解局部挛缩组织,改善神经营养,恢复正常神经功能,改善全身或主要脏器的功能状态,进行精神心理性治疗。

(一)药物治疗

1. 麻醉性镇痛药　最多用药为阿片类如吗啡及哌替啶、芬太尼等药,均有良好的镇痛作用,常用于急性剧烈疼痛,有成瘾性,因此应用受到限制。

2. 解热镇痛药　有水杨酸盐类(如阿司匹林),吡唆酮类(如氨基比林等),有解热消炎镇痛作用,对中等度急慢性疼痛有效,如肌肉痛、关节痛、头痛及风湿性疼痛效果较好,这些药物无成瘾性,但可出现胃肠反应等副作用。

3. 安定类药　如安定、氯丙嗪等药,有抗焦虑、遗忘和镇静作用,和镇痛药合并应用可增强镇痛效果。

(二)神经阻滞

神经阻滞是疼痛治疗广泛应用的一种方法。通过神经阻滞可以达到治疗和诊断的目的,其治疗作用有阻断疼痛的神经传导通路,阻断由于疼痛引起的恶性循环,如解除由于疼痛刺激引起的血管收缩和肌肉痉挛而导致局部缺血、缺氧,进一步使疼痛加重的恶性循环;预防胸腹部手术后由于疼痛患者不敢咳嗽,而引起的肺部并发症;鉴别产生疼痛病变的部位,判断某些治疗措施的效果等。

1. 常用的药物

(1)局麻药:常用的有普鲁卡因、利多卡因和布比卡因等。普鲁卡因一般用1%～2%浓度,一次量10～30ml,适用于浅层组织神经阻滞;利多卡因发挥作用快,组织穿透性好,弥散范围广,一般采用0.5%～1%浓度10～15ml;布比卡因作用时间长达2～4小时,适于作疼痛治疗神经阻滞,用0.25%～0.5%浓度一次量10～20ml。

(2)肾上腺皮质激素:具有明显抗炎减轻炎症反应作用,一般用于慢性炎症性疼痛,常用药物有醋酸可的松、泼尼松龙、地塞米松等药物,常用混悬液针剂进行局部组织、关节腔内或硬脊膜外腔注射,每次剂量0.5～1ml,每周1次,2～3次为一疗程,与局麻药混合注射。高血压、糖尿病、溃疡病和急性化脓性炎症忌用。

(3)维生素:适用于周围神经炎、多发性神经炎等症引起的疼痛,常与局麻药、肾上腺皮质激素药合并应用,一般常用维生素 B_6 10～25mg,维生素 B_{12} 0.5～1.0mg,其疗效如何,尚需深入观察了解。

(4)神经破坏药:注射后主要使神经纤维产生变性,破坏对疼痛的传导,同时也可以引起神经感觉运动功能障碍,只应用于采用一般神经阻滞效果不佳的患者,常用的药物有10%～20%生理盐水,95%以上酒精或5%～10%酚甘油,行周围神经阻滞、蛛网膜下腔或硬膜外腔阻滞,临床均应严格应用指征。

2. 神经阻滞方法　根据不同的病情部位,采用不同的神经阻滞。

(1)脑神经阻滞:如头面部三叉神经阻滞、面神经阻滞等。

(2)脊神经阻滞:如枕部神经阻滞、颈丛及臂丛神经阻滞、肩胛上神经阻滞、肋间神经阻滞、椎旁神经阻滞、坐骨神经阻、腓神经阻滞等。

(3)椎管内神经阻滞:如蛛网膜下腔阻滞、硬膜外腔阻滞、骶管神经阻滞等。

(4)交感神经阻滞:如星状神经节阻滞、腹腔神经节阻滞、胸部腰部交感神经节阻滞等。

(5)局部神经阻滞:一般在患处找出压痛点,行局部神经阻滞。还有胸膜间镇痛用于术后镇痛。

(三)椎间孔镜

1. 原理　其目的是利用椎间孔镜通过在椎间孔安全三角区、椎间盘纤维环之外,彻底清除突出或脱垂的髓核和增生的骨质来解除对神经根的压力,消除由于对神经压迫造成的疼痛。手术方法是医生借助高品质的C臂成像及摄像,通过特殊设计的椎间孔镜和相应的配套脊柱微创手术器械、成像和图像处理系统等共同组成的一个脊柱微创手术系统。在彻底切除突出或脱垂髓核的同时,清除骨质增生、治疗椎管狭窄。

2. 适应证　选择行微创手术的椎间盘突出症患者必须表现出神经根受压的症状和体征,并须满足以下条件:

1)持续或反复发作根性疼痛。

2)根性疼痛重于腰痛。如腰痛症状大于腿痛的中度以下膨出的患者可先做低温等离子髓核成形术。

3)经严格保守治疗无效。包括运用甾体或非甾体消炎止痛药、理疗、作业或条件训练程序,建议至少保守治疗4～6周,但如果出现神经症状进行性加重,则需要立即手术。

4)没有药物滥用及心理疾病史。

5)直腿抬高试验阳性,弯腰困难。

3. 方法

1)术前行影像学检查,明确突出或脱垂的髓核的位置和性质,以及椎间孔骨质增生的情况,CT和MRI是精确确定髓核大小、位置和性质的重要手段,最后通过椎间盘造影来确诊。

2)椎间孔镜技术利用专门的扩孔器和相应的医疗仪器,通过特殊的外侧椎间孔入路途径,进入并逐渐扩大椎间孔,在内镜监视下,完全摘除任何突出或脱出的碎片以及变性的炎性髓核,并可对病变部位进行持续灌洗消炎,运用射频电极修补纤维环,消融神经致敏组织,阻断环状神经分支,解除患者软组织的疼痛。

3)椎间孔镜技术可以最大限度地保持纤维环的完整性和保持脊柱的稳定性,在同类手术中对患者创伤最小、效果确切。

4. 优越性

1)适应证广泛:能处理几乎所有类型椎间盘突出,部分椎管狭窄椎间孔狭窄、钙化等骨性病变。窥镜下使用特殊的射频电极,可行纤维环成形术和窦椎神经分支间盘源性疼痛。

2)通过侧方入路直接达到病变位置,避免后路手术对椎管的干扰,不咬除椎板,不破坏椎旁肌肉和韧带,对脊柱稳定性无影响。

3)并发症创伤小,神经损伤和血栓形成风险低。

4)康复快,手术次日可下地活动,平均3～6周恢复正常工作。

5)患者满意度高,术后立即缓解疼痛。

6)同时使用的射频电极对可以保护纤维环及后纵韧带的完整性,从而减少术后椎间盘突出复发率。同时可以切除钙化的椎间盘,特制的双极射频电极在椎间盘手术中可进行良好的止血。

(四)物理疗法

包括各种物理因素如冷、热、光、电、超声、振荡等物理治疗方法。

(五)中医药、针灸、按摩、拔火罐等疗法。

(六)外科手术,如三叉神经切断术、经皮脊髓束切断术,经鼻垂体破坏术、丘脑切除术等神经外科手术。

(七)精神心理疗法　催眠术、松弛术、生物反馈疗法、行为疗法等。

(八)其他有神经电刺激镇痛治疗,小针刀疗法等。

第四节　麻醉学教学和研究

麻醉科对实习和轮转医生的教学应准备充分,态度严谨,保证教学质量。

(一)实习内容

1. (1)硬膜外穿刺:①无菌概念:戴手套、消毒范围、方法，操作时的无菌技术；②穿刺技术：局麻方法、穿刺经过的组织，判断硬膜外腔的方法；③用药方法：实验剂量、首次量的决定、维持量；④监测：BP、P、R、SpO_2变化的原因及处理；⑤预防并发症。

（2）全麻：①麻醉前准备、用药、器械检查、监测；②诱导用药：要求、目的、选择，诱导过程患者的反应，药物的作用；③气管插管操作：暴露声门、导管的选择、插管的要求、位置的确定，插管的目的和作用；④麻醉维持：用药量、麻醉机的应用。

2. 安排及方法

（1）采取边看边讲解的方式，并提问让学生回答以加深印象，了解学生课堂学习情况。

（2）结合麻醉的安排，先约定患者以便完成实习内容。

（3）在边看边讲解未能完成实习内容及大纲中所例举内容时，可在看完操作后集中于教室进行讨论，以弥补课堂内无法完成的部分内容。

（4）以启发式为主的讨论方式，结合所看病例进行，讨论后可再进入手术室观察维持用药及患者反应和麻醉效果，以后再集中进行小结。

（二）教学内容

1. 麻醉前准备（麻醉药品、麻醉机和监护仪的准备）。

2. 气管插管技术。

3. 纤支镜插管。

4. 喉罩的临床应用。

5. 麻醉与循环系统。

6. 中心静脉穿刺。

7. 硬膜外穿刺。

8. 心肺脑复苏。

9. 机械通气的管理。

10. 围手术期心肌缺血的监测与管理。

11. 疼痛的诊断思路与误诊病例分析。

12. 心电图的分析步骤。

13. 血流动力学的维护与调控。

14. 重症监测。

（艾登斌 曹 玺）

参考文献

艾登斌．简明麻醉学．北京．人民卫生出版社，2004.

第二章 麻醉科工作人员职责及制度

第一节 麻醉科建制

1. 在二级及以上的综合医院以及开展手术治疗的专科医院中均应设立麻醉科。麻醉科是医院中重要的一级临床科室，麻醉科医师肩负着对围手术期患者监测、诊断、治疗以及协助院内其他科室进行患者急救的职责。麻醉科主任在医院院长领导下进行工作。

2. 麻醉科是手术科室发展的前提与保障。麻醉科与各手术科室，须要互相尊重与通力协作以保障患者围手术期安全。

3. 术前麻醉医师应邀进行术前会诊或出席术前讨论，并针对不同科室的特点和要求，给出自己的建议，便是这种尊重与合作的范例。

4. 在手术期间，麻醉医师的职责则是为手术操作的顺利进行提供条件，并对患者的安全全面负责。若患者发生重大意外时，麻醉医师理应是抢救工作的组织者与指挥者。因此，手术期间手术者与麻醉者之间必须互相配合、互相通报、协调一致。例如麻醉医师应将患者重大生理功能变化随时通报术者，而手术者亦将手术关键步骤、风险点告知麻醉者，以便共同对患者负责，平稳完成手术任务。

5. 麻醉科与手术室虽有共同的工作场所，但其工作性质完全不同。为使手术能更加安全、合理、高效进行，手术室作为一个护理单位在行政上接受麻醉科主任的领导。

6. 麻醉科同样有繁杂而技术要求较高的护理任务，因此，配备麻醉护士以配合麻醉医师工作尤为重要，但麻醉护士应以坚持不得从事医疗工作为原则，来履行自己的专业职责。

7. 随着我国高等医学教育事业的发展，高等医学院内应设立麻醉学教研室，并在教学内容和教学方法等方面及时吸取国外先进经验，同时结合实际国情，创造出符合国情，具有我国特色的教学要求与方案。

第二节 人员编制及职责

麻醉科人员编制主要由麻醉科主任、副主任医师、主治医师和住院医师组成。

一、各级人员职责

（一）麻醉科主任职责

1. 在院长领导下，负责全科的医疗、教学、科研、行政管理等工作。

2. 制定本科工作计划，组织实施，经常督促检查，按期总结汇报。

3. 根据本科任务和人员情况进行科学分工，密切配合手术和对危重病员进行抢救工作。

4. 领导本科医师做好麻醉工作，参加疑难病例术前讨论，对手术准备和麻醉选择提出意见，必要时亲自参加操作。

5. 组织本科人员的业务训练和技术考核，对本科人员晋升、奖、惩提出具体意见。

6. 领导本科人员认真执行各项规章制度和技术操作规程，严防差错事故。

7. 组织并担任教学、安排进修及实习人员的培训。开展麻醉的研究工作。搞好资料积累，完成科研任务。

8. 确定本科人员轮换、值班、会诊、出诊等事宜。与手术室密切配合，共同搞好科室工作。

9. 审签本科药材的请领和报销，检查使用及保管情况。

(二)麻醉科主任（副主任）医师职责

1. 在科主任领导下，指导麻醉科医疗、教学、科研、技术培养、理论提高工作。

2. 参加和指导急、危、重、疑难病例抢救处理工作，担负特殊病例和疑难病例的会诊工作。

3. 指导本科主治医师、医师和麻醉护士做好麻醉工作。组织疑难病例术前讨论，对手术准备和麻醉选择提出意见，必要时亲自参加麻醉操作。

4. 指导本科人员的业务学习和基本功的训练。学习运用国内外医学先进经验，吸取最新科研成就，根据本科情况应用于临床。

5. 担任教学、进修、实习人员的培训工作副主任医师职责可参照主任医师职责执行。

(三)麻醉科主治医师职责

1. 在科主任领导和主任医师指导下，负责指导本科医师，进修、实习人员施行麻醉工作。

2. 着重担任疑难病员的麻醉和教学、科研工作。

3. 其他职责与麻醉科医师同。

(四)麻醉科医师职责

1. 在科主任领导和主治医师指导下，负责本科的日常麻醉教学、科研的具体工作。

2. 麻醉前，检查手术患者，必要时参加术前讨论，与手术医师共同研究确定麻醉方法和麻醉前用药，做好麻醉前的药品器材准备。

3. 麻醉中，经常检查输血、输液及用药情况，密切观察病情，认真填写麻醉记录单。如出现异常变化，及时与术者联系，共同研究，妥善处理并报告上级医师。

4. 手术后，对危重和全麻患者亲自护送，并向病房护士交代病情及术后注意事项。

5. 手术后进行随访，将有关情况记入麻醉记录单，并做出麻醉小结。

6. 遇疑难病例不能单独处理时，应及时报告上级医师。

7. 严格执行各项规章制度和技术操作规程，严防差错事故。

8. 积极开展麻醉学的研究，参加科研及教学，做好进修、实习人员的培训。

9. 协助各科抢救危重病员。

二、麻醉医师资格分级管理制度

麻醉医师资格分级授权原则上按职称和业务能力划分，将麻醉医师资格分为五级：

(一)低年住院医师（大学毕业后从事麻醉工作三年以内）

在主治医师指导下担任一定范围的麻醉工作，如神经阻滞麻醉（包括臂神经丛阻滞、颈神经丛阻滞），部分椎管内麻醉（包括腰麻、骶管麻醉、腰段硬膜外麻醉），部分全身麻醉（包括普外、妇产、泌尿、骨、耳鼻喉、口腔、整形等科手术的全身麻醉）和气管插管术。掌握术中常规监测技术以及输血补液管理。掌握心、肺复苏术。

(二)高年住院医师（大学毕业后从事麻醉工作三年以上）

除低年住院医师的内容外，在主治医师指导下，逐步掌握高位硬膜外麻醉，部分开胸手术的麻醉（包括食管、纵隔、肺的手术），脑外科脑膜瘤、胶质瘤等手术的麻醉，部分特殊病例的麻醉（如库欣综合征、胰岛细胞瘤等），支气管及双腔管插管技术。熟练掌握心、肺复苏术。

(三)低年主治医师（取得任职资格三年以内）

除住院医师的内容外，在上级医师指导下操作部分心脏手术麻醉、低温麻醉、控制性低血压麻醉。熟悉术中各种监护技术，熟练掌握心、肺、脑复苏术。

(四)高年主治医师(取得任职资格三年以上)

指导住院医师进行上述各种麻醉操作和管理，独立实施危重、疑难病例的麻醉。掌握各种特殊病例的麻醉（如嗜铬细胞瘤、肾移植术等），心脏直视手术的麻醉。掌握术中各种监测技术，熟练掌握心、肺、脑复苏术。

(五)正、副主任医师

指导各级医师实施疑难病例的麻醉及解决各级医师麻醉操作困难和意外，开展有关麻醉的新方法及新技术。

三、三级医师负责制

(一)三级医师的岗位职责

1. 三级医师全面负责本医疗小组的医疗、教学、科研、技术培训工作及科室主任授权的行政管理工作。对组内的患者的诊疗、病程观察负有全程责任。

2. 负责对本组下级医生的业务工作进行培训、指导、监督、检查和考核，做好本组医疗文书质量控制、医疗过程质量控制、服务质量控制和人才培养工作。

3. 完成医院和科室规定三级医生必须完成的各项医疗、教学、科研和技术培训等工作任务，并达到相应考核指标要求。完成上级下达的各项指令性任务。

4. 带头执行，并指导、督促本组医生学习、贯彻《中华人民共和国执业医师法》等国家、政府行政管理部门指定的卫生行政法律、法规和医院制定、颁布的各种医疗规章制度。

5. 对本组危重患者或重大手术或新技术应用等医院规定必须及时或事前应向科室主任请示、报告的事项，负有请示、报告的责任；对下级医师请示、报告的业务工作，负有及时答复、现场指导的责任；对其他治疗组的业务工作，负有协助和协作的责任。

6. 值班期间，对全科发生的所有业务问题和医患关系问题，负有及时组织处理、通报和报告的责任。对本组疑难、危重患者进行最后诊断、诊疗方案制定或审查。

(二)二级医师的岗位职责

1. 在科主任和三级医师的领导下，协助三级医师具体负责本医疗小组医疗、教学、科研和下级医师技术培训工作。负责对组内患者的诊疗、教学、科研和下级医师技术培训工作。对组内患者的诊疗、病程观察负有全程相应责任。

2. 在不断提高自身综合素质和业务水平的同时，协助三级医师做好本组医师的业务培训、指导、监督和检查工作，具体负责本组医疗文书质量控制。医疗过程质量控制和服务质量控制。

3. 在完成自身工作的同时，具体负责指导一级医师、轮转医师、进修医师进行临床诊断、治疗和特殊诊疗操作。认真执行《中华人民共和国执业医师法》等国家、政府行政管理部门制定颁布的卫生行政法律、法规和医院制定、颁布的各种医疗规章制度，经常检查本组的医疗质量，严防差错事故的发生。

4. 对本组疑难、危重患者，负有向本组或值班三级医师及时报告患者病情变化、请示相关治疗问题的责任；对下级请示、报告的业务工作，负有协助的责任；值班期间，对全科发生的所有业务问题和医患关系问题，负有及时处理和报告的责任。

(三)一级医师的岗位职责

1. 在科主任、三级医师和二级医师领导下，具体负责分管患者或门诊的医疗、教学、科研工作。对分管患者的病情了解、病程观察和初步诊治负有全程责任。

2. 不断提高自身综合素质和业务水平，协助二级医师完成本组进修、实习医生的业务培训、指导、监督和检查工作。

3. 具体做好分管患者或门诊的医疗文书质量控制、医疗过程质量控制和服务质量控制工作，对分管患者病情和诊疗情况做到心中有数。

4. 认真执行《中华人民共和国执业医师法》等国家、政府行政管理部门颁布的卫生行政法律、法规和医院制定、颁布的各种医疗规章制度，经常检查分管患者的医疗质量，严防差错事故发生。

5. 对分管的疑难、危重、急诊患者，负有向本组或值班二级医师及时报告、请示相关治疗问题的责任；对自身及时水平不能完成或按规定一级医师不能独立进行的操作，负有向上级医师请示、报告及请求帮助的责任；

6. 值班期间，对全科发生的所有业务问题和医患关系问题，负有及时处理和逐级报告的责任；对分管的患者，负有初步诊断、提出诊疗建议并落实上级医师诊疗指示的责任。

第三节　管理制度

一、医院麻醉科工作流程

麻醉科应主动与手术室和手术科室配合，保证手术顺利进行，共同完成手术。

1. 麻醉由麻醉专业的执业医师担任，实行麻醉科主治医师负责制，实施授权范围内的临床麻醉、疼痛治疗及心肺复苏。

2. 担任麻醉的医师在术前均应访视患者，对全身情况进行麻醉前评估(ASA 风险评估)，确定麻醉方式及麻醉前医嘱；危重患者每天晨会应进行科内讨论或术前参与多科的术前讨论，共同制订麻醉方案，对手术和麻醉中可能发生的困难和意外做出估计，便于做好麻醉前的准备工作，并在术前访视和讨论的基础上完成麻醉计划。

3. 麻醉医师应按规范向患者及家属进行充分的告知与说明，签署麻醉知情同意书，并认真检查麻醉药品、器械是否完备。

4. 麻醉医师按计划实施麻醉，严格执行技术操作常规和查对制度，在麻醉期间要坚守岗位，术中密切监测患者的病情变化，及时做出判断和处理，严格三级医师负责制，遇有不能处理的困难情况应及时、就近请示上级医师。术中认真填写麻醉记录单。

5. 术毕待患者基本恢复后，护送患者回病区或麻醉恢复室，麻醉医师要把麻醉记录单各项填写清楚，并向值班医师交代手术麻醉的经过及注意事项。术后应及时清理麻醉器械，妥善保管，定期检修，麻醉药品应及时补充或交回。

6. 术后72小时内要随访患者至少一次，对危重病员，应于24小时内随访，并将有关情况写入麻醉记录单。遇有并发症，应协同处理，严重并发症应向上级医师汇报。

7. 急诊患者手术前的准备时间较短，但也应尽可能完善手术前的准备工作，术中、术后的管理同择期手术。

8. 麻醉并发症及重大事件及时登记报告。麻醉中一定要严密观察病情变化，发现问题及时处理，必要时及时请示上级医师。麻醉中发生的较严重并发症及重大事件，必须及时报告科主任，并按医院规定上报。

9. 麻醉记录单书写规范，麻醉过程真实、准确、完整地记录于麻醉记录单上，记录符合《病历书写规范》的有关要求。质控员不定期抽查、分析反馈。

10. 定期进行麻醉工作质量及效率指标的统计分析，如麻醉工作量、麻醉效果评定、麻醉缺陷发生情况、麻醉死亡率、严重并发症发生率等。

11. 听值班人员必须保证通讯畅通，急救器械药品齐全，院内急会诊要保证10分钟内到现场。

二、术前访视、讨论制度

1. 麻醉前一天由麻醉医师到病房访视患者。

2. 详细了解病情，进行必要体检，如发现术前准备不足应向手术医师建议补充必要的术前准备，并商讨最佳手术时机。

3. 估计患者对手术和麻醉的耐受力，进行ASA评级，选定麻醉方法和麻醉前用药，开麻醉前医嘱。

4. 向患者介绍麻醉方式及围手术期必须注意与配合的事项，解除患者思想顾虑，增强其信心。

5. 向患者及其家属介绍病情和麻醉有关情况，填写麻醉知情同意书，并办理家属或患者本人签字手续。

6. 认真书写麻醉前会诊记录。

7. 手术当天晨会讨论疑难危重患者，制订合适的麻醉实施方案，对麻醉中可能发生的问题提出积极的防范对策。

8. 麻醉前疑难危重患者讨论在科主任主持下认真进行，必要时向医务科汇报备案，并记入病历内。

三、麻醉记录制度

1. 麻醉医师进入手术室后，应常规检查麻醉机和监护仪性能、麻醉药品和器具准备情况。按规定进行安全核查，开放静脉输液，监测各项生命体征，按既定麻醉方法和方案实行麻醉，严格执行各项操作技术常规。

2. 麻醉期间应密切观察生命体征及手术情况，及时发现并判断异常情况，迅速妥善处理，不得擅离职守。遇有困难和意外应及时向上级主管医师汇报，并请其指导处理。

3. 麻醉记录单是医疗档案之一，麻醉医师必须全面、详尽、客观、准确地即时记录患者生命体征变化，术中输液、输血及用药，主要手术步骤，出血量、尿量，异常情况出现时间及处理措施等。为回顾总结、临床研究、病例讨论、医疗纠纷等提供原始材料和客观依据。

4. 认真执行药品、输血核对制度，护士执行医嘱时要严格核对药物包装，并予以保留，以便复查。

5. 麻醉结束后，麻醉医师与手术医师、护士一起将全麻患者或危重患者送回ICU或PACU，向主管医师和护士交接病情，做好交接班工作，并在记录单上签字。

四、术后访视制度

1. 术后72小时内对麻醉后患者进行随访，遇特殊患者、特殊情况时，应加强随访，以了解麻醉后医嘱执行情况、麻醉相关并发症等。

2. 将随访结果详细记录在麻醉记录单上，必要时在病程上记录。

3. 遇麻醉相关并发症时，应会同病房医师及相关科室医师共同处理或提出处理意见，随访至情况好转。

4. 发现麻醉后严重并发症，必须立即上报科主任，在科内进行讨论，分析原因，提出措施，吸取教训，并向医务科报告。

5. 出现麻醉意外、事故、差错，按医疗安全管理规定执行。

五、麻醉科医师值班交接班制度

1. 遵守“接班不到，当班不走”的原则，特别是危重患者正处于危险中不交班，应协同处理，直至病情稳定。

2. 值班人员必须坚守工作岗位，履行职责，保证各项工作及时准确有序进行。

3. 每班必须按时交接班，接班者提前10分钟到科室进行交接班，在接班者未明确交班内容前，交班者不得离开岗位，不允许电话交班。

4. 交接内容包括：患者情况、麻醉经过、特殊用药、监测和输液输血，特殊麻醉设备，管理药品等，完成交接班记录。

5. 接班者如发现病情、治疗、器械药品交代不清，应立即查阅。接班时发现问题，应由交班者负责。接班后如因交接不清，发生差错事故或物品遗失，应由接班者负责。

六、医疗事故及严重并发症预防及报告制度

（一）麻醉意外与并发症防范措施

针对麻醉安全影响因素多元化的特点，麻醉意外与并发症的防范措施也应当是多方面的。

1. 患者方面

（1）术前充分了解患者病情是保证麻醉安全的最基本条件。

（2）充分利用仪器设备的监测指标和功能，最大限度地严密监测患者各项生命体征的变化。

（3）注重医患关系，尊重服务对象，加强信任和理解。

2. 医师方面

（1）加强麻醉医师自身修养和专业理论的学习，提高专业素质；不断更新知识、提高理论技能水平，培养和训练麻醉医师良好的快速反应能力。

（2）始终保持对麻醉意外的警觉性。

（3）健全和完善各项规章制度。确保减少人为工作失误、差错，避免麻醉事故的发生。

（4）建立麻醉意外发生时的紧急反应机制。麻醉意外发生时应该清醒而果断，及时请求帮助。

（5）配备必要的设备。在使用监测设备的过程中，听到报警后务必先排除患者原因，再检查是否为监测仪错误报警。

（6）热爱本职工作，不断更新知识，要努力克服困难，知难而进。

（7）积累和及时总结临床经验。

（二）麻醉意外与并发症上报制度

1. 为提高工作效率，规范科内请示报告工作程序，紧急情况下能够有效配合，特制定本制度。

2. 麻醉中，麻醉后发生并发症或意外，均应立即向科主任或上级主管医师汇报，及时采取措施妥善处理。

3. 发生医疗差错、事故，麻醉意外或严重并发症，科主任或上级主管医师除立即组织积极抢救处理外，还应即时向医务科和主管院长汇报。在适当时机组织全科讨论，明确原因，以吸取经验教训，并将讨论处理意见记录在差错事故登记本上。

4. 严重差错和医疗事故应及时向医务科和主管院长做书面报告。

七、麻醉安全核查制度

1. 严格麻醉前各项准备工作，做到药品物品准备齐全、仪器性能良好，保证手术顺利进行。

2. 进入手术间，手术医师、麻醉医师、巡回护士三方按《手术安全核查表》内容共同进行麻醉前、手术开始前及患者离开手术室前的各项核查，三方签字认可。

3. 手术部位核查：手术医师、麻醉医师、巡回护士应根据手术部位标志、腕带、病历、影像学资料、患者手术通知单共同进行手术部位核对，无误后方可手术。

4. 麻醉医师与巡回护士要认真进行输血核查，双方签字认可。

5. 认真执行转接患者工作流程，与恢复室、ICU、病房认真交接患者生命体征、手术情况等，双方签字认可。

八、麻醉药品管理

1. 麻醉药品是指具有依赖性潜力的药品，滥用或不合理使用易产生生理成瘾性和精神依赖性。麻醉药品的范围包括：阿片类、可卡因类、大麻类、合成麻醉药品及其他易产生依赖性的药品、药用原植物及其制剂。

2. 本科麻醉药品仅供本科医疗、教学和科研使用，不得转让和借用。

3. 严格执行《麻醉药品管理办法》中的有关规定，严格保管，合理应用，杜绝滥用，防止流失，严格实行麻醉药品的“五专制度”：专人负责，专柜加锁，专用处方，专用帐册，专册登记。

4. 调配“麻醉药品处方”应按有关规定执行，须具有麻醉药品处方权医师的全名签字，内容完整，字迹清晰，药名不得缩写。使用时应仔细核对处方品名、数量等内容。核对后，计数发放。每日每班按处方统计登记。白班、夜班专人负责管理、班班交接、认真填写麻醉药品交班本及处方登记本。交接手续齐全并签名。

九、麻醉安全与质量管理制度

麻醉质量管理分为三个部分：结构管理、过程管理和结果管理。

（一）结构管理

结构是提供医疗服务的各种设置，通常指人员、设备及其组织形式。麻醉学科的结构则包括麻醉医师的一般素质和业务水平、开展的业务范围和工作量、麻醉仪器及监测设备、手术室和麻醉恢复室的规模设置、麻醉科的建制、麻醉科的各项规章制度以及相应的法律法规等。结构管理是为过程管理提供基本的保证条件，是实施麻醉质量管理的基础。

（二）过程管理

过程管理可以分为术前、术中和术后三大部分。

1. 术前管理包括 术前访视及病情评估、患者知情同意、麻醉实施方案、特殊准备和伴随疾病的处理等。

2. 术中管理包括 麻醉监测、麻醉记录和麻醉实施。

3. 术后管理包括 麻醉后恢复、术后随访、并发症处理和重大事件讨论及报告等。

（三）结果管理

结果是患者在接受医疗服务后的健康状况的变化。结果代表着结构管理和过程管理的最后效果。结果管理是对结果的指标进行测量、分析、评估和比较，并且经过结果反馈，进一步改进结构管理和（或）过程管理中存在的问题。

十、科内质控制度

1. 建立健全麻醉质量标准化、规范化管理制度。

2. 科室设立质控员，在科主任领导下，按照质控标准，完成质量监控任务。

3. 按照麻醉质控要求，质控员每周进行麻醉质量统计、分析，每月进行一次全面的麻醉质量检查、评价，并将问题及时通报全科。

4. 对麻醉质量存在突出的问题，要抓紧时间调查、纠正，并提出整改意见。做到问题已调查清楚，整改措施已完全落实。

十一、会诊制度

1. 普通会诊 由麻醉科住院总医师负责，在接到会诊单后24小时内进行会诊，并认真填写会诊情况，给出会诊意见，完成会诊记录。

2. 急会诊 由一线值班医师负责，接到急会诊邀请电话后10分钟内必须赶到邀请会诊科室，如有困难可请主治、副主任医师指导，必要时向科主任报告。

3. 院外会诊 需经医务科同意，由科主任安排主治或副主任医师出诊。

十二、麻醉前病例含疑难危重病例讨论制度

1. 麻醉前病例含疑难危重病例讨论应有科主任或副主任医师主持。

2. 由负责麻醉的医师详细汇报患者的疾病诊断、相关检查及拟行手术，提出麻醉方案，麻醉中可能出现问题的处理措施。参加讨论的人员针对该病例的病情进行全面分析，对病例中关键点、难点，充分发表意见和建议。

3. 讨论由负责麻醉的医师记录并登记在《疑难病例讨论记录本》中。

十三、仪器设备保管制度

1. 每台仪器应有医疗设备使用登记册，包括仪器名称、型号、购置日期、管理人员。

2. 登记册由科主任负责，设备使用人员认真填写，包括使用日期，开机时间，运转情况，使用人。

3. 仪器若出现异常现象或故障，应立即停止使用，填写设备故障登记，上报医疗器械科。

4. 值班人员每次接班都需认证清点仪器设备数目，防止丢失。

（曹　玺）

参考文献

艾登斌．简明麻醉学．北京．人民卫生出版社，2004.

第三章 麻醉中伦理及法律问题

第一节 临床麻醉面临的伦理与法律问题

一、医疗规范法律

我国的医疗法规由全国人大、国务院、卫生部、国家药品及食品监督部、地方人大、地方政府、地方卫生及食品药品监督部门、最高人民法院等多部门制定，在医疗纠纷处理中如何正确适用各种法规是较为复杂的专业问题，其原则是人大制定的法律效力高于国务院制定的法规，国务院制定的法规效力高于各部委及地方政府制定的规章，比较特别的是最高人民法院发布的司法解释是基于对国家法律的解释，且其解释直接被各级人民法院适用，故司法解释的法律效力在我国具有特别重要的地位。

（一）常用医疗法规

1.《中华人民共和国执业医师法》

2.《中华人民共和国护士管理办法》

3.《中华人民共和国药品管理法》

4.《最高人民法院关于审理人身损害赔偿案件适用法律若干问题的解释》

5.《医疗事故处理条例》

6.《医疗事故分级标准(试行)》

7.《医疗事故技术鉴定暂行办法》

8.《医疗机构管理条例》

9.《医疗机构病历管理规定》

10.《医疗器械监督管理条例》

11.《血液制品管理条例》

（二）基本行为规范

1. 以人为本，践行宗旨　坚持救死扶伤、防病治病的宗旨，发扬大医精诚理念和人道主义精神，以患者为中心，全心全意为人民健康服务。

2. 遵纪守法，依法执业　自觉遵守国家法律法规，遵守医疗卫生行业规章和纪律，严格执行所在医疗机构各项制度规定。

3. 尊重患者，关爱生命　遵守医学伦理道德，尊重患者的知情同意权和隐私权，为患者保守医疗秘密和健康隐私，维护患者合法权益，尊重患者被救治的权利，不因种族、宗教、地域、贫富、地位、残疾、疾病等歧视患者。

4. 优质服务，医患和谐　言语文明，举止端庄，认真践行医疗服务承诺，加强与患者的交流与沟通，自觉维护行业形象。

5. 廉洁自律，恪守医德　弘扬高尚医德，严格自律，不索取和非法收受患者财物，不利用执业之便谋取不正当利益，不收取商业贿赂。

6. 规范行医，严格遵循临床诊疗和技术规范，使用适宜诊疗技术和药物，因病施治，合理医疗，不隐瞒、误导或夸大病情，不过度医疗。

7. 认真执行医疗文书书写与管理制度，规范书写、妥善保存病历材料，不隐匿、伪造或违规涂改、销毁医学文书及有关资料，不违规签署医学证明文件。

8. 依法履行医疗质量安全事件、传染病疫情、药品不良反应、食源性疾病和涉嫌伤害事件或非正常死亡等法定报告职责。

9. 认真履行医师职责，积极救治，尽职尽责为患者服务，增强责任安全意识，努力防范和控制医疗责任差错事件。

二、知情同意制度

1. 患者知情同意既是患者对病情严重程度、诊疗手术、麻醉方案、麻醉风险大小与益处、费用开支等真实情况有了解与被告知的权利，患者在知情的情况下有选择、接受与拒绝的权利。

2. 麻醉前麻醉科医师必须向患者、近亲属或委托人交代为需要麻醉的手术患者或有创诊疗的患者施行麻醉是麻醉科医师的职责、并说明麻醉的充分合理性和必要性，并就术前注意事项，麻醉方式、麻醉相关的有创操作和可能发生的意外与并发症、术后镇痛的风险与益处和其他可供选择的方案，向患者、近亲属或委托人做详细交代，并签署麻醉知情同意书。

3.《麻醉知情同意书》是指麻醉前，麻醉医师向患者、近亲属或委托人告知拟施麻醉的相关情况，并由患者、近亲属或委托人签署是否同意麻醉意见的医学文书。内容包括患者姓名、性别、年龄、ID号、病案号、病区、术前诊断、拟行手术方式、拟行麻醉方式、患者基础疾病及可能对麻醉产生影响的特殊情况、麻醉中拟行的有创操作和监测、麻醉风险、可能发生的并发症及意外情况，患者、近亲属或委托人签署意见并签名，麻醉医师签名并填写日期，并将麻醉知情同意书存放在病历中。

4. 由患者本人或其监护人、委托代理人行使知情同意权，对不具备完全民事行为能力的患者，应由符合相关法律规定的人代为行使知情同意权。

5. 对急诊、危重患者，需实施抢救性手术(有创诊疗或使用输血、血液制品)的麻醉时，在患者无法履行知情同意手续又无法与家属联系或无法在短时间内到达，而病情可能危及患者生命安全时，应紧急请示报告科主任、医务科或院总值班批准。

6. 为保障患者安全所进行的有痛苦的或有一定危险的有创操作，在术前也要向患者、近亲属或委托人做好解释交代，说明诊疗项目的必要性、所存在的痛苦和危险性，体现在《麻醉知情同意书》中，可不单独签字，但不能回避可能会出现的危险情况，也不能不切实际的夸大其危险性。

7. 麻醉知情同意的告知地点包括患者床旁、麻醉科医师办公室或其他院内场所。术中突发事件的告知可与手术科室医师共同完成，告知次数和时间依据实际情况灵活确定。告知内容必须具备充分性、合理性和必要性，并将有关告知内容记录在《麻醉记录单》中。

三、医患关系中的情理法

医患关系是医疗服务活动中客观形成的医患双方以及与双方利益有密切关联的社会群体和个体之间的互动关系。著名医史学家西格里斯曾经说过："每一个医学行动始终涉及两类当事人：医师和病员，或者更广泛地说，医学团体和社会，医学无非是这两群人之间多方面的关系"。医患双方是矛盾对立统一体，在处理医患关系时，应坚持以人为本，加强民主法制，掌握民情人心，用法、理、情调解医疗纠纷，构建和谐医患关系。

1. 法律法规是构建和谐医患关系的基石，在医疗纠纷解决过程中，必须依法依规保护医患双方的合法权益。

2. 在医疗纠纷解决过程中，必须合理保护医患双方的合法诉求。判定某一具体行为是否合"理"，一般只从其行为内容是否为了私欲，即义与利两个标准来判定，凡是为了私欲，均是不义的，也就是不合"理"，凡是合于义的，"去私"的即是合"理"的。

3. 在医疗纠纷解决过程中，在法、理、度内，充分考虑人的情感、人性等因素，用情调解医患双方的矛盾。

依法、合理、重情是构建和谐医患关系的有效办法，但是，情理法也有发生冲突的时候，这时作出灵活性让步和妥协是有必要的。

第二节 法律角度看麻醉学科建设与发展

一、法律知识

麻醉是所有临床学科中最具有潜在风险的学科，每个麻醉医师都必须认识到，即使你有较多的知识经验，麻醉中没有过错，但仍可能发生医疗纠纷，所以，如何避免医疗纠纷，如何让自己的医疗行为没有法律漏洞，是每个麻醉医师必须认真对待的问题。

法律责任是指行为人(包括公民、法人或者其他社会组织)因违法行为而承担的法律后果，公民、法人或者其他社会组织拒不履行法律义务，或者做出法律所禁止的行为所引起的法律后果，国家依法给予相应的法律制裁，根据违法行为性质的不同，法律责任一般可以分为刑事法律责任、民事法律责任及行政法律责任。

(一)医疗事故的刑事责任

我国1979年刑法没有规定"医疗事故"这一罪

名，1997年修订刑法在总结司法实践的基础上，增设了医疗事故罪。根据1997年刑法第335条的规定“医疗事故罪，是指医务人员由于严重不负责任，造成就诊人死亡或者严重损害就诊人身体健康的行为”。

1. 医疗事故罪的主体 医疗事故罪的主体是特殊主体，即医务人员，行政管理人员在履行与治疗、护理工作有直接关系的职责中成为医疗事故的主体。

2. 医疗事故罪的主观方面 医疗事故罪的主观方面是过失。所谓过失，是指应当预见自己的行为可能发生危害社会的结果，因为疏忽大意没有预见，或者已经预见而轻信能够避免以致发生这种结果的心理态度。根据我国刑法的规定，过失分为疏忽大意的过失和过于自信的过失。

医疗事故罪的疏忽大意的过失，是指医务人员应当预见到自己的行为违反医疗卫生管理法律、行政法规、部门规章和诊疗护理规范、常规，可能造成就诊人死亡或严重损害就诊人身体健康的后果，但由于疏忽大意而没有预见，以致这种结果发生的心理态度。

医疗事故罪的过于自信过失，是指医务人员已经预见到自己的行为违反医疗卫生管理法律、行政法规、部门规章和诊疗护理规范常规，可能发生就诊人死亡或严重损害就诊人身体健康的后果，但轻信能够避免，以致这种结果发生的心理状态。

3. 医疗事故罪的客观方面 医疗事故的客观方面表现为严重不负责任，指医务人员在诊疗护理工作中违反医疗卫生管理法律、行政法规、部门规章和诊疗护理规范常规。各项诊疗操作和护理均有一定的操作规程的要求，工作中必须遵照执行，否则就有可能导致医疗事故的发生。违反规定和诊疗护理规范常规是构成本罪的前提条件，如果行为人没有违反规定和诊疗护理规范常规，即使发生了就诊人死亡或身体健康损害的后果，也不能构成本罪。

麻醉科责任事故其严重不负责任表现形式有：①错用麻醉药物，造成严重不良后果；②麻醉药物使用不当导致严重不良后果；③麻醉期间不严密观察病情变化，贻误抢救时机，造成严重不良后果；④麻醉操作失误，造成严重不良后果。（注：王镭．中国卫生法学．北京：中国人民大学出版社，1988，317-321.）

4. 医疗事故罪的相关法律责任

（1）刑法335条规定：医务人员由于严重不负责任，造成就诊人死亡或者严重损害就诊人身体健康的处三年以下有期徒刑，或者拘役。

（2）《医疗事故处理条例》第55条：医疗机构发生医疗事故的，对负有责任的医务人员依照刑法关于医疗事故罪的规定，依法追究刑事责任，尚不够刑事处罚的，依法给予行政处分或者纪律处分。

（二）医疗事故的民事责任

医疗行为是履行合同的行为。我国《民法通则》第106条规定“公民、法人违反合同或者不履行其他义务的应承担民事责任，公民、法人由于过错侵害国家的、集体的财产，侵害他人财产、人身的应承担民事责任。”不论医疗事故的轻重，患者及其家属都可能进行民事诉讼，要求医院及责任人经济赔偿。

二、依法行医

为确保人民群众的医疗安全，认真贯彻执行《执业医师法》、《医疗机构管理条例》等有关法律、法规及规章，严格依法执业，具体做到如下：

1. 严格遵守《执业医法师》、《医疗机构管理条例》、《医疗废物管理条例》、《医疗广告管理条例》等法律、法规和医疗技术规范，保证医疗质量，接受社会监督，承担社会责任。

2. 严格按照《医疗机构执业许可证》中核准登记的执业地址和诊疗科目开展医疗活动，不超范围执业；所有从业人员具备相关的执业资格，并按规定及时注册，不使用非卫生技术人员从事医疗卫生技术工作。

3. 严格按照《传染病防治法》、《突发公共卫生事件应急条例》和《突发公共卫生事件与传染病疫情监测信息报告管理办法》等规定做好传染病的预防、控制和疫情报告，发生重大灾害、事故、疾病流行或其他突发情况时，自觉服从卫生行政部门的安排和调遣。

4. 严格执行《医疗感染管理办法》等有关法规、规章，建立和落实医疗消毒、隔离和无菌操作制度，防止院内的交叉感染。按照《医疗废物管理条例》和《医疗卫生机构医疗废物管理办法》规定，做好院内的医疗废物的分类收集、运转、暂存、交由医疗废物处置中心集中处置等工作。

5. 严格执行《消毒管理办法》，建立消毒产品进货检查验收制度，绝不使用无证或证件不齐全的消毒产品。

6. 严格执行《医疗机构临床用血管理办法》，按规定储存血液，建立临床输血申报、审核制度，与患者签署输血治疗知情通知书。

7. 严格执行《麻醉药品和精神药品管理条例》，保证麻醉药品和精神药品的合法、安全、合理使用。

8. 严格执行《处方管理办法》，规范处方管理，提高处方质量，促进合理用药，保障医疗安全。

9. 积极配合、服从卫生监督部门的日常监督管理工作，检查发现的问题，认真进行整改。

（赵　波　史文文）

参考文献

1. 医疗机构从业人员行为规范手册．北京：人民卫生出版社，2012.
2. 中华人民共和国医疗法律法规全书．北京：法律出版社法规中心，2014.
3. 余明永．医疗损害赔偿纠纷．北京：法律出版社，2010.
4. 医疗事故处理条例．北京：国务院法制办公室，2010.
5. 王镭．中国卫生法学．北京：中国人民大学出版社，1988.

第四章 麻醉学发展前沿问题

第一节 围手术期医学

一、麻醉学向围手术期医学的转变

近年来麻醉专业的迅猛发展，以及临床医学各科对麻醉需求的增加，使麻醉科的工作内容已不再仅仅局限在手术室。在很多欧州国家，从院前急救、复苏，到术前麻醉门诊、术中麻醉、术后镇痛以至术后重症监护治疗，都已成为麻醉科的工作领域。由于围手术期患者生命过程的控制是由麻醉医生所掌握，麻醉医生的工作内容和范围都发生了很大改变，因此，麻醉学向围手术期医学的转变是麻醉学发展的必然趋势。

围手术期医学是指围绕手术的全过程，从患者决定接受手术治疗开始，直至患者基本康复所进行的针对性准备、诊断、治疗的医学 ，其包含手术前、手术中及手术后的一段时间（术前 48 小时至术后 72 小时）。其内容除涉及麻醉学外，还与医学心理学、外科学、内科学、护理学、重症医学、康复医学等学科相关。

麻醉学向围手术期医学的转变不仅仅是形式的东西，它还能为医院优化资源配置和利用，促进各手术科室的更快发展，提高院内外危重患者的抢救成功率，以至保证整个医院医疗活动的正常进行，带来决定性的促进作用。正因如此，西方国家都将麻醉科的发展视为医院的重点，从人力、物力、财力各方面给予保证。在国外，有些麻醉科改名为“围手术期生理功能控制管理科”（日本东京大学附属医院，1998 年）和“围手术期医学科”（美国南卡罗来大学医院，1995 年）。

二、快速周转技术与“办公室麻醉”

现代社会，由于患病人数的大量增加和医疗保障体系的发展，使医疗费用的增加远远超过国民生产总值的增加，国家财政收入难以维持庞大的医疗费用开支。因此，进入 20 世纪 90 年代后，各国相继开始进行医疗制度改革。由于政府对医院的补贴大量减少，使得医院不得不大力削减医疗成本，提高效率，以增加收入。由此产生了快速周转技术（也称快通道麻醉）和“办公室麻醉”。

所谓快速周转技术，主要是通过尽可能压缩术前住院天数、尽可能使用短效麻醉药、尽可能采用如内镜（胸腔镜、腹腔镜）和各种吻合器（胃肠吻合器、血管吻合器、皮肤缝合器）等新技术以缩短手术时间，尽可能避免手术并发症和术后感染以缩短术后住院天数等手段来达到提高床位周转率的目的。快速周转技术能得以广泛开展，与麻醉学的贡献是分不开的。特别是短效、超短效麻醉药的问世以及麻醉机、监护仪的进步，使快速周转技术成为可能。目前已在临床广泛使用的丙泊酚、瑞芬太尼等，均是起效快、作用时间仅十几分钟的药物，注入体内后可迅速产生麻醉作用，手术结束后几分钟内患者完全清醒。如配以完善的术后镇痛，患者稍休息后即可在家人的陪伴下回家休养。这种麻醉技术的出现，导致了门诊手术麻醉和“办公室麻醉”的大量增加。

所谓“办公室麻醉”即泛指在各科医生的诊室内所施行的全身麻醉，包括：门诊外科手术的麻醉、人工流产麻醉、各种内镜（胃镜、肠镜、膀胱镜等）检查的麻醉以及心导管检查、脑血管造影、以至拔牙术所施行的麻醉。目前“办公室麻醉”已占美国麻醉总例数的30%～50%。除了前已述及的短效、超短效麻醉药丙泊酚、瑞芬太尼的广泛使用外，喉罩等不需气管内插管而又能确保患者呼吸道通畅耗材的使用，也是“办公室麻醉”能大规模开展的主要前提。

第二节 转化医学

转化医学是将基础医学研究和临床治疗连接起来的一种新的思维方式，它是近年来国际医学健康领域出现的新概念，同个性化医学、可预测性医学等一同构成系统医学。它打破了基础医学与药物研发以及临床医学之间的屏障，把基础医学研究成果快速有效地转化为疾病预防、诊断治疗及预后评估的技术方法和药物，同时将临床归纳出的结论或疑问等再反馈到基础研究，即“从实验台到病床，再从病床到实验台”的一种连续过程。

麻醉学的研究领域往往是以老鼠、兔子、狗等动物为对象展开各种基础性研究，但是基于实验室的非人体试验所获得的假说、结论往往在适用于人类患者临床试验之前就被抛弃，这种医学研究模式往往不能最大限度地反应人体现实生活中的临床现象。

按照转化医学的理论，科研选题的方向必须从临床麻醉工作中来寻找，然后进行一系列的基础研究，为解决临床问题提供实验基础，将该研究成果逐步推向临床，但由于临床研究的复杂性，涉及适应证、医学伦理、药物或治疗方法的安全性评价等，实验室的结果转化为经过临床验证有效，能在临床推广应用的成果将会是一个较长的探索过程。

转化医学模式在麻醉学中的应用，能够拓宽麻醉科业务范围，提高麻醉科地位。使麻醉医师能够辐射到医院各个部门、门诊等诊疗科室，最大化地利用麻醉科储备资源，使麻醉学的发展提高到一个新的层次，更加体现了以人为本的理念。

（赵 波 史文文）

参考文献

1. 姬梅．麻醉与围术期医学——关于麻醉科更改科名的讨论．国外医学麻醉学与复苏分册，1998，5(20)：310-311.
2. 孙海燕．区域麻醉与急性疼痛治疗学．北京：人民卫生出版社，2011.
3. 谭冠先．疼痛诊疗学．北京：人民卫生出版社，2011.
4. 何星颖，石学银，袁红斌，等．转化医学思想在麻醉学科中的应用．基础医学教育，2012，1(14)：57-58.

第二篇　围手术期用药

第五章 全身麻醉的细胞和分子机制

全身麻醉是临床麻醉常用方法，是大型手术和复杂疑难手术最常用的麻醉方法。尽管全身麻醉很重要，并且经历100余年的实践探索，但全身麻醉药的分子机制仍为药理学的未解之谜。未来10年，分子学和遗传学将成为研究全麻作用机制的主要方法。

一、全身麻醉概念

1. 全身麻醉　是指麻醉药通过吸入、静脉、肌内注射或直肠灌注等方法进入患者体内，使中枢神经系统受到抑制，患者意识消失而无疼痛感觉的一种可逆性功能抑制状态。

2. 全身麻醉要素　包括意识消失、遗忘、镇痛、肌肉松弛和抑制不良刺激所致的自主神经反射。

3. 全身麻醉通常定义为药物引起行为或意识变化，基于此，麻醉仅能在完整机体中定义和衡量。

二、全身麻醉的衡量指标

研究麻醉药的药理作用必须首先衡量麻醉药的强度，肺泡气最低有效浓度(minimal alveolar concentration，MAC)为适宜指标。

1. MAC是指一个大气压下，使50%受试对象对伤害性刺激无体动反应时，肺泡气中该吸入麻醉药的浓度。

(1)MAC为衡量吸入麻醉药效能强度的指标。

(2)对许多物种而言，MAC可以遗传，且维持不变。

(3)MAC的量子特性决定其测量难以与体外获得的浓度-效应曲线相比。

2. 静脉麻醉药强度是指50%受试对象对伤害性刺激不发生体动反应时该静脉麻醉药的血浆浓度。

3. 肺泡内麻醉药的分压(P_A)可精确反映37℃时血浆和脑组织中吸入麻醉药浓度。

(1)温度降低，吸入麻醉药血浆溶解度增加，效能增强，MAC降低。

(2)吸入麻醉药效能的明显增加大多由于其溶解度的增加。

三、全麻药中枢神经系统作用部位

全麻药可能作用部位包括脊髓、脑干和大脑皮质，而外周感觉受体非其主要作用部位。

(一)脊髓

1. 脊髓大概为麻醉药抑制有害刺激反应的部位。

2. 麻醉药不可能通过脊髓产生遗忘或意识丧失作用。

(二)网状激活系统

1. 长期以来推测脑干神经元汇集而成的网状激活系统与全麻药的意识丧失作用有关。

2. 作用于脑干的全麻药使躯体感觉诱发电位潜伏期延长和波幅降低，证实了全麻药抑制脑干信息传递。

(三)大脑皮质

麻醉期间持续记录脑电类型变化，证明全麻药改变皮质电活动。吸入全麻药抑制丘脑神经元的兴奋性，阻断丘脑-皮质信息传递，使患者意识丧失。

目前尚无任何依据证明全麻状态下的意识丧失系全麻药作用于某一具体解剖部位所致。

四、全麻药干扰神经系统电生理活动机制

(一)全麻药抑制主要中枢神经系统功能的机制

1. 模式发生器(pattern generators)　观察表明全麻药作用于呼吸模式发生器，严重影响了呼吸频率和呼吸模式，从而证明临床浓度的全麻药影响

中枢神经系统的模式发生神经元环路。

2. 神经元兴奋性 证据表明全麻药使脊髓运动神经元和皮质神经元超级化，抑制神经元兴奋性。

3. 突触功能 普遍认为麻醉药作用系由于影响中枢神经系统的化学突触，而非轴突传递。

(1)突触前作用：全麻药抑制兴奋性和抑制性神经递质释放，阻止细胞钙内流。业已证实，部分全麻药增加抑制性神经递质 γ-氨基丁酸(GABA)释放。

(2)突触后作用：巴比妥类、依托咪酯、异丙酚和吸入全麻药等增强 GABA 的突触后作用而影响突触功能。

(二)全麻药对离子通道的作用

全麻药可能影响离子通道和离子泵等产生神经电活动的机械因素，从而影响中枢神经系统功能。门控机制(mechanism of gating)是指离子通道在刺激物作用下开放或关闭。

1. 全麻药对电压依赖型通道(受体)的作用

(1)Na^+通道和K^+通道：电压门控钠通道对于轴突传导、突触整合以及神经元兴奋性至关重要。异源性表达的哺乳动物电压门控 Na^+ 通道对挥发性麻醉药是敏感的。异氟烷和其他的挥发性麻醉药能抑制钠离子通道的神经元(NaV1.2)、骨骼肌(NaV1.4)和心肌(NaV1.5)亚型。

近期研究认为，K^+通道中的 TASK-1、TASK-3 和 TASK-1K_{2p}通道可能是全麻药的作用靶点。挥发性和气体麻醉药可激活 K_{2p}通道，增强的 K^+ 传导可使神经元超极化，减少对兴奋性突触传递的反应性和改变网状系统的同步性。

(2)Ca^{2+}通道：开放电压依赖型钙通道使 Ca^{2+} 流入细胞内，以及刺激 Ca^{2+} 依赖型神经递质释放进入突触间隙，均可影响特定细胞功能。估计产生麻醉作用的全麻药浓度的 2～5 倍方可抑制电压依赖型钙通道。

2. 全麻药对配体门控离子通道的作用 全麻药对配体门控离子通道的选择性作用可影响中枢神经系统中的兴奋性和抑制性神经递质。

(1)乙酰胆碱受体通道：在中枢神经系统，神经元烟碱型乙酰胆碱受体(neuronal nicotinic acetylcholine receptor，nnAChRs)主要集中在突触前膜，其被激活时可允许阳离子通过，使膜电位去极化。nnAChRs 中含有 $\alpha_4\beta_2$ 亚基的受体对异氟烷和丙泊酚的阻滞非常敏感。但 nnAChRs 通过吸入麻醉药对制动作用、镇静状态和意识丧失的阻滞是不可能的，因为 nnAChRs 也能被非制动剂阻滞，尽管它们可以产生遗忘作用。

(2)谷氨酸受体通道：N-甲基-D-门冬氨酸(NMDA)受体是谷氨酸亲离子受体的突触后受体亚型，是中枢神经系统内主要的兴奋性神经递质，与全身麻醉和脊髓镇痛机制密切相关。氯胺酮可选择性结合 NMDA 受体，提示该受体为氯胺酮麻醉作用的主要靶位。非卤化吸入麻醉药氙、氧化亚氮和环丙烷以及氯胺酮通过 NMDA 谷氨酸受体阻滞来抑制突触后兴奋性谷氨酸能突触传递。

(3)$GABA_A$受体通道：GABA 激动型离子通道是调节中枢神经系统中最主要的抑制性神经递质。GABA 介导的突触前或突触后抑制是通过选择性促使 Cl^- 内流所致。

醚类麻醉药(包括异氟烷、七氟烷和地氟烷)、烷烃类麻醉药氟烷、大部分静脉麻醉药(包括丙泊酚、依托咪酯、巴比妥类)以及神经甾体麻醉药都能够增强 $GABA_A$和甘氨酸受体的功能。

(4)甘氨酸受体通道：甘氨酸(glycine)是脊髓和低位脑干的主要抑制性神经递质，与 $GABA_A$ 相似，吸入全麻药可增加甘氨酸与受体亲和性，增强低浓度甘氨酸诱发的抑制性 Cl^- 内流，导致超极化抑制。

(三)全麻药对第二信使的影响

1. 已知多种被称为“第二信使”的物质可影响离子通道功能。

2. Ca^{2+} 全麻药引起的胞浆内 Ca^{2+} 浓度变化不可能对全麻机制显示显著作用。

3. G 蛋白 细胞内鸟嘌呤-三磷酸结合蛋白激活后刺激离子通道、鸟嘌呤环化酶和磷脂酶 C 等各种效应分子，而多数细胞表面受体的作用正是通过此种机制发生转化。目前尚无确切证据表明 G 蛋白为麻醉药作用于中枢神经系统(CNS)的一种重要靶分子。

4. 肌醇磷酸 当前证据尚不能证实磷脂酰肌醇(磷脂酶 C、甘油二酯)系统衍生的第二信使在全麻机制中的作用。

5. 环核苷酶 cAMP 和 cGMP 为改变离子通道功能的重要第二信使，全麻药可影响脑内 cAMP 或 cGMP 的含量，脑内 cAMP 增加或 cGMP 减少也可使吸入麻醉作用加强。

6. 蛋白激酶与磷酸酶 磷酸化作用是调整离子通道功能的已知最重要机制，目前少有资料涉及全麻药对蛋白磷酸化过程的影响，因而无法评价此过程对全麻药作用机制的重要性。

7. 一氧化氮 为可调节全麻药作用的重要化学第二信使,脑内的一氧化氮是调节中枢活动的重要神经介质,可对意识状态的调控起重要作用,中枢一氧化氮通路与全身麻醉密切相关。中枢 NO-cGMP 系统是全麻药作用的重要靶位,吸入麻醉药通过其发挥作用。

五、全麻药靶部位的化学属性

(一)Meyer-Overton 法则

1. 尽管一致认为全麻药通过影响离子通道功能发挥作用,但把分子相互作用作为影响离子通道功能的基础尚存很大争议。

2. Meyer-Overton 法则是指吸入全麻药效能与其在橄榄油的溶解性密切相关,它合理地解释了所有全麻药均可能作用于相同分子部位,即全麻一元论(unitary theory of anesthesia),多种结构无关的化合物遵循这一法则。

3. 全麻药作用部位可能是两性分子,具有去极化和非去极化特征。

4. Meyer-Overton 法则的违例现象

(1)化学结构与吸入麻醉药相似的卤族化合物可能是致惊厥药,而非全麻药。

(2)在一系列 n-烷烃研究中发现,分子链增加到一定长度时,麻醉效能减弱或消失,称之为截止效应(cut-off effect)。

(3)Meyer-Overton 法则的违例现象提示全麻药靶部位也可能由化合物形状、大小等其他化学属性决定。

(4)全麻药同分异构体麻醉效能不同的事实反对 Meyer-Overton 法则,而赞成蛋白结合部位学说。

5. 全麻的压力逆转(pressure reversal)现象。证据表明,压力逆转麻醉并非全麻拮抗药在全麻药拮抗部位的拮抗作用,而是产生兴奋,生理性地抵消抑制作用。

(二)全麻药的膜脂质作用学说和蛋白质作用学说

全麻药可能与数种分子部位相互作用而影响离子通道和其他蛋白质功能。全麻药可能溶解在膜脂质双层中,促使膜结构发生理化改变,从而改变了对膜蛋白功能起重要作用的构象变化能力。另一种观点是,全麻药可能与蛋白(离子通道或调节蛋白)直接结合,干扰其与神经递质结合或蛋白构象变化能力。

1. 全麻的膜脂质学说

(1)全麻的膜脂质学说假定全麻药溶解在生物膜的脂质双层中,当它们在膜中达到一临界浓度时即产生麻醉作用。吸入全麻药效能与其在膜中的脂溶性密切相关。

(2)膜脂质学说的复杂看法认为全麻药分子干扰膜的特性。

(3)膜膨胀:溶解在膜中的临床浓度全麻药增加膜容积(临界容积学说),但全麻药引起的膜膨胀程度很小,不能解释截止效应,因而膜膨胀难以解释全身麻醉。

(4)膜紊乱:全麻药可使生物膜磷脂的排列发生紊乱,增加膜流动性,全麻药产生的这些变化在温度低于 1℃时也可出现,使其不可能解释全身麻醉。

2. 全麻药的蛋白质作用学说

(1)Meyer-Overton 法则还可被全麻药与蛋白质疏水部位相互作用所解释,全麻药分子与蛋白质直接相互作用还可解释该法则的违例现象,因为蛋白结合部位可被除溶解特性之外的大小和形状特性所限定。"蛋白质学说"认为麻醉药直接与神经元膜上的蛋白质囊或裂隙结合,引起蛋白质构象的轻度改变,从而影响膜蛋白的活性,且主要影响离子通道蛋白。

(2)全麻药结合蛋白质的证据 多种物理方法证实全麻药分子可结合到蛋白质的疏水核心,结合部位的大小可解释截止效应。主要依据有:①临床浓度的麻醉药对脂质双层的影响不超过温度改变1℃的影响;②在无脂肪的发光性荧光素酶,麻醉药抑制其活性的 IC_{50} 与在动物的 ED_{50} 很相近。

(3)全麻药结合蛋白质的非直接证据 全麻药和膜蛋白直接相互作用的证据是立体选择性。

3. 当前证据强力支持全麻药作用在蛋白质而不是脂质。

六、全麻药对分子靶的影响与完整生物体麻醉相联系的方式

(一)分子水平

全麻药可能通过全麻药-蛋白质直接相互作用而影响若干种离子通道和蛋白质的功能。目前应用多种方法尽力将在分子水平观察到的麻醉作用与完整动物的麻醉相联系。

(二)药理学方法

1. α_2受体激动剂降低 MAC,并且具有内在的 CNS 抑制效应。

2. 全麻药特异拮抗剂的发展为在分子水平上将麻醉药作用和完整机体的麻醉联系起来提供一有用工具。

(三)遗传方法

用遗传技术改变麻醉药靶部位,可导致麻醉药敏感性发生变化。

(帅训军 王明玲)

参考文献

1. Ronald D. Miller. 米勒麻醉学. 第6版. 曾因明,邓小明,译. 北京:北京大学医学出版社,2006.
2. WU Yang chun, CHENG Li ming. Progress of Surgical Robot in Minimal Invasive Surgery. Surgical Research and New Technique, 2013, 2(2):119-122.
3. Raines DE, Miller KW. On the importance of volatile agents devoid of anesthetic action. Anesth Analg, 1994, 79(6):1031-1033.
4. Rudolph U, Antkowiak B. Molecular and neuronal substrates for general anaesthetics. Nat Rev Neurosci, 2004, 5(9):709-720.
5. Jevtovic-Todorovic V, Todorovic SM, Mennerick S, et al. Nitrous oxide is an NMDA antagonist, neuroprotectant and neurotoxin. Nat Med, 1998, 4(4): 460-463.
6. Hemmings HC Jr, Akabas MH, Goldstein PA, et al. Emerging molecular mechanisms of general anesthetic action. Trends Pharmacol Sci, 2005, 26(10): 503-510.
7. Krasowski, Harrison NL. General anaesthetic actions on ligand-gated ion channels. Cell Mol Life Sci, 1999, 55 (10):1278-1303.
8. Lynch JW. Molecular structure and function of the glycine receptor chloride channel. Physiol Rev, 2004, 84 (4):1051-1095.
9. Violet JM, Downie DL, Nakisa RC, et al. Differential sensitivities of mammalian neuronal and muscle nicotinic acetylcholine receptors to general anesthetics. Anesthesiology, 1997, 86(4):866-874.
10. Dingledine R, Borges K, Bowie D, et al. The glutamate receptor ion channels. Pharmacol Rev, 1999, 51(1): 7-61.
11. Mikulec AA, Pittson S, Amagasu SM, et al. Halothane depresses action potential conduction in hippocampal axons. Brain Res, 1998, 796(1-2):231-238.
12. Ouyang W, Hemmings HC Jr. Depression by isoflurane of the action potential and underlying voltage-gated ion currents in isolated rat neurohypophysial nerve terminals. J Pharmacol Exp Ther, 2005, 312(2):801-808.
13. Ouyang W, Jih TY, Zhang TT, et al. Isoflurane inhibits NaChBac, a prokaryotic voltage-gated sodium channel. J Pharmacol Exp Ther, 2007, 322(3):1076-1083.
14. Ouyang W, Hemmings HC Jr. Isoform-selective effects of isoflurane on voltage-gated Na^+ channels. Anesthsiology, 2007, 107(1):91-98.

第六章 吸入麻醉药

第一节 概述

吸入全身麻醉药应用方便,能通过临床征象和呼气末浓度监测判断其效应,因而广泛用于全身麻醉。

(一)吸入麻醉药发展简史

1. 早期临床应用的吸入麻醉药包括双乙烷、环丙烷等易燃气体,氟化学研究和工业的进步促进了氟化吸入麻醉药代替其他卤族麻醉药,从而降低沸点,增加稳定性,降低可燃性和减少毒性。

(1)氟烷(halothane),1951 年合成,1956 年应用于临床,由于具有无燃烧爆炸性、可溶性低、麻醉效能强而诱导迅速、吸入舒适以及恶心、呕吐率低等优点,迅速成为最常用的吸入麻醉药。氟烷的主要缺点是增加了心肌对儿茶酚胺的敏感性和肝脏毒性。

(2)1959 至 1966 年间,Terrel 等合成 700 余种卤族化合物,其中第 347 号是恩氟烷(enflurane),第 469 号是异氟烷(isoflurane),第 653 号为 1993 年应用于临床的地氟烷(desflurane)。

(3)20 世纪 70 年代初,Travenol 实验室的 Wallin 等报道了另一种新型化合物氟化异丙基烷,1995 年作为七氟烷(sevoflurane)用于临床。

2. 新型吸入麻醉药七氟烷、地氟烷与异氟烷相比,最重要的差别是血液和组织溶解度低,因而诱导、苏醒快,可用于非住院患者的麻醉。

(二)理化性质

吸入麻醉药的理化性质决定其麻醉强度、给药方法、摄取速率、分布与排除,因此也关系到全麻工具、给药方法、诱导和苏醒的快慢、全麻深度的调节,以及患者和手术室工作人员的安全等。根据吸入麻醉药在常温常压下是挥发性液体还是气体,分别称之为挥发性吸入麻醉药和气体吸入麻醉药。气体麻醉药通常以液态贮存于高压钢瓶内,挥发性麻醉药在室温时易挥发成蒸气。例如 N_2O 的沸点为−88℃,室温下为气体,必须加压贮于钢瓶备用。

分配系数是指分压相等,即达到动态平衡时,麻醉药在两相中浓度的比值,血气分配系数是吸入麻醉药的一个重要性质,血气分配系数大,药物在血中的溶解度大,诱导慢,停药后苏醒期变长,血气分配系数小,则诱导、苏醒均较迅速。

常用吸入麻醉药的理化性质见表 6-1。

表 6-1 常用吸入麻醉药的理化性质

	氟烷	恩氟烷	七氟烷	异氟烷	地氟烷	氧化亚氮
分子量	197.4	184.5	200	184.5	168	44
沸点(℃)	50.2	56.5	59	48.5	23.5	−88
蒸汽压(20℃)(mmHg)	241	175	157	240	670	39000
油/气分配系数	224	98.5	53.9	94	19	1.4
血/气分配系数	2.5	1.8	0.69	1.46	0.42	0.46
脂肪/血分配系数	51.1	36	48	45	27.2	2.3
肌肉/血分配系数	3.4	1.7	3.1	2.9	2.0	1.2
MAC(30~60 岁)(37℃,760mmHg)(%)	0.75	1.68	1.8	1.17	6.6	105
MAC 复合 60~70%氧化亚氮(%)	0.29	0.57	0.66	0.56	2.38	
在潮湿 CO_2 吸收剂中的稳定性	不稳定	稳定	不稳定	稳定	稳定	
体内代谢程度(%)	20	2~8	1~5	0.2	0.1	0.004

(三)溶解度

在一定温度和压强下,气体在一定量溶剂中溶解的最高量称为气体的溶解度。常用定温下1体积溶剂中所溶解的最多体积数来表示。气体的溶解度除与气体本性、溶剂性质有关外,还与温度、压强有关。

1. 麻醉药在体内不同组织的溶解度是麻醉药的重要物理特性。

2. 分配系数是麻醉药分压在两相中达到平衡时的麻醉药浓度比,血/气、脑/血、肌肉/血和油/血分配系数是决定吸入麻醉药摄取、分布和排除的重要因素。

3. 影响吸入麻醉药溶解度的因素

(1)麻醉药本身的影响。

(2)溶剂的影响:麻醉药溶解度由小到大排列顺序是水、血液、脂肪。麻醉药在血液中溶解的越多,其分压升高就越慢,也就是说气体的溶解度越大,麻醉起效越慢。血/气分配系数也因年龄的不同而变化。

(3)温度的影响:温度越高,溶解度越低。麻醉气体在水和油介质中的温度系数与麻醉药的溶解性有关,即麻醉药越易溶解,负性温度系数就越大。也就是说,油/气分配系数随着温度下降而增加。

吸入麻醉药的药代动力学受溶解度的影响很大。麻醉诱导与苏醒的速度多与含水组织的溶解度有关,如与血/气分配系数成正比;而油/气分配系数多与麻醉药的强度成正比。

(四)饱和蒸汽压

在一定温度下,在密闭的容器中,随着液相向气相变化,气相分子数增多,蒸气压上升,气相向液相变化,液相分子数也会上升,最后两者达到平衡形成饱和蒸气,此时的压力就称为饱和蒸气压。当蒸气压强小于饱和压强时,为达到饱和蒸气压,液相将继续蒸发为气相。蒸汽压的高低表明了液体中的分子离开液体汽化或蒸发的能力大小,蒸汽压越高,就说明了液体越容易汽化。

(五)蒸发热

1. 蒸发热是在一个特定温度下,单位质量的某种液体变成气体时所吸收的热量。

2. 在一个较小的温度范围内(例如室温的变化),蒸发热可以看作是恒定的。

3. 温度变化大,则蒸发热的变化也相对大。蒸发热的热量与被蒸发物质的量成正比,蒸发的速度过快,所需要的热量就大于实际能供给的热量,此时温度就下降。

第二节 肺泡最低有效浓度

1. 肺泡气最低有效浓度(MAC)是指一个大气压下,使50%受试对象对伤害性刺激无体动反应时,肺泡气中该吸入麻醉药的浓度(与注射药物的ED_{50}类似)(表6-1)。MAC是衡量麻醉效能强度的指标。临床中常用1.2～1.3MAC维持麻醉,以防止切皮刺激时患者发生体动反应;常用0.4～0.5MAC防止自主清醒和记忆恢复。

2. 标准MAC值可粗略相加,如0.5MAC的吸入麻醉药和0.5MAC的氧化亚氮合用,其效能等于1MAC的吸入麻醉药。

3. 很多因素可升高或降低MAC。升高MAC的因素有中枢神经系统神经递质增加;体温升高;长期酗酒;高钠血症。降低MAC的因素有老年人;低体温;急性饮酒;α_2受体激动剂;中枢神经系统神经递质减少;代谢性酸中毒;PaO_2＜38mmHg;低血压(MAP＜50mmHg);低钠血症;妊娠。

第三节 吸入麻醉药药物代谢动力学

药物药理学通常分为药物效应动力学(主要研究药物如何作用于机体)和药物代谢动力学(主要研究机体如何处置药物)。药物代谢动力学分为4个阶段:吸收、分布、代谢和排泄(消除)。

(一)吸入麻醉药的特点

1. 吸入麻醉药的特点有起效快、以气体方式存在(氧化亚氮仅为气态,其他均为挥发性液体的蒸汽)和经由肺应用等。

2. 起效快、气体状态和肺应用途径为吸入麻醉药的主要优点,保证了吸入麻醉药血浆药物浓度的减少与增加一样迅速、方便。

(二)吸入麻醉药的生理作用特征

1. 肺内吸入麻醉药达到预期浓度(分压)后,最终与脑和脊髓麻醉分压达平衡,吸入麻醉药在中枢神经系统(CNS)建立分压而发挥麻醉作用。

2. 平衡状态时，CNS吸入麻醉药分压等于血液分压，亦等于肺泡气分压。

(三)吸入麻醉药的输送

吸入麻醉药通过多步途径从麻醉机输送至患者(表6-2)。

表6-2　人体组织脏器的血流量

	占体重(%)	占心排出量(%)	血流量[ml/(min·100g)]
血管丰富组织、器官	10	75	75
肌肉	50	19	3
脂肪组织	20	6	3

(四)摄取和分布

1. 评价吸入麻醉药的摄取通常遵循肺泡麻醉药浓度(F_A)与吸入麻醉药浓度(F_I)的比值(F_A/F_I)。

2. 增快或减慢F_A/F_I上升速率的因素均影响麻醉诱导的速度。增快F_A/F_I升速的因素有血液溶解度低，心排出量小，肺泡通气量大。减慢F_A/F_I升速的因素有血液溶解度高，心排出量大，肺泡通气量小。

(五)过度加压(overpressurization)和浓度效应

1. 过度加压使患者麻醉药F_I高于实际预期的F_A，犹如静脉注入一次麻醉药剂量，从而加快麻醉诱导。

2. 浓度效应系指一种吸入麻醉药的F_I愈高，则F_A/F_I的上升速率愈快，为加快麻醉诱导的一种方法。

(六)第二气体效应

第二气体效应为浓度效应的一种特例，指同时应用两种气体(氧化亚氮和一种强效吸入麻醉药)时，大量摄取氧化亚氮可增加吸入麻醉药的F_A。

(七)通气效应(ventilation effect)

1. 麻醉诱导时，血液溶解度低的吸入麻醉药F_A/F_I上升速率快，因而，增加或减少通气极少改变F_A/F_I的上升速率。

2. 吸入麻醉药F_I增加，一定程度上抑制通气，肺泡通气降低，F_A/F_I的上升速率亦减慢。该负反馈可致呼吸暂停，防止麻醉药吸入过量。

(八)灌注效应(perfusion effects)

1. 与通气一样，心输出量不明显影响溶解度低的吸入麻醉药F_A/F_I的上升速率。

2. F_I过高引起的心血管抑制减少麻醉药从肺内摄取，增加F_A/F_I的上升速率，该正反馈可导致严重的心血管抑制。

(九)吸入麻醉药排出与麻醉苏醒

1. 吸入麻醉药的消除可以通过呼出、生物转化以及经皮肤、内脏表面丢失。其中以原型经肺呼出是吸入麻醉药消除的主要途径。在体内，吸入麻醉药最终可有不同程度的代谢(氟烷，15%～20%；恩氟烷，2%～5%；七氟烷，3%；异氟烷，<0.2%；地氟烷，0.1%)。当达到麻醉浓度时，因肝脏酶饱和，代谢作用很少影响肺泡浓度。

2. 麻醉苏醒与麻醉诱导一样，主要取决于药物的溶解度(F_A降低速率的主要决定因素)、肺泡通气量和心排出量。

3. 麻醉结束时，决定体内麻醉药蓄积的因素有吸入麻醉药溶解度、浓度和应用时间(可延缓F_A的下降速率)。

4. 麻醉苏醒和诱导的药物代谢动力学差异包括苏醒期间停止过度加压(不可能低于0)和苏醒开始时组织内存在一定的药物浓度(诱导开始时组织内药物浓度为0)。

第四节　吸入麻醉药副作用

(一)对中枢神经系统的影响

1. 目前常用吸入麻醉药对脑代谢率、脑电图、脑血流量和脑血流自主调节功能的影响相似。

(1)目前常用的吸入麻醉药中，氟烷是作用最强的脑血管舒张剂。尽管伴随脑代谢率降低，吸入麻醉药仍可引起剂量依赖性脑血流量增加。

(2)吸入麻醉药为直接脑血管舒张剂，故被认为以剂量依赖方式减弱脑血流自主调节功能，其扩张血管程度的顺序是氟烷>恩氟烷>异氟烷>地氟烷>七氟烷。

(3)恩氟烷高浓度吸入时，脑电图可出现惊厥性棘波，并伴有面颈部和四肢肌肉的强直性或阵挛性抽搐。

2. 颅内压(ICP)与脑血流量变化趋势一致，氟烷可显著增加ICP，致使开颅手术期间脑膨出，但异氟烷、地氟烷和七氟烷麻醉期间，ICP仅轻度增加。

3. 氧化亚氮可扩张脑血管，增加脑血流量，升高颅内压。与氟化麻醉药降低脑代谢不同，氧化亚氮可增强脑代谢。

（二）对循环系统的影响

1. 除氧化亚氮外所有吸入麻醉药引起剂量依赖性体循环血压降低。氧化亚氮可以轻度升高血压，氟烷和恩氟烷引起血压降低的原因主要是抑制了心肌收缩力，减少了心输出量，但其他吸入麻醉药在维持心输出量的同时，主要通过降低体循环阻力而使血压下降。

2. 1MAC 时，七氟烷和氟烷对心率影响轻微，而异氟烷增加心率 10～15 次/分。＞1MAC 时，地氟烷对心率的影响与异氟烷相似。

（1）迅速增高地氟烷吸入浓度，可短暂引起心率增快、血压增高。

（2）麻醉性镇痛药抑制吸入麻醉药诱发的心率反应，包括突然增加麻醉药吸入浓度引起的反应。

3. 氟烷对心肌收缩力产生剂量依赖性抑制，其抑制作用强于异氟烷、地氟烷和七氟烷。

4. 氧化亚氮单独应用或与其他吸入麻醉药合用均增加交感神经系统活动性。

5. 异氟烷、地氟烷或七氟烷浓度达 1.5MAC 时，不能证实有冠状动脉窃血现象。

6. 心肌缺血和心输出量似乎与心肌供氧和需氧的变化有关，而与所选的具体麻醉药无关。

7. 氟烷可增高心肌的自律性，增加心肌对儿茶酚胺的敏感性，合用肾上腺素时，易导致心律失常。

8. 自主神经系统

（1）异氟烷、地氟烷和七氟烷对自主神经系统反射产生相似的剂量依赖性抑制。

（2）吸入浓度突然增加时，地氟烷是唯一增加交感神经兴奋性的麻醉药，与血浆儿茶酚胺浓度增加相一致。

（三）对呼吸系统的影响

1. 吸入麻醉药均降低潮气量，但呼吸频率增加，因而对每分通气量影响甚小。$PaCO_2$ 增高作为呼吸抑制的指标，可能由于手术刺激而抵消。

2. 全身麻醉期间，肋间肌紧张性降低，膈肌位置改变，以及胸部血流量变化，因而，功能余气量减少。

3. 对 CO_2 和低氧血症敏感性的影响

（1）吸入麻醉药均呈剂量依赖性抑制呼吸中枢对高碳酸血症的敏感性。

（2）即使 0.1MAC 亚麻醉浓度的吸入麻醉药仍会抑制呼吸化学感受器对低氧血症的敏感性。

4. 对支气管平滑肌紧张性的影响

（1）最低有效浓度的吸入麻醉药全身麻醉期间，支气管收缩的最可能原因为气道的机械刺激，气道高反应性疾病患者的支气管收缩反应更明显。

（2）吸入麻醉药直接抑制及通过抑制神经反射通路而间接抑制支气管平滑肌收缩性，而使支气管平滑肌松弛。

5. 对肺血管阻力的影响

（1）吸入麻醉药的肺血管舒张作用甚弱。氧化亚氮进一步增强肺动脉高压患者的肺血管阻力。

（2）动物实验中，吸入麻醉药均抑制低氧性肺血管收缩（hypoxic pulmonary vasoconstriction）。然而，开胸手术单肺通气期间，吸入麻醉药对 PaO_2 和肺内分流分数的影响甚微。

（四）对肝脏的影响

1. 氟烷通过非特异机制短暂、轻微地影响肝脏功能和通过免疫机制严重损害肝脏。

2. 异氟烷、地氟烷和七氟烷维持或增加肝动脉血流量，减少或不改变门静脉血流量。氟烷减少门静脉血流量，而不代偿性增加肝动脉血流量。

（五）对神经肌肉系统的影响和恶性高热

1. 烷衍生的氟化吸入麻醉药的骨骼肌松弛作用约为氟烷的 2 倍。

2. 吸入麻醉药均可诱发恶性高热，但氧化亚氮诱发作用弱。

（六）对遗传的影响

1. Ames 试验用以鉴别诱变剂和致癌剂，吸入麻醉药均为阴性，不过，氟烷的代谢产物可能是阳性。

2. 动物实验中，吸入麻醉药均有致畸作用，但尚未发现对人类的致畸影响。

（1）手术室工作人员长期接触微量浓度的吸入麻醉药，尤其抑制维生素 B_{12} 依赖酶的氧化亚氮，因而对她们自发流产发生率的争论一直未停止。

（2）将动物间歇暴露在微量浓度的吸入麻醉药中，没有发现对生殖的有害影响。

（3）尽管尚未证实微量浓度吸入麻醉药对胚胎发育和先天流产的影响，但仍促使应用清除系统将麻醉气体从手术室排出，以及建立职业安全和健康管理标准，该标准规定，氧化亚氮的空气含量为25/1 000 000。

（七）CO_2 吸收剂对吸入麻醉药的降解

1. CO_2 吸收剂含有的 KOH 或 NaOH 降解吸入

麻醉药。

(1)氟烷和七氟烷降解为 haloalkenes，对大鼠有肾毒性。

(2)地氟烷和异氟烷仅被干燥 CO_2 吸收剂降解为 CO。

(3)含 $Ca(OH)_2$ 和 $CaCl_2$ 的 CO_2 吸收剂与所有吸入麻醉药均不发生反应，从而防止麻醉药降解为化合物 A 和 CO。

2. 化合物 A

(1)七氟烷经 CO_2 吸收剂降解形成化合物 A，低流量、紧闭环路通气系统，温热或干燥 CO_2 吸收剂均增加化合物 A 的产生。

(2)化合物 A 引起的肾毒性存在物种差异，七氟烷对人类肾脏损害的可能性不大。

3. CO

(1)CO_2 吸收剂将地氟烷和异氟烷降解为 CO。麻醉机输送的高流量气体使 CO_2 吸收剂变干燥时，患者 CO 中毒的危险可能不被察觉。

(2)地氟烷和异氟烷含有形成 CO 所必需的 difluoromethory 成分，但七氟烷或氟烷并不存在。

(八)麻醉药代谢对肝肾功能的影响

1. 氟化物引起的肾毒性　长期吸入七氟烷和恩氟烷，血浆氟化物浓度较高，肾脏浓缩功能相对受损。

2. 代谢产物引起的肝脏功能损害 氟烷肝炎(Halothane Hepatitis)

(1)氟烷的氧化代谢产物与肝细胞色素结合，作为半抗原(新抗原)诱发免疫反应。

(2)氟烷对肝线粒体功能的直接作用及氟烷致肝细胞质游离钙升高对肝线粒体功能的间接作用，也是氟烷性肝炎形成的可能机制。

(3)氟烷、恩氟烷、异氟烷和地氟烷等涉及细胞色素 P450 导致新抗原形成的代谢途径是相同的，因而，这些麻醉药之间存在交叉致敏的可能。

(4)首次接触氟烷后，诱发肝炎的免疫记忆至少延续 28 年。

(5)七氟烷并不代谢为 trifluoroacetyl halide，而是代谢为 hexafluoroisopropanol，其不作为新抗原。与七氟烷有关的暴发性肝坏死一般不可能由免疫机制引起。

第五节　临床常用吸入麻醉药

一、恩氟烷

恩氟烷(enflurane，安氟醚)，1963 年由 Terrell 合成后，于 20 世纪 70 年代应用于临床，目前在世界上已得到广泛应用。

(一)理化性质

恩氟烷是一种卤化甲基乙烷，为异氟烷的异构体。化学性质稳定，临床使用浓度不燃不爆，无刺激性气味。

(二)药理学作用

1. 中枢神经系统

(1)对中枢神经系统的抑制与剂量相关。恩氟烷高浓度吸入时，脑电图可出现惊厥性棘波，并伴有面颈部和四肢肌肉的强直性或阵挛性抽搐。

(2)可扩张脑血管、增加脑血流量，升高颅内压，降低脑代谢率。

(3)恩氟烷可通过影响中枢神经系统和神经肌肉接头处的接头后膜，产生肌松作用，可与非去极化肌松药产生协同作用，新斯的明不能完全对抗。

(4)有中等程度的镇痛作用。

2. 循环系统　对循环系统产生与吸入浓度相关的抑制作用。恩氟烷可抑制心肌收缩力，降低心排出量，引起血压下降。

3. 呼吸系统　临床应用的恩氟烷浓度，对呼吸道无刺激作用，不增加气道分泌。可扩张支气管，较少引起咳嗽或喉痉挛等并发症。

4. 其他　可抑制胃肠道蠕动和腺体分泌，麻醉后恶心、呕吐较少；抑制子宫平滑肌，深麻醉时增加分娩和剖宫产的出血。

(三)药物代谢动力学

被吸入的恩氟烷 80%以上以原形经肺排出，仅 2%～5%主要经肝脏微粒体代谢，由尿排出。

(四)临床应用

恩氟烷吸入麻醉适应于各部位、各年龄的手术；重症肌无力手术；嗜铬细胞瘤手术等。

(五)不良反应

1. 对心肌有抑制作用。

2. 在吸入浓度过高及低 $PaCO_2$ 时可产生惊厥。

3. 深麻醉时抑制呼吸及循环。

(六)禁忌证

严重的心、肝、肾脏疾病，癫痫患者，颅内压过高患者。

二、异氟烷

异氟烷(isoflurane,异氟烷)自20世纪70年代问世以来,一直为“黄金标准”麻醉药。

(一)理化性质

异氟烷是一种卤化甲基乙烷,稳定性高,有刺激性气味,血气分配系数较低,麻醉深度易于调节。

(二)药理学作用

1. 中枢神经系统

(1)异氟烷对中枢神经系统的抑制作用与吸入浓度相关。在1MAC以内,脑电波频率及波幅均增高;1.5MAC出现暴发性抑制,2MAC出现等电位波。

(2)在任何麻醉深度,异氟烷对迷走神经活性的抑制都强于对交感活性的影响。

(3)异氟烷可明显增强非去极化肌松药的神经肌肉阻滞作用,异氟烷麻醉时,非去极化肌松药通常仅需常用量的1/3。

2. 循环系统

(1)异氟烷对心肌的抑制小于恩氟烷及氟烷,可降低周围血管阻力,引起血压下降。

(2)异氟烷舒张冠状动脉,因而冠状动脉疾病患者可出现冠状动脉窃血现象,但少见。

3. 呼吸系统

(1)可产生剂量依赖性呼吸抑制,可降低通气量,增高 $PaCO_2$,且抑制对 $PaCO_2$ 升高的通气反应。

(2)降低正常人的功能余气量和肺顺应性,增加呼吸道阻力。可扩张支气管,有利于慢性阻塞性肺疾病和支气管哮喘患者。

4. 其他 深麻醉时可抑制子宫平滑肌;可降低成人眼内压。

(三)药物代谢动力学

1. 异氟烷化学性质稳定,在体内代谢极少(<0.2%),代谢物经尿排出。

2. 主要在肝脏由肝微粒体酶催化,最终代谢为无机氟化物和三氟醋酸。

(四)临床应用

适用于各种年龄、各个部位以及各种疾病的手术,包括一些其他麻醉药不宜使用的疾病,如癫痫、颅内压增高、重症肌无力、嗜铬细胞瘤、糖尿病、支气管哮喘等。

(五)不良反应

1. 对呼吸道有刺激性,诱导期可出现咳嗽、屏气,故一般不用于麻醉诱导。

2. 苏醒期偶可出现肢体活动或寒战。

3. 深麻醉时可使产科手术出血增多。

(六)禁忌证

不适用于产科手术。

三、七氟烷

七氟烷(sevoflurane,七氟醚)为完全卤化甲基异丙基烷,蒸汽压与异氟烷相似,可应用标准蒸发器。

(一)理化性质

七氟烷为无色透明液体,无刺激性气味。临床使用的浓度不燃不爆,但在氧气中浓度达11%、在 N_2O 中达到10%时可燃烧。其血气分配系数0.69,化学性质不够稳定,碱石灰可吸收、分解七氟烷。

(二)药理作用

1. 七氟烷可增加脑血流、升高颅内压、降低脑耗氧量。

2. 七氟烷有一定肌松作用,能增强并延长非去极化肌松药的作用。

3. 对循环系统有剂量依赖性的抑制作用,抑制心肌收缩力,降低心排出量,扩张阻力血管。

4. 七氟烷略带香味、无刺激性,可通过面罩进行麻醉诱导。随麻醉加深,呼吸抑制加重,对呼吸道无刺激性、不增加呼吸道分泌物,诱导时很少引起咳嗽。

七氟烷亦为一种强效支气管舒张剂。

5. 七氟烷与恩氟烷一样,代谢产生氟化物,但不同于恩氟烷的是不引起肾脏损害。

6. 其他吸入麻醉药的代谢产物为trifluroacetate,而七氟烷的代谢产物为hexafluoroisopropanol,不刺激抗体形成,亦不诱发免疫调节性肝炎。

7. 七氟烷接触干燥二氧化碳吸收剂后,并不分解为一氧化碳,而是降解为乙烯卤(化合物A,compound A),该产物对实验兔呈剂量依赖性肾毒性。但对于患者而言,即使新鲜气流量为1L/min或更低时,仍无证据表明有肾脏损害。

(三)药物代谢动力学

七氟烷大部分以原形从肺呼出,小部分经肝代谢。七氟烷在体内的代谢率约为3%。

(四)临床应用

适用于各种年龄、各部位的大、小手术。由于诱导迅速、无刺激性、苏醒快，尤其适用于小儿和门诊手术。

（五）不良反应

以恶心、呕吐、心律失常和低血压较多见。

（六）禁忌证

1. 1个月内施用吸入全麻，有肝损害者。

2. 本人或家属对卤化麻醉药有过敏或有恶性高热因素者。

3. 肾功差者慎用。

四、氧化亚氮

氧化亚氮（Nitrous Oxide，N_2O）是气体麻醉药，俗名笑气。

（一）理化性质

氧化亚氮是一种无色、有甜味、无刺激性气体，化学性质稳定，麻醉作用强度低，血液和组织溶解度低，因而常与其他吸入麻醉药或麻醉性镇痛药联合应用。

（二）药理作用

1. 氧化亚氮可扩张脑血管，增加脑血流量，升高颅内压。与氟化麻醉药降低脑代谢不同，氧化亚氮可增强脑代谢。

2. 麻醉作用极弱，吸入30%～50%氧化亚氮有镇痛作用，80%以上时有麻醉作用，氧化亚氮MAC为105。

3. 对心肌无直接抑制作用，对心率、心排出量、血压、静脉压、周围血管阻力等均无影响。

4. 对呼吸道无刺激性，亦不引起呼吸抑制，但术前用镇痛药的患者，硫喷妥钠诱导时产生呼吸抑制，再吸氧化亚氮时增强呼吸抑制作用。

（三）药物代谢动力学

氧化亚氮在体内经肠道内细菌与维生素B_{12}反应生成氮气（N_2）。N_2O在细菌中的降解是以单纯电子传递形式产生N_2和自由基。

（四）临床应用

1. 与其他吸入麻醉药、肌松药复合可行各类手术的麻醉。

2. 对循环功能影响小，可用于严重休克或重危患者。

3. 分娩镇痛。

（五）不良反应

1. 弥散性缺氧　N_2O的吸入浓度高，体内贮存量大，停止吸入N_2O后的最初几分钟内，体内大量N_2O迅速从血液弥散至肺泡，使肺泡内氧被稀释而分压下降，造成弥散性缺氧。因此，停止N_2O麻醉后应继续吸纯氧5～10分钟。

2. 闭合空腔增大　由于氧化亚氮弥散率大于氮，氧化亚氮麻醉可以使体内含气腔隙容积增大，麻醉3h后容积增大最明显。

（1）吸入75%氧化亚氮，10分钟内气胸容积增大一倍。

（2）氧化亚氮在中耳内蓄积，术后患者听力下降。

3. 骨髓抑制　吸入50%N_2O达24小时，人的骨髓就会出现巨幼细胞抑制。维生素B_{12}可部分对抗N_2O的骨髓抑制作用。

（六）禁忌证

肠梗阻、空气栓塞、气胸、气脑造影等体内有闭合性空腔的患者；麻醉装置的氧化亚氮流量计、氧流量计不准确时禁用。

（帅训军　王明玲）

参考文献

1. 戴体俊，喻田．麻醉药理学．第3版．北京：人民卫生出版社，2013.
2. Yasuda N, Lockhart SH, Eger EI 2nd, et al. Comparation of kinetics of sevoflurane and isoflurane in humans. Anesth Analg, 1991, 72(3):316-324.
3. Lockhart SH, Yasuda N, Peterson N, et al. Comparation of percutaneous losses of sevoflurane and isoflurane in humans. Anesth Analg, 1991(2), 72:212-215.
4. Conzen PF, Kharasch ED, Czerner SF, et al. Low-flow sevoflurane compared with low-flow isoflurane anesthesia in patients with stable renal insufficiency. Anesthesiology, 2002, 97(3): 578-584.
5. Wissing H, Kuhn I, Warnken U, et al. Carbon monoxide production from desflurane, enflurane, halothane, isoflurane, and sevoflurane with dry soda lime. Anesthesiology, 2001, 95(5): 1205-1212.
6. Murray JM, Renfrew CW, Bedi A, et al. Amsorb : A new carbon dioxide absorbent for use in anesthetic breathing systems. Anesthesiology, 1999, 91(5):1342-1348.

第七章 静脉麻醉药

经静脉作用于全身，主要是中枢神经系统（CNS）而产生全身麻醉的药物称为静脉麻醉药。静脉麻醉药多用于全麻诱导、麻醉维持和局麻或区域麻醉时的镇静。理想的静脉麻醉药应具有催眠、遗忘、镇痛和肌肉松弛作用，且无循环和呼吸抑制等不良反应；在体内无蓄积，代谢不依赖肝功能；代谢产物无药理活性；作用快、强、短，诱导平稳，苏醒迅速；安全范围大，不良反应少而轻；麻醉深度易于调控等特点。目前还没有一种理想的静脉麻醉药。由于药物的药理特性在不同的临床情况下其重要性不同，因而麻醉医师必须做出最佳选择以适应患者和手术的需要。

第一节 静脉麻醉药的一般药理学

（一）药物代谢动力学

1. 静脉麻醉药的主要药理作用是产生剂量依赖性CNS抑制（量效曲线dose-response），表现为镇静和催眠。

2. 获得稳态血药浓度（steady-state plasma concentration）时，可以认为血药浓度与受体作用部位药物浓度达到平衡。

（1）静脉麻醉药的效能是对CNS功能的最大抑制作用。对抑制脑电活动而言，苯二氮䓬类的效能低于巴比妥类。

（2）强度是获得CNS最大抑制作用时所必需的药物剂量。

3. 多数镇静-催眠药（氯胺酮例外）减少脑代谢（$CMRO_2$）和脑血流量（CBF），后者引起颅内压（ICP）下降。

（1）从脑电图（EEG）可以观察到：镇静剂量可引起高频活动的活化（activation），而麻醉剂量可产生一种暴发抑制模式（burst-suppression pattern）。

（2）多数镇静-催眠药尽管可作为抗惊厥药，但仍可偶然引起EEG惊厥样活动（seizure-like activity）（区别于癫痫活动与肌痉挛样现象）。

4. 多数镇静-催眠药（氯胺酮例外）降低眼内压，与对ICP和血压的影响相一致。

5. 静脉麻醉药产生剂量依赖性呼吸抑制，首先呼吸暂停，随后潮气量减少。

6. 静脉麻醉诱导时，许多因素促使血流动力学发生变化。这些因素包括药物，组织器官血流量，交感神经紧张性，注药速度，麻醉前用药，应用心血管药物和直接影响心脏收缩和（或）周围血管系统的因素。

7. 大部分静脉镇静-催眠药缺乏内源性镇痛活性。但氯胺酮例外，具有镇痛作用。

（二）药物效应动力学

1. 多数静脉麻醉药脂溶性高及脑血流量较高可解释其对CNS的快速作用。

2. 静脉催眠药的药物效应动力学特点为快速分布，再分布到几个假设房室（hypothetical compartment），随后被消除（表7-1）。

表7-1 静脉麻醉药药代动力学参数

药物	分布			
	蛋白结合率	稳态容积(L/kg)	清除率[ml/(kg·min)]	消除半衰期(h)
硫喷妥钠	85	2.5	3.4	11
丙泊酚	98	12～10	20～30	14～23

续表

药　物	分　布			
	蛋白结合率	稳态容积(L/kg)	清除率[ml/(kg·min)]	消除半衰期(h)
咪达唑仑	94	1.1～1.7	6.4～11	1.7～2.6
地西泮	98	0.7～1.7	0.2～0.5	20～50
依托咪酯	75	2.5～4.5	18～25	2.9～5.3
氯胺酮	12	2.5～3.5	12～17	2～4
右美托咪定	94	2.0～3.0	10～30	2～3

(1)终止静脉麻醉诱导药物CNS作用的主要机制为药物从血供量大的中央室(脑)再分布到血供量小而分布广的周边室(肌肉、脂肪)。

(2)多数静脉麻醉药通过肝脏代谢(一些代谢产物有活性),随后大部分水溶性代谢产物由肾脏排泄。

(3)对多数药物而言,临床药物浓度不能饱和肝脏代谢酶系统,血浆药物浓度是按指数衰减的恒比消除(一级动力学过程,first-order kinetics),因而药物消除速率减慢。

(4)长期输注使血浆药物浓度达稳态(steady state),肝脏代谢酶系统可被饱和,药物消除速率与血浆药物浓度无关(零级动力学过程,zero-order kinetics)。

(5)灌注限制清除率(perfusion-limited clearance)描述主要通过肝脏摄取的药物(丙泊酚、依托咪酯、氯胺酮、咪达唑仑)的肝脏清除率。上腹部手术、年龄增加可使肝血流量减少。

3. 消除半衰期(elimination half-time,$T_{1/2}B$)是指血浆药物浓度减少50%所需要的时间。

(1)$T_{1/2}B$的广泛变异反映分布容积(volume of distribution,V_d)和(或)清除率的差异。

(2)静脉滴注某种麻醉药获得所需的临床效果的同时必须避免药物蓄积以及停止输注后CNS作用延长。

4. 静输即时半衰期(context-sensitive half-time)是指与药物静脉输注时间有关的血浆药物浓度减少50%所需的时间,对镇静-催眠药物输注后的苏醒时间起决定作用。

5. 许多因素促使患者静脉镇静-催眠药的药效动力学发生变异,这些因素包括蛋白结合率,肾脏和肝脏清除效能,衰老,并存的肝脏、肾脏、心脏疾病,药物相互作用和体温。

(三)超敏(变态)反应

1. 静脉麻醉药和(或)其溶剂的过敏反应虽然少见,但可致命。

2. 除依托咪酯外,所有静脉麻醉诱导药物均可引起组胺释放。

3. 虽然丙泊酚一般不引起组胺释放,但仍有引起致命过敏反应的报道,尤其有其他药物(多为肌松药)过敏史的患者。

4. 巴比妥类可促使紫质症易感患者急性、间歇发病。据报道,苯二氮䓬类、丙泊酚、依托咪酯和氯胺酮为安全药物。

第二节　苯二氮䓬类及其拮抗药

苯二氮䓬类药物具有抗焦虑、镇静和遗忘特性,临床麻醉中主要用做术前用药、静脉复合麻醉以及局部麻醉的复合用药。临床中常用的苯二氮䓬类药物有地西泮(diazepam)、咪达唑仑(midazolam)和其拮抗剂氟马西尼(flumazenil)。

一、苯二氮䓬类药物

(一)理化性质

1. 地西泮不溶于水,配方中含有丙二醇,有刺激性,静脉注射可致疼痛和静脉炎。

2. 咪达唑仑是一种水溶性苯二氮䓬类药物,pH为3.5,静脉或肌内注射刺激轻微。处于生理pH环境中时,出现分子内重排,理化特性改变,脂溶性更高。

(二)药理学作用

1. 苯二氮䓬类药物与苯二氮䓬受体结合,促进GABA与$GABA_A$受体的结合而使Cl^-通道开放的频率增加,使更多的Cl^-内流,产生超极化和突触后神经元的功能性抑制。

2. 苯二氮䓬类降低 $CMRO_2$ 和 CBF，类似于巴比妥类和丙泊酚，但没有证据表明此类药物对人类具有脑保护活性。

(1)与其他化合物相比，咪达唑仑不产生等电位 EEG。

(2)与其他镇静—催眠药一样，苯二氮䓬类为强效抗惊厥药，常用于治疗癫痫持续状态。

(3)有中枢性肌松作用，可缓解局部病变引起的骨骼肌反应性痉挛、脑性瘫痪、手足抽动症以及僵人综合征引起的肌痉挛和风湿性疼痛。

(4)不产生明显镇痛作用。

3. 苯二氮䓬类产生剂量依赖性呼吸抑制，慢性呼吸疾病患者更为严重，与麻醉性镇痛药合用时出现协同抑制效应。

4. 咪达唑仑和安定大剂量用于麻醉诱导时，均降低周围血管阻力和全身血压(血容量不足可加重)，但封顶效应显示影响达一定程度时，动脉血压很难进一步变化。

(三)药物代谢动力学

1. 苯二氮䓬类经由氧化和与葡糖醛酸结合而在肝内代谢，氧化反应易受肝功能障碍和 H_2 受体拮抗剂等合用药物的影响。

(1)静脉注射咪达唑仑和地西泮后 2～3 分钟中枢神经系统的作用达峰值。

(2)咪达唑仑的肝清除率为地西泮的 10 倍。地西泮的消除半衰期为 25～50 小时，而咪达唑仑的消除半衰期为地西泮的 1/10，仅为 2～3 小时，因此，仅咪达唑仑可用于静脉持续输注。

(3)地西泮的代谢产物有药理活性，能延长其残余镇静效应。而咪达唑仑的主要代谢产物 1-羟基咪达唑仑有一定 CNS 抑制作用。

(4)地西泮的消除半衰期随着年龄的增长而延长，因而老年人应用时应减少剂量，延长用药间隔。肥胖患者应用苯二氮䓬类药物初始剂量要加大，但清除率无显著性差异。

(四)临床应用

1. 麻醉前用药，可有效消除焦虑和恐惧。地西泮 5～10mg 口服，咪达唑仑肌内注射 5～10mg，静脉注射 2.5mg，或口服均有效。小儿还可采用直肠注入，剂量为 0.3mg/kg。

2. 全麻诱导和维持(表 7-2)

表 7-2 常用静脉麻醉药诱导特点和需用剂量

药　物	诱导剂量(mg/kg)	起效时间(s)	维持时间(min)	兴奋性活动	注射部位疼痛	心率	血压
硫喷妥钠	3～5	<30	10～15	+	0/+	+	−
丙泊酚	1.5～2.5	15～45	10～15	+	++	0/−	−
咪达唑仑	0.2～0.4	30～90	10～30	0	0	0	0/−
地西泮	0.3～0.6	45～90	15～30	0	+++	0	0/−
劳拉西泮	0.03～0.06	60～120	60～120	0	++	0	0/−
依托咪酯	0.2～0.4	15～45	12～13	+++	+++	0	0
氯胺酮	1～2	45～60	10～20	+	0	++	++

注：0 代表无变化　+代表增加　−代表减少

(1)地西泮静脉注射可用于全麻诱导，对心血管影响轻微，但因其起效慢，效果不确切，现已不常用。

(2)咪达唑仑复合丙泊酚、麻醉性镇痛药以及肌松药，是目前临床上常用的全麻诱导方法之一。全麻诱导时其用量为 0.05～0.2mg/kg，年老、体弱及危重患者应适当减少剂量。咪达唑仑可采用分次静脉注射或持续静脉输注的方式用于静脉复合或静吸复合全麻的维持。

3. 局麻和部位麻醉时作为辅助用药，可产生镇静、松弛、遗忘作用，并可提高局麻药的惊厥阈。

4. 可用于控制肌痉挛和抽搐以及心脏电复律治疗。

5. ICU 患者镇静　咪达唑仑可用于需机械通气治疗的患者，保持患者镇静，控制躁动。

(五)不良反应

1. 中枢神经反应　小剂量连续应用可致头昏、乏力、嗜睡及淡漠等，大剂量可致共济失调。

2. 静脉注射速度过快时易发生呼吸及循环抑制。地西泮静脉注射时可发生血栓性静脉炎。

3. 剂量过大时可引起急性中毒，出现昏迷及呼吸、循环衰竭，可用苯二氮䓬受体阻断药氟马西尼救治。

4. 长期服用可产生耐受性及依赖性。

5. 可通过胎盘屏障，有致畸作用。

(六)禁忌证

精神分裂症、抑郁症和妊娠妇女禁用。

二、氟马西尼

(一)理化性质

氟马西尼(flumazenil)是苯二氮䓬受体阻断药，为可溶于水的白色粉末。

(二)药理学作用

1. 与所有其他镇静—催眠药相比，苯二氮䓬类有特异性拮抗剂，氟马西尼对CNS苯二氮䓬类受体有高度亲和力，但内源性活性轻微。

(1)苯二氮䓬类激动剂存在时，氟马西尼起竞争性拮抗剂的作用。

(2)对巴比妥类及羟丁酸钠引起的中枢抑制则无拮抗作用。

(3)静脉注射单次剂量氟马西尼后，由于消除缓慢的激动剂的残余作用，苯二氮䓬类CNS效应可重新出现。

2. 氟马西尼对呼吸和循环无明显影响。

(1)氟马西尼并不完全拮抗苯二氮䓬类药引起的呼吸抑制作用。

(2)对巴比妥类和麻醉性镇痛药引起的呼吸抑制无拮抗作用。

(三)药物代谢动力学

1. 氟马西尼静脉注射后5分钟，血药浓度达峰值，消除半衰期为48～70分钟，短与常用的苯二氮䓬类药物，故必要时应重复使用。

2. 氟马西尼在肝脏内迅速代谢为无活性的代谢物，仅0.12%以原形从尿中排出。

(四)临床应用

1. 麻醉后拮抗苯二氮䓬类药的残余作用，促使手术后早期清醒。首次剂量0.1～0.2mg静脉注射，以后0.1mg/min，直至患者清醒或总量达1mg。

2. 用于苯二氮䓬类药物过量中毒的诊断与救治。每次0.1mg，每分钟1次，直至苏醒或总量达2mg。

3. 用于ICU患者。

(五)不良反应

氟马西尼常见的不良反应有恶心、呕吐、烦躁和焦虑不安。有癫痫病史者可诱发癫痫发作，长期应用苯二氮䓬类药的患者使用氟马西尼可诱发戒断症状。

(六)禁忌证

应用三环抗抑郁药过量和应用苯二氮䓬类药治疗癫痫或颅内高压的患者禁用。

第三节　巴比妥类药物

巴比妥类药主要产生中枢神经系统抑制作用，小剂量镇静，中剂量催眠，大剂量抗惊厥或引起麻醉，过量则呈呼吸、循环抑制状态。硫喷妥钠、硫戊巴比妥钠和甲己炔巴比妥均为巴比妥类药物。

硫喷妥钠(thiopental)和硫戊巴比妥钠(thiamylal)均为硫喷妥类(thiobarbiturates)静脉麻醉药，它们的药理性能和作用强度基本相同。甲己炔巴比妥(methohexital)是一种oxybarbiturate，其作用强度大于硫喷妥类，药理作用与硫喷妥钠基本相似。

(一)理化性质

这些药物为外消旋混合物，呈碱性，2.5%硫喷妥钠的pH>9，加入酸性溶液(林格液)时，将产生沉淀。

(二)药理学作用

1. 巴比妥类麻醉药作用于中枢神经系统GABA受体，增强GABA的抑制活性。

2. 脑电图呈等电位时，巴比妥类降低脑代谢率最高达55%，同时伴有相应的脑血流减少和颅内压降低。

(1)硫喷妥钠4～6mg/(kg·h)持续静脉输注可维持等电位脑电图。

(2)尽管颅脑损伤后常用巴比妥类控制颅内压，但治疗结果的研究发现其并不优于其他抗颅内高压治疗方法。

(3)巴比妥类不用于心搏骤停患者的复苏治疗。

(4)巴比妥类可改善大脑对不完全缺血的耐受性，颈动脉内膜切除术、深度控制性降压或体外循环期间，常用于脑保护。中度低温(33～34℃)可提供良好的脑保护作用，而并不延长苏醒时间。

(5)巴比妥类具有强效抗惊厥活性，但甲己炔巴比妥用于癫痫患者可诱发癫痫发作。

3. 巴比妥类产生剂量依赖性呼吸抑制，减慢呼吸频率和减少潮气量，甚至出现呼吸暂停。支气管痉挛和喉痉挛通常为麻醉不完善时气道管理的结果。

4. 巴比妥类的心血管作用包括血压下降(静脉回流减少、直接心肌抑制)和代偿性心率增快。容量不足可加重低血压。

(三)药物代谢动力学

1. 单次静脉注射后能快速产生意识消失,然后通过药物再分布又快速苏醒。

2. 主要在肝脏代谢,甲己炔巴比妥的清除率高于硫喷妥钠。甲己炔巴比妥在肝内代谢为无活性产物,硫喷妥钠代谢为半衰期较长的活性代谢产物戊巴比妥(表7-1)。

(1)老年人中央室容积较普通成人低,硫喷妥钠从血流灌注丰富的组织再分布于肌肉组织亦较慢,因而,老年人用药需减量30%~40%。

(2)硫喷妥钠即时半衰期长、苏醒慢,很少用于麻醉维持。

(四)临床应用

1. 硫喷妥钠目前主要用于全麻诱导、抗惊厥和脑保护。

(1)全麻诱导:成人诱导剂量为静脉注射3~5mg/kg。

(2)短小手术麻醉:可用于切开引流、烧伤换药及心脏电复律等短小手术。但有镇痛不全,易发呼吸抑制和喉痉挛等危险,现已少用。

(3)控制痉挛和惊厥:可快速控制局麻药中毒、破伤风、癫痫和高热引起的痉挛或惊厥。

(4)颅脑手术:可抑制脑代谢,减少脑耗氧量,降低颅内压,对缺氧性脑损害有一定的防治作用。

2. 甲己炔巴比妥成人诱导剂量为1.5mg/kg静脉注射,阵挛样肌颤和呃逆等其他兴奋性活动的发生率高,目前已基本不用。

(五)不良反应

1. 变态反应或类变态反应 硫喷妥钠偶可致过敏样的反应(荨麻疹、面部水肿、低血压)。

2. 巴比妥类药物可引起卟啉症患者急性发作。

3. 硫喷妥钠误注入动脉,可导致小动脉和毛细血管内结晶形成,引起强烈的血管收缩、血栓形成,甚至组织坏死。处理方法为动脉应用罂粟碱、臂丛神经阻滞和肝素化。

4. 应用甲己炔巴比妥时肌痉挛和呃逆较常见。

(六)禁忌证

1. 呼吸道梗阻或难以保证呼吸道通畅的患者。

2. 支气管哮喘者。

3. 卟啉症(紫质症)者。

4. 严重失代偿性心血管疾病和其他心血管功能不稳定的患者,如未经处理的休克、脱水等。

5. 营养不良、贫血、电解质紊乱、氮质血症者。

6. 肾上腺皮质功能不全或长期使用肾上腺皮质激素者。

第四节 丙 泊 酚

丙泊酚(propofol)又名异丙酚,因其起效迅速、作用时间短,苏醒快而完全,持续输注无蓄积等特点,是目前最常用的静脉麻醉药。

(一)理化性质

丙泊酚为一种烷基酚化合物,不溶于水,具有高度脂溶性。丙泊酚溶液中含有1%(w/v)丙泊酚、10%大豆油、1.2%纯化卵磷脂及2.25%甘油,使用前需振荡均匀,不可与其他药物混合静脉注射。

(二)药理学作用

1. 丙泊酚主要是通过与γ-氨基丁酸(GABA)A受体的β亚基结合,增强GABA介导的氯电流,从而产生镇静催眠作用。

2. 诱导剂量的丙泊酚经一次臂脑循环既可使意识消失,90~100秒作用达峰,持续5~10分钟,苏醒快而完全。

3. 丙泊酚降低$CMRO_2$、CBF和ICP,但亦降低全身血压,从而显著减少脑灌注压。

(1)丙泊酚引起的皮质EEG变化与硫喷妥钠相似。

(2)丙泊酚诱导麻醉,偶可伴随兴奋性活动(非癫痫样肌阵挛)。

(3)该药为一种抗惊厥药,癫痫发作时,抗惊厥治疗期丙泊酚短于甲己炔巴比妥。丙泊酚有效终止癫痫持续状态。

(4)丙泊酚与脑电双频谱指数呈血药浓度依赖性相关,BIS随镇静的加深和意识消失逐渐下降。

4. 丙泊酚产生剂量依赖性呼吸抑制,表现为呼吸频率减慢、潮气量减少,甚至呼吸暂停。

(1)呼吸暂停的发生率和持续时间与使用剂量、注射速度及术前药有关。麻醉诱导后,25%~35%患者出现呼吸暂停,并且其所致的呼吸暂停时间可达30秒以上。

(2)丙泊酚静脉持续输注期间,呼吸中枢对 CO_2 的反应性减弱。

(3)慢性阻塞性肺疾病患者可出现支气管舒张。

(4)丙泊酚不抑制低氧性肺血管收缩。

5. 丙泊酚对心血管系统的抑制作用呈剂量依赖性。

(1)丙泊酚的心血管抑制作用强于硫喷妥钠,反映周围血管阻力降低(动静脉舒张)和直接心肌抑制。

(2)对心率的影响很小,抑制压力感受器反射。

6. 丙泊酚具有止吐特性,丙泊酚麻醉后呕吐发生率低,10～20mg 亚麻醉剂量用于治疗术后早期的恶心、呕吐。假设的止吐机制包括抗多巴胺活性以及对化学感受器触发区和迷走神经核的抑制作用。

7. 丙泊酚抑制麻醉性镇痛药引起的瘙痒,可以缓解胆汁淤积性瘙痒。

(三)药物代谢动力学

丙泊酚静脉注射后达峰效应的时间为 90 秒,分布广泛呈三室模型,其药代动力学参数见表 7-1。

1. 丙泊酚通过肝代谢从中央室迅速清除,持续静脉输注 8 小时,即时半衰期<40 分钟。即使延长输注时间,苏醒仍迅速、完全。

(1)在肝经羟化反应和与葡糖醛酸结合反应,迅速代谢为水溶性的化合物,由肾脏排出。

(2)清除率(1.5～2.5L/min)大于肝血流,提示丙泊酚有肝外消除途径(肺),有助于其清除,对肝移植手术无肝期尤为重要。

(四)临床应用

1. 普遍用于麻醉诱导、麻醉维持及镇静。成人诱导剂量为 1.5～2.5mg/kg 静脉注射,推荐静脉输注速率:催眠,100～200μg/(kg · min);镇静,25～75μg/(kg · min)。在老年人、危重患者或与其他麻醉药合用时应减量。

2. 适用于门诊患者的胃、肠镜诊断性检查、人工流产等短小手术的麻醉。

3. ICU 患者的镇静。

(五)不良反应

1. 诱导时可出现呼吸与循环系统抑制,呈剂量相关性,持续时间短暂,及时予以辅助呼吸,不致产生严重后果。

2. 过敏反应 临床发生率低,既往对双丙基类药物敏感者可能发生丙泊酚过敏。

3. 静脉注射时,可产生局部注射疼痛。注入手背静脉,疼痛发生率高,注入大静脉或预注 1%利多卡因可显著减少疼痛。

4. 丙泊酚输注综合征较为罕见,但可危及患者生命。多发生在危重患者(多为儿童)长时间大剂量输注后。其临床表现有急性顽固性心动过缓以致心脏停搏,伴以下一项或多项:代谢性酸中毒(碱缺失>10 mmol/L)、横纹肌溶解、高脂血症和肝大或脂肪肝。其他表现还伴有急性心力衰竭的心肌病、骨骼肌病、高钾血症和脂血症。

(六)禁忌证

对丙泊酚过敏者;严重循环功能不全者;妊娠与哺乳期妇女;高血脂患者;有精神病、癫痫病史者。对有药物过敏史、大豆、鸡蛋清过敏者应慎用。

第五节 依托咪酯

依托咪酯(etomidate)为非巴比妥类静脉麻醉药,具有麻醉效能强、起效快、作用时间短、血流动力学稳定,呼吸抑制小,苏醒迅速的特点,被广泛应用于麻醉诱导、维持和患者镇静。

(一)理化性质

依托咪酯是一种羟化咪唑,仅其右旋异构体具有麻醉作用,结构上与其他任何静脉麻醉药无关,但如咪达唑仑一样,生理 pH 时分子内重排,产生增高脂溶性的闭环结构。该药物用丙烯乙二醇配方,注射疼痛发生率高,且偶致静脉炎。

(二)药理学作用

1. 依托咪酯通过与抑制性神经递质 γ-氨基丁酸(GABA)相互作用而产生催眠作用。

2. 不产生镇痛作用,常与阿片类药合用。

3. 与巴比妥类相似,依托咪酯降低 $CMRO_2$、CBF 和 ICP,但血流动力学稳定,从而维持充足的脑灌注压。

(1)依托咪酯为一种抗惊厥剂,可有效终止癫痫持续状态,但是依托咪酯也可诱发癫痫样脑电活动。

(2)依托咪酯可显著增高体感诱发电位振幅,

信号质量差时，有助于分析体感诱发电位。

4. 产生剂量依赖性呼吸频率和潮气量降低，可出现一过性呼吸暂停，其呼吸抑制作用较丙泊酚及巴比妥酸盐弱。不引起组胺释放，适用于气道高反应性疾病患者。

5. 依托咪酯对心血管系统影响很小，不影响交感神经张力或压力感受器功能，不抑制血流动力学对疼痛的反应，推荐用于心血管疾病高危患者的麻醉诱导。

6. 依托咪酯对肾上腺皮质功能有一定的抑制作用。

(三)药物代谢动力学

1. 静脉注射后约1分钟，脑内浓度达峰值，3分钟后达最大效应，其初始分布半衰期为2.9分钟，再分布半衰期为29分钟，消除半衰期为2.9～5.3h(表7-1)。

2. 依托咪酯主要在肝内经酯酶水解为无活性的代谢产物。

(四)临床应用

依托咪酯主要用于麻醉诱导及人工流产等门诊诊断性检查与小手术麻醉，用于麻醉维持须与麻醉性镇痛药、肌松药复合应用。常用诱导剂量为0.2～0.4mg/kg，年老体弱和危重患者应减量。麻醉维持，100μg/(kg·min)静脉输注(表7-2)。

(五)不良反应

1. 诱导时常出现肌阵挛，主要原因是抑制和兴奋丘脑皮质束的平衡发生改变。

2. 应用依托咪酯后，呕吐发生率高，尤其合用麻醉性镇痛药时。

3. 静脉注射时，可产生局部注射疼痛，多发生在小静脉，预注1%利多卡因可显著减少疼痛。

4. 抑制肾上腺皮质功能，单次应用后其抑制作用可持续数小时，反复使用后进一步加重。

(六)禁忌证

1. 肾上腺皮质功能不全、免疫功能低下、卟啉症(紫质症)和器官移植术后的患者不应使用。

2. 严重创伤、脓毒性休克患者慎用。

第六节 氯胺酮及右氯胺酮

氯胺酮(ketamine)是目前临床所用的静脉全麻药中可产生较强镇痛作用的药物。对于某些短小手术，单独使用氯胺酮即可满足手术要求。

(一)理化性质

氯胺酮是一种苯环利定类药，为白色结晶，易溶于水，水溶液pH值为3.5～5.5，pKa7.5。临床所用氯胺酮为外消旋合剂，但S(+)氯胺酮即右氯胺酮与NMDA受体结合部位的亲和力为外消旋合剂的4倍，具有更强的麻醉和镇痛特性。

(二)药理学作用

1. 氯胺酮的中枢神经系统(CNS)作用主要与其对N-甲基-D-门冬氨酸(NMDA)受体的拮抗作用有关。氯胺酮抑制神经元钠离子通道(适度的局麻药活性)和钙离子通道(脑血管舒张)。

2. S(+)氯胺酮对NMDA、阿片受体、M胆碱受体的亲和力比R(－)的高3～4倍、2～4倍和2倍，而对5-HT的抑制仅R(－)的一半，且右氯胺酮可作用于阿片类的μ受体，产生部分镇痛作用。

3. 氯胺酮产生剂量依赖性CNS抑制，产生一种所谓的分离麻醉状态，其特征为显著镇痛和遗忘。镇痛浓度较催眠浓度低，因此镇痛作用持续到苏醒后。

4. S(+)氯胺酮的镇痛作用是R(－)氯胺酮的3倍，催眠作用是R(－)氯胺酮的1.5倍。在镇痛等效剂量下，S(+)氯胺酮比消旋氯胺酮和R(－)氯胺酮拟精神不良反应发生率低，造成的注意力不集中和记忆力障碍程度也最轻，并且恢复快。

5. 氯胺酮增加$CMRO_2$、CBF和ICP，但可通过肺过度通气和预先应用苯二氮䓬类药抑制。合用苯二氮䓬类、巴比妥类或丙泊酚时，氯胺酮麻醉苏醒期少有拟精神病反应。咪达唑仑可降低右氯胺酮的致幻觉作用。

6. 氯胺酮可激活癫痫患者的致癫痫灶，但不具有抗惊厥活性。

7. 临床剂量的氯胺酮可对呼吸频率和潮气量产生轻度抑制，但影响较小。若剂量过大，尤其是与麻醉性镇痛药复合应用时，则可引起显著的呼吸抑制，甚至呼吸暂停。

(1)可通过拟交感神经效应舒张支气管，常被推荐用做麻醉诱导。

(2)增加口腔分泌物，可能诱发喉痉挛。

8. 氯胺酮有显著的心血管兴奋效应，临床表现为血压增高、心率增快和肺动脉压增高，很可能是由于此药对交感神经系统的直接兴奋。此药不宜用于冠心病患者。氯胺酮具有内在心肌抑制作用，仅儿茶酚胺耗竭的危重患者表现显著。右氯胺酮的心血管兴奋性与外消旋合剂相似。

（三）药物代谢动力学

1. 静脉注射诱导剂量后1分钟，肌内注射后5分钟，血药浓度可达峰值。

2. 氯胺酮在肝内代谢为去甲氯胺酮，其作用强度为氯胺酮的1/3至1/5。

3. 等剂量的右氯胺酮血药浓度较消旋氯胺酮低2～3倍，其肝脏生物转化作用更为迅速，代谢物由肾排出。

4. 多次重复给药或静滴可导致蓄积。

（四）临床应用

1. 氯胺酮主要适用于短小手术、烧伤清创，以及麻醉诱导、静脉复合麻醉与小儿麻醉，亦可用于小儿镇静与疼痛治疗。先天性心脏病尤其是右向左分流的先天性心脏病患者常用氯胺酮麻醉诱导。

2. 可经静脉注射、肌内注射、口服途径给药。

（1）静脉注射0.5～2mg/kg或肌内注射4～6mg/kg施行麻醉诱导，作用持续10～20分钟。小儿可口服6mg/kg。

（2）2～4mg/kg肌内注射或0.2～0.8mg/kg静脉注射，用于镇静与镇痛。

（3）静脉注射0.15～0.25mg/kg亚麻醉剂量的氯胺酮，可用于超前镇痛。

3. 用于神经病理性疼痛的治疗。

（五）不良反应

1. 精神运动反应　氯胺酮会导致苏醒期出现精神激动和梦幻现象，如谵妄、狂躁、肢体乱动等，成人较儿童更易发生，合用苯二氮䓬类药物或异丙酚可明显减轻。

2. 口腔分泌物显著增多，术前应用抗胆碱药物。

3. 可产生随意的肌阵挛运动，特别是有刺激存在时，肌张力通常增高。

4. 可增高眼内压与颅内压。

5. 暂时失明　主要见于本身存在眼内压升高的患者，一般持续30～60分钟，可自行恢复。

（六）禁忌证

1. 禁用于严重高血压、肺心病、肺动脉高压、颅内压升高、心功能不全、甲状腺功能亢进、精神病等患者。

2. 咽喉口腔手术，气管内插管或气管镜检查时严禁单独使用此药。

第七节　右美托咪定

右美托咪定（dexmedetomidine，DEX）是高度选择性的α_2肾上腺素能受体激动剂，具有镇静、抗焦虑、催眠、镇痛和解交感作用。该药不良反应少，主要用于ICU机械通气患者的短时镇静，还用于术中镇静和辅助镇痛，以及诊断性操作的镇静。

（一）理化性质

右美托咪定是美托咪定的右旋异构体，为一种新型的α_2肾上腺素能受体激动剂，对α_2受体的选择性较α_1受体高1600倍，可在水中完全溶解。

（二）药理学作用

1. 右美托咪定通过作用于脑干蓝斑核的α_2受体，产生镇静、催眠作用，还通过作用于蓝斑和脊髓内的α_2受体产生镇痛作用。

（1）右美托咪定可减少蓝斑投射到腹外侧视前核的活动，使结节乳头核的GABA能神经递质和促生长激素神经肽释放增加，从而使皮层和皮层下投射区组胺的释放减少。

（2）可抑制L型及P型钙通道的离子电导，增强电压门控钙离子激活的钾通道电导。

2. 右美托咪定具有“可唤醒镇静药”的特性，逐渐成为神经外科麻醉和危重监护病房的辅助药和镇静药。

3. 可增强丙泊酚、挥发性麻醉药、苯二氮䓬类药和阿片类药对中枢神经系统的作用。

4. 右美托咪定对呼吸的抑制作用轻微，当血药浓度达到明显镇静作用时，可使每分通气量减少，但二氧化碳通气反应曲线的斜率可维持在正常范围内。

5. 对心血管系统的主要作用是减慢心率，降低全身血管阻力，间接降低心肌收缩力、心输出量和血压。单次静脉注射右美托咪定时，血流动力学可出现双相变化。

6. 肌内注射或静脉给药时可出现严重的心动过缓（<40次/分），偶可发生窦性停搏，通常可自行缓解，给予抗胆碱药物治疗有效。

(三)药物代谢动力学

1. 右美托咪定分布迅速、绝大部分在肝脏代谢,经尿和粪便排泄。

2. 右美托咪定的血浆蛋白结合率为94%,其全血与血浆药物浓度比值为0.66。

3. 右美托咪定的分布半衰期约为5分钟,消除半衰期为2~3小时。其药代动力学参数不受年龄、体重或肾衰竭的影响,但与患者身高有关(表7-1)。

(四)临床应用

右美托咪定不仅用于ICU机械通气患者的短时镇静,还用于术中镇静和辅助镇痛,以及诊断性操作的镇静。其不宜单独用于麻醉诱导和维持,但可作为麻醉辅助用药,减少镇静、催眠和阿片类药的用量。

1. 右美托咪定用于术后机械通气患者的镇静时优于丙泊酚,可改善PaO_2/F_1O_2的比值。负荷剂量0.5~1.0μg/kg,后继续以0.1~1μg/(kg·h)的速度输注可维持充分的镇静。持续输注时间应少于24小时。缓慢注射可减少严重心动过缓和其他血流动力学紊乱的发生。

2. 右美托咪定作为麻醉前用药,其静脉剂量为0.33~0.67μg/kg,于术前15 min给药,也可术前45~90分钟肌内注射给药,剂量为2.5μg/kg,可有效减轻低血压和心动过缓等心血管不良反应,并可减少吸入麻醉药的用量,减轻气管插管时的血流动力学反应。

3. 静脉输注右美托咪定可用于麻醉维持,其负荷剂量为170ng/(kg·min),10 min输完,然后以10 ng/(kg·min)速度持续输注,可减少吸入麻醉药和镇痛药的用量,但应注意可能出现低血压和心动过缓。

4. 短小手术的镇静 右美托咪定2μg/kg肌内注射,或以0.7μg/(kg·min)平均速度输注时可维持BIS指数在70~80之间,停止输注后,其镇静恢复时间长于丙泊酚,但术后1小时阿片类药物的用量较低。

(五)不良反应

1. 主要的不良反应是低血压,心动过缓,甚至心脏停搏,阿托品可改善心动过缓。

2. 可引起口干,主要为唾液分泌减少所致。

(六)禁忌证

心脏传导阻滞,严重心功能不良者慎用。

(王明玲)

参考文献

1. 郭曲练,姚尚龙. 临床麻醉学. 第3版. 北京:人民卫生出版社,2011.
2. Ronald D. Miller. 米勒麻醉学. 第7版. 邓小明,曾因明,译. 北京:北京大学医学出版社,2011.
3. Kushikata T, HirotaK, Yoshida H, et al. Alpha-2 adrenoceptor activity affects propofol-induced sleep time. Anesth Analg,2002,94(5): 1201-1206.
4. Dong XP, Xu TL. The actions of propofol on gamma-aminobutyric acid-A and glycine receptors in acutely dissociated spinal dorsal horn neurons of the rat. Anesth Analg,2002,95(4):907-914.
5. White M,de Graaff P, Renshof B,et al. Pharmacokinetics of S(+) ketamine derived from target controlled infusion. Br J Anaesth,2006,96(3):330-334.
6. Bekker A,Sturaitis MK. Dexmedetomidine for neurological surgery. Neurosurgery,2005,57(1):1-10.
7. Drummond JC, Dao AV, Roth DM, et al. Effect of dexmedetomidine on cerebral blood flow velocity, cerebral metabolic rate,and carbon dioxide response in normal humans. Anesthesiology,2008,108(2): 225-232.
8. Venn M, Newman J,Grounds M. A phase II study to evaluate the efficacy of dexmedetomidine for sedation in the medicl intensive care unit. Intensive Care Med, 2003, 29(2):201-207.

第八章 肌肉松弛药

肌松药是骨骼肌松弛药的简称。这类药物选择性的作用于骨骼肌神经肌肉接头，暂时阻断了神经肌肉间的兴奋传递，产生肌肉松弛作用。肌松药的应用使外科手术不再依靠深麻醉来满足肌松要求，从而减少了深麻醉带来的诸多弊端，现已成为全麻中重要的辅助用药。

第一节 概 述

神经肌肉传导涉及神经肌接头的超微结构、乙酰胆碱的合成、储存、释放、代谢等环节。

一、神经肌肉接头的兴奋传递

1. 神经肌接头的结构由三部分组成：①运动神经元轴突末梢(称突触前膜或接头前膜)；②肌纤维在该部相应的增厚部分(称突触后膜或接头后膜)；③介于突触前膜与突触后膜之间的间隙(称突触间隙或接头间隙)。

2. 骨骼肌收缩源于神经肌肉接头(NMJ)的乙酰胆碱(ACh)释放，解剖上，NMJ 为运动神经末梢突触前膜与骨骼肌纤维突触后膜之间的突触。

3. 在运动神经元末梢聚集着很多囊泡，囊泡中包含乙酰胆碱分子，动作电位传至神经末梢时，Ach 释放，进入突触间隙。

4. 影响肌松药作为全身麻醉组成部分的因素有：①外科手术：手术部位、患者体位；②麻醉方法：吸入麻醉、静脉麻醉；③气道管理：面罩通气与经气管导管通气；④通气管理：自主通气、控制通气；⑤患者情况：体型(肥胖与消瘦)，ASA 分级，年龄。

二、肌松药的作用机制

(一)突触后膜变化

1. 突触后烟碱受体的两个蛋白亚基同时与 ACh 结合后，受体即被激活，肌细胞膜通透性改变，Na^+ 内流，膜内电位负值减少(去极化)，产生动作电位，骨骼肌收缩。

2. Ca^{2+} 从肌浆网释出，促使动作电位传播，肌球蛋白三磷腺苷激活引发肌丝“兴奋-收缩”耦联。

3. 乙酰胆碱酯酶(真性胆碱酯酶)仅需数毫秒即可将 ACh 水解为胆碱和醋酸盐，阻止突触后膜持续去极化。胆碱再用以合成新的 ACh。

(二)突触前膜变化

1. 生理状态下高频刺激，ACh 库中 ACh 消耗快于再充满，ACh 正常释放减少。肌松药存在时，ACh 释放减少，使每一刺激对应的骨骼肌反应出现渐进性衰减。

2. 衰减为非去极化肌松药的重要特征，可用于非去极化肌松药的监测。

三、肌松药的分类

(一)根据肌松药的药效分类

根据等效剂量的肌松药的起效时间可分为超快速、快速、中速和慢速 4 类，根据肌松药的作用时间可分为超短效、短效、中效和长效 4 类(表 8-1)。

表 8-1 根据肌松药起效和时效分类

分类				
起效(肌松作用达最强)				
超快速(<1 分钟)	琥珀胆碱			
快速(1～2 分钟)	罗库溴铵			
中速(2～4 分钟)	阿曲库铵	米库氯铵	维库溴铵	泮库溴铵
慢速(>4 分钟)	顺阿曲库铵	杜什氯铵		
时效(25%T_1 恢复)				
超短效(<8 分钟)	琥珀胆碱			
短效(8～20 分钟)	米库氯铵			
中效(20～50 分钟)	阿曲库铵	顺阿曲库铵	罗库溴铵	维库溴铵
长效(>50 分钟)	杜什氯铵	泮库溴铵	哌库溴铵	

1. 肌颤搐 25%恢复时间短于 8 分钟的为超短效肌松药,如琥珀胆碱

2. 肌颤搐 25%恢复时间在 8～20 分钟之间为短效肌松药,如米库氯铵。

3. 肌颤搐 25%恢复时间在 20～50 分钟之间为中时效,如阿曲库铵、顺阿曲库铵、维库溴铵和罗库溴铵。

4. 肌颤搐 25%恢复时间超过 50 分钟的为长时效,如泮库溴铵、哌库溴铵和杜什氯铵。

肌松药选择性的松弛骨骼肌,但不同部位的骨骼肌对肌松药的敏感性不同。躯体肌和四肢肌对肌松药的敏感性高于喉内收肌和膈肌。肌松药在喉内收肌和膈肌的起效时间比拇内收肌快,可能与喉内收肌和膈肌的血液供给比外周肌群丰富有关。

(二)根据作用机制分类

按作用机制不同,肌松药可分为去极化肌松药与非去极化肌松药。

1. 去极化肌松药与非去极化肌松药的主要作用部位均在接头后膜,两者均与 ACh 竞争 N_2受体 α 亚基上的 ACh 结合部位,不同的是阻滞方式。

去极化肌松药是 N_2受体激动药,与受体结合后可使受体构型改变,离子通道开放,产生与 ACh 相似但较持久的去极化作用。目前临床上应用的去极化肌松药只有琥珀胆碱。

2. 非去极化肌松药是 N_2受体阻断药,与受体上两个 ACh 结合部位之一结合或两个均被结合后,受体构型不改变,离子通道不开放,不能产生去极化,从而阻滞了神经肌肉兴奋传递。

(1)非去极化肌松药与突触受体结合(必须至少与一个 α 蛋白亚基结合),竞争性产生肌松作用。

(2)ACh 过多,尤其应用抗胆碱酯酶药时,可影响正常神经肌肉传递功能。

(3)常用的非去极化肌松药如:米库氯铵、维库溴铵、顺阿曲库铵、罗库溴铵、哌库溴铵等。

第二节 去极化肌松药

去极化肌松药的作用机制复杂且有许多因去极化作用引起的不良反应和并发症,因而去极化肌松药在临床中的应用受到了限制,目前临床中应用的去极化肌松药只有琥珀胆碱。

去极化肌松药的阻滞特点:首次静脉注射在肌松出现前一般有肌纤维成串收缩;对强直刺激或四个成串刺激肌颤搐不出现衰减,T4∶T1>0.9;对强直刺激后单刺激反应无易化;其肌松作用可为非去极化肌松药削弱,但为抗胆碱酯酶药增强;反复间断静脉注射或持续静脉输注后,由Ⅰ相阻滞发展为Ⅱ相阻滞;有快速耐受性。

琥珀胆碱

1. 琥珀胆碱(succinylcholine,氯琥珀胆碱)具有起效快、时效短的特征,不能为任何非去极化肌松药所替代,是一种非常有用的肌松药。

2. 琥珀胆碱的药理学

(1)琥珀胆碱被血浆胆碱酯酶(假性胆碱酯酶)迅速水解为胆碱和琥珀酰单胆碱,消除半衰期约为 2～4 分钟,琥珀酰单胆碱的肌松作用约为琥珀胆碱的一半。

(2)麻醉性镇痛药-氧化亚氮复合麻醉时,琥珀胆碱的 ED_{95} 为 0.30～0.35mg/kg。

(3)静脉注射大剂量 1～2mg/kg 琥珀胆碱,通

常1分钟内起效。静脉注射琥珀胆碱1 mg/kg，肌张力完全恢复约需10～12分钟。

(4)一小部分(1/1500～1/3000)患者具有遗传性不典型血浆胆碱酯酶，该酶不能水解琥珀胆碱。静脉注射1～1.5mg/kg琥珀胆碱，持续作用时间约为3～6小时。

3. 对骨骼肌的作用 琥珀胆碱与突触后烟碱受体结合，表现出ACh样作用。琥珀胆碱还与接头外受体和突触前受体结合。

(1)琥珀胆碱引起的去极化作用为不协调的骨骼肌纤维成束收缩。

(2)琥珀胆碱增加咬肌张力，可能为气管内插管带来困难，咬肌痉挛亦可能与恶性高热有关。

(3)预先静脉注射少量非去极化肌松药，可防止琥珀胆碱引起强烈去极化表现，提示突触前受体主要与肌纤维成束收缩有关。

(4)琥珀胆碱对NMJ的阻断作用大概是由于其脱敏作用，即琥珀胆碱持续作为受体激动剂，以致敏感受体缺乏，使机体处于脱敏状态。

4. 去极化阻滞特点

(1)琥珀胆碱最初产生的阻滞为Ⅰ相阻滞。

(2)持续、大剂量应用琥珀胆碱，可能发生Ⅱ相阻滞，出现非去极化阻滞特点。Ⅱ相阻滞的出现与琥珀胆碱效应的快速减敏表现相一致。

5. 琥珀胆碱的不良反应

(1)Ⅱ相阻滞：其发生与用量、维持时间、用药方式和配伍用药物等有关。长时间静脉滴注或反复静脉注射容易发生Ⅱ相阻滞。重症肌无力、电解质紊乱和血浆胆碱酯酶异常等患者易发生。

(2)心血管反应：可引起窦性心动过缓、交界性心律和各种室性心律失常。

(3)高钾血症：琥珀胆碱引起肌纤维去极化使细胞内K^+释放，可导致高钾血症引起严重心律失常。大面积烧伤、多发性创伤、严重腹腔感染、脊髓或神经损伤等患者应避免使用琥珀胆碱。

(4)肌纤维成束收缩：在用药前3～5分钟，静脉注射小剂量非去极化肌松药可消除。

(5)眼内压增高：由于琥珀胆碱对眼外肌的痉挛性收缩作用，预先静脉注射少量非去极化肌松药也不能完全防止。

(6)颅内压升高：琥珀胆碱可使$PaCO_2$升高致颅内血管扩张，脑血流量增加，引起颅内压升高。

(7)胃内压升高：对饱胃患者可能引起胃内容物反流误吸。

(8)术后肌痛：肌纤维成束收缩并非其决定因素。

(9)恶性高热：咬肌痉挛可为其早期征象。

(10)类过敏反应：可能与琥珀胆碱的组胺释放作用有关。

6. 临床应用

(1)琥珀胆碱的主要用药指征为气管插管，常用剂量为静脉注射1mg/kg，若预先静脉注射小剂量非去极化肌松药，则琥珀胆碱剂量可增至1.5～2.0mg/kg。

(2)不明肌肉萎缩症小儿应用琥珀胆碱可诱发高钾血症，并且琥珀胆碱应用于小儿，偶可激发恶性高热，因而小儿应慎用。

第三节 非去极化肌松药

非去极化肌松药根据化学结构的不同可分为甾类、苄异喹啉类和其他复合物类。根据等效剂量的起效时间和作用时程可以分为长效、中效和短效类肌松药。

非去极化肌松药的特点：给予持续强直刺激和四个成串刺激时，肌颤搐出现衰减；强直刺激后出现易化；无肌纤维成束收缩；可被抗胆碱酯酶药拮抗；可被其他非去极化肌松药强化。

一、非去极化肌松药的药代动力学

肌松药是高度解离的极性化合物，易溶于水而相对不溶于脂肪、不易透过血-脑脊液屏障、肾小管上皮细胞、胃肠道上皮细胞和胎盘。经静脉注射后，血药浓度很快升高，随着肌松药在体内的分布和消除，其血药浓度降低出现两个明显的时相。初始分布容积(V_1)，是肌松药分布到血供丰富的器官和组织的容积，稳态分布容积(V_{dss})是血液与组织液之间肌松药浓度取得平衡时的容积。

1. 源自非去极化肌松药血药浓度测定的药代动力学变量取决于所用剂量、抽样时间和测定的精确度。

2. 非去极化肌松药的分布容积均大致等于细胞外液量。

常见非去极化肌松药的药代动力学参数见表8-2。

表 8-2 非去极化肌松药的药代动力学参数

药　物	分布容积 (ml/kg)	清除率 [ml/(kg·min)]	消除半衰期 (min)	蛋白结合率 (%)
阿曲库铵	180～280	5.5～10.8	17～20	30
顺阿曲库铵	110～200	4～7	18～27	—
米库氯铵				
顺式-反式	146～588	26～147	1～5	—
反式-反式	123～338	18～79	2～8	—
顺式-顺式	191～346	2～5	41～200	—
泮库溴铵	150～340	1～1.9	100～132	30
罗库溴铵	170～210	3.4	70～80	25
维库溴铵	180～250	3.6～5.3	50～53	30～57
哌库溴铵	340～425	1.6～3.4	100～215	—

二、常用非去极化肌松药

(一)阿曲库铵

1. 阿曲库铵(atracurium)为苄异喹啉类、中时效非去极化肌松药。

2. 阿曲库铵在生理 pH 和体温下通过 Hofmann 消除自行降解,约占 1/3,另外 2/3 经酯酶水解。阿曲库铵的代谢产物 N-甲基四氢罂粟碱为一种脑兴奋剂,但应用临床剂量的阿曲库铵不可能有临床意义。

3. 快速静脉注射大剂量(＞2ED_{95})阿曲库铵,因组胺释放出现低血压和心动过速,若注药时间在1～3 分钟以上,可减弱组胺释放所致的不良反应。

4. 阿曲库铵不经肝脏或肾脏代谢,所有年龄组患者需用剂量相似。阿曲库铵同所有非去极化肌松药一样,用于消瘦患者时均应减量。

(二)顺阿曲库铵

1. 顺阿曲库铵(cisatracurium)为苄异喹啉类、中时效非去极化肌松药。

2. 顺阿曲库铵为阿曲库铵十个同分异构体中的一个,同阿曲库铵在起效、时效、恢复和清除机制诸方面均相似。代谢不依赖肝脏和肾脏功能,主要通过 Hofmann 消除,但不能被非特异性血浆酯酶水解。

3. 顺阿曲库铵的代谢产物包括 N-甲基四氢罂粟碱和 monoquaternary acrylate,对 NMJ 均无作用。顺阿曲库铵产生的 N-甲基四氢罂粟碱的峰值血浆浓度约为阿曲库铵的 1/5。

4. 顺阿曲库铵的效能比阿曲库铵强,ED_{95} 为 0.05mg/kg。大剂量(8ED_{95})不引起组胺释放,无心血管不良反应。

5. 以恒定速率持续静脉输注顺阿曲库铵,易于维持稳定的肌松作用。顺阿曲库铵不经肝脏和肾脏消除,肌张力恢复不依赖药物用量或持续用药时间。

6. 抗胆碱酯酶药促进肌张力恢复。

(三)米库氯铵

1. 米库氯铵(mivacurium,美维松)为短时效非去极化肌松药,系三种同分异构体混合物,由血浆胆碱酯酶分解。不典型血浆胆碱酯酶患者,米库氯铵较琥珀胆碱起效更慢,时效更长。

2. 静脉注射 0.25mg/kg,起效时间约 30 秒。95%肌颤搐恢复时间为 30 分钟,若肌张力迅速自然恢复,则不必拮抗。

3. 应用 2 倍 ED_{95} 剂量,心血管反应不明显;但应用 3 倍 ED_{95} 剂量,则使组胺充分释放,短暂降低平均动脉压约 15%。

4. 抗胆碱酯酶药促进肌张力自然恢复,没有证据证明其抑制了血浆胆碱酯酶。

(四)泮库溴铵

1. 泮库溴铵(pancuronium)为长时效甾类非去

极化肌松药，但无任何内分泌效应。

2. 泮库溴铵代谢为3羟基化合物，其肌松作用约为泮库溴铵的50%。

3. 泮库溴铵适度（通常15%）增快心率，升高血压，以及增加心排出量。

4. 泮库溴铵不释放组胺。

5. 应用大剂量阿片类药物麻醉的患者，用泮库溴铵进行肌松优于对心血管无影响的肌松药。

6. 与新型、价格更昂贵的短、中时效非去极化肌松药相比，泮库溴铵一直更广泛用于临床，主要是基于其价格优势，可用于时间超过2小时手术的非去极化肌松药，其价格最低廉，但常规应用可增加术后骨骼肌无力的发生率。

7. 泮库溴铵的肌松作用比中时效非去极化肌松药更难以逆转。

（五）罗库溴铵

1. 罗库溴铵（rocuronium）为氨基甾类非去极化肌松药，起效较维库溴铵更快，而时效和药代动力学特点相似。静脉注射1mg/kg后60秒即可得到良好的插管条件，与静脉注射1mg/kg琥珀胆碱相似。

2. 与其他短、中时效非去极化肌松药相比，罗库溴铵对膈肌和喉肌的肌松作用快于拇内收肌，产生相同的肌松程度约需2倍剂量。

3. 静脉注射大剂量（4倍ED_{95}）无血流动力学变化或组胺释放。

（六）维库溴铵

1. 维库溴铵（vecuronium）为中时效氨基甾类非去极化肌松药，无组胺释放或心血管不良反应。

2. 维库溴铵为泮库溴铵分子去甲基生成的单季铵化合物，这使其ACh样作用减弱，脂溶性增强，促进了肝吸收。

3. 维库溴铵经自发脱乙酰基作用代谢，代谢产物中3羟基维库溴铵的肌松作用最强，约为维库溴铵的60%，经肾脏排泄。长期用于机械通气患者，肌无力时间延长。

4. 维库溴铵用于男性，其效能较女性差，时效亦较短，大概由于女性分布容积低，导致血药浓度高所致。

5. 维库溴铵在静脉套管中与硫喷妥钠意外混合，可形成巴比妥酸混合物，阻塞静脉套管。

6. 维库溴铵中时效、无解心脏迷走神经作用，所以适用于缺血性心脏病患者或时间较短的门诊手术。

第四节　临床应用

肌松药主要用于辅助气管内插管和提供外科手术所需的肌肉松弛。所需的神经肌肉阻滞强度因外科操作的不同而不同。临床中，应用肌松药需要考虑的重要安全因素是肌松药对心血管和呼吸系统的副作用以及神经肌肉阻滞作用是否充分恢复到正常水平。

一、肌松药在麻醉期间的应用

快速静脉注射较大剂量的肌松药虽可较快地完全抑制肌颤搐，但常伴有时效的延长和不良反应的增加，尤以长效肌松药更为明显。

（一）影响肌松药起效的因素

肌松药的起效速度是满足快速安全气管内插管的必要条件，其起效时间受几种因素的影响，包括药物到达神经肌肉接头的速度、受体的亲和力、血浆清除率和肌松药的作用机制等。

1. 非去极化肌松药的起效速度和药物的效能成反比。ED_{95}高（效能低）则起效快，反之亦然。

2. 肌松药在与插管条件有关的肌肉部位（喉内收肌、膈肌和咬肌）比经典监测肌松效应的部位（拇内收肌）起效更为迅速。

（1）与插管条件有关的肌肉中，肌松药效应发生速度更快、持续时间更短，恢复速度也更快。

（2）肌肉的血流更能决定非去极化肌松药的起效时间和消退时间。

（二）肌松药用于快速气管内插管

1. 琥珀胆碱在60～90秒内能提供持续肌松状态，可用于快速气管内插管。罗库溴铵起效较快，一般插管量用两倍ED_{95}量，90秒左右即可达到良好的气管插管条件。

2. 通过预给药方法或增大肌松药量可使起效时间加速。

（1）预注原则：在注入插管剂量的非去极化肌松药之前2～4分钟可以先预注小剂量的肌松药（大

药是 ED_{95} 的 20%或者插管剂量的 10%）。预注的方法可使大部分非去极化肌松药的起效时间提前 30～60 秒，在第二剂量后约 90 秒内即可完成气管内插管。但预注法增加了误吸和吞咽困难的危险，少数会出现呼吸困难，应加强监测，预防反流误吸。

（2）增大肌松药量：90 秒内必须完成气管内插管时通常建议采用增大肌松药的药量。增大药量在缩短起效的同时延长时效与增加潜在性心血管不良反应。常用气管插管时的肌松药量一般为该药的 2 倍 ED_{95} 量，而在紧急气管插管时肌松药量要增大至 3～4 倍 ED_{95} 量。

3. 行快速麻醉诱导和气管内插管应注意：须预先充分氧合；要给予足够剂量的静脉麻醉药确保患者有足够的麻醉深度；注射诱导药物后要压迫环状软骨。

（三）小剂量肌松药用于气管内插管

1. 小剂量肌松药不适用于快诱导插管。

2. 小剂量肌松药可用于常规气管内插管。

3. 应用小剂量肌松药的优点：①缩短神经肌肉阻滞作用的恢复时间；②减少抗胆碱酯酶药的需要量。

（四）肌松药用于麻醉维持

在手术期间应根据外科手术对肌松的要求追加肌松药，并且使用能满足外科肌松要求的最低剂量来维持所需的肌松深度，以避免残余肌松作用时间延长或参与肌松作用拮抗不充分。

1. 肌松药的维持剂量只需初始剂量的 1/4（中效或短效肌松药）或 1/10（长效肌松药），而且只在初始剂量的肌松作用已经明显恢复时才有必要给予补充剂量。

2. 持续输注或静脉滴注中效或短效肌松药来维持肌松水平对于保持肌松水平稳定和快速调整肌松水平满足外科要求非常实用。可维持稳态的血药浓度，避免给药过量，且停药后一般恢复迅速恒定。

3. 维持肌松最常用的方法是间断静脉注射，根据肌松药消除半衰期的长短，间隔一定时间追加初量的 1/5～1/3。间断静脉注射使血药浓度难以维持在稳定状态，肌松程度随着血药浓度变化而改变。尤其是时效短的肌松药用间断静脉注射其肌颤搐抑制难以维持在相对恒定的水平。

4. 影响术中肌松的因素很多，在术中肌松不佳时应用肌松药是首要的措施，但同时要考虑麻醉深度，及时增加吸入全麻药或麻醉性镇痛药，以及复合硬膜外阻滞或蛛网膜下腔阻滞等。

（五）肌松药的复合应用

1. 琥珀胆碱与非去极化肌松药合用　去极化和非去极化肌松药合用时其作用是互相拮抗的。琥珀胆碱与非去极化肌松药合用临床中常见于三种情况：①全麻过程为了减轻琥珀胆碱的不良反应，在静脉注射琥珀胆碱前数分钟先静脉注射小剂量的非去极化肌松药，其后静脉注射琥珀胆碱的作用被减弱。但泮库溴铵可增强琥珀胆碱的作用；②全麻诱导时用琥珀胆碱行气管内插管，随后肌松维持用非去极化肌松药。此时琥珀胆碱增强其后的非去极化肌松药作用；③麻醉诱导和手术过程中用非去极化肌松药，在手术结束时为满足短时深肌松要求而静脉注射琥珀胆碱，这种方法可导致恢复状况难以预料，临床上应避免应用。

2. 非去极化肌松药的复合应用

（1）前后复合应用：两种不同时效的肌松药前后复合应用，则前者将影响后者的时效。如长效肌松药后加用中时效或短时效肌松药，前者使后者的作用时间延长。

（2）同时复合应用：化学结构属同类的两种肌松药复合应用会出现叠加作用，不同类的两种肌松药复合应用会出现协同作用。

二、肌松药在 ICU 中的应用

（一）肌松药在 ICU 中应用范围

1. 消除患者自发呼吸与机械通气不同步产生的抵抗。

2. 治疗痉挛性疾病如破伤风、肉毒杆菌中毒及癫痫持续状态等。

3. 降低气管插管作机械通气时的气道峰压，减少发生气压伤的危险。

4. 防止降温时产生寒战，控制咳嗽和自主活动降低氧耗。

（二）ICU 中肌松药的选择与应用

1. 首先要考虑的是该药的临床特性，尤其是时效、不良反应和消除途径。

2. 考虑病情，尤其是肝肾脏器功能。

3. 肌张力抑制控制在 80%左右，这样停药后可避免因用药过量而延迟肌张力恢复。

（三）不良反应

1. 不能有效咳嗽，下气道分泌物排出困难。

2. ICU中患者长期应用肌松药最大的问题是引起严重肌病，以致患者脱机后，自发呼吸不能维持最低的有效分钟通气量。

第五节　与其他药物相互作用

药物间的相互作用（drug interaction）是指给予一种药物以后改变了另一种药物的药理效应或药代动力学在体内的现象。术前及术中应用的许多药可以通过不同途径与肌松药产生相互作用，从而增强和减弱肌松药作用及其不良反应。

（一）非去极化肌松药的相互作用

两种非去极化肌松药联合应用会出现叠加作用或者协同作用。

（1）化学结构属同类的两种肌松药复合应用会出现叠加作用。

（2）复合应用化学结构不同（如甾类和苄异喹啉类）的肌松药会产生协同作用。

（3）时效不同的非去极化肌松药前后复合应用，这后用的肌松药的时效受前一肌松药时效的影响，要使前一肌松药对其后追加的另一肌松药的时效没有明显影响，其间隔时间至少要相当于前一肌松药消除半衰期的3～4倍的时间。

（二）琥珀胆碱与非去极化肌松药的相互作用

琥珀胆碱与非去极化肌松药的相互作用取决于给药的顺序和药物的剂量。

1. 先应用非去极化肌松药后应用琥珀胆碱，则琥珀胆碱的作用被减弱。

2. 先应用琥珀胆碱后应用非去极化肌松药，则后者作用加强。

3. 泮库溴铵可抑制血浆胆碱酯酶，增强琥珀胆碱的作用。

（三）与吸入麻醉药的相互作用

吸入麻醉药可增强非去极化肌松药的神经肌肉阻滞作用。

1. 吸入麻醉药可减少肌松药的剂量，延长肌松药的作用时间和神经肌肉阻滞作用的恢复时间。

2. 吸入麻醉药对非去极化肌松药的神经肌肉阻滞作用的增强作用与麻醉过程、特定的吸入麻醉药和麻醉药的使用浓度相关。

3. 吸入麻醉药对肌松药的神经肌肉阻滞作用的增强顺序为：地氟烷＞七氟烷＞异氟烷＞氟烷＞氧化亚氮。

4. 弱效的麻醉药具有更高水溶性，能产生较强的临床肌肉松弛效应。地氟烷和七氟烷的血/气和组织/气溶解度低，因此这两种药物更容易达到呼气末浓度和神经肌肉接头处的平衡。

5. 挥发性麻醉药和肌松药之间的相互作用是药效动力学的相互作用。

（四）与抗生素的相互作用

1. 在不用肌松药的情况下，大多数抗生素可引起神经肌肉阻滞作用。

2. 氨基糖苷类抗生素主要抑制突触前膜中乙酰胆碱的释放，也可降低突触后膜nAChR对乙酰胆碱的敏感性，因而与肌松药合用时可增强肌松药的作用。

3. 使用氨基糖苷类抗生素后，肌松药的神经肌肉阻滞作用会难以拮抗。

4. 抗生素与肌松药合用时，钙不能使神经肌肉阻滞作用快速恢复。

（1）钙产生的神经肌肉阻滞拮抗作用不能持久。

（2）钙会影响抗生素的抗菌效应。

（五）与局部麻醉药和抗心律失常药的相互作用

1. 静脉应用大量局部麻醉药时，会阻滞神经肌肉的传导。局麻药的剂量较小时可增强去极化及非去极化肌松药的神经肌肉阻滞作用。

（1）局麻药对突触前膜、突触后膜和肌膜都有作用。

（2）普鲁卡因还能抑制丁酰胆碱酯酶，可能通过降低丁酰胆碱酯酶对琥珀胆碱和美维库铵的水解，增强这两种药物的神经肌肉阻滞作用。

2. 几种抗心律失常药可增强肌松药的阻滞作用，如维拉帕米，但其相互作用的临床意义不大。

（六）与镁和钙的相互作用

1. 硫酸镁能增强非去极化肌松药的神经肌肉阻滞作用。

（1）高浓度的镁能抑制位于突触前神经末梢的钙通道，而钙能激发乙酰胆碱的释放。

(2)镁离子对接头后电位有抑制效应，引起肌纤维膜兴奋性降低。

2. 钙能刺激运动神经末梢释放乙酰胆碱，增强肌肉兴奋-收缩耦联作用。钙浓度增加会降低肌肉神经模型对 dTc 和泮库溴铵的敏感性。

(七)与抗癫痫药物的相互作用

抗惊厥药物在神经肌肉接头处抑制乙酰胆碱的释放。长期接受抗惊厥药物治疗的患者对非去极化肌松药有抵抗作用，临床表现为神经肌肉阻滞作用恢复速度快，需增大药物剂量以获得完全神经肌肉阻滞效果。

第六节 神经肌肉传递功能监测及拮抗

一、神经肌肉传递功能监测

监测肌松药的起效、维持和消退，目的是科学合理的使用肌松药，减少不良反应的发生，以及在手术结束时正确使用拮抗药，逆转肌松药的残余作用。

(一)监测原因

肌松药结合小部分受体，即可产生肌松作用，安全范围窄。此外，相同剂量肌松药用于不同患者，个体差异显著。监测 NMJ 的功能，通常以周围神经刺激器刺激周围神经(尺神经或面神经)，评价骨骼肌反应。

(二)神经刺激的模式

评价神经肌肉功能最常用的电刺激模式有单次刺激、强直刺激、四个成串刺激、强直刺激后单刺激肌颤搐计数和双短强直刺激。

(三)刺激器特点

电刺激神经的反应取决于三个因素：电流、持续电刺激时间和电极位置。

(四)反应记录

1. 视觉和触觉评价为评定神经刺激器刺激周围神经诱发反应的最简单易行、最价廉方法，该方法的缺点是其客观性欠佳。

2. 肌力测定　应用力换能器测定肌力，可准确评价神经刺激器刺激神经诱发的反应。

3. 肌电图测定的是骨骼肌的电效应，而非机械效应。

(五)肌肉选择

1. 拇内收肌由尺神经支配，为临床监测最常选用的骨骼肌，该肌肉对非去极化肌松药相对敏感。肌张力恢复期间，拇内收肌阻滞程度超过膈肌、喉内收肌等一些呼吸肌。

2. 刺激眼部周围面神经支配肌肉诱发的反应差异显著。

(1)眼睑上眼轮匝肌反应与拇内收肌相似。

(2)眉毛的反应与喉内收肌相平行，较拇内收肌起效更迅速、肌张力恢复更快。该反应可有效用于估计插管条件。

(六)临床应用

1. 监测肌松药起效　麻醉诱导后，必须评价神经肌肉阻滞程度，确定气管插管时机，即喉肌和呼吸肌达最大肌松时。单次肌颤搐刺激(single twitch stimulation)常用于监测肌松药起效。

2. 观察四个成串刺激(train of four，TOF)拇内收肌诱发的反应，若肌颤搐少于两或三个，则肌松能充分满足手术需要。

3. 评定肌张力自然恢复程度及是否应用药物拮抗，并结合其他临床观察评价药物的拮抗效果。神经肌肉阻滞拮抗效果的评估包括电刺激尺神经、面神经等周围神经诱发的反应；抬头 5 秒钟；伸舌、卷舌；手握力量；最大吸气负压>— 25cmH_2O。

(1)TOF 比值(T_4/T_1)为 0.7 时，通常被认为最低安全界限，但残余呼吸肌无力仍可能存在。证据表明，TOF 比值即使恢复至 0.9，仍可能存在显著的肌无力和吞咽困难。

(2)持续抬头试验不能保证肌张力充分恢复。

(3)维持伸舌的肌肉对肌松药的残余作用非常敏感。

4. 影响神经肌肉阻滞监测的因素

(1)若被监测手部温度低，则过高估计神经肌肉阻滞程度。

(2)若被监测肢体具有神经损伤的特点，如卒中、脊髓横断、外周神经损伤，由于其存在内在拮抗肌松药效应，则过低估计神经肌肉阻滞程度。

二、肌松药的拮抗

去极化肌松药至今还缺乏满意和有效的拮抗药，非去极化肌松药可用抗胆碱酯酶药和 sugammadex 拮抗。

(一)抗胆碱酯酶药

抗胆碱酯酶药有新斯的明(neostigmine)、溴吡斯的明(pyridostigmine)和依酚氯铵(edrophonium)等，新斯的明常用。

1. 抗胆碱酯酶药的药理学　抗胆碱酯酶药拮抗肌松药的原理为增高 NMJ 处 Ach 浓度，进而竞争性抑制肌松药效应。

(1)新斯的明、溴吡斯的明和依酚氯铵等抗胆碱酯酶药抑制乙酰胆碱酯酶活性，增加 Ach 到达受体的数量。

(2)抗胆碱酯酶药可能还有突触前效应。

(3)依酚氯铵与新斯的明量-效曲线斜率不平行，难以确定效能比。

(4)抗胆碱酯酶药的药代动力学特征反映这些药物经肾脏清除(表 8-3)。

表 8-3　抗胆碱酯酶药的药代动力学

药　　物	患者情况	分布容积(L/kg)	清除率[ml/(kg・min)]	消除半衰期(min)
新斯的明	正常	0.7	9.2	177
	肾功能不全	1.6	7.8	181
依酚氯铵	正常	1.1	9.6	110
	肾功能不全	0.7	2.7	206
溴吡斯的明	正常	1.1	8.6	112
	肾功能不全	1.0	2.1	379

(5)药效动力学。静脉注射依酚氯铵，1～2 分钟作用达峰值，快于新斯的明(7～11 分钟)和溴吡斯的明(15～20 分钟)。

1)肌张力恢复包括自然恢复和抗胆碱酯酶药产生的增强(加快)恢复。

2)只要抗胆碱酯酶药的时效超过肌松药，就不会出现再度肌松。

2. 抗胆碱酯酶药的不良反应

(1)对心血管的作用

1)抗胆碱酯酶药有显著的迷走神经兴奋作用，但同时应用抗胆碱药可防止此不良反应。

2)阿托品起效快，约 1 分钟起效，适合与依酚氯铵合用；而格隆溴铵(glycopyrrolate)2～3 分钟起效，更适合与新斯的明和溴吡斯的明合用。

3)阿托品与依酚氯铵配合应用时，阿托品用量为 7～10μg/kg；而与新斯的明合用，则需 15～20μg/kg。

(2)抗胆碱酯酶药的其他胆碱能作用包括唾液腺分泌增加、肠蠕动亢进和门诊手术后恶心、呕吐发生率增高等。

3. 影响神经肌肉阻滞拮抗的因素有神经肌肉阻滞程度，药物拮抗时，肌张力恢复时间与神经肌肉阻滞程度呈正相关；抗胆碱酯酶药剂量；肌松药种类；年龄；肾功能不全；酸碱平衡，酸中毒对肌松药拮抗的影响难以证明。

(1)抗胆碱酯酶药选择剂量和有效作用时间直接影响拮抗效果(表 8-4)。

表 8-4　抗胆碱酯酶药和抗胆碱药推荐剂量(依据四个成串刺激)

可见肌颤搐反应	肌张力衰减	抗胆碱酯酶药剂量[mg/(kg・iv)]	抗胆碱药剂量[μg/(kg・iv)]
<2	++++	新斯的明 0.07	格隆溴铵 7 或阿托品 15
3～4	++	新斯的明 0.04	格隆溴铵 7 或阿托品 15
4	++	依酚氯铵 0.5	阿托品 7
4	+/−	依酚氯铵 0.25	阿托品 7

1)神经肌肉阻滞强时，新斯的明的拮抗效果优于依酚氯铵和溴吡斯的明。

2)由于封顶效应(ceiling effect)，新斯的明剂量超过 0.07mg/kg，便几无益处。

(2)阿曲库铵和维库溴铵的肌张力完全恢复(自然恢复和药物增强恢复)速度明显比泮库溴铵快。而且,产生相同拮抗程度所需的拮抗药剂量,长时效非去极化肌松药用量明显多于中时效和短时效。

(3)用较小剂量抗胆碱酯酶药拮抗时,婴儿和儿童的肌张力恢复速度快于成人。

(二)sugammadex

新型甾类肌松药拮抗剂 sugammadex 是一种经修饰了的 γ-环糊精。其三维结构象一个中空的甜甜圈,拥有羟基极性基团使其结构外部具有亲水性,内里具有疏水性。sugammadex 的结构特性使其可以包裹多种物质形成主体-客体螯合物,以此改变和保护客体化合物的物理、化学和生物性质。

1. Sugammadex 及其与肌松药的结合物均无生物活性,复合物主要分布在中央室和细胞外液中,并以原形从尿中排出。

2. sugammadex 依靠范德华力及氢键与甾类肌松药形成 1∶1 相对牢固的复合物。

3. sugammadex 与甾类肌松药的结合能力为:罗库溴铵>维库溴铵>泮库溴铵。

4. sugammadex 的拮抗作用选择性的针对甾类肌松药,尤其是罗库溴铵,而对非甾类肌松药及去极化肌松药则无明显效果。静脉给予 sugammadex 使罗库溴铵、维库溴铵和泮库溴铵的恢复指数缩短到 0.3～0.4 分钟,并且都在 1 分钟内恢复到 90%。

5. sugammadex 可以拮抗甾类肌松药的深度阻滞作用。浅神经肌肉阻滞给予 sugammadex≥2～4mg/kg,深度神经肌肉阻滞给予 sugammadex≥8～12mg/kg,可缩短患者的恢复时间(平均≤3 分钟)。

(王明玲)

参考文献

1. 邓小明,姚尚龙,于布为,等. 现代麻醉学. 第 4 版. 北京:人民卫生出版社,2014.
2. Jonsson M, Dabrowski M, Gurley DA, et al. Activation and inhibition of human muscular and neuronal nicotinic acetylcholine receptors by succinylcholine. Anesthesiology,2006,104(4):724-733.
3. Kopman AF, Klewicka MM, Kopman DJ, et al. Molar potency is predictive of the speed of onset of neuromuscular block for agents of intermediate, short, and ultrashort duration. Anesthesiology,1999,90(2):425-431.
4. Hemmerling TM, Schmidt J, Hanusa C, et al. Simultaneous determination of neuromuscular block at the larynx, diaphragm, adductor pollicis, orbicularis oculi and corrugator supercilii muscles. Br J Anaesth,2000,85(6):856-860.
5. Miller RD. Sugammadex: An opportunity to change the practice of anesthesiology? Anesth Analg,2007,104(3):477-478.
6. Bom A, Bradley M, Cameron K, et al. A novel concept of reversing neuromuscular block: Chemical encapsulation of rocuronium bromide by a cyclodextrin-based synthetic host. Angew Chem,2002,41(2):266-270.
7. Baker MT, Naguib M. Propofol: The chalenges of formulation. Anest-hesiology, 2005,103(4):860-876.

第九章 阿片类药物

阿片类药(opiate)主要作用于中枢神经系统,选择性的消除或缓解痛觉,并改变因疼痛导致的情绪反应。阿片类药物的主要效应为镇痛,因而常作为全身麻醉诱导和维持的辅助用药,并用于术后镇痛,但阿片类药物反复应用可导致耐受性和成瘾性。

第一节 内源性阿片样物质和阿片受体

(一)阿片受体的分布

阿片受体分布在痛觉传导区以及与情绪相关的区域,其中脊髓角质区、中央导水管周围灰质、丘脑内侧、边缘系统、蓝斑核、纹状体和下丘脑等区域阿片受体分布较密集。

(二)阿片受体的分类

阿片受体主要分为 μ、κ、δ 和 σ 型,其中 μ、κ 受体又可分为 1、2、3 三种亚型,δ 受体可分为 1、2 两种亚型。孤儿阿片受体是结构与阿片受体结构类似,但功能特性不同的阿片样受体。孤儿阿片受体与经典阿片受体有许多相似之处,但其与经典阿片受体的各种配体的结合能力均很弱。

(三)内源性阿片肽

内源性阿片样物质均为激素原(prohormone),每一前体被分离基因(separate gene)编码。至今发现的内阿片肽主要有:①脑啡肽(enkephalin),包括甲硫氨酸脑啡肽和亮氨酸脑啡肽;②内啡肽,包括 α-内啡肽(α-endorphin),β-内啡肽和 γ-内啡肽;③强啡肽(dynorphin),包括强啡肽 A 和强啡肽 B;④内吗啡肽(endomorphine),包括内吗啡肽-1 和内吗啡肽-2;⑤孤啡肽(nociceptin,OFQ)。

1. 内啡肽、脑啡肽和强啡肽是可与阿片类受体结合的内源性多肽,这三种阿片类多肽的差异在于其蛋白质前体、解剖学分布和受体亲和力的不同。

2. 内啡肽的合成源自主要位于腺垂体的激素原,在脑内与阿片受体结合后产生吗啡样作用,这种作用可被吗啡拮抗药所拮抗。

3. 亮氨酸脑啡肽及强啡肽分别为 δ 及 κ 受体的内源性配体,内吗啡肽是 μ 受体的内源性配体。

4. 孤啡肽是孤儿阿片受体的内源性配体,其结构与强啡肽 A 相似,但对经典阿片受体无高亲和力。

(四)阿片受体的功能

1. 内阿片肽与其他神经肽或神经递质、调质共存于中枢及外周神经系统中,作为神经递质、神经调质或神经激素与阿片受体形成内源性痛觉调制系统,对心血管活性、胃肠功能、内分泌功能等具有重要的调节功能。

2. μ 受体激动剂的镇痛作用最强;δ 受体参与吗啡的镇痛作用;κ 受体与内脏化学疼痛及吗啡成瘾性有关;OFQ 参与执行痛觉调制、学习记忆和运动调控等功能,其中 OFQ 对痛觉调制的作用可表现为双重效应,在脑内 OFQ 可产生痛觉过敏和异常疼痛作用,在脊髓内具有镇痛作用(表 9-1)。

表 9-1 阿片受体的功能、类型和分布

功 能	受体类型	分布部位
痛抑制	μ 和 δ	脊髓及其以上水平延髓网状结构
	σ	
	κ	脊髓水平

续表

功能	受体类型	分布部位
体温调节	μ:可能调节降温 δ:可能调节升温	下丘脑
运动行为、精神活动	μ:加强运动 μ、δ和κ:镇静 σ:致幻 μ和δ:欣快 κ和σ:烦躁不安	A_9,A_{10},DA系统
呼吸	μ和δ可能调节呼吸抑制	脑干
心血管调节	μ、δ和κ	孤束核
食欲调节、摄食行为	μ、δ和κ	腹侧被盖区

3. 阿片受体的活化可抑制突触前的释放和抑制兴奋性神经递质的突触后效应。

4. 阿片类药物的药效动力学特性取决于其与何种受体结合、亲和力大小和受体是否被激活。阿片受体的激动剂和拮抗剂都可与其受体结合,但只有激动剂可激活受体。激动-拮抗剂是作用于不同类型受体可产生相反效应的药物。

5. 阿片类药物的最大效应主要在中枢神经系统,但躯体和交感外周神经中也分离出了阿片受体。

第二节 阿片类药物分类

阿片类药物的分类可以按药物的来源进行分类,也可以按照阿片类药物与阿片受体的关系进行分类。

(一)按药物的来源分类

阿片类药物按其药物来源可分为天然型、半合成形和合成形三类,其中天然型又可分为两类,合成形阿片类药物又可分为4类。

1. 天然的阿片生物碱 按化学结构分为:①烷基菲类,如吗啡(morphine)、可待因(codeine);②苄基异喹啉类,如罂粟碱(papaverine)。

2. 半合成的衍生物 如二乙酰吗啡(diamorphine,海洛因)、双氢可待因(dehydrocholin)。

3. 合成的麻醉性镇痛药 按其化学结构不同,又分为:①苯基哌啶类,如哌替啶(pethidine)、苯哌利定(phenoperidine)、芬太尼族(the family of fentanyl);②吗啡南类,如羟甲左吗南;③苯并吗啡烷类,如喷他佐辛(pentazocine);④二苯甲烷类,如美沙酮(methadone)。

(二)按药物与阿片受体的相互作用分类

按照药物与阿片受体的相互作用可将阿片类药物分为:阿片受体激动药、阿片受体激动-拮抗药和阿片受体拮抗药(表9-2)。

表9-2 阿片类药物分类

分类	药物代表
阿片受体激动药	吗啡、哌替啶、苯哌利定、芬太尼族
阿片受体激动-拮抗药	
以激动为主的药物	喷他佐辛、丁丙诺啡、布托啡诺、纳布啡
以拮抗为主的药物	烯丙吗啡
阿片受体拮抗药	纳洛酮、纳曲酮、纳美芬

1. 阿片受体激动药(opioid agonists)主要激动μ-受体,如吗啡、哌替啶等。

2. 阿片受体激动-拮抗药(opioid agonist-antagonits) 又称部分激动药,主要激动κ和σ受体,对μ受体有不同程度的拮抗作用,如喷他佐辛等。

3. 阿片受体拮抗药(opioid antagonists) 主要拮抗μ受体,对κ和δ受体也有一定的拮抗作用。

第三节　阿片类药物药理学作用

（一）中枢神经系统

1. 产生剂量依赖性的镇静和镇痛作用，大剂量时可使患者的意识消失，产生遗忘作用，但其遗忘作用不可靠。

2. 在保持二氧化碳分压正常的前提下，阿片类药可降低脑血流量和脑代谢率。

3. 大部分阿片类药物对脑电图的影响很小，但哌替啶可引起脑电图兴奋。

4. 可刺激延髓化学感受器触发带，引起恶心、呕吐。

5. 反复给予阿片类药物，身体可产生依赖性。

6. 可通过对副交感神经支配的瞳孔产生兴奋作用而引起瞳孔收缩。

（二）呼吸系统

1. 可产生剂量依赖性呼吸抑制 先是呼吸频率的减少，增大剂量时潮气量明显减少，当与其他呼吸抑制药物合用时，呼吸抑制作用加强。

2. 降低通气对高碳酸血症和低氧血症的反应。

3. 阿片类药物可有效抑制气管插管等气道刺激引起的支气管收缩反应。敏感患者给予吗啡和哌替啶可出现组胺诱发的支气管痉挛。

4. 阿片类药物（特别是芬太尼、舒芬太尼和阿芬太尼）可引起胸壁强直，严重时可以阻止有效的通气。其发生率与药物的效价、剂量、注射速度等有关。给予肌松药可有效缓解肌强直，镇静剂量的苯二氮䓬类药物或丙泊酚预处理，可减少发生率。

（三）心血管系统

1. 对心肌收缩力的影响较小，除哌替啶外，其他阿片类药物不抑制心肌收缩力。但阿片类药物和其他麻醉药（如氧化亚氮、苯二氮䓬类、巴比妥类药物和吸入麻醉药）复合应用可引起严重的心肌抑制。

2. 除哌替啶外可引起剂量依赖性心动过缓，哌替啶引起心率增快。

3. 由于心动过缓、静脉血管扩张和交感反射降低，可引起血管阻力降低，血压下降。大剂量的吗啡和哌替啶可引起组胺释放，引起体循环血管阻力和血压下降。

（四）内分泌系统

1. 可通过减弱伤害性感受以及影响中枢介导的神经内分泌反应来降低应激反应，并抑制垂体-肾上腺素轴的分泌。

2. 内源性阿片肽除自身发挥应激性激素的作用外，还可作为其他激素分泌的调节剂。

3. 芬太尼及其同类药物可呈剂量依赖性的控制应激反应引起的激素水平变化。

（五）消化系统

1. 减慢胃排空，减少肠分泌，增加胃肠平滑肌张力，减少胃肠蠕动。

2. 收缩 Oddi 括约肌，增加胆道压力诱发胆绞痛。

（六）泌尿系统

抑制膀胱括约肌和降低排尿意识，可发生尿潴留。

第四节　临床应用

阿片类药物静脉注射后起效快，镇痛效果好，广泛应用于各种手术的麻醉和疼痛治疗，尤其适用于严重创伤、急性心肌梗死等引起的急性疼痛，以及手术后疼痛。

（一）阿片类药物在临床麻醉中的应用

1. 阿片类药单独应用或复合镇静药、抗胆碱药等其他药物，可作为术前用药。

2. 全身麻醉诱导　芬太尼及其衍生物舒芬太尼、阿芬太尼、瑞芬太尼可有效抑制伤害性刺激引起的血流动力学反应，在临床麻醉中与静脉全麻药、镇静药和肌肉松弛药复合，麻醉诱导后行气管内插管。常用剂量芬太尼 2～6μg/kg，阿芬太尼 25～50μg/kg，舒芬太尼 0.3～0.5μg/kg，瑞芬太尼 2～4μg/kg，可有效抑制气管插管时的应激反应。

3. 全身麻醉维持　用于全凭静脉麻醉或静吸复合麻醉的镇痛，根据药物的药代动力学特点，采用分次静脉注射或持续输注的方式给药。在中小手术，芬太尼可于手术开始前及手术过程中每 15～

30分钟间断静脉注射25～50μg，或以0.5～5.0μg/(kg·h)的速度持续输注；舒芬太尼间断静脉注射0.1～0.25μg/kg，或以0.5～1.5μg/(kg·h)的速度持续输注；瑞芬太尼0.25～2.0μg/(kg·min)，阿芬太尼0.5～2.0μg/(kg·min)用于麻醉维持。

4. 大剂量阿片类药物的麻醉 是目前临床上心脏和大血管手术的主要麻醉方法。吗啡最先被用于大剂量阿片类药物麻醉，随后推荐使用芬太尼和舒芬太尼。

5. 监测下麻醉管理 常用于手术刺激小，维持时间短的门诊手术，如人工流产、脓肿切开引流术等。

(二)阿片类药物用于患者镇痛

1. 在麻醉性监护和区域麻醉中常用阿片类药物缓解疼痛。单次应用阿片类药可缓解疼痛。吗啡起效慢，不能快速静滴以产生作用。哌替啶50～100mg，可产生不同程度的镇痛作用。单次静脉注射芬太尼(1～3μg/kg)、阿芬太尼(10～20μg/kg)或舒芬太尼(0.1～0.3μg/kg)，能产生强效的、持续时间较短的镇痛作用。

2. 手术后镇痛、癌性患者镇痛。阿片类药物是治疗术后急性疼痛最常用、最有效的药物。这类药物对各种疼痛均有效。但对持续性钝痛的镇痛效力大于间断性锐痛，同时具有镇静、抗焦虑作用，能显著提高患者对疼痛的忍耐力。给药途径有：肌内注射、静脉注射、经胃肠道给药、患者自控镇痛、椎管内镇痛等。依照癌性疼痛的三阶梯治疗原则，阿片类药物可用于癌症患者镇痛。

第五节 耐受、成瘾与依赖

(一)药物的耐受性与依赖性

1. 药物依赖性是指药物与机体相互作用所造成的一种精神状态，有时也包括身体状态，表现出一种强迫性地要连续或定期使用该药的行为和其他反应，为的是要感受它的精神效应，有时也是为了避免由于戒断引起的不适。

2. 耐受性是指机体对药物的敏感性降低，需增大药物剂量才能达到原有效应。

3. 同一个人可以对一种以上药物产生依赖性。产生依赖性的过程多数伴有耐受性产生，少数可不产生耐受性。产生耐受性的药物不一定引起依赖性。

(二)依赖性物质的分类

1. 麻醉药品 ①阿片类，阿片μ受体激动药，如吗啡、海洛因、哌替啶、美沙酮等；②可卡因类，包括可卡因、古柯叶等；③大麻类。

2. 精神药品 ①镇静催眠药和抗焦虑药，如巴比妥类、苯二氮䓬类等；②中枢兴奋药，如苯丙胺类，咖啡因等；③致幻剂，如麦角二乙胺等。

3. 其他 烟草、乙醇、挥发性有机溶剂等。

(三)阿片类药物依赖性的发生机制

长期接受阿片类药后，G蛋白-cAMP系统发生适应，逐渐上调，形成稳态。当骤然撤药时，上调的G蛋白-cAMP系统失去阿片类药的抑制而导致稳态失衡，G蛋白-cAMP系统急剧增高，引发cAMP依赖蛋白激酶(PKA)的活性升高；随之一些PKA底物蛋白(如儿茶酚胺生物合成的限速酶酪氨酸羟化酶)的磷酸化增加，从而出现一系列的戒断症状，尤以去甲肾上腺素能系统紊乱为明显。

(四)药物依赖的临床表现

长期使用依赖性药物，可造成精神和身体上的严重损害，临床表现包括精神、心理障碍、戒断症状和其他相关并发症。

1. 精神、心理障碍

(1)精神障碍是吸毒所致的最主要和最严重的身心损害，可表现为幻觉、思维障碍、人格低落等。

(2)渴求与强迫性觅药行为。是精神依赖的特征性表现。

(3)人格改变和社会功能丧失。

2. 戒断综合征 是指突然停止或减量使用依赖性药物，或使用依赖性药物的拮抗剂引起的一系列心理、生理功能紊乱的临床症状和体征。主要变现为流涕、流泪、打哈欠、恶心、呕吐、腹痛、出汗、冷热交替出现、血压升高、脉搏增快、抽搐等，严重者可出现自残行为。

3. 中毒反应 一次性过量使用可引起急性中毒反应，严重者如不及时治疗可导致死亡。

(五)药物依赖的治疗原则

1. 预防 减少药物的供应和降低对药物的需求。

2. 临床脱毒治疗。临床上常用的治疗方法有依赖性药物递减疗法、其他药物替代疗法、中西医结合疗法、针刺疗法等。

3. 康复治疗。

4. 复吸预防和回归社会。

第六节 常用阿片类药物

阿片类药物可分为阿片受体激动药、阿片受体激动-拮抗药和阿片受体拮抗药三大类。

一、阿片受体激动药

阿片受体激动药(opioid agonists)是指主要作用于 μ 受体的激动药。其典型代表是吗啡。自哌替啶合成以来,又相继合成了一系列药物,其中在临床麻醉应用最广的是芬太尼及其衍生物。所谓麻醉性镇痛药主要也是指这类药物。

吗 啡

吗啡(morphine)是阿片中的主要生物碱,在阿片中的含量约为10%,临床所用的制剂为其硫酸盐或盐酸盐。

(一)药理学作用

1. 吗啡为 μ_1 和 μ_2 受体激动剂,模拟内源性阿片样物质的作用,故考虑将吗啡与其他 μ 受体激动剂相比较(表9-3和表9-4)。

表9-3 不同阿片类药的相对效能和各种效应的血药浓度

效应	吗啡	哌替啶	芬太尼	舒芬太尼	阿芬太尼
相对效能	1	0.1	100	500~1000	10~20
镇痛剂量(mg)	10	100	0.1	0.01~0.02	0.5~1.5
最低有效镇痛(ng/ml)	10~15	200	0.6	0.03	15
中、强度镇痛(ng/ml)	20~50	400~600	1.5~5.1	0.05~0.11	40~80
使MAC降低50%(ng/ml)	—	>500	0.5~2	0.145	200
复合70%氧化亚氮时的手术镇痛(ng/ml)	—	—	15~25	—	300~500
窒息(ng/ml)	—	—	7~22	—	300~600
意识消失(ng/ml)		惊厥	15~20	—	500~1500

表9-4 阿片受体激动剂的作用

中枢神经系统(脑和脊髓)
镇痛
镇静
欣快感(eupHoria)
呼吸抑制(脑干抑制,使其对二氧化碳的呼吸性反应降低,导致 $PaCO_2$ 升高;同时呼吸频率和每分通气量减少)
恶心、呕吐(刺激催吐化学感受器触发区所致,尤其不卧床患者;大剂量阿片样物质抑制催吐中心,可减弱催吐化学感受器触发区的刺激效应)
瘙痒
瞳孔缩小(应用阿片样物质的特征)
咳嗽反射抑制
骨骼肌僵硬
肌阵挛(可能与抽搐相混淆)
消化系统
胃排空延迟
泌尿系统
尿潴留
内分泌系统
抗利尿激素释放
自主神经系统
动静脉血管扩张(导致直体位性低血压)
心动过缓(交感神经阻滞和拟副交感作用)
组胺释放
吗啡、哌替啶大概不为阿片受体调节

2. 镇痛 应用阿片样物质主要由于其镇痛效应,吗啡的镇痛作用源自脑、脊髓和某些情况下的周围组织等数个分散部位的复杂相互作用,表现为 μ_1 和 μ_2 阿片样效应。

(1)脊上阿片样镇痛起源于水管周围灰质、蓝斑和髓核,主要涉及 μ_1 阿片受体。

(2)在脊髓水平,吗啡主要作用于突触前初级传入伤害感受器,减少P物质释放;还使脊髓后柱胶状质中间神经元超极化,减少伤害感受器冲动传入。椎管内吗啡镇痛由 μ_2 阿片受体调节。

(3)吗啡产生周围镇痛很可能由于激活初级传入神经元阿片受体(仅在炎症时出现)。

(4)吗啡术后镇痛的最低有效浓度是10~15ng/ml,患者自控镇痛比间断静脉注射或肌内注射更易维持(表9-3)。

3. 对吸入麻醉药肺泡最低有效浓度(MAC)的

影响

(1)μ受体激动剂与氧化亚氮(氧化亚氮)广泛联合应用,合并或不合并吸入麻醉药,产生“平衡麻醉”。

(2)静脉注射1mg/kg吗啡,复合吸入60%氧化亚氮,可使50%患者阻断切皮刺激引起的肾上腺素能反应。

(3)椎管内应用吗啡还可能降低MAC。

4. 对心血管的作用

(1)吗啡的镇痛剂量或用于平衡麻醉时,很少影响仰卧位血容量正常患者的血压、心率或心脏节律。

(2)大剂量可产生中枢性交感阻滞作用,扩张周围血管,尤其是充血性心衰、严重创伤等交感神经系统高度紧张的患者。低血压可反映交感阻滞作用。

(3)吗啡不抑制心肌收缩力,但可以通过交感阻滞和拟副交感机制引起心动过缓。临床麻醉中,阿片样物质常用于心脏手术,防止心动过速,减少心肌需氧量。

(4)只要机械通气能防止药物引起的呼吸抑制,不使二氧化碳蓄积,吗啡就不直接影响脑循环。

5. 对呼吸抑制的作用呈剂量依赖性 可使呼吸频率减慢,大剂量可导致呼吸停止,这是吗啡急性中毒的主要致死原因。吗啡可通过降低呼吸中枢对二氧化碳的反应性,并抑制脑桥呼吸调整中枢的作用产生呼吸抑制。

(二)药物代谢动力学

1. 肌内注射吗啡后,血浆药物浓度20分钟达峰值。

2. 吗啡的主要代谢途径是在肝脏内与葡糖醛酸结合,形成吗啡-3-葡萄糖苷酸(M3G)和吗啡-6-葡萄糖苷酸(M6G)。目前对人类葡糖醛酸的肝外部位(肾、肺、胃肠道)的重要性尚不了解。

(1)M6G具有显著μ受体亲和力和强效抗伤害感受活性。

(2)M6G依靠肾脏排泄,因而肾衰患者对吗啡更为敏感。

(三)临床应用

1. 镇痛 吗啡主要用于急性疼痛患者,晚期癌症患者的三阶梯止痛。

2. 急性左心衰竭 吗啡在临床上还常作为治疗急性左心衰竭所致急性肺水肿的综合措施之一,以减轻呼吸困难,促进肺水肿消失。

3. 吗啡起效慢,与快速起效的阿片样物质相比,难以作为麻醉辅助药。

(四)不良反应

1. 一般不良反应有眩晕、恶心、呕吐、呼吸抑制、便秘、排尿困难、心动过缓等。

2. 可产生耐受性,易成瘾。

3. 过量可引起急性中毒。主要表现为昏迷、深度呼吸抑制、瞳孔极度缩小呈针尖样大、血压下降甚至休克。

(五)禁忌证

吗啡禁用于以下情况:①支气管哮喘;②上呼吸道梗阻;③严重肝功能障碍;④伴颅内高压的颅内占位性病变;⑤诊断未明确的急腹症;⑥待产妇和哺乳妇;⑦1岁以内婴儿。

哌 替 啶

哌替啶(mepovidine)又名杜冷丁,为苯基哌啶的衍生物。

(一)药理学作用

1. 镇痛及对吸入麻醉药MAC的影响

(1)哌替啶的镇痛强度约为吗啡的1/10,很可能通过激活μ受体来调节,还对κ和λ阿片受体有中度亲和力。

(2)与吗啡不同,哌替啶血浆药物浓度与镇痛效应有关(表9-3)。

(3)哌替啶为具有弱局麻药作用的唯一阿片样物质,用于神经根阻滞有效。

(二)药物代谢动力学

1. 患者术后肌内注射后,吸收速度变异很大,峰值血浆药物浓度在5~15分钟之间出现(表9-5)。

2. 哌替啶主要在肝内代谢,通过去甲基作用,形成主要代谢产物去甲哌替啶;也可通过水解形成哌替啶酸。

3. 去甲哌替啶有药理活性,可产生中枢神经系统兴奋现象。

表9-5 常用阿片受体激动剂的理化特性和药代动力学

参数	吗啡	哌替啶	芬太尼	舒芬太尼	阿芬太尼	瑞芬太尼
pKa	7.9	8.5	8.4	8.0	6.5	7.3
非解离型(pH7.4)(%)	23	7	8.5	20	89	58
蛋白结合率(%)	35	70	84	93	92	66~93

续表

参数	吗啡	哌替啶	芬太尼	舒芬太尼	阿芬太尼	瑞芬太尼
清除率(ml/min)	1050	1020	1530	900	238	4000
分布容积(稳态,L)	224	305	335	123	27	30
消除半衰期(h)	1.7～3.3	3～5	3.1～6.6	2.2～4.6	1.4～1.5	0.17～0.33

(三)临床应用

1. 代替吗啡用于各种剧痛,治疗胆绞痛宜与阿托品等解痉药合用。

2. 麻醉前辅助用药。

3. 治疗寒战　静脉注射25～50mg哌替啶可有效减轻术后寒战,而等效镇痛剂量的吗啡、芬太尼则无效。

(四)不良反应

1. 应用大剂量哌替啶,可出现中枢神经系统兴奋现象,表现为癫痫样发作;也可抑制心肌收缩力,表现为低血压。

2. 与等效镇痛剂量的吗啡、芬太尼相比,哌替啶引起胆道压力增高的程度较低。

(五)禁忌证

禁忌证与吗啡基本相同。

芬太尼

芬太尼(fentanyl)和其衍生物阿芬太尼(alfentanil)、舒芬太尼(sufentanil)均为临床中最常用的阿片样物质。芬太尼的镇痛强度为吗啡的50～100倍,血浆药物浓度和镇痛作用直接相关。

(一)药理学作用

1. 中枢神经系统

(1)芬太尼对颅内压的影响说法不一,有报道认为增加颅内压,但也有报道认为无影响。

(2)芬太尼可引起癫痫样运动,极似肌阵挛,但脑电图并不显示癫痫活动。

(3)芬太尼引起的瘙痒常表现为面部瘙痒,但可能并不多见,与阿芬太尼、舒芬太尼相似。

2. 呼吸系统

(1)用药后约5分钟出现最大呼吸抑制,与血药浓度和镇痛强度一致(表9-3)。

(2)芬太尼与苯二氮䓬类等镇静药合用时,可极大地增强呼吸抑制程度。

(3)与吸入麻醉药相似,阿片样物质可抑制喉镜和喉罩通气道刺激引起的气道反射。

(4)咳嗽是芬太尼最易抑制的喉反射。

3. 对吸入麻醉药MAC的影响

(1)单次静脉注射后,血浆芬太尼浓度迅速降低,因此MAC降低的幅度随芬太尼的应用时间而变化。计算机辅助(computer-assisted)静脉持续输注可提供稳定的血药浓度,并且可减少麻醉药用量。

(2)阿片样物质复合应用丙泊酚能产生全身麻醉(全凭静脉麻醉),可确定使50%患者对切皮刺激无反应的血浆芬太尼和丙泊酚浓度。

4. 对心血管和内分泌系统的影响

(1)临床应用大剂量芬太尼,血流动力学有显著稳定性,但与其他麻醉药合用可致心血管抑制。

(2)大剂量芬太尼麻醉期间,正中胸骨切开引起的高血压反应是最常见的血流动力学紊乱。

(3)吗啡和哌替啶引起低血压,至少部分原因是组胺释放。与它们不同的是,大剂量芬太尼无明显组胺释放作用。

5. 对平滑肌和胃肠道的影响。芬太尼与吗啡、哌替啶一样,可增加胆道压力。芬太尼可引起恶心、呕吐,尤其不需卧床患者,也可促使胃排空延迟。

(二)药物代谢动力学

1. 静脉注射后1分钟起效,4分钟达高峰,镇痛作用维持30～60分钟。肌内注射约7～8分钟出现作用,维持1～2小时(表9-5)。

2. 芬太尼的脂溶性很高,可迅速通过生物膜,因而起效迅速;此后再分布到骨骼肌、脂肪等组织,因而维持时间短。大剂量或长时间应用芬太尼,再分布部位可饱和,从而使其转变为长效阿片样物质。

3. 芬太尼主要在肝内经受广泛的生物转化,通过脱去甲基、羟基化和酰胺基水解,形成多种无药理活性的代谢物。

(三)临床应用

1. 芬太尼可用作术前镇静/镇痛药,麻醉诱导前静脉注射或经黏膜给予25～50μg,患者可能出现呼吸抑制,必须密切监护。

2. 芬太尼抑制喉镜和插管刺激引起的血流动力学反应,最常用于麻醉诱导。芬太尼的峰值效应较峰值血浆药物浓度滞后3～5分钟,因而置入喉镜前约3分钟时应用芬太尼。

3. 芬太尼及其衍生物最常用作平衡全身麻醉

的镇痛成分。手术刺激强烈时，静脉注射 0.5～2.5μg/kg，或 2～10μg/(kg·h)持续静脉输注。

4. 静脉注射大剂量芬太尼 50～150μg/kg，可用作心脏手术的单一麻醉药，但对 ASA Ⅰ～Ⅱ级患者可能不产生完全遗忘作用。

5. 静脉注射芬太尼 50～150μg/h，可用于术后疼痛和癌性疼痛的镇痛。经黏膜给药可有效减轻癌性疼痛。

(四)不良反应

(1)静脉快速应用大剂量阿片类药物，可产生骨骼肌僵硬。

(2)阿片样物质复合应用氧化亚氮、苯二氮䓬类等抑制性药物，可改变阿片样物质血流动力学的稳定性，引起低血压。

(3)静脉注射过快或大剂量易致呼吸抑制。

(4)反复应用可产生依赖性。

(5)不宜与单胺氧化酶抑制药合用。

(五)禁忌证

禁用于支气管哮喘、重症肌无力、颅脑肿瘤或颅脑外伤引起昏迷的患者。

舒芬太尼

(一)药理学作用

1. 舒芬太尼是一种高选择性、高强度 μ 阿片受体激动剂，镇痛强度为芬太尼的 10～15 倍，在血、脑之间迅速分布平衡。

2. 对心血管系统的影响很轻，可引起心动过缓，无组胺释放作用。

3. 与其他阿片样物质一样，呈剂量依赖性降低吸入麻醉药的 MAC。

4. 不完全抑制伤害性刺激引起的血流动力学反应。

5. 呼吸抑制程度与等效剂量的芬太尼相似，只是舒芬太尼持续时间更长。

(二)药物代谢动力学

1. 舒芬太尼的脂溶性很高，药代动力学特征与芬太尼相似。与芬太尼相比，舒芬太尼生理 pH 值时的解离度较高、血浆蛋白结合率较高，因而分布容积较小、消除半衰期较短(表 9-5)。

2. 舒芬太尼的清除与芬太尼一样，主要在肝脏内迅速代谢(N-去甲基和 O-去羟基)。

(三)临床应用

1. 舒芬太尼同芬太尼一样，最常用于平衡麻醉或大剂量(最高静脉注射 50μg/kg)用于心脏手术。

2. 置入喉镜前 1～3 分钟，静脉注射 0.3～1μg/kg，可有效抑制插管刺激引起的血流动力学反应。

3. 间断静脉注射 0.1～0.5μg/kg 或持续静脉注射 0.3～1μg/(kg·h)，可用于维持平衡麻醉。

(四)不良反应

1. 舒芬太尼快速滴注可引起胸壁和腹壁肌肉僵硬而导致影响通气，可用非去极化型神经肌肉阻断药或阿片受体拮抗药处理。

2. 舒芬太尼反复注射或大剂量注射后，可在用药后 3～4h 出现呼吸抑制。

(五)禁忌证

肝、肾功能不全者慎用。

阿芬太尼

(一)药理学作用

阿芬太尼为一种 μ 阿片受体激动剂，镇痛强度约为吗啡的 10 倍，芬太尼的 1/4～1/10 倍。与芬太尼、舒芬太尼相比，即使最大剂量的阿芬太尼，作用维持时间也很短，因而若维持预期效果，必须持续静脉输注，但长时间输注后其作用持续时间迅速延长。

(二)药物代谢动力学

1. 阿芬太尼的药代动力学不同于芬太尼和舒芬太尼，阿芬太尼的 pKa 为 6.8，而其他阿片样物质在 7.4 以上，因而血浆 pH 为 7.4 时，90%血浆非结合阿芬太尼处于非解离状态，这一特性及其中度脂溶性，使阿芬太尼迅速通过血-脑屏障，阿芬太尼血脑平衡半衰期为 1.1 分钟，而芬太尼和舒芬太尼超过 6 分钟，故阿芬太尼起效迅速(表 9-5)。

2. 阿芬太尼较芬太尼的脂溶性低、蛋白结合率高(约 92%)，大部分为 α_1-酸性糖蛋白，因此，分布容积较小。

3. 芬太尼快速分布到组织中，血浆药物浓度迅速下降，90%的用量经 30 分钟即可从血浆清除。静脉注射单次剂量后，药物再分布为苏醒的最重要机制，但若用大剂量、反复静脉注射小剂量或持续静脉输注，药物消除则为阿芬太尼作用持续时间的最重要决定因素。

4. 阿芬太尼的清除率仅为芬太尼的一半，但由于其分布容积比芬太尼小四倍，所以大部分阿芬太尼在肝脏内经过 N-去羟基和 O-去甲基作用，形成无药理活性的代谢产物。肝硬化患者阿芬太尼消除缓慢。

(三)临床应用

1. 起效快，常用于麻醉诱导，静脉注射 120μg/

kg,2～2.5分钟内意识消失。

2. 可迅速达到血脑平衡,直接置入喉镜前60～90秒静脉注射30μg/kg,即可抑制插管刺激引起的循环反应。

3. 持续静脉输注25～100μg/(kg·h)阿芬太尼复合氧化亚氮或丙泊酚,用于维持麻醉。

(四)不良反应

可引起呼吸抑制。

(五)禁忌证

肝、肾功能不全者慎用。

瑞芬太尼

(一)药理学作用

1. 瑞芬太尼是一种超短效μ阿片受体激动剂,是唯一具有易被血和组织酯酶水解的甲基酯侧链的阿片样物质,其超短效是由于代谢作用,而非再分布。

2. 镇痛　静脉注射1.5μg/kg瑞芬太尼产生的镇痛强度和持续时间(约10分钟),与静脉注射32μg/kg阿芬太尼相似。其缺点为停止用药后,患者需用镇痛药。

3. 可增强异氟烷的麻醉效能,降低其MAC,其程度与年龄相关。

4. 对脑电图的影响与阿芬太尼相似,表现为频率减慢,幅度降低。

5. 对呼吸有抑制作用,其程度与阿芬太尼相似,但停药后恢复更快,停止输注后3～5分钟恢复自主呼吸。

6. 可引起血压下降,心率减慢,与剂量不相关。

(二)药物代谢动力学

1. 瑞芬太尼的主要结构特征是具有易被血液和组织酯酶水解的酯侧链,因而代谢迅速,消除半衰期为10～20分钟(表9-5)。

2. 瑞芬太尼时效短是由于代谢作用,而非再分布,故重复应用或长时间静脉注射极少蓄积。

3. 肝脏或肾脏疾病不改变瑞芬太尼的药代动力学参数,不过,肝病患者应用瑞芬太尼更易引起呼吸抑制。

4. 老年患者瑞芬太尼的清除率和分布容积减少,强度增加。

(三)临床应用

1. 瑞芬太尼时效短,最适于持续静脉输注,与其他麻醉药联合应用,产生全身麻醉作用。

(1)静脉注射瑞芬太尼0.3～1.0μg/(kg·min)复合66%氧化亚氮,可防止手术刺激引起的血流动力学反应。

(2)瑞芬太尼0.25～0.4μg/(kg·min)复合丙泊酚75μg/(kg·min)静脉麻醉,即可维持血流动力学平稳,又可使患者迅速苏醒。

2. 瑞芬太尼时效短,患者术后有中、重度疼痛,持续以较小速率输注可防止这一问题。

3. 瑞芬太尼可作为麻醉期间镇静、镇痛辅助药物:0.5～1.0μg/(kg·min)持续静脉注射用以辅助椎管内麻醉,球后阻滞前90秒静脉注射1.0μg/kg用以辅助神经阻滞和用于监测麻醉。

(1)复合咪达唑仑或丙泊酚时,瑞芬太尼镇静、镇痛需要量减少(复合咪达唑仑时减少50%)。

(2)一次静脉注射大剂量瑞芬太尼可引起过度呼吸抑制或胸廓僵硬,但注药30秒后减轻。

二、阿片受体激动拮抗药

地佐辛

(一)药理学作用

1. 地佐辛(dezocine)为阿片受体激动拮抗药,主要是激动κ受体产生镇痛及轻度镇静作用,对μ受体有部分激动作用。

2. 地佐辛能缓解术后疼痛,其镇痛强度、起效时间和作用持续时间与吗啡相当,而呼吸抑制作用轻,成瘾性小,为非麻醉性镇痛药。

(二)药物代谢动力学

1. 静脉注射地佐辛可完全快速吸收,肌内注射10mg达峰时间为10～90分钟,平均血药浓度为19ng/ml(10～38ng/ml)。5分钟内静脉注射10mg地佐辛,平均全身清除率为3.3L/h/kg(1.7～7.2L/h/kg)。剂量超过10mg时,呈非线性代谢。

2. 地佐辛主要是以葡萄糖苷酸的共轭物由尿排泄,肾功能不全者应减量。

(三)临床应用

地佐辛主要用于疼痛治疗和麻醉前给药。

1. 肌内注射　推荐成人单剂量为5～20mg,应根据患者的体重、年龄、疼痛程度、身体状况及服用其他药物的情况调节剂量。必要时每隔3～6小时给药一次,最高剂量每次20mg,一天最多不超过120mg/d。

2. 静脉注射　初剂量为5mg,以后2.5～10mg/2～4h。

(四)不良反应

可致恶心、呕吐、头晕、尿潴留等，可出现注射部位疼痛。

(五)禁忌证

对阿片类镇痛药过敏的患者禁用。

喷他佐辛

(一)药理学作用

1. 喷他佐辛(pentazocine)的镇痛强度约为吗啡的1/4～1/3，呼吸抑制作用为吗啡1/2，成瘾性小，为非麻醉性镇痛药。

2. 其对心血管的影响不同于吗啡，可使血压升高，心率增快，血管阻力增高和心肌收缩力减弱，故禁用于急性心肌梗死时镇痛。

(二)药物代谢动力学

1. 主要在肝内代谢，代谢物随尿排出。约5%～25%以原形从尿排出，不到2%随胆汁从粪便排出。

2. 亲脂性较吗啡强，容易透过血-脑脊液屏障，也可透过胎盘，分布容积3L/kg，消除半衰期2～3小时。

(三)临床应用

适用于慢性中度疼痛和麻醉前给药。

(四)不良反应

可致恶心、呕吐、头晕、便秘、尿潴留等。大剂量可引起呼吸抑制、血压上升及心率加速。肌内注射时可有注射区疼痛，严重者可组织坏死。

(五)禁忌证

急性心肌梗死、心绞痛患者。

布托啡诺

(一)药理学作用

1. 布托啡诺(butorphanol)对m和κ受体具有部分激动作用(与纳布啡相似)。与纳布啡和其类似物相比，布托啡诺具有显著镇静效应，该效应大概由κ受体调节。

2. 其镇痛效价约为吗啡的4～8倍，哌替啶的30～40倍。其作用持续时间与吗啡相似。

3. 呼吸抑制作用较吗啡轻，且在30～60μg/kg剂量范围内并不随剂量加大而加重。

4. 对心血管的影响轻微，很少引起血压下降。

(二)药物代谢动力学

1. 在肝内进行生物转化，形成羟基布托啡诺，大部分随胆汁排出，部分从尿中排出。

2. 其血浆蛋白结合率65%～90%，清除率3.8L/(kg·min)，消除半衰期2.5～3.5小时。

(三)临床应用

1. 常用于镇静，治疗中、重度术后疼痛，也可用做麻醉前给药。

2. 不升高胆管内压，对治疗术后寒战有效。

(四)不良反应

常见不良反应为嗜睡。镇痛剂量可引起心脏兴奋、肺动脉压升高。

(五)禁忌证

禁用于心肌梗死的疼痛治疗。

丁丙诺啡

(一)药理学作用

1. 丁丙诺啡(buprenorphine)为高脂溶性阿片衍生物，强度为吗啡的25～50倍。丁丙诺啡从μ受体释出慢，故时效长，且不易被纳洛酮拮抗。

2. 与纳布啡和布托啡诺不同，丁丙诺啡无κ受体激动活性，可能是κ受体拮抗剂。

3. 此药为长效和强效镇痛药，其镇痛强度约为吗啡的30倍，可产生封顶效应。其起效慢，持续时间长，成瘾性轻，可诱发吗啡成瘾者的戒断反应，也可抑制吗啡反应。

4. 对呼吸的抑制作用与吗啡相似，但出现较慢，肌内注射后3小时出现最大呼吸抑制效应，持续时间较长。纳洛酮只部分拮抗其呼吸抑制作用。

5. 对心血管的影响与吗啡相似，使心率减慢，血压轻度下降，对心排出量和外周血管阻力无明显影响。

(二)药物代谢动力学

1. 在体内只有1/3在肝内经受生物转化，代谢物随尿和胆汁排出，约2/3未经代谢以原形随胆汁由粪便排出。

2. 与血浆蛋白结合率为96%，分布容积1.5～2.8L/kg，清除率13～19ml/(kg·min)，消除半衰期约3小时。

(三)临床应用

此药主要用于中度至重度的止痛，也可用作戒毒的维持治疗。

(四)不良反应

常见有头晕、嗜睡、恶心、呕吐等。呼吸抑制出现较晚，持续时间较长，需较大剂量纳洛酮才能对抗。长期应用可产生耐受性与成瘾性，戒断症状较轻。

三、阿片受体拮抗剂

纳　洛　酮

(一)药理学作用

1. 纳洛酮(naloxone)为阿片受体的完全、特异性阻断药,对阿片受体的阻断作用强度依次为 $\mu>\kappa>\delta$ 受体。

2. 临床上,纳洛酮用于拮抗阿片类药的呼吸抑制和镇静作用。

3. 阿片受体拮抗剂逆转包括镇痛在内的所有阿片样效应,故静脉应用纳洛酮时应慎重,以免产生突然、严重的术后疼痛。静脉注射 20～40μg 纳洛酮,1～2 分钟即可产生峰值效应。

(1)突然、完全拮抗阿片样效应,可产生高血压、心率增快、室性心律失常和肺水肿。

(2)心脏患者易出现肺水肿,考虑可能是反射性中枢儿茶酚胺释放引起肺动脉高压所致。

(3)纳洛酮可激发阿片类药成瘾者的戒断症状。

(二)药物代谢动力学

1. 主要在肝内进行生物转化,与葡糖醛酸结合后随尿排出。

2. 清除率 14～30ml/(kg·min)。消除半衰期 30～78 分钟。由于在脑内的浓度下降迅速,故药效维持时间短。

(三)临床应用

1. 主要用于麻醉性镇痛药急性中毒;或手术后因阿片类药物引起的中枢抑制的解毒,也可用于成瘾者或复吸者的诊断及用戒毒药后的支持疗法。

2. 纳洛酮作用时间短,约 1～4 小时,若应用大剂量阿片类药或长效阿片受体激动剂,则可能重新出现呼吸抑制,因而估计呼吸抑制时间长时,给予负荷量后,再以 3～10μg/(kg·h)持续静脉输注。

(四)不良反应

可出现恶心、呕吐等不良反应。

纳　屈　酮

1. 纳屈酮(nalmefene)为长效口服阿片受体拮抗剂,药理作用与纳洛酮相似,为阿片受体拮抗药,其拮抗强度为纳洛酮的两倍。作用持续时间可长达 24 小时。

2. 口服后吸收迅速,1 小时血浆浓度达峰值,生物转化途径主要是还原后再与葡糖醛酸结合,最后从尿中排出。

3. 口服后消除半衰期 4～10 小时,其差别与个体之间肠肝再循环的变异有关。

4. 此药主要用于阿片类药成瘾者的治疗,先停用阿片类药 7～10 天,再试用纳洛酮证实不再激发戒断症状后可开始用纳曲酮治疗。

5. 由于此药目前只有口服制剂,临床麻醉中无应用价值。

(王明玲　张海荣)

参 考 文 献

1. 戴体俊,喻田. 麻醉药理学. 第 3 版. 北京:人民卫生出版社,2013.
2. Takada K,Clark DJ,Davies MF,et al. Meperidine exerts agonist activity at the $\alpha_{2\beta}$-adrenoceptor subtype. Anesthesiology, 2002,96(6):1420-1426.
3. Latta KS,Ginsberg B,Barkin RL. Meperidine: A critical review. Am J Ther,2002,9(1):53-68.
4. Kern SE, Xie G, White JL, et al. A response surface analysis of propofol remifentanil pharmacodynamic interaction in volunteera. Anesthesiology, 2004, 100 (6): 1373-1381.
5. Pandey CK,Raza M,RanjanR,et al. Intravenous lidocaine suppresses fentanylinduced coughing:A double-blind,prospective, randomized placebocontrolled study. Anesth Analg,2004,99(6):1696-1698.
6. Mitra S, Sinatra RS. Perioperative management of acute pain in the opioid-dependent patient. Anesthesiology, 2004,101(1):212-227.
7. Ong CK,Lirk P,Seymour RA,Jenkins BJ. The efficacy of preemptive analgesia for acute postoperative pain management: Ameta-analysis. Anesth Analg, 2005, 100 (3): 757-773.
8. Shibutani K,Inchiosa MA Jr,Sawada K, Bairamian M. Pharmacokinetic mass of fentanyl for postoperative analgesia in lean and obese patients. Br J Anaesth,2005, 95 (3):377-383.
9. Mertens MJ, Vuyl J,Olofsen E, et al. Propofol alters the pharmacokinetics of alfentanil in healthy male volunteers. Anesthesiology,2001,94(6):949-957.
10. Dahan A, Yassen A, Bijl H, et al. Comparison of the respiratory effects of intravenous buprenorphine and fentanyl in humans and rats. Br J Anaesth, 2005, 94 (6): 825-834.

第十章 局部麻醉药

局部麻醉药(简称局麻药)能可逆地阻断神经冲动的发生和传导,使其相应的分布区域暂时失去感觉,尤其是痛觉,运动和自主神经功能消失,从而为外科手术创造了手术条件。其临床应用极为广泛,临床麻醉中,局麻药的用法有多种,包括直接注入组织、表面应用和静脉注射,可产生临床效应的部位有椎管内、周围神经、黏膜、皮肤、心脏和气道。

一、局麻药作用机制

(一)神经解剖

1. 周围神经是包含传入和传出纤维的混合神经,可分为髓鞘神经纤维(直径>1μm)和无髓鞘神经纤维(直径<1μm)。

2. 若干单条神经汇聚为神经束,由神经束膜包绕。

3. 围绕髓鞘神经纤维和无髓鞘神经纤维的保护层为阻止局麻药浸入的重要屏障。

4. 神经纤维根据直径、传导速率、有无髓鞘和功能进行分类(表 10-1)。一般而言,有髓鞘和神经纤维直径大者,传导速率快。

表 10-1 神经纤维分类

分类	直径(μm)	髓鞘	传导速率(m/s)	定位	功能
A-α	6~22	+	30~120	传出/传入	肌肉和关节运动
A-β					本体感觉
A-γ	3~6	+	15~35	传出至肌梭	肌紧张
A-δ	1~4	+	5~25	传入感觉神经	温、痛、触觉
B	<3	+	3~15	节前交感神经	自主神经功能
C	0.3~1.3	−	0.7~1.3	节后交感神经传入感觉神经	温、痛觉

(二)神经传导的电生理

1. 离子通过半透膜的不均衡性为神经元静息电位的电生理基础,为发动和维持电冲动提供了必需的势能。

2. 神经膜静息电位平均为−60~−70mV,内负外正。细胞内钾离子浓度为细胞外的10倍,从而维持了细胞内外的钾离子梯度。

3. 相对于静息电位主要依靠细胞内外钾离子的不均衡分布,动作电位的产生主要由于电压依从性钠通道的激活。

4. 动作电位产生和扩布后,由于细胞内外钠离子均衡性增加、时间控制性钠离子传导减弱和电压控制性钾离子传导增强,则出现复极化。

(三)局麻药作用的分子机制

1. 受体调节学说 局麻药通过阻止钠离子内流,与钠通道直接相互作用而发挥局部麻醉作用,此为局麻药作用机制的最恰当解释。关于局麻药如何阻止钠离子内流的学说目前公认的是受体学说,即局麻药直接作用细胞膜电压门控钠通道,从而抑制钠内流,阻断动作电位的产生。而且局麻药主要是可逆地阻断钠通道的内口,而不是外口,并且与钠通道上一个或更多的受体结合。

局麻药阻滞钠离子内流的作用具有使用依赖性,也就是频率依赖性,神经组织受到的刺激频率越高,开放的通道数目越多,受阻滞就越明显,局麻药作用也越强。也就是说局麻药的作用与神经状态有关，局麻药对静息状态下的神经作用较弱，增加电刺激频率则使局麻药的作用加强。

2. 局麻药通过改变围绕钠通道的膜脂质，从而间接影响钠通道，或直接与其蛋白结构相互作用而发挥效应。

3. 钠通道阻滞减弱了神经元动作电位的形成和扩布。

(四)周围神经阻滞机制

1. 局麻药通过数种机制阻滞周围神经功能，包括钠通道阻滞和由此产生的神经元动作电位形成和扩布减弱等。

2. 临床上可观察到感觉阻滞差别，如温觉丧失后，尖锐痛觉丧失，其后为轻微触觉丧失。

(1)曾错误地认为感觉阻滞顺序可反映无髓鞘神经纤维传导温觉的敏感性强于髓鞘神经纤维传导触觉的敏感性。

(2)对感觉阻滞差别的解释非常复杂，主要与局麻药接触神经纤维的长度、膜刺激频率和局麻药特性有关。相对于粗神经纤维，细神经纤维仅需与局麻药接触一小段(<1cm)，即可出现感觉阻滞。

(五)神经根阻滞机制

1. 局麻药阻滞脊髓后角的离子通道，如钠、钾、钙通道。

2. 除阻滞离子通道外，局麻药还可影响痛觉通路和伤害性神经递质的突触后效应。

二、药理学和药效动力学

(一)化学特性及其与药物活性和效能的关系

1. 临床常用的局麻药主要由芳香基团、中间链和氨基团这三部分组成，芳香基团为苯核，是局麻药亲脂疏水性的主要结构，这部分结构不同，也就决定了不同脂溶性的局麻药。中间链长0.6～0.9nm，由酯键或酰胺键组成，这部分决定了局麻药的代谢途径并影响其作用强度，在一定范围内，链增长则麻醉强度也增加。氨基大部分为叔胺，少部分为仲胺；氨基团决定了局麻药的亲水疏脂性，主要影响药物分子的解离度。

2. 根据中间链的不同，局麻药可分为酯类局麻药和酰胺类局麻药两大类，中间链为酯键者为酯类局麻药，常用的有普鲁卡因、氯普鲁卡因和丁卡因；中间链为酰胺键者为酰胺类局麻药，常用的有利多卡因、布比卡因、丙胺卡因、罗哌卡因和依替卡因等。

按局麻药作用时效分为：①短效局麻药：有普鲁卡因、氯普鲁卡因；②中效局麻药：有利多卡因、甲哌卡因和丙胺卡因；③长效局麻药：有丁卡因、布比卡因、罗哌卡因和依替卡因。

3. 临床应用的局麻药多为弱碱性的叔胺或仲胺，胺基不溶于水且不稳定，为了临床应用，必须与酸结合形成可溶于水的盐。在水溶液中盐可解离为带电荷、可溶于水的阳离子和不带电荷、可溶于脂的碱基。碱基与阳离子的比例取决于局麻药本身的pKa与其周围的pH。pKa为各局麻药所固有。

大多数的局麻药的pKa处于7.5～9.0之间。pH升高，碱基浓度增加，增强局麻药透过神经膜的能力。这就可以解释为什么酸中毒的患者使用局麻药时作用较差，尤其是作用较弱的局麻药。将局麻药的pH和pKa结合起来，可决定局麻药每一形式的存在数量(表10-2)。

表10-2　临床常用局麻药的理化特性

局　麻　药	pKa	电离率(%，pH7.4)	分配系数(脂溶性)	蛋白结合率(%)
酰胺类				
布比卡因*	8.1	83	3420	95
依替卡因	7.7	66	7317	94
利多卡因	7.9	76	366	64
甲哌卡因	7.6	61	130	77
丙胺卡因	7.9	76	129	55
罗哌卡因	8.1	83	775	94
酯类				
氯普鲁卡因	8.7	95	810	—
普鲁卡因	8.9	97	100	6
丁卡因	8.5	93	5822	94

注：左旋布比卡因同布比卡因

4. 脂溶性的大小与局麻药的作用强度相关，脂溶性高其麻醉作用强度也大。增加局麻药的脂溶性，可增强局麻药通透神经膜和其他脂溶性隔室的能力，麻醉作用强度就增加，但减缓了局麻药的起效速度。

5. 蛋白结合影响局麻药活性，蛋白结合率越高，药物作用时间越长，因为局麻药仅非蛋白结合形式方有药理活性。

6. 局麻药的分子结构决定其理化性质和药理性质，立体异构体不同，其在麻醉效能、药代动力学和全身毒性方面也有所不同。

(二)局麻药混合应用

1. 局麻药混合应用旨在利用不同药物的优缺点相互补偿，以便于获得较好的临床效果。一般将起效快的短效局麻药与起效慢的长效局麻药混合应用，临床中多先注入起效快的药物，而后在适当时机注入长效药物。例如利多卡因与丁卡因、布比卡因或罗哌卡因合用于硬膜外阻滞。

2. 局麻药混合应用其全身毒性是叠加的。

(三)局麻药的快速耐药性

1. 系指反复注射相同剂量的局麻药之后，出现神经阻滞效能减弱，时效缩短，连续硬膜外阻滞时甚至有缩小阻滞节段范围的趋势。尤其当上次局麻药消退的第一次体征出现后15分钟才追加局麻药，更容易出现快速耐药性。反复注药的次数越多，就越容易出现。

2. 快速耐药性与局麻药的pKa直接相关，如pKa接近于7.4的局麻药(如甲哌卡因)更易于出现。

3. 可能与注射部位的局部组织反应有关，例如组织水肿和纤维蛋白沉淀可阻碍药物的弥散。

4. 局麻药的快速耐药性可被用药间隔时间影响。及时追加局麻药、混合使用局麻药可有效延缓快速耐药性的发生。痛觉尚未恢复即追加用药，则不易引起快速耐药。

(四)增强局麻药活性的附加药物

1. 局麻药中加入适量肾上腺素，肾上腺素的收缩血管作用可以减慢局麻药在作用部位的吸收，降低血内局麻药的浓度，延长局麻药的作用时间，增强神经阻滞效能，减少全身的不良反应。

肾上腺素与脊髓和大脑内的 α_2 肾上腺素受体相互作用，可产生镇痛效应。肾上腺素加入局麻药液中，也可发挥镇痛效应。

肾上腺素的效果取决于局麻药种类、局部麻醉方法和肾上腺素用量(表10-3)。

表10-3　肾上腺素加入局麻药的效果

	效能增强	时效延长	减少血液水平	剂量/浓度(%)
神经阻滞				
布比卡因	++		10～20	1∶200 000
利多卡因	++		20～30	1∶200 000
甲哌卡因	++		20～30	1∶200 000
罗哌卡因	--		0	1∶200 000
硬膜外麻醉				
布比卡因	++		10～20	1∶300 000～1∶200 000
氯普鲁卡因		++		1∶200 000
利多卡因			20～30	1∶600 000
		++		1∶300 000
甲哌卡因	++		20～30	1∶200 000
罗哌卡因	--		0	1∶200 000
脊麻				
布比卡因	++			0.2mg
利多卡因	++			0.2mg
丁卡因	++			0.2mg

2. 阿片类药加入局麻药液中，用于硬膜外和蛛网膜下腔阻滞，可产生协同镇痛和麻醉作用，而不增加毒性反应。

(1)周围阿片受体使注入关节腔内和手术切口周围的阿片类药-局麻药合液发挥镇痛效应。

(2)阿片类药-局麻药混合液不增强周围神经阻

滞效果。

3. 可乐定等 α_2 肾上腺素受体激动剂系通过激活脊髓后角突触后 α_2 受体，而产生协同镇痛效应。可乐定还直接抑制周围神经(A 和 C 神经纤维)传导。

三、局麻药的药代动力学

(一)局麻药从神经组织和体内的清除，决定其时效和潜在毒性。

1. 局麻药的血药浓度决定了其毒性大小。

2. 吸收入血少的局麻药临床安全范围广。

(二)影响局麻药吸收的因素

影响局麻药吸收的因素包括剂量大小，注药的部位，是否加用血管收缩药。还有理化特性，如脂溶性、血浆蛋白结合率等。在不同部位注射局麻药后，局麻药吸收速率按下列顺序递减：肋间＞骶管＞硬膜外＞臂丛＞蛛网膜下隙＞皮下浸润)；在同一部位注药时，局麻药的吸收速率与该部位血流灌注是否充足有关。大多数局麻药加入血管收缩药后可明显降低吸收速率，比如利多卡因、甲哌卡因等。

(三)分布

1. 局麻药吸收后的局部分布取决于各药理化性质、组织血液灌注量、局麻药在房室(compartment)间的分配系数和蛋白结合率。时效较短的局麻药(如利多卡因、普鲁卡因)在体内呈二室模式分布；时效较长、脂溶性较高的局麻药(如丁卡因、布比卡因)则属于三室模式。

2. 局麻药毒性反应主要表现为中枢神经系统和心血管系统毒性。

(四)消除

1. 酯类局麻药主要通过血浆胆碱酯酶清除，也有小部分以原形排出。

2. 酰胺类局麻药主要通过肝微粒体酶、酰胺酶分解。不同局麻药在肝脏内代谢速率各不相同，代谢产物主要经肾脏排出，还有小部分通过胆汁排出。

(五)临床药代动力学

1. 掌握局麻药药代动力学知识，有助于了解局麻药最高麻醉浓度(C_{max})，减少了应用中毒剂量的可能。

2. 一些特定情况下，药代动力学难以预测，因为生理和病理生理特点可影响局麻药的药代动力学。

四、局麻药的临床应用

局麻药临床上主要用于局部麻醉和镇痛，静脉局部麻醉，周围神经阻滞(单次注射或持续输注)，表面麻醉和抑制气管插管的不良反应。局麻药的浓度、剂量与用法(表 10-4)。

表 10-4 局麻药的浓度、剂量与用法

局麻药	浓度(%)	用法	起效	作用时效(小时)	推荐单次最大剂量(mg)
酰胺类					
布比卡因	0.25	局部浸润	快	2～8	175/225＋肾上腺素
	0.25～0.5	神经阻滞	慢	4～12	175/225＋肾上腺素
	0.5～0.75	硬膜外麻醉	中	2～5	175/225＋肾上腺素
	0.5～0.75	脊麻	快	1～4	20
利多卡因	0.5～1	局部浸润	快	2～8	300/500＋肾上腺素
	0.25～0.5	静脉局部麻醉	快	0.5～1	300
	1～1.5	神经阻滞	快	1～3	300/500＋肾上腺素
	1.5～2	硬膜外麻醉	快	1～2	300/500＋肾上腺素
	1.5～2	脊麻	快	0.5～1	100
	4	表面麻醉	快	0.5～1	300
甲哌卡因	0.5～1	局部浸润	快	1～4	400/500＋肾上腺素
	1～1.5	神经阻滞	快	2～4	400/500＋肾上腺素
	1.5～2	硬膜外麻醉	快	1～3	400/500＋肾上腺素
	2～4	脊麻	快	1～2	100

续表

局麻药	浓度(%)	用法	起效	作用时效(小时)	推荐单次最大剂量(mg)
丙胺卡因	0.25～0.5	静脉局部麻醉	快	0.5～1	600
罗哌卡因	0.2～0.5	局部浸润	快	2～6	200
	0.5～1	神经阻滞	慢	5～8	250
	0.5～1	硬膜外麻醉	中	2～6	200
酯类					
氯普鲁卡因	2～3	硬膜外麻醉	快	0.5～1	800/1000＋肾上腺素
丁卡因	2	表面麻醉	快	0.5～1	20
	0.5	脊麻	快	2～6	20

五、局麻药的毒性

(一)中枢神经系统毒性反应

1. 局麻药易于通过血-脑屏障，全身性吸收或误注入血管后，即可产生中枢神经系统毒性反应，多表现为先兴奋后抑制。

2. 局麻药的中枢神经系统毒性反应很可能与局麻药种类有关(表10-5)，毒性反应征象呈剂量依赖性(表10-6)。

3. 增加中枢神经系统毒性反应的因素有血浆蛋白结合率降低、酸中毒、血管收缩和肾上腺素加入局麻药液引起的循环高动力。

4. 减少中枢神经系统毒性反应的因素有应用巴比妥类、苯二氮䓬类等药物和肾上腺素加入局麻药液导致局麻药吸收减少。

5. 局麻药用于硬膜外阻滞，中枢神经系统毒性反应的发生率估计为3/10,000；而用于周围神经阻滞，其发生率则为11/10,000。

表10-5 中枢神经系统毒性的相对强度

	中枢神经系统毒性的相对强度	心血管毒性/中枢神经系统毒性
布比卡因	4.0	2.0
左旋布比卡因	2.9	2.0
氯普鲁卡因	0.3	3.7
利多卡因	1.0	7.1
甲哌卡因	1.4	7.1
丙胺卡因	0.3	3.1
罗哌卡因	2.9	2.2
丁卡因	2.0	

表10-6 利多卡因的剂量依赖性全身效应

血浆浓度(μg/ml)	效应
1～5	镇痛
5～10	头晕、耳鸣、舌麻
10～15	惊厥、意识消失
15～25	昏迷、呼吸停止
>25	心血管抑制

(二)心血管毒性反应

1. 一般而言，局麻药产生心血管毒性反应所需剂量大于中枢神经系统毒性反应。

2. 低脂溶性、低效能局麻药，如利多卡因，引起的心血管毒性症状为低血压、心动过缓和低氧血症；高脂溶性、高效能局麻药，如布比卡因，引起的毒性症状为室性心律失常和致死性室颤，且难以复苏。

3. 局麻药均呈剂量依赖性阻滞钠通道，进而阻滞心脏传导系统。

4. 布比卡因与利多卡因相比，其与静息和失活钠通道的亲和力更强，因而心脏毒性反应更严重。

5. 心脏收缩期，局麻药与钠通道结合；心脏舒张期，局麻药与钠通道离解。

(1)心脏舒张期，布比卡因从钠通道的离解速度较利多卡因显著为慢。

(2)心脏舒张期,布比卡因离解缓慢,以至于心率在60～180次/分时,钠通道无充足时间完全恢复,心脏阻滞作用增强。

(3)利多卡因在心脏舒张期从钠通道充分离解,极少出现蓄积性传导阻滞。

6. 布比卡因抑制环腺苷酸(cAMP)产生,而肾上腺素的复苏效果由cAMP调节,因而,布比卡因逾量引起的心血管意外,复苏需用大剂量肾上腺素。

(三)局麻药毒性反应的处理

1. 预防局麻药毒性反应,关键在于防止或尽量减少局麻药吸收入血和提高机体的耐受性,包括:使用安全剂量;局麻药中加入血管收缩药;注药时注意回抽;警惕毒性反应先兆,如突然入睡、多语、烦躁、肌肉抽搐等;麻醉前尽量纠正患者的病理状态,如低血容量、高热、心衰、贫血以及酸中毒等,术中避免缺氧和二氧化碳蓄积。

2. 局麻药毒性反应的处理主要为支持疗法,包括立即停止注入局麻药;吸氧;辅助呼吸,如有必要,行气管插管和控制呼吸;用硫喷妥钠、咪达唑仑、异丙酚等控制惊厥。

(四)局麻药的神经毒性

1. 临床常用局麻药应用高浓度或时间过长时,可能产生浓度依赖性周围神经损伤。尽管动物研究已经证实所有局麻药均显示与浓度相关的对周围神经纤维的损害,但临床常用的的局麻药浓度对周围神经是安全的,且引起神经组织损害的浓度通常多需大于数倍的临床使用浓度。若在神经或神经束内直接注射麻醉药,则可引起神经功能或结构上的改变,这并非单纯药物本身所致,而与物理因素(压力)有关。利多卡因和丁卡因具有典型的浓度依赖性神经毒性,理论上,临床常用浓度也可引起神经毒性反应。

2. 相对于周围神经,脊髓和神经根更易于损伤。有研究显示,脊髓和神经根直接接触局麻药后更易诱发损伤,表现为神经组织病理学、生理学或行为、临床改变,包括疼痛、运动或感觉缺陷以及肠道和膀胱功能障碍。有临床流行病学研究显示脊髓麻醉后患者术后神经损伤的发病率小于0.7%,但局麻药椎管内阻滞后发生神经根和脊髓功能损伤的临床报道也不少,尤其在某些原发病情况下,如原有神经系统疾病、脊髓外伤或炎症等,神经细胞对麻醉药比较敏感,容易诱发或加重神经并发症。因而局麻药的潜在神经毒性应引起足够重视。

(五)脊麻后短暂神经症状(transient neurologic symptoms,TNS)

1. 短暂神经症状系指腰部和下肢疼痛或感觉异常,所有局麻药用于脊麻后均可出现(表10-7)。

2. 短暂神经症状的可能病因有:浓度依赖性神经毒性;患者体位;过早下床;穿刺损伤;神经缺血和药物分布不均。

表10-7 脊麻后短暂神经症状(TNS)的发生率

局麻药	制剂	手术	TNS的大致发生率
利多卡因	2%～5%重比重液	膀胱切开取石术	30%～40%
	0.5%～5%重比重液	膝关节镜检查	20%～30%
	5%重比重液	仰卧位或非特定手术	5%～10%
布比卡因	等比重或重比重液	膀胱切开取石或其他手术	少见
丁卡因	重比重液	一般手术	少见
	重比重液+去氧肾上腺素	下肢或会阴部手术	12%
普鲁卡因	5%重比重液	膝关节镜检查	6%
	5%等比重液	仰卧位或其他手术	1%
甲哌卡因	4%重比重液	膀胱切开取石或其他手术	30%～40%
	1.5%等比重液	膝关节镜检查	少见
罗哌卡因	0.25%重比重液	仰卧位志愿者	少见

(六)局麻药的变态反应

1. 酯类局麻药引起的变态反应较酰胺类多见。合成的局麻药是低分子量物质,并不足以成为抗原或半抗原,但当它或它的降解产物和血浆蛋白等物质结合，可转变为抗原，这在酯类局麻药较多见。酰胺类局麻药制剂中的防腐剂其代谢产物对羟基苯甲酸甲酯的分子结构与对氨苯甲酸相似，也有可能引起过敏反应。

2. 酰胺类局麻药的变态反应罕见。

3. 局麻药皮试假阳性者达40%，因此不能仅以皮试为依据。患者主诉有局麻药过敏史，应先与毒性反应或血管收缩药的反应相鉴别。同类局麻药，由于结构相似而可能出现交叉变态反应，因此对酯类局麻药过敏者可改用酰胺类局麻药。

六、常用局麻药

(一)酯类局麻药

1. 普鲁卡因(procaine)

(1)普鲁卡因局麻时效短，一般仅能维持45～60分钟；pKa高，在生理pH范围呈高离解状态，其扩散和穿透力都较差，故不适用于表面麻醉。

(2)具有扩血管作用，能从注射部位迅速吸收，而表面麻醉的效能差。

(3)静脉应用小剂量时中枢神经系统表现为抑制状态，呈嗜睡、对痛觉迟钝等，镇静镇痛，故可与静脉全麻药、吸入全麻药或阿片类药合用，施行普鲁卡因静脉复合或静吸复合全麻。

(4)普鲁卡因经血浆假性胆碱酯酶水解，代谢速度快，半衰期短，约10分钟，代谢产物多由肾脏排泄。与琥珀胆碱作用于相同的酶，故普鲁卡因与琥珀胆碱复合静脉点滴时，可延长琥珀胆碱的肌松作用。

(5)抗胆碱酯酶药可抑制普鲁卡因降解，从而增加普鲁卡因毒性。先天性血浆胆碱酯酶异常的患者，也将使普鲁卡因代谢发生障碍。

(6)0.25%～1.0%普鲁卡因适用于局部浸润麻醉，其他神经阻滞可用1.5%～2.0%溶液，一次极量为1g。在行局部浸润或神经阻滞时，可加入1∶200,000～1∶300,000肾上腺素。静脉复合麻醉则可用1.0%～1.9%溶液。

(7)偶可见普鲁卡因导致过敏性休克，使用前应做皮试。

2. 丁卡因(tetracaine)

(1)丁卡因又名丁卡因，为长效局麻药，起效时间为10～15分钟，时效可达3小时以上。

(2)麻醉效能为普鲁卡因的10倍，毒性为普鲁卡因的10～12倍，而其水解速度较普鲁卡因慢2/3。

(3)脂溶性高，穿透性强，与神经组织结合快而牢固，表面麻醉效果较好。眼科常以1%等渗液行角膜表面麻醉；鼻腔黏膜和气管表面麻醉常用2%溶液；硬膜外麻醉可用0.2%～0.3%溶液，一次用量不超过40～60mg，目前常与利多卡因合用，分别含有0.1%～0.2%丁卡因与1.0%～1.5%利多卡因，具有起效快、时效长的优点。一般不单独用于浸润麻醉。

(4)丁卡因毒性大，麻醉指数小，应严格掌握剂量。只要无禁忌，均应加入肾上腺素以延缓药物的吸收。

3. 氯普鲁卡因(chloroprocaine)

(1)氯普鲁卡因与普鲁卡因相似。在血内水解的速度较普鲁卡因快4倍，故其毒性低，时效短，时效为30～60分钟。

(2)不适用于表面麻醉。1%溶液可用于局部浸润麻醉，一次极量为800～1000mg，加用肾上腺素后时效可达70～80分钟。2%～3%溶液适用于硬膜外阻滞和其他神经阻滞，具有代谢快，新生儿、胎儿血药浓度低的优点，适用于产科麻醉。

(3)禁用于蛛网膜下阻滞。当氯普鲁卡因与丁哌卡因或依替卡因混合应用时，后者有可能抑制氯普鲁卡因的代谢，其所引起的神经毒性，可能与干扰神经的能量供求平衡有关。

(二)酰胺类局麻药

1. 利多卡因(lidocaine)

(1)利多卡因为中效局麻药，具有起效快，弥散广，穿透性强，无明显扩血管作用的优点。其毒性随药物浓度增加而增大，在相同浓度下，0.5%利多卡因与普鲁卡因相似；1%溶液则较后者大40%；2%溶液则增加2倍。

(2)口咽和气管表面麻醉可用4%溶液，幼儿则用2%溶液；0.5%～1.0%溶液用于局部浸润麻醉；1%～2%溶液用于神经阻滞，起效约需5～15分钟，时效约为60～120分钟；硬膜外和骶管阻滞则用1%～2%溶液，出现镇痛作用约需5分钟左右，时效为90～120分钟。

(3)神经阻滞和硬膜外阻滞时，成人一次极量为400mg，加用肾上腺素时极量可达500mg。硬膜外阻滞用量为400mg时，血药浓度为2～4μg/ml；出现中毒症状时，血药浓度已超过5μg/ml；出现惊厥症状时，血药浓度已达10μg/ml以上。

2. 布比卡因(bupivacaine)

(1)布比卡因为长效局麻药，镇痛作用时间比利多卡因长2～3倍，比丁卡因长25%。临床常用浓度为0.25%～0.75%，成人安全剂量为150mg，极量为225mg。胎儿/母血的浓度比率为0.30～0.44，故对产妇的应用较为安全。

(2)0.25～0.5%溶液用于神经阻滞，若0.5%溶液用于硬膜外阻滞，则运动神经阻滞效果不够满意，起效时间为18分钟，时效可达400分钟；0.75%溶液用于硬膜外阻滞，起效时间稍可缩短，运动神经阻滞更趋于完善，适用于外科大手术。0.125%溶液适用于分娩时镇痛或术后镇痛，对运动的阻滞较轻。

3. 罗哌卡因(ropivacaine)

(1)罗哌卡因与布比卡因、甲哌卡因结构相似。pKa与布比卡因相似，但脂溶性比布比卡因低。

(2)在低浓度下，对A-β纤维的阻滞较布比卡因弱，但对A-δ和C纤维的阻滞较布比卡因强；在较高浓度下，则两者呈相似的阻滞效应。低浓度罗哌卡因对感觉和运动神经的阻滞有较大差异，因此可能为临床镇痛而较少影响运动神经提供了方便。

(3)等剂量硬膜外给药时，对感觉神经的阻滞罗哌卡因与布比卡因无显著差别，但罗哌卡因对运动神经阻滞起效慢、阻滞效能弱、时效短。

(4)利多卡因、布比卡因和罗哌卡因致惊厥剂量之比为5∶1∶2，致死量之比为9∶1∶2。

(5)适用于局部浸润阻滞、神经阻滞和硬膜外阻滞，浓度可用0.25%、0.5%、0.75%和1%。0.5%溶液用于产科阻滞或镇痛，可避免运动神经阻滞。起效时间5～15分钟，感觉时间阻滞可大于4～6小时，加用肾上腺素不能延长运动神经阻滞时效。

4. 甲哌卡因(mepivacaine)

(1)甲哌卡因的麻醉效能和毒性均与利多卡因相似，但维持时间较长(2h以上)，有微弱的直接收缩血管作用。以肝内代谢为主，仅1%～6%原形出现于尿液，极少量从粪便排泄。

(2)其pKa很接近生理pH，故注射后能离解出较大比率的不带电荷的脂溶性碱基，与利多卡因相比，其血药浓度高50%，胎儿/母体比率为0.65～0.70，产科麻醉应避用。

(3)2%溶液加1∶200 000肾上腺素行硬膜外阻滞，起效稍慢于利多卡因，为6.2分钟，麻醉时效较利多卡因长20%。若不加肾上腺素，则时效短，局麻效能差。

5. 依替卡因(etidocaine)

(1)依替卡因为利多卡因衍生物，其蛋白结合率较利多卡因增加50%，脂溶性增加50%。其优点为起效快、时效长。麻醉效能为利多卡因的2～3倍，皮下注射毒性为利多卡因的2倍，静脉内注射毒性为4倍。

(2)0.5%溶液适用于神经阻滞，0.5～1.0溶液适用于硬膜外阻滞，成人一次用量300mg，起效时间为4分钟，时效可达147～170分钟。其对运动神经的阻滞较感觉神经更为显著，适用于要求有满意肌松的腹部手术。

(3)注射初，少数患者有短暂的不适或疼痛感，这可能与其pH低(3.0～4.5)有关。蛛网膜下阻滞应禁用。

6. 丙胺卡因(prilocaine)

(1)丙胺卡因的结构与利多卡因很相似，易于分解，故毒性较为少见。

(2)适用于局部浸润麻醉、神经阻滞和硬膜外阻滞。起效时间较利多卡因慢。按麻醉时效与阻滞效能比较，其3%溶液相当于2%利多卡因加肾上腺素。局部浸润麻醉用0.5%溶液，2%～3%则用于硬膜外阻滞，成人安全剂量为400mg。

七、未来新型局麻药应具备的特点

(一)全身毒性低

1. 罗哌卡因和左旋布比卡因的单一光学异构体制剂对大脑和心肌组织的亲和力降低。

2. 人类局麻药毒性反应的发生率低于30%～40%。

(二)局麻药时效延长

1. 局麻药包裹于脂质体、微球体或多聚体，可延缓降解和释放。

此类局麻药可用于浸润性镇痛和急、慢性疼痛治疗时用于周围神经阻滞。

(彭霄艳　黄建廷)

参考文献

1. 艾登斌．简明麻醉学．北京：人民卫生出版社，2004.
2. 郭曲练，姚尚龙．临床麻醉学．第3版．北京：人民卫生出版社，2011.

第十一章 拟胆碱药和抗胆碱药

第一节 概 述

(一)胆碱能受体的分类

乙酰胆碱(acetylcholine,Ach)是许多外周神经与中枢神经兴奋传递的神经递质,以乙酰胆碱为递质的神经称为胆碱能神经(cholinergicnerve),能识别乙酰胆碱并能与其相结合的受体称胆碱能受体。拟胆碱药和抗胆碱药的作用部位为全身以乙酰胆碱为神经递质的作用部位。

乙酰胆碱受体分为两大类:毒蕈碱受体(M胆碱受体)和烟碱样受体(N胆碱受体)。M胆碱受体为毒蕈碱所兴奋,为阿托品所阻滞;N胆碱受体为小剂量烟碱所兴奋,为大剂量烟碱所阻滞。

(二)作用于胆碱受体的药物分类

能产生拟似Ach作用的药物成为胆碱受体激动药又称为拟胆碱药,其可分为:M;N胆碱受体激动药、M胆碱受体激动药(毛果芸香碱)和N胆碱受体激动药。以及具有抗胆碱酯酶作用的药物(如毒扁豆碱、新斯的明等)。

抗胆碱药物,又称M胆碱受体阻滞剂,能选择性作用于消化道平滑肌胆碱能受体,抗胆碱药能与胆碱受体结合,且阻止胆碱能神经递质N或外源性拟胆碱药与受体的结合,从而产生抗胆碱作用,产生解除平滑肌痉挛、减少分泌的作用。

第二节 拟胆碱药

一、M,N胆碱受体激动药

本类药物既作用于节后胆碱能神经支配的效应器内的M胆碱受体,也作用于神经节和骨骼肌的N胆碱受体。

乙酰胆碱(Ach)

乙酰胆碱是胆碱能神经递质,在体内为胆碱酯酶迅速破坏。乙酰胆碱对心脏有负性变时性和负性变力性作用,大剂量乙酰胆碱致血压下降、心动过缓,由于乙酰胆碱作用部位弥散且迅速被酶水解,现在除作为药理学研究的工具药外,无临床实用价值。

(一)药理作用

1.M样作用　静脉注射小剂量Ach即能激动M胆碱受体,产生与兴奋胆碱能神经节后纤维相似的作用,引起心率减慢、血管舒张、血压下降,支气管和胃肠道平滑肌兴奋,瞳孔括约肌和睫状肌收缩以及腺体分泌增加等。

2.N样作用

(1)剂量稍大时,Ach能激动N胆碱受体,产生与兴奋全部自主神经节和运动神经相似的作用。

(2)剂量稍大时,还能兴奋肾上腺髓质的嗜铬组织使之释放肾上腺素。

(3)Ach还激动运动神经终板上的N_2胆碱受体,表现为骨骼肌兴奋。过大剂量的Ach很易使神经节从兴奋转入抑制。

3. 中枢作用　Ach不易透过血-脑脊液屏障,全身应用时无明显中枢作用。但中枢神经存在胆碱能神经元,可释放Ach。

(二)临床应用

乙酰胆碱药理作用广泛,选择性差,且在体内能迅速被胆碱酯酶水解,故无临床应用价值。

二、M胆碱受体激动药

毛果芸香碱(pilocarpine)

(一)药理作用

主要是直接的毒蕈碱样作用和微弱的烟碱样作用。对眼和腺体的作用最明显。

1. 眼 此药仅眼科局部用作缩瞳药,滴眼后能引起缩瞳、降低眼内压和调节麻痹等作用。

(1)缩瞳:用毛果芸香碱后,可激动瞳孔括约肌的M胆碱受体,表现为瞳孔缩小。缩瞳可维持数小时。

(2)降低眼内压:毛果芸香碱可通过缩瞳作用使虹膜向中心拉紧,虹膜根部变薄,从而使处在虹膜周围部分的前房角间隙扩大,房水易于通过小梁网及巩膜静脉窦而进入循环,结果使眼内压下降。

(3)调节麻痹:睫状肌麻痹维持约2小时。睫状肌的辐射状肌纤维受去甲肾上腺素能神经支配,但这在眼睛调节中不占重要地位,故拟肾上腺素药一般不影响调节。

2. 腺体 吸收后能激动腺体的M胆碱受体,汗腺和唾液腺分泌增加最明显。

(二)临床应用

其吸收作用除用作抗胆碱药阿托品等中毒的抢救外,其他应用价值不大。临床上主要局部用于治疗青光眼。滴眼后易透过角膜进入眼房,作用迅速,10分钟后出现作用,半小时达高峰。与毒扁豆碱比较,毛果芸香碱作用温和而短暂,故用药间隔时间宜短,水溶液比较稳定。吸收后的不良反应主要由其M胆碱作用所致,可用阿托品对抗。

(三)毒菌碱(muscarine)

仅作用于M胆碱能受体。

(四)槟榔碱(arecoline)

除毒蕈碱样作用外,还有烟碱样作用。

三、N胆碱受体激动药

烟碱(nicotine)是N胆碱受体激动药的代表,它是烟叶的重要成分。作用很复杂,既作用于N_1受体,也作用于N_2受体,此外,尚可作用于中枢神经系统,而且具有小剂量激动,大剂量阻断N受体的双相作用,因此无临床治疗应用价值。

第三节 抗胆碱药

胆碱受体阻断药能与胆碱受体结合而不产生或极少产生拟胆碱作用,却能妨碍乙酰胆碱或胆碱受体激动药与胆碱受体的结合,从而拮抗拟胆碱作用。按其对M和N受体选择性的不同,可分为M_1,M_2,M_3胆碱受体阻断药和N_1,N_2胆碱受体阻断药。按用途的不同,可分为平滑肌解痉药,神经节阻断药,骨骼肌松弛药和中枢性抗胆碱药。本节仅介绍M胆碱受体阻断药。

一、阿托品(atropine)

(一)药理作用

本品的作用机制为竞争性拮抗乙酰胆碱或胆碱受体激动药对M胆碱受体的激动作用。与M胆碱受体结合,因内在活性很小,一般不产生激动作用,却能阻断乙酰胆碱或胆碱受体激动药与受体结合,结果拮抗了它们的作用。对M受体有相当高的选择性,但很大剂量或中毒剂量也有阻断神经节N_1受体的作用。对各种M受体亚型的选择性较低,对M_1,M_2,M_3受体都有阻断作用。

各器官对阿托品敏感性不同。随剂量的增加可依次出现下列现象:腺体分泌减少,瞳孔扩大和调节麻痹,膀胱和胃肠道平滑肌的兴奋性下降,心率加快,中毒剂量则出现中枢作用。

1. 腺体 广泛因阻断M胆碱受体而抑制腺体分泌;唾液腺和汗腺最敏感,在用0.5mg阿托品时,就显著受抑制,引起口干和皮肤干燥,同时泪腺和呼吸道分泌也大为减少。较大剂量可减少胃液分泌,但对胃酸浓度影响较小,因胃酸分泌还受体液因素如促胃液素的调节,同时又因胃中HCO_3^-的分泌也受到抑制。

2. 眼 阻断M胆碱受体,因而使瞳孔括约肌和睫状肌松弛,出现扩瞳、眼内压升高和调节麻痹,导致畏光。这些作用在局部滴眼和全身给药时,都可出现,需要注意。

(1)扩瞳:松弛瞳孔括约肌,故使去甲肾上腺素能神经支配的瞳孔扩大肌的功能占优势,从而扩瞳。

(2)眼内压升高:由于瞳孔扩大,使虹膜退向四周边缘,因而前房角间隙变窄,阻碍房水回流入巩膜静脉窦,造成眼内压升高。因此本品禁用于青光眼或有眼内压升高倾向者。

(3)调节麻痹：本品能使睫状肌松弛而退向外缘，从而使悬韧带拉紧，使晶状体变为扁平，其折光度减低，只适于看远物，而不能将近物清晰地成像于视网膜上，故看近物模糊不清，这一作用称为调节麻痹。

3. 平滑肌　本品能松弛许多内脏平滑肌，对过度活动或痉挛的内脏平滑肌，松弛作用较显著。它可抑制胃肠道平滑肌的强烈痉挛，降低蠕动的幅度和频率，缓解胃肠绞痛；对膀胱逼尿肌也有解痉作用；但对胆管、输尿管和支气管的解痉作用较弱。对胃肠道括约肌的反应主要取决于括约肌的功能状态。阿托品对子宫平滑肌影响较小。

4. 心脏

(1)心率：治疗剂量阿托品(0.5mg)在一部分患者可使心率轻度短暂地减慢，一般每分钟减少4～8次，这可能是阿托品阻断突触前膜M_1受体，从而减少突触中Ach对递质释放的抑制作用所致。较大剂量(1～2mg)则阻断窦房结起搏点的M_2受体，解除迷走神经对心脏的抑制作用，使心率加速，加速程度取决于迷走神经张力；在迷走神经张力高的青壮年，心率加速作用显著。

(2)房室传导：阿托品能拮抗迷走神经过度兴奋所致的传导阻滞和心律失常。但在心肌梗死时慎用本品，因其加速心率，加重心肌缺血缺氧，可能会激发室颤。

5. 血管与血压　治疗量阿托品对血管与血压无显著影响。大量阿托品有解除小血管痉挛的作用，尤其以皮肤血管扩张为显著，可产生潮红温热。

6. 中枢神经系统　较大剂量1～2mg可轻度兴奋延髓和大脑，2～5mg时兴奋加强，出现焦虑不安、多言、谵妄；中毒剂量(如10mg以上)常致幻觉、定向障碍、运动失调和惊厥等，也可由兴奋转入抑制，出现昏迷及呼吸麻痹。

(二)体内过程

1. 口服吸收迅速，1小时后血药浓度即达峰值，生物利用度为50%，$t_{1/2}$为4小时，作用可维持约3～4小时。吸收后很快离开血液而分布于全身组织，可透过血-脑屏障，也能通过胎盘进入胎儿循环。

2. 肌内注射后12小时内有85%～88%经尿排出，其中原形阿托品约占1/3，其余为水解和与葡糖醛酸结合的代谢物，在粪及其他分泌物包括乳汁中仅发现少量阿托品。

(三)临床应用

阿托品在临床上有广泛的用途。

1. 解除平滑肌痉挛　适用于各种内脏绞痛，如胃肠绞痛及膀胱刺激征如尿频、尿急等，疗效较好。对胆绞痛及肾绞痛的疗效较差。在治疗这两种绞痛时，常和吗啡类镇痛药合用。

2. 抑制腺体分泌　用于全身麻醉前给药，以减少呼吸道分泌，防止分泌物阻塞呼吸道及吸入性肺炎的发生，也可用于严重的盗汗和流涎症。

3. 眼科

(1)虹膜睫状体炎：0.5%～1%阿托品溶液滴眼，松弛虹膜括约肌和睫状肌，使之充分休息，有利于炎症的消退；同时还可预防虹膜与晶体的粘连。

(2)检查眼底：如需扩瞳，可用阿托品溶液滴眼，但因其扩瞳作用可维持1～2周，调节麻痹也可维持2～3天，视力恢复较慢，目前常以作用较短的后马托品溶液取代之。

(3)验光配眼镜：滴用阿托品类可使睫状肌的调节功能充分麻痹，晶状体固定，以便正确地检验出晶状体的屈光度，但阿托品作用持续时间过长，现已少用。只有儿童验光时，仍用之。因儿童的睫状肌调节功能较强，须阿托品发挥充分的调节麻痹作用。

4. 缓慢型心律失常　临床上常用阿托品治疗迷走神经过度兴奋所致窦房阻滞、房室阻滞等缓慢型心律失常，还可用于治疗继发于窦房结功能低下而出现的室性异位节律。

5. 抗休克　对暴发型流行性脑脊髓膜炎、中毒性菌痢、中毒性肺炎等所致的感染性休克，可用大剂量阿托品治疗，可能解除血管痉挛，舒张外周血管，改善微循环。对于休克伴有心率过速或高热者，不用阿托品。

6. 解救有机磷酸酯类中毒和有些毒蕈类的中毒。

(四)不良反应

1. 作用范围广泛，当利用其某一作用于治疗时，其他作用便成为副作用。一般治疗量常见的副作用有口干、视力模糊、心悸、皮肤干燥、潮红、眩晕等，停药后可消失。

2. 过量中毒时，还可出现高热(由于抑制汗腺分泌)、呼吸加快、烦躁不安、谵妄、幻觉、惊厥等。

3. 滴眼时，应告诉患者(尤其是儿童)以手指压迫内眦部位，以防药液经鼻泪管进入鼻腔吸收中毒。

(五)禁忌证

青光眼及有眼压升高倾向者、前列腺肥大者忌用。

二、盐酸戊乙奎醚

盐酸戊乙奎醚（penehyclidine hydrochloride），商品名为长托宁，为选择性抗胆碱药，能与M、N胆碱受体结合，主要选择作用于M_1、M_3受体，而对M_2受体的作用较弱或不明显；同时，本品对N_1、N_2受体也有一定作用。

（一）药理作用

1. 解除因迷走神经兴奋所致的平滑肌痉挛。

2. 解除肺、脑微血管的持续痉挛引起的急性微循环功能障碍；能较好地拮抗有机磷毒物（农药）中毒引起的中枢中毒症状和毒蕈碱样中毒症状，如支气管平滑肌痉挛和分泌物增多、出汗、流涎、缩瞳和胃肠道平滑肌痉挛和收缩等。

3. 对心脏（M_2受体）无明显作用，故对心率无明显影响。

（二）临床应用

1. 用于麻醉前给药，术前半小时，肌内注射长托宁0.5～1mg，以抑制唾液腺和气道腺体分泌。

2. 用于有机磷毒物（农药）中毒急救治疗和中毒后期或胆碱酯酶（ChE）老化后维持阿托品化。

（1）轻度中毒：肌内注射长托宁1～2mg，必要时伍用氯解磷定500～750mg。

（2）中度中毒：肌内注射长托宁2～4mg，同时伍用氯解磷定750～1500mg。

（3）重度中毒：肌内注射长托宁4～6mg，同时伍用氯解磷定1500～2500mg。

（4）用于治疗有机磷毒物（农药）中毒时，不能以心跳加快来判断是否"阿托品化"，而应以口干和出汗消失或皮肤干燥等症状判断"阿托品化"。

（三）不良反应

治疗剂量时常常伴有口干、面红和皮肤干燥等。如用量过大，可出现头晕、尿潴留、谵妄和体温升高等。一般不须特殊处理，停药后可自行缓解。

（四）禁忌证

对前列腺肥大的老年患者可加重排尿困难，用药时应严密观察；青光眼患者禁用。

三、东莨菪碱

东莨菪碱（scopolamine）为M胆碱受体阻断药。

（一）药理作用

1. 中枢作用　对中枢神经系统的作用最强，具有抑制和兴奋的双向作用，但以抑制为主，小剂量即有明显的镇静作用，较大剂量时可产生催眠作用。东莨菪碱不仅具有较强的遗忘作用，还能增强吗啡类药物的镇痛作用。

2. 外周作用　东莨菪碱的外周作用与阿托品相似，仅在作用强度上略有不同。对唾液腺、支气管和汗腺分泌的抑制作用较阿托品强，对心脏、肠管和支气管平滑肌的作用则较弱。其呼吸兴奋、抗晕动和抗帕金森病作用均较阿托品强，主要用于麻醉前给药。

（二）临床应用

1. 麻醉前给药，0.3～0.6mg于术前1/2～1小时肌内注射。

2. 抗休克，成人0.6～1.2mg/次，儿童每次0.01～0.02mg/kg，直接或加于葡萄糖液10～20ml内静脉注射。10～20分钟1次，达到阿托品化以后逐渐延长用药间隔时间。

3. 治疗哮喘，每次用0.3～0.6mg直接或加于葡萄糖液20ml内静脉注射。

（三）不良反应

东莨菪碱可出现类似阿托品的不良反应，过量中毒时，还可出现猩红热样皮疹、谵妄、发热、昏迷、呼吸衰竭及至死亡。

四、山莨菪碱

山莨菪碱（amisodamine，山莨菪碱）系从茄科植物唐古特莨菪中提得的一种生物碱，化学结构与阿托品相似，其氢溴酸盐极易溶解于水。山莨菪碱为其人工合成品，亦为M胆碱受体阻断药，具有明显的外周抗胆碱作用。对抗乙酰胆碱所致平滑肌痉挛和抑制心血管的作用强度近似或稍弱于阿托品。用于感染中毒性休克、解救有机磷中毒、平滑肌痉挛等。不良反应与阿托品类似但较轻。脑出血急性期与青光眼患者忌用，有严重肺功能不全者慎用。

（秦统鑫　王明玲）

参考文献

1. 艾登斌，简明麻醉学．北京：人民卫生出版社，2004.
2. 庄心良，曾因明．现代麻醉学．第3版．北京：人民卫生出版社，2002.

第十二章 肾上腺素受体激动药和拮抗药

作用于肾上腺素受体的药物包括两大类，即肾上腺素受体激动药和肾上腺素受体拮抗药。能与肾上腺素受体结合并激动受体，产生作用并与递质去甲肾上腺素相似的药物，为肾上腺受体激动药。对肾上腺受体具有亲和力，又能阻滞受体激动药与受体结合的药物，为肾上腺素受体拮抗药。

第一节 去甲肾上腺素能神经及其递质

一、递质的生物合成和贮存

神经末梢分成许多细微的神经纤维，分布于平滑肌细胞之间。这些细微神经纤维都有稀疏串珠状的膨胀部分，称为膨体。膨体中含有线粒体和囊泡等亚细胞结构，去甲肾上腺素能神经内的囊泡有大小之分，大囊泡在神经节细胞内形成，以每小时数毫米的速度沿轴突向末梢运行；小囊泡主要在神经末梢形成。运行到末梢的还有合成去甲肾上腺素所必需的酶，如酪氨酸羟化酶、多巴脱羧酶和多巴胺β-羟化酶等，后者存在于囊泡内；前二者存在于胞质液中。

酪氨酸从血液进入神经元后，在酪氨酸羟化酶催化下生成多巴，经多巴脱羧酶的催化，脱羧后生成多巴胺，后者进入囊泡中，经多巴胺β-羟化酶的催化，转变为去甲肾上腺素。酪氨酸羟化酶的活性较低，反应速度慢，底物要求专一，当胞浆中多巴胺或游离的去甲肾上腺素浓度增高时，对该酶有反馈性抑制作用，反之，当胞浆中多巴胺或去甲肾上腺素浓度降低时，对该酶的抑制作用减弱，催化反应则加速，故这一步骤是去甲肾上腺素生物合成过程的限速因素，是调节去甲肾上腺素生物合成的重要环节。去甲肾上腺素形成后，与ATP的嗜铬颗粒蛋白结合，贮存于囊泡中，并可避免被胞质液中的单胺氧化酶(MAO)所破坏。

二、递质的释放

当神经冲动到达去甲肾上腺素能神经末梢时，产生去极化，细胞膜通透性改变，Ca^{2+}内流，促进靠近突触前膜的一些囊泡与突触前膜融合，并形成裂孔，囊泡内容物(去甲肾上腺素、ATP和DBH)以胞裂外排方式排入突触间隙，这就是去甲肾上腺素的释放。

三、递质作用的消除

递质的摄取是一种主动的转运机制，也称胺泵，能逆浓度梯度而摄取内及外源性去甲肾上腺素，称为摄取1。其摄取量为释放量的75%～95%，摄取入神经末梢的去甲肾上腺素尚可进一步被摄取入囊泡，贮存起来以供下次的释放。部分未进入囊泡的去甲肾上腺素可被胞质液中线粒体膜上的单胺氧化酶(MAO)破坏。非神经组织如心肌、平滑肌等也能摄取去甲肾上腺素，称为摄取2。此种摄取之后，即被细胞内的儿茶酚氧位甲基转移酶(COMT)和MAO所破坏；因此摄取1可称为摄取-贮存型，摄取2可称为摄取-代谢型。此外，尚有小部分去甲肾上腺素释放后从突触间隙扩散到血液中，最后被肝、肾等的COMT和MAO所破坏。

第二节 常用肾上腺受体激动药

肾上腺受体激动药包括肾上腺素、去甲肾上腺素、麻黄碱及一些合成药如异丙肾上腺素、间羟胺等。按其对不同肾上腺素受体的选择性而分为三大类：α受体激动药、α,β受体激动药和β受体激动药。

一、非选择性α受体激动药

(一)去甲肾上腺素(noradrenaline)

1. 药理作用 去甲肾上腺素为非选择性激动$α_1$和$α_2$受体，与肾上腺素比较在某些器官其α作用比肾上腺素略弱，对心脏$β_1$受体作用较弱，对$β_2$受体几无作用。

(1)血管：激动血管的$α_1$受体，使血管收缩，主要是使小动脉和小静脉收缩。皮肤黏膜血管收缩最明显，其次是对肾脏血管的收缩作用。此外脑、肝、肠系膜甚至骨骼肌的血管也都呈收缩反应。冠状血管舒张，这主要由于心脏兴奋，心肌的代谢产物(如腺苷)增加，从而舒张血管所致，同时因血压升高，提高了冠状血管的灌注压力，故冠脉流量增加。在一定情况下，也可激动血管壁的去甲肾上腺素能神经突触前$α_2$受体，抑制递质的释放。

(2)心脏：作用较肾上腺素为弱，激动心脏的$β_1$受体，使心肌收缩性加强，心率加快，传导加速，心搏出量增加。在整体情况下，心率可由于血压升高而反射性减慢。过大剂量，心脏自动节律性增加，也会出现心律失常，但较肾上腺素少见。

(3)血压：小剂量滴注时由于心脏兴奋，收缩压升高，此时血管收缩作用尚不十分剧烈，故舒张压升高不多而脉压加大。较大剂量时，因血管强烈收缩使外周阻力明显增高，故收缩压升高的同时舒张压也明显升高，脉压变小。

(4)其他：对机体代谢的影响较弱，只有在大剂量时才出现血糖升高。对中枢作用也较肾上腺素为弱。

2. 体内过程

(1)去甲肾上腺素口服无效。皮下或肌内注射可引起血管强烈收缩，导致局部组织坏死，故应静脉滴注给药。

(2)本药不易透过血-脑屏障。进入体内部分被摄取，或被MAO、COMT代谢，仅4%～16%以原形由尿排泄。

3. 临床应用

(1)休克：危及生命的严重低血压状态，且对其他缩血管药物反应欠佳时，可改用去甲肾上腺素，以改善心肌供血，但要严格控制用量在0.01～0.1μg/(kg·min)，使收缩压维持在90mmHg左右，以保证心、脑等重要器官的血液供应。嗜铬细胞瘤切除术后发生严重低血压时，也可应用。

低血容量性休克和感染性休克过去曾使用去甲肾上腺素，但休克的关键是微循环血液灌注不足和有效血容量下降，故其治疗关键应是改善微循环和补充血容量。去甲肾上腺素的应用仅是暂时措施，如长时间或大剂量应用反而加重微循环障碍。现也主张去甲肾上腺素与α受体阻滞剂酚妥拉明合用以拮抗其缩血管作用，保留其β效应。

(2)上消化道出血：取本品1～3mg，适当稀释后口服，在食管或胃内因局部作用收缩黏膜血管，产生止血效果。

4. 不良反应

(1)局部组织缺血坏死：静脉滴注时间过长、浓度过高或药液漏出血管，可引起局部缺血坏死。

(2)急性肾衰竭：滴注时间过长或剂量过大，可使肾脏血管剧烈收缩，产生少尿、无尿和肾实质损伤，故用药期间尿量至少保持在每小时25ml以上。

(3)长时间静滴去甲肾上腺素，若突然停用可出现血压下降。这是由于处于收缩状态的静脉在停药后突然迅速舒张，有效循环血容量锐减，因而血压下降。可逐步减少用药量，直至终止给药。一旦出现难以撤药时，可滴注间羟胺予以过渡。

5. 注意事项

(1)静脉滴注时间过长、浓度过高或药液外漏，可引起局部缺血坏死。如发现应立即更换注射部位，局部热敷，并用0.25%普鲁卡因10～25ml局部封闭，或酚妥拉明5mg溶于生理盐水10～20ml，皮下浸润注射。

(2)在治疗休克时，由于用药剂量过大或时间过久，可引起急性肾衰竭。

(3)在应用氟烷、环丙烷等麻醉药时不宜用本药，以免导致心律失常。

(4)高血压、动脉粥样硬化、器质性心脏病、无尿患者及妊娠妇女等禁用。

(二)间羟胺(阿拉明,metaraminol,aramine)

间羟胺除直接作用于肾上腺素受体外,还可通过释放递质而间接发挥作用。这可能由于间羟胺可被去甲肾上腺素能神经末梢所摄取,并进入囊泡,通过置换机制使贮存在囊泡内的去甲肾上腺素释放出来。

1. 药理作用 间羟胺的药理作用与去甲肾上腺素相似,主要激动 α 受体,对 β 受体作用较弱。其特点为:

(1)作用弱而持久,因其不易被 MAO、COMT 代谢。

(2)对外周血管作用强,对心脏的作用弱。静脉滴注后,由于外周血管收缩,SBP、DBP 均升高,心率反射性减慢。对正常人心排出量不变或减少,若事先应用阿托品,间羟胺可使心排出量显著增加。低血压或休克患者用药后心排出量增加。

(3)较少引起心悸和心律失常。

(4)对肾血管收缩、肾血流的影响较轻。

2. 临床应用

(1)主要作为去甲肾上腺素的代替品用于各种休克的早期。每次用 10~20mg 加入 10%葡萄糖液中静脉滴注,休克好转时也可作肌内注射。

(2)心脏病、甲状腺功能亢进、糖尿病、高血压病患者慎用。

二、α_1受体激动药

(一)去氧肾上腺素(phenylephrine,苯肾上腺素,新福林)

1. 药理作用 去氧肾上腺素为人工合成的纯 α 受体激动药。引起周围血管阻力增加,以及 SBP、DBP 增高;对心脏或中枢神经系统无兴奋作用。心排出量可以不变或下降,故周围血流量下降。周围血管阻力增加,使左室射血阻力骤然升高,因此麻醉下或左室功能差的患者,有可能出现心搏量和心排出量显著降低。

2. 临床应用

(1)治疗阵发性室上性心动过速:通常用 0.5~1mg 缓慢静脉注射,或以 5mg 加入 5%葡萄糖液 100ml 内快速静脉滴注。

(2)治疗鼻黏膜充血:可用 0.25%~0.5%溶液滴鼻。

3. 禁忌证 甲状腺功能亢进、高血压、心动过缓、动脉硬化、心肌病、糖尿病等患者应禁用或慎用。

(二)甲氧明(methoxamine)

1. 药理作用 为 α_1受体激动药,对 β 受体几无作用。静脉注射 2~10mg 强烈收缩动脉,对静脉影响较小,SVR 升高,SBP、DBP、MAP 升高。对心肌收缩力或兴奋性无作用,心排出量不变或降低,心率反射性减慢。肾血流减少较显著,但冠脉血流增加,它不受 COMT、MAO 的影响,作用持久。

2. 临床应用

(1)临床主要利用其反射性减慢心率的作用,以制止阵发性室上性心动过速发作。

(2)静脉注射 2 分钟内显效,持续约 1 小时;肌内注射后 20 分钟显效,时效相应延长。静脉注射时必须注意补足血容量。

3. 不良反应 大剂量时可引起严重高血压、心动过缓、头痛、呕吐等。

4. 禁忌证 严重心肌病、冠心病或应用 MAO 抑制药的患者禁用。

三、α_2受体激动药

可乐定(clonidine)

可乐定为 α_2部分选择性激动剂,其 α_2 : α_1选择性为 200 : 1。

1. 药理作用

(1)对心血管系统的作用:静脉注射可乐定后血压常呈双相变化,先短暂升压,随后持久性降压。但口服、肌内注射或皮下注射可乐定后仅出现持久的降压效应。

(2)对中枢神经系统的作用:可乐定具有较强的镇静、抗焦虑和镇痛作用,其机制尚不清楚。

(3)对呼吸系统的作用:与阿片类药相比,可乐定对呼吸抑制作用非常轻微,且对阿片类药的呼吸抑制无协同作用。

(4)对肾功能的作用:可乐定有利尿作用。对肾血管床本身无明显影响,在降压过程中,肾小球滤过率仍维持不变。

(5)对消化系统的作用:抑制唾液分泌,抑制胃壁细胞分泌胃酸。

(6)对内分泌系统的作用:抑制交感神经释放去甲肾上腺素、抑制 ACTH、胰岛素和 β-内啡肽的分泌,促进生长激素的释放。

2. 体内过程 可乐定脂溶性高,口服或肌内注射吸收快而完全,极易透过血-脑屏障。正常人口服可乐定 300μg,生物利用度为 75.2%±1.8%,平均

消除半衰期为(8.6±1.5)小时。此药50%在肝脏代谢为无活性代谢产物,其余以原形自尿液排出。有明显蓄积现象。

3. 临床应用

(1)减少麻醉药用量:术前90分钟口服可乐定5μg/kg,可使异氟烷MAC降低34.6%,术中麻醉药用量减少达40%~50%,芬太尼用量减少达40%~74%。

(2)稳定围手术期血流动力学:可乐定能抑制交感神经活动,对血流动力学稳定作用优于芬太尼、舒芬太尼和利多卡因。

(3)辅助控制性降压:可乐定与控制性降压药伍用能明显增强降压效果,抑制降压期间的交感-肾上腺髓质反应和抗利尿激素分泌;仍然保持对血管活性药物的反应。术前口服可乐定4~5μg/kg,使诱导控制性降压所需拉贝洛尔量减少30%,维持控制性降压所需异氟烷浓度减少75%。

(4)椎管内注射镇痛:鞘内或硬膜外腔注射小剂量可乐定具有明显镇痛作用,不抑制呼吸,与吗啡有协同的镇痛作用。对严重神经痛、晚期癌症、分娩痛止痛良好。

(5)与局麻药伍用:硬膜外腔或鞘内注入150μg可乐定,可显著延长丁卡因、布比卡因时效,增强麻醉效果。

(6)可乐定具有抗阿片戒断综合征作用。此外,尚有降眼压、抗寒战作用。

4. 不良反应　口服或椎管内应用,主要有心动过缓和低血压,尚有口干、高血糖等。静脉注射剂量过大可致严重高血压、心动过缓和持久性低血压。长期应用突然停药可引起严重高血压(高血压反跳),即所谓停药综合征,应用拉贝洛尔治疗有效。

四、α,β受体激动药

(一)肾上腺素(adrenaline epinephrine)

激动α和β两类受体,产生较强的α型和β型作用。

1. 药理作用

(1)心脏:作用于心肌、传导系统和窦房结的β_1受体,加强心肌收缩性,加速传导,加速心率,提高心肌的兴奋性。由于心肌收缩性增加,心率加快,故心输出量增加。肾上腺素又能舒张冠状血管,改善心肌的血液供应,且作用迅速,是一个强效的心脏兴奋药。其不利的一面是提高心肌代谢,使心肌氧耗量增加,加上心肌兴奋性提高,如剂量大或静脉注射快,可引起心律失常,出现期前收缩,甚至引起心室纤颤。

(2)血管:对血管的作用取决于肾上腺素受体类型、密度和药物剂量。成人静脉输注1~2μg/min主要激动β_2受体;2~10μg/min主要激动β_1受体、兼有β_2受体和α受体效应;10~20μg/min主要兴奋α受体、兼有β受体激动效应。肾上腺素主要作用于小动脉及毛细血管前括约肌,因为这些小血管壁的肾上腺素受体密度高;而静脉和大动脉的肾上腺素受体密度低,故作用较弱。此外,体内各部位血管的肾上腺素受体的种类和密度各不相同,所以肾上腺素对各部位血管的效应也不一致,以皮肤黏膜血管收缩为最强烈;内脏血管,尤其是肾血管,也显著收缩;对脑和肺血管收缩作用十分微弱,有时由于血压升高而被动地舒张;骨骼肌血管的β_2受体占优势,故呈舒张作用;也能舒张冠状血管,机制见去甲肾上腺素。

(3)血压:在皮下注射治疗量(0.5~1mg)或低浓度静脉滴注(10μg/min)时,由于心脏兴奋,心输出量增加,故收缩压升高;由于骨骼肌血管舒张作用对血压的影响,抵消或超过了皮肤黏膜血管收缩作用的影响,故舒张压不变或下降;此时身体各部位血液重新分配,使更适合于紧急状态下机体能量供应的需要。较大剂量静脉注射时,收缩压和舒张压均升高。此外,肾上腺素尚能作用于邻肾小球细胞的β_1受体,促进肾素的分泌。

(4)支气管:能激动支气管平滑肌的β_2受体,发挥强大舒张作用。并能抑制肥大细胞释放过敏性物质如组胺等,还可使支气管黏膜血管收缩,降低毛细血管的通透性,有利于消除支气管黏膜水肿。

(5)代谢:能提高机体代谢,治疗量下,可使耗氧量升高20%~30%,在人体,由于α受体和β_2受体的激动都可能致肝糖原分解,而肾上腺素兼具α、β作用,故其升高血糖作用较去甲肾上腺素显著。此外,肾上腺素尚具降低外周组织对葡萄糖摄取的作用。肾上腺素还能激活甘油三酯酶加速脂肪分解,使血液中游离脂肪酸升高。

2. 临床应用

(1)心肺复苏:现已共识肾上腺素为心肺复苏的首选药,用于溺水、麻醉和手术过程中的意外,药物中毒、传染病和心脏传导阻滞等所致的心搏骤停。对电击所致的心搏骤停也可用肾上腺素配合心脏除颤器或利多卡因等除颤,一般用心室内注射，同时必须进行有效的人工呼吸和心脏挤压等。

(2)过敏反应：对于急性的、严重的过敏反应(变态反应)，除糖皮质激素制剂外，肾上腺素也是一个重要药物。本品也适用于过敏性休克。

(3)支气管哮喘：控制支气管哮喘的急性发作，皮下或肌内注射能于数分钟内奏效。

(4)与局麻药配伍肾上腺素加入局麻药注射液中，可延缓局麻药的吸收，减少吸收中毒的可能性，同时又可延长局麻药的麻醉时间。一般局麻药中肾上腺素的浓度为 1∶250 000，一次用量不要超过 0.3mg。

(5)局部止血：局部应用可控制皮肤、黏膜的微血管浅表出血，对静脉或大血管出血无效。多用于鼻、咽、喉手术，减少出血，改善手术野的清晰度。

3. 注意事项

(1)如用量过大或皮下注射误入血管内，或静脉注射太快，可引起血压骤升。甚至可发生脑出血，也可发生心律失常。

(2)与去甲肾上腺素相似，禁止与氟烷、环丙烷等麻醉药合用。

(3)禁用于有器质性心脏病、高血压、冠状动脉病变、甲状腺功能亢进和糖尿病患者。

(二)多巴胺(dopamine)

多巴胺是去甲肾上腺素生物合成的前体，药用的是人工合成品。

1. 药理作用

(1)心血管：小剂量 0.5～3μg/(kg·min)主要激动外周多巴胺受体，舒张肾、肠系膜血管。中等剂量 3～10μg/(kg·min)，心脏 β_1受体激动效应明显，兼有 D_1受体兴奋作用。心肌收缩力增强，心排出量增加，心率变化不明显，冠脉血流、肾血流量无增加。大剂量 10～20μg/(kg·min)，激动外周血管 α 受体的作用显著。增加心排出量的同时，使动静脉收缩，周围血管阻力增加，血压升高，肾血流减少，但此作用可被 α 受体阻滞药拮抗。与其他儿茶酚胺比较，多巴胺对心率的影响较小，较少引起心律失常；其加强心肌收缩力的作用较异丙肾上腺素弱，但较肾上腺素强。

(2)肾脏：小剂量主要激动外周 D_1受体，舒张肾血管，使肾血流量增加，肾小球的滤过率也增加。有排钠利尿作用，可能是多巴胺直接对肾小管多巴胺受体的作用。用大剂量时，也可使肾血管明显收缩。

2. 体内过程　口服易在肠和肝中破坏而失效。一般用静脉滴注给药，在体内迅速经 MAO 和 COMT 的催化而代谢失效，故作用时间短暂。因多巴胺不易透过血-脑屏障，故外源性多巴胺难于引起中枢作用。

3. 临床应用　用于抗休克，对于伴有心肌收缩力减弱及尿量减少而血容量已补足的休克患者疗效较好。此外，本药尚可与利尿药合并应用于急性肾衰竭。也可用于急性心功能不全。

4. 不良反应　一般较轻，偶见恶心、呕吐。如剂量过大或滴注太快可出现心动过速、心律失常和肾血管收缩导致肾功能下降等，一旦发生，应减慢滴注速度或停药。此药不宜与氟哌利多、氯丙嗪等多巴胺受体阻滞药合用，以免拮抗内脏血管舒张作用。近期内应用 MAO 抑制药的患者，须慎用多巴胺。

(三)麻黄碱(ephedrine，麻黄素)

1. 药理作用

(1)麻黄碱具有兴奋 α、β 受体的作用。作用机制是通过促进去甲肾上腺素能神经和嗜铬细胞释放去甲肾上腺素和肾上腺素发挥间接作用，和兴奋 α、β 受体的直接作用。

(2)易通过血-脑屏障，中枢兴奋作用较肾上腺素强，可引起精神兴奋、不安、失眠和震颤等。

2. 临床应用　临床用于支气管哮喘、维持血压、鼻黏膜充血、尿失禁、遗尿症、吗啡及巴比妥类药物的中毒及重症肌无力症的辅助用药。

3. 注意事项

(1)不良反应与肾上腺素相似，但轻而持久。

(2)老人服药后可因膀胱逼尿肌松弛而发生排尿困难，有前列腺肥大患者慎用。

(3)甲状腺功能亢进、高血压、动脉粥样硬化、心绞痛患者禁用。

(4)短期反复使用可出现快速耐受，使疗效减弱；长期使用可能引起病态嗜好。

(5)忌与单胺氧化酶抑制剂合用，以免导致血压过高。

五、β 受体激动药

(一)β_1、β_2受体激动药

异丙肾上腺素(isoprenaline)

异丙肾上腺素对 β 受体有很强的激动作用，对 β_1和 β_2受体选择性很低。

1. 药理作用

(1)心脏：具典型的β_1受体激动作用，表现为正性变力和变时作用，缩短收缩期和舒张期。与肾上腺素比较，异丙肾上腺素加快心率、加速传导的作用较强，对窦房结有显著兴奋作用，也能引起心律失常，但较少产生心室颤动。

(2)血管和血压：静脉滴注0.05～0.1μg/(kg·min)，主要使骨骼肌血管舒张(激动β_2受体)，对肾血管和肠系膜血管舒张作用较弱，对冠状血管也有舒张作用。当静脉滴注2～10μg/min，由于心脏兴奋和外周血管舒张，使收缩压升高而舒张压略下降，此时冠脉流量增加；但如静脉注射给药，则可引起舒张压明显下降，降低了冠状血管的灌注压，冠脉有效血管流量不增加。

(3)缓解支气管平滑肌痉挛：激动β_2受体，舒张支气管平滑肌比肾上腺素略强，也具有抑制组胺等过敏性物质释放的作用。但对支气管黏膜的血管无收缩作用，故消除黏膜水肿的作用不如肾上腺素。久用可产生耐受性。

(4)其他：能增加组织的耗氧量。与肾上腺素比较，其升高血中游离脂肪酸作用相似，而升高血糖作用较弱。不易透过血-脑屏障，中枢兴奋作用微弱。

2. 临床应用

(1)支气管哮喘：舌下或喷雾给药，用于控制支气管哮喘急性发作期，疗效快而强。

(2)Ⅱ、Ⅲ度房室传导阻滞：为异丙肾上腺素的主要适应证之一。一般将异丙肾上腺素0.2mg加入5%葡萄糖100ml中静滴，维持心率在60～70次/分。

(3)心脏复苏：适用于心室自身节律缓慢，高度房室传导阻滞或窦房结功能衰竭而并发的心搏骤停，常与去甲肾上腺素或间羟胺合用作心室内注射。

3. 注意事项

(1)常见有心悸、头痛、头晕和皮肤潮红等。

(2)支气管哮喘患者，如用量过大，心脏β_1受体过度兴奋可使心肌耗氧量增加，此时易诱发心律失常。

(3)应尽量避免与肾上腺素合用，以免引起致死性心律失常。

(4)禁用于冠心病、心肌炎、心率在120次/分以上及甲状腺功能亢进和糖尿病患者。

(二)β_1受体激动药

多巴酚丁胺(dobutamine)

多巴酚丁胺是含有右旋多巴酚丁胺和左旋多巴酚丁胺的消旋体。前者阻断α_1受体，后者激动α_1受体。两者都激动β受体，但前者激动β受体作用为后者的10倍，消旋多巴酚丁胺的作用是两者的综合表现。

1. 药理作用　多巴酚丁胺对β_1受体激动作用强于β_2受体，故此药属于β_1受体激动药。与异丙肾上腺素比较，本药的正性肌力作用比正性变时作用显著。这可能由于外周阻力变化不大和心脏α_1受体激动时正性肌力作用的参与。而外周阻力的稳定又可能是因为α_1受体介导的血管收缩作用与β_2受体介导的血管舒张作用相抵消所致。

2. 体内过程　口服无效。进入循环的药物在肝内迅速被代谢，或与葡糖醛酸结合而失活。血浆半衰期约为2分钟，故需连续静脉滴注。

3. 临床应用　适用于心源性休克、心肌梗死并发充血性心力衰竭、无严重低血压的急性心力衰竭患者，对心脏术后低心排出量的患者疗效较好。常用多巴酚丁胺200mg，加入5%葡萄糖液250ml中静滴，滴速2～10μg/(kg·min)。

4. 不良反应　连续应用可产生快速耐受性。肥厚性梗阻型心肌病者禁用。

(三)β_2受体激动药

多培沙明(dopexamine)

多培沙明为新研制的儿茶酚胺类药，化学结构与多巴胺相似；具有明显的D_1和β_2受体激动效应，对D_2和β_1受体作用较小，对α受体无明显作用。

1. 药理作用

(1)心血管：多培沙明具有正性变力和变时性作用，心排出量增加，心率增快。同时舒张阻力血管，对容量血管无明显影响，周围血管阻力(SVR)降低，MAP无明显变化。对急慢性心力衰竭患者，可增强心肌收缩力，降低心脏前后负荷，降低心室充盈压，心排出量增加，SVR下降，改善心衰患者的血流动力学。随剂量增大，心脏指数(CI)进一步增加，但变时性作用显著。

(2)呼吸系统：多培沙明对支气管有扩张作用，与激动支气管平滑肌β_2受体有关。

(3)脑、肝、肾等器官：多培沙明主要通过降低SVR，增加脑、肝、肾等器官的血供和氧供。对肾脏尚可直接激动肾血管、肾小管上D_1受体，舒张肾血管、增加肾血流，并产生利钠、利尿。

2. 体内过程　口服无效，只能静脉滴注给药。成人血浆半衰期为6～7分钟。消除主要靠非神经组织摄取，并在肝内降解。

3. 临床应用

(1)急慢性心力衰竭:多培沙明具有独特的受体选择性作用,现已成为治疗急慢性心衰的优选药物。常用剂量为1~5μg/(kg·min)。

(2)心脏围手术期:多培沙明具有正性变力作用,降低心脏前后负荷,扩张冠脉,增加脑、肝、肾血流量,从而改善心肌氧耗,对心肌兴奋性的影响不明显,不易发生心律失常。常用剂量为0.5~4μg/(kg·min)。

(3)感染性休克:有报道多培沙明用于低排高阻型休克患者安全有效。

(4)器官移植:多培沙明增加心、脑、肝、肾等重要器官血流量,有利于器官移植患者。原位肝移植患者,全麻诱导开始静滴多培沙明1~3μg/(kg·min)至术后48小时,尿量、肌酐清除率均优于多巴胺,对肾脏有明显保护作用。

4. 不良反应 大剂量可引起心动过速和低血压,也可诱发恶心、呕吐。长期大量输注(超过72小时)可产生耐受性。

第三节 常用肾上腺受体拮抗药

一、α肾上腺素受体阻断药

α受体阻断药能选择性地与α肾上腺素受体结合,其本身不激动或较少激动肾上腺素受体,却能妨碍去甲肾上腺素能神经递质及肾上腺素受体激动药与α受体结合,从而产生抗肾上腺素作用。它们能将肾上腺素的升压作用翻转为降压,这个现象称为"肾上腺素作用的翻转"。这可解释为α受体阻断药选择性地阻断了与血管收缩有关的α受体,留下与血管舒张有关的β受体;所以能激动α受体和β受体的肾上腺素的血管收缩作用被取消,而血管舒张作用得以充分地表现出来。对于主要作用于血管α受体的去甲肾上腺素,它们只能取消或减弱其升压效应而无"翻转作用"。对于主要作用于β受体的异丙肾上腺素的降压作用则无影响。

(一)α_1,α_2肾上腺素受体阻断药

酚妥拉明(phentolamine)

对α_1,α_2肾上腺素受体的阻滞作用选择性较低,对α_1受体的阻滞作用比对α_2受体强3~5倍。

1. 药理作用

(1)血管:静脉注射能使血管舒张,血压下降,肺动脉压和外周血管阻力降低。其机制主要是对血管的直接舒张作用,大剂量也出现阻断α受体的作用。

(2)心脏:对心脏有兴奋作用,使心肌收缩力增强,心率加快,心排出量增加。这种兴奋作用部分由血管舒张,血压下降,反射性地引起;部分是阻断神经末梢突触前膜α_2受体,从而促进去甲肾上腺素释放的结果。偶可致心律失常。

(3)其他:有拟胆碱作用,使胃肠平滑肌兴奋。组胺样作用,使胃酸分泌增加,皮肤潮红等。

2. 体内过程 酚妥拉明生物利用度低,口服效果仅为注射给药的20%。口服后30分钟血药浓度达峰值,作用维持约3~6小时;肌内注射作用维持30~45分钟。大多以无活性的代谢物从尿中排泄。

3. 临床应用

(1)用于外周血管痉挛性疾病如肢端动脉痉挛性疾病等。

(2)在静脉滴注去甲肾上腺素发生外漏,可用本药5mg溶于10~20ml生理盐水中,作皮下浸润注射。也用于肾上腺素等拟交感胺过量所致高血压。

(3)用于肾上腺嗜铬细胞瘤的诊断和此病骤发高血压危象以及手术前的准备,能使嗜铬细胞瘤所致的高血压下降。做诊断试验时,曾有致死的报告,故应特别慎重。

(4)用于抗休克,能使心搏出量增加,血管舒张,外周阻力降低,从而改善休克状态时的内脏血液灌注,解除微循环障碍。并能降低肺循环阻力,防止肺水肿的发生,但给药前必需补足血容量。有人主张合用去甲肾上腺素,目的是对抗去甲肾上腺素的α型收缩血管的作用,保留其β型加强心肌收缩力的作用。

(5)有报告用酚妥拉明等血管扩张药治疗其他药物无效的急性心肌梗死及充血性心脏病所致的心力衰竭,在心力衰竭时,因心输出量不足,交感张力增加,外周阻力增高,肺充血和肺动脉压力升高,易产生肺水肿。应用酚妥拉明扩张血管,降低外周阻力,使心脏后负荷明显降低,左室舒张末期压与肺动脉压下降,心搏出量增加,心力衰竭得以减轻。

4. 不良反应 常见的反应有低血压,胃肠道平

滑肌兴奋所致的腹痛、腹泻、呕吐和诱发溃疡病(可能与其胆碱受体激动作用有关)。静脉给药有时可引起严重的心动过速,心律失常和心绞痛,因此须缓慢注射或滴注。胃炎,胃、十二指肠溃疡病,冠心病患者慎用。

(二)α_1肾上腺素受体阻断药

哌唑嗪(Prazosin)

1. 药理作用　为选择性突触后膜α_1受体阻滞剂,能显著扩张小动脉、降低外周阻力;扩张小静脉,减少回心血量,因此可降低立位和卧位血压。不影响α_2受体,一般不引起明显的反射性心动过速,也不增加肾素的分泌。

2. 临床应用

(1)主要用于高血压、慢性充血性心力衰竭。

(2)口服:高血压,开始每次0.5mg,3～4次/日,以后逐渐增量至每次1～2mg。慢性充血性心力衰竭,首次2mg(睡前服),次日每次2mg,每日2次。最大剂量为每日30mg。

3. 注意事项

(1)常见不良反应有鼻塞、口干、头痛、低血压等。约有1%以上患者在服首剂药物后,可在数分钟到数小时内突然发生虚脱。

(2)慎用于有精神抑郁病史患者。

(3)血管扩张药如肼屈嗪、硝酸甘油以及噻嗪类利尿剂皆能增强和延长其降压作用,配伍时应慎用。

乌拉地尔

乌拉地尔(urapidil)又称为亚宁定,一种高选择性α_1受体阻滞剂。

1. 药理作用

(1)乌拉地尔具有外周和中枢的双重扩血管作用。

(2)外周扩张血管作用主要为阻断突触后α_1受体,使外周阻力显著下降。同时也有中等程度的阻断儿茶酚胺的收缩血管的作用。

(3)中枢作用则通过激动延髓的5-HT_{1A}受体,降低延髓心血管中枢的交感反馈调节而起降压作用。

(4)乌拉地尔对静脉的舒张作用大于动脉的作用,降压时不影响颅内压。

2. 临床应用　用于治疗高血压危象(如血压急剧升高),重度和极重度高血压,以及难治性高血压。主要用于控制围手术期高血压。

3. 不良反应　常见的不良反应可有头痛、头晕、恶心、呕吐、出汗、烦躁、乏力、心悸、心律不齐、上胸部压迫感或呼吸困难等症状,其原因多为血压降得太快所致,通常在数分钟内即可消失。

4. 禁忌证　哺乳期妇女及主动脉峡部狭窄或动静脉分流的患者禁用(肾透析时的分流除外)。

(三)α_2肾上腺素受体阻断药

育亨宾(yohimbine)能选择性地阻断α_2受体,主要用于作科研的工具药。

二、β肾上腺素受体阻断药

β受体阻断药能与去甲肾上腺素能神经递质或肾上腺素受体激动药竞争β受体从而拮抗其β型拟肾上腺素的作用。它们与激动剂呈典型的竞争性拮抗。在整体动物,β受体阻断药的作用也依赖于机体去甲肾上腺素能神经张力。

(一)非选择性β受体阻断药

普萘洛尔(心得安,propranolol),为非选择性β受体阻断药。

1. 药理作用

(1)β受体阻断作用

1)心血管系统:对心脏的作用是这一类药物的重要作用。主要由于阻断心脏β_1受体,可使心率减慢,心肌收缩力减弱,心输出量减少,心肌耗氧量下降,血压稍降低。β受体阻断药还能延缓心房和房室结的传导,延长心电图(ECG)的P-R间期(房室传导时间)。普萘洛尔对血管β_2受体也有阻断作用,加上心脏功能受到抑制,反射性兴奋交感神经引起血管收缩和外周阻力增加,肝、肾和骨骼肌等血流量减少;在犬和人(包括冠心患者)都发现普萘洛尔能使冠状血管血流量降低。

2)支气管平滑肌:支气管的β_2受体激动时使支气管平滑肌松弛,β受体阻断药则使之收缩而增加呼吸道阻力。但这种作用较弱,对正常人影响较少,只有在支气管哮喘的患者,有时可诱发或加重哮喘的急性发作。

3)代谢:一般认为人类脂肪的分解主要与β_2受体激动有关,而肝糖原的分解与α和β_2受体有关。因此β受体阻断药可抑制交感神经兴奋所引起的脂肪分解,当β受体阻断药与α受体阻断药合用时则可拮抗肾上腺素的升高血糖作用。普萘洛尔并不影响正常人的血糖水平,也不影响胰岛素的降低血糖作用,但能延缓用胰岛素后血糖水平的恢复。这可能是其抑制了低血糖引起儿茶酚胺释放所致糖原分解。尚需注意，β受体阻断药往往会掩盖低血糖症状如心悸等，从而延误低血糖的及时察觉。

4)肾素：β受体阻断药通过阻断邻肾小球细胞的β_1受体而抑制肾素的释放，这可能是其降血压作用原因之一。

(2)无内在拟交感活性(intrinsin sympathomimetic activity)。

(3)膜稳定作用：普萘洛尔具有局部麻醉作用和奎尼丁样的作用；这两种作用都由于其降低细胞膜对离子的通透性所致，故称为膜稳定作用。对人离体心肌细胞的膜稳定作用仅在高于临床有效血药浓度几十倍时才能发挥。普萘洛尔的心电生理效应可能部分与其直接稳定作用有关。

(4)其他：普萘洛尔有抗血小板聚集作用。

2. 临床应用

(1)抗心律失常：对多种原因引起的快速型心律失常有效，如窦性心动过速，全身麻醉药或拟肾上腺素药引起的心律失常等。一般可口服10～30mg，每日3次。必要时可将0.5～2mg用5%葡萄糖稀释，静脉缓慢注射，不超过1mg/min。

(2)抗心绞痛：对心绞痛有良好的疗效，治疗稳定型心绞痛疗效肯定，对兼有高血压和心律失常的心绞痛患者更为适用。一般可用口服剂量，每次10mg，每日3次，以后每4～5日增加10mg，直至症状消失。

(3)抗高血压：能使高血压患者的血压下降，伴有心率减慢。对各型原发性高血压及肾性高血压均有良效，特别对高肾素性高血压疗效尤佳。

(4)其他：用于甲状腺功能亢进及甲状腺危象，对控制激动不安，心动过速和心律失常等症状有效，并能降低基础代谢率。也用于嗜铬细胞瘤和肥厚性心肌病，普萘洛尔并试用于偏头痛、肌震颤、肝硬化的上消化道出血等。

3. 不良反应　胃肠道不良反应有恶心、呕吐、轻度腹泻等，停药后迅速消失。偶见过敏反应如皮疹、血小板减少等。严重不良反应为急性心力衰竭，有时可突然出现，可能与个体差异有关。此外，由于β_2受体的阻断，可增加呼吸道阻力，诱发支气管哮喘。普萘洛尔无内在拟交感活性，长期用后突然停药，可使原来病症加剧。

4. 注意事项　禁用于心功能不全、窦性心动过缓、重度房室传导阻滞和支气管哮喘等患者。由于突然终止用药可引起不良反应，故围手术期不宜突然停药，应继续用药至术日晨，用药可适当减量。氟烷可减少静脉注射普萘洛尔的清除率，延长消除半衰期。吸入或静脉麻醉时，应用普萘洛尔可使心肌抑制加重。

(二)β_1受体阻断药

艾司洛尔(esmolol)为20世纪80年代合成的超短效β_1受体阻断药。

1. 药理作用

(1)作用迅速，持续时间短。

(2)选择性阻滞β_1受体；对β受体阻滞作用仅为普萘洛尔的1/40～1/70。

(3)无内在拟交感活性和膜稳定作用；心脏抑制作用轻微。

(4)降低窦房结自律性，降低房室结传导性，对心房、希氏束-普肯耶纤维系统及心功能无直接作用。

2. 体内过程

(1)口服无效，多静脉滴注给药。

(2)体内代谢迅速、完全，由红细胞内酯酶水解，仅不足2%以原形由尿排除。消除半衰期约9分钟。

3. 临床应用

(1)控制室上性心动过速：艾司洛尔50～300μg/(kg·min)用于控制室上性心动过速效果与普萘洛尔3～6mg相似，但艾司洛尔停药后心率迅速恢复正常，而普萘洛尔4～5小时后心率仍低于正常水平。

(2)心脏手术时心肌缺血的防治：单独应用艾司洛尔或配合应用钙通道阻滞药，能减轻心脏手术的心肌缺血，为防治围手术期心肌缺血的较理想药物。一般用法为心脏手术时静滴100μg/(kg·min)。

(3)心脏术后高血压的治疗：目前多用硝普钠或硝酸甘油处理，但可引起心动过速而增加心肌耗氧量。艾司洛尔用于术后中度高血压，尤其伴高动力状态者，疗效确切。

(4)减轻气管插管的心血管反应：艾司洛尔500μg/(kg·min)静滴，2分钟后以100μg/(kg·min)维持，可显著减轻气管插管等所引起的心率增快、血压升高。

4. 不良反应　不良反应较少。较大剂量可有低血压，但多数患者无症状。当出现副作用时，只要停药便可迅速终止。

(三)α、β受体阻断药

拉贝洛尔(labetalol)，为α、β受体阻断药。

1. 药理作用

(1)竞争性阻滞 α_1 和 β 受体。α ∶ β 受体阻滞的效应为 1∶4～16。

(2)无 α_2 受体的阻滞作用,对 α_1 受体的阻滞作用为酚妥拉明的 1/10。

(3)对 β_1、β_2 受体选择性不高,心脏 β_1 阻滞作用仅为普萘洛尔的 1/4。

(4)对气管平滑肌阻滞作用仅为普萘洛尔的 1/12。无内在拟交感活性,无膜稳定作用。

(5)拉贝洛尔减弱心肌收缩力,减慢心率,减少心排出量。但可使总外周阻力下降,血压下降明显,此系其 α 阻滞效应所致。

2. 体内过程

口服吸收好,首关效应明显。生物利用度变异范围大,在 4%～8%之间。静脉注射 1 分钟出现作用,10 分钟达峰值。半衰期约 4～5 小时。主要在肝内代谢。

3. 临床应用

(1)治疗高血压:拉贝洛尔对血管 α_1 受体和心脏 β_1 受体同时阻滞,降压迅速,且无反射性心率加快。每日口服 400～800mg 对轻、中度高血压有效。在 5～20 分钟内静脉注射 1～2μg/kg,适用于重度高血压和高血压危象。也可用于嗜铬细胞瘤围手术期高血压和心律失常的处理。

(2)治疗心绞痛:拉贝洛尔同时阻滞对 α_1、β 受体,降低外周血管阻力,增加冠脉血流,减慢心率,降低心肌耗氧量。对劳力型、变异型心绞痛均有效,对伴高血压的心绞痛患者疗效更佳。

(3)治疗充血性心力衰竭:高血压、心绞痛或心律失常伴轻、中度充血性心力衰竭,5～20 分钟内静脉注射 25～50mg 或 1～4mg/min 静滴可减轻心力衰竭。

(4)控制性降压:与安氟醚、异氟烷合用有协同降压作用,静脉注射初量 20mg,追加 5～10mg,可有效降压而不伴心动过速,且心排出量等血流动力学指标改变轻微。

(5)抑制气管插管反应:全麻诱导时,静脉注射拉贝洛尔 0.5mg/kg,气管插管时平均动脉压、心率无明显波动。

4. 不良反应

体位性低血压发生率较低。肝功能不全、哮喘患者慎用。脑出血、窦性心动过缓或房室传导阻滞患者禁用。

（秦统鑫　王明玲）

参考文献

1. 艾登斌,简明麻醉学. 北京:人民卫生出版社,2004.
2. 庄心良,曾因明. 现代麻醉学. 第 3 版. 北京:人民卫生出版社,2002.

第十三章 抗高血压药

第一节 利 尿 药

利尿药是治疗高血压的常用药，主要影响血容量，可单独治疗轻度高血压，也常与其他降压药合用以治疗中、重度高血压。摄入大量 NaCl 能对抗利尿药的降压作用，限制 NaCl 摄入则能增强其降压作用，说明排 Na^+ 是利尿药降压的重要原因。一般情况下，高效利尿药不作为轻症高血压的一线药，而用于高血压危象及伴有慢性肾功能不全的高血压患者，因其不降低肾血流，并有较强的利 Na^+ 作用。

一、噻嗪类利尿药

氢氯噻嗪(hydrochlorothiazide)

氢氯噻嗪又名双氢氯噻嗪，双氢克尿噻。

(一)药理作用

1. 利尿作用　与 Na^+-Cl^- 协同转运载体竞争 Cl^- 结合点，影响此载体转运 Na^+、Cl^-，减少 Na^+、Cl^- 的重吸收，从而产生利尿作用。

2. 降压作用　主要是通过利尿使血容量减少而产生降压作用。

(二)临床应用

1. 治疗水肿　对各种原因引起的水肿都有效，是轻、中度心源性水肿的首选药。由于利尿剂不增加心排出量，所以应与强心药同用。

2. 治疗高血压　是治疗高血压的基础药物，能降低高血压患者卒中和充血性心力衰竭的病死率。多与其他药物合用，可减少不良反应。

(三)用法及用量

常用剂量为每次 25～50mg，每日 2 次。

(四)不良反应

常见的不良反应是电解质紊乱，包括低钾血症、低钠血症、低氯血症及低镁血症等。还可导致高尿酸血症和高血糖、高血脂等。

二、髓袢利尿药

呋塞米(furosemide，速尿)

(一)药理作用

主要通过抑制髓袢升支粗段的 Na^+-K^+-$2Cl^-$ 共同转运系统，减少 NaCl 的重吸收，产生利尿作用。还能扩张肾血管，使血管阻力降低，从而增加肾血流量。

(二)临床应用

1. 治疗水肿　呋塞米可用于治疗各种原因引起的水肿，尤当对其他利尿药无效的严重水肿。对于急性水肿，可通过静脉注射呋塞米 20～40mg 治疗。

2. 治疗肾衰竭　急性肾衰时，可用 80～400mg 加于氯化钠注射液 100ml 中静脉滴注，以增加尿量，减少肾小管的坏死。慢性肾衰时，可用大剂量呋塞米治疗。

(三)不良反应

大量应用可引起低血容量、低钠血症、低钾血症、低镁血症等水和电解质失调的表现。而且呋塞米还有耳毒性，表现为耳鸣、听力减退，甚至耳聋。

三、保钾利尿药

螺内酯(spirolactone，安体舒通)

(一)药理作用

螺内酯的化学结构与醛固酮相似，可竞争性拮抗醛固酮，表现出排 Na^+ 保 K^+ 的作用。

（二）临床应用

呋塞米可用于治疗肝硬化腹水、肾病综合征水肿以及心衰患者。常用量为每次 10～30mg，一日 3～4 次。服用 5 日后如疗效满意，可继续服用原剂量，否则宜加用其他利尿药。而原发性醛固酮增多症，宜采用较大剂量和较长疗程。

（三）不良反应

螺内酯的不良反应较轻，长期使用可引起高钾血症。螺内酯导致的高钾血症，尤其是合并肾功能不全者更易发生，因此，肾功能不全者慎用。此外，螺内酯还有性激素样不良反应，导致妇女多毛症、男子乳房女性化等。

第二节　肾上腺素能受体阻断药

一、β 受体阻断药

β 受体阻断药均有良好的抗高血压作用，现以普萘洛尔为例介绍如下：

（一）抗高血压作用

1. 用普萘洛尔数天后，收缩压可下降 15%～20%，舒张压下降 10%～15%，合用利尿药降压作用更显著。静脉注射普萘洛尔后可使心率减慢，心输出量减少，但血压仅略降或不降，这是压力感受器反射使外周阻力增高的结果。

2. 有少数人，使用 β 受体阻断药后，总外周阻力增高，推测是激活了血管的 α 受体，故有外周血管疾病者，禁用本药。

（二）作用机制

普萘洛尔降低血压是其 β 受体阻断作用所继发的，对其进一步机制有以下几种观点：

1. 减少心排出量　普萘洛尔阻断心肌 β_1 受体，抑制心肌收缩性并减慢心率，使心输出量减少，因而降低血压。给药后这一作用迅速出现，而降压作用出现较慢。

2. 抑制肾素分泌　肾交感神经通过 β_1 受体促使近球细胞分泌并释放肾素，普萘洛尔能抑制之，从而降低血压。具有强内在活性的吲哚洛尔在降压时，并不影响血浆肾素活性。

3. 降低外周交感神经活性　普萘洛尔也能阻断某些支配血管的去甲肾上腺素能神经突触前膜的 β_2 受体，抑制其正反馈作用而减少去甲肾上腺素的释放。

4. 中枢降压作用　已知下丘脑、延髓等部位有 β 受体，中枢给予微量普萘洛尔能降低血压，同量静脉注射却无效。与之相反的证据是，不能进入中枢的 β 受体阻断药，却有降压作用。因此中枢 β 受体在血压调节中的意义，尚待阐明。

总之，β 受体阻断药的作用机制较为复杂，可能在某种病情发展中某一机制起主导作用，而在另种病情过程中，另一机制占主要地位。

（三）临床应用

1. β 受体阻断药已广泛用于治疗高血压，对轻、中度高血压有效，对高血压伴心绞痛者还可减少发作。

2. 对伴有心排出量及肾素活性偏高者，和伴有脑血管病变者疗效也较好。

3. 普萘洛尔的用量个体差异较大，一般宜从小量开始，以后逐渐递增，但每日用量以不超过 300mg 为宜。

4. 在 β 受体阻断药中，选择性 β_1 受体阻断药美托洛尔（metoprolol），阿替洛尔（atenolol）的作用优于普萘洛尔，它们在小剂量时主要作用于心脏，而对支气管的影响小，对伴有阻塞性肺疾病患者相对安全。

二、α 受体阻断药

哌唑嗪（prazosin）

（一）药理作用

哌唑嗪能选择性地阻断突触后膜 α_1 受体，能竞争性拮抗激动剂苯福林收缩血管升高血压的作用。能舒张静脉及小动脉，发挥中等偏强的降压作用。它与酚妥拉明不同，降压时并不加快心率，较少增加心肌收缩力及血浆肾素活性，也能增加血中高密度脂蛋白（HDL）的浓度，减轻冠脉病变。

（二）体内过程

该药口服易吸收，2 小时内血药浓度达峰值，生物利用度为 60%，$t_{1/2}$ 为 2.5～4 小时。但口服后降压作用可持续 10 小时，与血浆蛋白结合率达 97%，在肝中广泛代谢。

（三）临床应用

适用于各型高血压，单用治疗轻、中度高血压，重度高血压合用 β 受体阻断药及利尿药可增强降压效果。

(四)不良反应

不良反应有眩晕、疲乏、虚弱等,首次给药可致严重的体位性低血压,晕厥、心悸等,称“首剂现象”,在直立体位,饥饿、低盐时较易发生。将首次用量减为0.5mg,并在临睡前服用,便可避免发生。

三、α,β受体阻断药

拉贝洛尔(labetalol)

(一)药理作用

对α、β受体均有竞争性拮抗作用,其中,阻断β_1、β_2受体的作用程度相似,对α_1受体作用较弱,对α_2受体则无效,故负反馈调节仍然存在,用药后不引起心率加快作用。

(二)临床应用

本药降压作用温和,适用于治疗各型高血压,无严重不良反应,对梗死早期,通过其降低心肌壁张力而产生有益的作用。静脉注射可治疗高血压危象。

第三节 钙离子通道阻断药

一、作用机制

1. 钙通道阻断药能抑制细胞外Ca^{2+}的内流,松弛平滑肌、舒张血管,对心脏产生负性肌力作用,使血压下降。

2. 对窦房结起搏细胞的自动节律性发放影响较小,可能系血管扩张,血压下降,反射性增加交感活性所致,β受体阻断药可拮抗此类作用。

3. 因抑制心肌收缩,扩张动脉血管,降低后负荷,降低左室舒张末期压力,从而降低心肌耗氧,改善心内膜下灌注,此外又扩张冠脉及其侧支,解除冠脉痉挛,故利于心肌氧供需平衡。

4. 降血压时并不降低重要器官的血流量,不引起脂质代谢及葡萄糖耐受性的改变。

二、常用药物

(一)硝苯地平(nifedipine)

1. 作用机制 硝苯地平对轻、中、重度高血压者均有降压作用,但对正常血压者则无降压效果。在离体血管实验中,它能明显抑制高钾去极化所致的收缩反应,对去甲肾上腺素所致的收缩反应则抑制较弱,但对自发性高血压大鼠的血管标本,由去甲肾上腺素所引起的收缩反应却有明显的抑制作用,这似能说明硝苯地平对血压正常者无降压作用的理由,此外,也可抑制内皮素诱导的肾血管的收缩。

2. 体内过程 口服30~60分钟见效,时效为3小时,消除半衰期约3~4小时。

3. 临床应用 临床用于治疗轻、中、重度高血压,可单用或与利尿药、β受体阻断药合用。

4. 不良反应

(1)硝苯地平降压时伴有反射性心率加快和心搏出量增加,也增高血浆肾素活性,合用β受体阻断药可免此反应而增其降压作用。

(2)常见不良反应有头痛、面部潮红、眩晕、心悸、踝部水肿等。其引起踝部水肿为毛细血管前血管扩张而不是水钠潴留所致。

(二)其他钙通道阻断药如维拉帕米、地尔硫䓬、尼卡地平、尼莫地平等也用于治疗高血压,并取得良好的效果。有的钙通道阻断药尚有“利尿作用”,能抑制肾小管细胞对Na^+的再吸收,能选择性扩张肾入球小动脉,增加肾小球滤过率。

第四节 血管紧张素转化酶抑制药

肾素-血管紧张素-醛固酮系统(RAAS)在血压调节及高血压发病中都有重要影响,近几年来合成了一系列血管紧张素转化酶抑制剂(ACEI),如卡托普利(captopril),依那普利(enalapril),雷米普利(ramipril),赖诺普利(lysinopril)及培哚普利(perindopril)等。它们能有效地降低血压,对心功能不全及缺血性心脏病等也有良效。

现代分子生物学研究证明,在心血管、脑、肾等组织中存在肾素、血管紧张素原的mRNA,局部有相关基因表达,故提出在组织中存在独立的RAAS(系由局部合成),该系统以旁分泌及自分泌方式对心血管及神经系统功能,甚至结构起调节作用。血管中局部产生的血管紧张素Ⅱ(ATⅡ)可增加血管的收缩性能，并促进去甲肾上腺素的释放，而导致血管收缩，血压上升，实验见ATⅡ能促进培养的血管平滑肌细胞生长、增殖，增加蛋白质合成及细胞体积。

ATⅡ促进血管平滑肌生长的作用可引发血管增生及血管壁中层增厚等。

一、药理作用及作用机制

ACEI能使血管舒张，血压下降，其作用机制如下：

(一)抑制循环中RAAS

ACEI主要通过抑制ATⅡ的形成而起作用，对血管、肾有直接影响。并通过交感神经系统及醛固酮分泌而发生间接作用。这是改变血流动力学的主要因素，也是用药初期外周血管阻力降低的原因。

(二)抑制局部组织中RAAS

组织RAAS对心血管系统的稳定有重要作用，组织中的血管紧张素转化酶(ACE)与药物的结合较持久，因此对酶的抑制时间更长，进而降低去甲肾上腺素释放，降低交感神经对心血管系统的作用，有助于降压和改善心功能。此与药物的长期降压疗效有关。以卡托普利为例，卡托普利的三个基团可与酶的三个活性部位相结合，一是脯氨酸羧基与酶的正电荷部位(精氨酸)呈离子键结合；二是肽链的羰基与酶的供氢部位呈氢键结合；三是巯基与酶的Zn^{2+}结合，终使酶失去活性。

(三)减少缓激肽的降解

当ACE受到药物抑制时，组织内缓激肽(BK)降解减少，局部血管BK浓度增高，从而发挥强有力的扩血管效应及抑制血小板功能。此外，BK可刺激细胞膜磷脂游离出花生四烯酸(AA)，促进前列腺素的合成而增加扩血管效应。

二、ACEI的特点

ACEI与其他降压药相比，具有以下特点：

1. 适用于各型高血压，在降压的同时，不伴有反射性心率加快，可能是取消了ATⅡ对交感神经传递的易化作用所致。

2. 长期应用，不易引起电解质紊乱和脂质代谢障碍，可降低糖尿病、肾病和其他肾实质性损害患者肾小球损伤的可能性，如卡托普利既能有效降压，又能增加机体对胰岛素的敏感性。

3. 可防止和逆转高血压患者血管壁增厚和心肌细胞增生肥大，可发挥直接及间接的心脏保护作用。

4. 能改善高血压患者的生活质量，降低死亡率。

三、临床应用

治疗原发性及肾性高血压能使血压降低15%～25%，对中、重度高血压合用利尿药，可加强降压疗效，降低不良反应。

四、不良反应

主要不良反应有低血压(2%)，见于开始剂量过大时，应小剂量开始试用；高钾血症、血管神经性水肿；肾功能受损，对肾血管狭窄者更甚；咳嗽，为刺激性干咳，可能与肺血管床内的激肽及前列腺素等物质的蓄积有关。久用可致血锌降低而引起皮疹，味觉、嗅觉缺损，脱发等。补充Zn^{2+}可望克服。

五、药物相互作用

1. 合用利尿药可增强降压疗效，并减少Zn^{2+}的排泄。

2. 吲哚美辛可减弱卡托普利的降压疗效，此与吲哚美辛抑制前列腺素的合成有关。

3. 与地高辛合用，可增高地高辛的血浆浓度等。

第五节　中枢和交感神经抑制药

一、可乐定(clonidine)

(一)药理作用

1. 麻醉动物静脉注射可乐定后，先见血压短暂升高，随见血压持久下降，伴有心率减慢、心输出量减少。升压是可乐定激动外周血管α受体所致，随后的降压则与中枢作用有关。口服给药仅见降压而无升压疗效，继续服用后，外周血管阻力逐渐降低，肾血管阻力也降低，但并不显著影响肾血流量及肾小球滤过率。

2. 可乐定的降压作用中等偏强。它还能抑制胃肠道的分泌和运动，因此适用于并存溃疡病的高血压患者。

3. 可乐定对中枢神经系统还有镇静作用，减少自发性活动，并显著延长巴比妥类的催眠时间。

(二)作用机制

1. 动物实验证明微量可乐定注入椎动脉或小脑延髓池均可引起降压，但同等剂量作静脉注射却并不降压，据此推测，引起降压作用的部位在中枢。通过分层切除脑组织，提示可乐定作用于延髓并降低外周交感张力致血压下降。而其激动中枢 α_2 受体则是其引起镇静等副作用的原因。

2. 从动物脑中已提得内源性可乐定样物质，该物质作用于延髓腹外侧发挥类似可乐定样的作用。另有研究证明，可乐定降压涉及内源性阿片肽的释放。且可乐定具有镇痛作用，此作用可被阿片受体拮抗剂纳洛酮所拮抗。

3. 可乐定也激动外周交感神经突触前膜的 α_2 受体及其相邻的咪唑啉受体，引起负反馈而减少去甲肾上腺素的释放。

(三)体内过程

可乐定口服吸收良好，生物利用度约 75%，口服半小时后起效，2～4 小时作用达高峰，持续 6～8 小时。在体内分布均匀，也易透过血-脑屏障。$t_{1/2}$ 为 7.4～13 小时。约 50%在肝代谢，使结构中的咪唑环裂解，苯环被羟化。余者以原形随尿排出。

(四)临床应用

可乐定可治疗中度高血压，常于其他药无效时应用。此外，可作为吗啡类镇痛药成瘾者的戒毒药。

(五)不良反应

常见不良反应有口干，水、钠潴留，镇静、嗜睡、头痛、便秘、阳痿等，停药后能自行消失，少数患者在突然停药后可出现短时的交感神经功能亢进现象。如心悸、出汗、血压突然升高等。

二、甲基多巴(methyldopa)

甲基多巴的降压作用与可乐定相似，属中等偏强，降压时也伴有心率减慢，心输出量减少，外周血管阻力明显降低。治疗中度高血压，适用于肾功能不良的高血压患者。

第六节 周围血管扩张药

一、药理作用及作用机制

直接作用于血管平滑肌的抗高血压药肼屈嗪等，能直接松弛血管平滑肌，降低外周阻力，纠正血压上升所致的血流动力学异常。与其他类降压药不同的是，本类药物不抑制交感神经活性，不引起体位性低血压等。久用后，其神经内分泌及自主神经的反射作用能抵消药物的降压作用，其最重要的反射变化是：

1. 激活交感神经，致心输出量和心率增加而抵消降压作用，增加心肌耗氧量，有严重冠心病或心脏储备能力差的患者则易诱发心绞痛。

2. 增强血浆肾素活性，进而增强交感神经活性，导致循环中血管紧张素增加而使血压上升，以上缺点必须合用利尿药及 β 受体阻断药加以纠正。

二、常用药物

(一)肼屈嗪(hydralazine，肼苯哒嗪)

1. 临床应用　肼屈嗪为扩张小动脉的口服有效的降压药，对肾、冠状动脉及内脏血管的扩张作用大于对骨骼肌血管的扩张作用。适用于中度高血压，常与其他降压药合用。口服吸收好，约65%～90%，给药 1 小时作用达峰值，维持约 6 小时。

2. 不良反应　有头痛、鼻充血、心悸、腹泻等。较严重时表现为心肌缺血和心衰。大剂量使用时可引起全身性红斑狼疮样综合征，用量 400mg/d 或更大时，其发生率可达 10%～20%，可见与剂量有关。将剂量降至 200mg/d，上述反应少见。本药极少单用。

(二)硝普钠(sodium nitroprusside)

1. 体内过程　化学名为亚硝基铁氰化钠，属硝基血管扩张药，口服不吸收，需静脉滴注给药。该药遇光易破坏，故滴注的药液应新鲜配制和避光。起效快，约 1 分钟，停药 5 分钟内血压回升。

2. 作用机制　类似于硝酸酯类，能增加血管平滑肌细胞内 cGMP 水平而扩张血管。

3. 临床应用

(1)用于高血压危象，特别是伴有急性心肌梗死或左室功能衰竭的严重高血压患者，治疗高血压危象一般按 3μg/(kg·min)滴注，通过调整滴注速度来维持血压于所需水平。

(2)该药能扩张动、静脉，降低前、后负荷而改善心功能，用于难治性心衰。

4. 不良反应　不良反应有呕吐、出汗、头痛、心悸，均是过度降压所引起。本药毒性较低，在体内产生的 CN^-，在肝中被转化成 SCN^-，后者基本无毒，经肾排泄。但连用数日后，SCN^- 在体内蓄积，其浓度超过 20mg/100ml 时，可致中毒，因此宜监护 SCN^- 的浓度。

（秦统鑫　王明玲）

参考文献

1. 艾登斌，简明麻醉学．北京：人民卫生出版社，2004.
2. 杨宝峰，苏定冯，周宏灏，等．药理学．第7版．北京：人民卫生出版社，2008.

第十四章 强 心 药

强心药是指增强心肌收缩力的药物。很多药物具有增强心肌收缩力的作用，但由于正性肌力作用的选择性不高，或正性肌力作用微弱，以及药物代谢动力学方面的问题而不能应用或不适于应用。目前常用的强心药有以下几类：强心苷类、儿茶酚胺类、磷酸二酯酶类、钙增敏剂和胰高血糖素等。

第一节 慢性心功能不全

慢性心功能不全又称充血性心力衰竭(congestive heart failure，CHF)，是一种多原因多表现的“超负荷心肌病”。在血流动力学方面表现为心脏不能射出足量血液以满足全身组织的需要。心功能受几种生理因素的影响，如心肌收缩力、心率、前、后负荷及心肌氧耗量等。CHF时心肌收缩力减弱，心率加快，前后负荷增高，氧耗量增加。

近年发现CHF时既有心肌调节机制的变化，也有心β_1肾上腺素受体信息转导系统的变化。

1. 交感神经系统激活　这是CHF发病过程中早期的代偿机制，是一种快速调节。患者交感神经活性增高，血中去甲肾上腺素浓度升高，从而使心肌收缩力增高，心率加快，血管收缩以维持血压，这都起到代偿作用。久后心肌氧耗量增加，后负荷增加，心脏作功增多，反使病情恶化，形成恶性循环。

2. 肾素-血管紧张素-醛固酮系统(RAAS)激活　这一系统对循环的调节较为缓慢。症状明显的患者血浆肾素活性升高，血中血管紧张素Ⅱ(ATⅡ)含量升高。RAAS的激活将强烈收缩血管，久之也将造成恶性循环。醛固酮增多促进水肿，ATⅡ还能促进去甲肾上腺素的释放，加重发病过程。

3. 精氨酸加压素分泌增加　轻症患者血中精氨酸加压素浓度已有升高，能促使外周血管收缩，既有利地维持血压，又不利地恶化病情，可能参与了CHF晚期的发病过程。

4. 其他内源性调节的变化　心房排钠因子(ANF)有排钠利尿、扩张血管、拮抗RAAS活性等作用。轻度、重度患者血中ANF含量增多，可能有缓解病情的功效。前列腺素E_2、I_2也是重要的内源性血管扩张物质，在CHF患者血中其浓度增高，也起到缓解发病过程的作用。内皮依赖性松弛因子(EDRF)，即一氧化氮(NO)，能明显扩张血管。内皮素在CHF患者体内含量增多，可能参与血管收缩过程，但二者确切的发病学意义，尚待研究。

5. 心细胞β_1-受体的密度下降　CHF患者心肌细胞的β_1受体由占心肌肾上腺素受体的70%～80%降为50%，即β_1受体下调，这是受体长期与较高浓度去甲肾上腺素相接触的结果，也是使心肌免受过量Ca^{2+}负荷之害的一种保护机制。CHF时β_1受体与G蛋白脱偶联，兴奋性Gs量减少，抑制性G_i量增多，同时腺苷酸环化酶活性下降，细胞内cAMP含量减少，但G蛋白和腺苷酸环化酶的变化是原发还是继发也待研究。

从上述多种调节机制和β_1受体信息转导系统的变化来看，现较重视CHF发病中的神经内分泌因素。治疗上除用正性肌力药加强收缩性，用扩血管药及利尿药降低前、后负荷外，现也注意用血管紧张素Ⅰ转化酶抑制药(ACEI)以纠正RAAS的激活，取得较好的治疗效果。

第二节　强心苷类

强心苷(cardiac glycosides)是一类有强心作用的苷类化合物，它能选择性地作用于心肌。临床上用于治疗 CHF 及某些心律失常。

一、来源及化学结构

1. 强心苷来源于植物如紫花洋地黄和毛花洋地黄，所以又称洋地黄类(digitalis)药物。常用的有地高辛(digoxin)和洋地黄毒苷(digitoxin)。

2. 强心苷由糖和苷元结合而成。苷元由甾核和内酯环构成，内酯环为一不饱和五元或六元环，环若饱和(或)断裂，则作用削弱或消失，故内酯环为加强心肌收缩力的基本部分。糖分子本身无药理作用，但糖本身能增加苷元的水溶性、延长苷元的作用时间。甾核上羟基等极性基团的多少决定强心苷的极性。

二、药理作用

1. 正性肌力作用(positive inotropic action)即加强心肌收缩性，这是选择性对心肌细胞的作用，这一作用是剂量依赖性的，对心房和心室，对正常心肌和已衰心肌都有效。

(1)正性肌力作用表现为心肌收缩最高张力和最大缩短速率的提高，使心肌收缩有力而敏捷。这样，在前后负荷不变的条件下，心脏每搏作功增加，搏出量增加。

(2)强心苷对正常人和 CHF 患者心肌都有正性肌力作用，但它只增加患者心脏的搏出量而不增加正常心脏的搏出量。因为强心苷对正常人还有收缩血管提高外周阻力的作用，由此限制了心搏出量的增加。然而在 CHF 患者中，通过反射作用，强心苷已降低了交感神经活性，因而这一收缩血管的作用难以发挥，使搏出量得以增加。

(3)强心苷对心肌氧耗量的影响也随心脏功能状态而异。对正常心脏因加强收缩性而增加氧耗量，对 CHF 患者，因心脏原已肥厚，室壁张力也已提高，需有较多氧耗以维持较高的室壁张力。强心苷的正性肌力作用能使心脏体积缩小，室壁张力下降，乃使这部分氧耗降低，降低部分常超过收缩性增加所致的氧耗增加部分，因此总的氧耗有所降低。

2. 负性频率作用(negative chronotropic action)即减慢窦性频率，对 CHF 而窦律较快者尤为明显。

(1)这一作用由强心苷增强迷走神经传出冲动所引起，也有交感神经活性反射性降低的因素参与。这主要是增敏颈动脉窦、主动脉弓压力感受器的结果。因 CHF 时感受器细胞 Na^+-K^+-ATP 酶活性增高，使胞内多 K^+，呈超极化，细胞敏感性降低，压力感受器反射失灵，乃使交感神经及 RAAS 功能提高。强心苷直接抑制感受器 Na^+-K^+-ATP 酶，敏化感受器，恢复压力感受器反射。从而增强迷走神经活性，降低交感神经活性。

(2)减慢窦性频率对 CHF 患者是有利的，它使心脏得以较好休息，获得较多的冠状动脉血液供应，又使静脉回心血量更充分而能搏出更多血液。但减慢窦性频率并非强心苷取得疗效的必要条件，临床上常在心率减慢之前或心率并不减慢的情况下，见到强心苷的治疗效果，如水肿减轻及呼吸急促的缓解。

3. 对心肌电生理特性的影响

(1)治疗量强心苷加强迷走神经活性而降低窦房结自律性，因迷走神经加速 K^+ 外流，能增加最大舒张电位(负值更大)，与阈电位距离加大，从而降低自律性。

(2)强心苷能提高普肯耶纤维的自律性，在此迷走神经影响很小，强心苷直接抑制 Na^+-K^+-ATP 酶的作用发挥主要影响，结果是细胞内失 K^+，最大舒张电位减弱(负值减少)，与阈电位距离缩短，从而提高自律性。

(3)强心苷减慢房室结传导性是加强迷走神经活性减慢 Ca^{2+} 内流的结果，慢反应电活动的房室结的除极是 Ca^{2+} 内流所介导的。

(4)强心苷缩短心房不应期也由迷走神经促 K^+ 外流所介导。缩短普肯耶纤维有效不应期是抑制 Na^+-K^+-ATP 酶，使细胞内失 K^+，最大舒张电位减弱，除极发生在较小膜电位的结果。

4. 对心电图的影响

(1)治疗量强心苷最早引起 T 波变化，其幅度减小，波形压低甚至倒置，S-T 段降低呈鱼钩状，随后还见 P-R 间期延长，反映房室传导减慢，Q-T 间期缩短，反映普肯耶纤维和心室肌 ERP 和 APD 缩短。P-P 间期延长则是窦性频率减慢的反映。

（2）中毒量强心苷会引起各种心律失常，心电图也会出现相应变化。

5. 对其他系统的作用

（1）血管：强心苷能使动脉压升高，外周阻力上升，此作用与交感神经、肾上腺及输出量的变化无关，说明是直接收缩血管平滑肌所致。已证明强心苷能收缩下肢、肠系膜血管及冠状血管等。正常人用药后血管阻力升高约 23%，局部组织血流减少。CHF 患者用药后，因交感神经活性降低，其影响超过直接收缩血管的效应，因此血管阻力下降，心输出量及组织灌流增加，动脉压不变或略升。

（2）肾脏：CHF 患者用强心苷后利尿明显，是正性肌力作用使肾血流增加所继发的。对正常人或非心源性水肿患者也有轻度利尿作用，是抑制肾小管细胞 Na^+-K^+-ATP 酶，减少肾小管对 Na^+ 的再吸收的结果。

（3）神经系统：中毒量可兴奋延髓极后区催吐化学感受区而引起呕吐。严重中毒时还引起中枢神经兴奋症状，如行为失常、精神失常、谵妄甚至惊厥。中毒量强心苷还明显增强交感神经的活性，有中枢和外周两方面影响。这也参与了中毒量所致的心律失常的发病过程。

三、正性肌力作用机制

三方面因素决定着心肌收缩过程，它们是收缩蛋白及其调节蛋白；物质代谢与能量供应；兴奋-收缩耦联的关键物质 Ca^{2+}。业已证明强心苷对前二方面并无直接影响，却能增加兴奋时心肌细胞内 Ca^{2+} 量，并认为这是强心苷正性肌力作用的基本机制。

四、体内过程

常用的地高辛和洋地黄毒苷的作用性质基本相同，但因药代动力学特征有别，使作用程度上有快慢、久暂之分。洋地黄毒苷仅在 C_{14} 位有一极性基团羟基，其极性低而脂溶性高，所以口服吸收率较高，原形经肾排泄较少。地高辛在 C_{12}、C_{14} 位各有一羟基，极性略高，所以口服吸收率略差，原形经肾排泄略多。

1. 吸收　洋地黄毒苷口服吸收稳定完全，其生物利用度高达 100%，地高辛生物利用度约 60%～80%。强心苷口服吸收后，部分经肝与胆管排入肠道而被再吸收，形成肝肠循环。洋地黄毒苷肝肠循环较多，与其作用持久有一定关系。

2. 分布　强心苷进入血液后可与血浆蛋白发生可逆性结合而分布全身。洋地黄毒苷结合较多，在肾、心、骨骼肌与血清中的浓度比为 8.7∶5.4∶2.9∶1。地高辛结合较少，分布于各组织中，以肾内浓度最高，心、骨骼肌中次之。

3. 代谢转化　洋地黄毒苷脂溶性较高，易进入肝细胞，代谢较多。它可经 P_{450} 氧化脱糖成苷元，再在 C_3 位转为 α 构型而失效；部分在 C_{12} 位被羟基化转化成地高辛仍属有效，在人体中此转化约占总代谢量的 8%；又有部分苷元的不饱和内酯环被氢化成饱和环而降低效应；代谢产物最终与葡糖醛酸或硫酸结合而经肾排泄。地高辛的代谢转化较少，主要被氢化成二氢地高辛，继而再被脱糖，内酯环氢化，与葡糖醛酸结合而经肾外排。

4. 排泄　洋地黄毒苷排泄缓慢，是它作用持久的主要原因。它的代谢产物多数经肾，少量经肠道排出。少量原形物也经肾排泄。地高辛经肾小球过滤，部分也经肾小管分泌排出，每日可排出体内量的 1/3。

5. 影响药代动力学的因素　强心苷的小儿用量，按体重计，较成人高。地高辛维持量 2 岁以下儿童为 0.015～0.02mg/kg，2 岁以上为 0.01～0.015mg/kg，因儿童排泄较多，血浆蛋白结合率较低，分布容积较大。老年人用量以少于成年人 20%～30% 为宜。地高辛维持量为 0.125～0.2mg，因老年人肾排泄少，分布容积小，血浓较高。

五、临床应用

强心苷主要用于治疗 CHF 和某些心律失常。

1. CHF　各种原因如心肌缺血、瓣膜病、高血压、先天性心脏病、心肌炎（风湿性、病毒性）、甲状腺功能亢进及严重贫血等所引起的 CHF，都可应用强心苷。通过正性肌力作用，增加搏出量及回心血量，取得对症治疗效果。但强心苷对不同原因引起的CHF，在治疗效果上却有很大差别。它对瓣膜病、高血压、先天性心脏病等所引起者疗效良好。对继发于严重贫血、甲亢的CHF则疗效较差。对肺源性心脏病、严重心肌损伤或活动性心肌炎如风湿活动期的CHF，强心苷疗效也差。对心肌外机械因素引起的CHF，包括严重二尖瓣狭窄及缩窄性心包炎，强心苷疗效更差甚至无效，因为此时左室舒张充盈受限，搏出量受限，难以缓解症状。

2. 强心苷对CHF的治疗价值

(1)近年有大规模随机、对照、双盲的临床研究证实地高辛确能缓解或消除症状，改善血流动力学变化，提高运动耐力，加强左心室功能，但未能降低病死率。

(2)对窦性节律的中、轻度CHF患者，现已肯定地高辛能增加射血分数，改善左心室功能，防止病情恶化。

(3)现认为对有症状的心室收缩功能不全的CHF患者，地高辛疗效明确，仍是常用药物。地高辛合用利尿药是CHF的基础用药。

(4)与其他治疗CHF的药物相比，强心苷有以下优点：它应用方便，每日口服一次即可；长期久用疗效不减；一般有效剂量毒副作用并不严重。强心苷的主要缺点是没有正性松弛作用，不能纠正舒张功能障碍。

3. 心律失常 强心苷常用于治疗心房纤颤、心房扑动及阵发性室上性心动过速。

(1)心房纤颤时，心房的过多冲动可能下传到达心室，引起心室频率过快，妨碍心排血，导致严重循环障碍，这是心房纤颤的危害所在。此时，强心苷是主要药物。用药目的不在于停止房颤而在于保护心室免受来自心房的过多冲动的影响。用药后多数患者的心房纤颤并未停止，而循环障碍得以纠正。

(2)心房扑动时，源于心房的冲动与房颤时相比较少较强，易于传入心室，使心室率过快而难以控制，强心苷的治疗功能在于它能不均一地缩短心房不应期，引起折返激动，使心房扑动转为心房纤颤，然后再发挥治疗心房纤颤的作用。某些患者在转为房颤后，停用强心苷，有可能恢复窦性节律。因为停用强心苷就是取消它的缩短心房不应期的作用，就相对地延长不应期，可使折返冲动落入较长的不应期而停止折返，于是窦性节律得以恢复。

(3)阵发性室上性心动过速，强心苷通过兴奋迷走神经减慢房室传导的作用，可有疗效。

六、不良反应及其防治

以往用量偏高，中毒发生率接近20%，现用量减少，又常采用逐日给恒量地高辛法，故中毒率明显下降，已低于12%。

1. 毒性作用的表现 较常见的有胃肠道反应，如厌食、恶心、呕吐、腹泻，应注意与强心苷用量不足心衰未受控制所致的胃肠道症状相鉴别。后者由胃肠道淤血所引起。神经系统反应有眩晕、头痛、疲倦、失眠、谵妄等。还有黄视症、绿视症等。最严重的是心毒性反应，可出现各种心律失常，多见早见的是室性期前收缩，约占心反应的33%；次为房室传导阻滞，约为18%；房室结性心动过速17%。这些心律失常由三方面毒性作用所引起：由普肯耶纤维自律性增高及迟后除极触发活动所致的异位节律的出现；房室结传导性的抑制；窦房结自律性的降低。

2. 毒性作用的防治 先要明确中毒诊断，可根据心电图的变化与临床症状作出初步判断。测定强心苷的血药浓度则有重要意义。地高辛浓度在3.0ng/ml，洋地黄毒苷在45ng/ml以上可确诊为中毒。预防上应注意诱发因素如低钾血症、高钙血症、低镁血症、心肌缺氧等。还应警惕中毒先兆的出现，如一定次数的室性期前收缩、窦性心律过缓低于60次/分及色视障碍等。

七、给药方法

1. 强心苷的传统用法分为两步，既先获足够效应而后维持之。用药先给全效量即“洋地黄化”，而后逐日给予维持量。全效量可口服地高辛首次0.5mg，4小时后再给0.5mg，对危急病例可在5分钟内缓慢静脉注射地高辛1.0mg。维持量应每日补充体内消除量，地高辛每日消除体内储存量35%，约为0.125～0.5mg。

2. 现知逐日给恒定剂量的药物，经4～5个$t_{1/2}$后就能在血中达到稳态浓度。据此，对病情不急的CHF患者，现多采用地高辛($t_{1/2}$为36小时)逐日给予0.25～0.375mg，经6～7天就能达到稳定的有效浓度，从而取得稳定疗效。这种给药法可明显降低中毒发生率。

3. 强心苷的用量应做到个体化，同一患者在不同病情下，用量也应增减。当体内失钾或肾功能减退时，为避免中毒应减少用量。当感染而增加心脏工作负荷时，为了保持疗效，宜酌情加大用量。

八、药物相互作用

许多药物干预地高辛的药代动力学变化而影响其血药浓度。考来烯胺、新霉素在肠中与地高辛结合，妨碍其吸收，降低血药浓度；奎尼丁能使90%患者的地高辛血药浓度提高一倍，是奎尼丁自组织中置换出地高辛的结果，合并用药时宜酌减地高辛用量约30%～50%；胺碘酮、维拉帕米等也能升高地高辛的血药浓度。

第三节 非强心苷类

现已合成一些非苷类正性肌力作用药，临床试用有效，兹择要介绍如下：

一、β受体激动药

（一）扎莫特罗（xamoterol）

1. β受体部分激动剂扎莫特罗有双向作用：在轻度CHF或休息时，交感神经活性较低，它发挥激动药作用；在重症或劳累激动时，交感神经活性较高，它发挥阻断药作用。

2. 临床称其能增加中、轻度CHF患者休息时的心输出量及血压，对重症患者也能缓解症状。其应用价值仍在研究中。

（二）美托洛尔（metoprolol）

1. 近年用β受体阻断药美托洛尔治疗特发性扩张型心肌病及冠心病CHF而收到较好效果。

2. 该药既能上调β受体数量，又能拮抗交感神经活性增高对CHF发病的不利影响，但并非对每一病例都有效，现仍有研究性试用。

（三）异波帕胺（ibopamine）

1. 异波帕胺属多巴胺类药物，部分作用是激动β受体，而增加心肌收缩性，能增加心输出量，降低外周阻力，促进利尿。

2. 治疗CHF能缓解症状，提高运动耐力，疗效与地高辛相似，有应用价值。

二、磷酸二酯酶抑制药

（一）磷酸二酯酶（PDE-Ⅲ）是cAMP降解酶，抑制此酶活性将增加细胞内cAMP的含量，发挥正性肌力作用和血管舒张作用，临床应用已证明PDE-Ⅲ抑制药能增加心输出量，减轻心负荷，降低心肌氧耗量，缓解CHF症状。

（二）磷酸二酯酶抑制药

1. 最先应用的PDE-Ⅲ抑制药是氨力农（amrinone），临床有效，但长期口服后约15%患者出现血小板减少，可致死亡。另有心律失常、肝功能减退。现仅供短期静脉滴注用。

2. 氨力农代替品米力农（milrinone）抑酶作用较前者强20倍，临床应用有效，能缓解症状、提高运动耐力，不良反应较少，未见引起血小板减少。但近日研究认为久用后疗效并不优于地高辛，反更多引起心律失常，故病死率较高，也仅供短期静脉给药用。

3. 依诺昔酮（enoximone）治疗中、重度CHF疗效与米力农相似，近也称其病死率较对照组为高，不作长期口服用。

4. 其他有待临床观察的药还有匹罗昔酮（piroximone），匹莫苯（pimobendan），维司力农（Vesnarinone）等。后者作用机制多样，除抑制PDE-Ⅲ外，也增加细胞内Na^{+}量，抑制K^{+}外流，临床试用有效受到重视。

上述多种PDE-Ⅲ抑制药多数还兼有增强心肌收缩成分对Ca^{2+}敏感性的作用，即不用增加细胞内Ca^{2+}量也能加强收缩性。这就可避免因细胞内Ca^{2+}过多而继发的心律失常、细胞损伤甚至坏死。目前正待研制具有选择性的“钙增敏药”。

第四节　常用强心药

一、洋地黄毒苷

(一)药理作用

1. 增强心肌收缩力,缩短收缩时间,促使心室排空更完全,同时使心脏舒张期相对延长,有利于静脉血回流。

2. 由于增强心肌收缩力而使心排出量增加,可使原来因心排出量低而代偿性增快的心率减慢。

3. 小剂量强心苷通过增强心肌收缩力而反射性地兴奋迷走神经,使房室传导减慢;较大剂量强心苷则有直接作用,减慢房室结传导和延长心脏传导系统的不应期。

4. 过量洋地黄能使心房和心室肌不应期缩短,心肌自律性增高,故可产生各种心律失常。

5. 可使外周血管收缩,外周阻力增加。

6. 由于心肌收缩力增强,心排出量增加,从而使肾血流量和肾小球滤过率增加;其次也由于心排出量增加后使原来增加的醛固酮分泌减少。

7. 具有3种神经效应,即拟迷走神经作用,致敏压力感受器,以及大剂量时的交感神经兴奋作用。

(二)临床应用

1. 用于治疗慢性心功能不全。

2. 主要采用口服,也可肌内注射,必要时静脉注射。饱和量:成人0.7～1.2mg;小儿2岁以下0.03～0.04mg/kg,2岁以上0.02～0.03mg/kg。维持量:成人0.05～0.1mg/d;小儿为饱和量的1/10,每日1次。

(三)不良反应

1. 恶心、呕吐、腹泻等胃肠道反应。

2. 色觉异常如黄视、绿视。

3. 各种心律失常,以室性期前收缩和不同程度传导阻滞多见。

二、地高辛

(一)药理作用

同洋地黄毒苷。

(二)临床应用

适用于病情较轻或两周内用过强心苷者的心功能不全和慢性心律失常者。

1. 全效量　成人:口服2～2.5mg;小儿:<2岁,50～80μg/kg;>2岁,30～50μg/kg。

(1)速给法:成人:首次口服0.75mg,以后每6小时0.5mg,2～3次。儿童:口服,新生儿～1个月,40～60μg/kg;1个月～2岁,60～80μg/kg;2～10岁,40～60μg/kg;10岁以上同成人,总量不超过1.5mg,首次给全效量的1/3～1/2,其余分2～3次服,每6小时1次。

(2)缓给法:

1)未服用过强心苷的患者,成人首次口服0.25～0.5mg,以后每6～8小时服0.25mg,于2～3天内获全效量。

2)小儿,全效量均分于2日内,4～6小时1次。

2. 维持量　0.25～0.5mg/d,儿童维持量为全效量的1/4。

3.“每日维持量疗法”　每日口服0.25～0.5mg(1次)。本法适用于慢性轻症心功能不全和慢性心律失常病例。

4. 静脉注射　首次0.5mg,2小时后再注0.25～0.5mg;极量:1.5mg/次,3mg/d。静脉注射以灭菌生理盐水10～20ml或25%～50%葡萄糖注射液20ml稀释后缓慢注入。

(三)不良反应

1. 胃肠道反应较为常见。

2. 中枢神经系统反应及视觉障碍:眩晕、头痛、疲倦、失眠等。

3. 各种心律失常,如室性期前收缩、二联律、室速以至室颤。

三、毛花苷C(毛花洋地黄苷,毛花苷丙)

(一)药理作用

同洋地黄毒苷。

(二)临床应用

用于急性和慢性心力衰竭、心房颤动和阵发性室上性心动过速。

1. 缓慢饱和量,口服一次0.5mg,一日4次。

2. 维持量一般为1日1mg,2次分服。

3. 静脉注射:成人常用量,饱和量1～1.2mg,

首次剂量0.4～0.6mg，2～4小时后可再给予0.2～0.4mg，用葡萄糖注射液稀释后缓慢注射。

(三)不良反应

过量时可有恶心、食欲缺乏、头痛、心动过缓、黄视等。

四、去乙酰毛花苷(去乙酰毛花苷丙，毛花强心丙，毛花苷丙)

(一)药理作用

同洋地黄毒苷。

(二)临床应用

1. 适用于急性心力衰竭及心房颤动、扑动等。

2. 剂量　静脉注射或肌内注射快速饱和量，第一次0.4～0.8mg，以后每2～4小时再给0.2～0.4mg，总量1～1.6mg；儿童每日20～40μg/kg，分1～2次给药。然后改用口服毛花苷丙维持治疗。

3. 不良反应　恶心、呕吐、食欲缺乏、头痛、心动过缓等。

五、毒毛花苷K

(一)药理作用

同洋地黄毒苷。

(二)临床应用

1. 适用于急性心功能不全或慢性心功能不全急性加重者，但减慢房室传导作用比去乙酰毛花苷丙弱。

2. 剂量　首剂0.125～0.25mg，加入葡萄糖液20～40ml内缓慢静脉注入(75分钟)，1～2小时后重复1次，总量每天0.25～0.5mg。

六、氨力农(氨利酮)

(一)药理作用

有正性肌力作用和血管扩张作用，能增加心肌收缩力，增加心排出量，降低心脏前、后负荷，降低左心室充盈压，改善左心室功能，增加心脏指数，但对平均动脉压和心率无明显影响，并不引起心律失常。尚可使房室结功能和传导功能增强。

(二)临床应用

1. 用于各种原因引起的急、慢性心力衰竭。

2. 剂量：每次100～200mg，口服，一日三次，每日最大量600mg。每次0.5～3mg/kg，静滴；静脉滴注速度为每分钟5～10mg/kg，每日最大量不超过10mg/kg。

(三)不良反应

少数有轻微食欲缺乏、恶心、呕吐等症状，大剂量长期使用时可有血小板减少。常用药2～4周后出现，减量或停药后即好转。

七、米力农(米利酮)

(一)药理作用

有正性肌力作用和血管扩张作用，但其作用较强，为氨力农的10～30倍，其增加心脏指数优于氨力农，对动脉压和心率无明显影响。

(二)临床应用

1. 用于慢性充血性心力衰竭。

2. 剂量　2.5～7.5mg/次，口服，每日4次；2.5～75μg/kg，静滴。

(三)不良反应

过量时可有低血压、心动过速。

(秦统鑫　王明玲)

参考文献

艾登斌．简明麻醉学．北京：人民卫生出版社，2004.

第十五章 抗心律失常药

第一节 抗心律失常电生理基础

在正常情况下，心脏的冲动来自窦房结，依次经心房、房室结、房室束及普肯耶纤维，最后传至心室肌，引起心脏节律性收缩。在病理状态时或在药物的影响下，冲动形成失常，或传导发生障碍，或不应期异常，就产生心律失常，如窦性心动过速，心动过缓、室性或室上性心动过速、过早搏动（期前收缩）、心房扑动、心房或心室颤动等。

抗心律失常药物可分为两大类：治疗快速心律失常和缓慢心律失常药物，前者又可分为以下四类。

Ⅰ类：钠通道阻滞剂（膜稳定剂）。能阻滞钠通道，抑制0相去极化速率，并延缓复极过程。本类又可根据其作用特点分为三组：

Ⅰa组：对0相去极化与复极过程抑制均强的药物。有奎尼丁、普鲁卡因胺，乙酰卡尼、吡丙胺等。

Ⅰb组：对0相去极化及复极的抑制作用均弱的药物。有利多卡因、苯妥英钠、美西律、阿普林定、妥卡胺、乙吗噻嗪等。

Ⅰc组：明显抑制0相去极化，对复极的抑制作用较弱的药物。有恩卡尼、芬卡尼、氟卡尼、普罗帕酮等。

Ⅱ类：β肾上腺素受体阻滞剂。有普萘洛尔、阿替洛尔、美托洛尔等。

Ⅲ类：延长动作电位时程的药物。有胺碘酮、溴苄铵等。

Ⅳ类：钙通道阻滞药。包括维拉帕米和地尔硫䓬等。

一般情况下在心动过速时需应用抑制心脏自律性的药物（奎尼丁、普鲁卡因胺等）；心房颤动时需应用抑制房室间传导的药物（奎尼丁、普萘洛尔等）；房室传导阻滞时则需应用能改善传导的药物（苯妥英钠、阿托品等）；对于自律性过低所引起的心动过缓型心律失常则应采用肾上腺素或阿托品类药物。

第二节 药物分类及常用药物

一、膜反应抑制剂

（一）盐酸普鲁卡因胺

1. 药理作用　此药属Ⅰa类抗心律失常药，药理作用与奎尼丁基本相同，但其对心肌收缩力的抑制作用较轻，能降低蒲氏纤维自律性，减慢传导速度，延长动作电位及有效不应期。本品抗胆碱作用很弱，且没有α受体阻断作用。

2. 临床应用

（1）普鲁卡因胺用于治疗室性心律失常（除强心苷中毒外）效果较好，能使90%室性期前收缩和阵发性心动过速停止或防止发作。对房性心律失常效果较差。

（2）用法

1）口服每日3～4次，每次0.25～0.5g，心律正常后逐渐减至每日2～3次。

2）一般不采用肌内注射，可静脉注射5分钟0.1g直至显效或最大量达1g或用0.5g以5%葡萄糖液100ml稀释，初以1～2ml/min点滴，后速度可适当加快，于1小时内滴完。无效时，1小时后再给1次，24小时内总量不超过2g。

3)静脉注射仅限于病情紧急时,如室性阵发性心动过速,尤其适用于并发急性心肌梗死或其他严重心脏病者。

4)给药过程中应经常注意血压和心电图变化。

3. 不良反应

(1)消化道反应,厌食、恶心、腹泻等。

(2)过敏反应:如皮疹、药热、粒细胞减少症,长期应用可出现红斑狼疮反应。

(3)血药浓度超过 12μg/ml 可引起窦性停搏、房室阻滞、室性期前收缩甚至室颤。

(4)注射太快可使血压下降,甚至虚脱。

4. 注意事项 严重心力衰竭、低血压、完全性房室传导阻滞及肝肾功能不良患者禁用。

(二)盐酸利多卡因

1. 药理作用 主要是促进 K^+ 外流,也在一定程度上抑制 Na^+ 内流,故有如下作用:

(1)通过促进 K^+ 外流,降低 4 相舒张期除极速率而降低自律性,治疗剂量对窦房结自律性无影响,却明显抑制蒲氏纤维自律性。

(2)缩短有效不应期从而减少折返的发生。

(3)提高致颤阈。

(4)通过抑制 Na^+ 内流可使单向传导阻滞变为双向传导阻滞而中断折返通路,但对缺血组织或室内传导已有阻滞者,利多卡因可减慢传导速度甚至加重传导阻滞。

2. 临床应用

(1)利多卡因对房性心律失常基本无效,只用于各种原因引起的室性心律失常。

(2)临床常用制剂为利多卡因盐酸盐注射液,先以 50~100mg/次或 1~2mg/kg 静脉注射,见效后可给 1~4mg/min 静脉滴注,以 2mg/min 最适宜,肌内注射可用于心肌梗死患者入院前急救,臂三角肌内注射射 4mg/kg,静脉注射时可采用快速(30 秒内)注入,注射后无效时,可每 10~20 分钟注射 1 次,至发生作用为止,但总量不超过 250mg。

3. 不良反应

(1)肝肾功能不全、酸中毒、低钾、心力衰竭、休克或老年患者用量不当或反复给药可出现低血压、嗜睡甚至癫痫样抽搐等反应,故应酌情减量或慎用。

(2)特异质患者,注射小剂量即有心率加快、血压升高等反应。

4. 注意事项 有药物过敏史或特异质反应者,高度房室传导阻滞者,严重肝病者,休克及严重心力衰竭者禁用或慎用。

(三)普罗帕酮(心律平)

1. 药理作用

(1)心肌电生理作用:本药为直接作用于心肌细胞膜的抗心律失常药,主要阻滞快通道,其次阻滞慢通道使 0 相和 4 相除极减慢,希-蒲氏纤维传导减慢,心房和心室的兴奋性、应激性和传导性均降低,有效不应期延长,心电图表现为 QRS 波增宽(约 20%)。PR 间期延长(约 15%),QT 间期无变化。

(2)β 受体阻滞作用:约为普萘洛尔的 1/40,然而其有效血浓度比普萘洛尔大 50 倍以上,因此,β 受体阻滞作用在其抗心律失常中存在。

(3)血流动力学作用:普罗帕酮对心肌收缩力有抑制作用,心功能不全者尤其明显,表现为射血分数降低,肺动脉楔压上升,平均动脉压略降低,肺动脉压无明显变化。

(4)其他作用:本品能松弛冠状动脉和支气管平滑肌。具有与普鲁卡因相似的局部麻醉作用。

2. 临床应用

(1)适应证

1)室上性快速型心律失常:包括阵发性室上性心动过速、房颤、房扑、预激综合征。

2)室性心律失常:疗效优于奎尼丁、双异丙吡胺。

3)预激综合征:本品抑制房室传导和旁路的前向和逆向传导,延长其不应期,防止房颤和室上性心动过速的反复发作。

4)电击除颤前给药。

(2)用法

1)口服治疗量 150mg/次,2~4 次/日。必要时,偶可增加至 900mg/d,分 3 次服用,剂量不宜超过 900mg/d。

2)剂量过大时,个别病例可出现室性心动过速或室扑,故应用该药时宜严密观察。维持量 150mg/次,早晚各服 1 次。

3)必要时可在严密监护下作静脉注射,每 8 小时静脉注射 70mg 或在 1 次静脉注射后,按 20~40mg/h 继以静滴。

3. 不良反应

(1)口干、口唇麻木、头痛、头晕、胃肠道反应。亦有出现震颤、出汗、阳痿、白细胞减少等,一般可在减量或停药后消失。

(2)个别患者出现房室传导阻滞和心动过缓,老年人易发生血压下降。出现窦缓或传导阻滞,有高度阻滞时应停药,并给予乳酸钠、阿托品、异丙肾上腺素静脉注射。

4. 禁忌证　严重心力衰竭，心源性休克，严重的心动过缓，房室传导阻滞，病窦综合征，明显电解质紊乱，严重阻塞性肺疾病和明显低血压。

二、β受体阻滞剂

(一)普萘洛尔(心得安)

1. 药理作用　为β受体阻滞剂，阻断心肌的β受体，降低心脏自律性，减慢心率，抑制心脏收缩力与房室传导，循环血流量减少，心肌耗氧量降低。

2. 临床应用

(1)用于各种原因所致的心律失常如房性及室性期前收缩(效果较好)，窦性及室上性心动过速和心房纤颤等，但室性心动过速宜慎用。

(2)锑剂中毒引起的心律失常，当其他药无效时，可试用本品。

(3)此外，也可用于心绞痛、高血压、嗜铬细胞瘤、肥厚性梗阻型心肌病、强心苷中毒的心律失常，控制甲状腺功能亢进及预防偏头痛等。

(4)对高血压有一定疗效，不易引起体位性低血压为其特点。治疗心绞痛时，常与硝酸酯合用，可增效，并相互抵消其副作用。

(5)口服(成人)

1)心律失常，10～30mg/d，分3次服。用量根据心律、心率及血压变化而及时调整。

2)嗜铬细胞瘤，手术前3日服药，每次20mg，3次/日。

3)治疗心绞痛，每次10mg，口服，一日3次，以后每4～5天增加10mg，直至每日80～120mg，或至症状明显减轻或消失。

4)高血压，每次5mg，口服，一日4次。

(6)静滴：宜慎用，对麻醉过程中出现的心律失常，以每分钟1mg的速度静滴，一次量2.5～5mg，稀释于5%葡萄糖100ml以内滴注，滴注过程中必须严密观察血压、心律和心率的变化，随时调节滴速。

3. 不良反应 有乏力、嗜睡、头晕、失眠、恶心、腹胀、皮疹、晕厥、低血压、心动过缓等。

4. 注意事项 哮喘、过敏性鼻炎、窦性心动过缓、重度房室传导阻滞、心源性休克、低血压患者，已洋地黄化而心脏高度扩大心率又较不平稳的患者。

(二)美托洛尔(倍他乐克)

1. 药理作用

(1)本品为β_1受体阻滞剂，选择性地作用于心脏，可显著降低患者的心率，降低高血压患者的血压，但不引起体位性低血压和电解质紊乱。

(2)心绞痛患者使用本品后可减少发作次数，提高运动耐量。

(3)治疗剂量的本品收缩周围血管和支气管的作用并不明显，因此可用于支气管哮喘患者。个别患者用药后气道阻力可增高，但加用β_2激动剂容易纠正。

2. 临床应用　室性及室上性心动过速、高血压、心绞痛。

(1)用于快速型心律失常：100mg/d，分2次服。

(2)用于高血压：100mg/d，早晨顿服或分早、晚两次服，如效果不满意可增加剂量或合用其他抗高血压药。

(3)治疗心绞痛：100mg/d，分早、晚两次服，病情严重者可增加剂量。每日用量不超过300mg。

3. 不良反应　部分患者服药后可有轻微上腹部不适、倦怠或睡眠异常，长期应用后可消失，偶见非特异性皮肤反应和肢端发冷。

4. 注意事项

(1)禁用于Ⅱ～Ⅲ度房室传导阻滞、心源性休克及明显心动过缓的患者。

(2)心脏功能失代偿的患者，除非已用洋地黄和(或)利尿药控制，否则不应使用本品。

(3)治疗胰岛素依赖性糖尿病患者时须小心观察。

(4)β受体阻滞药对胎儿和新生儿可产生不利影响(尤其是心动过缓)，因此在妊娠或分娩期间尽可能不用。

(5)本品和其他β受体阻滞药一样，中断治疗时一般应在7～10日内逐渐撤除，尤其是缺血性心脏病患者，骤然停药可使病情恶化。

(6)进行全身麻醉的患者，最好停止服用，如有可能应在麻醉前48小时停服。

(7)支气管哮喘的患者，应该同时给β_2受体激动剂，剂量可按本品的用量调整。

(8)一旦因过量引起明显低血压和心动过缓时，开始先静脉给硫酸阿托品1～2mg，或用硫酸阿托品后再给盐酸麻黄碱或去甲肾上腺素。

(三)盐酸艾司洛尔

1. 药理作用

(1)本品为β受体拮抗剂，对心脏具有相对选择性。本品每分钟200～300μg/kg能明显降低清醒动物和人的静息电压。预先用本品处理的患者手术中能减轻插管引起的心动过速。

(2)动物实验表明,本品在心肌缺血和梗死试验中,对心肌具有保护作用。冠状血管闭塞后本品能加快缺血心肌的恢复,减少梗死面积。

(3)本品对动物和人的心脏电生理作用主要限于窦房结和房室结,给药后窦房结周期的长度及恢复时期均明显增加,并能发生文氏型窦房传导阻滞。

(4)健康人静滴本品每分钟 400μg/kg,2 小时达到稳定血浓度 1.5mg/L,表现分布容积为 3.43L/kg。

(5)本品主要由血液中酯酶催化而使酯基水解失活。

2. 临床应用

(1)用于治疗室上性快速型心律失常时,剂量应逐渐增加,开始时维持输注每分钟 50μg/kg,然后每次增加 50μg/kg,直到最大剂量每分钟 300μg/kg。

(2)另外,用于治疗手术前后的心动过速和高血压,每次增加剂量前应予 1 分钟负荷量 500μg/kg,然后维持输注本品每分钟 300μg/kg。

3. 不良反应 最常见的不良反应为基本上无症状的低血压,它与本品的输注时间直接相关,多数低血压在输注期间或滴药 30 分钟内缓解。

4. 注意事项

(1)绝对禁用于明显心动过缓(≤50 次/分)、严重房室传导阻滞、心源性休克、失代偿性充血性心力衰竭等患者。

(2)相对禁用于哮喘、阻塞性支气管肺部疾病等患者。

三、动作电位时程延长剂

(一)胺碘酮(乙胺碘呋酮)

1. 药理作用 原为抗心绞痛药,具有选择性冠脉扩张作用,能增加冠脉血流量,降低心肌耗氧量。近年来发现具有抗心律失常作用,属Ⅲ类抗心律失常药。具有轻度非竞争性的 α 及 β 肾上腺素受体阻滞剂,且具轻度Ⅰ及Ⅳ类抗心律失常药性质。

主要电生理效应是延长各部心肌组织的动作电位及有效不应期,有利于消除折返激动。抑制心房及心肌传导纤维的快钠离子内流,减慢传导速度。减低窦房结自律性。对静息膜电位及动作电位高度无影响。对房室旁路前向传导的抑制大于逆向。由于复极过度延长,心电图有 QT 间期延长及 T 波改变。对冠状动脉及周围血管有直接扩张作用。可影响甲状腺素代谢。

2. 临床应用

(1)适用于室性或室上性心律失常,可使阵发性心房扑动和颤动及室上性心动过速转复为窦性。对预激综合征合并心房颤动、室上性心动过速,疗效较好。

(2)也可用于利多卡因治疗无效的室性心律失常。

(3)此外还可用于慢性冠心病和心绞痛患者,也可用于伴有充血性心力衰竭和急性心肌梗死的心律失常患者。

(4)还可用于经除颤及肾上腺素治疗仍为持续心室颤动或无脉性室性心动过速患者。

(5)口服,开始每次 200mg,每日 3 次,饭后服。1 周后改为每日 200mg 维持,长期服用。亦可每周服 5 天,停 2 天,以减少副作用。

(6)静脉注射,3~5mg/kg 用 5%葡萄糖注射液稀释后推注,于 5 分钟以上推注完毕。继以用0.5~1mg/min 的速度推注维持,24 小时总量不超过 20mg/kg,逐渐减量。心室颤动初始剂量为 300mg/20ml 静脉推注。

3. 不良反应 主要有胃肠道反应(食欲缺乏、恶心、腹胀、便秘等)及角膜色素沉着(约 20%~90%),偶见皮疹及光敏反应,皮肤色素沉着,但停药后可自行消失,长期服用可影响甲状腺功能,尚有肺浸润性病变及肺纤维化之报道。

4. 注意事项

(1)甲状腺功能异常或有既往史者;碘过敏者;Ⅱ或Ⅲ度房室传导阻滞,双束支传导阻滞(除非已有起搏器);病态窦房结综合征;QT 间期延长综合征。

(2)窦性心动过缓;低血压;肝功能不全;肺功能不全;严重充血性心力衰竭;心脏明显增大,尤以心肌病者慎用。

(3)服用本品生效后需继续服药维持疗效,停药后较易复发。

(4)长期服药更应考虑间歇期,如每周连服 5 天,停药 2 天,或服药 20 天,停药 7~10 天。

(5)患者服药后避免在日光下曝晒。

(二)溴苄胺(甲苯磺酸溴苄乙胺)

1. 药理作用 为一种肾上腺素受体阻滞剂,能提高心室致颤阈,故可防治心室颤动,并能直接加强心肌收缩力,改善房室传导作用。

2. 临床应用

(1)用于各种病因所致的室性心律失常,如频发期前收缩、阵发性室性心动过速、心室扑动和颤动,尤其对锑剂所致的阿-斯综合征效果较好。

(2)对由于器质性心脏病、电解质紊乱、酸碱平衡失调或由于洋地黄、奎尼丁等药物中毒所引起的心律失常,也有一定的疗效,为抗心律失常较好的药物。

(3)静脉注射或肌内注射:剂量为3～5mg/kg,静脉注射时以5%葡萄糖液稀释后缓慢推注,在10～20分钟内注完,必要时4～6小时再用。也可在静脉注射出现疗效后,以肌内注射维持。治疗锑剂所引起的阿-斯综合征,每日口服3次,每次0.1g,逐渐增至有效量后,即以该剂量维持,但每天最高剂量不超过1.5g。

3. 不良反应

(1)可有胸闷、心慌、恶心、呕吐、腹部不适等反应,静脉注射开始20～30分钟后可有暂时升压现象,或室性期前收缩增加,继之可出现低血压,偶伴头晕、轻度头痛、无力,一般较轻微,不需要因此停药。

(2)钙离子可能与本品有拮抗作用,不宜合用。

(3)因本品到达作用高峰较慢(用药后2～3小时),故宜尽早用药。

4. 注意事项　主动脉狭窄、严重低血压者禁用。

四、钙拮抗药

这类药通过阻滞钙通道而发挥抗心律失常效应,其电生理效应主要是抑制依赖于钙的动作电位与减慢房室结的传导速度。

(一)维拉帕米

1. 药理作用

(1)自律性:离体实验中,维拉帕米能降低窦房结起搏细胞的自律性。整体中此效应被反射性的交感神经兴奋所部分抵消,人体窦性频率减慢约10%～15%。对因病变而膜电位减为－60～－40mV的心房肌、心室肌及普肯耶纤维的异常自律性也能降低。此外,也能减少或取消后除极所引发的触发活动。

(2)传导速度:减慢窦房结和房室结的传导速度。在窦房结中对主导起搏细胞的作用强于对潜在起搏细胞。在房室结中对上部、中部的作用强于对下部。

(3)不应期:延长慢反应动作电位的ERP,因维拉帕米阻滞钙通道而延长其恢复开放所需的时间。由于Ca^{2+}内流也参与快反应电活动的复极过程,所以维拉帕米较高浓度也能延长普肯耶纤维的APD和ERP。

2. 临床应用

(1)适应证:维拉帕米治疗房室结折返所致的阵发性室上性心动过速奏效较快较佳,能使80%以上患者转为窦性节律,可作首选药物应用。治疗心房颤动或扑动则能减少室性频率。对房性心动过速也有良好效果。对室性心律失常无特别优越性,因而少用。

(2)用法:成人常用量,口服,开始一次40～80mg,一日3～4次,可逐日或逐周增加剂量,每日总量一般在240～480mg;静脉注射,开始用5mg(或按体重0.075～0.15mg/kg),静脉注射2～3分钟,如无效则10～30分钟后再注射一次;在老年患者,上述剂量应经3～4分钟缓慢注入;静脉滴注,每小时5～10mg,加入氯化钠注射液或5%葡萄糖注射液中静滴,一日总量不超过50～100mg。

小儿常用量 口服,2岁以下一次20mg,一日2～3次;2岁以上一次40～120mg,一日2～3次,依年龄及反应而异;静脉注射,新生儿至1周岁首剂按体重0.1～0.2mg/kg;1岁至15岁首剂按体重0.1～0.2mg/kg,总量不超过5mg,2～3分钟缓慢静脉注射,心电图连续监护,必要时30分钟后可再给一剂。

(3)注意事项:维拉帕米一般不与β受体阻断药合用。对窦房结疾病、房室阻滞及严重心功能不全者应慎用或禁用。支气管哮喘患者慎用。心力衰竭患者慎用或禁用。低血压、心源性休克者禁用。与地高辛合用可使后者血药浓度升高,如需要应调整地高辛的剂量。

(二)地尔硫䓬

1. 药理作用　药理作用与维拉帕米相似,它能阻断去极化的蒲氏纤维放电,并消除电去极的心室肌的自动节律性,抑制房室结的传导及延长不应期。其直接减慢心率的作用较强。可扩张冠状动脉及外周血管,使冠状动脉血流量增加及血压下降。不但减轻心脏负荷降低心肌氧耗,还可解除冠脉痉挛营养心肌。

2. 临床应用

(1)适用于治疗室上性心律失常,窦性心动过速,典型心绞痛、变异性心绞痛,心肌缺血,老年性高血压。

(2)用法,初始用量为0.05~0.25mg/kg缓慢静推,观察15分钟,追加剂量及总剂量视循环而定,维持输注5~15μg/(kg·min)。

3. 注意事项

(1)对于Ⅱ度以上房室传导阻滞或窦房阻滞患者及妊娠妇女禁用。

(2)对于窦房结功能有病变者、合并使用地高辛或β受体阻滞剂者慎用。

五、其他抗心律失常药物

(一)门冬氨酸钾镁盐(脉安定)

1. 药理作用 能改善心肌收缩功能,也能减低氧消耗,改善心肌收缩功能,改善心肌细胞的能量代谢,对洋地黄中毒引起的心律失常有效。

2. 临床应用 适用于洋地黄中毒引起的期前收缩,阵发性心动过速,心绞痛,心力衰竭等。静滴10~20ml/d,用时以10倍的输液稀释后,缓慢滴注。

3. 不良反应 滴注过快会引起恶心、呕吐面部潮红、血管痛、血压下降。

4. 注意事项 高钙血症,严重肾功能障碍,严重房室传导阻滞者禁用。

(二)阿托品

1. 临床应用

(1)本品为M胆碱受体阻断药。能解除迷走神经对心脏的抑制作用,用以治疗窦性心动过缓及房室传导阻滞。

(2)一般以静脉推注一次0.2~0.4mg。

(3)该药由于能舒张外周血管,解除血管痉挛,故可用于治疗感染性休克。

2. 不良反应和注意事项

(1)一般治疗剂量常见口干、鼻干、畏光、视物模糊、心悸。严重中毒出现中枢兴奋症状如不安、幻觉、谵妄等。当由兴奋转为抑制时出现昏迷。新斯的明皮下注射可为拮抗性治疗。

(2)青光眼、虹膜和晶状体粘连禁用。

(3)老年常伴前列腺肥大,用药后易致尿路梗阻宜慎重。

(4)小剂量应用时,偶可见逆治疗反应导致心率缓慢。

(5)在治疗感染性休克时对有高热、抽搐者应先以冬眠药物控制,血容量不足者宜先期或同时补足血容量。

(三)异丙肾上腺素

1. 药理作用 本品作用于β受体,对β_1、β_2受体均有强大的激动作用,对α受体几乎没有作用,从而兴奋心脏,加强心肌收缩力,增快心率,使输出量加大,降低末梢血管的阻力,增加组织血流,减少出血性休克,低灌注所致的损害,改善骨骼肌、肾、肠系膜等的血流灌注,收缩压升高,舒张压降低,脉压加大。另外,舒张支气管平滑肌,促进糖原和脂肪分解,增加组织耗氧量。

2. 临床应用

(1)主要用于治疗Ⅱ、Ⅲ度房室传导阻滞,窦缓,心搏骤停。抗休克,对于心源性休克及感染性休克均有效,治疗支气管哮喘。

(2)用法:抗休克,0.2~0.4mg加入5%葡萄糖200ml中,以0.5~2ml/min速度静滴,使收缩压维持于90mmHg,脉压20mmHg以上,心率120次/分以下,尿量增加,症状改善为妥。心搏骤停,心脏内或静脉注射0.5~1mg。Ⅱ、Ⅲ度房室传导阻滞,窦缓等,对于应用阿托品、多巴酚丁胺治疗效果不佳者开始剂量每分钟2μg,再逐渐增加滴定剂量,直到心跳约每分钟60次/分左右才停,最大剂量不应超过10μg/min。支气管哮喘用0.25%气雾剂。

3. 不良反应 常见有口腔咽部发干、睡眠障碍,少见有头痛、眩晕、皮肤潮红、恶心、呕吐、震颤、出汗、全身乏力。

4. 注意事项 心律失常伴心动过速、心绞痛、冠状动脉供血不足、糖尿病、高血压、甲亢、洋地黄中毒所致的心动过速慎用。

(四)腺苷

1. 药理作用 腺苷是一种嘌呤核苷,具有广泛的心脏效应,能终止阵发性室上性心律失常的独特药物。快速静脉给药减慢房室结传导,可阻断房室结在内的折返环,使阵发性室上性心动过速转复为正常的窦性心律。对预激综合征患者的旁路前行传导无此作用。腺苷用药与仪器检测相结合,用于诊断宽波形及窄波形室上性心动过速,具有较高的敏感性和特异性。腺苷注入人体后,还可通过激活嘌呤受体松弛血管平滑肌,导致血管扩张。

腺苷的激活与灭活均不通过肝肾代谢,因此肝肾功能衰退不改变腺苷的药效和耐受性。

2. 临床应用

(1)用于治疗阵发性室上性心动过速。腺苷不能转复心房扑动、心房颤动或室性心动过速为窦性心律，但房室传导的减慢有助于诊断心房活动。

(2)快速静脉注射(1～2 秒内完成)，成人初始剂量 3mg，第二次给药剂量 6mg，第三次给药剂量 12mg 每次间隔 1～2 分钟，若出现高度房室阻滞不得再增加剂量。当 QRS 波增宽的心动过速发生时，用腺苷较为安全，因为如果是室上速，则腺苷有效，如果是室速，腺苷虽然无效，但不会引起明显的血流动力学障碍。

3. 不良反应　面部潮红，呼吸困难，支气管痉挛，胸部紧压感，恶心和头晕等较常见。在转复为窦性心律时，可出现室性期前收缩，房性期前收缩，窦性心动过缓，窦性心动过速，漏搏，窦性停搏和(或)房室传导阻滞。诱发的心动过缓可引起心室应激性异常，包括心室颤动和扭转性室速。腺苷的作用不被阿托品阻断。

4. 注意事项　Ⅱ度或Ⅲ度房室传导阻滞(使用人工起搏器的患者除外)；病态窦房结综合征(使用人工起搏器的患者除外)；已知或估计有支气管狭窄或支气管痉挛的肺部疾病的患者(例如哮喘、慢性阻塞性肺疾病)，腺苷可能促使或加重支气管痉挛；已知对腺苷有超敏反应的患者。房颤、房扑及有旁路传导的患者可能增加异常旁路的下行传导。由于可能有引起尖端扭转性室速的危险，对 QT 间期延长的患者，应慎用。

(五)毛花苷丙

1. 药理作用　抑制 Na^+-K^+-ATP 酶活性，Na^+ 在细胞内蓄积，致 Ca^{2+} 在细胞内升高，Ca^{2+} 由肌浆网向胞质内释放加大，心肌收缩力增加，房室传导及心室率减慢。延长房室结的不应期，间接增加迷走神经的活性并减弱交感神经的活性，减慢房颤的心室率。

2. 临床应用

(1)临床用于急性和慢性心力衰竭、心房颤动和阵发性室上性心动过速。由于本品在溶液中不如去乙酰毛花苷稳定，故注射多采用后者。本品仅有时用于口服给药。

(2)用法：缓慢全效量：口服：一次 0.5mg，一日四次，维持量每日 1mg，分两次服用；静脉注射或肌内注射：成人常用量，全效量 1～1.2mg，首次剂量 0.4～0.6mg；以后每 2～4 小时再给 0.2～0.4mg，总量 1～1.6mg。

3. 不良反应　服用过量，可有恶心、食欲缺乏、头痛、心动过缓、黄视等不良反应。药物蓄积时，可能引起恶心、食欲缺乏、头痛、二联律等中毒现象。

4. 注意事项　严重心肌损害及肾脏功能不全者慎用；禁与钙注射剂合用；近期用过其他洋地黄类强心药者慎用；低钾者慎用。

六、快速型心律失常的药物选用

(一)选用抗心律失常药物应考虑多种因素

包括心律失常的类别，病情的紧迫性，患者的心功能及医师对各个药物的了解及应用经验等。药物治疗最满意的效果是恢复并维持窦性节律，其次是减少或消除异位节律，再次是控制心室率，维持一定的循环功能。

(二)各种快速型心律失常的药物选择如下：

1. 窦性心动过速　应针对病因进行治疗，需要时选用 β 受体阻断药，也可选用维拉帕米。

2. 心房纤颤或扑动　转律用奎尼丁(宜先给强心苷)，或与普萘洛尔合用，预防复发可加用或单用胺碘酮，控制心室频率用强心苷或加用维拉帕米或普萘洛尔。

3. 房性期前收缩　必要时选用普萘洛尔、维拉帕米、胺碘酮，次选奎尼丁、普鲁卡因胺、丙吡胺。

4. 阵发性室上性心动过速　除先用兴奋迷走神经的方法外，可选用维拉帕米、普萘洛尔、胺碘酮、奎尼丁、普罗帕酮。

5. 室性期前收缩　必要时首选普鲁卡因胺、丙吡胺、美西律、妥卡尼、胺碘酮，急性心肌梗死时宜用利多卡因，强心苷中毒者用苯妥英钠。

6. 阵发性室性心动过速　选用利多卡因、普鲁卡因胺、丙吡胺、美西律、妥卡尼等。

7. 心室纤颤　选利多卡因、普鲁卡因胺(可心腔内注射)。

(李兆国　丁泽君)

参考文献

1. 陈新谦，金有豫．新编药物学．北京：人民卫生出版社，2014.
2. 李立环．阜外心血管麻醉手册．北京：人民卫生出版社，2007.
3. 戴体俊．麻醉药理学．北京：人民卫生出版社，2005.

第十六章 肾上腺皮质激素

肾上腺皮质由外向内依次为球状带、束状带及网状带三层。球状带约占皮质的15%，因缺乏17α-羟化酶只能合成醛固酮(aldosterone)和去氧皮质醇(desoxycorticosterone)等盐皮质激素(mineralocorticoids)；束状带约占78%，是合成氢化可的松(hydrocortisone)等糖皮质激素(glucocorticoids，GCs)的重要场所；网状带约占7%，主要合成性激素类(sex hormones)。肾上腺皮质激素(adrenocortical hormones)是上述各种激素的总称，属于甾体类化合物。

临床上常用的皮质激素是GCs，其分泌受下丘脑-垂体-肾上腺皮质(HPA)轴调节。下丘脑分泌促肾上腺皮质激素释放激素(corticotropin releasing hormone，CRH)进入腺垂体，促进促肾上腺皮质激素(adreno-corticotropic hormone，ACTH)的分泌，ACTH调节肾上腺束状带合成、分泌GCs。反之GCs在血液中的浓度的增加又可反馈性抑制下丘脑和腺垂体分泌CRH和ACTH，致使GCs的分泌减少，同时，ACTH含量的增加也会抑制下丘脑分泌CRH。这种负反馈调节机制，保证了体内GCs含量的平衡。

人体内源性GCs最主要的是氢化可的松(皮质醇)，次要的是可的松(皮质酮)。外源性的GCs包括泼尼松(强的松)，泼尼松龙(强的松龙)，甲泼尼龙(甲强龙)，倍他米松，地塞米松等。可的松和泼尼松须在肝脏转化为氢化可的松和泼尼松龙后才能发挥作用。

一、糖皮质激素的生理、药理作用及分类

(一)生理作用

1. 糖代谢　GCs是调节机体糖代谢的重要激素之一。GCs能增加肝、肌糖原的含量，升高血糖，其机制为：①促进糖原异生；②减慢葡萄糖分解为CO_2的氧化过程；③减少机体组织对葡萄糖的利用。

2. 蛋白质代谢　GCs能加速组织蛋白质分解代谢。大量GCs能抑制蛋白质的合成，长期应用可致肌肉消瘦、皮肤变薄、骨质疏松、淋巴组织萎缩等。

3. 脂肪代谢　短期使用GCs对脂肪代谢无明显影响。长期大剂量使用时，可促进皮下脂肪的分解，重新分布形成向心性肥胖，表现为“满月脸，水牛背”的特殊体形。

4. 水和电解质代谢　GCs也有较弱的盐皮质激素样的保钠排钾的作用，同时有增加肾小球滤过率和拮抗抗利尿素的作用。长期应用GCs可致骨质脱钙。

(二)药理作用

1. 抗炎作用　GCs具有强大的抗炎作用，能对抗各种原因如物理性、化学性、免疫性及病原微生物性等所引起的炎症。

GCs的抗炎机制包括：

(1)稳定白细胞溶酶体膜，防止白细胞释放有害的酸性水解酶，同时可以减弱白细胞对毛细血管内皮细胞的黏附。

(2)抑制中性粒细胞、巨噬细胞及单核细胞向炎性部位的趋化聚集、移至血管外，从而减轻了组织炎性反应。

(3)减少补体合成，抑制肥大细胞脱颗粒，减少组胺及激肽释放。

(4)抑制磷脂酶A的活性，减少前列腺素、白三烯、血小板活化因子的合成释放。

(5)增加血管张力，降低毛细血管的通透性及水肿形成。

(6)抑制成纤维细胞增生、胶原沉积，从而减少瘢痕形成等。

炎症反应是机体一种防御性反应，炎症后期的反应是组织修复的重要过程。GCs在抑制炎症、减轻症状的同时，也降低机体的防御功能，若使用不当可致感染扩散、创口愈合延迟。

2. 抗毒作用　GCs具有一定的抗毒作用，能缓解毒血症症状，其机制可能为：

(1)提高机体对细菌内毒素的耐受力，减少内毒素所致的组织细胞损伤。

(2)能抑制一氧化氮(NO)合成酶，降低NO水平，减轻细胞损伤，缓解毒血症症状。

(3)抑制内源性致热原的释放，还可直接抑制下丘脑体温调节中枢对致热原的反应，缓解因感染所致的高热等毒血症状。

3. 抗休克　超大剂量的GCs可用于各种严重休克，特别是感染性休克的治疗。

大剂量GCs抗休克的作用机制可能为：

(1)扩张痉挛收缩的血管和加强心脏收缩。

(2)降低血管对某些缩血管活性物质的敏感性，使微循环血流动力学恢复正常，改善休克状态。

(3)具有抗毒作用，能稳定和保护细胞膜和溶酶体膜，稳定补体系统和保护内皮细胞，减少心肌抑制因子的形成。

4. 免疫抑制作用　GCs可以抑制巨噬细胞的抗原的吞噬作用，干扰淋巴细胞的识别，阻断免疫母细胞的增殖，促进致敏淋巴细胞解体，干扰体液免疫，抑制B细胞转化成浆细胞使生成抗体减少，同时还可消除免疫反应导致的炎症反应。

5. 其他作用

(1)血液和造血系统：可以刺激骨髓造血，使红细胞、血红蛋白增多，刺激骨髓中的中性粒细胞释放入血，降低血液中的淋巴细胞。

(2)中枢神经系统：可提高中枢神经系统的兴奋性，出现不安、失眠、欣快甚至可产生焦虑及不同程度的躁狂等异常行为。

(3)消化系统：能增加胃蛋白酶及胃酸的分泌，增进食欲，促进消化。

(4)骨骼：能抑制成骨细胞活性，减少骨中胶原合成，促进胶原和骨基质的分解，使骨质形成发生障碍，从而致骨质疏松。

(三)分类

不同的GCs因分子结构变化，药物的活性、药效和代谢不同，根据生物半衰期长短，也有短效(8～12h)、中效(12～36h)和长效(36～72h)之分(表16-1)。

表16-1　常用GCs药物药理特性比较

类别	药　物	等效剂量(mg)[a]	糖皮质作用(比值)	盐皮质作用(比值)	抗炎强度(比值)	生物半衰期(h)[b]	对HPA轴的抑制时间(d)
短效	氢化可的松	20	1	1	1	8～12	1.25～1.50
	可的松	25	0.8	0.8	0.8		
中效	泼尼松	5	4	0.8	4	18～36	
	泼尼松龙	5	4	0.8	4		
	甲泼尼龙	4	5	0.5	5		
	曲安奈德	4	5	0	5		2.25
长效	倍他米松	0.6	25～35	0	25～35	36～54	3.25
	地塞米松	0.75	20～30	0	20～30		2.75

注：a：等效剂量：不同种类的GCs药物更具抗炎活性的不同，将其转换为相同抗炎活性的治疗剂量

b：生物半衰期：GCs药物通过不同蛋白质的功能来间接表达其药理/生理作用，故其生物半衰期表达的是GCs药物激素效应持续的时间，与血浆半衰期不同

二、糖皮质激素在围手术期的应用

(一)预防性应用

1. 预防术后恶心呕吐　患者术后恶心呕吐发病率占全部住院患者的20%～30%，主要发生在手术后24～48小时内，少数患者可持续达到3～5天。术后恶心呕吐可导致患者不同程度的不适症状，严重时甚至会出现水、电解质平衡紊乱、伤口裂开、误吸等。

GCs的抗呕吐机制仍不清楚。地塞米松、甲泼尼龙、倍他米松预防术后恶心呕吐作用显著。由于这几种药物的起效时间较长，应在麻醉诱导前或在术毕前1小时给予。推荐剂量：成人静脉注射地塞米松5～10mg，小儿0.25mg/kg，作用时间可达6～12小时；静脉注射甲泼尼龙20～40mg，不仅可以治疗术后恶心呕吐，预防作用也好于地塞米松。

2. 预防喉头水肿　麻醉气管插管、反复插管损伤气道、气管导管过粗、长时间留置气管导管及俯卧位手术等是引起拔管后喉头水肿的常见原因。尤其是小儿及婴幼儿上呼吸道口径较小，更易因水肿而发生气道狭窄。对有危险因素的患者，在拔管

前给予 20mg/4h 氢化可的松或当量剂量的其他激素，有助于减轻拔管后喉头水肿。

3. 防治过敏反应

(1)引起围手术期过敏反应的药物主要有肌松药(如琥珀胆碱、罗库溴铵、维库溴铵、阿曲库铵、顺阿曲库铵等)、乳胶、抗生素、血液制品等。

(2)GCs 可以预防麻醉期间过敏反应，其抗过敏的机制为抑制抗原-抗体反应，抑制肥大细胞脱颗粒，减少组胺、5-羟色胺、缓激肽等过敏介质的释放，从而减轻过敏反应。

(3)GCs 起效较慢，如遇到严重过敏反应和过敏性休克，不可将其作为抢救的首选药物，必须与肾上腺素合用。可采用冲击剂量的 GCs，如甲泼尼龙 10～20mg/(kg·d)，分为 4 次用药，或等效剂量氢化可的松琥珀酸钠，或游离醇型氢化可的松。

4. 防治脑水肿　GCs 可稳定血-脑屏障，改善局部脑组织微循环，稳定溶酶体膜，抑制内源性神经内啡肽的释放，减轻炎症反应，减少组织渗出和组织水肿；同时，GCs 可减轻脑毛细血管的通透性，抑制抗利尿激素的分泌，增加肾血流量使肾小球滤过率增加，主要用于血管源性脑水肿，减轻脑水肿程度和缓解颅内高压症状，减缓脑水肿发展。

(二)治疗性应用

1. 抑制气道高反应性　近期有上呼吸道感染，有哮喘史，反复气管插管或拔管，浅麻醉下气管插管，气道手术，慢性阻塞性肺疾病等是麻醉中常见的诱发气道高反应状态的危险因素。GCs 抑制气道高反应性的机制是抑制炎性因子的释放，抑制炎性细胞的迁移、活化，减轻黏膜水肿和毛细血管渗漏，抑制 β_2 肾上腺素能受体下调。不明原因的气道高反应患者，可给予甲泼尼龙 20～40mg 或氢化可的松琥珀酸盐 100～200mg。

围手术期哮喘患者的处理流程(图 16-1)。

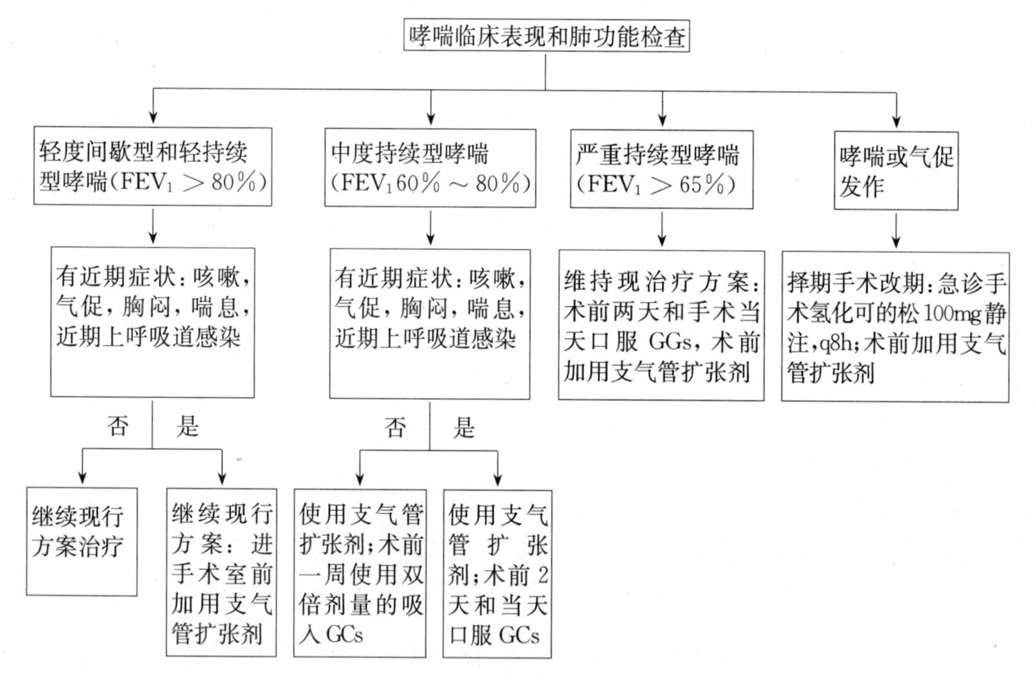

图 16-1 围术期哮喘患者的处理流程

2. 辅助镇痛治疗

(1)目前，GCs 的镇痛机制尚不明确，有文献综述 GCs 可降低组织内缓激肽水平，减少神经末梢释放的神经肽，抑制前列腺素的合成，从而阻断 C 类神经纤维对疼痛信号的传导，产生镇痛作用。

(2)GCs 具有减轻水肿和抗炎的作用，如术后水肿压迫神经或四肢、关节的手术，GCs 通过减轻炎性反应、延长局麻药的作用时间，从而达到辅助镇痛治疗的目的。

(3)不同制剂的 GCs 可静脉或肌肉给药，也可采用关节腔内、关节和韧带周围、软组织或硬膜外腔注射。但蛛网膜下腔给药存在争议，给予任何剂型的 GCs，都可能有潜在的毒性反应。

3. 感染性休克　GCs 虽不能使所有感染性休克患者受益，但对某些患者可能有益。严重的感染性疾病可发生不同程度的肾上腺皮质功能不全，有时肾上腺皮质功能虽正常，但分泌量不能满足严重感染的应激需求。在抢救感染性休克的患者时，不推荐根据 ACTH 刺激试验决定是否使用 GCs，病史和临床症状是决定用药的最重要依据。在应用足够有效的抗菌药物治疗感染的同时，可用 GCs 做辅助治疗，每天静脉注射或静脉滴注氢化可的松不超过 300mg，一旦转危为安，就可停用或迅速减量。大剂量应用时宜合用氢氧化铝凝胶等以防止急性消化道出血。

（三）替代治疗

1. 肾上腺皮质功能不全（adrenal insufficiency，AI）　正常成年人每天分泌 15～25mg 皮质醇，在应激情况下，肾上腺皮质可以几倍至十几倍地增加糖皮质激素的分泌，大手术时皮质醇的分泌量可增加到 75～200mg 或更多。正常人围手术期一般不需给予替代治疗，但 AI 的患者，其基础皮质醇的分泌量减少，且肾上腺皮质激素的储备不足，在手术等应激情况下，不能分泌更多的 GCs 来提高机体的应激能力，就有出现肾上腺皮质危象的可能。

（1）AI 的分类：按病因可分为原发性，继发性和医源性三类。原发性 AI 是因为肾上腺原位疾病引起肾上腺皮质激素分泌不足，反馈性刺激 ACTH 分泌增多；继发性 AI 是因肾上腺外疾病引起 ACTH 分泌减少或缺乏而导致肾上腺分泌皮质醇减少；医源性是源自医源性 GCs 治疗和 HPA 轴功能抑制所导致得肾上腺皮质激素分泌减少。医源性 AI 最为常见。

（2）AI 的临床表现：AI 的临床表现是非特异性的，主要包括：软弱无力；胃肠功能紊乱，如食欲缺乏、恶心呕吐、腹胀腹痛等；原因不明的低血压、大汗和低血糖；头昏、直立性晕厥；心动过速；电解质紊乱；心脏收缩减弱等。严重者在感染、手术等应激情况下，容易诱发肾上腺皮质危象。如果患者在术中或术后出现无法解释的低血压或休克，临床体征与疾病严重程度不一致时，应考虑 AI。

（3）AI 的实验室检查：对 AI 常用的实验室检查包括 ACTH 激发试验，胰岛素耐受试验和美替拉酮试验。临床上应用较多的是 ACTH 激发试验。

（4）AI 的围手术期替代治疗：目前尚无统一的围手术期 GCs 的替代治疗方案。GCs 补充量应根据手术类型和时间及围手术期 GCs 用药剂量及对 HPA 轴的抑制程度等情况而定，推荐下列给药方案：小手术时，仅在手术当天静脉给予 25mg 氢化可的松或 5mg 甲泼尼龙；中等手术时，手术当天静脉给予 50～75mg 氢化可的松或 10～15mg 甲泼尼龙。1～2 天后快速阶段性撤药至常规剂量；大手术时，手术当天静脉给予 100～150mg 氢化可的松或 20～25mg 甲泼尼龙。1～2 天后快速阶段性撤药至常规剂量。

（5）围手术期特殊情况的治疗

1）肾上腺皮质危象：AI 患者发生肾上腺皮质危象时，在最初 24 小时内可静脉滴注氢化可的松 100mg/6h，如果病情改善，可减至 50mg/6h；4～5 天内，如果停止呕吐并可进食，可恢复至原来口服剂量。如果症状持续存在，可增加剂量至每天 200～400mg，最大剂量可增加至 800mg/24h。

2）急性肾上腺功能不全：首选氢化可的松琥珀酸钠 100mg 静脉注射治疗，也可使用甲泼尼龙 20mg。因含乙醇制剂的氢化可的松，可能导致危险的血管扩张和降血压效应，故不建议使用。地塞米松和倍他米松的盐皮质激素作用微弱，不宜作为 AI 的替代疗法。

2. 皮质醇增多症　又称库欣综合征（Cushing's syndrome）。

（1）皮质醇增多症的分类：按病因可将其分为 ACTH 依赖性和 ACTH 非依赖性两大类。ACTH 依赖性是指垂体或垂体以外的某些组织分泌过量 ACTH，刺激肾上腺皮质增生并分泌过量的皮质醇。ACTH 非依赖性是指原发于肾上腺皮质的肿瘤自发的分泌过多的皮质醇。

（2）皮质醇增多症的围手术期替代治疗

1）ACTH 依赖性：如经垂体的手术。因垂体手术后患者垂体功能恢复需要一定的时间，可于手术当天补充 200mg 氢化可的松，以后每天分别减到 100mg、75mg 和 50mg，之后小剂量 GCs 口服维持，大部分患者手术后 1 年左右都需要 GCs 的替代治疗。

2）ACTH 非依赖性：如肾上腺皮脂腺瘤的手术。需术前、术中、术后全程的 GCs 替代治疗。在术前 1～2 天即开始补充 GCs，如醋酸可的松 50mg，1 次/6 小时，肌内注射或全效剂量的氢化可的松。切除相关病灶时皮质醇分泌锐减，但手术应激状态时 GCs 的需求量增加，故应在麻醉前或肿瘤摘除前静滴氢化可的松 100mg，以后 100mg/6h。

三、糖皮质激素的禁忌证

1. 下列情况需慎用　糖尿病、结核病、憩室炎、心脏病或急性心力衰竭、有精神病倾向（不严重）的患者等。

2. 下列情况须禁用 对GCs药物过敏者；新近胃肠吻合术后；活动性胃、十二指肠溃疡；严重骨质疏松；严重的高血压；严重的精神病病史；未能用抗菌药物控制的病毒、细菌、真菌感染等。如遇到病情危急的适应证，虽有禁忌证存在，仍可使用GCs，待紧急情况过去后，尽早停药或减量。

四、糖皮质激素的不良反应

1. 长期大剂量应用GCs，可诱发或加重感染；引起消化道出血或穿孔；高血压；糖尿病；骨质疏松、骨折与腺皮质功能亢进等不良反应。

2. 停药反应

(1)肾上腺皮质萎缩或功能不全：长期应用GCs可使内源性GCs分泌减退，甚至导致肾上腺萎缩。如果减量过快或突然停药，可引起肾上腺皮质功能不全或危象，特别是遇到创伤、手术等应激情况时，可表现为头昏、乏力、恶心、呕吐、低血压、低血糖，甚至发生昏迷或休克等，需及时抢救。

(2)反跳现象：长期大量应用GCs的患者，对GCs产生依赖性或病情尚未得到完全控制，如果突然停药或减量过大，致使体内的激素水平突然下降，可导致原发病复发或恶化，通常需加大GCs剂量，稳定后逐渐减量。

(3)停用综合征：指突然停药后，出现一些原来没有的临床综合征，如关节痛、肌强直、乏力、情绪低落等，少数患者可出现虚脱，为下丘脑-垂体-肾上腺轴系统暂时性功能紊乱所致。此时应及时恢复原来的激素种类和剂量，待症状平稳后逐渐减量。

围手术期应用GCs仅为患者综合治疗的一部分。麻醉医师应根据患者实际情况，严密观察分析患者的病情，根据其对GCs反应进行个体化治疗，避免不良反应，促进患者康复。

(滕 娜 李恩琪)

参考文献

1. 中华医学会麻醉学分会专家组．肾上腺糖皮质激素在围术期应用的专家共识．临床麻醉学杂志，2013，29(2)：200-204.
3. 杨宝峰，苏定冯，周宏灏，等．药理学．第7版．北京：人民卫生出版社，2008.
4. 朱华栋．肾上腺皮质激素的生理药理作用．中国临床医生，2001，29(10)：7-8.
5. 舒静．糖皮质激素的临床合理运用．现代诊断与治疗，2012，23(6)：695-696，690.
6. 吴新民，罗爱伦，田玉科，等．术后恶心呕吐防治专家意见．临床麻醉学杂志，2012，28(4)：413-416.
7. 中华医学会麻醉学分会．中国麻醉学指南与专家共识．北京：人民卫生出版社，2014.
8. 王海燕，沈悌．糖皮质激素在内科疾病中的合理应用．北京：人民卫生出版社，2011.
9. 刘芳．试析糖皮质激素的临床应用．心理医生杂志(下半月版)，2012，214：148.

第三篇　临床监测

第十七章 呼吸功能监测

呼吸功能是人体生命功能之一。呼吸过程可分为外呼吸、气体在血液中的运输和内呼吸，外呼吸是将外界的氧气吸入到肺泡，又将储存的二氧化碳排出体外的过程；内呼吸是细胞利用氧和排出二氧化碳的交换过程。

呼吸功能监测是评价肺部氧气和二氧化碳的交换功能以及观察呼吸过程与通气储备是否充分、有效。呼吸功能监测除一般的观察之外，主要是连续动态监测患者的肺容量、通气功能、换气功能和呼吸动力学。呼吸功能监测对于提高临床麻醉质量，保障患者安全有重要意义。

第一节 肺通气功能的监测

一、静态肺容量

1. 潮气量（tidal volume，V_T） 在平静呼吸时，每次吸入或呼出的气量，正常成人 8～10ml/kg，小儿 6～10ml/kg。

（1）V_T 增加见于疼痛、感染、酸中毒、低氧血症等。V_T 降低见于肺萎陷、肺炎、气胸、中枢性抑制药物或呼吸肌无力时、胸廓运动受限等，为维持 $PaCO_2$ 在正常范围，必须增加呼吸频率代偿。

（2）在机械通气时，由于需要克服管道系统的阻力、泄漏、弹性膨胀等因素，潮气量要求要高于基础值，但潮气量太大可引起气道压力增加，胸腔压增加，影响回心血流，严重时可使心率增快，血压降低。

（3）麻醉中控制呼吸时需要适当减慢呼吸频率及较大潮气量。肺气肿和顺应性差的患者及 ARDS 气道压较高者，V_T 不宜过大。

（4）术中 V_T 降低的原因包括连接脱漏、气道阻力增高或工作压力降低；V_T 过高的原因有吸气流速高、吸气时间长或潮气设置大。

2. 补吸气量（inspitatory reserve volume，IRV） 在平静吸气后，再用力吸气所能吸入的最大气量。反映肺胸的弹性和吸气肌的力量。成年男性约 2100ml、女性约 1500ml。

3. 补呼气量（exspitatory reserve volume，ERV） 在平静呼气后，再用力呼气所呼出的最大气量。立位＞卧位、成年男性约 900ml、女性约 600ml。

4. 残气量（residual volume，RV） 补呼气后肺内不能呼出的残留气量。正常范围：1.5～2L，RV 防止呼吸过程中小气道闭塞，RV 增加提示肺组织弹性减退；RV 减少说明胸肺弹性回缩力增加。

5. 深吸气量（inspitatory capacity，IC） 平静呼气后能吸入的最大气量。$IC=V_T+IRV$，成年男性约 2600ml、女性约 2000ml。IC 与吸气肌的力量大小、肺弹性和气道通畅度都有关系，是最大通气量的主要来源。

6. 功能残气量（functional residual volume，FRC）

（1）平静呼气后肺内存留的气量，$FRC=ERV+RV$。正常男性约 2300ml，女性约 1600ml。

（2）FRC 对吸入到肺泡内的气体有缓冲作用，使氧、二氧化碳分压保持相对恒定。FRC 能反映肺泡膨张程度，是反映气体交换功能的重要标志之一，是目前判断阻塞性肺疾患最可靠的指标。

（3）降低 FRC 的因素有卧位、麻醉、腹部和胸部手术后、肺纤维化、肺水肿、肥胖、腹胀（妊娠，肿瘤，腹水）、胸廓畸形、肌肉松弛等；增加 FRC 的因素有肺气肿、哮喘、高龄。

（4）小儿功能残气量小，耐受呼吸停止的时间比成人要短得多，小儿全麻插管时限不宜过长；诱导和苏醒往往较成人为快。同样，在老年人或肺气肿患者，功能残气量增加，导致吸入麻醉诱导和苏醒较慢。

7. 肺活量(vital capacity，VC)

(1)最大吸气后能呼出的最大气量，$VC=V_T+IRV+ERV$。正常男性约3.5L，女性约2.4L，VC随性别、身高而异，可有20%的波动，同一人前后测定误差为±5%。

(2)VC衡量患者呼吸代偿能力、通气功能补偿能力；反映肺和胸廓扩张和收缩的能力，即能吸入和呼出气量的大小，也能反映患者呼吸肌力强弱、咳嗽清除呼吸道分泌物能力。

(3)临床判断肺活量占预计值的百分比≥80%为正常，降低见于肺扩张受限、胸廓扩张受限、呼吸肌疲劳和神经肌肉病变等。

(4)麻醉药过度抑制或机械性干涉等因素可使VC值减少超过平均值20%；椎管内麻醉阻滞平面达胸段时，麻醉作用消退前VC可减少40%；胸腔或上腹部的手术均会使VC降低，影响围手术期气体交换。一般在术后12～18小时达最低水平，有时要2周后才能恢复术前水平。

(5)当VC<10ml/kg时，患者一般均有潜在的呼吸衰竭，多不能维持有效的呼吸，需要施行机械通气。当VC达到10～15ml/kg时，患者才能有效的深呼吸和咳嗽，提示有脱机和拔除气管导管的指征。

8. 肺总量(total lung capacity，TLC) 深吸气后肺内含有的总气量，$TLC=IRV+V_T+ERV+RV$。正常值：男：5.0L；女：3.5L。TLC增加见于阻塞性疾患；TLC减少见于限制性疾患。临床常用RV/TLC评价有无肺气肿以及肺气肿的严重程度：20%～35%正常；36%～45%轻度肺气肿；46%～55%中度肺气肿；大于56%重度肺气肿。RV/TLC比值与年龄有关，随年龄而增加，老年人可达0.50。

二、动态肺容量

动态肺容量为单位时间内进出肺的气体量，主要反映气道的状态。

1. 分钟通气量(MV或V_E) 潮气量与呼吸频率的乘积，正常值6～8L/min，MV>10～12L/min为通气过度，$PaCO_2$降低；MV<3～4L/min为通气不足，$PaCO_2$上升。机械通气指征$V_E<3L/min$或$V_E>20L/min$或$V_T<200ml$；撤机指征$V_E<10L/min$且$V_T>5ml/kg$。

2. 肺泡通气量(V_A) 指在吸气时进入肺泡的有效通气量，反映肺真正的气体交换，$V_A=(V_T-V_D)\times R$(呼吸频率)。V_D(生理无效腔量)=解剖无效腔量+肺泡无效腔量，V_A正常值4.2L/min。

3. 最大通气量(MMV) 尽力做深快呼吸时每分钟吸入或呼出的最大气量。一般测量15秒最深最快的呼出或吸入气量，然后乘以4换算成每分钟最大通气量。MVV是一项较剧烈的测试项目，不适用于体弱、严重心肺疾病和咯血者。

MMV反映胸廓、肺组织弹性，气道阻力和呼吸肌力量，主要用于评价通气储备功能。正常值：男性为70～120L，女性为50～80L；小于预计值80%为减少，阻塞性通气障碍MVV明显下降，限制性通气障碍MVV可稍下降。

MVV常用于胸外科患者手术前的肺功能评价，MVV<50%预计值提示患者不能耐受肺切除术，低于30%视为手术禁忌证。

4. 通气储量百分比(MVV%) $MVV\%=(MVV-V)/MVV\times100$，MVV%反映通气功能的储备能力：正常值≥93%；低于86%为通气功能不佳，低于70%为通气功能严重受损。医学上多用MVV%作为能否进行手术的重要指标，尤其是胸科手术，低于70%预计值胸科手术应慎重；MVV<50%预计值，一般视为胸科手术禁忌，不能耐受肺切除术。

5. 用力肺活量(FVC) 即以最快的速度所作的呼气肺活量。正常人FVC≈VC，成年男性约3900ml，女性约2700ml。用于判断较大气道的阻塞性病变，正常者FVC在3秒内呼完，如在第1、2秒呼完存在限制性通气障碍；FVC在3秒内未呼完存在阻塞性通气障碍。

6. 用力呼气量(FEV)

(1)在一定的时间内一次最大吸气后再尽快尽力呼气所能呼出的气体量，正常值FEV_1为2.83L，FEV_2为3.30L，FEV_3为3.41L。

(2)通常以它所占用肺活量的百分比表示。正常时，第一秒用力呼气量(FEV_1)约为用力肺活量的83%，第二秒钟的FEV_2/FVC约为96%，第三秒钟的FEV_3/FVC约为99%。阻塞性肺部疾病患者$FEV_1/FVC<70\%$，FEV_1/FVC降低比FVC更明显；限制性肺疾病患者FEV_1/FVC正常或增高，FVC降低。

(3)肺部切除手术最低可接受的肺功能标准：

$FEV_1/FVC>50\%$且$FVC>2L$或$FEV_1>$预计的50%，FEV_1 1～2L有一定风险，$FEV_1<0.8L$风险极大。电视胸腔镜辅助下肺段楔形切除术，视情况$FEV_1>0.6L$也可考虑手术。

7. 最大呼气中期流速(MMEF) 用力呼气中段曲线起止点之间分成四等份，计算中间两等份(25%～75%)的平均流量。平均值男性为3.37L/s，女性为2.89L/s。MMEF反映小气道通畅程度，评价阻塞性通气功能障碍比FEV_1和MVV更敏感，MMEF实测值占预计值百分比大于75%为正常。

8. 流量—容积环(Flow-Volume loop，F-V环)(阻力环) 反映肺容积和整个呼吸周期气道的状态，有助于发现喉和气管病变，可区别固定阻塞和上气道可变阻塞。

9. 气速指数 气速指数=最大通气量占预计值百分比/肺活量占预计值百分比。常根据气速指数来鉴别阻塞性和限制性肺疾患。正常人气速指数为1，若气速指数<1，提示为阻塞性通气功能障碍；气速指数>1，提示为限制性通气功能障碍。

第二节 肺换气功能的监测

肺换气系人体通过呼吸作功，肺泡将外界的氧弥散于肺毛细血管中，并把二氧化碳从血中弥散于肺泡，然后排出体外的过程。

一、肺的弥散功能

1. 肺弥散量与年龄、性别、体表面积等生理因素有关，男性大于女性，老年人弥散有所减少。

2. 弥散量减少可见于以下情况：①呼吸膜增厚；②呼吸面积减少；③血红蛋白量减少；④通气血流比值失调或通气血流分布不均；⑤肺毛细血管血容量减少。

3. 临床上采用一氧化碳(CO)测试弥散功能，因为CO的弥散系数以及和血红蛋白的反应速率与氧相似，并呈线性相关，且CO与血红蛋白的亲和力比氧大210倍，仅测定单位时间内通过肺泡毛细血管膜的CO量(VCO)和肺泡气CO分压(PACO)，即可得到CO弥散量(DL_{CO})。

4. 常用评价指标

(1)DL_{CO}：指单位时间内、单位压力差下通过肺泡毛细血管膜进入毛细血管血液中的CO量，反映肺组织结构与功能的改变情况，取决于肺泡毛细血管膜的面积和肺毛细血管容积。正常值为26.5～32.9ml/(min·mmHg)，在以血红蛋白水平校正后，DL_{CO}小于预计值的80%，提示弥散缺陷。若$DL_{CO}<40\%$手术需谨慎。DL_{CO}增高见于肺循环血流量增加的先天性心脏病、红细胞增多症，DLCO降低见于运动时、V/Q失调、肺泡毛细血管膜破坏。

(2)弥散系数(DL_{CO}/VA)：一氧化碳弥散量与肺泡气量之比，考虑了容积因素，较DL_{CO}更为精确。实测值与预计值的百分比>80%为正常。

5. 二氧化碳弥散能力为氧气的20倍，故肺弥散功能发生障碍时，一般不存在二氧化碳弥散障，主要表现为缺氧。

二、肺的通气/血流比值

(一)通气/血流比值(ventilation/perfusion ratio，V/Q)

通气/血流比值指每分肺泡通气量(V)和每分肺血流量(Q)的比值，静息状态下正常人每分钟静息肺泡通气量约为4L，肺血流量约为5L，通气血流比值正常为0.8。

1. 影响V/Q的因素

(1)重力和血流：受重力影响，正常人在直立位大部分肺血流分布于肺下部区域；潮气量呼吸时肺下区通气量较上区为大，V/Q由肺上部至下部递减。

(2)吸入氧浓度：吸入氧浓度增高分流样效应变小；吸入氧浓度降低分流样效应明显。

(3)病理因素：呼吸道阻力与血管阻力的病理因素，如慢性支气管炎、肺气肿、肺水肿与肺间质纤维化等，均可影响V/Q的比值。

2. V/Q对换气功能的影响 V/Q增大使肺泡无效腔增大时，肺泡气PO_2增高而PCO_2下降；当V/Q减小形成分流样效应时，肺泡气PO_2下降而PCO_2增高。

3. 肺上部V/Q最高，故PO_2最高而PCO_2最低，肺下部则与之相反。

4. 在病理情况下，缺氧和二氧化碳潴留都能引起通气和肺血流量的增加。由于二氧化碳解离曲线呈直线形，V/Q不均主要引起PaO_2下降而对

$PaCO_2$影响不大。

(二)无效腔(V_D)的测定

1. 无效腔为未参与气体交换部分,又称为生理无效腔。

2. 生理无效腔由肺泡无效腔与解剖无效腔组成。健康人仰卧位时,由于肺泡无效腔量极小,可以不计,此时生理无效腔量约等于解剖无效腔量,大约为2ml/kg。病理情况下,解剖无效腔量一般变化不大,生理无效腔量主要反映肺泡无效腔量。

3. 全麻时肺泡无效腔量增加,面罩、气管导管、麻醉机、呼吸机的接头和回路等均可使机械无效腔增加,临床上更应重视患者的有效肺泡通气量。

4. 正常人生理无效腔量相当于潮气量的30%,即无效腔量/潮气量(V_D/V_T)的比值为0.3,它反映通气的效率,比值越大,通气效率越低;大于0.6需要机械通气,小于0.4可以考虑撤离机械通气。

(三)生理分流

1. 指静脉血中未经动脉化直接进入体循环动脉段的血流。

2. 一般以分流量与心输出量之比(Q_S/Q_T)表示,$Q_S/Q_T=(Cc'O_2-CaO_2)/(Cc'O_2-CvO_2)$,其中$Cc'O_2$代表肺泡毛细血管末端血内的氧含量,$CaO_2$为动脉血氧含量,$CvO_2$为混合静脉血氧含量。正常人吸空气时,其$Q_S/Q_T$一般为3%左右。

3. 分流量越大,低氧血症越明显,临床多见于肺不张、肺部感染、ARDS患者。

(四)肺泡气动脉血氧分压差[$P(A-a)O_2$]

1. $P(A-a)O_2=[PiO_2-PaCO_2\times 1/R]-PaO_2$,式中$PiO_2$为吸入气氧分压$=FiO_2$(吸入氧浓度)×(大气压-47);R为呼吸商,等于0.8;动脉血氧分压(PaO_2)及二氧化碳分压($PaCO_2$)可用动脉血测出。

2. 吸空气时$P(A-a)O_2$正常值平均为1.3~2.0kPa(10~15mmHg),吸纯氧时为3.3~10.0kPa(25~75mmHg),$P(A-a)O_2$随年龄增加而增大,但老年人也不应超过4.0kPa。$P(A-a)O_2$是判断肺毛细血管摄氧的标志,有助于了解低氧血症的病理生理改变。

3. 如有弥散障碍、通气与血流灌注比例失调时,除PaO_2下降外,$P(A-a)O_2$可增高,而通气不足的患者虽PaO_2下降,但$P(A-a)O_2$正常。

(五)氧合指数(PaO_2/FiO_2)

氧合指数正常>300mmHg,PaO_2/FiO_2降低提示有换气功能障碍,$PaO_2/FiO_2\leqslant$200mmHg是诊断ARDS标准之一。

第三节 小气道功能监测

小气道是指气道内径在2mm以内的细支气管。小气道病变早期在临床上多无症状,胸部X射线检查及常规肺功能测验也基本正常。小气道功能测定有助于病变的早期发现和诊断。

一、闭合容积和闭合容量

1. 闭合容积(closing volume,CV) 指从肺总量位一次呼气过程中肺低垂部位小气道闭合时能继续呼出的气量。CV为早期发现小气道阻塞病变一个敏感的检测项目。

(1)肺弹性减小、气道支撑结构丧失或气道狭窄、慢性支气管炎、肥胖等均增加闭合气量。

(2)影响CV的主要生理因素是年龄,麻醉下CV增加是发生低氧血症的原因之一。

(3)气道闭合使气体滞留在肺泡内造成气体在肺内分布不均,影响气体交换。

2. 闭合容量(closing capacity,CC) 指从肺总量位一次呼气过程中肺低垂部位小气道闭合时的总肺容量。CC=CV+RV。

3. 测量结果以CV/VC%和CC/TLC%表示。正常CV/VC%为12.7±0.5,正常CC/TLC%为37.8±1.0。

4. CV/VC增高可由小气道阻塞或肺弹性回缩力下降而引起。常见于长期大量吸烟者、大气污染、长期接触挥发性化学物质、细支气管感染、慢性阻塞性肺部疾患早期、结缔组织疾病引起的肺部病变或肺间质纤维化。

二、动态顺应性的频率依赖

小气道疾患时肺顺应性受呼吸频率的影响,呼吸频率增快,顺应性降低。动态顺应性随呼吸频率增加而明显降低的现象称为(frequency dependence of dynamic compliance,FDC),FDC是检测早期小气道功能异常的最敏感指标。正常人动态肺顺应性与相同潮气量时的静态顺应性比值在0.8以上，小气道病变时，呼吸频率增加到60次/分时，引起小气道闭合，肺泡容量减少，导致动态肺顺应性下降，动态顺应性与静态顺应性之比小于0.8。

三、最大呼气流量-容积曲线

1. 受试者在最大用力呼气过程中，将其呼出的气体容积及相应的呼气流量描记成一条曲线。曲线升支的最大呼气流量与受试者的呼气用力有关，降支的最大呼气流量则取决于肺泡弹性回缩力和周围气道阻力，而与用力无关。主要用于小气道功能阻塞性病变的监测。

2. 正常流速-容量曲线升支陡直，降支斜行下降，最大流量逐渐降低。小气道病变时，曲线降支凹向容量轴，坡度变小。COPD患者伴随病情发展，最大呼吸流量进行性降低，曲线降支的坡度进行性减小。

第四节　气道反应性监测

气道反应性是指气道对于各种物理、化学、药物或生物刺激的收缩反应。气道反应性测定包括支气管舒张试验和支气管激发试验。

一、支气管激发试验

1. 临床常用醋甲胆碱或组胺使支气管平滑肌收缩，用肺功能做指标判定支气管狭窄的程度，测定气道反应性。

2. 潮气吸入法用PC20-FEV_1（使FEV_1降低20%所需激发药物浓度）作为评价指标，PC20-FEV_1＜8mg/ml为气道反应性增高。计量法用PD20-FEV_1（使FEV_1降低20%所需药物累计量）作为评价指标，组胺PD20-FEV_1＜7.8μmol/L，醋甲胆碱PD20-FEV_1＜12.8μmol/L为气道反应性增高。

3. 测定前应停用茶碱类、β_2激动剂、抗胆碱药物和吸入糖皮质激素12小时，停止口服糖皮质激素和抗组胺药物48小时。心肺功能不全、高血压病、甲亢、妊娠、FEV_1≤70%预计值、哮喘症状未缓解或仍有哮鸣音者不易进行本项试验。

二、气管舒张试验

1. 受试者先测定基础FEV_1，然后吸入β_2激动剂，15分钟后重复测定FEV_1，计算FEV_1改善率＝（吸药后FEV_1－吸药前FEV_1）/吸药前FEV_1×100%，如改善率≥15%则认为试验阳性。

2. 支气管扩张试验阳性说明气道阻塞可逆。扩张后FEV_1/FVC＞70%说明气道阻塞完全可逆，哮喘多见。反之说明气道阻塞不完全可逆，慢性阻塞性肺病（COPD）多见。

第五节　呼吸运动的监测

一、一般性观察

1. 呼吸频率（RR）　反映通气功能及呼吸中枢的兴奋性，正常人静息状态下呼吸为16～18次/分，呼吸与脉搏之比为1∶4，呼吸频率低于12次/分，为呼吸过缓，呼吸频率超过24次/分，为呼吸过速。

2. 呼吸幅度　可大致反映通气量（潮气量）大小。

3. 呼吸节律　能发现异常呼吸类型，提示病变部位。

4. 呼吸周期比率　反映肺的通气换气功能，正常人吸呼比为1∶1～1.5。

5. 胸腹式呼吸活动观察　一般男性及儿童以腹式呼吸为主，女性以胸式呼吸为主。胸式呼吸不对称见于一侧气胸、血胸、肺不张等；胸式呼吸增强见于因腹部病变限制膈肌活动；胸式呼吸减弱或消失见于两侧胸部皆有疾患、高位截瘫、肌松药作用残余；胸腹式呼吸不同步见于肋间肌麻痹、呼吸道梗阻。

二、呼吸肌功能监测

（一）最大吸气压（MIP）和最大呼气压（MEP）

1. MIP和MEP是从RV和TLC位作最大吸气和呼气所测得的压力，用来评价吸气肌或呼气肌功能，压力降低见于吸肌功能减退或呼吸肌疲劳，常见于COPD。

2. MIP可作为判断能否脱离机械通气的参考指标，MIP<预计值的30%时易出现呼吸衰竭。

3. MEP监测可评价患者咳嗽、排痰能力。

（二）最大跨隔压（Pdimax）

1. 跨隔压（Pdi）为吸气相腹内压（胃内压）与胸内压（食管内压）的差值。

2. Pdimax是在功能残气位，气流阻断状态下，以最大努力吸气所产生的Pdi最大值，反映膈肌最大吸气力量的指标。用于评价膈肌收缩功能，指导机械通气的撤机。

（三）气道压力

1. 吸气峰压（peak pressure，Ppk） 呼吸周期中吸气相气道的最高压力。气道峰压与气道阻力和胸肺顺应性相关，反应气体进入肺内所要克服的阻力。在胸肺顺应性正常的患者应低于20cmH_2O，峰压过高可损伤肺泡和气道，导致气胸、纵隔气肿等气压伤，一般限制峰压在40cmH_2O以下。

2. 平台压（plateau pressure，Pplat）

（1）吸气末到呼气开始前肺内的平均压力。反映肺泡内的最大压力，有利于氧向肺毛细血管内弥散，平台压过高可增加肺内循环负荷和气胸的危险。正常Pplat为9～13cmH_2O。

（2）潮气量不变，平台压只与胸肺顺应性相关，平台压维持时间约占整个呼吸周期的10%，过高的平台压、过长的吸气时间会增加肺循环的负荷。

3. 呼气末压（end-expiratory pressure） 呼气末至吸气开始前肺内平均压力值，自主呼吸下为0，正压通气时等于相应设定压力。

4. 平均压力 整个呼吸周期的平均气道压力，间接反映平均肺泡压力。

5. 气道压力监测意义

（1）根据气道压力变化趋势判断病情进展和治疗效果。

（2）为实施肺保护通气策略，及时、合理调节通气机工作参数提供依据。

（3）有助于及时发现呼吸回路连接脱落、气管导管打折、分泌物阻塞等异常情况。

（四）气道阻力（Airway resistance，RAW）

1. Raw由气体流经呼吸道时气体分子间和气体分子与气道壁之间的摩擦产生，可用单位时间内维持一定量气体进入肺泡所需的压力差表示。RAW由气体本身的性质、气体流动方式及气道口径和长度来决定。Raw＝（Ppk－Pplat）/气流流量，Raw正常值为1～3cmH_2O/（L·s）。

2. Raw监测可用来判断气道通畅与否、评价气道病变的程度、指导机械通气的撤机和呼吸治疗、评价支气管扩张药物的疗效。

3. 麻醉手术中Raw升高的常见原因

（1）气管插管内径过小、气管插管过深。

（2）气管内黏液、分泌物存留。

（3）呼吸道黏膜充血、水肿。

（4）支气管痉挛、哮喘发作。

（5）气管异物、气管内肿瘤等。

麻醉机械通气时Raw可增加至9cmH_2O/（L·s）。机械通气时，RAW增高时要寻找原因。

（五）肺顺应性监测（Lung compliance，CL）

1. 呼吸系统在单位压力变化下的容积改变称为顺应性，表示胸廓和肺脏可扩张程度的指标。胸肺顺应性监测可用于评价肺组织的弹性、检测小气道疾患、指导机械通气模式的调整和PEEP的应用。

2. Cstat（静态顺应性）指在呼吸周期中，气流暂时阻断时所测得的肺顺应性，相当于肺组织的弹性。Cstat＝V_T/（Ppk－PEEP），正常Cstat为50～100ml/cmH_2O，Cstat降低见于肺不张、肺水肿、气胸及胸腔积液和胸壁受压等。

3. Cdyn（动态顺应性）指在呼吸周期中，气流未阻断时所测得的肺顺应性。反映肺组织弹性，并受气道阻力的影响。Cdyn＝V_T/（Pplat－PEEP），正常Cdyn为40～80ml/cmH_2O，Cdyn降低见各种原因所致的气道阻力增加，如支气管痉挛、气道分泌物阻塞、导管打折等。

（六）压力-容量环（P-V环）

P-V环是指受试者作平静呼吸或接受机械通气，用肺功能测定仪描绘的一次呼吸周期潮气量与相应气道压力（或气管隆嵴压力、胸腔内压、食管内压）相互关系的曲线环。正常P-V环外形椭圆，方向反时针，曲线斜率即是动态顺应性，曲线面积主要反映气道阻力的大小。

第六节　术前呼吸功能评估

一、肺功能测定的意义

1. 了解是否存在呼吸功能障碍，呼吸功能障碍常是导致术后并发症及死亡的重要原因。

2. 了解术前有无严重的心肺疾患。

3. 评估患者对麻醉手术的耐受程度、选择麻醉方法及麻醉药物、判断手术后的效果、防止或减少麻醉及手术后并发症。

4. 估计围手术期发生呼吸系统并发症的几率，制订合理的术中呼吸管理与术后治疗方案。

二、非肺切除术患者的呼吸功能评估

(一)肺功能简易估计方法

1. 测胸腔周径法　测定深吸气与深呼气时胸腔周径的差别，大于4cm提示无严重肺部疾病。

2. 屏气实验　先令患者深呼吸数次，深吸一口气屏住呼吸，正常人可持续30秒以上，呼吸循环功能差者，屏气时间少于30秒钟。屏气试验在10秒钟以下，往往不能耐受手术和麻醉。

3. 吹火柴实验　深吸气后张口快速呼气，若能将15cm远火柴吹灭，则肺储备功能好。

(二)肺功能检查的适应证

年龄大于65岁、病态肥胖、胸部手术、上腹部手术、长期吸烟史、心肺疾病史。

(三)非肺切除者术前呼吸功能评估

1. 强烈建议肺功能障碍患者术前常规行血气分析和肺功能检查，指导麻醉及术前、术中、术后处理。PaO_2＜70mmHg、FEV_1%＜60%、$PaCO_2$＞50mmHg时，术后并发症增加，可能需要机械通气支持。平静呼吸，吸入空气，患者的血氧饱和度大于90%以上，说明患者肺功能可。

2. 视听诊　了解皮肤黏膜颜色和痰液的量、色、形状，听诊器听诊呼吸音的强度、音调、时相、性质的改变。

3. 影像学检查　了解胸廓内病变的位置、性质、严重程度。

三、肺切除患者呼吸功能评估

呼吸功能评估能判定患者能否耐受肺切除和发生严重并发症，与术前肺功能、切除肺组织的体积和功能、剩余肺组织的功能有关。除一般的评估方法外，应根据情况作进一步检查。

(一)特殊检查

1. 肺通气功能的检查　FEV_1＞80%可以行全肺切除；＜80%应做进一步检查FEV_1＞1.5L，可行肺叶切除。CO弥散率(DL_{CO})＜80%预计值，术后并发症增加，DL_{CO}＜60%，死亡率增加。

2. 放射核素通气扫描/肺血流灌注显像　通过核素技术了解人体肺脏通气和血流的情况，以及通气和血流的比例，评价患者的心肺功能，无创伤性，简便安全，灵敏度高。

3. 心肺运动试验(CPET)

(1)通过增加患者运动强度，来增加患者呼吸系统与循环系统负荷，以判断患者对手术的耐受力。

(2)最大耗氧量(VO_2max)、运动过程中心电图(EKG)、无氧阈值(AT)是主要的应用指标，若VO_2max＜10ml/(kg·min)或VO_2max＜35%预计值，则禁忌手术；若VO_2max＜15ml/(kg·min)或VO_2max＜40%预计值，手术风险极大；若VO_2max＞20ml/(kg·min)或VO_2max＞75%预计值，手术风险很小。若EKG出现心肌缺血征或AT＜11ml/(kg·min)，则说明患者术后肺部并发症的发生率及病死率较高。

4. 登楼试验及定时行走距离试验　最早应用于临床的运动试验，国外有研究表明6分钟步行距离大于1000步者可耐受胸部手术；Pate等认为一口气能登上3楼(约11m)者可行肺叶切除术，上5楼(约18.4m)者可行全肺切除术；能登3层者可耐受肺叶切除。

(二)预计术后肺功能的检查

1. 放射性核素通气扫描　目前主要用FEV_1-ppo(predicted postoperative)、TL_{CO}-ppo、VO_2max-ppo等。若FEV_1-ppo≥40%预计值，TLCO-ppo≥40%预计值，VO_2max-ppo≥35%预计值且绝对值≥10mL/(kg·min)，则可安全手术。

2. 放射性核灌注扫描　主要用ppoFEV_1%(全肺切除术后预计术后FEV_1值占术前值的百分数)和ppoDL_{CO}%(预计术后DLco值占术前值的百分数)。ppoFEV_1%＜40%或ppoDL_{CO}%＜40%，围手术期病死率为16%～40%，应谨慎行下一步检查；

$ppoFEV_1\%<40\%$，围手术期病死率非常高，建议非手术治疗。

3. 单侧肺动脉阻塞试验　阻断一侧肺动脉后若平均肺动脉压<35mmHg，可行全肺切除；若平均肺动脉压>50mmHg，长期存活率降低。

4. 肺功能测定　当 FVC 小于预计值的 50%、FEV_1小于 2L、$FEV_1\%$小于预计值 70%或 MVV 小于预计值 50%时，有发生术后肺部并发症的中度危险；当 FVC 小于 15ml/kg、FEV_1小于 1L、$FEV_1\%$小于预计值 35%或 FEF25%～75%小于 14L/s 时，有发生术后肺部并发症的高度危险。

第七节　呼吸功能的临床应用

一、围手术期的应用

（一）围手术期呼吸功能监测的原则

1. 根据呼吸功能监测目的选择项目。

2. 根据不同的呼吸疾病选择呼吸功能监测项目。

3. 呼吸功能的监测必须与其他临床病情资料相结合。

（二）对肺功能状态作出综合判断

1. 对肺功能不全的严重程度作出分级见表 17-1。

表 17-1　肺功能减退的分级标准

	VC 或 MVV%	$FEV_{1.0}\%$	$SaO_2\%$	PaO_2(mmHg)	$PaCO_2$(mmHg)
基本正常	>81	>70	>94	>87	<45
轻度减退	80～71	70～61	>94	>87	<45
显著减退	70～51	60～41	93～90	87～75	<45
严重减退	50～21	<40	89～82	74～60	>45
呼吸衰竭	<20		<82	<60	>45

2. 对肺功能不全的病因学作出鉴别诊断。

3. 对限制性和阻塞性疾病综合判断。

（1）阻塞性通气障碍：FEV_1、FEV_1/FVC、MMF、MVV 均下降；RV、FE V_1/TLC、FRC 和气道阻力均增加；VC、FVC 可正常或下降；TLC 早期正常，后增加；气促指数<1。

（2）限制性通气障碍：VC、FVC、FEV_1、RFC、TLC 均下降；FEV_1/FVC、RC/TLC 可正常或上升；MMF 可正常或下降；气促指数>1。

（3）混合型通气障碍：FRC、TLC 和 RV/TLC 依其阻塞和限制的程度，可增加或减少；但其余各项指标均下降；气促指数=0.95～1.05。

（4）肺弥散功能障碍：TLCO 或 TLCO/VA<预计 80%。

（三）对患者的麻醉手术耐受性作出评价

（四）研究麻醉手术对患者呼吸功能的影响

二、呼吸治疗中的应用

1. 指导机械通气的实施。

2. 评价呼吸治疗的效果。

（1）目前没有单一的肺功能指标可准确的判断患者能否耐受手术。临床工作中常常见到，患者一般状况很好但肺功能测定结果不佳，有可能是测肺功能时患者配合不好所致结果偏差，此时运用肺功能简易测定实验可作为评定的参考。

（2）不能仅仅依靠肺通气功能测定指标，而需根据患者的生理年龄与实际年龄相比较，结合病史、体格检查、胸部 X 线、纤维支气管镜检查、肺功能测定的以及动脉血气分析结果，进行综合分析，这样才可以全面地评价患者的肺功能，同时也可以避免由于人为的或患者配合不好引起的某一功能数据误差，减少诊断上的失误。

第八节　血气监测

血气分析是指对血液中不同类型的气体、酸碱性物质进行分析的技术过程。临床常用动脉血气监测指导昏迷休克、严重外伤等危重患者的抢救和外科手术及麻醉的治疗效果的观察和研究工作。

一、监测原理

血气分析仪毛细管管壁上开有4个孔，pH、pH参比、PO_2和PCO_2，血液注入血气分析仪后，管路系统抽吸血液到样品室内的毛细管中，电极感测头紧紧将这4个孔堵严，血液中pH、PCO_2和PO_2同时被4支电极所感测，电极将它们转换成各自的电信号，经计算机处理后将测量值和计算值显示出来并打印出测量结果。

二、穿刺方法

1. 选择体表较易扪及或暴露部位动脉进行穿刺，消毒范围为动脉穿刺点周围中心直径3cm。

2. 于指尖动脉搏动最明显处，应用肝素抗凝注射器穿刺，见颜色鲜红动脉血顶入注射器即针尖进入动脉，待动脉血充满针栓即穿刺成功。

三、注意事项

1. 穿刺区皮肤如有破溃、感染、硬结、皮肤病等，不能进行穿刺取血。

2. 抗凝可用一次性血气针，内含锂抗凝剂，如应用普通注射器，应使用肝素湿润注射器；禁止用乙二胺四醋酸等沉凝剂，以免对血气机的检测电极性能造成不良影响。

3. 采血后针头刺入橡皮盖与空气隔离，再把注射器放在两手手掌之间转动5～15秒，使血液与抗凝剂充分混匀。血样分析前应轻轻倒置、摇晃标本至少30秒以使标本各部分充分混合。

4. 采取标本不能出现气泡，标本出现气泡必须放弃。

5. 抽血后立即测定，从采集标本到完成测定，期间最好不超过30分钟。用于血气、电解质、葡萄糖、乳酸盐分析的标本应于采集后尽快得到分析，如分析指标为血气、电解质、HCT须在样本采集后15分钟内完成分析，如分析包括葡萄糖和乳酸盐，则必须在采集后5分钟内完成分析，如不能立即测定留置4℃冰箱保存，以减慢新陈代谢的速度。保存时间不超过2小时。送检时须标明吸入氧浓度及其他相关信息（如体温）。

6. 对使用呼吸机或需要补充氧气的患者，在呼吸机参数或FiO_2发生变动后至少要再等候20分钟才能开始样本收集。

7. 室温、血样采集及分析时间间隔过长；血白细胞或网状细胞增多、血样混合不充分；未经肝素化处理可影响标本。

8. 应根据使用说明书要求进行操作。注意电极保养，适时更换，测量时首先预热机器，校正温度。

四、血气分析前影响因素

1. 气泡会导致pH、$PaCO_2$降低，PaO_2会升高。

2. Ca^{2+}、K^+、Cl^-因结合肝素降低，高浓度普通肝素会导致Na^+读数的升高，IFCC推荐肝素浓度为50IU/ml。

3. 血糖、Hb因抗凝剂对标本产生稀释作用降低。

4. 凝块会导致血细胞比容升高或降低。

五、血气分析时注意事项

1. 常压环境下，$PO_2>48mmHg$，提示动脉血（无论吸氧浓度多少）。

2. 自然状态下吸空气检查结果PO_2+PaCO_2应$<140mmHg$。

3. 数小时内HCO_3^-变化$>5mmol/L$，又缺乏原发的代谢失衡的证据，则提示$PaCO_2$或pH的测量有误。

六、血气分析的常用参数正常参考值及意义

1. 酸碱度（pH）　参考值7.35～7.45。<7.35为酸血症，>7.45属碱血症。但pH正常并不能完全排除无酸碱失衡。

2. 氧分压

(1)动脉血氧分压(PaO_2):静息时,在海平面呼吸空气(氧浓度为21%)时的PaO_2正常值为80～97mmHg。随着年龄的增长,PaO_2进行性下降,可用公式PaO_2=100－0.33×年龄粗略计算,PaO_2<10.6kPa(80mmHg)为轻度缺氧;PaO_2<8.0kPa(60mmHg)为中度缺氧和呼吸衰竭;PaO_2<5.3kPa(40mmHg)为重度缺氧。PaO_2<2.67kPa(20mmHg)以下,脑细胞不能再从血液中摄取氧,有氧代谢停止,生命难以维持。

(2)手术中、手术后PaO_2降低,其原因可能为:①通气不足或吸入气氧浓度(FiO_2)过低;②呼吸机及管路故障;③镇静麻醉抑制呼吸,无效腔增加、功能残气量减少,V/Q比值失调;④术中、术后发生肺不张、肺水肿、小气道闭合和肺泡萎陷,使肺内分流增加;⑤创口疼痛限制呼吸等。

(3)混合静脉血氧分压(PvO_2):PvO_2的正常值范围是40～60mmHg,由于正常人都存在解剖分流,患者还可能同时有功能性分流存在,因此PvO_2的降低会使PaO_2降低,它反映组织细胞的呼吸功能,当PvO_2<40mmHg时提示组织摄氧增加,低于30mmHg时提示细胞缺氧。

3. 二氧化碳分压

(1)二氧化碳分压PCO_2是指物理溶解在血浆中的二氧化碳张力,由于二氧化碳分子具有很强的弥散能力,故动脉血$PaCO_2$基本上反映了肺泡的PCO_2,PCO_2正常值为35～45mmHg,极限范围是10～130mmHg,<35mmHg为低碳酸血症,反映通气过度,>45mmHg属高碳酸血症,反映肺泡通气不足。

(2)当PCO_2轻度升高可刺激呼吸中枢加深加快呼吸,>6.67kPa(50mmHg)为诊断Ⅱ型呼吸衰竭的指标之一,一旦PCO_2达到55mmHg,即有抑制呼吸中枢,形成呼吸衰竭的可能,更高时则出现二氧化碳麻醉,发生昏迷,甚至危及生命。PCO_2是一呼吸参数,但从H-H方程可见它的改变可直接影pH的改变,因此PCO_2又是反映呼吸性酸碱平稳的重要指标。

4. 动脉氧饱和度　动脉氧饱和度SO_2是指血液在一定的PO_2下,HbO_2占全部Hb的百分比值,SaO_2正常为92%～99%。SaO_2(动脉血氧饱和度)与PO_2之间呈S型的氧离解曲线关系。SaO_2反映Hb结合氧的能力,主要取决于氧分压,故间接反映PaO_2的大小。SaO_2<90%表示呼吸衰竭,<80%(相当PaO_2<6.65kPa)表示严重缺氧。贫血时SaO_2正常并不表示不缺氧,应予以注意。

5. 实际碳酸氢根(AB)

(1)AB是实际血浆中HCO_3^-含量,参考值21.4～27.3mmol/L。SB是温度37℃,PCO_2 5.32kPa(40mmHg),SaO_2 100%条件下所测得的HCO_3^-含量,也就是排除了呼吸因素改变的影响,故SB能更准确地反映代谢性酸碱平衡状态,标准碳酸氢根(SB)参考值21.3～24.8mmol/L。

(2)正常人SB=AB。患者SB正常,而AB>SB有呼吸性酸中毒存在,AB<SB有呼吸性碱中毒存在。如患者AB=SB,同时又都低于参考值下限,为失代偿性代谢性酸中毒;如同时二者高于参考值上限,则为失代偿性代谢性碱中毒。

6. 剩余碱(BE)　参考值－3～＋3mmol/L。BE是指在标准大气压下,温度37℃,PCO_2 5.32kPa(40mmHg),SaO_2 100%条件下,将血液调整至pH值7.4,即达到正常缓冲碱(NBB)水平所需的酸或碱量,它表示血液碱储备增加或减少的情况。BE为正值加大,称碱超,表示代谢性碱中毒,BE为负值加大,称碱缺,表示代谢性酸中毒。

7. 血清二氧化碳总量(TCO_2)　参考值22～32mmol/L。TCO_2为血清中以所有形式存在的CO_2总量,其中95%为HCO_3^-形式,少量为物理溶解的CO_2。TCO_2增高常见于呼吸性酸中毒、代谢性碱中毒;TCO_2降低常见于代谢性酸中毒、呼吸性碱中毒。

8. 乳酸　正常参考范围<2.0mmol/L。乳酸>4.0mmol/L需要救治,乳酸>9.0mmol/L死亡率高。临床医生通过监测乳酸来评估治疗效果,乳酸水平降低说明组织氧供得到改善。

七、静脉血气

1. 静脉血pH较动脉血pH低0.03～0.05,静脉血PCO_2较动脉血PCO_2高5～7mmHg,动、静脉血HCO_3^-大致相等。

2. 临床上遇到患者动脉穿刺困难,特别是婴幼儿,此时可用静脉血取代动脉血测定。

3. 静脉血气分析只能用于判断酸碱失衡,不能用于判断呼吸功能。静脉血PCO_2不仅受呼吸功能影响，而且受循环功能影响，当微循环障碍时，血液在毛细血管停留时间延长，组织利用氧增加，回到静脉血 PCO_2 可明显下降，此时可表现为 PaO_2 正常，而 PvO_2 明显下降。

八、血气分析仪的发展

1. 理想的血气分析仪具有即时检验、测量精度高、多参数模块设计、机器人性化、注重环保、样品量减少等特点。

2. 近年来出现连续动脉内血气监测（continuous intraarterial blood gas monitoring，CIABG），即将校准传感器插入连续动脉置管的血管内，传感器与监测仪之间通过光电子导线相连，提供动态的 PaO_2、$PaCO_2$、pH、温度和 SaO_2 等参数与趋势变化图形，指导对危重患者酸碱平衡和氧合状况进行及时处理。

九、脉搏血氧饱和度（SpO_2）监测

（一）原理

1. 脉搏血氧饱和度仪包括光电感受器、微处理机和显示部分。其依据光电比色原理，利用不同组织吸收光线的波长差异设计而成。

2. 氧合血红蛋白和还原血红蛋白的分子可吸收不同的波长的光线，氧合血红蛋白吸收可见红光（波长 660nm），还原血红蛋白吸收红外线（波长 940nm），一定量的光线传到分光光度计探头，随着动脉搏动吸收不同光量，光线通过组织后转变为电信号，传至脉搏血氧饱和度仪，经放大及微机处理后将光强度数据换算成氧饱和度百分比值。起到间接测定血氧分压作用。

3. 血氧饱和度和血氧分压相应对照见表 17-2 所示。

表 17-2　SaO_2 与 PaO_2 相应对照表（pH＝7.4，T＝37℃）

SaO_2（%）	50	60	70	80	90	91	92	93	94	95	96	97	98	99
PaO_2（mmHg）	27	31	37	44	57	61	63	66	69	74	81	92	110	159

（二）方法

1. 确定监测部位皮肤清洁后，将传感器固定在毛细血管搏动部位（指、趾端甲床、耳垂、鼻翼、足背），确保传感器与皮肤贴合严密，患者保持安静，开机数秒钟即可数字显示脉率及 SpO_2。脉搏及搏动幅度以声波型及数字显示，并有上下限报警性能。

2. 读取 SpO_2 数据前应先明确脉搏信号是否正常，正常脉搏信号是尖型波，其下降支有明显的切迹，SpO_2 的脉搏波形满意是判定 SpO_2 读数可靠性的良好指标，应注意识别低灌注波形与运动伪像。将 SpO_2 显示的脉率和心电监测显示的心率进行比较，是保证 SpO_2 读数准确的良好方法。如脉率和心率存在差别（房颤除外），常提示探头位置不正确或探头功能失常。

3. SpO_2 尽量测量指端，病情不允许时可监测趾端。SpO_2 传感器不应与血压监测或动脉穿刺在同一侧肢体，否则可能会影响监测结果。监测过程中至少每 4 小时改变一次佩戴部位，防止受夹部位压痕，局部组织循环障碍引起的青紫、红肿、疼痛。应注意爱护传感器，以免碰撞、坠落，在行磁共振成像过程中使用 SpO_2 可能会对传感器造成严重损伤。

4. 多数临床情况下，SpO_2 读数是正确的。但在有些情况下会出现误差，如严重低氧（当氧饱和度低于 70%）时，其测定数据可能不准；肢体活动发生接触不良时亦可有误读。

5. 从氧离曲线特点可知，在 PaO_2 99mmHg 以下时，SaO_2 可以灵敏地反映 PaO_2 的变化，特别当缺氧时，PaO_2 在 60mmHg 以下，此时氧离曲线在陡直部 SaO_2 急剧下降，比 PaO_2 的下降更为灵敏。因 SpO_2 与 SaO_2 呈显著相关，相关系数为 0.90～0.98，所以用脉搏氧饱和度仪测定 SpO_2 以间接反映氧分压变化十分可靠，能在症状和体征出现之前诊断低氧血症状。SpO_2 正常值≥95%，成人 SpO_2 90%～94% 为氧失饱和状态，SpO_2 ＜90% 为低氧血症（FiO_2＝0.21）。

（三）临床应用

1. 麻醉期间通气情况。

2. 特殊体位手术。

3. 拔管期的监测。

4. 转运患者期间。

5. 围产医学的应用。

6. 其他方面 估计动脉循环血流，减少血液循环障碍的并发症或评价断肢再植的效果。

(四)SpO_2常见误差的原因

1. 外部因素

(1)监测传感器部分脱落时产生“黑色效应”，SpO_2监测值低于实际值。

(2)房间的亮度过高或监测传感器与皮肤的粘合度差影响SpO_2监测的准确性。

(3)监测部位的过度移动影响传感器信号的接收，影响SpO_2监测的准确性。

2. 监测局部循环血流 休克、局部低温、低血压或使用缩血管药物导致血管的收缩，监测局部灌注不良时，可影响SpO_2监测的准确性。

3. 监测局部皮肤因素

(1)黑色素沉着，可造成SpO_2假性增高。

(2)皮肤黄染对SpO_2测定影响不大。

(3)染甲或灰指甲(黑或蓝色)可造成SpO_2假性降低。

4. 血液因素

(1)异常血红蛋白血症(如碳氧血红蛋白)时SpO_2假性增高。

(2)血液内有色物质(如甲基蓝)可影响SpO_2监测的准确性。

(3)血液中存在脂肪悬液如脂肪乳或异丙酚输注可吸收部分光线，影响SpO_2监测的准确性。

(4)贫血在血细胞比容>15%时不影响SpO_2监测的准确性。

(五)新型脉搏血氧饱和度仪

1. 常规血氧技术抗运动能力差，抗弱灌注能力差，静脉血对患者活动所产生干扰的局部影响相当敏感，成为生理信息所在频带内明显的噪声源；另外，静脉血是一种很强的光吸收剂，造成传统氧饱和度监测仪在患者活动时读数偏低。

2. 新研制的Nellcor和Masimo-SET血氧饱和度监测仪，采用光吸收波分析技术和信号分离技术，运用适应性数字信号处理方法，消除660nm和940nm波长的干扰，消除了运动伪迹、外周灌注不足，扩展了在活动大、信号小和噪声强的环境中的应用。

(1)Masimo血氧技术不基于脉搏波形，将自调谐滤波器的输出功率加到处理信息实时监视系统，采用专利技术在检测到的生理信息中精确地建立一个噪声基准，识别出静脉波动并将其归为噪声而隔离，直接计算出动脉氧饱和度和心率。

(2)Oximax是Nellcor第五代血氧技术，在传感器中安装了数字记忆芯片，芯片中包括了传感器的所有校准信息和运行特性，使监护仪与不同的传感器连接时均可准确运行，监护仪中不需要再存储若干的传感器校准曲线，采用自适应梳状滤波器处理信息，与脉搏波形相吻合，更快察觉低氧血症，利于对患者的状态进行评估。

(3)MAX-FAST额头专用血氧探头有四层粘贴，探测精度高，比血氧探头探测时间提早，适用于低灌注患者，且在手指等其他部位脉氧仪不能获取血氧信号的时候。

(4)MAX-FAST非黏附式探头比黏附式探头监测更加安全，监测部位感觉非常舒适，消除了更换黏附式探头的繁琐步骤，改进过的光学元器件和信号处理使得在弱脉搏、粗厚的皮肤、深色的皮肤等信号难以捕捉的情况下仍然可以获得信号，配上OxiMax技术能够大大提升监护仪的血氧参数性能。

3. 血氧饱和度监测是一无创监测技术，与动脉血氧分压相关性很好，能明显减少采血次数，具有快速、连续监测的特点，临床上广泛应用并在危重患者监测中发挥了重要作用，动态监测最有价值，但不能替代动脉血气分析检查，危重患者病情明显恶化时，SpO_2监测变化不大，一定要想到$PaCO_2$升高可能，必须及时行动脉血气分析检查，以免贻误救治。

十、经皮氧分压监测

1. 经皮氧分压(transcutaneous oxygen monitoring，$PtcO_2$)是根据毛细血管对热的反应的特性，加热与皮肤表面接触的探头，使探头所在部位的毛细血管供血增加、血管扩张和充血，动脉血和表皮下毛细血管发生气体交换，毛细血管血“动脉化”，使血气成分接近动脉血，氧和二氧化碳进而通过加热后结构发生变化的皮肤角质层弥散到与皮肤表面接触的探头，从而测得皮下组织的气体分压。

2. $PtcO_2$不能等于PaO_2，在循环稳定、外周血液灌注充足时，$PtcO_2$和动脉血的PaO_2有良好的相关性，呈线性关系，其接近程度取决于皮肤厚度，$PtcO_2$指数$=PtcO_2/PaO_2$。对健康人来讲，该指数随年龄而变化：新生儿为1.0，儿童为0.84，成人为0.79。一定程度上$PtcO_2$可以代替PaO_2监测。$PtcO_2$反映局部组织灌注的水平，直观反应组织缺氧的严重程度，可以作为早期评价患者休克血容量不足的敏感指标和评估循环衰竭程度，比传统的监测指标如血压、心率、尿量等更敏感。

3. $PtcO_2$测量时不用抽取患者动脉血，安全、操作简单、携带方便，可以对人体任何部位的局部组织进行测量获得结果，灵敏度高，数值准确。无创伤实时连续动态测量出血氧分压数值，显示变化曲线，反映组织细胞内在的氧代谢情况，发现组织细胞缺氧情况，指导治疗。

4. $PtcO_2$价格偏高，操作无SpO_2简便，体积偏大。应用外周血管收缩剂、休克、动脉栓塞、动静脉分流、皮肤水肿及其他皮肤异常、低温均能影响$PtcO_2$的准确性。$PtcO_2$测量均需局部加热约到45℃，故要求每6小时更换一次检测部位以防灼伤。皮肤要保持清洁，电极应封牢，导线应固定。

十一、呼气末二氧化碳(E_TCO_2)

呼气末二氧化碳分压($P_{ET}CO_2$)是一种无创监测技术，美国麻醉医师协会(ASA)已规定$P_{ET}CO_2$为麻醉期间的基本监测指标之一。$P_{ET}CO_2$灵敏性高，使用简便，对判断肺通气、血流变化及代谢变化等具有特殊的临床意义。

(一)呼气末二氧化碳监测生理原理

1. 组织细胞代谢产生、运输和排出二氧化碳过程中的任何环节发生障碍，均可使CO_2在体内潴留或排出过多，造成不良影响。

2. 体内二氧化碳产量(VCO_2)、肺泡通气量(V_A)和肺血流灌注量三者共同影响肺泡内二氧化碳分压(P_ACO_2)。

3. CO_2弥散能力很强，极易从肺毛细血管进入肺泡内，肺泡和动脉血CO_2很快完全平衡，无明显心肺疾病的患者V/Q比值正常，最后呼出的气体应为肺泡气，一定程度上，$P_{ET}CO_2 \approx P_ACO_2 \approx PaCO_2$，所以临床上可通过测定$P_{ET}CO_2$反映$PaCO_2$的变化。正常$P_{ET}CO_2$为5%，而1%$CO_2$约等于11kPa(7.5mmHg)，因此$P_{ET}CO_2$相当于5kPa(38mmHg)。

(二)呼气末二氧化碳监测物理原理

1. 监测仪测定呼气末CO_2的物理原理包括红外线分析仪、质谱仪、拉曼散分析仪、声光分光镜和化学CO_2指示器等，最常用的CO_2监测仪是根据红外线吸收光谱的原理设计而成的，因CO_2能吸收特殊波长的红外线(4.3μm)，当呼吸气体经过红外线传感器时，红外线光源的光束透过气体样本，光束量与CO_2浓度成正比衰减。

2. 红外线检测器测得红外线的光束量，经过微电脑处理获得$P_{ET}CO_2$或呼气末二氧化碳浓度($C_{ET}CO_2$)，以数字(mmHg或kPa及%)和CO_2图形显示。红外线CO_2监测仪中还配有光限制器、游离CO_2参考室及温度补偿电路等，使读数稳定，减少其他因素干扰。

(三)呼气末二氧化碳测定方法

呼气末二氧化碳的测定有红外线法，质谱仪法和比色法三种。

1. 质普仪法虽然能同时监测患者呼出气体中成分含量，反应快，能连续监测，但该仪器价格昂贵，难以在临床广泛应用。

2. 比色法是以探测器的色泽变化来确定$C_{ET}CO_2$和判断导管是否在气管内，当有胃液或其他酸性物质接触后探测器上色泽不能复原，是一种简便有用的方法，但其精确性还需接受考验。

3. 临床常用的测定方法是红外线法，红外线法根据气体采样的方式分为旁流型(side stream)和主流型(main stream)两种。目前大部分监测仪是采用旁流型测定。

(1)旁流型是经取样管从气道内持续吸出部分气体送至红外线测定室作测定，传感器并不直接连接在通气回路中，所需气体量小、测量敏感度高，不增加回路的无效腔量；不增加部件的重量；不需要密闭的呼吸回路，对未插气管导管的患者，改装后的取样管经鼻腔仍可作出精确的测定。不足之处是识别反应稍慢；可因水蒸气或气道内分泌物而影响取样；在行低流量麻醉或小儿麻醉中应注意补充因取样而丢失的气体量。

(2)主流型是将红外线传感器直接连接于气管导管接头上，使呼吸气体直接与传感器接触，优点是反应速度快且准确性高，波形失真少；气道内分泌物或水蒸气对监测效果影响小；不丢失气体。缺点为传感器重量较大；增加额外无效腔量（大约20ml）；不适用于未插气管导管的患者。

（四）CO_2波形

1. 正常的CO_2波形一般分四段（图17-1）。

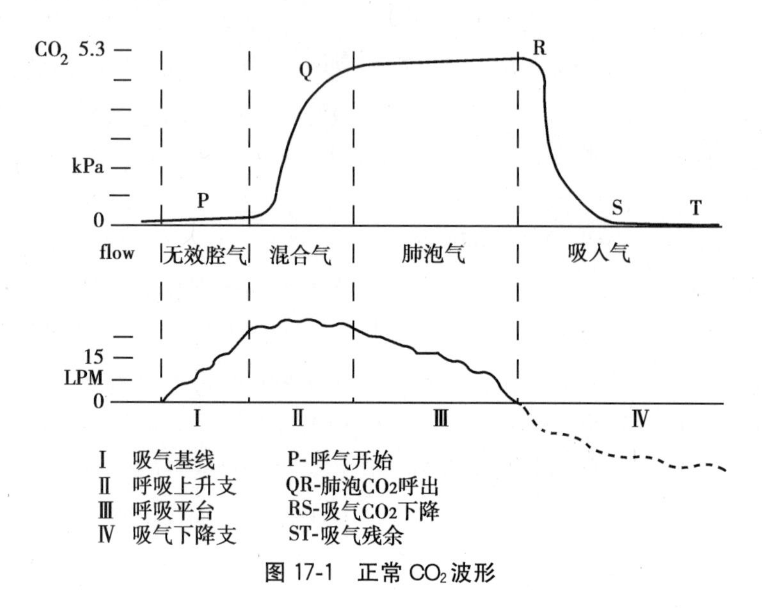

图17-1 正常CO_2波形

（1）Ⅰ相：吸气基线，位于零点，代表吸气终止，呼气开始，为无效腔气，基本上不含二氧化碳。

（2）Ⅱ相：呼气上升支，呈S形陡直上升，代表无效腔气和肺泡气混合过程。

（3）Ⅲ相：呼气平台，曲线呈水平或微向上倾斜，代表混合肺泡气，其末尾最高点R点为平台峰值，代表了$P_{ET}CO_2$值。

（4）Ⅳ相：吸气下降支，意味着吸气开始，随着新鲜气体的吸入，二氧化碳曲线迅速而陡直下降至基线。

2. 呼气末CO_2的波形应观察以下5个方面：

（1）基线：吸入气的CO_2浓度，一般应等于零。

（2）高度：代表$P_{ET}CO_2$值。

（3）形态：正常CO_2的波形与异常波形。

（4）频率：呼吸频率即二氧化碳波形出现的频率。

（5）节律：反映呼吸中枢或呼吸功能。

（五）异常的呼气末CO_2波形

1.

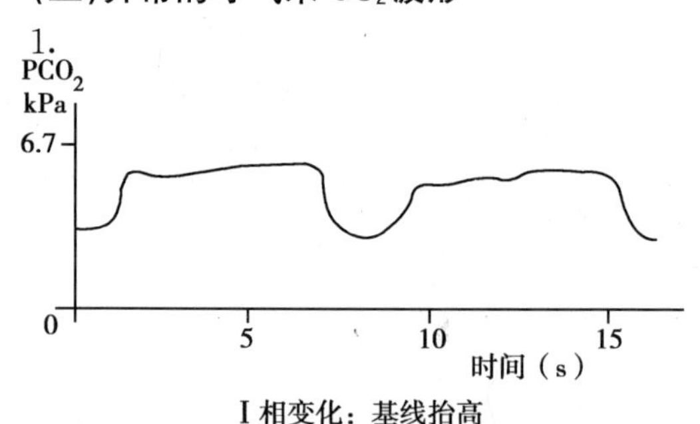

Ⅰ相变化：基线抬高

图17-2 异常CO_2波形Ⅰ相变化

Ⅰ相变化：正常时，PⅠCO_2几乎为零，吸气基线抬高代表CO_2重复吸入，见于呼吸回路异常，如CO_2吸收剂钠石灰耗竭、吸气活瓣失灵。

2.

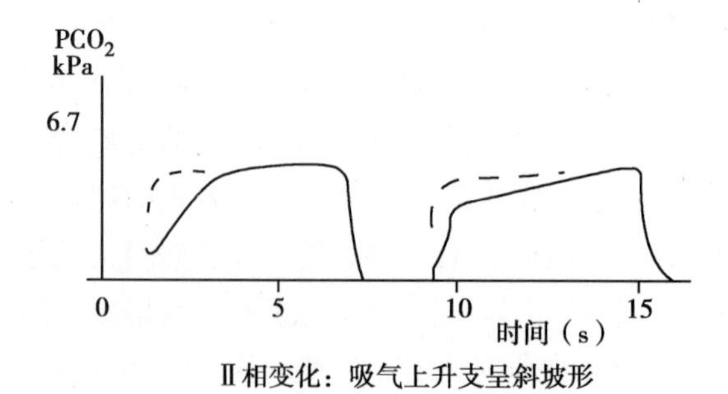

Ⅱ相变化：吸气上升支呈斜坡形

图17-3 异常CO_2波形Ⅱ相变化

Ⅱ相变化：Ⅱ相上升速率与第一秒时间肺活量呈正相关，呼气上升支延长，见于呼出气流受阻，如哮喘、支气管痉挛、COPD及气管导管扭曲等。

3.

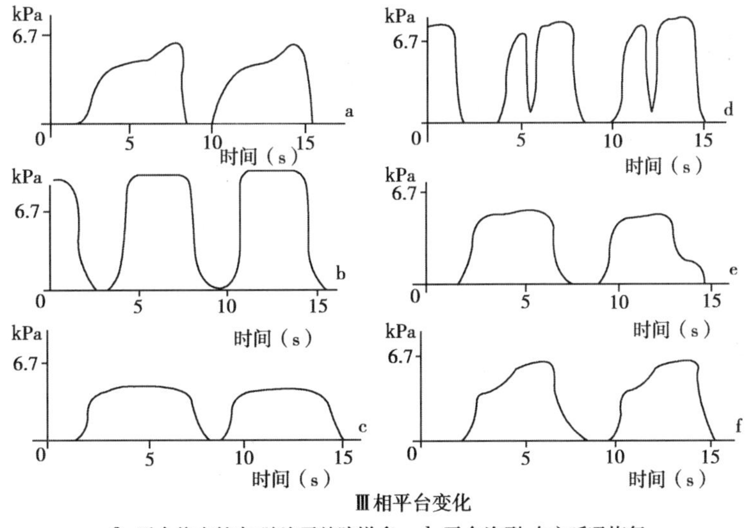

图 17-4　异常 CO_2 波形Ⅲ相平台变化

(1)呼气平台终末抬高：反映无效腔量增加，V/Q 比例失调。可见于慢性阻塞性肺疾患或气管痉挛等情况使肺泡排气不均。

(2)呼气平台升高：见于肺泡通气不足或输入肺泡的 CO_2 增多，如分钟通气量不足(呼吸机设置不当、中枢抑制等)、CO_2 产量增加(如甲状腺危象、恶性高热和败血症等)、突然放松止血带、静脉输入碳酸氢钠过快及腹腔镜 CO_2 气腹等。

(3)呼气平台低：见于肺泡通气过度或输入肺泡的 CO_2 减少，如分钟通气量过大(疼痛、代谢性酸中毒、缺氧等)，低心排出量及肺血流量减少。

(4)呼气平台沟裂：见于自主呼吸恢复、肌松药作用即将消失，沟裂的深度和宽度与自主潮气量的大小成正比，可用于估计呼吸功能的恢复程度，随着潮气量的逐步增大，沟裂加深加宽，最后平台分离一大一小依次排列的波形，前者代表机械通气，后者代表自主呼吸。须等待裂口消失后才能拔除气管插管，因为它提示有通气障碍存在。

(5)呼气平台后段降低：见于按压患者胸廓，造成胸廓和肺反弹，气道内气体逆向流动所致。

(6)呼气平台前段压低：见于呼气活瓣失灵，有新鲜气流混入。

4.

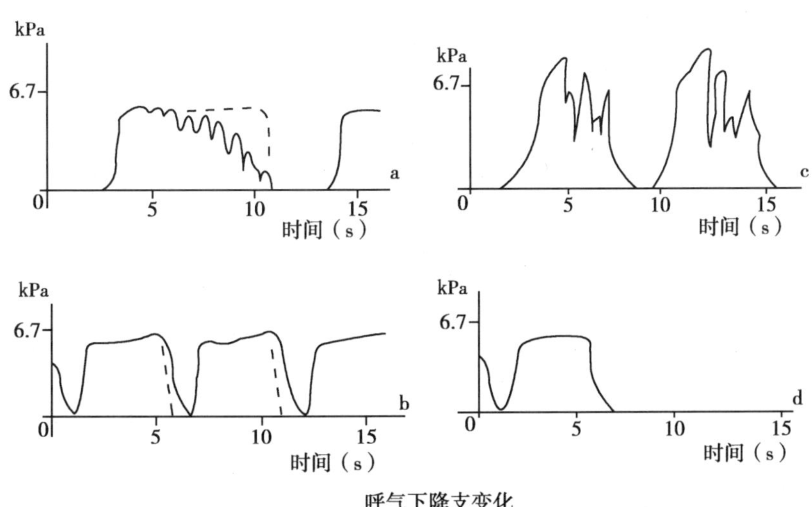

图 17-5　异常 CO_2 波形呼气下降支变化

(1)吸气下降支呈锯齿形(心源性振动波):由于中枢呼吸抑制或呼吸频率太慢,心脏和主动脉搏动时拍击肺所致。表现为出现在较长呼气末端之后,与心跳同步的低频小潮气量呼吸曲线。

(2)下降支坡度变大:提示吸入流速减慢,见于限制性通气功能障碍或吸气活瓣失灵。

(3)冰山样曲线:多见于肌松药作用消失,自主呼吸恢复初期,自主呼吸频率低,峰相呈不连贯状,有如冰山消融。

(4)冲洗样曲线:为呼吸管道回路与气管导管接头脱落。

(六)影响 $Pa_{-ET}CO_2$ 的因素

在通气/血流比例(V/Q)正常时,$P_{ET}CO_2$ 通常较 $PaCO_2$ 低 2~5mmHg。当 $P_{ET}CO_2$ 与 $PaCO_2$ 差值增大时,其敏感性和特异性下降。$Pa_{-ET}CO_2$ 增加的原因包括:

1. 呼吸因素

(1)$Pa_{-ET}CO_2$ 大小主要由无效腔量(V_D/V_T)和肺内分流(Q_S/Q_T)来决定,$V_D/V_T=0.1$ 时,对 $Pa_{-ET}CO_2$ 的影响为 17%~21%,$Q_S/Q_T=0.3$ 时,影响可达 50%~58%,此时,$P_{ET}CO_2$ 不能反映 $PaCO_2$。

(2)具体影响因素包括

1)部分肺泡通气不足:支气管哮喘、慢性支气管炎、阻塞性肺气肿、肺不张以及肺水肿等引起的气道阻塞,均可使部分肺泡通气明显减少,V/Q 显著降低,功能性分流明显增加。$P_{ET}CO_2$ 降低,$Pa_{-ET}CO_2$ 增大。俯卧位或侧卧位时,也可因 V/Q 改变而影响 $Pa_{-ET}CO_2$。

2)呼吸频率:如呼吸频率太快,呼出气体不能在吸气前完全排出,同时 CO_2 监测仪不能及时反映,均可产生误差。

2. 循环因素 部分肺泡血流不足:肺动脉栓塞、弥散性血管内凝血、肺动脉炎、严重低血容量等,都可使部分肺泡血流减少,V/Q 显著大于正常,无效腔样通气增多,$P_{ET}CO_2$ 降低,$Pa_{-ET}CO_2$ 增大。

3. 年龄及妊娠 随着年龄增大,肺泡无效腔量增多,$P_{ET}CO_2$ 降低,$Pa_{-ET}CO_2$ 增加;妊娠妇女在妊娠后期,肺血流量相对增加,肺泡无效腔量减少,$P_{ET}CO_2$ 增加,$Pa_{-ET}CO_2$ 减少。

4. 碳酸酐酶抑制剂 如乙酰唑胺等抑制碳酸酐酶,可使肺泡上皮和血液中 HCO_3^- 转变为 CO_2 延迟,致 $P_{ET}CO_2$ 降低,$PaCO_2$ 升高,$Pa_{-ET}CO_2$ 增大。

(七)临床意义

1. 调节呼吸机参数和指导呼吸机的撤除 全麻期间或呼吸功能不全使用呼吸机时,可参考 $P_{ET}CO_2$ 来调节潮气量和频率,以保证正常通气量,避免发生通气不足和过度,造成高或低碳酸血症;选择最佳 PEEP 值,一般来说使 $P_{ET}CO_2$ 值最小的 PEEP 为最佳 PEEP 值;$P_{ET}CO_2$ 为连续无创监测,可作为做 SBT 时观察指标之一。

2. 及时发现呼吸机或麻醉机的机械故障 气管导管接头脱落,$P_{ET}CO_2$ 立即下降至零;呼气活瓣失灵钠石灰失效时,$P_{ET}CO_2$ 升高。回路漏气,导管扭曲、活瓣失灵以及其他机械故障时,二氧化碳波形及数据也发生相应改变,同时可伴有气道压力变化。

3. 证实气管导管的位置及通畅程度 看到 $P_{ET}CO_2$ 图形是证明气管导管在气管内的"金标准"。$P_{ET}CO_2$ 判断导管位置迅速、直观、非常敏感。气管导管插入气道,即能检出 CO_2,如果误入食管,则看不到 CO_2 波形。单靠听诊有时很难确定,特别是对肥胖、肺气肿的患者有重要价值。另外,如果气管导管部分阻塞,$P_{ET}CO_2$ 和气道压力均升高。

4. 早期诊断肺栓塞 空气、羊水、脂肪或血栓栓塞时,$P_{ET}CO_2$ 骤降,且出现在循环系统有变化之前。

5. 监测循环功能 休克、心搏骤停及肺栓塞,肺血流减少或停止,$P_{ET}CO_2$ 迅速下降或波形消失。$P_{ET}CO_2$ 作为复苏急救时心前区挤压是否有效的重要的无创监测指标,而且可用来判断预后,如 $P_{ET}CO_2>1.33kPa$,则复苏成功率高。

6. 监测体内 CO_2 产量的变化 恶性高热、甲状腺危象、静滴碳酸氢钠过多过快时,血中 CO_2 浓度可显著升高,$P_{ET}CO_2$ 增加。

7. 非气管插管患者监测 通过将导管置于鼻腔或面罩内测量,可了解通气功能和频率,用于高位硬膜外麻醉患者及重危患者的监测,有利于观察病情变化。文献报道经鼻采样 $PaCO_2$ 与 $P_{ET}CO_2$ 显著相关。因此,经鼻采样的 $P_{ET}CO_2$ 是一种操作简便、连续、无创和反映迅速的定量呼吸监测方法。

(八)呼气末二氧化碳监测注意事项

1. 调零和定标 使用前应常规将采样管通大气调零,使基线位于零点,同时应定期用标准浓度 CO_2 气体定标,以保证仪器测定准确性。

2. 避免采样管堵塞 水气、分泌物和治疗用气雾液积聚在采样管内,一旦阻塞采样管,就不能测定 $P_{ET}CO_2$,甚至水可进入分析室内污染传感器,使仪器失灵,因此使用时应将采样管放在高于患者的位置，可减少液体流入导管的机会，导管被阻塞时应及时清洗或更换。

3. 回路气体损失　在循环紧闭呼吸回路内气流速度很慢时，用旁流型方法采样后，回路内气体损失可达 100ml/min。

4. 注意漏气和气体混杂　采样管漏气或经鼻采样，可能混杂空气，样本稀释，结果可使测定的 $P_{ET}CO_2$ 值偏低。

5. 呼吸频率影响　呼吸频率快时，呼气不完全，肺泡气不能完全排出，呼出气不能代表肺泡气。特别是当监测仪反应时间大于患者呼吸周期时，都可致对 $P_{ET}CO_2$ 监测值偏低。

6. 通气不足　通气不足时，呼气流速减慢，如低于采样气体流速，则 $P_{ET}CO_2$ 偏低，此时采样气体流速应定为 150ml/min 或更低，可提高测定准确性。

十二、经皮二氧化碳分压监测

1. 经皮二氧化碳分压监测（transcutaneous CO_2 monitoring，$PtcCO_2$）利用局部非侵入性检测的方法，通过与测定位点相连的电极反映从毛细血管透过表皮弥散出来的 CO_2 含量。

2. $PtcCO_2$ 取决于呼吸系统功能和循环系统功能，外周血液灌注充足时（PaO_2 在 6.6～14.1kPa 范围），$PtcCO_2$ 与相对应的 $PaCO_2$ 呈显著相关性，$PtcCO_2$ 比 $PaCO_2$ 高 5～20mmHg 左右。

3. 连续动态观察有助于及时发现患者通气功能的变化，减少不必要的创伤性血气分析，目前临床 $PtcCO_2$ 主要用于婴幼儿监护。

4. $PtcCO_2$ 监测受到一些因素限制，包括反应时间较长、使用前需要校准、需要定期更换电极膜、没有 CO_2 波形、电极加热灼伤皮肤等。新型经皮监测装置有了极大改进，电极加热更加稳定并带有报警装置，减少了皮肤灼伤的危险，可同时监测多个部位或同时监测多个个体，测量范围也得到了扩大。

5. $PtcCO_2$ 监测可以作为一项监测手段动态监测体内的氧供需平衡，指导相关临床决策，但是 $PtcCO_2$ 还不能完全取代动脉血气分析。

（程绍波　苏海文）

参考文献

1. 吴新民．麻醉学高级教程．北京：人民军医出版社，2009.
2. 佘守章，岳云．临床监测学．北京：人民卫生出版社，2005.
3. 李树人．临床诊疗指南-麻醉分册．北京：人民卫生出版社，2006.
4. 中华医学会．临床技术操作规范-重症医学分册．北京：人民军医出版社，2009.
5. 中华医学会．临床技术操作规范-呼吸病学分册．北京：人民军医出版社，2008.
6. 万学红，卢雪峰．诊断学．第 8 版．北京：人民卫生出版社，2013.
7. 闻大翔，杭燕南．脉搏氧饱和度监测的新技术——Masi-ITlo 信号萃取技术．中国医学装备杂志，2004，1(2)：20-23.
8. TYCO 医疗中国/NELLCOR 项目组．NELLCOR 全新数字化脉搏氧饱和度技术平台——OxiMax. 中国医学装备杂志，2006，3(10)：47-50.

第十八章 心电图监测

心电图已成为围手术期麻醉手术患者一项常规监测方法，能保证循环功能稳定，及时发现心肌缺血和心律失常等，避免严重事件发生。

第一节 正常心脏电活动

心电图（electrocardiogram，ECG）是把心脏的电学活动用心电图机连续描记下来所形成的曲线。

一、心肌细胞的动作电位

静息状态下心肌细胞内外离子分布是不均衡的，细胞内 K^+ 是细胞外 37 倍，细胞外 Na^+ 是细胞内 6 倍；由于细胞膜对 K^+ 通透性最强，而膜内阴离子不能通过，所以依离子梯度向细胞内扩散，使得细胞内电位降低，从而形成膜电位。

（一）心肌细胞膜电位

1. 静息膜电位　心肌细胞在静息状态下，细胞外的电位为 0，细胞内电位约为－90mV，形成电位差。

2. 动作电位　心肌细胞受到刺激时，细胞膜通透性发生改变，膜电位发生逆转，除极化发生，膜电位由－90mV 变为＋30mV，膜外由正电位变为负电位。动作电位按发生时间分为 5 个位相：快速除极期、快速复极初期、缓慢复极期、快速复极末期、静息期。

（二）双相动作电位

1. 除极过程　心肌纤维两端兴奋，膜电位发生变化，膜内电位由负电位转为正电位，膜外电位由正电位变为负电位。

2. 复极过程　复极过程与除极过程相反。

二、心脏的冲动和传导

正常心肌细胞缺乏电活动自律性和快速的电传导能力。它们依靠处于整个心脏关键位置的起搏和传导系统。心脏传导系统组织是由一小部分特殊的纤维组成，起着产生冲动和传导冲动的特殊作用，开始于窦房结，通过结间束至房室结，到希氏束向下分左右束支，最后分成细小的分支形成普肯耶纤维。

三、心电向量

心房、心室除极或复极过程中产生无数的电动力，使一定方向、不同大小的量向机体各部传播，称心电向量。心电图是空间心电向量环在相关平面上的投影而成。

第二节 心电导联及选择

一、肢体导联

包括双极肢体导联Ⅰ、Ⅱ、Ⅲ及加压肢体导联 avR、avL、avF。其电极主要安放于三个部位：右臂（R）、左臂（L）、左腿（F）。

1. 双极肢体导联（标准导联）

Ⅰ：阳极连接左上肢，阴极连接右上肢。

Ⅱ：阳极连接左下肢，阴极连接右上肢。

Ⅲ：阳极连接左下肢，阴极连接左上肢。

2. 加压单极肢体导联

加压右上肢单极导联（avR）：阳极接在右上肢。

加压左上肢单极导联(avL):阳极接在左上肢。

加压左下肢单极导联(avF):阳极接在左下肢。

二、心前区导联

属单极导联。探查之正电极安放于胸前固定部位。各导联分别按其正极部位称为 V1、V2～V6 导联。

1. 常规导联

V1:阳极接在胸骨右缘第四肋间,反映右心室壁改变。

V2:阳极接在胸骨左缘第四肋间,反映右心室壁改变。

V3:阳极接在 V2 与 V4 连接线的中点,反映左、右心室移行变化。

V4:阳极接在左锁骨中线与第五肋间相交处,反映左、右心室移行变化。

V5:阳极接在左腋前线 V4 水平处,反映左心室壁改变。

V6:阳极接在左腋中线 V4 水平处,反映左心室壁改变。

2. 选用导联

V7:阳极接在左腋后线 V4 水平处,反映左心室壁改变。

V8:阳极接在左肩胛骨线 V4 水平处,诊断后壁心肌梗死。

V9:阳极接在左脊旁线 V4 水平处,诊断后壁心肌梗死。

V3R～V8R:阳极接在右胸部与 V3～V8 对称处,诊断右心病变。

VE:阳极接在胸骨剑突处,诊断下壁心肌梗死。

三、特殊导联

1. 胸前监护电极导联　广泛用于心电监测、运动试验、动态心电图(Holter ECG)及心脏反搏治疗,能较清楚地显示 P 波及振幅较大的 QRS 波。正极应放在负极的左侧或下方,否则心电图形将是完全倒置的。接地电极(G)不受限制,但一般均放在右胸大肌下方。

胸前Ⅰ导:正极在左锁骨下、负极在右锁骨下。

胸前Ⅱ导:正极在左胸大肌下方、负极在右锁骨下。

胸前Ⅲ导:正极在左胸大肌下方、负极在左锁骨下。

2. CM 导联　应用于麻醉期间及术后监测。负极(M)置于胸骨柄处,正极置于 V1～V6 相应位置。在监测心律失常时,鉴于 P 波的形态分析较为重要,因此一般以 CM1 常用。

3. 食管单极导联　探查电极放在食管内,随着电极位置的变化心电图形也发生变化。电极距鼻孔＜30cm 时,主要反映心房上部电位的变化;当距离为 32～38cm 时,主要反映心房水平电位的变化;当距离超过 40cm 时,则反映心室水平的变化。食管单极导联对麻醉医师非常方便。

四、注意事项

1. 肢体导联电极无论是贴在四肢还是躯干,对心电图信号影响甚微。

2. 在胸骨切开手术时,可以选择 V1 导联(胸骨右缘第 4 肋间隙)。当怀疑右心室或下壁缺血或梗死,可以选择 V4 导联(胸骨右侧 V4 导联位置)。

3. 心率监测与脉率监测相互补充,心率监测有时需要参考脉率监测数据。

4. 患者移动和肌肉抽动、电干扰、起搏心律、监护导联选择不当等可以造成心电图曲线扭曲而影响心率监测的准确性,其中以电干扰最为常见。使用电手术刀、电源性噪声、使用某些医疗器械如碎石机和体外循环时使用液体加热器等均可以产生电干扰。

5. 分析心律失常需要与其他血流动力学监测包括直接动脉血压、肺动脉压或中心静脉压等的曲线结合起来进行,当根据心电图曲线不易识别心律失常时,动脉压和静脉压力曲线可以帮助判断心动周期。

6. 应用 ST 段移位诊断心肌缺血时应该保证电极放置准确、导联选择正确、滤波器选择恰当和增益调节适当。

7. 高频滤波可能使记录到的 ST 段扭曲、导致 ST 段明显抬高或下移,容易造成过度诊断心肌缺血。

8. 计算机辅助 ST 段监测、自动计算并显示的 ST 段异常,必须与模拟的心电图波形吻合。

9. 诊断心肌缺血除依赖 ST 段移位外,需要结合患者的病史、症状和其他辅助检查资料进行综合分析。左心室肥厚、左束支传钟阻滞、陈旧性心肌梗死、左心室起搏、预激综合征,二尖瓣脱垂、电解质紊乱和应用洋地黄类药物等可以混淆心肌缺血的心电图。此时需要与基线心电图进行对比,确认其是否为新出现的 ST 段移位,或与其他血流动力学曲线结合分析。

10. 当电极安放在胸部时,必须让出心前区,以备在紧急时可以安放电极板进行胸外电击除颤。

11. 心电监测所获得的心电图主要显示心律失常,若作图形分析则欠满意,特别是 ST 段的偏移、QRS 波的形态等与常规导联有较大的区别。

12. 若患者活动、咳嗽、挣扎时会出现基线不稳,图形凌乱。当上述情况持续出现,则需要检查是否电极脱落,与皮肤接触不好等。

13. 电极的正极必须放置在负极的左侧或下方。如果位置颠倒,图形也会倒置。

第三节 常用心电图监测方法

一、常规心电图谱

常规心电图记录仪记录患者静卧状态下,肢体及心前区导联的 12 导联的心电变化图谱。适用于各种患者,便于对心脏各部位电活动的全貌进行分析。

二、动态心电图

动态心电图(Holter ECG)有效地补充了常规心电图仅能做短时静态记录的不足,不仅可以获得连续 24 小时甚至 48 小时的心电图资料,结合患者的活动日志,还可以明确患者的症状、活动状态及服用药物等与心电变化之间的关系。Holter 装置常用导联有 CM1、CM5 等。

动态心电图应用范围:

1. 心悸、胸痛、头昏、晕厥等症状性质的判断。
2. 心律失常的定性、定量诊断。
3. 心肌缺血的定性、定量及相对的定位诊断。
4. 抗心律失常及抗心肌缺血药物的疗效评定。
5. 心肌梗死患者出院后随访做预后评估。
6. 选择安装起搏器的适应证,评定起搏器的功能。

三、心电图运动负荷试验

心电图运动负荷试验(ECG exercise test)是用以发现早期冠心病的一种诊断方法。与冠脉造影相比虽有一定比例的假阴性和假阳性,但方便、无创、安全仍使其有较大的临床应用价值。常用的方法有踏车运动试验和平板运动试验。

1. 运动负荷量的确定 分为极量与亚极量两档。极量是指心率达到自己的生理极限的负荷量,最大心率的粗略计算法为 220－年龄数。亚极量是使心率达到 85%～90%最大心率的负荷量。在临床上多采用亚极量试验,例如 55 岁的患者亚极量运动试验要求其心率达到 165×85%＝140bpm,因锻炼有素者达到这一心率需较大负荷量,而体弱者只需较小负荷量即可达到,由此体现因人而异。

2. 适应证

(1)对不典型胸痛或可疑冠心病患者进行鉴别诊断。

(2)进行冠心病流行病学调查的筛选试验。

(3)对冠心病患者进行劳动力鉴定。

(4)评价冠心病的药物或手术治疗效果。

3. 禁忌证

(1)近期有休息时发作的不稳定型心绞痛。

(2)有心肌梗死史并已有室壁瘤形成者。

(3)有心力衰竭者。

(4)中、重度心瓣膜病或先天性心脏病。

(5)急性或严重慢性非心脏病。

(6)高血压患者血压≥23/14kPa 者。

4. 终止试验 如无禁忌证,应鼓励患者坚持运动达到适宜的试验终点,即患者心率达到亚极量(或极量)水平。但在运动过程中,即使未达到适宜终点,出现下列情况之一者,也应终止试验:①运动负荷进行增加,而心率或血压反而减慢或下降者;②出现室性心动过速或进行性传导阻滞者;③出现眩晕、视力模糊、面色苍白或发绀者;④出现典型心绞痛或心电图 ST 段缺血性下降≥2mm 者。

5. 结果判断 阳性标准为:①运动中出现典型心绞痛;②运动试验中心电图 ST 段呈下垂型或水平型下降达到或大于 0.1mV 持续 2 分钟者。

第四节　常见异常心电图

在麻醉和手术期间麻醉医师应密切监测心电图的变化，及时发现心律失常，同时分析引起心律失常的原因。对严重影响血流动力学的心律失常，应采取积极有效的治疗措施，以降低围手术期并发症和死亡率。

一、原因和诱因

1. 术前存在的疾病或并发症。
2. 麻醉药物诱发。
3. 电解质与心律失常。
4. 缺氧和二氧化碳蓄积。
5. 体温降低。
6. 麻醉操作和手术刺激。
7. 再灌注心律失常。

二、心律失常对血流动力学的影响

不同类型的心律失常对血流动力学的影响程度不同。

心律失常对血流动力学的影响取决于其性质和持续时间，同时与心脏的基本情况有关。心律失常影响血流动力学的决定因素是心率和心排出量。

三、对血流动力学影响较重的几种心律失常

1. 阵发性室上性心动过速

(1)心电图特征

1)QRS波通常无增宽变形。

2)心室率为150～240次/分，绝对匀齐。

(2)影响因素：心率快，心室的快速充盈时间缩短，房室顺序丧失，心排出量显著减少，可引起心、脑器官供血不足，血压下降、晕厥、抽搐发作(阿-斯综合征)，以及心绞痛、心力衰竭，甚至猝死。

(3)治疗

1)纠正诱因，保证氧合，维持二氧化碳在正常范围内，完善镇痛。

2)迷走神经刺激：颈动脉窦按摩。

3)腺苷可以降低传导速度，尤其适用于抑制WPW综合征中的折返性室上性心动过速。先以6mg静脉注射，2分钟内无效则再予12mg静脉注射；时效只有10～15秒；哮喘患者慎用腺苷。

4)减低心率并转为窦性：维拉帕米5～10mg在2分钟内缓慢静脉注射，必要时10分钟后再使用5mg，可能会引起血压显著下降。心脏正常，血流动力学稳定者；或伴高血压或心绞痛和交感神经张力亢进者，宜首选β受体阻滞剂：普萘洛尔1分钟内给予1mg，必要时2分钟后可重复(最大可用至5mg)；索他洛尔10分钟内给予100mg，必要时6小时后可重复；艾司洛尔负荷量0.3mg/kg，然后按50～200μg/(kg·min)维持量滴注。

5)伴明显低血压和严重心功能不全者：原则上首选直流电复律(吸氧和镇静，能量选择100J、200J或食管心房调搏。

6)避免使用地高辛，因为它可通过房室间额外传导通路加速传导，可能加重WPW综合征中的心动过速。如果已存在房颤则很可能因此恶化而出现室颤。

2. 房颤

(1)诱因：①缺血；②心肌疾病、心包疾病、纵隔炎；③二尖瓣疾病；④败血症；⑤电解质紊乱(尤其低钾血症和低镁血症)；⑥甲状腺毒症；⑦胸腔手术。

(2)心电图特征

1)各导联无正常P波，代之以大小不等形状各异的f波(纤颤波)，尤以V1导联为最明显，心房f波的频率为350～600次/分。

2)心室律绝对不规则，心室律快慢不一。

3)QRS波一般不增宽；QRS形态多正常。

(3)影响因素：节律不整，心房收缩功能丧失，心室率的快慢。心室率在60～80次/分时，心功能可代偿，心室率过快时，心排出量显著减少，甚至诱发肺水肿。

(4)治疗目标

1)如果可能应尽量恢复窦律；如可能性不大，应控制心室率在100次/分以下并预防发生栓塞。

2)急性房颤常可能恢复为窦性心律。

3)长期房颤的患者治疗的重点应放在控制心室率。

4)理想情况—术前通过适当的治疗控制室率，然而有时也需术中紧急治疗。

(5)治疗

1)氟卡尼50～100mg缓慢静脉注射是恢复窦

性心律的最佳方法。左室功能失代偿或室性心律失常患者慎用。

2)胺碘酮也用于降低心室率,虽不能恢复心脏窦性节律,但可维持已经恢复窦性的心律。尤其适用于不能使用地高辛或者β受体阻滞剂的突发性重症房颤患者。胺碘酮 150mg 静脉注射,必要时 30 分钟后重复静脉注射 75～150mg,之后 1～1.5mg/min 静脉维持。

3)维拉帕米 5～10mg,2 分钟以上静脉注射可控制心室率,而不损害左室功能或冠心病。但如果左室功能很差或者存在心肌缺血以及应用β受体阻滞剂的患者应避免使用。

4)β受体阻滞剂也可控制心室率,但对已存在心肌疾患、甲状腺毒症以及使用钙通道阻滞剂的患者有时可致心衰。

5)血浆钾离子浓度正常时可以使用地高辛降低心室率。将 500μg 地高辛溶于 100ml 生理盐水中在 20 分钟内静脉输注,必要时 4～8h 后可以重复给予,总量可达到 1～1.5mg。如果患者先前服用了地高辛则禁用此方法。

6)同步直流电复律　能量选择 100J、200J,复律后应用胺碘酮维持窦律。

7)尽可能纠正诱因,如电解质紊乱。

3. 室速

(1)诱因:低氧、低血压、液体超负荷、电解质失衡(低钾、低镁等)、心肌缺血、注射肾上腺素或其他儿茶酚胺类药物等。

(2)心电图特征

1)3 个以上室性期前收缩连续出现。

2)QRS 波呈室性波形,增宽而变形,QRS 时限>0.12s。

3)常有继发性 ST-T 波改变。

4)心室频率为 140～200 次/分,基本匀齐。

5)有时可见保持固有节律的窦性 P 波融合于 QRS 波的不同部位。

(3)影响因素:

心室率增快,房室顺序异常,心室收缩顺序异常,心底部先收缩时更严重,心排出量仅为正常的 30%～40%,出现晕厥、休克、抽搐,甚至昏迷。

(4)治疗

1)利多卡因:首剂量 50mg(1mg/kg)5 分钟内静脉注射,若无效 5～10 分钟可重复用药,总量一般不要超过 3mg/kg。注意大剂量可产生头晕、意识障碍、惊厥等神经系统不良反应。若终止室速有效,需持续静脉滴注(或静脉泵入)利多卡因 1～3mg/min。静脉维持时间一般不要超过 3 天,特别是心力衰竭患者,肝功能异常者和老年人。利多卡因终止室速的疗效仅有 50%左右。

2)利多卡因无效时还可以考虑以下药物

A. 静脉给予胺碘酮,负荷量 150mg(3mg/kg),10 分钟内静脉注射,若无效以后 10～15 分钟可重复静脉注射 75～150mg(1.5～3mg/kg)。之后维持量,从 1.0～1.5mg/min 开始,以后根据病情每 6～12 小时以 0.5mg/min 的步距逐渐减量。

B. 普鲁卡因胺 100mg,5 分钟内缓慢静脉注射,重复一到两次后以 3mg/min 的速度静脉维持。

C. β受体阻滞剂(如索他洛尔 100mg,5 分钟内缓慢静脉注射),有证据表明其效果要好于利多卡因。

3)血流动力学不稳定首选同步直流电复律治疗　能量选择 200J、360J,除颤后又出现室速,可以利多卡因或者胺碘酮维持再次恢复的窦性心律。

4. 室扑及室颤

(1)室扑心电图特征:

1)无正常的 QRS-T 波群,代之以连续快速而相对规则的大振幅波动。

2)扑动波频率达 200～250 次/分。

(2)室颤心电图特征

1)QRS-T 波群完全消失,出现大小不等、极不匀齐的低小波。

2)频率达 200～500 次/分。

(3)影响因素

主要是心室收缩功能丧失,心室收缩顺序异常,心室率快,室扑心室率为 150～250 次/分,室颤时可达 500 次/分,室扑时节律规则,室颤时节律不规则,发作时心脏射血突然终止,心脑肾等重要脏器的血液灌注停止。

(4)治疗

1)非同步直流电复律　能量选择 360J。

2)立即进行胸外按压、气管插管。

3)可经静脉推注肾上腺素 1mg,30～60 秒后再给予 360J 电除颤。

4)胺碘酮:CPR、2～3 次除颤或给予肾上腺素、血管加压素,VF 仍持续,可考虑给予胺碘酮。用药方法:初始剂量为 300mg 溶于 20～30ml 生理盐水或葡萄糖内静脉推注;对反复或顽固性 VF 患者在初始用药剂量后,再增加 150mg 剂量静脉推注,随后按 1 mg/min 的速度静脉滴注 6 小时,再减量至

0.5mg/min，每日最大剂量不超过2g。

5)利多卡因：对电除颤或肾上腺素无效的VF可给予大剂量的利多卡因(1.5mg/kg)冲击治疗，并依病情需要可重复使用；一般用药总剂量不超过3mg/kg或大于200～300mg/h。

6)如果除颤成功，为防止复发可给予利多卡因1～2mg/min或胺碘酮(剂量同上)持续静滴。

7)若除颤不成功应注意查找原因，注意是否存在低氧血症、高碳酸血症以及电解质紊乱等，并应给予紧急纠正。

8)在难以复律时可考虑使用镁盐1～2g静推，或普鲁卡因胺30mg/min静脉推注。

5. 房室传导阻滞(AVB)

(1)Ⅱ度Ⅱ型房室传导阻滞心电图特征。

1)P-R间期恒定(正常或延长)。

2)部分P波后无QRS波群。

(2)Ⅲ度房室传导阻滞心电图特征。

1)P波与QRS波毫无相关性，各保持自身的节律。

2)房率常高于室率。

(3)影响因素

主要是心室率较慢及房室顺序失调而影响血流动力学。

(4)治疗

Ⅱ度Ⅱ型AVB及Ⅲ度AVB，多数都有器质性病变，伴有血流动力学障碍者术前建议安装心脏起搏器。

6. 心肌缺血

(1)心电图特征：水平、下垂型ST段压低0.1mV，在非Q波导联ST段抬高0.1mV；缓慢上斜型ST段压低0.2mV。

(2)处理原则：增加氧供，减少心肌氧耗，血流动力学稳定，纠正低血压；保持正常的内环境，维持接近正常的前后负荷，保证适度通气，避免缺氧和二氧化碳蓄积；合理用药，选用合适的麻醉方式，麻醉深度适当，术后充分镇静和镇痛。

(3)治疗：可使用硝酸酯制剂扩张冠状动脉，降低阻力，增加血流量外，还可以扩张周围血管，减少静脉回心血量，降低心室容量、心腔内压、心排出量和血压，减低心脏前后负荷和心肌的需氧，从而缓解心绞痛。

7. 心肌梗死

(1)心电图特征

1)在R波向量本来就偏小的导联(V1、V2、V3)，呈QS波。

2)在原来呈负向波Q的导联，Q波增宽(>0.04s)。

3)R波减小(Q/R≥1/4)。

(2)治疗

1)加强血流动力学监测。

2)避免缺氧和二氧化碳蓄积。

3)充分镇静和镇痛，减低围手术期的应激反应。

4)维持正常的冠脉灌注，可用心肌正性药物增强心肌收缩力，提高血压，增加冠脉灌注。

5)使用硝酸甘油和β受体阻滞药等药物，扩张冠脉和周围血管，减低心脏前后负荷，减少心脏做功，减低心肌氧耗。

6)用机械辅助装置如IABP和ECMO来维持循环，为进一步治疗赢得时间。

7)必要时可行紧急溶栓治疗，或冠脉支架植入术和冠脉搭桥术。

(程绍波)

参考文献

1. 中华医学会．临床诊疗指南-心血管分册．北京：人民卫生出版社，2009.
2. 葛均波，徐永健．内科学．第8版．北京：人民卫生出版社，2013.

第十九章 血流动力学监测

血流动力学监测(hemodynamics monitoring)是对循环系统中血液运动的规律性进行定量地、动态地、连续地测量和分析,并将这些数据反馈用于对病情发展的了解和对临床治疗的指导。

血流动力学指标经常受到许多因素的影响,任何一种监测方法所得到的数值都是相对的,临床上应根据患者的病情与治疗的需要考虑具体实施的监测方法,充分权衡利弊,掌握好适应证,防止和减少并发症,重视血流动力学的综合评估。

第一节 动脉血压

血压是指血流对血管的侧压力。动脉血压的数值主要取决于心排出量和外周阻力,并与血容量、血管壁弹性、血液黏稠度等因素相关,还间接反映组织器官的灌注量、氧供需平衡、微循环等。正常人的血压可因性别、年龄、体重、体位、精神状态和运动而不同。

动脉压监测是围手术期最基本、简单的心血管监测项目。血压的监测可分为无创测量法和有创测量法。

一、无创动脉血压监测

无创血压监测可根据袖套充气方式的不同,分为人工袖套测压法和电子自动测压法两大类。前者包括搏动显示法、听诊法和触诊法;后者分为自动间断测压法与自动连续压法。

(一)人工袖套测压法

1. 指针显示法　用弹簧血压表测压。袖套充气后弹簧血压表指针上升,然后慢慢放气,观察指针摆动最大点时为SBP,指针摆动不明显时为DBP,不易确定。

2. 听诊法　临床使用的最普遍方法。利用柯氏音的原理,袖套充气后放气,听到响亮的第一声柯氏音即为SBP,至柯氏音变音音调变低或消失为DBP

3. 触诊法　袖套充气使动脉搏动消失,再放气至搏动再次出现为SBP,继续放气出现水冲样波动,后突然转为正常,次转折点为DBP,但DBP不易确定。此法适用于低血压、低温、听诊有困难者,触诊法测得的血压较听诊法低。

4. 注意事项

(1)选择合适的袖带:测量时应根据患者上肢的情况选择袖带,袖套偏小,血压偏高,袖套太窄或包裹太松,压力读数偏高;袖套太宽,读数较低。袖套宽度一般应为上臂周径的1/2,小儿需覆盖上臂长度的2/3。肥胖患者即使用标准宽度的袖套,血压读数仍偏高,与部分压力作用于脂肪组织有关。

(2)放气速度:以2～3mmHg/s放气速度或每次心跳2mmHg/s放气为准,放气过快时测得收缩压偏低;放气太慢,柯氏音出现中断。高血压、动脉硬化性心脏病、主动脉狭窄、静脉充血、周围血管收缩、收缩压>220mmHg以及袖套放气过慢,易出现听诊间歇。

(3)注意每次测量时将袖带内残余气体排尽,患者躁动、肢体痉挛及频繁测量时所测血压值会与真实血压有很大误差;严重休克、心率小于40次/分、大于200次/分时,所测结果需与使用血压仪监测的结果相比较;主动脉夹层、动脉炎、动脉瘤的患者,双侧肢体血压会不同,需要结合临床观察。

(4)如果袖带捆绑的肢体与心脏不在同一水平,需要对显示的数值进行一下调整:肢体每高出心脏平面1cm,需要在测得的血压数值上增加0.75mmHg左右,肢体每低于心脏平面1cm,需要在测得的血压数值上降低0.75mmHg左右。

(5)血压计的零点须对准腋中线水平，应定期用汞柱血压计作校正，误差不可>3mmHg。

(二)电子自动测压法

自动测压法又称自动化无创测压法(aulomated noninvassive blood pressure，NIBP)，是当今临床麻醉和ICU中使用最广的血压监测方法之一。

1. 自动间断测压法　采用振荡技术(nscillometry)，上臂缚上普通橡胶袖套，测压仪内装有压力换能器、充气泵和微机等，能够定时地使袖套自动充气和排气，当袖套充气压迫动脉时，动脉搏动消失，接着逐渐排气，动脉的搏动大小就形成袖套内压力的变化。通过压力换能器形成振荡电信号，经放大器将信号放大，振幅最大时为平均动脉压。而收缩压和舒张压的数值是通过检测压力振荡变化率各方程式而得。

2. 自动连续测压法　能瞬时反映血压的变化。目前主要有四种方法：

(1)指容积脉搏波法：根据Penaz技术，采用伺服指脉测压仪进行连续血压监测。

1)测压仪包括微机、伺服控制系统、手指套和红外线光电指体积描记器。

2)于示指或拇指置指套，指套自动充气和放气，通过红外线光源发光，红外线透过手指，由光检出器接收。又经手指体积描记器，可连续测量指动脉的大小(直径)，再经伺服控制系统的反馈环路和微机系统，于屏幕上显示SBP、DAP和MAP的数值和心动周期同步动脉搏动波，同时记录动脉压力变化趋势。

3)主要缺点是当动脉出现收缩痉挛时，可影响周围动脉血流而导致测量失真。

(2)动脉张力测量法(arterial tnnametry)：在桡动脉部位安装特制的压力换能器，通过电子系统确定换能器在桡动脉上的最佳位置，可取得动脉搏动的信号，测量每次搏动血压和显示脉搏波形，但是换能器的位置移动或受到碰压会影响测压的准确性。

(3)动脉推迟检出法(pulsewave delay detection)：是在身体的不同部位(如前额、手指)安置两个光度测量传感器，对动脉波延长的部分进行推迟检测。与动脉张力测量法相同，都需用标准的NIBP法校对。

(4)多普勒法(Doppler)：多普勒超声血压计根据多普勒效应原理，用探头测定充气袖带远端动脉壁运动的声波频率，从而间接测量血压。同动脉内直接测量的血压相比，SBP相关性好。其突出优点是在小儿和低血容量状态下测量血压较准确，缺点是不易准确测定MAP和DBP。此外，多普勒探头的位置变化也影响其准确性。

3. NIBP的优点

无创伤性，重复性好，操作简单，易于掌握，适用范围广泛，能按时测压，省时省力，血压超出设定的上下限能自动报警。

4. NIBP的并发症

(1)尺神经损伤：袖套位置太低，压迫肘部所致，应注意避免袖套位置过低。

(2)肱二头肌肌间隙综合征：无创测压时间太长、频繁测压、袖套过紧导致上臂水肿、局部淤血瘀斑或水疱等；应注意袖套松紧或定时更换手臂测量。

(3)输液受阻、指脉氧饱和度监测中断。

(三)临床意义

动脉血压与心排出量和外周血管阻力直接相关，反映心脏后负荷，心肌耗氧和作功及周围组织和器官血流灌注，是判断循环功能的重要指标之一。组织器官灌注不仅与血压有关，还与周围血管阻力有关。若周围血管收缩，阻力增高，血压可无明显降低，甚至升高，但组织血液灌注仍然可能不足。

1. 收缩压(SBP)代表心肌收缩力和心排出量。SBP< 12kPa(90mmHg)为低血压；<9.3kPa(70mmHg)脏器血流减少；<6.6kPa(50mmHg)易发生心搏骤停。

2. 舒张压(DBP)主要与冠状动脉血流有关，冠脉灌注压(CPP)=DBP-PCWP。

3. 脉压　脉压=SBP-DBP，正常值为4～5.3kPa(30～40mmHg)，代表每搏量和血容量。

4. 平均动脉压(MAP)　MAP=DBP+1/3(SBP-DBP)。

二、有创动脉血压监测

(一)适应证

1. 各类危重患者、循环功能不全、体外循环下心内直视手术、大血管外科、颅内手术及可能有大出血的手术等患者。

2. 严重低血压、休克和其他血流动力学不稳定患者，以及用间接法测压有困难或脉压狭窄难以测出时。

3. 严重高血压、严重创伤、心肌梗死、心力衰竭、多脏器功能衰竭。

4. 术中血流动力学波动大，患者需用血管活性药物调控。

5. 术中需进行血液稀释、控制性降压。

6. 需反复采取动脉血样的患者。

7. 呼吸、心跳停止后复苏的患者。

8. 通过动脉压力波形提供诊断信息。

9. 根据收缩压变异度评价容量治疗的反应。

(二)禁忌证

1. Allen 试验阳性者禁行同侧桡动脉穿刺。

2. 局部皮肤感染者应更换测压部位。

3. 血管疾患的患者。

4. 凝血功能障碍的患者慎用。

5. 手术操作所涉及的部位。

(三)动脉插管部位

插管部位动脉内径够大、可扪及搏动均可供插管，具体选用何处动脉应根据患者实际情况，如体位、局部动脉通畅情况以及预计留管的时间等综合考虑。桡动脉(最常用左侧)部位表浅，侧支循环丰富，常为首选，此外股、肱、足背和腋动脉均可采用。

(四)动脉穿刺插管法

1. 桡动脉穿刺插管术

(1)掌弓侧支循环估计　腕部桡动脉位于桡侧屈肌腱和桡骨下端之间的纵沟内。桡动脉构成掌深弓，尺动脉构成掌浅弓。两弓之间存在侧支循环，掌浅弓的血流88%来自尺动脉。桡动脉穿刺前常用 Allen 试验法判断来自尺动脉掌浅弓的血流是否足够。具体方法为：

1)抬高前壁，术者用双手拇指分别摸到桡、尺动脉搏动。

2)嘱患者做 3 次握拳和松拳动作，压迫阻断桡、尺动脉血流，直至手部变苍白。

3)放平前壁，只解除尺动脉压迫，观察手部转红的时间。正常为＜5～7 秒；0～7 秒表示掌弓侧支循环良好；8～15 秒属可疑；＞15 秒属掌弓侧支循环不良，禁忌选用桡动脉穿刺插管。

4)改良 Allen 试验：利用监护仪屏幕上显示出 SpO_2 脉搏波和数字来判断。举高穿刺手，双手同时按压尺、桡动脉显示平线和数字消失。放低手，松开尺动脉，屏幕出现波形和数字，即为正常。表明尺动脉供血良好，如不显示即为异常，适用于对于昏迷患者和不合作者。

(2)工具

1)聚四氟乙烯套管针，成人用 20G，小儿用 22G。

2)固定用前臂的短夹板及垫高腕部用的垫子(或纱布卷)。

3)冲洗装置，包括接压力换能器的圆盖、三通开关、延伸连接管及输液器和加压袋等。用每毫升含肝素 2～4 单位的生理盐水冲洗，以便保持测压系统通畅。

4)电子测压系统。

(3)操作方法

1)常选用左手，固定手和前壁，腕下放垫子，背曲或抬高 60°。腕部桡动脉在桡侧屈肌腱和桡骨下端之间纵沟中，桡骨茎突上下均可摸到搏动。

2)术者左手中指摸及桡动脉搏动，示指在其远端轻轻牵拉，穿刺点在搏动最明显处的远端约 0.5cm 左右。

3)常规消毒、铺巾，必要时用局麻药作皮丘。

4)直接穿刺法：右手持穿刺针以 30°～40°，对准动脉缓慢进针。当发现针芯有回血时，再向前推进 1～2mm，固定针芯而向前推送外套管，后撤出针芯，这时套管尾部应向外喷血，说明穿刺成功。

5)穿透法：进针点、进针方向和角度同上。当见有回血时再向前推进 0.5cm 左右，后撤针芯，将套管缓慢后退当出现喷血时停止退针，并立即将套管向前推进，送入无阻力并且喷血说明穿刺成功。

6)排尽测压管道通路的空气，边冲边接上连接管，装上压力换能器(调整好零点)和监测仪，加压袋压力保持 26.6kPa(200mmHg)。

7)用粘贴纸固定以防滑出，除去腕下垫子，用肝素盐水冲洗一次，即可测压。肝素生理盐水每 15 分钟冲洗一次，保持导管通畅，覆盖敷料，即可测压。

2. 足背动脉穿刺插管术

(1)患者两腿自然伸直放平，暴露一侧足背部，消毒穿刺部位后，术者用左手中示指触扪患者足背动脉搏动最明显处，右手持穿刺针顺足以 15～30°角缓慢刺入，深度一般 1cm 左右，若有动脉血喷出，将外套管向前推进拔出针芯，即穿刺成功。

(2)Husum 等认为有 3%～12%患者足背动脉缺如，且常是双侧性的，而且老年人动脉硬化可进一步影响足部侧支循环，因此老年人不主张作足背动脉常规穿刺。

3. 股动脉穿刺插管术

(1)患者仰卧，下肢伸直，略向外展，充分暴露穿刺部位，垫高臀部，穿刺点为腹股沟韧带中点下 2cm，常规消毒皮肤后，操作者左手中、示指稍用力按压并固定股动脉搏动最明显部位，右手持穿刺针以30°～45°角进针，若有动脉血喷出，将外套管向前推进拔出针芯，即穿刺成功。

(2)股动脉较粗大，成功率较高，但进针点必须在腹股沟韧带以下，以免误伤髂动脉引起腹膜后血肿，穿刺接近会阴部，潜在感染的机会较大；除小儿或四肢严重烧伤外，目前应用已减少。

4. 肱动脉穿刺插管术

(1)患者平卧，一侧上肢手臂伸直并略外展，掌心向上，肘关节下垫一软枕并固定，操作者于肘部皮肤皱褶稍上方内侧四分之一，搏动最明显处，呈45°角进针，如有动脉血喷出，将外套管向前推进拔出针芯，即穿刺成功。

(2)肱动脉较粗，其插管测压比其他外周动脉能更准确地反映收缩压。肘部侧支循环丰富，肱动脉闭塞很少引起末梢血管缺血。清醒患者难以保持肘关节不动，肱动脉内膜更易被导管损伤。

(五)测压时需注意的问题

1. 有创测压较无创测压高0.67～2.67kPa(5～20mmHg)，股动脉较桡动脉SBP高1.33～2.67kPa(10～20mmHg)，DBP低2.0～2.67kPa(15～20mmHg)。

2. 必须预先标定零点。自动定标的检测仪，将换能器接通大气，使压力基线定位于零点即可。

3. 压力换能器应与心脏平齐。弹簧表测压时应使塑料连接管内肝素液面与心脏在同一水平。

(六)异常动脉压波形

1. 圆钝波波幅中等度降低，上升和下降支缓慢，顶峰圆钝，重搏切迹不明显，见于心肌收缩功能低下或容量不足。

2. 不规则波波幅大小不等，期前收缩波的压力低平，见于心律失常患者。

3. 高尖波波幅高耸，上升支陡，重搏切迹不明显，舒张压纸，脉压宽，见于高血压及主动脉瓣关闭不全。主动脉瓣狭窄者，下降支缓慢及坡度较大，舒张压偏高。

4. 低平波的上升和下降支缓慢，波幅低平，严重低血压，见于休克和低心排综合征。

(七)并发症

1. 血栓形成与动脉栓塞

(1)血栓形成发生率为20%～50%，原因有：①置管时间较长；②导管过粗或质量差；③穿刺技术不熟练或血肿形成；④严重休克和低心排综合征；⑤间歇冲洗，而非持续冲洗。

(2)动脉栓塞防治方法

1)Allen试验阳性或并存动脉病变者，避免用桡动脉穿刺插管。

2)严格无菌操作。

3)穿刺动作轻柔稳准，避免反复穿刺造成血管壁损伤，必要时行直视下桡动脉穿刺置管。选择适当的穿刺针，切勿太粗及反复使用。

4)排尽空气。

5)发现血块应及时抽出，严禁注入。

6)测压肢体末梢循环不良时，应及时更换测压部位。

7)导管妥加固定，避免移动。

8)定时用肝素盐水冲洗。

9)密切观察穿刺远端手指的颜色与温度，当发现有缺血征象如肤色苍白、发凉及有疼痛感等异常变化，应及时拔管。必要时可手术取血栓，以挽救肢体。

2. 动脉空气栓塞　防治办法：换能器圆盖和管道必须充满肝素盐水，排尽空气，应选用袋装盐水，外围用气袋加压冲洗装置。

3. 渗血、出血、血肿和假性动脉瘤　常见的原因：多次试穿；预先存在的凝血系统疾病；管路连接不紧密。防治办法：穿刺失败及拔管后要有效地压迫止血，尤其对应用抗凝药的患者压迫止血应在5分钟以上。必要时局部用绷带加压包扎，30分钟后观察无出血可予以解除。

4. 局部或全身感染　防治办法：动脉置管期间严格无菌操作和局部消毒，置管时间最长1周，如需继续应更换测压部位。

5. 神经损伤　常见的有腕部损伤正中神经和腋部损伤远侧的臂丛神经。常见的原因：血管纤维鞘内的血肿压迫和穿刺过程中的机械性损伤所致；桡动脉穿刺期间，过度伸展腕部也可以损伤正中神经。

6. 动脉导管接头突然断开　会引起相应的大量失血，如果接头断开是隐秘的，没被及时发现可以导致休克。可以通过下列方法来预防：①使用Luer-Lock连接方法；②将动脉导管连接到监护仪上，并设置一个报警界限；③尽量避免把动脉导管的连接接头隐秘放置在手术的缚布之下。

(八)直接动脉压测定影响因素

1. 动脉留置针的位置不当或堵塞　动脉波形的收缩压明显下降，平均动脉压变化较小，波形变得平坦。如管腔完全堵塞，波形消失。

2. 压力传递和转换系统　坚硬的管壁、最小体积的预充液体、尽可能少的三通连接和尽可能短的动脉延长管均可提高测定的准确性。

3. 传感器和仪器故障 重新调整零点，判断传感器和仪器工作状态。

（九）超声引导下动脉穿刺

传统动脉穿刺方法多采用盲法，操作者需要触及明确的动脉搏动，根据自己的经验和手感来实施，对操作者的临床经验要求较高，对于肥胖、严重低血压、严重心律失常、动脉解剖变异等患者，存在一定困难；穿刺失败可能造成局部血肿及血管痉挛，进一步增加难度；此外动脉穿刺最常见的困难是针芯内有动脉血回出，而置管却无法顺利进行。超声引导下动脉穿刺不依赖于解剖定位和动脉搏动，减少穿刺并发症的发生，减少进针次数，避免对周围血管、组织的损伤，可以判断动脉血回出而不能置管的原因。

1. 平面内穿刺

（1）穿刺部位消毒后，探头包裹无菌套，超声长轴切面（探头与桡动脉走行）结合彩色多普勒血流确定桡动脉位置，测量皮肤至桡动脉距离以及桡动脉直径。

（2）20G套管针与皮肤呈30°～45°在超声图像中找到完整进针声影后向桡动脉进针，针尖声影和桡动脉血管重叠后针尾有持续回血，放平套管针旋转置入套管。

2. 平面外穿刺

（1）穿刺部位消毒后，探头包裹无菌套，超声短轴切面（探头与桡动脉垂直）结合彩色多普勒血流确定桡动脉位置，并移动探头将其位于探头中点。

（2）20G套管针与皮肤呈30°～45°在穿刺点进针，调整针尖位于桡动脉横切面上方后进针，直至针尾出现持续回血后放平套管针尝试置入套管。

第二节 中心静脉压

中心静脉压（CVP）是测定位于胸腔内的上、下腔静脉或右心房内的压力，是衡量右心功能的指标。经皮穿刺中心静脉，主要经颈内静脉或锁骨下静脉，将导管插入到上腔静脉，也可经股静脉用较长导管插入到下腔静脉。

一、穿刺及插管方法

（一）颈内静脉

1. 解剖特点

（1）颈内静脉自颅底颈静脉孔穿出、与颈总动脉、迷走神经共同包裹于颈动脉鞘内，全程由胸锁乳突肌覆盖。上部颈内静脉位于胸锁乳突肌前缘内侧，中部位于胸锁乳突肌锁骨头前缘的下面、颈总动脉的前外方，下端位于胸锁乳突肌锁骨头与胸骨头构成的三角内，在胸锁关节处与锁骨下静脉汇合成无名静脉入上腔静脉。

（2）因右侧胸膜顶低于左侧，胸导管位于左侧，且右颈内静脉与无名静脉、上腔静脉汇成一直线，故临床多选择右颈内静脉穿刺置管。

2. 穿刺途径 依据颈内静脉与胸锁乳突肌之间的关系分前、中、后三路。

（1）前路：在甲状软骨水平，胸锁乳突肌前缘中点内侧进针，同时左手示指将颈总动脉向内推开，针干与皮肤冠状面成30°～45°角，针尖指向同侧乳头或锁骨中内1/3交界处。进针1.5～2cm即可回抽出静脉血。

（2）中路：在胸锁乳突肌三角顶点进针，针干与皮肤呈30°角，指向尾端，进针2～3cm可进入静脉。

（3）后路：在外侧缘锁骨上2～3横指处为进针点，穿刺时，肩部垫高、头转向对侧。针干保持水平位，在胸锁乳突肌深部针头指向胸骨上切迹进针。

3. 穿刺、置管工具

（1）套管针：16～14G套管针，针干长15～17cm。

（2）深静脉穿刺包：包括18G穿刺针，导引J形钢丝，单腔、双腔或三腔留置导管。

4. 操作步骤

（1）平卧、去枕、头转向对侧，颈伸展，必要时肩后垫高，头低15°～20°，充血性心衰或肺动脉高压者可平卧。

（2）常规消毒铺巾，确定进针点作局麻皮丘。

（3）肝素生理盐水注射器与穿刺针连接，左手示指定点、右手持针，按选择径路要求进针，边进针、边回抽，进入静脉时常有突破感且血流通畅。

（4）旋转取下注射器，用套管针者可将外套管插入，钢丝导引者可从18G穿刺针内插入导引钢丝，有阻力时需调整穿刺针位置，确认钢丝在静脉内后退出穿刺针。

（5）将导管套在导引钢丝外面，（注意导管尖端到达皮肤时，钢丝尾端必须露出），左手拿住钢丝尾端、右手将导管与钢丝一起部分插入，待导管进入静脉后，边进管、边退钢丝，进针约 10cm。退出钢丝，回抽血流通畅，即可接上 CVP 测压装置作测压或输液，最后用导管夹固定好。

(二)锁骨下静脉

1. 解剖特点　锁骨下静脉是腋静脉的延续，起于第一肋骨外侧缘，成人长约 3～4cm。静脉前面为锁骨内下 1/3，下面为第一肋骨上表面，后面为前斜角肌。静脉越过第一肋骨上表面轻度向上呈弓形，然后向内、向下和轻度向前跨越前斜角肌与颈内静脉汇合。静脉最高点在锁骨中点略内，可高出锁骨上缘。前斜角肌厚约 0.5～1.0cm，将锁骨下动脉与静脉分开，故穿刺时不易损伤动脉。

2. 穿刺途径

(1)锁骨下进路：患者上肢垂于体侧并略外展，取锁骨中外 1/3 交界处，锁骨下方约 1cm 为穿刺点，针尖向内指向锁骨胸骨头后上缘进针。未成功可退针至皮下，针尖指向甲状软骨方向进针可成功。穿刺过程中注意针干与胸壁呈水平位并贴近锁骨后缘。

(2)锁骨上进路：患者肩部垫高，头尽量转向对侧并显露锁骨上窝。在胸锁乳突肌锁骨头外侧缘，锁骨上 1cm 为穿刺点。针干与矢状面呈 45°角，在冠状面保持水平或略向前倾 15°指向胸锁关节前进，进针 1.5～2cm 即可进入静脉。此法不易引起气胸较安全。

3. 穿刺工具及操作步骤同颈内静脉。

(三)股静脉

穿刺点在腹股沟韧带中点下方 2～3cm，股动脉搏动内侧 1cm，针干与皮肤呈 45°角，针尖向对侧耳部进针。穿刺较易成功，多作治疗用途。较少用此途径来侧 CVP。

二、测压装置

1. 水压力计　用一直径 0.8～1.0cm 玻璃管和刻有 cmH_2O 的标尺一起固定于输液架上，接上三通开关，连接管内充满液体，排空气泡，一端连接输液器，一端接穿刺导管，标尺零点与腋中线水平，即右心房水平。阻断输液器一端，即可测 CVP。此装置可自行制作，简单方便，结果准确。

2. 换能器测压　可通过换能器与监护仪相连，显示和记录数据及波形。

三、临床意义

(一)正常值

1. CVP 正常值为 0.5～1.2kPa（5～12cmH_2O）；＜0.25kPa（2.5cmH_2O）提示血容量不足；＞1.5～2.0kPa（5～12cmH_2O）提示右心功能不全。CVP 不能反映左心功能。表 19-1 可作为参考。

表 19-1　引起中心静脉压变化的原因及处理

中心静脉压	动脉压	原　因	处　理
低	低	血容量不足	补充血容量
低	正常	心功能良好，血容量轻度不足	适当补充血容量
高	低	心功能差，心排出量减少	强心，供氧，利尿，纠正酸中毒，适当控制补液或谨慎选用血管扩张药
高	正常	容量血管过度收缩，肺循环阻力增高	控制补液，用血管扩张药扩张容量血管及肺血管
正常	低	心脏排血功能减低，容量血管过度收缩，血容量不足或已足	强心，补液试验，血容量不足时适当补液

2. 补液实验　取等渗盐水 250ml 于 5～10 分钟内给予静脉注入若血压升高而中心静脉压不变，提示血容量不足；若血压不变而中心静脉压升高 3～5cmH_2O，提示心功能不全。

(二)影响 CVP 的因素

1. 病理因素　CVP 升高见于心力衰竭、心房颤动、肺梗死、支气管痉挛、纵隔压迫、气胸及血胸、慢阻肺、心脏压塞、缩窄性心包炎、补液过量及腹内压增高的各种疾病。CVP 降低的原因有失血和脱水引起的低血容量，以及周围血管扩张。如神经性或过敏性休克所致相对血容量不足。

2. 神经体液因素　交感神经兴奋，儿茶酚胺、抗利尿激素、肾素和醛固酮等分泌增加，血管张力增加，CVP 升高。相反，某些扩血管物质使血管张力减小，CVP降低。

3. 药物因素 快速输液，应用血管收缩药，CVP明显升高；用扩血管药或心功能不全患者用洋地黄等强心药后，CVP下降。

4. 其他因素 有缺氧和肺血管收缩，气管插管和气管切开患者挣扎和躁动，控制呼吸时胸内压增加，腹腔手术和压迫等均使CVP升高，麻醉过深或椎管内麻醉时血管扩张，CVP降低。

四、适应证与禁忌证

（一）适应证

1. 严重创伤、休克及急性循环功能衰竭等危重患者。

2. 各类心血管手术及其他大而复杂手术。

3. 需长时间输液或静脉抗生素治疗。

4. 全胃肠外营养治疗。

5. 插入肺动脉导管或经导管安置心脏临时起搏器。

6. 需接受大量快速输血、输液患者。

（二）禁忌证

1. 血小板减少或其他凝血机制障碍者、以免误伤动脉引起巨大血肿。

2. 局部皮肤感染者应另选穿刺部位。

3. 血气胸患者避免行颈内及锁骨下静脉穿刺。

五、并发症及防治

1. 出血和血肿 多由于刺破动脉引起、凝血机制不全或肝素化后更易发生。穿刺时注意摸到邻近动脉，并向一边推开，且进针不宜太深。

2. 气胸和血胸 多发生于锁骨下静脉穿刺时，穿刺过深及穿刺针与皮肤成角太大易发生。操作时应倍加小心，怀疑气胸时听双侧呼吸音，早期发现及时治疗。

3. 神经和淋巴管损伤 可损伤臂丛、膈神经、颈交感干、喉返神经和迷走神经等；损伤胸导管可并发乳糜胸。

4. 气栓 中心静脉吸气时可形成负压，尤其头高半卧位时更易发生。预防措施为穿刺时采取头低位，避免深呼吸及咳嗽，穿刺置管时尽可能不使中心静脉与空气相通。

5. 心律失常 较常见，主要原因为钢丝或导管刺激引起。应避免导管及钢丝插入过深，操作过程行ECG监测。

6. 血管和心脏穿孔 可发生血胸、纵隔血肿和心脏压塞。为少见严重并发症。

7. 血栓形成和栓塞 见于长期置管和高营养疗法的患者，应注意液体持续滴注和肝素生理盐水定期冲洗，疑有管腔堵塞时不能强行冲注，只能拔除，以防血块栓塞。

8. 感染 发病率2%～10%。75%为革兰阳性杆菌。预防为操作时严格无菌技术，穿刺部位每日消毒换敷料1次，测压管有污染时随时换。加强护理；长期置管者，预防应用抗生素。

六、操作中注意事项

1. 掌握多种入路，不要片面强调某一进路而进行反复多次的穿刺，避免增加患者痛苦和减少并发症。

2. 操作时注意患者体位和局部解剖标志之间的关系。

3. 穿刺时回抽有血但导丝置入有阻力，可能是穿刺针的穿刺点偏在血管一侧，而非血管中央，此时不能用暴力强行推进导丝，应改变穿刺针的方向重新穿刺。

七、超声引导下中心静脉穿刺置管

超声引导下中心静脉操作简易、穿刺成功率高、穿刺时间降低，可减少徒手穿刺操作中深度与角度的困难，很大程度上降低损伤，增加安全性。尤其是在患者存在解剖异常、预计穿刺困难、高危穿刺并发症发生者、血容量不足时。

1. 操作方法

（1）用超声探头依穿刺血管的解剖部位，超声检查通过不同切面确认血管位置，走行、内径、与相邻组织关系，静脉在超声定位受压时管腔明显变窄，而动脉有搏动性，管腔几乎不受影响，估测进针深度与角度，体表穿刺点的距离。在病变的情况下可启动彩色多普勒血流程序显示真实彩色血流图像。

（2）对穿刺部位和探头严格消毒、铺巾。

（3）再次确定穿刺点，用穿刺针按超声指示的方向与角度进针。当超声导向显示针尖到达靶血管腔内时，轻轻回抽针芯，察看回血情况。如果回血良好，将导管置入，超声再次确认导管位置后，抽出导丝，接治疗液体。

(4)穿刺点皮肤消毒,用敷料或护理薄膜粘贴固定导管,保持局部皮肤干燥。

2. 注意事项

(1)穿刺人员应注意使用超声仪器的性能,熟练掌握相应的操作技术,通力协作。

(2)了解操作部位解剖结构、常见动脉变异和主要侧支通路。

(3)静脉探测是注意使用探头的压力不宜过大,以免影响静脉的显示。

(4)穿刺过程应严格按照无菌操作要求进行。

(5)对留置深静脉导管监测,了解导管位置是否保持准确及有无血栓形成等并发症,及时处理。

八、测量中心静脉压的注意事项

1. 患者改变体位要重新调节零点。

2. 咳嗽、吸痰、呕吐、躁动、抽搐均影响 CVP 值,应在安静后 10～15 分钟测量。

3. 干扰因素较多,应连续、动态监测。

4. 结合血压、尿量综合判断。

5. 不能完全依赖 CVP 值判断患者状态,需与临床相结合。

九、中心静脉导管置管长度

1. Peres 预计中心静脉导管置管深度采用公式计算:颈内静脉置管深度(cm)=身高/10,锁骨下静脉置管深度(cm)=身高/10－2。

2. Androplpus 等在先天性心脏手术的儿童和青少年中对右侧锁骨下静脉和颈内静脉进针进行研究,从穿刺点到上腔静脉与右心房交界处的长度 L(cm)=H/10－1(H≤100cm,H 为身高,单位 cm),L=H/10－2(H>100cm)。

3. 2006 年 Yoon 等采用 TEE 的方法经右侧颈内静脉小儿中心静脉导管的长度=1.7+(0.07×H)(小儿身高 H 在 40～140cm)。

4. 这些推荐公式数据为临床操作提供了指导,但在为每个患者的操作前,都要反复斟酌,尤其对少数特殊患者,如脖子粗短或较长,手臂或上半身过长,应作个体化判断。

十、中心静脉导管位置的监测

(一)中心静脉导管异位

1. 导管脱出。

2. 导管插入太深,自行扭曲盘绕、误入歧途或进入心脏。

3. 细的静脉管壁穿孔。

4. 导管异位于同侧或对侧上肢静脉的分支中,还有可能误入分支静脉或周围脏器。

(二)中心静脉导管异位影响

1. 诱发心律失常,损伤右心瓣膜甚至心肌,心腔壁腐蚀或穿孔,造成心脏压塞,影响心脏功能。

2. 胸腔积液或纵隔积液。

3. 颈部肿胀,严重时可压迫气管引起呼吸困难。

4. 形成静脉炎,血栓形成堵塞管腔。

5. 影响药物或溶液的滴注速度,一些诊断性的测量信息也无从获得。

(三)影响中心静脉导管到位的因素

1. 穿刺点的选择　左侧有几支小静脉的开口正对着颈内静脉,因此左侧颈内静脉管异位的发生率高于右侧颈内静脉置管。锁骨下静脉穿刺时,穿刺针与颈内静脉成钝角,与无名静脉及上腔静脉成锐角,所以放置钢丝时极易进入颈内静脉远心端。

2. 置管技巧

(1)操作者置入导丝时手法不当,使导丝尖端的钩朝上送入,导丝的尖端正处于颈内静脉的开口。

(2)锁骨下静脉穿刺成功后,应尽量将穿刺针放平,并调整针尖斜面向尾端,然后将导丝的自然弯头向上腔静脉方向置入,由于有针尖端一侧阻挡,消除了静脉角,减少导管进入颈内静脉的几率,但仍不能避免钢丝进入同侧颈内静脉或对侧锁骨下静脉。

3. 患者体位不当　头部用力偏向并转向对侧,使患者锁骨下静脉与颈内静脉之间的角度变平坦,而使导丝容易上行,进入颈内静脉。

(四)中心静脉导管位置的监测

1. 一般认为上腔静脉置管,导管尖端应位于上腔静脉和右房汇合处上方 2cm 的地方,导管尖端移动可留有余地不至于对心脏造成直接损伤。经下腔静脉置管,应将导管尖端和横膈持平或高于横膈水平。

2. 监测中心静脉导管的位置方法目前常用的有:X 线检查、心电图检查、超声心动图检查。

(1)X 线检查(胸部透视或摄胸片)能及时了解导管位置,排除气胸,但是实际操作中有许多困难,如患者和工作人员受放射损害,不适用于导管放置过程中。

(2)经食管超声心动图(超声 TEE)能够直接显示大血管、心脏和导管的影像,图像清晰、诊断准确,可避免导管在上腔静脉内打折、转向,甚至进入外周静脉的情况。研究表明超声监测下导管的到位率为 100%。但超声设备较贵,学习花费时间较长。

(3)1997 年 BRAUN 公司发明了记录心房内心电图的 Seldinger 导线,心电图检查(心房内心电图)即在插导管的同时持续记录心电图信号,根据心电图 P 波变化确定导管放置深度,导管头端在右心房,P 波高尖;导管头端从右心房移开回上腔静脉时,P 波恢复正常,再将导管后撤 2～3cm 至最后的正确位置。实时反映导管尖端在上腔静脉的位置,放置深度做到了个体化,也有研究得出 f 波的振幅在导丝从右房退至上腔静脉时由高变低,在房颤患者中应用例数少,需进一步的观察和探讨。

第三节 肺动脉压

一、发展简史

1. 1970 年 Swan 和 Ganz 首先研制成特殊的导管(Swan 和 Ganz 漂浮导管),统称肺动脉导管(PAC),1972 年应用于临床,导管从大静脉置管后随血流经右心房、右心室和肺动脉进入肺小动脉。将导管顶端气囊充气后所测压力,称肺小动脉压(PAWP)或肺毛细血管楔压(PCWP)。该项监测可在床旁操作,成功率高。插管后能测得中心静脉压(CVP)、右房压(RAP)、右室压(RVP)、平均肺动脉压(PAP)、肺动脉收缩压(PASP)肺动脉舒张压(PADP)以及 PAWP。除测压外,选择不同类型的导管,还可进行心排出量测定。

2. 1975 年发展为光纤肺动脉导管,可用于测定混合静脉血即肺动脉血的氧饱和度(SVO_2),同时通过计算公式,能取得重要的血流动力学参数,如外周血管阻力(SVR)、肺动脉血管阻力(PVR)、每搏量(SV)、每搏指数(SI)、心指数(CI)和氧输送(DO_2)、氧耗(VO_2)平衡等。

3. 1981 年又进一步用于测定右心室舒张末容量(RVEDV)和射血分数(RVEF),并可装上起搏电极,治疗心律失常。近年在离 PAC 尖端 14～25cm 处另装加热电热丝,通过血液热稀释法以连续测定心排出量(CCO)。

二、穿刺插管方法

(一)穿刺置管工具

1. Swan-Ganz 漂浮导管

(1)常用的是四腔管,成人用 F7 或 F7.5,小儿用 F4 或 F5,不透 X 线。

(2)导管有三个腔和一根金属导线,导管顶端开口供测量肺动脉压和取血标本,导管近端开口(距顶端 30cm),用于测量 RAP 或 CVP,以及供测量心排出量时注射生理盐水;第三个腔开口于靠近导管顶端的气囊内,气囊的充气容量为 1.25～1.5ml,充气后有助于导管随血流向前推进;金属导线终止于导管顶端近侧 3.5～4.0cm 处,与热敏电阻相连,另一端接心排出量计算机。

2. PAC 经皮穿刺器材 ①导管鞘:专供插入漂浮导管的外套管,内有单向活瓣;②静脉扩张器:随导引钢丝插入静脉以利导管鞘进入静脉;③旁路输液器:供冲洗及输液;④保护外套:避免导管污染。

(二)操作方法

1. 插管途径

(1)颈内静脉:右颈内静脉是最佳途径。

(2)贵要静脉:一般需切开后插管。

(3)股静脉:达右心房距离较长,感染机会增加。

2. 操作步骤

(1)由二人操作,术者常规消毒铺巾,助手准备工具,检查器材是否备全,测试气囊有否漏气,用肝素生理盐水冲洗所有导管,操作过程中监测压力及 ECG。

(2)作颈内静脉穿刺,导引钢丝插入后,将 F8.5 导管鞘套在静脉扩张器外面,皮肤进针处用尖刀挑开,皮下用蚊氏钳轻轻扩张,然后通过钢丝插入静脉扩张器,待其进入静脉后,拔出导引钢丝,扩张器尾端可回抽到血,再将导管鞘沿静脉扩张器插入到静脉内,拔出静脉扩张器,装上旁路输液器,同时可在此抽到静脉血。

(3)F7 漂浮导管装上保护外套,助手扶住其远端,通过导管鞘,将漂浮导管插入到颈内静脉。

(4)经贵要静脉切开后插入漂浮导管时,导管通过腋静脉转弯处时可能遇到阻力。此时可使上臂外展,以减小成角。必要时可在腋窝摸到进入腋静脉的导管顶端，协助插入到锁骨下静脉，继后即可进入到右心房。插管深约50～60cm。

(5)颈内静脉途径，漂浮导管插入15～20cm左右，即可进入右心房，示波器上显示RAP波形，将气囊部分充气，以利导管向前推进。

(6)导管通过三尖瓣进入右心室后压力突然升高，下降支又迅速回到零点，出现典型的RVP波形(平方根形)，舒张压较低。此时，使气囊完全充气，即可减少导管顶端对右心室壁的刺激，减少心律失常的发生，又使导管容易向肺动脉推进。

(7)当导管插入肺动脉(PAP)时，收缩压改变不大，而舒张压显著升高，大于右心室舒张压，呈动脉波形，有重搏切迹，舒张期下降支逐渐下降。再继续向前置管，导管可嵌入肺小动脉分支，最佳嵌入部位应在左心房水平肺动脉第一分支，并出现PAWP波形。

3. 注意事项

(1)漂浮导管顶端应位于右心房同一水平。

(2)漂浮导管最佳嵌入部位应在肺动脉较大分支，充气时进入到嵌入部位，放气后又退回原处。若位于较小的动脉内，特别是血管分叉处，气囊可发生偏心充气，或部分充气或导管尖端提前固定。

(3)自发呼吸和机械通气患者，均应在呼气终末测量PAWP和CO，同时终止使用PEEP。

(4)PAWP只能间断测定，测完立即放气。

(5)保持导管通畅，测压时应该仔细排出装置内所有气体，以使压力传递更为准确。

4. 适应证

(1)严重左心功能不良、重要脏器并发症，估计术中血流动力学不稳定的心脏瓣膜病。

(2)合并严重肺动脉高压、右心功能不全、慢性阻塞性肺病、肺动脉栓塞患者。

(3)终末期心脏进行心脏移植。

(4)缺血性心脏病。

(5)多脏器功能衰竭。

(6)估计术中血流动力学极不稳定的主动脉瘤手术。

5. 禁忌证

(1)绝对禁忌证：导管经过的通道上有严重的解剖畸形，如右室流出道梗阻、肺动脉瓣或三尖瓣狭窄、肺动脉严重畸形等。

(2)相对禁忌证：严重心律失常、凝血障碍、近期置起搏导管者。

6. 并发症

(1)心律失常。

(2)血栓形成及肺栓塞。

(3)感染。

(4)肺出血和肺动脉破裂。

(5)气囊破裂。

(6)导管打结。

三、临床意义

1. 估计左心、右心功能　平均PCWP一般能反映左心功能(表19-2和表19-3)。

(1)在心排出量正常时，若PCWP在8～12mmHg提示心室功能良好。

(2)在有低心排出量或循环障碍征象时，若PCWP小于8mmHg则提示血容量相对不足，需增加左心室的充盈量。

(3)当PCWP超过20mmHg时，表明左心室功能欠佳。

(4)当其增高达20mmHg以上时，已有左心功能异常。

(5)若高达30mmHg或以上时，则出现肺水肿。

2. 诊断肺动脉高压和肺动脉栓塞。

3. 估计心包、瓣膜病变。

4. 早期诊断心肌缺血。

5. 测量心排出量。

6. 记录心腔内心电图和心室内临时起搏。

7. 混合静脉血氧饱和度连续测定和采取混合静脉血标本。

四、肺动脉导管(PAC)监测及衍生参数

1. 右心房　右心房压RAP：－1～7mmHg，平均值(MRAP)：4mmHg。右房压(RAP)也代表CVP，是右室功能和血容量的监测指标，右房压的改变与血容量、静脉血管张力、右心室功能等因素密切相关。

2. 右心室　收缩压(RVSP)：15～25mmHg，舒张压(RVDP)：0～8mmHg，舒张末压：2～6mmHg。

3. 肺动脉

(1)收缩压(PASP)：15～25mmHg，舒张压(PADP)：8～15mmHg 平均压(MPAP)：10～20mmHg，嵌顿压(PAWP)：6～12mmHg。

(2)肺动脉高压的诊断标准(WHO)：静息状态

下，平均压＞25mmHg，运动过程中，平均压＞30mmHg。目前我国的诊断标准：平均压＞20mmHg或收缩压＞30mmHg。

（3）PAWP反映左房产生的后向性压力，反映左心前负荷，在没有二尖瓣病变及肺血管病变的情况下：平均PAWP＝平均肺静脉压＝左房压＝LVEDP，可用PAWP来估测左室舒张末压（LVEDP）预测左心功能。

（4）无肺疾患及心功能不全时，PAEDP＝PCWP＝LVEDP。

（5）心功能不全时，LVEDP＞PAEDP。

4. 左心房压（LAP）：6～12mmHg。

5. CO：心室每分钟搏出的血量。正常值：4～8L/min。CI：CO/体表面积，正常值2.5～4.0L/(min・m^2)。

6. 每搏量（SV）：心室每次搏出的血量，成人平均70ml。每搏输出指数SVI：25～45ml/m^2。

7. 外周血管阻力（SVR）：左心室射血时克服的阻力，体循环阻力指数SVRI：800～1200yne・sec/(m^5・m^2)。

8. 肺血管阻力（PVR）：正常为SVR的1/6；肺循环阻力指数PVRI：120～240dyne・sec/(m^5・m^2)。

9. 右心室舒张末期容积（RVEDV）：正常值60～100ml/m^2。

表19-2 PCWP压力测定及其意义

组别	PCWP	CVP	BP	提示	治疗
Ⅰ	↓	↓	↓	血容量不足	补充血容量
Ⅱ	↓	↓	—	左心衰竭	强心利尿
Ⅲ	↑	↑	↓	血容量过多SVR	血管扩张剂、利尿剂
Ⅳ	↑	↑	—	血容量过多或心功能差	强心利尿
Ⅴ	—	↑	—	血容量过多或心功能差	控制入量、利尿治疗
Ⅵ	↑↑	↑↑	↓	低心排、心脏压塞或严重的心衰	强心利尿、心包引流
Ⅶ	—	—	↓	心肌收缩力下降	强心药物和钙剂

表19-3 血流动力学的指数变化

组别	血压	CVP	LVEDP	CO	处理
Ⅰ	—↓	↓	↓	↓	补充血容量
Ⅱ	—	↑	↑	—	利尿扩血管
Ⅲ	↓	—	—	—	血管收缩药
Ⅳ	—↑	↑	↑	↓	利尿扩血管
Ⅴ	↓	↑	↑	↓	综合治疗

PAC监测已成为高危手术患者和创伤患者的围手术期管理的重要手段，大量的结果证实PAC监测能降低围手术期并发症和死亡率，通过正确的液体治疗减少血液制品的输注，明显改善围手术期患者的预后，缩短患者在ICU或住院时间，减少治疗费用。但也有调查表明PAC监测增加死亡率，建议PAC导管的应用应限制在具有置入导管和数据利用经验的专业人员中。

第四节 心排出量

一、概述

心排出量（CO）是指心脏每分钟将血液泵至周围循环的量。心排出量监测能反映整个循环系统的功能状况，了解前负荷及后负荷、心率、心肌收缩力等，并由此估计患者的预后；计算出各种有关的血流动力学指标，绘制心功能曲线，指导对心血管系统的各种治疗，包括药物、输血、补液等。因此心排出量的监测极为重要，特别在危重患者及心脏病患者中很有价值。

心排出量的测定方法可分为有创性和无创性两大类。两类方法在测定原理上各有不同，临床应用适应证及所要求的条件也不同，同时其准确性和重复性亦异。

二、无创心排出量监测

无创性心排出量测定的方法很多，各种方法的原理不同，也存在一些问题，目前临床上采用的有心阻抗血流图、经食管超声多普勒、经气管超声多普勒以及其他多普勒技术等，有些技术随着计算机技术的普及已有很大的发展。

(一)心阻抗血流图

心阻抗血流图(impendance cardiogram，ICG)是利用心动周期于胸部电阻抗的变化来测定左心室收缩时间间期(systolic time interval，STI)和计算出每搏量，然后再演算出一系列心功能参数。

心阻抗血流图优点：无创伤，只需在患者颈部、胸部两侧各贴一对电极；可对患者进行持续监测；操作简便。缺点：抗干扰能力差，易受周围电设备的影响，CO读数不准和受到电极片位置的影响；不适用肥胖患者和儿童；测定过程中易受到患者运动、呼吸等因素的影响，极大限制了其在临床的应用。

(二)超声心动图与多普勒技术心排出量测定

1. 超声心动图

(1)超声心动图是利用声波反射的性能来观察心脏与大血管的结构和动态，了解心房、心室收缩及舒张情况与瓣膜关闭、开放的规律，为临床诊断提供信息和有关资料。

(2)对某些心脏疾病诊断的准确性较高，还能测量主动脉及各瓣膜口的直径，而且对患者无痛苦，是当前重要的诊断方法。

(3)超声心动图还可以测定心脏收缩时间间期(STI)、左室射血分数(EF)、瓣膜活动情况以及心室壁的异常活动等，以详细了解心功能。

2. 多普勒技术

(1)目前临床应用的有经肺动脉导管、胸骨上、经食管及气管多普勒监测，除肺动脉导管多普勒技术属有创技术外，其他均为无创性监测技术。

(2)多普勒超声测量血流的变数：通过多普勒超声测量血流所得到的波形、峰流速及流速时间等变数可观察前负荷、后负荷与心肌肌力的动态变化，并提示低血容量休克、心源性休克和高动力休克等。

3. 目前大多主张用超声心动图来测量主动脉瓣口大小，多普勒技术测定血液流速，由此计算心排出量比较准确。

(三)二氧化碳无创性心排出量测定

1. 二氧化碳(CO_2)无创性心排出量测定是利用二氧化碳弥散能力强的特点作为指示剂，根据Fick原理来测定心排出量。

2. 目前常用的方法有平衡法、指数法、单次或多次法、3次呼吸法、不测定$PvCO_2$的测定法等。

3. 由于CO_2的离解曲线受CO_2分压、血红蛋白、碳酸氢根离子等影响，因此误差常常较大，3次呼吸法适用于婴幼儿 。指数法较快捷，结论较为可靠，适用于运动时测定。平衡法较常用且准确，所用设备简单，只要有带图形摘记的二氧化碳分析仪和气体流量计即可。因为$PvCO_2$和$PaCO_2$相关仅0.8kPa(6mmHg)，所以$PvCO_2$在计算时非常重要，如$PvCO_2$偏差0.13kPa(1mmHg)，心排出量将偏差25%。

三、有创心排出量监测

(一)染料稀释法

1. 在温度稀释法问世前，染料稀释法(dye dilution method)是常用的心排出量测定方法。

2. 注射部位与样本抽取部位原则上越近越好，理想的注射部位是右心房，样本抽取部位在肱动脉或腋动脉，但临床上常采用肘静脉和桡动脉或足背动脉。注射速度宜快，使染料在单位时间内比较恒定，获得的曲线也比较好，可减少误差。

3. 染料稀释法的曲线还可用于诊断心内分流，从左向右分流时可产生染料浓度峰值下降、消失时间延迟，同时无再循环峰值；从右向左分流时可使曲线提早出现。

(二)锂稀释法

1. 锂具有不黏附于导管，通过肺组织不吸收，不与血浆及组织蛋白结合的优点及迅速从肾脏以原形排泄的优点，且正常人体内无锂离子分布，故可以选择氯化锂(LiCl)作为指示剂进行CO监测。

2. 置入中心静脉导管进入右心房，桡动脉处置入动脉导管接三通，从三通接口处接一个微量输液泵及锂敏感电极。

3. 采用稀释原理CO，结果准确可靠，氯化锂是目前为止丢失最少的指示剂。探头中的膜对钠、锂的选择性较低，测量过程中易受钠离子的干扰。碳酸氢钠、维库溴铵和泮库溴铵能引起短暂的电压上升，故建议在给完这些药后不要立刻测CO。锂静脉注射的药代学及短时多次给药的急性不良反应仍需研究，以便确定安全给药的极限。

(三)温度稀释法

1. 温度稀释法(thermodilution method,TD)较多用于临床监测，特别是危重患者和心内直视手术者。

2. 本方法不仅可用于成人亦可用于儿童，然而在有心内分流患者中其结果存在差异，在右向左分流的室间隔缺损患者中所得心排出量往往较低，在左向右分流者则无此影响。

3. 温度稀释法所测的值常偏高，且影响的因素也很多，如由于血流到达热敏电阻时不够“冷”，其中包括注射温度过高，热敏电阻上有血栓或导管部分“嵌入”。相反地，注射液剂量太多，温度太低可使心排出量偏低；静脉输液过速可使心排出量差异达80%。

第五节 射血分数监测

1. 射血分数(ejection fraction,EF)为每搏心输出量占心室舒张末期容量的百分数，射血分数分为整体射血分数与局部射血分数。

(1)整体射血分数：左室(或右室)收缩末期射出的血量占左室(或右室)舒张末期容积的百分比。左室射血分数(left ventricular ejection fraction,LVEF)是目前临床上最常用的心脏功能指标，主要是反映心肌的收缩力，正常情况下左室射血分数为≥50%；右心室射血分数为≥40%。若小于此值即为心功能不全。

(2)局部射血分数：应用数据处理系统，将心室壁划分为若干个阶段(通常8～10段)计算每阶段的EF值，也可了解异常室壁运动的范围及程度。在冠心病由于局部心肌缺血或心肌梗死造成的心肌坏死，可以引起局部心室壁运动障碍，需同时测定整体射血分数及局部射血分数。

2. LVEF的测定可有以下方法：X线心血管造影、心脏超声、核素心血管显像(cardiac radionuclideimaging,RNI)、心脏磁共振(cardiovascular magneticresonance,CMR)、心脏断层CT。X线导管心室造影测定左室容积及射血分数是应用最早、准确性较高的方法，现在更多应用无创影像学评估该指标。有创测定EF的方法有一定危险性，不宜在同一患者反复进行。

第六节 血容量监测

适当的血容量是维持血流动力学稳定和保持良好组织灌注的重要因素。临床上常以血压、心率、尿量、CVP或PAWP来评估患者的容量状况，由于受血管充盈程度、利尿剂的应用、心肌收缩性、血管顺应性和胸膜腔内压等因素的影响具有一定的局限性，只能间接反映容量负荷状态而无法准确预测机体容量反应性。随着技术发展，动态血流动力学指标，如SVV和PPV应用于临床，灵敏度高于传统的容量监测，操作方便、结果准确。

一、血容量无创监测法

(一)脉搏灌注指数变异度(plethysmographic variability index,PVI)

1. PVI检测仪探头持续发出红光及红外光，被机体吸收，其中皮肤、软组织、骨骼及非搏动性血液的吸收光量稳定，称定量吸收(DC)；动脉血的吸收光量随其搏动变化，称变量吸收(AC)。

2. PVI测定有无创、连续、实时监测等优点。

3. 外科手术刺激、麻醉药物及血管活性药物的应用、体温变化、脉搏氧探头体表放置处的血管阻力、患者长期服用血管活性药物等因素均可导致外周血管阻力的改变而影响PVI测定的准确性。

4. 机械通气的患者中，潮气量、呼气末正压的设定参数不同也会影响PVI判断机体容量的判断阈值及准确性。

5. 在应用PVI监测术中容量状态时要结合患者所处的状态、术中处理等因素，综合判断PVI数值变化的临床意义。

(二)超声心动图

1. 超声心动可以探查心脏及大血管结构，可以用来评估患者的容量状态，并评估其容量反应性，以便更好地指导液体治疗。

2. 具有无创、方便快捷、可重复进行、相对便宜的优点。

3. 各中心所采用的评价容量反应性的超声心动图参数不一，所用的诊断数值也有一定差异。

二、血容量有创监测法

(一)脉搏指示连续心排出量监测技术(PiCCO)

1. PiCCO 是经肺温度稀释法与动脉搏动曲线分析技术相结合的监测方法。

2. PiCCO 通过在大动脉内测量温度—时间变化曲线来监测全心血流动力学参数包括每搏变异量(SVV)、心脏功能指数(CFI)、体循环血管阻力(SVR)、全心舒张末期容积(GEDV)和胸腔内血容量(ITBV)、肺内血容积(PBV)等。

3. GEDV 指在舒张末期所有心房和心室容积之和，即等于全心的前负荷，ITBV 是心脏前负荷的敏感指标，反映循环血容积情况，ITBV＝GEDV＋PBV，ITBV＝1.25×GEDV，避免了胸腔内压力和心肌顺应性等因素的影响，在血容量、儿茶酚胺、机械通气等多种因素变化时仍不受影响，准确反映心脏容量负荷的变化。

(二)每搏量变异度(stroke volume variation，SVV)

1. SVV 指的是单位时间内每搏量与最小每搏量的差值和每搏量平均值之比值的百分数。机械通气心脏每搏输出量发生周期性的变化，吸气时肺内压增高，胸膜腔内压负值降低，回心血量减少，每搏量降低，而呼气相时则正好相反。SV 变异程度代表了左心室舒张末容积的变化。

2. SVV 的测量主要方法有肺热稀释测定法、锂稀释法结合动脉脉搏能量稀释法、动脉脉搏波形法。其中动脉脉搏波形法操作简便易行，临床应用最为广泛。

3. SVV 综合考虑了循环系统和呼吸运动对血流动力学的影响，评估患者的容量状态更为全面和准确。采用 SVV 进行目标治疗，可较早的、更充分合理的指导个体补液及血管活性药物的应用，组织尽早获得适当地灌注，同时避免补液过多所带来的并发症；显著减少围手术期的低血压事件及相关的并发症；显著缩短在重症监护室的治疗时间，提高患者的生存率。

(三)动脉脉压变异度(pulse pressure variation，PPV)

1. 机械通气时脉压和动脉收缩压发生变化，呼吸作用对左室搏出量的影响可以通过外周脉搏压力(PP)来反映。

2. 在高危手术中通过监测 PPV 调控容量，可降低术后并发症、缩短机械通气时间、ICU 留滞时间和住院时间，改善患者预后。

三、被动抬腿实验(Passive leg raising test，PLRT)

1. 指患者仰卧位或半卧位被动抬高其双下肢约 45°持续 3～5 分钟，下肢血流受重力作用反流回心，使心脏前负荷增加，若心室均处于 Frank-Starling 曲线的上升支，则心输出量增加，即容量有反应性，如果曲线处于平坦支，前负荷增加不会导致心输出量明显增加，即容量无反应性。

2. PLRT 诱导的心输出量变异预测容量反应性灵敏度、特异度分别达到 89.4%和 91.4%，与容量扩张试验后心输出量增加具有良好相关性($r=0.81$)，且不受通气模式和心律失常的影响，更多地用于 ICU 重症患者的容量反应性评估。

第七节 氧供需平衡监测

机体的氧供需平衡状况，临床上可通过监测混合静脉血氧饱和度(S_VO_2)，氧输送(Oxygen delivery，DO_2)、氧消耗(Oxygen consumption，VO_2)和血乳酸浓度测定来获得。

一、混合静脉血氧饱和度(S_VO_2)

1. SvO_2是反映氧供与氧耗之间平衡关系的指标，反映组织氧摄取情况和心排出量的变化，可用来确定输血指征(SvO_2<50%)，氧供减少或氧耗增加都将导致 SvO_2下降。

2. SvO_2下降是较早反映组织氧合受到威胁的一个代表性的指标，S_VO_2正常值 68%～77%，平均 75%。S_VO_2>65%为氧贮备适当；S_VO_2 50%～60%为氧贮备有限；S_VO_2 35%～50%为氧贮备不足。

3. 心输出量下降导致的循环血量不足、周围循环衰竭、败血症、心源性休克、甲亢、贫血、肺部疾患等均可导致 SvO_2降低。混合静脉血的氧饱和度检查对严重心肺疾患的监测具有重要价值，临床上连续测定 SvO_2对治疗方法及药物使用的选择也有一定的指导作用。

二、血乳酸浓度

当组织氧供减少到临界值以下时，氧供需失衡，发生组织缺氧，导致无氧代谢产生过量的乳酸由组织释放到血液中。乳酸是缺氧严重程度的早期、敏感、定量指标，血乳酸浓度正常值约为1mmol/L，当超过 1.5～2.0mmol/L 时，应考虑组织氧合不足。血乳酸升高至 2～5mmol/L，可诊断为高乳酸血症；＞5mmol/L 称为乳酸酸中毒。

三、胃肠黏膜内 pH(intramucosal pH，pHi)

1. 正常生理状态下，胃肠道氧供可满足组织代谢的需要，当机体血流动力学发生明显改变时如休克、严重创伤等，可导致全身各器官组织灌流不足，胃肠道是反映灌流不足最早、最明显的脏器，机体缺氧状态改善时，胃肠道黏膜的缺氧在最后才缓解，此时测定胃黏膜 pH 可发现明显下降。

2. pHi 可以准确地反映胃肠道以及内脏系统的组织缺氧缺血，pHi 值下降早于动脉压、尿量、CO 和血 pH 等指标的改变，是反映机体 DO_2/VO_2 平衡较敏感的指标，可作为监测休克和多器官功能障碍综合征(MODS)发展的指标。一般认为 pHi 正常值为(7.38±0.03)，pHi7.35 作为正常低限，临床以 pHi＜7.32 视为黏膜有酸血症。

四、氧输送(DO_2)和氧消耗(VO_2)

1. 氧供指单位时间内循环系统向外周组织提供的氧量。氧供计算公式：$DO_2=CO\times CaO_2\approx CO\times 13.8\times Hb\times SaO_2$，氧供正常值为 520～720ml/(min·m²)。氧供反映了循环系统的运输功能，同时也受肺通气及肺换气功能的影响；CO、Hb、SaO_2 中的任何一个发生变化均会影响氧供。

2. 氧耗(VO_2)指单位时间全身组织消耗氧的总量，它决定于机体组织的功能代谢状态。正常值为 110～180ml/(min·m^2)，反映了机体的总代谢需求。

3. 氧摄取率(oxygen extraction ratio，O_2ER)指全身组织氧的利用率，它反映组织从血液中摄取氧的能力。是组织利用氧能力的定量指标。正常值为 0.22～0.30 其计算公式为：$O_2ER=VO_2/DO_2=(CaO_2-CvO_2)/CaO_2$。

4. 正常生理状态下，DO_2 与 VO_2 相互匹配维持组织氧供需平衡。但在 DO_2 严重降低时，VO_2 呈现与 DO_2 线性相关性降低，称为病理性氧供需依赖，这时就会发生低氧血症和无氧代谢(如乳酸中毒)。动态监测 DO_2 与 VO_2，可以了解组织灌流和氧合情况，评估重危患者的代谢，指导营养治疗，对指导危重患者的抢救和治疗确有重要价值。临床上可以提高血红蛋白浓度、补充血容量、输注正性肌力药物改善微循环及组织氧供。

(程绍波 苗韶华)

参考文献

1. 方登峰，李羽．每搏量变异度在血流动力学监测中的研究进展．西南国防医药，2014：24(6)：686-687.
2. 吴倩，邓小明．脉搏灌注变异指数在容量治疗中的应用．临床麻醉学杂志，2013：29(5)：518-520.
3. 宾勤芳，米卫东，袁维秀，等．脉搏灌注变异指数监测机体容量状态的临床研究．中华外科学杂志，2010，48(12)：1628-1632.
4. 刘喜成，张中军，任永功．混合静脉血氧饱和度监测的临床应用．中国急救医学杂志，2007，27(1)：55-58.

第二十章 体温监测

人体通过体温调节系统使体温保持恒定，麻醉下患者可能体温升高或降低。有效监测和调节体温是保证麻醉手术成功、减少术后并发症的重要措施之一。了解机体正常的体温调节机制及围手术期影响体温及其调节的因素，有利于对体温相关并发症进行预防和处理。

第一节 体温调节

体温是重要的生命体征之一。一般来说身体的产热和散热是动态平衡的，当这一平衡紊乱时，就会出现体温上升或下降，这种体温变化增加了产生不良生理影响的危险性。

一、产热和散热

产热是通过细胞代谢的方式进行，影响因素有基础代谢率、肌肉活动、交感神经张力的增高、激素分泌的增多以及接受外来的热量等。散热可表现为四个特殊的生理现象。

(一)辐射

辐射散热表现为释放红外线。患者大部分的散热(>60%)表现为这种机制。辐射散热的量受皮肤血管舒张程度的影响。

(二)传导

热量传导到手术台、毛毯或患者接触的其他物体，只占散热的一小部分(<3%)，因为这些物体的温度很快也上升了，在一个良好静止的环境中患者传导热量至周围空气的情况也是如此。

(三)对流

当热的空气移动而以冷的空气代之再通过传导散热于冷空气中，这是对流散热。在手术室通过这种方式散出的热量约占人体散热的12%。

(四)蒸发

机体水分蒸发导致散热。皮肤表面和肺的水分蒸发常称为不感失水。每1g水分蒸发可释放2.427kJ(0.58千卡)热量。在正常室温下这种方式散出的热量占25%，湿度低时这种方式散热的比例会增大。假如室温高于体温时，人体就会通过传导和辐射吸收热量，蒸发就成了人体唯一的散热方式。

二、体温调节

1. 机体内有体温调节系统，很多组织包括下视丘、脊髓、深部中心组织、皮肤均参与体温调节。

2. 体温调节信息的过程分3组：传入温度感觉、中枢调节及传出反应。

3. 体温调节控制机制

(1)来自不同组织温度传入的结合即平均体温，当平均体温低于对寒冷反应的阈值时引起血管收缩、非寒战性产热及寒战。

(2)平均体温超过高温阈时产生血管扩张及出汗。

(3)平均体温在此两阈之间(阈间范围)时，无体温调节反应。

4. 由于温度输入大部分来自深部腹、胸组织、脊髓及脑，因此，没有哪一种组织能称作“标准温度”。但中心组织温度差很少超过0.2℃，故可测鼓膜、食管或肺动脉温度而估计。

5. 下视丘对来自皮肤表面、神经轴及深部组织的冷热阈的输入进行综合比较，从而调节温度。

(1)当输入温度超过阈值时，即产生反应以维持合适的体温。

(2)阈间范围保持在0.4℃，热感受器及脑易于发觉这一范围的温度改变，但在达到一定的阈值前，这种改变并不触发调节反应，体温调节的敏感性以冷反应(血管收缩)和热反应(出汗)之间的距离表示，在此范围内的温度不引起体温调节代偿。

(3)麻醉期间冷反应阈降至34.5℃，而热反映阈增至38℃。

6. 机体怎样决定温度阈值的机制尚不清楚，但每天阈值有改变，24小时改变约1℃，女性每月改变约0.75℃。运动、进食、感染、甲状腺功能低下或亢进、麻醉、药物(乙醇、镇静药、烟碱)、冷及热适应均改变温阈，自婴儿起中枢调节已完整，但老年、危重患者可能受损。

7. 下视丘通过反馈机制增加代谢产热或减少散热来调节体温，正常人不论环境温度如何改变均可使中心温度维持于37℃。当药物使体温调节反应受抑制时，中心温度可受环境温度影响而改变。应用肌松药抑制寒战，可引起低温；当全部体温调节反应受抑制时，中心温度只有中性温度环境(指体内氧耗量最小的环境温度，成人28℃，新生儿32℃)才能维持正常。

8. 行为调节(适当的穿着、环境温度改变、自主运动等)是最重要的效应机制。皮肤血管收缩使通过皮肤表面的对流和辐射减少而散热减少。

9. 非寒战产热增加代谢产热，由于是通过棕色脂肪氧化产热，故不产生机械功。婴儿非寒战产热增加产热100%，而成人仅轻度增加。成人寒战增加代谢产热200%～600%，但因肌肉代谢时增加血流至外周组织随之散热增加，故寒战产热的净效应要比预期的少。

10. 出汗由交感神经节后胆碱能纤维控制，受训练的运动员出汗可达2L/h，是休息时代谢率的10倍，环境温度超过中心体温时，只能通过出汗散热。

11. 婴幼儿的体温调节情况很特殊，与成人产热和散热的方式不同。

(1)新生儿在出生后的前几天除非被暴露于非常低的温度下(<15℃)，否则不会寒战。

(2)新生儿和婴幼儿通过非寒战产热的方式产热，棕色脂肪存在于肩胛骨及大血管的周围组织，这种组织由交感神经支配，且含有丰富的线粒体。

(3)当婴幼儿暴露于寒冷环境中，交感递质就会释放，引起这些组织产热，此时流向棕色脂肪的心输出量增加25%，以将热量分散到身体的其他部位。

(4)体弱者的棕色脂肪较少，缺氧者不能为线粒体充分产热提供足够的氧，故产热不足。

12. 婴幼儿皮下脂肪较少，且公斤体重的体表面积是成人的2倍～2.5倍，由于更少的绝热层和更大比例的体表面积，更易于通过辐射、传导、对流散热。尽管新生儿单位体表面积的出汗量是成人6倍多，但其出汗蒸发散热的比例仅为成人的1/3。新生儿和婴幼儿保持体温的能力很差，在环境温度低的情况下丢失体热比成人更明显。

13. 调控产热和散热机制的中枢在下丘脑，使下丘脑升温或降温可产生相同的生理反应。麻醉通过两条途径影响体温调节：①直接抑制下丘脑使该器官自身反馈机制失效；②周围血管舒张增加散热。麻醉能使患者的自身体温调节能力削弱，应积极谨慎地监测体温避免引起体温有较大的偏差。

第二节 低体温

正常中心温度(机体中央部位深部组织的平均温度)为36.5～37.5℃，围手术期体温低于36℃即为围手术期低体温。低体温是麻醉与手术导致的最常见的体温失调。应该充分认识到围手术期低体温的潜在风险，麻醉中保持体温恒定对手术和患者预后至关重要。

一、诱发因素

1. 室温较低　当室温低于21℃时患者散热增多。

2. 室内有风　使用层流通气设备可使对流散热的比例升高到61%，而蒸发散热为19%。

3. 麻醉期间机体代谢产热减少30%左右。

4. 麻醉药可抑制体温调节反应系统。

5. 手术过程中患者的内脏暴露的时间过长，体腔多次用冷溶液冲洗，冷的静脉输液引起患者体温下降。

6. 体内热量的重新分布。

二、生理影响

(一)低体温对机体的益处

适度低体温(体温低于正常的1～3℃)能降低组织器官的氧耗，可能对一些患者有保护作用，利于组织器官保护，改善心肺复苏后神经并发症。

（二）低体温对机体的有害影响

1. 心血管系统　低温可减慢房室传导，心率、心排出量降低，外周循环阻力增加，心肌做功和耗氧量增加，引起心肌缺血和心律失常。体温在33℃以下时可出现心律失常甚至出现房颤。

2. 呼吸系统　体温下降可引起术后寒战，组织耗氧量增加。氧离曲线左移，不利于氧的释放。呼吸节律变慢变深直至呼吸停止，并降低呼吸中枢对低氧和高二氧化碳的通气反应。

3. 血液系统　围手术期低体温使血小板功能减弱和循环血液中血小板数量减少，凝血物质活性降低，凝血功能受到抑制，手术出血量增多。低温时液体从血管中向组织间隙转移，血浆容量减少，血液浓缩，血浆蛋白浓度增高，但总含量并无改变。HCT和血浆渗透压升高，HCT和血浆渗透压升高又引起全血黏度的增高，血浆容量减少还会引起红细胞脱水，并进一步影响红细胞的变形能力。

4. 代谢功能　在无御寒反应的前提下，代谢率随体温下降而降低，体温每下降1℃，机体耗氧减少5%。低温可抑制生化代谢酶活性，肝脏功能下降，导致麻醉药物代谢和排泄时间延长，发生术后苏醒延迟，机械通气时间延长。

5. 免疫系统　围手术期低体温引发体温调节性血管收缩，显著降低皮下氧张力，组织缺氧间接抑制中性粒细胞功能；其次，低体温直接抑制免疫功能，包括T细胞介导的抗体产生以及中性粒细胞的非特异性氧化杀伤细菌的能力；同时低温引起蛋白质消耗和骨胶质合成减少，从而降低手术切口愈合能力，增加术后伤口感染和肺部感染的发生。

6. 神经系统　轻度体温下降，降低中枢神经系统氧需和氧耗，利于脑保护。体温每下降1℃，脑血流量减少6.7%，颅内压降低5.5%。体温在33℃时脑功能不受影响，32℃时脑电波降低，28℃时意识消失。中枢神经系统变迟钝，识别和运动能力降低。

7. 对肝、肾功能的影响　低温可增加肝对缺氧的耐受性。低温肝代谢降低，肝功能下降，解毒功能减弱，对葡萄糖、乳酸、枸橼酸等代谢减慢，输注大量葡萄糖、库血要注意。低温期所有内脏器官中、肾脏血流减少最明显，低温可延长肾循环阻断时间，利于肾缺血保护；肾脏有效血浆流量减少，肾小球滤过率降低，肾小管分泌、重吸收功能降低，尿中K^+排出减少，Na^+、Cl^-排出增加，但尿量减少不明显。

8. 对电解质、酸碱平衡的影响　低温血液缓冲系统缓冲能力降低，肺通气、肾脏调节酸碱能力降低，体温每下降1℃，pH增加0.017。低温时微循环灌注不足，易发生代谢性酸中毒。

9. 麻醉后寒战(post-anesthetic shivering)　低体温导致麻醉后寒战，机体耗氧量增加，代谢率增加。未作有效加温的患者，寒战发生率约40%，寒战增加患者不适感，升高眼内压和颅内压，加剧疼痛，导致伤口裂开、出血等。

10. 苏醒延迟　低体温抑制交感神经活性，儿茶酚胺产生减少，机体对外界刺激反应减弱，麻醉药在体内代谢减慢，导致苏醒和拔管时间相对延长。

三、围手术期低体温的预防和治疗

术前根据患者的年龄、病情、手术类型、手术时间及皮肤的完整性，评估手术期间是否有体温下降的可能以及其下降的程度。在患者进入手术室室温控制在22～24℃，术中应建立体温监护，制订保温措施。

1. 预先加温　手术应具备良好的温度调节设备，使室温维持在24～25℃，对于新生儿及早产儿，室温维持在27～29℃，相对湿度50%～60%，麻醉诱导前手术室预先加温1～2小时可以减少因全麻诱导引起的再分布性低体温。麻醉的最初1小时内，皮肤体表加温一般并不能防止再分布性低体温的发生，但是能够预防。

2. 皮肤加温　手术环境温度是影响热丢失的最重要因素之一，因其决定了代谢热通过辐射和对流从皮肤丢失以及通过手术切口蒸发的速率。

(1)减少皮肤热丢失的最简单方法是将保温材料覆盖于皮肤表面。通常有棉毯、外科敷料和其他的合成材料（太空棉）等。增加皮肤覆盖物可减少30%的热量损失。皮肤热量丢失与体表面积成比例，覆盖皮肤的范围更为重要。

(2)主动加温：单纯被动绝热并不足以维持大手术患者的正常体温；这些患者需要主动加温。因为约有90%的代谢产热从皮肤表面丢失，只有主动加温才能传递足够热量防止低体温。目前常使用的皮肤加温的措施有以下几种：

1)术中循环水加温：患者用躺在可调节温度的水毯上，依靠传导方式加温，效率有限。与患者接触面积仅15%，接触面组织受重力压迫，背部的毛细血管局部血液循环较差，不能将热量带到身体内部，存在导致“热压伤”的风险。

2)充气加温系统:通过采用屏蔽辐射和对流,是最为有效的无创加温方式。由电热充气装置和温毯组成,充气加温可以向皮肤表面传导热量,同时被动隔绝皮肤的散热,对四肢加温比对躯干加温更有效。几乎满足所有手术体位和不同人群的要求,不会造成烫伤或温度不够影响效果等不良反应。

3. 内部加温方法

(1)静脉液体加温:使用加温装置可以减少热量损失,但保温作用有限。

(2)气道加温和湿化:约有10%的代谢热量经呼吸道丢失。被动气体湿化能预防大部分呼吸热丢失。成人的气道加热和湿化临床上不能显著改变机体热含量,而在婴儿和儿童比成人有效。

(3)给予氨基酸预防术后低温:最近研究表明在术前或术中输注氨基酸可有效地预防术后低温的发生。可能与其增加术前热的积累和延缓麻醉后立刻代谢增加有关。肝、肾或代谢性疾病患者使用该方法可能有不利影响,对心、肺、肝、肾功能不全的患者以及年龄<15岁的儿童应避免应用。

(4)冲洗液体适当加温:避免冷冲洗液带来的低温反应。

(5)体外循环下血液复温:对于重度低温的患者,采用体外循环技术进行复温,是最有效的一种复温方法。

第三节 体温过高

围手术期体温升高后新陈代谢会相应加快,体温每升高1℃,代射会加快10%,而新陈代谢增高,体热产生也会相应增加,导致体温升高,两者互为恶性循环,临床上必须保持警惕。

一、引起围手术期体温升高的因素

1. 患者因素 患者术前有发热、感染、菌血症、脱水等,均使体温升高。甲状腺功能亢进患者手术中如发生甲状腺危象,体温可显著升高。

2. 环境因素 手术室温度及湿度过高,妨碍辐射传导、对流散热和蒸发散热,因室温高而导致体温升高已少见。

3. 麻醉因素 阿托品抑制汗腺分泌,影响蒸发散热。全麻时诱导不平衡或麻醉浅,肌肉活动增加,产热增加,气管导管过细或未做控制呼吸,呼吸肌作功增加,气管导管过深,单肺通气,尤其是小儿CO_2潴留,更使体温升高。另外,复温过度及麻醉引起恶性高热等。

4. 手术操作因素 手术时如果无菌巾覆盖过多,会使皮肤辐射、传导、对流散热均难以进行,只能通过蒸发出汗散热。胸腹腔手术用热盐水灌洗或用盐水纱布热敷,均可使体温升高。术中输血输液可引起发热反应。脑外科手术在下视丘附近操作也可出现体温升高。骨髓腔放置骨水泥因化学反应引起体温升高。

5. 保温措施不当。

二、围手术期体温升高对机体的影响

1. 机体代谢及氧耗增加 患者的基础代谢率增高,剧增的氧耗大于氧供,可发生相对缺氧,发生代谢性酸中毒和高碳酸血症。持续高热导致出汗、呼吸道及手术野蒸发加剧,可伴有脱水和电解质紊乱,同时糖代谢产热加速,可致低血糖。

2. 心血管系统 心率加快,心脏负荷增加;酸中毒可降低心血管对儿茶酚胺的敏感性,易致循环衰竭。

3. 呼吸系统 高热时呼吸深大、急促,增加呼吸作功。部分患者可因过度换气而出现呼吸性碱中毒,加重组织缺氧。

4. 中枢神经系统 高温时,脑组织耗氧剧增,可继发脑缺氧、脑水肿,发生烦躁、谵妄,甚至惊厥、昏迷。

5. 血液系统 血容量减少,HCT和血浆渗透压升高,血黏度增高,红细胞脱水,影响红细胞的变形能力,微循环负荷加重,影响微循环对组织的灌流,最终导致组织细胞缺血缺氧,出现一系列严重的代谢紊乱。

6. 其他 高热时肝肾负荷加大;严重持续高热,因代谢性消耗可使细胞膜通透性升高,出现全身弥漫性水肿。

三、围手术期降温措施

1. 正确连续测温可做到早期发现体温升高,是预防术中体温升高的先决条件。

2. 术前根据患者的病情、年龄、麻醉及手术方式，正确选用抗胆碱能药物，术前已有发热的患者，应针对病因进行相应处理后再麻醉。

3. 手术室温度应抑制在24～25℃，注意采取保温和复温的措施不应过度。

4. 麻醉诱导及维持力求平稳，麻醉深度适中。维持正常的呼吸和循环功能，避免由于气管导管、呼吸机条件等原因引起的缺氧，尤其应注意避免CO_2积聚。

5. 术中胸、腹腔各种冲洗液、输血补液及吸入气体的加温应适度。

6. 对脱水、输血补液反应等引起的体温升高作相应的处理。

7. 一旦发生体温升高应同时应用药物及体表降温，用冰水湿敷前额及大血管处或头下置冰袋，亦可用乙醇擦浴。

四、恶性高热(Malignant Hyperthermia，MH)

1. 定义　MH是一种与药物和遗传基因相关的骨骼肌高代谢反应，全身肌肉强直性收缩，引发体温急剧上升及进行性循环衰竭的代谢亢进危象。是一种常染色体显性遗传疾病，具有家族性。可以发生在麻醉任何时间及术后早期。

2. 发生率　国外报道为1∶20 000，男性多于女性；有家族史者第19对染色体长臂有缺陷。

3. 死亡率　若无丹屈洛林(dantrolence)治疗死亡率高达70%，而早期及时丹屈洛林治疗可使死亡率明显下降(10%)。

4. 病因　家族遗传性因素与诱因相结合，半数患者家族中有麻醉意外死亡或体温异常的情况，其患者及家属常患有肌疾患，如先天性骨骼肌畸形肌力失衡而致脊柱侧弯，眼睑下垂，斜视等。诱发因素常见：强效吸入全麻药，琥珀胆碱、氟烷、氯丙嗪、利多卡因及布比卡因。

5. 机制　骨骼肌细胞的肌浆网易于释放Ca^{2+}，而再摄取Ca^{2+}发生障碍，线粒体摄取Ca^{2+}也减少，致肌浆内Ca^{2+}增加，肌纤维呈持续收缩状态，产生大量热，最终发生代谢性酸中毒，高钾血症，循环衰竭。

6. 临床表现

(1)术前体温正常，吸入麻醉药物或静脉注射去极化肌松药后，体温急剧上升，数分钟即升高1℃，体温可达43℃。

(2)全身肌肉强烈收缩，上肢挛缩，下肢僵硬挺直，直至角弓反张，肌松药不能使强直减轻，反而使强直加重。

(3)急性循环衰竭多表现为严重低血压，室性心律失常及肺水肿。

(4)血清肌酸磷酸激酶极度升高，并有肌红蛋白尿。

(5)$PaCO_2$明显升高，pH及HCO_3^-降低。

(6)皮肤有斑状潮红，温度升高。

7. 鉴别诊断

(1)覆盖过多或环境温度过高。

(2)设备功能差或误用：体温测定不准、加热毯≥40℃、气道加热器≥43℃、辐射加热器太靠近患者。

(3)产热增加：甲状腺功能亢进、嗜铬细胞瘤、成骨不全、感染、静脉注射液体污染、输血反应。

(4)中枢神经系统：下视丘损伤(缺氧、水肿、直接损伤)；前列腺素E_1、5-羟色胺增加引起。

(5)药物反应：神经安定恶性综合征、单胺氧化酶抑制药、苯丙胺、可卡因、阿托品、氟哌利多、甲氧氯普胺、左旋多巴停用后、氯胺酮、抗抑郁药。

8. 临床诊断

(1)早期：呼气末CO_2上升、有时肌肉痉挛(包括单独的咬肌痉挛)、心动过速、呼吸急促、不平稳的血压、心律失常、发绀、大汗、急速体温升高。

(2)晚期：骨骼肌痉挛、左心衰竭、肾衰、DIC。

(3)实验室检查：呼吸性和代谢性酸中毒、低碳酸血症、高钾血症、高镁血症，血浆肌红蛋白、CPK、肌球蛋白增高。

9. 监测　ECG、血压、脉搏氧饱和度、尿量、中心体温、$P_{ET}CO_2$、动脉血气、静脉血气(中心静脉或肺动脉)、血K^+、血Ca^{2+}、乳酸盐、肌酸激酶(CK)、尿肌红蛋白、凝血酶原时间、部分凝血活酶时间。

10. 急需药品　静脉用丹屈洛林、碳酸氢钠、冰盐水、呋塞米、甘露醇、普鲁卡因胺、胰岛素、50%葡萄糖、冰片、冰被、体外甲状腺素等。

11. 处理

(1)立即终止麻醉及手术操作，立即停用所有触发恶性高热的药物，如果手术不能立刻结束应改用安全的麻醉药继续进行。

(2)100%的氧气高流量过度通气，尽可能快地更换新回路(麻醉机和钠石灰)。

(3)药物：①丹屈洛林：开始剂量为2.5mg/kg

静脉注射，一直增加到20mg/kg的总量使征象恢复正常；②碳酸氢钠：根据动脉血pH值和PCO_2立即用1～2mmol/kg静脉注射，碳酸氢钠可使钾进入细胞内而改善高钾血症，滴完后作血气分析，必要时追加剂量。

(4)积极降温(如果患者高热)：①静滴冰盐水(非林格液)15ml/kg，每10分钟1次，共3次；②冰盐水灌洗胃、膀胱、直肠和腹腔、胸腔；③体表用冰片及冰被降温；④必要时可用体外循环或热交换机。

(5)维持尿量：静脉注射甘露醇25mg/kg，呋塞米1mg/kg(每次可增大到4倍剂量)，尿量每小时大于2ml/kg即可防止肾衰并发症。

(6)治疗心律失常：用普鲁卡因胺15mg/kg加入100ml氯化钠溶液中10分钟内滴完或直到室性异位节律缓解。该剂量可致癫痫，故不用盐酸普鲁卡因。

(7)治疗高钾：用10U胰岛素加入50%葡萄糖溶液50ml中静脉注射以控制高钾血症，同时监测血糖和血钾浓度。

(8)术后：为防止复发应持续3天每6小时静脉注射丹屈洛林1mg/kg，否则有10%的患者术后8小时内可能复发。

(9)必要时24小时动态心电图(holter)进行追踪观察。

五、恶性高热的潜在因素

1. 发生恶性高热的潜在因素：①明确的家族史；②血浆CPK上升；③明确的肌组织活检。

2. 患者存在明确的家族史和血浆CPK增高，即使未行进一步检查也可考虑诊断成立；有明确的家族史但三次间断的CPK值正常，肌肉组织活检阳性也可诊断；对可疑病例单独测出血浆CPK上升也有70%可信度，如获得组织活检结果则有90%可信度；用这些标准可以定义出恶性高热的高危人群。

第四节 围手术期体温调节影响因素

一、术前热量丢失

疾病及创伤本身可使正常的体温调节功能发生变化，并可阻断机体的寒战反应。若患者同时伴有血容量不足，组织摄取氧能力下降，机体产热减少，将导致体温降低。

二、麻醉、手术期间影响体温的因素

(一)麻醉方法对体温的影响

1. 全麻对体温的影响

(1)全身麻醉抑制血管收缩和寒战，肌松剂使骨骼肌松弛，导致体温下降。

(2)全麻期间低体温有再分布期—线性期—平台期特征性的“三阶段模式”。

1)再分布期——全麻早期总体热散失少，体热含量基本保持不变，但由于血管收缩反应被抑制，体热由核心室向外周室再分布，核心温度快速下降1～5℃。

2)线性期——全麻诱导后2～3小时内，失热大于产热，导致核心温度继续呈线性下降，但其速率是由产热和失热的差值决定，同时全身体热含量进一步下降。

3)平台期——麻醉后3～4小时后，核心温度可逐渐稳定于某一水平。

2. 椎管内麻醉对体温的影响 椎管内麻醉阻断神经传导，干扰温度感受器的同时抑制出汗、血管收缩和寒战等反应，使温度下降。椎管内麻醉较全麻低温时间长，且体温上升速度慢。

3. 复合麻醉对体温的影响 研究显示硬膜外麻醉复合全麻较单纯全麻更容易出现围手术期低体温。

(二)麻醉药物对体温的影响

镇静药、全身麻醉药、局部麻醉药，影响机体自主神经体温调节，扩张皮肤血管，增加散热，体温下降。

(三)年龄的影响

1. 小儿体温机制尚未完善，自主体温调节功能差，早产儿缺乏棕色脂肪，皮下组织少，缺乏寒战反应，体表面积相比体重较大，热传导性高，不易维持恒定体温。

2. 老人肌肉薄，静息的肌张力低，皮肤血管反应收缩能力降低，代谢率低，体温调节功能降低，易出现低体温。

(四)患者自身情况的影响

1. 自主神经病(如糖尿病)者易出现低体温。

2. 术前服用抗精神病药或β受体阻滞剂及低儿茶酚胺水平者，围手术期低温的发生率增加。

(五)环境对体温的影响

手术室内温度过高时，影响皮肤对流、辐射作用，可致体温升高，室温低于21℃时所有患者都出现低体温。

(六)各种手术操作的影响

术中输注大量温度较低的液体，快速输入冷藏血液、消毒、胸腹腔手术切口暴露时间过长，均可使体温下降。下丘脑附近手术影响体温调节中枢，导致体温升高。

(七)产热降低

危重患者、极度衰弱患者产热能力低下。

第五节　围手术期体温监测技术

体温是重要的生命体征之一，体温监测是临床的常规监测项目。正常人的体温受体温调节中枢调控、并通过神经—体液因素使产热和散热过程呈动态平衡，保持体温在相对恒定的范围内，一般为36～37℃。在生理情况下体温可随昼夜、年龄、性别等因素而有所变化，但变化幅度一般不超过1℃，动态监测麻醉手术期间的体温变化过程，可判断末梢循环状态改善与否，休克是否纠正等，提高麻醉的安全性。

一、体温监测技术

1. 电子温度计在体温监测中较为常见，其中最常用的两种类型是热敏电阻和热敏电偶。

2. 热敏电阻体温测定仪的电阻随温度变化而迅速改变。

3. 液晶测温技术已广泛地应用于体表温度测量，测定药物反应，测定动、静脉位置等，也可用来显示某些病灶的热温图形。常见的液晶温度计是一种可贴于患者额头的液晶贴带，可在液晶色带读出变化的温度，液晶温度计是一项新技术，其可靠性仍在研究之中。红外线温度探测器外观上像个耳镜，用来测量鼓膜的温度，鼓膜温度与中心体温有较好的相关性，实现了体表温度的非接触式测量，减少了交叉感染的机会，探头为一次性，只能间断测量不能连续观察。红外线温度探测器探头需准确放置于鼓膜处，如置于耳道处测量值则有可能偏小。

二、测温部位

理想的测温部位应该能防止热量散失、无痛、方便，不影响患者活动和交往能力，然而没有一个部位能在各种临床情况下正确测量中心温度。测试中心温度的最可靠部位为直肠、膀胱和鼓膜。常用的方法有以下几种：

1. 腋窝　传统的测温部位，适用于门诊、普通病房或不合作、昏迷的患者。麻醉期间将热敏电阻探头置于腋窝腋动脉部位并夹紧，可测得近似中心体温。腋温加0.5℃相当于直肠温度。腋温易受血压计袖套和静脉输液的影响。

2. 直肠测温　是临床最常用的测试深部体温的方法，将温度计置于肛门深部测得，与中心体温相差1℃左右，主要反映腹腔脏器的温度，与食管、膀胱及鼓膜温度相关性良好，一般小儿为2～3cm，成人为6～10cm，如果将温度计置入直肠6cm以上所测得的温度就接近于中心温度，但需要注意当体温改变迅速时，直肠测温时反应较慢。粪便、腹腔灌洗液、膀胱镜检冲洗受会影响测量直肠温度的准确性。

3. 鼻咽测温　是目前监测中心温度常用的方法，将测温探头置于鼻咽部或鼻腔顶部测得，可迅速反映脑的温度变化。自主呼吸气流可影响测量温度。将测温探头置于鼻咽部时要操作轻柔，避免损伤黏膜。有明显出血倾向及已肝素化的患者不宜应用此法测量。

4. 食管温度　食管测定食管温度探头应置入食管的中下1/3交界处，相当于左心房与主动脉之间。体外循环期间，食管温度能迅速反映心脏、大血管的血温变化。

5. 鼓膜测温　是测量中心温度准确的方法，应用特殊的温度探头测得。鼓膜温度的变化大致与下丘脑温度的变化一致，与脑温相关性很好。测温时将探头安置在鼓膜旁，并用棉花堵塞外耳道以排除大气温度的影响，注意避免损伤外耳道、鼓膜出血、穿孔。

6. 膀胱测温　用特殊温度探头置于Foley导尿管中测得，膀胱内测温可提供精确的中心温度数值。膀胱湿度与大血管、直肠温度相关性很好，但与食管温度却有差距。该方法可便捷地测量所有留置导尿患者的温度。

7. 皮肤温度 皮肤温度可反映末梢循环状况，易受环境温度的直接影响，以及辐射、传导、对流和出汗等因素的影响，各部位温差较大。在保持恒定室温下，可根据胸壁、上臂、大腿和小腿四个点的温度推算平均皮温和平均体温。平均皮温＝0.3×(胸部温度十上臂温度)℃＋0.2×(大腿温度＋小腿温度)℃；平均体温＝0.85×中心体温＋0.15×皮肤体温。

8. 口腔(舌下) 口腔是传统的测温部位，简便易行，注意患者张口呼吸、测温前冷热饮食可造成误差。对不能配合的患者以及麻醉和昏迷患者不适宜口腔测温。

9. 中心血流 中心血流温度可以代表中心温度，可用肺动脉漂浮导管测量混合静脉血温度或通过多普勒法测得。目前有细针测温装置，可刺入三角肌连续监测肌肉温度。

全麻诱导后即刻的中心温度变化受很多因素的影响，因此在麻醉最初的30分钟内体温监测意义不大，故手术时间短于30分钟可不作体温监测。气管插管一般手术患者以食管远端或直肠测温较适宜，体外循环心内直视手术的患者则需多处连续监测体温的变化。

(程绍波)

参考文献

庞德春，蒋宗滨．围术期低体温的研究进展．医学综述，2011，17(24)：3793-3796.

第二十一章 麻醉深度监测

麻醉深度(Depth of anaesthesia,DOA)指麻醉药物对机体的控制效用与手术刺激反作用之间达到平衡时所反映出的中枢神经系统的功能状态,是衡量麻醉质量最为关键的指标,适当的麻醉深度是保证患者安全、创造良好手术条件的关键因素之一,监测麻醉深度能提高手术安全性,减少麻醉并发症。近年研究发现,术后死亡率增加与麻醉过深有关。因此,掌握全麻深度的监测和临床判断是非常有必要的。

第一节 麻醉深度概念

1. 1937年,Guedel提出了经典乙醚麻醉分期,在一定程度上对麻醉深度有了认识。而平衡麻醉复合药物概念的应用,使乙醚麻醉分期失去了临床意义。

2. 麻醉是多种刺激、不同反应以及药物诱导机体对刺激可能无反应的复杂的相互作用。麻醉深度是麻醉与刺激共同作用于人体而产生的一种人体受抑制状态的程度。随着麻醉与刺激强度各自消长,麻醉深度处于相应的动态变化之中。麻醉深度是对镇静水平、镇痛水平、刺激反应程度等指标的综合反映,而这些指标反映的中枢部位不尽相同,不能用单一方法监测。

3. 麻醉深度监测应该是多指标、多方法综合监测的结果。理想的麻醉深度监测应满足以下条件:能方便地在常规全麻中应用、能实时无创的显示麻醉深度的变化、能监测各种麻醉药物和显示所有麻醉药不同等级的变化、能同时监测镇痛、镇静、肌松和刺激反应且不受神经肌肉阻滞药的影响、反应时间方面达到最小延迟、抗干扰、适合手术室使用。目前,尚未有一种方法能达到上述条件。

第二节 术中知晓

记忆分为外显记忆和内隐记忆,外显记忆能回忆麻醉中发生的事件,内隐记忆是麻醉状态下对所听指令有反应但是没有回忆,术中知晓(intraoperative awareness)指全麻下的患者在手术过程中出现了有意识的状态,并且在术后可以回忆起术中发生的与手术相关的事件,属于外显记忆。引起手术患者的精神伤害、心理障碍等不良反应。

一、麻醉中知晓的原因

1. 机械故障或使用错误。
2. 麻醉过浅。
3. 肌松剂的应用。
4. 全静脉麻醉比吸入麻醉术中知晓率高。
5. 对麻醉药物的需要量存在个体差异。

二、术中知晓可能发生的危险因素

1. 病史和麻醉史。
2. 手术类型。
3. 麻醉管理。

三、麻醉管理注意事项

1. 术前根据发生知晓危险因素在麻醉药物选择上做出适当调整。

2. 预防性使用术前药物可以降低术中知晓的发生率。

3. 检查仪器设备，检查静脉给药通路的完整性和通畅性。

4. 意外出现有意识状态，及时使用遗忘作用药物。

5. 监测呼气末麻醉药浓度至少0.7MAC。

6. 合理使用肌松药、镇痛药或其他静脉麻醉药。

7. 应用BIS等监测麻醉深度。

第三节 麻醉深度的临床判断

临床体征的观察是判断麻醉深度的基本方法。临床体征是机体对外科伤害性刺激的反应和麻醉药对伤害性反应的抑制效应的综合结果。

一、常用的临床体征和症状

(一)呼吸系统

根据患者呼吸频率、节律、潮气量的变化判断自主呼吸患者的麻醉深度，呃逆和支气管痉挛常为麻醉过浅。呼吸系统体征主要受肌松药和呼吸疾病的影响。

(二)循环系统

血压和心率一般随麻醉加深而下降(氯胺酮除外)。尽管血压和心率影响因素众多，但仍不失为临床麻醉最基本的体征。

(三)眼部体征

麻醉深度适当时瞳孔中等，麻醉过浅和过深均使瞳孔扩大。未使用肌松剂全麻时出现瞳孔光反射提示麻醉过浅，浅麻醉时可有眼球运动，可引起流泪反射，深麻醉时眼球固定。浅麻醉时眼睑反射即可消失，术中患者出现眼睑反射接近苏醒状态(氯胺酮除外)。

(四)皮肤体征

皮肤颜色、是否出汗是判断麻醉深度的皮肤体征。浅麻醉时交感兴奋，出汗增多，出汗部位以颜面和手掌多见。

(五)消化道体征

麻醉较浅时可发生吞咽反射和唾液分泌增多。

(六)骨骼肌反应

未用肌松剂的患者，麻醉深度合适时无切皮反应，麻醉过浅时切皮后可出现肢体活动、呛咳。

二、临床体征的限制

(一)治疗用药

治疗用药往往与麻醉药相互作用，影响临床体征。

(二)疾病

疾病干扰正常生理反应，可能改变临床体征。

(三)临床体征的鉴别诊断

临床表现麻醉浅而麻醉药剂量并不小，可考虑高碳酸血症、低氧、甲状腺功能亢进、嗜铬细胞瘤；临床体征表现深麻醉应检查麻醉药量，并考虑低血压、低氧、手术刺激的反射(心动过缓)、低血容量、低温。

第四节 意识层面监测

意识成为评估麻醉深度的有效手段，良好的镇静是最重要的，镇静监测是麻醉深度的主要监测手段。

一、麻醉下意识的常规监测

临床用改良观察患者觉醒/镇静评分(modified observer's assessmer Of alertness/sedation scale，MOAA/S)工具来评价意识状态，MOAA/S量表主要用于镇静水平的判断，不适合麻醉下的意识评价。可参考表21-1。

表21-1 改良观察者警觉/镇静评分量表

评分	反应状态
5	反应清晰，并能以正常的音调讲话
4	反应不够清晰，昏睡状态，但能以正常的音调讲话
3	只有在名字被重复大声呼叫后才有反应
2	只有在被轻微地戳刺或摇晃后才有反应
1	只有在很重地对斜方肌捏掐后才有反应
0	即使很重地对斜方肌捏掐后也无反应

二、麻醉下意识的神经电生理监测

随着神经电生理技术、计算机技术发展，产生了许多定量脑电图和诱发电位指标，如脑电双频谱指数（BIS）、脑电熵指数（entropy index），Narcotrend 麻醉/脑电意识深度监测指数（NI）、听觉诱发电位指数（AEPI）等。这些神经电生理指标与镇静程度之间有良好的相关性，但是并不能避免发生术中知晓。

（一）脑电双频指数（bispectral index，BIS）

1. 基本原理

（1）全麻时，EEG 有规律的变化可以反映麻醉药对大脑的抑制程度，近年将傅里叶转换技术用于脑电信号处理，对 EEG 进行频域分析，最终统计分析得出一个无量纲指标即脑电双频指数。

（2）BIS 除了进行脑电频率谱和功率谱的分析外，还加入了对位相和谐波的分析；其既含有线形成分又含有非线形成分，保留了原始脑电的信息，敏感度和特异度较好。

（3）BIS 是信息融合的一个复合指数，它涉及时域、频域和双谱域，综合了几个完全不同的 EEG 参数。BIS 值用 0～100 的分度表示，100 代表清醒状态，0 代表没有脑电信号，从 100 到 0 表示大脑被抑制的程度，反映患者处于的麻醉深度。一般认为 BIS 在 65～85 为睡眠状态，40～64 为全麻状态，<40 提示大脑皮质处于爆发抑制状态，此种方法既简单明了又便于研究分析。

2. 临床应用

（1）由于 BIS 是反映大脑皮质的兴奋与抑制，与主要抑制大脑皮质的麻醉药如丙泊酚、依托咪酯、硫喷妥钠、咪达唑仑和吸入麻醉药等的镇静麻醉作用有比较好的相关性，其中与丙泊酚的相关性最好。

（2）BIS 监测与所使用的麻醉药有直接关系，能最大限度地反映催眠药对中枢神经的药效作用，但对一些镇痛药物灵敏性较差，对氧化亚氮的监测也不理想。吸入 70%的氧化亚氮时，患者对声音指令的反应消失，BIS 仍无变化；氯胺酮可增加 BIS 值。BIS 是根据成人脑电资料发展出来的，而小儿大脑发育不全，脑电图与成人有明显不同，故能否用于小儿麻醉监测一直存在争议。

（3）BIS 不能很好地监测从清醒到意识消失的过渡期变化。BIS 的计算速度慢（约 30～60 秒），有伪迹时这个延迟就更长，因此屏幕上所显示的是 30 秒前的意识水平，故尚不能实时监测。BIS 对有神经疾病和神经创伤患者的意识状态监测也存在困难。BIS 值还受到电极阻抗、电刀信号、药物艾司洛尔和肾上腺素、体外循环时的低体温等影响。此外，BIS 监测所用的专用电极需要进口，且只能一次性使用，价格昂贵，限制了其广泛使用。

（二）听觉诱发电位（auditory evoked potential，AEP）

1. 基本原理

（1）AEP 是指听觉系统在接受声音刺激后，从耳蜗至各级听觉中枢而产生的相应电活动，共 3 个部分 11 个波形，即脑干听觉诱发电位、中潜伏期听觉诱发电位和长潜伏期诱发电位。

（2）中潜伏期听觉诱发电位是声音刺激后 10～100ms 内出现的电位变化，主要反映中间膝状体和颞叶原始皮层的电活动。其形态学变化与麻醉深度有良好的相关性。

（3）在清醒状态下个体间及个体本身的差异性很小，而且与绝大多数麻醉药（氯胺酮、地西泮除外）呈剂量相关的变化，基本符合判断麻醉深度的标准。

2. 临床应用

（1）在实际应用中，患者处于麻醉状态时，AEP 波幅降低，潜伏期延长，把监测到的这种变化量化即得到 AEPI（AEP index）。AEPI 也使用数字（0～100）分度来反映麻醉、镇静深度。100～60 表示处于清醒状态，59～40 为镇静状态，39～30 为浅麻醉状态，<30 则表示处于充分麻醉状态。

（2）AEP 和 BIS 一样均能够良好地反映患者的意识恢复程度，但 BIS 监测的脑电图是皮层自发电活动，仅反映皮层功能状态的参数及患者镇静程度。而 AEP 还与脑干功能相关，更能够综合反映患者镇静、镇痛程度。AEPI 较 BIS 能更加可靠地反映意识的存在与消失，能快速反映清醒与睡眠之间的转换。AEPI 是通过获取刺激诱发的反应而得到的，这种反应需借助皮质下通路才可实现，能部分反映脊髓束的功能活动。因此，它还可以在一定程度上预测切皮时的体动反应。

（3）AEP 用于对患者麻醉深度镇静水平的监测还是很有效的，能够使麻醉维持更平稳，减少麻药的用量；确保患者术中无知晓、术后无记忆；能准确判断意识有无；预测患者体动，更全面反映麻醉深度。

（三）熵指数（ApEn）

1. 基本原理

(1)ApEn是一个物理概念,用以描述信息的不规律性。1991年提出用来量化时间序列复杂度,所以特别适用于分析脑电等生物信号,信号越不规律,熵值就越高。当麻醉药作用于大脑时,脑电波受到抑制出现一定程度的重复模式,采用一定算法即可得到一个熵值,如果脑波图上的信号是完全抑制,则熵值为0。

(2)熵值又可分为状态熵(SE)和反应熵(RE),前者是根据EEG算出,与麻醉药物在皮层所引起的睡眠效果相关,主要反映皮层的功能;后者则是EEG及额肌电图整合计算的结果,反映面部肌肉的活动敏感度,可以对苏醒作出早期的提示。在全麻期间,如果麻醉是适宜的,则RE和SE是相等的;如果两者数值不等,则可能由于面部肌肉的活动引起,例如疼痛刺激,人们就能够通过RE非常快速地探测到此种变化,进而判断出麻醉不适。

2. 临床应用

(1)可量化麻醉深度,用于指导麻醉药用量。

(2)可预测患者的麻醉恢复。

(3)预防术中患者知晓。

(4)只需要较短的数据就能得出稳定的统计值,较其他监测方法反应更加及时准确。

(5)有较好的抗干扰和抗噪能力。

(6)对随机信号、确定性信号、混合信号都可使用,比BIS有更好的预测性。

(四)Narcotrend指数(NI)

1. 基本原理

(1)NI是德国汉诺威大学研发的新一代麻醉深度监测系统,通过普通心电电极在脑部任意位置采集分析即时的脑电信号,经过自动分析去除伪迹后应用多参数统计分析方法对脑电信号进行计算机处理。

(2)将脑电图分为从字母A到F6个阶段14个级别;并形成从100(清醒)到0(等电位)的伤害趋势指数(NI)同步显示,A表示清醒状态,B表示镇静状态,C表示浅麻醉状态,D表示常规普通麻醉状态,E表示深度麻醉状态,F表示脑电活动均消失。它与原始脑电图的视觉分级和自动分级的相关性高达92%,适宜的麻醉深度应维持在D~E阶段。

2. 临床应用

(1)NI是一可信性非常高的新型麻醉深度监测方法,对麻醉深度和镇静水平的判断,预测几率PK是0.97,相关系数γ为0.95。

(2)NI能精确测量麻醉深度及肌松程度,指导调节麻醉药物用量,防止术中知晓的发生,缩短麻醉后的恢复时间,减少暴发性抑制脑部功能损害的时间。

(3)在临床应用方面,NI使用普通的心电极片,更符合我国国情;可使用针式电极,电极安放位置无特殊要求,不受手术术式制约,可反复消毒使用;适合于临床所有全麻手术;液晶触摸屏,操作方便。

(4)数据储存处理功能强大。处理原始脑电数据迅速,延迟时间较短,且抗干扰能力强。NI的A级或B级与BIS值100~85相当,NI的D级或E级与BIS值64~40相当。

(5)NI不能正确评估阿片类药物的镇痛水平,临床应用的有效性和可行性尚需进一步研究确证。

(五)患者状态指数(PSI)

1. 基本原理

(1)PSI是基于计算机定量分析的定量脑电图原理,通过收集4道高分辨率的脑电图信息,对EEG作出判断,并将所得信息通过一种专门的算法计算而来。该算法主要依赖于脑电波的功率谱和频率谱以及位相信息等特征。

(2)PSI是新近应用于临床的一种监测麻醉深度和镇静的量化脑电参数,已用于评估镇静和全麻状态下的意识水平,其标度范围为0~100的无单位数值,数值越大,镇静深度越低,数值越小,镇静深度越高。50~100表示轻度镇静状态,25~50表示一般理想麻醉状态,0~25表示深睡眠状态。

2. 临床应用

(1)PSI能够反映意识状态的改变,与患者镇静程度相关且独立于麻醉方法,可以有效地作为监测麻醉深度的方法。

(2)PSI在麻醉的诱导与维持中对于意识的丧失与苏醒、静脉与吸入药物的给予均有很好的指示作用,PSI较BIS在信号采集能力与抗干扰的能力上更胜一筹,能减少麻醉药物使用剂量,缩短拔管时间。

(3)PSI是目前临床上较新的围手术期镇静深度监测方法,自应用以来,PSI表现出优越的临床应用价值。

(六)脑部状态指数(Cerebral state index,CSI)

1. 基本原理

(1)工作原理是利用EEG、爆发抑制比、ECG作为基础数据进行自适应神经模糊推论系统的输入。

(2)麻醉深度指数是以从0到100的为数不多

的单元划分的，0 指平缓的脑电图，100 指脑电图活跃，即清醒状态。通常从 40 到 60 为麻醉深度指数最合适的范围。

2. 临床应用

（1）CSI 指数能判断患者的麻醉深度，反应患者意识水平更精确、及时，为术中唤醒提供精确的指导。

（2）CSI 对阿片类药物镇痛监测不敏感。

（3）CSI 指数可靠、易用、轻便，可观测其他参数肌电信号（EMG）、爆发抑制，抗干扰功能强，无特殊的电极要求，具有外部监护仪和文件系统接口，与其他设备连接方便，数据储存能力成本低。

（七）意识指数（Index of Consciousness，IoC）

1. 基本原理

（1）IoC 通过电极搜集到的 EEG，通过符号动力学的方法，进行模糊推理运算量化成数值。

（2）IoC 指数范围为 0～99，其中 80～99 表示清醒，60～80 表示轻度镇静，40～60 表示适宜的全身麻醉镇静深度，40 以下表示麻醉过深，0 表示等电位 EEG，即出现爆发抑制。

2. 临床应用

（1）IoC 指数连续处理，与患者催眠程度相关，能够客观真实的反映患者临床意识水平，受麻醉用药及麻醉方式影响较小。

（2）IoC 实时监测 EMG，为临床肌松药和镇痛药使用提供参考。

（3）IoC 使用范围较广，包括全麻患者的术中意识深度监测、重症监测治疗中需要镇静的患者。

（八）SNAP 指数

1. 基本原理

（1）SANP 通过捕获整个大脑血流动力学的反应，将采集到的 EEG 信号结合 EEG 低频（0～40Hz）与高频（80～420Hz）部分计算得出 SNAP 指数（SNAP Index，SI）。

（2）SI 的范围为 0～100，100 表示完全清醒，随着镇静深度的增加，数值逐渐下降，0 表示大脑无脑电活动状态，麻醉中 SI 的适宜范围为 50～65。

2. 临床应用

（1）SNAP 分析可以很好地监测麻醉中意识消失及术后清醒的预测，SI 与个体差异及使用药物无关。

（2）SNAP 分析可以精确滴定麻醉剂量，控制麻醉深度减少麻醉药及镇静药的使用剂量，缩短恢复时间、节约费用、增加效益。

（3）SI 脑电监测仪，有易携带、计算简单、无创性、实时监测、报警功能等特点，SI 同样不能反映麻醉的全貌，而只能反映其中的某一组成部分。

（4）SNAP 易受到电刀与 EMG 干扰，对脑电电极的安放要求十分严格，不仅要位置正确，而且要一步到位。

理想的监测麻醉深度指标应该是意识及镇静水平与伤害性刺激强度变化的结合。目前任何一个单一指标均有局限性，没有达到理想标准，麻醉深度的监测仍有许多问题需要解决。因此，在临床实际工作中，仍应立足于临床，结合仪器监测综合判断。

第五节　伤害性刺激反应监测

一、伤害性刺激的概念

当机体遭受到刺激时，蓝斑（LC）—去甲肾上原素能神经元/交感—肾上腺髓质系统和下丘脑—垂体—肾上腺皮质激素系统（HPA）活动增强，血中促肾上腺皮质激素和糖皮质激素增多，引发全身反应，心排出量增加；呼吸增强和糖原分解增加，同时下丘脑—垂体—肾上腺皮质系统启动，产生防御和代偿反应，保护机体。如果应激反应过于强烈或持续时间过长，可导致机体功能失代偿和功能障碍，甚至功能衰竭。

麻醉和手术操作能引发伤害性刺激，引起患者疼痛和一些躯体反应、自主反应、代谢、内分泌反应等。躯体反应表现为疼痛感觉、逃避反射和呼吸反应；自主反应表现为血流动力学反应；内分泌反应表现为血压升高、心率增快、出汗等。

伤害刺激可引起疼痛，疼痛是指伤害性刺激作用于机体所引起痛觉以及机体对伤害性刺激的痛反应。患者对手术过程和麻醉手术、手术期诱发的疼痛无记忆，不意味着没有受到伤害性刺激。适宜的麻醉深度包括意识消失、镇痛良好、肌松适度、适当抑制应激反应。

二、伤害性刺激的监测方法

1. 生理反应 PRST 评分　Evans 综合了几项

临床体征，提出 PRST（P＝血压，R＝心率，S＝出汗，T＝流泪）记分系统，用于肌松下麻醉深度的监测（表 21-2）。总分 5～8 为麻醉过浅，2～4 为浅麻醉但仍适当，0～1 分为麻醉适当或过深。

表 21-2　PRST 记分系统

指　标	体　征	分值
收缩压（mmHg）	<对照值＋15	0
	<对照值＋30	1
	>对照值＋30	2
心率（次/分）	<对照值＋15	0
	<对照值＋30	1
	>对照值＋30	2
汗液	无	0
	皮肤潮湿	1
	可见汗珠	2
泪液	分开眼睑无过多泪液	0
	分开眼睑有过多泪液	1
	闭眼有泪液流出	2

2. 体动反应

（1）体动反应通常作为判断麻醉深度的标准，常用吸入麻醉药的最低肺泡有效浓度（MAC）推测有无体动反应。MAC 是吸入麻醉药强度的基本指标，但 MAC 不能区别患者代谢、反应性和对药物耐受性方面的个体差异，因而不能具体确定适合每个患者的麻醉药浓度。MAC 不变的情况下患者所经受的手术刺激是变化的，麻醉深度也随之变化，因此 MAC 不能反映手术刺激强度的变化，MAC 作为麻醉深度的判断指标是不理想的。

（2）麻醉中体动并不代表有意识。复合麻醉中使用肌肉松弛药后体动反应丧失，并不意味着麻醉深度足够，因此体动反应已失去判断麻醉深度的意义。

3. 心血管反应是临床麻醉中判断麻醉深度的常用指标之一。

（1）心血管反应是机体受到伤害性刺激，交感肾上腺活动增强，交感神经末梢和肾上腺髓质释放儿茶酚胺增加，导致患者血压增高和心率增快，甚至心律失常。心肌耗氧量增加，心肌氧供需失衡。

（2）血压、心率对伤害性刺激的反应有时缺乏特异性，容易受到血管药物的影响。

4. 末梢灌注指数（tip perfusion index，TPI）

（1）外周血管在伤害性刺激出现后的收缩使动脉搏动时的血管阻力增加，导致血流量减少，脉搏血氧仪监测可随动脉搏动生成正弦波，其容积波幅代表末梢血管内通过的血容量大小，通过指端光传感器转化为电信号，经计算机处理后转化为 0～100 的指数，就是 TPI。

（2）疼痛刺激和 TPI 呈负相关，TPI 可有效监测伤害性刺激的程度，用于麻醉镇痛深度的监测和评估伤害性刺激对内脏血流灌注的影响。

（3）TPI 易进行性漂移，围手术期的血容量、心输出量、低碳酸血症、探头位置的改变、体位的改变、气腹的影响、电刀干扰、指甲染色、血管活性药物的应用、低温、各种血管活性药、患者情绪紧张、焦虑等都会导致测量值改变。

5. 心率变异性（heart rate variability，HRV）

（1）HRV 指逐次心跳间期的微小变异，是反映交感-副交感神经张力和均衡性的重要指标。

（2）麻醉药物对自主神经系统有显著影响，与麻醉深度相关的镇痛和对刺激的反应程度均与自主神经系统活动有关，HRV 可动态、定量反映围手术期自主神经系统功能变化，HRV 监测麻醉深度可能有重要的临床实用价值。

（3）目前 HRV 分析方法主要有时域、频域分析法。

1）时域分析法理论成熟，算法简单，各项指标意义明确，但易受极值影响且无法反映 HRV 中的频率成分。

2）频域分析法主要指标有：高频（highfrequency，HF）0.15～0.4Hz，主要受副交感神经调节，同呼吸节律有关；低频（low frequency，LF）0.04～0.15Hz，受副交感神经和交感神经的双重调节，与外周血管舒缩活动和体温调节有关；LF/HF 反映交感和副交感神经活动之间的平衡；极低频（very low frequency，VLF）低于 0.04Hz，受体温调节系统和体液因素的影响。

（4）HRV 的影响因素很多，围手术期许多因素如年龄、基础疾病、药物、创伤、应激等均可使交感、副交感功能发生变化，从而影响 HRV，影响麻醉监测的准确性。

6. 手术应激指数（surgery stress index，SSI）

SSI 是评估伤害与抗伤害效果的重要指标，与疼痛过程有很好的相关性，监测麻醉可减少阿片类药物的用量，患者的血流动力学更稳定，意外事件发生率更低。脉搏波受多种因素影响，如低温、血管活性药物等影响末梢循环，对结果产生影响，即个体对 SSI 电信号转导存在差异性，需要结合其他监测指标进行综合判断。

7. 镇痛与伤害性刺激指数(analgesia/nociception index,ANI)

(1)当副交感神经张力占主导优势时,呼吸对RR间期的影响大,表现为经过标准化处理和小波过滤的RR序列出现较大的变异性,当副交感神经张力下降时,例如切皮刺激时,呼吸对于RR序列的影响就会减小。因此,呼吸对于RR间期的影响可以用来评估副交感神经张力水平,继而用来评估镇痛—伤害性刺激的平衡状况。

(2)ANI通过电极片连接患者与监测设备。ANI计算方法是:利用滤波器对RR序列数据进行过滤,得到HRV高频部分的变异(RRhf)和RRhf序列形成曲线下面积的最大和最小值,以及处于上下曲线间矩形范围内4个亚窗口的面积。ANI=100×[(5.1×AUCmin+1.2)/12.8]。计算的ANI值表明这部分面积占整个采样窗口面积的比例。

(3)ANI数值高提示副交感神经张力较高,镇痛充分;而伤害性刺激下交感神经张力增加,副交感神经张力降低,ANI数值则降低。

(4)ANI的取值范围是0～100,对于意识消失的患者,推荐临床镇痛/伤害平衡满意的ANI范围在50～70。ANI低于30则预示着血流动力学反应的发生,对于清醒的患者,ANI的读数越高越预示患者处于无痛状态。

(5)ANI具有无创、连续、实时、量化等优点,敏感性和特异性都较高;能增强循环稳定、优化药物使用。能够提供实时连续的"镇痛与伤害性刺激指数",反映机体的伤害性刺激/抗伤害性刺激平衡,有望成为新型的镇痛监测工具。

(6)ANI存在一些局限性,肺膨胀时可记录到ANI,气管插管过程中是无呼吸的,导致ANI参数不可信。插管后机械通气,ANI曲线需要重新复位。窦房结引领心率时才可测量ANI,使用影响窦房结药物或者使用心脏起搏器也将会影响ANI参数的可靠性。ANI参数的稳定性可能会受到电极摆放位置和周围仪器电流干扰等因素的影响。

8. 伤害刺激反应指数(noxious stimulation response index,NSRI)　NSRI指对伤害性刺激发生反应的几率,范围从0到100,是一个反映阿片类药物和镇静药物协同抑制伤害性刺激的指数,NSRI缺点是不能判断单个个体对伤害性刺激具体有无反应。

理想的抗伤害刺激程度监测应当与疼痛及伤害性刺激、镇痛药物药代动力学相关的指数有良好的相关性,不易受外界因素干扰,特异性和敏感性较高,目前的监测方法均不能满足临床要求,客观反映抗伤害刺激程度的参数和方法还待进一步研究。

(程绍波　李　会)

参考文献

1. 张列亮,徐磊,鲍红光. 患者状态指数在麻醉深度监测中的研究进展. 中华临床医师杂志(电子版),2013,7(14):6653-6654.
2. 王波,裴丽坚,黄宇光,等. SNAP指数监测瑞芬太尼—异丙酚麻醉患者镇静深度的可行性. 中华麻醉学杂志,2006,26(5):394-396.
3. 林孙枝,陈秀兰,黄孟华,等. 丙泊酚、芬太尼对妇科腹腔镜手术气腹时SNAP指数和血流动力学的影响. 临床麻醉学杂志,2007,23(12):994-996.
4. 俞增贵,龚灿生,陈彦青. 脑状态指数和Narcotrend指数用于预测全麻苏醒期意识恢复的比较. 临床麻醉学杂志,2012,28(12):1181-1183.
5. 时胜男,冯艺. 新型镇痛监测:镇痛与伤害性刺激指数(ANI)的临床研究进展. 中国疼痛医学杂志,2014,20(6):424-426.
6. 易端,张利萍,魏滨. ANI:基于分析心率变异性的评估镇痛——伤害性刺激的新指标. 中国疼痛医学杂志,2014,20(5):350-352.

第二十二章 围手术期酸碱平衡

酸碱平衡是人体维持正常的代谢与生理功能所必需，在代谢过程中不断产生的酸性物质等需要经过肺、肾及体内酸碱平衡缓冲系统来调节，使之保持在正常范围。随着医学科学的发展，在围手术期与复苏中的这种酸碱平衡调节愈显重要，必须适时地监测与调控。

第一节 酸碱平衡的概述

一、体液中酸碱的来源

1. 体内酸的产生　人体内酸性物质的来源除食物、饮料等摄入外，代谢所产生的酸主要有两类：

(1)碳酸(H_2CO_3)：是糖类、脂类和蛋白质在体内的氧化代谢后产生的CO_2，再水化后生成。

$CO_2+H_2O \rightleftharpoons H_2CO_3$

这一反应主要是在碳酸酐酶的作用下进行。正常成人每天生成的CO_2或碳酸约15mol，绝大部分以CO_2的形式从肺排出体外，如果CO_2的体内结合产生变化，造成CO_2产生与排出的不平衡，使$PaCO_2$偏离正常，这就是呼吸性酸碱失调。

(2)非碳酸：又称代谢酸，是糖、脂类及蛋白质分解代谢所产生。如硫酸、磷酸、乳酸和丙酮酸等。有些酸可在体内作进一步的分解代谢；有些则不能进一步代谢，而通过肾脏，由尿液中排出。正常成人(混合饮食)每天生成40～60mmol的代谢酸。若这些代谢的酸发生改变，则发生代谢性的酸碱失调。

2. 体内碱的产生主要由食物在体内代谢后产生，如蔬菜、水果等，这些食物中的有机盐类的有机酸根在体内结合Na^+、K^+再与HCO_3^-一同构成碱性盐。

二、酸碱平衡的调节

在体内代谢过程中，不断有酸性物质和碱性物质产生，不同食物亦将酸性物质或碱性物质带入体内，但体内血液pH值始终在一个不大的范围内维持稳定，约7.40左右，这表明体内有一很完善的pH调节机构存在。这一体液酸碱度的稳定性称为酸碱平衡。

调节酸碱平衡的方式有四大类：体内缓冲系统、肺与肾对酸碱平衡的调节及离子交换。

1. 血液缓冲系统

(1)由弱酸(缓冲酸)及其相对应的共轭碱(缓冲碱)组成，血液缓冲系统主要有碳酸氢盐缓冲系统、磷酸盐缓冲系统、血浆蛋白缓冲系统、血红蛋白和氧合血红蛋白缓冲系统五种，可防止强酸或强碱进入体内后出现[H^+]浓度大的波动。

(2)血液缓冲系统可以立即缓冲所有的固定酸，其中以碳酸氢盐缓冲系统最重要，这是因为其含量最多，占血液缓冲总量的一半以上，同时该系统可进行开放性调节-碳酸能和体液中溶解的CO_2取得平衡而受呼吸的调节，碳酸氢盐能通过肾调节，而增加其缓冲能力。

(3)碳酸氢盐系统不能缓冲碳酸，碳酸的缓冲主要通过非碳酸氢根缓冲系统，尤其是红细胞缓冲系统。

(4)血液中缓冲体系含量约占体内缓冲体系的1/4，其包括：

1)血浆缓冲体系

A. $NaHCO_3/H_2CO_3$、NaPr/Hpr、Na_2HPO_4/NaH_2PO_4，其中以$NaHCO_3/H_2CO_3$缓冲体系为主，因为其含量最多，在酸碱平衡调节中也最为重要。

B. 强酸或强碱进入体内，均首先与该体系产生作用，化解为 H_2CO_3 或 $NaHCO_3$，强酸经碳酸氢盐缓冲后生成 H_2CO_3，再分解为 CO_2 由肺呼出。强碱经碳酸中和后产生的碳酸氢盐由肾脏排出，故 pH 仍可维持于正常范围内。

C. 血浆中 $NaHCO_3/H_2CO_3$ 比值为 20/1，使血浆 pH 值稳定于 7.4。

2）红细胞缓冲体系：$KHCO_3/H_2CO_3$、$KHbO_2/HHbO_2$、$KHbO_2/HHbO_2$、K_2HPO_4/KH_2PO_4。

A. 红细胞内是以血红蛋白缓冲体系为主（$KHbO_2/HHbO_2$、$KHbO_2/HHbO_2$），氧合血红蛋白（$KHbO_2$）具弱酸性，还原血红蛋白（$HHbO_2$）具有弱碱性。

B. 当循环血液通过组织时，氧合血红蛋白分解供给组织氧，同时也把缓冲 H_2CO_3 能力较弱的氧合血红蛋白缓冲系统 $KHbO_2/HHbO_2$ 转化为缓冲 H_2CO_3 能力较强的血红蛋白缓冲系统 $KHbO_2/HHbO_2$。

C. 当有强酸进入人体后，首先缓冲的是血浆中的碳酸盐体系，其次才是血红蛋白缓冲反应。

D. 这种碳酸与非碳酸的缓冲体系并存的结果对酸、碱及呼吸性、代谢性平衡均有缓冲与调节作用。

E. 在代谢中产生的大部分 CO_2 由肺排出，另有一小部分 CO_2 则与红细胞内自由氨基结合成氨基甲酸血红蛋白运输。在此，血红蛋白“身兼两职”，既完成了 CO_2 及 O_2 的运输，也以 $NaHCO_3$ 及氨基甲酸血红蛋白形式完成了对酸碱平衡的调节。

2. 肺对酸碱平衡的调节

（1）肺脏对体内酸碱平衡的调节主要是通过呼吸来调节血浆 H_2CO_3 的量，使血浆中 HCO_3^- 与 H_2CO_3 比值接近正常，以保持 pH 值相对恒定。

（2）位于延髓的呼吸中枢控制着呼吸运动的幅度和频率，呼吸中枢接受来自中枢化学感受器和外周化学感受器的刺激，该中枢对血液 pH 和 CO_2 含量的变化非常敏感。

（3）血液中 PCO_2 升高或 pH 降低时，刺激呼吸中枢，可使呼吸加深加快，从而使 CO_2 排出增加，血液中 H_2CO_3 浓度降低。反之，呼吸变浅变慢，减少 CO_2 排出，增加血液中 H_2CO_3 浓度。

3. 肾脏对酸碱平衡的调节

（1）肾主要调节固定酸，通过排酸或保碱的作用来维持 HCO_3^- 浓度，调节 pH 使之相对恒定。

（2）肾脏对酸碱的调节主要是通过肾小管细胞的活动来实现：肾小管细胞中的碳酸酐酶高效地催化 CO_2 和 H_2O 合成 H_2CO_3，由 H_2CO_3 解离出来的 HCO_3^- 被回收到血浆中，而 H^+ 则通过 H^+-Na^+ 交换分泌到肾小球滤液中。

（3）在近曲小管处分泌的 H^+ 与滤液中的 HCO_3^- 结合，在碳酸酐酶的作用下，滤液中的 H_2CO_3 全部形成 CO_2 和水，CO_2 弥散入细胞，没有 H^+ 排出，因而小管液 pH 改变也不大。

（4）在远曲小管和集合管处，肾小管分泌的 H^+ 首先和 HPO_4^{2-} 结合，形成 $H_2PO_4^-$，尿的 pH 下降，随着酸中毒加重，近曲小管泌 NH_4^+ 增加，集合管泌 NH_3 也增加并与 H^+ 结合以 NH_4^+ 的形式排出，可调节尿中的酸度。

4. 组织细胞对酸碱平衡的调节

（1）机体大量组织细胞内液也是酸碱平衡的缓冲池，细胞的缓冲作用主要是通过离子交换进行的，如 H^+-Na^+、H^+-K^+、Na^+-K^+ 交换以维持电中性，如细胞外液中 H^+ 增加时，H^+ 可向细胞内转移，与细胞内的 K^+ 进行交换，所以酸中毒时往往有高钾血症。

（2）Cl^--HCO_3^- 交换也很重要，因为 Cl^- 是可以自由交换的阴离子，当 HCO_3^- 升高时，它的排泄只能由 Cl^--HCO_3^- 交换来完成，此外肝脏可通过尿素的合成清除 NH_3 调节酸碱平衡。

第二节　酸碱失衡判定

一、酸碱平衡的常用参数及临床意义

1. pH（酸碱度）

（1）正常参考范围：7.35～7.45，极限 6.8～7.8。pH>7.45 时为碱血症，pH<7.35 为酸血症。

（2）pH 在临床上只能反应酸血症或碱血症是否存在，而不能排除是否有酸碱平衡的失调，更不能区别是代谢性还是呼吸性的酸碱失调。

2. PCO_2（二氧化碳分压）

（1）指物理溶解在血浆中的 CO_2 张力。CO_2 代表了呼吸因素，可直接影响到 pH 变化。

（2）PCO_2 升高表明肺泡通气不足，降低则表明肺泡通气过度。轻度升高时，可刺激呼吸中枢，加快加深呼吸。重度升高达 7.33kPa(55mmHg)以上时可抑制呼吸,更甚时出现"CO_2麻醉",危及生命。

(3)动脉血的 PCO_2正常值 4.67～6.0kPa(35～45mmHg),极限范围 1.33～17.3kPa(10～130mmHg)。<4.67kPa(35mmHg)为低碳酸血症,>6.0kPa(45mmHg)为高碳酸血症,临床上 PCO_2是衡量机械通气或自主呼吸时肺泡通气量是否适当的一个客观指标。

3. TCO_2(二氧化碳总量)

(1)TCO_2是指血浆中所有各种形式 CO_2含量的总和。其中 95%为 HCO_3^-结合形式,5%为物理溶解 CO_2,另有极少量是以碳酸、蛋白质甲丙氨酯的形式存在。TCO_2在体内受代谢与呼吸两种因素的影响,但主要是代激性因素。正常参考值为 28mmol/L,TCO_2增加提示 CO_2滞留或 HCO_3^-增加;TCO_2减少则提示 CO_2减少或 HCO_3^-减少。

(2)TCO_2与二氧化碳结合力(CO_2-CP)有所不同,CO_2-CP 只是指血浆中以 HCO_3^- 形式存在的 CO_2含量,即 25℃室温时,全血所能结合的 CO_2量,正常参考值为 25mmol/L。与 TCO_2一样受代谢与呼吸两种因素的影响,代谢性酸中毒时 CO_2-CP 下降,呼吸性酸中毒时 CO_2-CP 升高;若呼吸与代谢性酸中毒同时存在,则 CO_2-CP 可能为正常,但 pH 明显下降。

4. AB 与 SB(实际与标准碳酸氢盐)

(1)AB 是指血浆中 HCO_3^-的实际含量;SB 是指体温 37℃时,PCO_2在 5.33kPa(40mmHg)、Hb 在 100%氧饱和条件下所测得的 HCO_3^-含量,也就是排除了呼吸因素变化的影响,故又称标准碳酸氢盐。

(2)体内 HCO_3^-含量既可因代谢性的酸碱紊乱发生改变,又可因呼吸性酸碱紊乱的 PCO_2变化而继发改变。

(3)以一特定条件所获得的 SB,仅能反映代谢酸碱紊乱而不能除外呼吸性因素影响的可能。所以,临床分析时应把 AB 与 SB 两者结合起来考虑。

(4)SB 参考均值 24mmol/L。正常情况下当 $PaCO_2$为 40mmHg 时,AB=SB。当两者均低于正常值,考虑为代谢性酸中毒;两者均高于正常时,为代谢性碱中毒。AB 大于 SB 时为呼吸性酸中毒;AB 小于 SB 为呼吸性碱中毒。

5. BB(缓冲碱)

(1)指全血内所有具缓冲作用的阴离子总和,包括:HCO_3^-、Pr^-(血浆蛋白阴离子)、血红蛋白阴离子以及磷酸根等。

(2)正常参考值 45～52mmol/L,平均值为 48mmol/L。

(3)BB 也是反映代谢因素的指标,代酸时 BB 减少,而代碱时 BB 升高。

6. BE(碱剩余)

(1)指在标准条件下(37℃、一个大气压、PCO_2 5.33kPa、Hb 完全氧合),用酸或碱把 1 升血液的 pH 滴定到 7.40 所需加入的酸或碱量。

(2)BE 的参考均值为 0,范围是-3mmol/～+3mmol/L。当 BE 是正值时,称碱超,说明缓冲碱增加;是负值时,称碱缺,说明缓冲碱减少。

(3)BE 在酸碱平衡中是反映代谢性因素的重要指标。代酸时,BE 负值增加,代碱时,BE 正值增加。

7. AG(阴离子间隙)

(1)指血清中所能测定的阳离子与阴离子总数之差,即 AG(mmol/L)=$Na^+-(Cl^-+HCO_3^-)$,其参考均值为 12mmol/L,范围 8～16mmo/L。

(2)AG 是提示代谢性酸碱失调的重要指标,同时在鉴别不同类型的酸碱失衡中极有价值。

二、酸碱平衡的监测

(一)监测与分析

1. 分析步骤

(1)分析前应首先了解患者的一般情况,根据病情考虑患者如果发生酸碱失衡,应明确可能的类型及代偿与否等,以便与实际测得的参数进行综合分析。

(2)分析主要指标

1)评价血液酸碱平衡的指标很多,其中 pH 是血液酸碱度的指标;$PaCO_2$是判断呼吸性酸碱失衡的指标;BE 是代谢性酸碱失衡的指标。

2)分析时应先从 pH 开始,根据 pH 值的大小判断酸血症或碱血症,当然也不能忽略 pH 值正常的酸碱失衡的可能。

3)再分析酸碱失衡的性质,即结合临床资料来分析 $PaCO_2$及 BE 或 HCO_3^-值,以判定是呼吸性还是代谢性的酸碱失衡。

(3)在上述初步估计的基础上,再进一步分析其他指标,以判定这一估计是否正确,若其他指标与初步估计不相符,则应考虑不是单一的酸碱失衡而有混合性酸碱失衡的存在。

1)例如呼吸性酸中毒 $PaCO_2$ 升高，而 BE 并不是增加反而降低，此时则应考虑合并有代谢性酸中毒的存在。如果此时 BE 增加很多，则是提示有代谢性碱中毒的可能。

2)总之在监测过程中，应综合分析，必要时应反复多次进行测定或动态持续观测，作出可靠的判断。

(4)掌握肺、肾调节的机制，了解其缓冲代偿的时间，对于分析判断极有帮助。在整个酸碱平衡的调节中，体液缓冲反应最快，几乎是瞬间发生。约10～30分钟后，肺的调节作用开始。约于2～4小时后离子交换缓冲发生。最后才是肾脏调节作用，一般12～24小时起作用但维持最久(可达数日)。

2. 注意事项　在分析中除应注意血样的密闭，以防 PCO_2 的外逸之外，还应注意温度的校正，温度的上升不仅使游离 H^+ 的活性增强，还会使已被缓冲的 H^+ 重新游离出来，造成 pH 下降。

第三节　常见酸碱失衡

1. 酸碱平衡类型

(1)单纯型酸碱失衡：包括呼酸、呼碱、代酸、代碱。

(2)混合型酸碱失衡：即两种酸碱失衡同时存在，包括呼酸＋代酸、呼酸＋代碱、呼碱＋代酸、呼碱＋代碱、代酸＋代碱。

(3)三重酸碱失衡：包括呼酸＋代酸＋代碱、呼碱＋代酸＋代碱。

2. 酸碱失衡的判断与处理

(1)呼吸性酸中毒

1)呼吸性酸中毒是指肺泡通气及换气功能减弱，不能充分排出体内生成的 CO_2，致使血中 CO_2 分压升高，引起高碳酸血症。

2)$PaCO_2$＞6kPa(45mmHg)为呼吸性酸中毒，出现代偿〔HCO_3^-〕30mmol/L 以上时就可诊断为呼吸性酸中毒合并代谢性碱中毒。〔HCO_3^-〕低于22mmol/L 时即可视为合并代谢性酸中毒。

3)围手术期常以呼吸性酸中毒多见，多见于呼吸中枢抑制、呼吸机麻痹、呼吸道阻塞、胸廓病变、肺部疾病及呼吸机使用不当。

4)机体对呼吸性酸中毒的代偿可通过血液缓冲系统进行，但这种代偿较弱。肾脏代偿主要通过肾小管上皮细胞中的碳酸酐酶和谷氨酰胺酶活性增高，使 H^+ 和 NH_3 生成增加。H^+ 与 Na^+ 交换，H^+ 与 NH_3 形成 $NH4^+$，H^+ 排出增加，但这种代偿过程很慢。总之，机体对呼吸性酸中毒的代偿能力有限。

5)由于机体对呼吸性酸中毒代偿能力较差，而且通常合并缺氧，对机体危害极大，因此需尽快治疗原发病，同时采取积极措施改善患者通气功能。

6)慢性呼吸性酸中毒，通常是由于慢性阻塞性肺部疾病(COPD)与严重限制性肺部疾病所引起。通常已有代偿，故围手术期一般不需进行特殊处理，但有以下两种例外情况需立即进行处理：

①并发急性高碳酸血症，这多半由于 O_2 通气不足或呼吸道感染，可作一些针对性处理，如抗感染、增加吸入氧浓度与通气量等。

②出现代谢性碱中毒时，通常要考虑与利尿治疗有关，碱中毒可进一步抑制肺通气造成 $PaCO_2$ 升高。治疗时，可用 NaCl 或 KCl，既可减少〔HCO_3^-〕又能降低 $PaCO_2$。

(2)呼吸性碱中毒：原发性的 $PaCO_2$ 减少，称为呼吸性碱中毒，常见的原因有：

1)急性过度通气

A. 围手术期多并发于失血性休克、肺栓塞、哮喘早期等，还可见于医源性的因素，如过度机械通气。

B. 低碳酸血症可致脑血管收缩、颅内压降低，因而在颅脑手术时有部分医生主张过度通气。

C. 严重呼吸性碱中毒可使神经肌肉的兴奋性增加导致肌强直；还有导致血乳酸浓度增高，发生心律失常的可能；更严重者还会导致低钾血症，有严重室性心律失常的危险。

D. 对过度通气的主张应慎重对待，处理上主要是针对原发病症及适当增加 CO_2 的复吸入，或以适当的机械通气调整 $PaCO_2$ 浓度至正常。

2)慢性过度通气：临床上多见于长期呼吸支持患者，或高原居住者，其多半可以代偿，因而不需要特殊处理。

(3)代谢性酸中毒：临床上最常见的酸碱平衡失调。原发性的血浆〔HCO_3^-〕减少，称为代谢性酸中毒。

1)由腹泻或慢性肾脏疾病等因素引起，也可由原发性酸增加造成。临床依据上述的病因，通过阴离子间隙(AG)来推断代酸的类型,即高AG型和正常AG型。前者常见于乳酸性酸中毒、尿毒症、酮症酸中毒;后者则因 HCO_3^- 摄入减少,排酸障碍或过多使用含 Cl^- 的酸所致,故又称高氯型代谢性酸中毒。

2)乳酸性酸中毒

A. 在围手术期间,由于循环和呼吸系统的影响,造成组织氧合不全,导致乳酸性酸中毒最常见。

B. 乳酸是糖酵解中的代谢产物,正常浓度为1.0mmol/L,在有氧代谢条件下,肝脏可将其转化为碳酸氢盐。但在乏氧代谢或产生的乳酸超过肝脏的能力或肝功能不全时,血中乳酸即堆积,发生中毒。

3)任何原因所致的酸中毒均可直接或间接地使 HCO_3^- 减少,血中碳酸相对过多,机体很快会出现代偿反应。H^+ 浓度升高刺激呼吸中枢,使呼吸深快,加速 CO_2 排出,使动脉血 CO_2 分压降低,HCO_3^-/H_2CO_3 的比值重新接近20∶1而保持血pH在正常范围。与此同时,肾小管上皮细胞中的碳酸酐酶和谷氨酰胺酶活性增强,增加 H^+ 和 NH_3 的生成。H^+ 与 NH_3 形成 NH_4^+ 后排出,使 H^+ 排出增加。但是这些代偿机制是有限的。

4)当严重代谢性酸中毒时,处理方式包括:

A. 去除病因,如治疗糖尿病、纠正失血性休克等。

B. 应用碱性药物治疗,临床碱性药物种类很多,如碳酸氢钠。碳酸氢钠是临床上最常用的碱性药物,但近年来对于其在乳酸性酸中毒及心肺复苏中的使用,提出了新的不同看法,认为碳酸氢钠是高渗性溶液,大量使用时导致血液高渗透压和高钠血症,同时产生的 CO_2 还会进入细胞和血-脑屏障,以及削弱碳酸氢盐的碱化作用。尤其是在心肺复苏中,呼吸循环功能衰竭、CO_2 清除能力减弱时使用,会导致pH值更低,使心脏的负担更重,乳酸堆积更多。但目前纠正代谢性酸中毒首选的碱性药物仍是碳酸氢钠。

5)酸中毒时,离子化的 Ca^{2+} 增多,故即使患者有低钙血症,也可以不出现相关症状。但在酸中毒被纠正后,离子化的 Ca^{2+} 减少,便会出现手足抽搐。应及时静脉补充 Ca^{2+} 控制症状。过快的纠正酸中毒还能引起大量 K^+ 内移至细胞内,引起低钾血症,也要注意防治。

(4)代谢性碱中毒

1)原发性的血浆 HCO_3^- 升高,称为代谢性碱中毒。

A. 酸性胃液大量丢失,如严重呕吐、长期胃肠减压等,可丧失大量的 H^+ 和 Cl^-,是外科患者代谢性碱中毒的最常见原因。

B. 长期服用碱性药物,可中和胃内盐酸,使肠液中 HCO_3^- 没有足够的 H^+ 来中和,导致 HCO_3^- 被重吸收入血。

C. 大量输注库存血,抗凝剂入血后可被转化成为 HCO_3^-,导致碱中毒。

2)机体对代谢性碱中毒的代偿表现为:

A. 受血浆 H^+ 浓度下降影响,抑制呼吸中枢,呼吸变得浅慢,CO_2 排出减少,动脉血 CO_2 分压升高,HCO_3^-/H_2CO_3 的比值重新接近20∶1而保持血pH在正常范围。

B. 肾的代偿是肾小管上皮细胞中的碳酸酐酶和谷氨酰胺酶活性降低,减少 H^+ 和 NH_3 的生成。HCO_3^- 的再吸收减少,经尿液排出增多,从而使 HCO_3^- 减少。

C. 代谢性碱中毒时,氧和血红蛋白解离曲线左移,氧不容易从氧和血红蛋白解离,此时尽管患者的血氧含量和氧饱和度正常,但组织仍存在缺氧可能。

3)治疗措施以首先积极治疗原发病为主。对丧失胃液所致的代谢性碱中毒,可输注等渗盐水或葡萄糖盐水,既恢复了细胞外液量,又补充了 Cl^-,经过这种治疗可纠正轻度碱中毒。必要时可补充盐酸精氨酸。碱中毒时几乎同时存在低钾血症,故必须同时补充钾。

(5)混合性酸碱失衡:两种或以上单纯型酸碱失衡同时存在,其中有一种失衡是原发性的,其他则为代偿所致。

1)尽管混合性酸碱失衡的情况比较复杂,但了解与掌握下列一些原则,多不难作出正确判断。

A. 全面分析与了解原发病因,因某些病因常导致一些特定类型的混合性酸碱失衡,如窒息易合并有呼酸与代酸等。

B. 在原发代谢性酸碱失衡时,$PaCO_2$ 超过或低于代偿极限;以及原发呼吸性酸碱失衡,HCO_3^- 含量超过或低于代偿极限时,可判定有混合性酸碱失衡存在。

C. 在诊断有酸碱失衡的病例中,若 PCO_2 与〔HCO_3^-〕是反向的改变时,则可判定有混合性酸碱失衡的存在。

2)混合性酸碱失衡的治疗仍然是从原发病因

入手,再根据监测的情况综合分析处理。

（李　会　程绍波）

参考文献

1. 吴新民．麻醉学高级教程．北京:人民军医出版社,2009.
2. 佘守章,岳云．临床监测学．北京:人民卫生出版社,2005.
3. 李树人．临床诊疗指南-麻醉分册．北京:人民卫生出版社,2006.
4. 中华医学会．临床技术操作规范-重症医学分册．北京:人民军医出版社,2009.
5. 中华医学会．临床技术操作规范-呼吸病学分册．北京:人民军医出版社,2008.
6. 万学红,卢雪峰．诊断学．第8版．北京:人民卫生出版社,2013.

第二十三章 体液和电解质平衡

体液是以水为溶剂，以一定的电解质和非电解质成分为溶质所组成的溶液。相对于外界大自然环境（机体外环境）而言，存在于细胞周围的体液，为机体的内环境。内环境的稳定与体液的容量、电解质的浓度比、渗透压、酸碱度等有关。

围手术期患者体液容量、电解质浓度、成分等变化对手术成功、患者康复产生影响。麻醉医师应掌握体液基础知识、失衡机制、诊断要点、治疗原则，从而在手术创伤等应激条件下，有效纠正体液紊乱、维护内环境稳定，为患者生命安全提供相应保障。

第一节 体液和电解质基础知识

一、基本概念

1. 电解质　凡能在溶液中离解成阳离子和阴离子的溶质叫作电解质。电解质分子在溶液中离解成离子的作用称为电离。在人体内，电解质包括呈离子状态的原子（如 Na^+、K^+）或原子团（如 HCO_3^-、HPO_4^{2-}）。

2. 非电解质　凡在溶液中既不能导电，又不能离解成离子而保持分子状态的溶质（如葡萄糖）称为非电解质。

3. 晶体和胶体　溶液中的溶质分子或离子小于1nm，或1光束通过时不出现反射现象者，称为胶体（如白蛋白）。

二、体液的分布和组成

1. 体液的分布

（1）水是人体最主要的组成部分，在女性的无脂体重中，全身含水量的比例大约为50%，男性则占到60%。造成男女差异的主要原因是脂肪组织（含水量为10%）和肌肉组织（含水量为75%）所占体重比例的大小不同。

（2）全身体液分为两部分：细胞内液（ICF）和细胞外液（ECF）。其中细胞内液约占体重的40%，细胞外液约占体重的20%，其中血浆占体重的5%，组织液占体重的15%。

（3）体液因年龄、性别及肥瘦而不同。新生儿体液约占体重的75%，随年龄增加，比例下降。肥胖患者及女性因脂肪多，固体液量较少。组织间液中可与血浆交换的部分称为血管外功能性细胞外液，它与血浆（血管内功能性细胞外液）共同维持循环稳定。

2. 体液的组成

（1）体液的细胞内液和细胞外液由细胞膜隔开。由于膜的通透性及是否存在转运蛋白和泵活性的不同，细胞内液和细胞外液中所含的溶质大为不同。

1）细胞外液所含的主要离子为钠离子（Na^+），伴随的阴离子主要为氯离子（Cl^-）和碳酸氢根离子（HCO_3^-），并含少量的钾离子（K^+）、镁离子（Mg^{2+}）和血浆蛋白（主要是白蛋白）。

2）在细胞内液中，K^+是主要的阳离子，其次是Mg^{2+}，伴随的阴离子主要为磷酸离子和蛋白子离子。

（2）血清电解质浓度的正常范围及异常改变见（表23-1）。

3. 机体对水、电解质的调节　每人每天从饮食中摄入的盐和水是有差异的，但ECF在正常人却维持在较小的波动范围，这说明机体有精细的调控系统不断地监控和调节体液、电解质的平衡。这一系统内含有感知渗透压、容量改变的感受器，存在各种信息物质的交换过程。肾脏是这一系统中主要的效应器官。它通过对尿液的稀释和浓缩及对各种电解质的排出与重吸收，从而发挥调节水、电解质平衡的作用。

表 23-1　血清电解质浓度的正常范围及异常改变程度

血清浓度	降低		正常范围	升高	
	重症	中度		中度	重症
Na^+ mmol/L	<120	120～130	135～148	155～170	>170
K^+ mmol/L	<2.2	2.2～3.0	3.5～5.0	7.0～9.0	>9.0
Ca^{2+} mmol/L	<1.6	1.6～2.1	2.5～3.0	3.2～3.7	>3.7
Cl^- mmol/L	<80	80～90	96～107	115～130	>130
CO_2 含量 mmol/L	<10	10～20	25～30	35～45	>45
pH	<7	7.0～7.15	7.35～7.45	7.5～7.6	>7.6
蛋白质 g/L		30～45	60～80		
葡萄糖 mmol/L	<1.1	1.1～2.2	3.3～4.9	16.4～32.7	>32.7
尿素氮 mmol/L			1.6～2.4	8.0～16.0	>16

(1)肾素-血管紧张素-醛固酮系统

1)引起肾素分泌最主要的生理刺激是肾血流量的减少，这是由低血压或者容量不足刺激肾小球小动脉压力感受器所引起。另一个重要机制是交感神经活化和循环中儿茶酚胺类物质水平升高。这些都可以通过激动β肾上腺素能受体提高肾素分泌。

2)肾素分泌可激发一系列级联反应，一开始血管紧张素原裂解为血管紧张素Ⅰ，后者在主要存在于肺组织的血管紧张素转换酶(ACE)的催化下，被修饰为血管紧张素Ⅱ。

3)血管紧张素具有肾保钠作用，直接作用或者通过促进醛固酮释放来完成。

(2)心房钠尿肽

1)心房钠尿肽主要是由心房肌细胞(在某些情况下，也包括心室肌细胞)在感受到容量增加时分泌的，在心房扩张时即被引发。

2)心房钠尿肽的主要作用是促进水钠排泄。

(3)血管加压素

1)由9个氨基酸残基所组成的短肽。它是下丘脑的视上核及室旁核神经元分泌的一种激素，能提高远曲小管和集合管上皮细胞对水的通透性，从而增加水的重吸收，使尿液浓缩，尿量减少。

2)引起抗利尿激素合成及分泌的因素有渗透性及非渗透性两类。

①血浆渗透压升高可刺激抗利尿激素的释放。

②非渗透性刺激因素是指血管内容量的变化，在血容量相对不足时，可刺激抗利尿激素释放。

(4)口渴机制

1)为正常机体最有效的补充失水的机制。

2)各种原因致ECF渗透压增高时，刺激下丘脑视上神经核和室旁核的渗透压感受器。

3)当兴奋传至大脑即感口渴，从而引起机体饮水的欲望。

4)大量饮水后，血浆渗透压恢复正常，渴感解除，从而调节水、盐平衡。

三、体液监测

1. 尿的测定　尿的量和质可综合反映机体的水、电解质平衡，肾灌注量及肾功能情况。

(1)尿量测定：成人尿量为500～2400ml，每小时尿量20～100ml，日尿量<400ml为少尿，>2400ml为多尿。一般麻醉中至少应保持尿量0.5ml/(kg·h)。尿量减少表示缺水及肾滤过(包括肾血流量)减少；尿量增多可能是水过剩或肾小管重吸收障碍。

(2)尿比重的鉴定：尿比重正常值是1.002～1.030，一般多尿时比重降低。少尿时比重高，但如含糖多尿比重也高。要了解肾功能，测定渗透浓度更为准确。

2. 电解质的测定

(1)钠、钾的测定：血清钠正常值为136～148mmol/L，血清钾正常值为3.5～5.0mmol/L。

(2)氯的测定：血清氯正常范围为96～107mmol/L。

(3)钙的测定：血中钙为2.25mmol/L(1.7～2.7mg/dl)，分为血清总钙(离子形式48%～50%，其余为有机酸、无机酸结合形式)及红细胞内钙。

(4)镁的测定：血清镁正常范围为 0.7～1.1mmol/L。

第二节 水、电解质平衡与管理

水代谢的调节主要受体液渗透压变化的影响。血浆渗透浓度上升时刺激渗透压感受器，一方面通过口渴机制增加饮水，另一方面抗利尿激素释放增多，减少水从肾脏排出，从而保持水的稳态平衡。

一、失水

失水是指体液丢失所造成的体液容量不足。根据水和电解质(主要是 Na^+)丢失的比例和性质，临床上常将失水分为高渗性失水、等渗性失水和低渗性失水三种。

(一)高渗性失水

1. 病因

(1)水摄入不足。

(2)水丢失过多。

2. 临床表现

(1)轻度失水，即失水量相当于体重2%～3%，口渴，水重吸收增加，尿量减少，尿比重增高。

(2)中度失水，即失水量相当于体重4%～6%，渴感严重，咽下困难，声音嘶哑；有效循环容量不足，心率加快；皮肤干燥、弹性下降；进而由于细胞内失水造成乏力、头晕、烦躁。

(3)重度失水，即失水量大于体重的6%，脑细胞严重脱水，出现躁狂、谵妄、定向力障碍、幻觉、晕厥和脱水热等神经系统异常症状；若失水量相当于体重的15%时，可出现高渗性昏迷、低血容量性休克、尿闭和急性肾衰竭。

(二)等渗性失水

1. 病因

(1)消化道丢失(如：呕吐、腹泻、胃肠引流等)。

(2)皮肤丢失(如：大面积烧伤、剥脱性皮炎等)。

2. 临床表现

有效循环血容量和肾血流量减少，出现少尿、口渴，严重者血压下降，但渗透压基本正常。

(三)低渗性失水

1. 病因

(1)补充水过多。

(2)肾丢失。

2. 临床表现

(1)轻度失水，即当每公斤体重缺钠8.5mmol(血浆钠130mmol/L左右)时，血压可在100mmHg以上，患者出现疲乏、无力、尿少、口渴、头晕等。尿钠极低或测不出。

(2)中度失水即当每公斤体重缺钠8.5～12.0mmol(血浆钠120mmol/L左右)时，血压降至100mmHg以下，表现为恶心、呕吐、肌肉痉挛、手足麻木、静脉下陷和体位性低血压，尿钠测不出。

(3)重度失水，即当每公斤体重丢失钠在12.8～21.0mmol(血浆钠110mmol/L左右)时，血压降至80mmHg以下，出现四肢发凉、体温低、脉细弱而快等休克表现，并伴木僵等神经症状，严重者昏迷。

3. 诊断 根据病史和实验室检查推测失水的类型和程度。

(1)重度高渗性失水除尿崩症外，尿量减少，尿比重、血红蛋白、平均血细胞比容、血钠和血浆渗透压均升高。

(2)等渗性失水血钠、血浆渗透压正常；尿量少，尿钠降低或正常。

(3)低渗性失水血钠和血浆渗透压降低，病情晚期尿少，尿比重低，尿钠减少；血细胞比容、红细胞、血红蛋白和尿素氮均增高，血尿素氮/肌酐比值＞20∶1。

4. 治疗 依据失水的类型、程度和机体情况，决定补充液体量的种类、途径和速度。

(1)补液总量应包括已丢失液体量及继续丢失的液体量两部分。临床实践中，应根据患者实际情况适当增减。

(2)高渗性失水补液中含钠液体约占1/3，补水为主。经口可直接补充水分，静脉可补充5%葡萄糖液、5%葡萄糖氯化钠液或0.9%氯化钠液。适当补充钾及碱性液。

(3)等渗性失水补液中含钠液体约占1/2，补充等渗溶液为主，首选0.9%氯化钠液，长期使用氯化钠液可引起高氯性酸中毒，可选择0.9%氯化钠液1000ml加5%葡萄糖液500ml加5%碳酸氢钠液100ml的配方。

(4)低渗性失水补液中含钠液体约占2/3，以补充高渗液为主。静脉补充10%葡萄糖液250ml。必要时可再补充适量的3%～5%氯化钠液。补液量可按氯化钠 1g 含 Na^+ 17mmol 折算，补钠量=(142mmol/L−实测血清钠)×0.2×体重(kg)。补充高渗液不能过快，一般以血钠每小时升高 0.5mmol/L 为宜。一般先补给补钠量的 1/3～1/2，复查并重新评估后再决定下一步的治疗方案。低灌注状态重症患者应慎用乳酸林格液易发生乳酸性酸中毒，应当警惕。

(5)补液应尽量口服，不足部分或中、重度失水者需经静脉补充。

(6)补液速度宜先快后慢。重症者开始 4～8 小时内补充液体总量的 1/3～1/2，其余在 24～28 小时补完。具体的补液速度要根据患者的年龄，心、肺、肾功能和病情而定。

(四)水过多和水中毒

水过多是水在体内过多潴留，若过多的水进入细胞内，导致细胞内水过多则称为水中毒(waterintoxication)。

1. 病因

(1)抗利尿激素代偿性分泌增多。

(2)抗利尿激素分泌失调综合征，肾脏水排泄障碍。

(3)盐皮质激素和糖皮质激素分泌不足。

2. 临床表现

(1)急性水中毒者头痛、精神失常、定向力障碍、共济失调、癫痫样发作、嗜睡与躁动交替出现以至昏迷。也可呈头痛、呕吐、血压增高、呼吸抑制、心率缓慢等颅内高压表现。

(2)慢性轻度水过多仅有体重增加，当血浆渗透压低于 260mOsm/L(血钠 125mmol/L)时，有疲倦、表情淡漠，恶心、食欲减退等表现和皮下组织肿胀；当血浆渗透压降至 240～250mOsm/L(血钠 115～120mmol/L)时，出现头痛、嗜睡、神志错乱、谵妄等神经精神症状；当血浆渗透压降至 230mOsm/L(血钠 110mmol/L)时，发生抽搐或昏迷。

3. 诊断 依据病史，结合临床表现及必要的实验室检查，一般可作出明确诊断，但同时须做出水过多的病因和程度，应注意与缺钠性低钠血症鉴别。一般来讲，水过多和水中毒时尿钠大于 20mmol/L，而缺钠性低钠血症的尿钠常会明显减少甚至消失。

4. 治疗 治疗首先是积极治疗原发病，同时记录 24 小时出入水量，控制水的摄入量和避免补液过多可预防水过多的发生或其病情的加重。

(1)症状较轻者限制进水量，使入水量少于尿量，适当服用利尿剂。

(2)症状较重者治疗重点是保护心、脑功能，纠正低渗状态，主要包括高容量综合征和低渗血症。高容量综合征以脱水为主，减轻心脏负荷，急重者可用呋塞米 20～80mg，每 6 小时静脉注射 1 次。抗利尿激素分泌过多者，除病因治疗外，可选用利尿剂、碳酸锂等治疗。低渗血症除限水、利尿外，应使用 3%～5%氯化钠液，严密观察心肺功能变化。

二、钠代谢紊乱

(一)低钠血症

低钠血症是指血清钠<135mmol/L。

1. 病因

(1)缺钠性低钠血症即低渗性失水，其体内总钠量或细胞内钠减少，血清钠浓度降低。

(2)稀释性低钠血症即水过多，血钠被稀释，细胞内液和血清钠浓度降低。较为少见的是转移性低钠血症，机体缺钠时钠从细胞外移入细胞内，其总体钠正常，细胞内液钠增多，血清钠减少。

(3)消耗性低钠血症，多见于恶性肿瘤、肝硬化晚期、营养不良年老体衰等，称为特发性低钠血症。

2. 临床表现

(1)低钠血症的临床表现严重程度取决于血钠和血钠下降的速率。

(2)血 Na^+ 在 125mmol/L 以上时，极少引起症状。

(3)临床表现有抽搐、木僵、昏迷和颅内压升高症状，严重者可出现脑幕疝。

(4)慢性低钠血症者有发生渗透性脱髓鞘的危险，特别在纠正低钠血症过分或过快时易发生。由于血容量缩减，可出现血压低、脉细速和循环衰竭，同时有失水的体征。

3. 治疗

(1)低钠血症的治疗应根据病因、类型、发生急慢及伴随症状而采取不同处理方法。

(2)治疗措施包括：①去除病因；②纠正低钠血症；③对症处理；④治疗并发症。

(3)治疗应强调个性化。开始补充 1/2 丢失钠，复查血钠后再评估。在治疗过程中应注意查找病因进行针对性治疗。

1)急性低钠血症是指在 48 小时内发生的低钠血症，治疗目标为每小时使血 Na^+ 升高 2mmol/L。可静脉滴注 3%氯化钠溶液，同时注射利尿药以加速游离水的排泄。

2)出现严重低钠血症(<110mmol/L)需要立即急诊处理,给予静脉补钠,但若血钠浓度增加过快(>10mmol/L/h),可能导致脑桥脱髓鞘变。

3)经补液后收缩期血压仍然<90mmHg,应考虑存在低血容量性休克,需在血流动力学监测下补充血容量。

4)缺钠性低钠血症的治疗主要是补钠。轻度者只口服盐水或氯化钠片即可,同时饮水,使血容量得到恢复。严重者则静脉补充生理盐水或高浓度盐水。

5)稀释性低钠血症的治疗措施主要是限制水的摄入和利尿以排除自由水。

(二)高钠血症

高钠血症是指血清钠>145mmol/L。

1. 病因

(1)水摄入不足。

(2)水丢失过多。

(3)水转入细胞内。

(4)钠输入过多。

(5)肾排钠减少。

(6)特发性高钠血症。

2. 临床表现

(1)取决于血钠浓度升高的速度和程度。

(2)高钠血症主要临床表现为神经精神症状,早期主要症状为口渴、尿量减少、软弱无力、恶心呕吐和体温升高;晚期则出现脑细胞失水的临床表现,如烦躁、易激惹或精神淡漠、嗜睡、抽搐或癫痫样发作和昏迷;体征有肌张力增高和反射亢进等,严重者因此而死亡。

3. 治疗

(1)首先是尽可能去除病因或针对病因进行治疗。

(2)失水过多性高钠血症除病因治疗外,主要是纠正失水。

(3)补充液体的溶液首选等渗盐水与5%葡萄糖液,按1/4∶3/4或1∶1比例混合配制,葡萄糖进入体内后很快被代谢掉,故混合配制的溶液相当于低渗溶液。也可选用0.45%盐水或5%葡萄糖溶液。

(4)补液途径:轻症患者鼓励经口多饮水;症状较重特别是有中枢神经系统临床表现者,采取静脉途径。静脉补液时应注意补液速度不宜过快,并密切监测血钠浓度和心肺功能,以每小时血钠浓度下降不超过0.5mmol/L为宜,否则会导致脑细胞渗透压不平衡而引起脑水肿。

三、钾代谢紊乱

(一)低钾血症

低钾血症指血清钾<3.5mmol/L。

1. 病因

(1)钾摄入减少:最多见,长期禁食、少食造成摄入钾不足。

(2)钾排出过多:①经胃肠道、肾或皮肤丢失过多的钾;②排钾性利尿药导致。

(3)细胞外钾向细胞内转移:碱中毒细胞内 H^+ 移至细胞外以起代偿作用,同时细胞外 K^+ 进入细胞内。

2. 临床表现 低钾血症的临床表现取决于低钾血症发生的速度、程度和细胞内外钾浓度异常的轻重。

(1)神经肌肉系统:常见症状为肌无力和发作性软瘫,腱反射迟钝或消失,发作以晚间及劳累后较多,受累肌肉以四肢最常见,累及呼吸肌而出现呼吸困难。

(2)中枢神经系统症状为精神抑郁、倦怠、神志淡漠、嗜睡、神志不清,甚至昏迷等。

(3)心血管系统:低钾血症时一般心肌兴奋性增强,可出现心悸、心律失常。严重者可出现房室阻滞、室性心动过速及室颤,最后心脏停跳于收缩状态。此外还可引起心肌张力减低,心脏扩大,末梢血管扩张,血压下降等。心电图主要表现为Q-T间期延长,ST段下降,T波低平、增宽、双相、倒置或出现U波等。

(4)泌尿系统:长期低钾可引起缺钾性肾病和肾功能障碍,肾浓缩功能下降,出现多尿且比重低,尤其是夜尿增多。另外,缺钾后膀胱平滑肌张力减退,可出现尿潴留,患者常易合并肾盂肾炎。低钾血症还可导致代谢性碱中毒。

(5)内分泌代谢系统:低钾血症可有糖耐量减退,长期缺钾的儿童生长发育延迟。

(6)消化系统:肠蠕动减慢,轻度缺钾者只有食欲缺乏,腹胀,恶心和便秘;严重缺钾者可引起麻痹性肠梗阻。

3. 治疗

(1)一般常规采用口服治疗,成人预防剂量为10%氯化钾30~40ml/d(每克氯化钾含钾

13.4mmol)。氯化钾口服易有胃肠道反应,可改用枸橼酸钾(1g 枸橼酸钾含钾 4.5mmol)。

(2)在不能口服或缺钾严重的患者可用浓度为5%葡萄糖液 1.0L 中加入 10%氯化钾 10～15ml,每克氯化钾必须均匀滴注 30～40 分钟以上,不可静脉推注。

(3)尿量在 30ml/h 以上时方考虑补钾。

(4)伴有酸中毒、血氯过高或肝功能损害者,可考虑应用谷氨酸钾。

(5)静脉滴注的氯化钾浓度太高可刺激静脉引起疼痛,甚至静脉痉挛和血栓形成,可考虑经中心静脉补钾。

(6)血清钾浓度突然增高可导致心搏骤停,补钾浓度 20～40mmol/L 为宜,不能超过 50～60mmol/L;K^+ 进入细胞内的速度很慢,约 15h 才达到细胞内、外平衡,而在细胞功能不全如缺氧、酸中毒等情况下,钾的平衡时间更长,约需 1 周或更长,勿操之过急或中途停止补给。

(7)严重低钾(<2mmol/L)开始可用冲击量,1 分钟内补充 10%氯化钾 1.7ml,以后每小时补充10%氯化钾 20ml,注意心电监护、监测血钾。

(8)缺钾同时有低钙血症、低镁血症时,应注意补钙和补镁。

(二)高钾血症

血清钾测定>5.5mmol/L 时,称为高钾血症。

1. 病因

(1)肾排钾减少。

(2)细胞内的钾移出。

(3)含钾药物输入过多。

(4)输入库存血过多。

(5)洋地黄中毒。

2. 临床表现　高钾血症的临床表现取决于原发疾病、血钾升高程度、速度等。

(1)心血管症状:抑制心肌收缩,出现心律缓慢,心律不齐,严重时心室颤动、心脏停搏。特征性心电图改变是:早期 T 波高而尖、Q-T 间期延长,随后出现 QRS 波群增宽,PR 间期延长。

(2)神经肌肉症状:早期常有四肢及口周感觉麻木,极度疲乏,肌肉酸疼,肢体苍白湿冷。血钾浓度达 7mmol/L 时四肢麻木软瘫,先为躯干后为四肢,最后影响到呼吸肌,发生窒息。中枢神经系统可表现为烦躁不安或神志不清。

(3)其他症状:恶心呕吐、腹痛、氮质血症和代谢性酸中毒。

3. 治疗　对高钾血症患者应立即停止钾盐摄入;积极防治心律失常;迅速降低血清钾;及时处理原发病和恢复肾功能。

(1)静脉注射钙剂 10%葡萄糖酸钙 10～20ml 加入液体滴注,拮抗高钾血症对心脏的作用,并使钾向细胞内重分布,钙剂作用快,持续时间短,可重复使用。

(2)用 25%～50%葡萄糖 100～200ml 加胰岛素(4g 糖加 1U 胰岛素)作静脉滴注,将钾转入细胞内。

(3)对存在酸中毒者可静脉注射 5%碳酸氢钠溶液 100～150ml,以达到纠正酸中毒、降低血清钾浓度的目的。

(4)经上述治疗后,血清钾仍不下降时可以采用透析疗法。

四、钙代谢紊乱

(一)低钙血症

低钙血症指血清钙低于 2.20mmol/L。

1. 病因

(1)维生素 D 代谢障碍:①维生素 D 缺乏;②维生素 D 羟化障碍;③维生素 D 分解代谢加速。

(2)甲状旁腺功能减退包括原发性、继发性及假性甲状旁腺功能减退。

(3)肾衰竭:肠道钙吸收减少。

(4)药物诱导:用于治疗高钙血症、骨吸收过多的药物等。

(5)恶性肿瘤伴发的低钙血症。

(6)慢性腹泻和小肠吸收不良综合征。

2. 临床表现　临床症状的轻重与血钙降低的程度不完全一致,而与血钙降低的速度、持续时间有关。

(1)神经肌肉系统:神经肌肉的兴奋性升高,可出现肌痉挛,周围神经系统早期为指/趾麻木,严重时导致呼吸暂停,还可出现精神症状如烦躁不安、抑郁及认知能力减退等。

(2)心血管系统:主要为传导阻滞等心律失常,严重时可出现心室纤颤等。心电图典型表现为 Q-T 间期和 ST 段明显延长。

(3)骨骼与皮肤、软组织:骨痛、病理性骨折、骨骼畸形、骨软化、骨质疏松、佝偻病、纤维囊性骨炎等。皮肤常有干燥、无弹性、色泽灰暗和瘙痒;还易出现毛发稀疏、指甲易脆、牙齿松脆等现象;低钙血症引起白内障较为常见。

(4)低钙血症危象：当血钙低于 0.88mmol/L(3.5mg/dl)时，可发生严重的随意肌及平滑肌痉挛，导致惊厥、癫痫发作，严重哮喘，症状严重时可引起喉痉挛致窒息，心功能不全，心搏骤停。

3. 治疗

(1)低钙血症若症状明显，出现抽搐时，应予立即处理，一般采用 10%葡萄糖酸钙 10ml(含 Ca^{2+} 90mg)稀释后静脉注射(大于 10 分钟)，必要时可重复使用。注射过程中应密切监测心率，尤其是使用洋地黄的患者，以防止严重心律失常的发生。

(2)若症状性低钙血症反复发作可在 6～8 小时内静脉滴注 10～15mg/kg 的 Ca^{2+}。氯化钙亦可使用，但对静脉刺激大。Ca^{2+} 浓度不应大于 200mg/100ml 防止外渗后造成对静脉和软组织的刺激。若患者伴有低镁血症必须同时予以纠正。

(3)慢性低钙血症首先要治疗低钙血症病因，另外可以给予口服钙和维生素 D 制剂。口服钙制剂包括葡萄糖酸钙、枸橼酸钙和碳酸钙，根据低钙血症病情选择应用，一般每天可服 1～2g，活性维生素 D 包括 $25(OH)_2D_3$ 及 $1,25(OH)_2D_3$(骨化三醇)，作用较快，作用时间短，使用较安全，每天使用 0.25～1μg。非肾衰竭的慢性低钙血症可在低盐饮食的基础上使用噻嗪类利尿剂以减少尿钙排出。

(二)高钙血症

高钙血症指血清钙超过 2.60mmol/L。

1. 病因

(1)恶性肿瘤。

(2)原发性甲状旁腺功能亢进。

(3)噻嗪类利尿药。

(4)肾衰竭。

(5)甲状腺功能亢进。

(6)肢端肥大症。

(7)长期的制动。

2. 临床表现　高钙血症的临床表现与血钙升高幅度和速度有关。

(1)神经精神症状：乏力、倦怠、淡漠；重者有头痛、肌无力、腱反射减弱、抑郁、易激动、步态不稳、语言障碍、听力、视力和定向力障碍或丧失、木僵、行为异常等精神神经症状。

(2)心血管系统症状：血压升高和各种心律失常。心电图可见 Q-T 间期缩短、ST 改变、房室传导阻滞和低钾血症性 U 波。

(3)呼吸系统症状：支气管分泌物黏稠，黏膜细胞纤毛活动减弱，支气管分泌物引流不畅，易导致肺部感染、呼吸困难，甚至呼吸衰竭。

(4)消化系统症状：食欲减退、恶心、呕吐、腹痛、便秘、消化性溃疡、急性胰腺炎，重者发生麻痹性肠梗阻。

(5)泌尿系统症状：多尿、烦渴、多饮，甚至失水、电解质紊乱和酸碱失衡。钙在肾实质中沉积可引起间质性肾炎、失盐性肾病、肾钙质沉积症，最终发展为肾衰竭，也易发生泌尿系感染和结石。

(6)血液系统症状：钙离子可激活凝血因子，故可导致广泛性血栓形成。

(7)钙的异位沉着表现：可沉着于血管壁、角膜、结膜、鼓膜、关节周围和软骨，分别引起肌肉萎缩、角膜病、红眼综合征、听力减退和关节功能障碍等。

(8)高钙血症危象：血钙增高至 4mmol/L 以上时，表现为多饮、多尿、严重脱水、循环衰竭、氮质血症。患者可死于肾衰竭和循环衰竭。

3. 治疗

(1)治疗高钙血症最根本的办法是去除病因，如手术、化疗、放疗，控制原发病、立即停止使用导致高钙血症的药物、制动患者尽可能增加负重锻炼等。

(2)对高钙血症的治疗取决于血钙水平和临床症状。通常对轻度高钙血症，无临床症状的患者，一般不积极采取控制血钙的措施；对有症状、体征的中度高钙血症患者，需立即进行治疗，然而对于无症状的中度高钙血症，需根据病因决定是否治疗和采取何种治疗。在血钙大于 3.5mmol/L 时，不管有无临床症状，均需立即采取有效措施降低血钙。

1)扩容：高钙血症时脱水非常多见，因此首先使用生理盐水补充细胞外液容量。开始 24～48 小时每日持续静脉滴注 3000～4000ml，可使血钙降低 1～3mg/dl。生理盐水的补充一是纠正脱水，二是通过增加肾小球钙的滤过率及降低肾脏近、远曲小管对钠和钙的重吸收，使尿钙排泄增多。

2)利尿：细胞外液容量补足后可使用呋塞米，抑制钠和钙的重吸收，促进尿钙排泄，同时防止细胞外液容量补充过多。呋塞米应用剂量为 20～40mg 静脉注射；同时需注意水和电解质补充。利尿常与抗骨吸收药物一同使用，一般仅用 1～3 天，在抗骨吸收药物起效后即可停用。由于噻嗪类利尿药可减少肾脏钙的排泄，加重高钙血症，因此绝对禁忌。

3)应用抑制骨吸收药物:静脉使用二磷酸盐是迄今为止最有效的治疗高钙血症的方法。将一定剂量二磷酸盐溶解于 500ml 以上的溶液中静脉滴注给药。维持 4 小时以上,以防二磷酸盐和钙的复合物沉积造成肾损害。

4)糖皮质激素:减少钙自骨向细胞外液转移,最常用肾上腺皮质激素如泼尼松 80mg/d,或氢化可的松每日 300～400mg/d,每日静脉滴注,共用3～5 天。

(程绍波 李 会)

参考文献

1. 吴新民．麻醉学高级教程．北京:人民军医出版社,2009.
2. 佘守章,岳云．临床监测学．北京:人民卫生出版社,2005.
3. 李树人．临床诊疗指南-麻醉分册．北京:人民卫生出版社,2006.
4. 中华医学会．临床技术操作规范-重症医学分册．北京:人民军医出版社,2009.
5. 邓小明,姚尚龙,于布为,等．现代麻醉学．第 4 版．北京:人民卫生出版社,2014.
6. 中华医学会麻醉学分会．中国麻醉学指南与专家共识．北京:人民卫生出版社,2014.
7. 艾登斌．简明麻醉学．北京:人民卫生出版社,2004.
8. Ronald D. Miller. 米勒麻醉学．第 7 版．邓小明,曾因明,译．北京:北京大学医学出版社,2011.
9. 万学红,卢雪峰．诊断学．第 8 版．北京:人民卫生出版社,2013.
10. Miller, Ronald D. 8th ed. San Francisco: Harcourt Asia Churchill Livingstone, 2014.

第二十四章 出凝血监测

第一节 出凝血生理

一、止血机制

止血是由一系列细胞和生物化学过程组成的，目的是为了限制由损伤引起的机体出血、维持血管内血液的流动性以及促进损伤后被血栓堵塞部位的血管再生。当血管发生破损时，该处血管发生短暂收缩，使血流变缓，同时因损伤而暴露出来的胶原组织和受损红细胞放出 ADP 和组织凝血活素（旧称组织凝血活酶）等物质，使血小板发生变形、黏附、聚集及释放反应，最后形成血小板血栓而止血。

1. 血小板黏附　血小板在止血过程中起关键作用。正常情况下，血小板并不与血管内皮细胞结合；但是，当损伤使内皮细胞外基质（extracellular matrix，ECM）暴露时，血小板会发生黏附、激活和聚集。

2. 血小板的聚集与释放反应　当血小板黏附于 ECM 时会发生一系列的生物化学变化，这称为血小板激活。在激活阶段，血小板释放颗粒内容物，血小板与血小板之间发生黏附称为血小板聚集。聚集成团块的血小板，形成血小板血栓，能增强止血功能。

3. 止血和血块退缩　血小板血栓又称白色血栓，其止血功能很弱，随后由组织产生的微量凝血活酶激活凝血系统，形成纤维蛋白，并将红细胞和白细胞包绕其中，形成牢固的止血血栓（红色血栓），血小板释放的血栓收缩蛋白，使血块退缩，加强止血作用。

二、凝血机制

通常将凝血过程分为三期：自首个凝血因子激活到形成凝血酶原酶（prothrombinasc）为第一期；形成凝血酶为第二期；形成纤维蛋白为第三期。在凝血的第一期中，因启动因子和参与因子不同，凝血又分为内源性凝血途径和外源性凝血途径两个系统；第二、三期则为共同途径。

1. 凝血因子　已经统一编号的凝血因子共 12 个；用罗马数字Ⅰ～ⅩⅢ表示之（缺Ⅵ）。几乎所有的凝血因子都是糖蛋白，它们的合成途径和其他血浆蛋白（白蛋白等）相同。大部分凝血因子在肝脏合成，以酶原的形式存在于血浆中。

2. 凝血机制

（1）外源性凝血途径：被广泛认为是血浆介导的止血过程的启动步骤，是从血浆与组织因子的接触开始的。血管受损后，来自损伤部位的因子Ⅲ和由Ⅻa、Ⅸa、激肽酶激活的因子Ⅶ（Ⅶa），与 Ca^{2+} 形成复合物，将因子Ⅹ激活为Ⅹa，而Ⅹa 及凝血酶又能催化因子Ⅶ，形成大量Ⅶa，使因子Ⅹ激活反应增大数十倍。Ⅹa、Va 经 Ca^{2+} 与组织磷脂相结合，成为外源性凝血酶原酶，激活凝血酶原。

（2）内源性凝血途径：内源性凝血从因子Ⅺ激活开始：带阳电荷的因子Ⅻ与带阴电荷的异物表面接触后，因子Ⅻ即被激活（Ⅻa）。Ⅻa 将二聚体因子Ⅺ各自肽链中的 S-S 结合点切断，生成Ⅺa。Ⅺa 在血小板磷脂（PF_3）的表面上，与 Ca^{2+}、Ⅷa 形成复合物，激活因子Ⅹ生成Ⅹa。Ⅹa 生成后迅即与因子 Va、Ca^{2+} 结合，并由后者与血小板磷脂相连接，成为内源性凝血酶原酶，激活凝血酶原。

（3）凝血的共同途径：经内外两种途径形成凝血酶原酶之后，即进入凝血的共同途径，即凝血酶原被激活为凝血酶，后者在激活纤维蛋白原为纤维蛋白，凝血即告完成。

三、抗凝机制

在形成凝血块的后期，需要强大的抗凝机制限制凝血块的蔓延。为防止过度凝血发生血栓，机体还有一套抗凝体系，以保证血流通畅。

1. 内源性凝血的抗凝体系

(1)丝氨酸蛋白酶因子　主要包括：①抗凝血酶Ⅲ(antiprothrombin Ⅲ，AT Ⅲ)；②补体 C_1 抑制因子(C_1 INH)；③α_2-巨球蛋白(α_2-M)；④α_1-抗胰蛋白酶(α_1-AT)；⑤α_2-纤溶酶抑制物(α_2-PI)；⑥肝素辅因子。

(2)蛋白 C(proterin C，PC)抗凝体系　这一系统由蛋白 C、蛋白 S(protein S，PS)、血栓调节素(thrombomudulin，TM)及蛋白 C 抑制物(protein C inhibitor，PCI)所组成。

(3)细胞抗凝系统　体内的单核-吞噬细胞系统可以通过吞噬作用，将某些凝血物质清除掉，起到抗凝作用。例如凝血酶原激活物、纤维蛋白(原)降解产物，Ⅸa、Ⅺa、Ⅶa 等皆可被吞噬清除。

2. 外源性凝血的抑制因子(tissue factor pathway inhibitor，TFPI)　TFPI 是一种糖蛋白，主要由血管内皮细胞产生，是外源性凝血途径的特异性移植物。目前认为，TFPI 是体内主要的生理性抗凝物质。TFPI 抑制组织因子/Ⅶa 因子的复合物，进而抑制负责启动止血过程的外源性凝血途径。

四、纤维蛋白溶解及其抑制因子

凝血生成的纤维蛋白被分解液化的过程，称为纤维蛋白溶解(fibrinolysis)简称纤溶。纤溶系统主要包括纤维蛋白溶解酶原、纤溶酶、纤溶酶原复合物与纤溶抑制物。

1. 内源性纤溶激活　在血管壁受伤部位的胶原纤维等物质与因子Ⅻ接触后，将因子Ⅻa 激活，Ⅻa再将激肽酶原酶激活成激肽酶，Ⅻa 和激肽酶将纤溶酶原激活为纤溶酶。

2. 外源性纤溶激活　由血管损伤部位分泌的组织型纤溶酶原激活物(tissue type plasminogen activator，tPA)、尿激酶型纤溶酶原激活物(urokinase type plasminogen activator，uPA)以及肿瘤细胞性和白血病细胞的细胞性组织型纤溶酶原激活物，将纤溶酶原激活为纤溶酶，属于外源性纤溶激活。由于 tPA 激活纤维蛋白上的纤溶酶原，大大加快了纤溶酶分解纤维蛋白的作用。

3. 纤溶系统的抑制因子　为了保持血液的流动性，不仅要维持血凝和纤溶的平衡，而且血液中还有多量相应的纤溶抑制物，以保持平衡。体内有多种物质可抑制纤溶系统活性，主要有：

(1)纤溶酶原激活物的抑制因子(plasminogen activator，PAI)：包括 PAI-1、PAI-2、C_1 INA、α_2-M 等，它们通过对纤溶酶原的激活物的抑制，阻断纤溶酶原的激活。

(2)a_2-抗纤溶酶(a_2-antiplasmin，a_2-AP)：通过与纤溶酶结合形成复合物而迅速抑制纤溶酶活性，血小板所含的 a_2-AP 在血小板活化时被释放，可防止纤维蛋白过早被降解，而在凝血块上，纤溶酶上 a_2-AP 的作用部位被纤维蛋白占据，因此不易被 a_2-AP 灭活。

五、血管内皮系统

血管内皮细胞即可通过其抗血栓作用，维持血液的流动性，又有防止出血的止血作用。

1. 止血功能　完整的血管内皮不激活凝血因子和血小板，但当血管内皮受到损伤时，它能释放组织因子以启动外源性凝血；受损处暴露出来的胶原纤维能激活Ⅻ因子，启动内源性凝血；并使血小板活化，发生黏附聚集反应而止血。此外，血管内皮之间由黏合质紧密相连，其外部受到平滑肌和弹力纤维的保护，以维持血管的完整性和收缩力，协助止血。

2. 抗血栓作用　正常的血管内皮细胞作为屏障，防止凝血因子、血小板与内皮下的成分接触，从而避免凝血系统的激活和血小板活化。血管内皮通过下列作用，发挥其抗血栓活性。

(1)合成与释放前列腺环素(prostacyclinI_2，PGI_2)及一氧化氮(nitric oxide，NO)抑制血小板的释放功能和聚集功能。

(2)表达凝血酶调节蛋白，并将激活蛋白 C 的作用提高 2000 倍，灭活凝血因子 Va 和Ⅷa。

(3)表达硫酸乙酰肝素蛋白多糖，结合血液中抗凝血酶，灭活凝血酶、凝血因子 Xa 等。

(4)合成、分泌组织纤溶酶原激活物，激活纤维蛋白溶解酶原，降解已形成的纤维蛋白以保血管通畅。

第二节 出血性疾病的检查要点

一、出血性疾病原因

因出血或凝血障碍而导致的疾病称为出血性疾病，常见的原因为：血管异常、血小板异常、凝血或纤溶异常，抗凝因子增多等。

1. 血管异常

(1)血管壁异常，如单纯性紫癜、老年性紫癜、维生素 C 缺乏症。

(2)血管炎性病变，如 Schonelein-Henoch 综合征、Oslev 病。

(3)感染性毒素所致的血管性损伤。

2. 血小板异常

(1)血小板生成减少，如再生障碍性贫血、急性白血病、药物性(肝素、雌激素、甲基多巴等)、特发性血小板减少性紫癜(idiopathic thrombocytopenic purpura，ITP)、巨细胞贫血等。

(2)血小板破坏过多，如 ITP、弥散性血管内凝血(diffuse intravascular coagulation，DIC)。

(3)血小板分布异常，如 Baiti 综合征。

(4)血小板功能有缺陷，如血小板无力症、肝脏疾病、抗血小板药物等。

3. 凝血或纤溶异常

(1)先天性凝血功能异常，如血友病、vonwillebrand 病。

(2)后天性凝血功能异常，如肾病综合征、抗磷脂抗体综合征、凝血因子生成减少(维生素 K 缺乏，肝脏病凝血因子消耗和纤溶亢进)。

4. 抗凝因子增多

(1)生理性抗凝物质增加，如 AT-Ⅲ、α_2-巨球蛋白、蛋白 C 和血栓调节素增加。

(2)病理性抗凝物质增加，如 SLE 时产生的狼疮抗凝物质(lupus anticoagulent)等。

二、出血性疾病的实验室检查要点

对于出血性疾病的诊断，病史、查体和实验诊断都很重要，实验室检查是确定检查方向和最后确诊的关键。

1. 过筛检查　一般是将出血时间、束臂试验和血小板计数作为观察血小板-血管壁相互作用有无异常的指标，以 APTT(或 CT)、PT 和纤维蛋白原定量(或 TCT)作为观察凝血功能的指标，因而把上述六项检查作为出血性疾病的过筛检查。但当这些结果无异常发现时，并不能排除出血性疾病，尚需进一步做灵敏度更高的特殊检查。过筛试验出现异常时的初步诊断见表 24-1。

表 24-1 出血性疾病的过筛试验与初步诊断

束臂试验	出血时间	血小板计数	APTT	PT	纤维蛋白原定量	初步诊断
阳性	正常或延长	正常	正常	正常	正常	血管异常
阳性	多为延长	多为正常	正常	正常	正常	血小板减少
阳性	延长	正常	延长	正常	正常	VWD 或血小板功能障碍
阴性	正常	正常	延长	正常	正常	内源性凝血障碍
阴性	正常	正常	正常	延长	正常	外源性凝血障碍
阳性	延长	减少	延长	延长	减少	DIC 或肝功能不良

2. 特殊检查　在过筛检查异常的基础上，再进一步进行特殊检查，例如：

(1)血小板减少、出血时间延长、束臂试验阳性，其他检查正常者属于血小板减少，应进一步做骨髓细胞学检查，探究血小板减少是否由血液病引起。如果骨髓无异常发现，表明血小板减少乃因破坏亢进或分布异常所致。

(2)血小板正常、出血时间延长，束臂试验阳性，其他检查正常，见于：①血浆中缺乏 VW 因子，即 von willebrand 病(VWD)；②血小板功能障碍，应进一步检查血小板功能、血小板膜蛋白分析等。

(3)APTT 正常而仅 PT 延长时，应查因子Ⅶ定量，如有减少即为因子Ⅶ缺乏症。但因在轻度肝损伤、维生素 K 缺乏、DIC 初期时，PT 也延长，故应加以排除。此外，在异常纤维蛋白原血症时，PT 也延长。

（4）全部过筛实验皆异常，应怀疑DIC；重症肝病，加查DIC相关试验或肝功能。

三、弥散性血管内凝血

1. DIC的定义　DIC是一种临床综合征，以血液中过量凝血酶生成，可溶性纤维蛋白形成和纤维蛋白原溶解为特征。发病的基本机制是血流中组织因子增加；或由于血管内皮细胞受到损伤，释放的凝血因子增加、抗血栓因子减少，早期血凝亢进，导致弥散性微血管血栓的形成；此后则因凝血因子大量消耗和继发性纤溶，使血液处于低凝状态，导致出血性症状的产生。

2. 临床表现

（1）出血：出血往往严重而广泛，表现为皮肤瘀点、瘀斑，尤其是静脉穿刺部位渗血不止，具有特征性，一部分患者可出现特征性的肢端皮肤“地图形状”的青紫；牙龈出血、鼻出血、消化道出血、肺出血、血尿等均可发生，颅内出血是DIC致死的主要原因之一。

（2）微循环障碍：常出现与失血量不成比例的组织、器官低灌注。轻者表现为一过性血压下降，重者出现休克。

（3）血栓栓塞及器官功能不全：DIC可出现全身或局限性微血栓形成。常见部位有肾、肺、肾上腺、皮肤、胃肠道、肝、脑、胰、心等，根据血栓栓塞的不同部位出现相应的症状和功能受损。

（4）血管内溶血：DIC出现血管内溶血的几率为10%～20%，主要表现为黄疸、贫血、血红蛋白尿、少尿甚至无尿，血涂片可发现红细胞碎片或畸形红细胞。DIC分急、慢性两种，急性DIC发展迅速、病情凶险，应尽早确诊予以治疗。

3. DIC的过筛试验和确证试验　诊断DIC尚无特异性检验项目，需根据患者的临床资料和实验室检查综合判断，其基本检验项目为三项过筛试验和三项确证试验见表24-2。

表24-2　DIC过筛试验和确证试验

	检查项目	DIC判定标准
过筛试验	（1）血小板计数	$<100\times10^9/L$
	（2）血浆凝血酶原时间测定	较正常对照延长3s以上
	（3）纤维蛋白原定量	<2g/L
确证试验	（1）3P试验	阳性
	（2）凝血酶凝固时间测定	较正常延长3s以上
	（3）纤溶酶原活性	增强

4. DIC确诊标准　过筛试验全部阳性或有两项为阳性，再有一项确证试验阳性，结合临床即可确诊。

第三节　体外循环期间监测

一、肝素浓度监测原理

体外循环（cardiopulmonary bypass，CPB）转流必须肝素化。肝素抗凝作用分为两步：第一，给药后，肝素吸收，分布于血管内并达到一定浓度。第二，血浆肝素与ATⅢ结合，发挥抗凝作用。

1. 鱼精蛋白滴定法

（1）利用天青A及分光光度计进行的滴定方法：将使吸光度达最大值的最小鱼精蛋白剂量视为目标剂量，按照公式计算出鱼精蛋白用量。此法可于5分钟内完成，且可直接以全血为实验对象，多用于实验研究，尚未用于临床。

（2）Hepcon系统：Hepcon系统是目前应用最广的滴定仪器，它可以根据肝素剂量反应试验确定肝素剂量、同时监测全血肝素浓度和ACT、进行肝素与鱼精蛋白滴定以确定中和肝素所需的鱼精蛋白剂量。因此Hepcon系统可以全面监测体外循环中的抗凝，最大可能地保证体外循环的抗凝安全性。

2. 荧光底物分析法

（1）荧光底物分析法是另一种术中监测肝素浓度的方法，它可以准确地测量术中患者及体外循环系统中血浆的肝素浓度。首先将样本加入含有

ATⅢ的正常血液中，以减少因ATⅢ引起的个体误差，再加入凝血酶原标准液，形成ATⅢ-肝素-凝血酶原复合物及剩余的凝血酶原。剩余凝血酶原的量与样本中肝素含量成反比。

(2)当给测量室中加入纤维蛋白原样物质，剩余凝血酶原将纤维蛋白原样物质裂解，形成荧光样物质。这样可以分析测量室中的荧光强度，再与标准曲线进行比较，获得肝素浓度。

二、肝素浓度监测在体外循环中的意义

1. 体外循环肝素化前，了解患者体内肝素水平，特别对特殊患者，如术前给肝素抗凝治疗或肝素样抗凝药的患者，可以根据患者体内的肝素水平给予肝素，为体外循环抗凝提供参考。

2. 低温体外循环时，通过肝素浓度监测可以了解患者体内及体外循环系统中准确的肝素水平。通常，体外循环开始时，血浆肝素浓度从3～4U/ml降至1.5～2U/ml。

3. 体外循环中监测肝素浓度对临床有指导意义的是根据肝素浓度决定鱼精蛋白中和肝素的剂量，以便中和肝素，不引起出血及肝素反跳。

三、肝素化效果监测

体外循环心脏直视手术中应用肝素效果监测比肝素浓度监测有更重要临床意义。肝素抗凝效果监测用于临床的方法有：激活全血凝固时间(ACT)，激活部分凝血活酶时间(APTT)。对于体外循环期间的抗凝及中和，目前ACT已成为金标准。APTT已经成为除ACT外的另一有效抗凝监测手段。随着科技进步，血栓弹力图逐渐应用于抗凝监测。

1. ACT监测　它反映全血中各个凝血因子及血小板凝血状态的综合程度。影响ACT测定结果的因素有：

(1)肝素的效价：不同厂家不同批号不同剂型的肝素，其提纯度、平均分子量及分子粒子的离散度各不相同，导致其效价差异很大。

(2)患者对肝素反应的个体差异：血液中ATⅢ-凝血酶的比例的差别是导致个体差异主要原因。

(3)温度：低温可使ACT明显延长，可使各种凝血因子的活性下降。ACT测定之前，玻璃试管应在37℃检测槽中预热保温3分钟以上。

(4)血液稀释：转流中的血液稀释可使凝血因子大量稀释，难溶性纤维蛋白的形成及血小板的黏附聚集均受到影响，导致ACT延长。

ACT除了作为肝素化效果的指标外，对其他凝血机制障碍的诊断无甚意义。

2. APTT　是目前监测肝素治疗的最常用方法，对小剂量肝素具有较高的敏感性。与ACT相比，APTT监测鱼清蛋白拮抗肝素残留作用和肝素反跳可能更准确。

第四节 血栓弹力图

血栓弹力图(Thrombelastograghy，TEG)是由血栓弹性描记仪描记的凝血动态过程曲线，是一种能动态分析凝血形成和纤维蛋白溶解全过程的曲线图。它能在10～20分钟内提供凝血因子、纤维蛋白原、血小板功能和纤维蛋白溶解等有关凝血和纤溶的相关信息，现已成为围手术期监测凝血功能的重要指标。

1. TEG设计原理　TEG能监测患者的凝血状况，主要基于两个事实：①凝血过程的最终结果是形成凝血块；②凝血块的物理性质(形成速率、硬度及稳定性)将决定患者是否有正常的凝血功能，即是否出血，或是否形成血栓，详见图24-1。

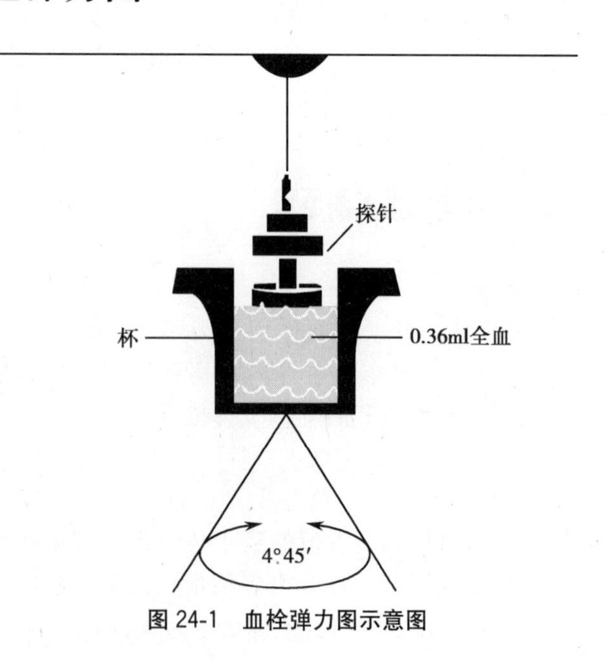

图24-1 血栓弹力图示意图

2. TEG参数及意义　TEG能传递大量的凝血状态信息，它能通过20多个重要的参数反应出凝血和纤溶的动态过程，包括：凝血反应时间(R)、凝血形成时间(K)、凝固角(α角)、血栓最大幅度(MA)、凝血综合指数(CI)、纤溶指数(LY30)，详见图24-2。

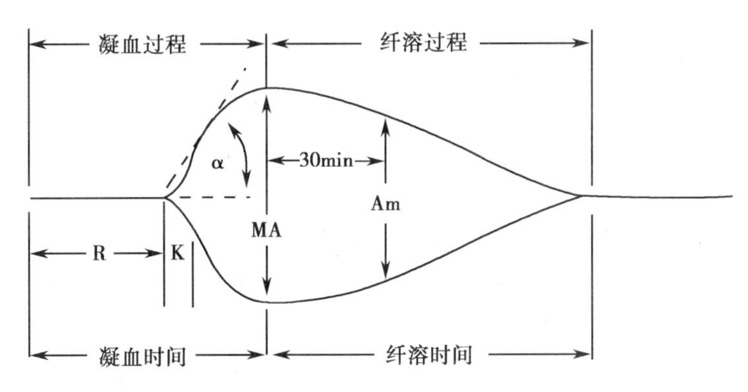

图24-2　血栓弹力图各相关参数

TEG各参数均有明确的定义：

(1)凝血反应时间(R值)：指从标本开始检测至描记幅度2mm所需的时间，即从血注入容器内到开始发生凝固的时间。R值相当于凝血活酶生成时间，或相当于内源性凝血过程的第Ⅰ期，R时间因使用抗凝剂或凝血因子缺乏而延长，因血液呈高凝状态而缩短。正常值为4～8分钟。

(2)凝血形成时间(K值)：从R终点到曲线幅度达20mm所需的时间。相当于凝血酶生成时间，或相当于内源性凝血过程的第Ⅱ期，表示凝血块的形成速度。正常值为1～4分钟。

(3)凝固角(α角)：是TEG两条曲线开始分叉所形成的角度，即从凝血块形成点至描记图最大曲线弧度作切线与水平线的夹角，代表凝血酶形成的速度。α角越大，则纤维蛋白形成越快。α角反映凝血速度的快慢较R值和K值更精确、敏感。正常值为47°～74°。

(4)血栓最大幅度(MA)，即描记图上的最大幅度，或最大切应力系数，为图形两侧最宽距离。MA值与血小板质、量及纤维蛋白原的量有关，其中血小板的影响比纤维蛋白要大，约占80%。MA正常值：55～73mm。

(5)凝血块强度G(或血栓硬度)：MA值确定后的同时G值也被仪器自动确认。G正常值：6.0～13.2d/s，G值大于正常为高凝。

(6)凝血综合指数(CI)：在TEG自动描记和检测中自动报告的参数之一，直接反映整个凝血的高凝与低凝状态，其正常值为－3～＋3。CI＜－3为低凝，CI＞＋3为高凝。

(7)纤溶指数(LY30)：反映纤维蛋白溶解情况，即MA值确定后30分钟内凝血块幅度减少的速率，LY30＞7.5%表示纤溶亢进，其正常值0～8%。

3. TEG临床适应证

(1)肝移植手术

1)长时间手术操作、肝脏疾病及再灌注损伤等原因都会引起肝移植患者的凝血障碍和出血。不同原因导致的出血，止血方法不尽相同。肝病患者由于肝合成凝血因子功能不足、血小板质量和数量均下降、纤溶亢进、肝清除凝血蛋白的能力下降，会出现凝血功能障碍。

2)通过TEG检测可观察肝移植手术中新肝灌注后会出现再灌注损伤，称为肝素样作用，表现为R＋K的显著增加。TEG的应用可以判断凝血障碍和出血的原因，并指导成分输血，从而减少输血量。

(2)心血管手术

1)这类患者术中常会应用体外循环系统，该系统可通过以下几个方面影响凝血，引发出血：①促凝血因子、纤维蛋白原和血小板的稀释作用；②凝血因子的消耗；③应用肝素；④术前输注血小板；⑤低体温。

2)当患者发生大出血时，确定出血原因对于制订治疗方案尤为重要，而TEG不仅可帮助确定出血原因，而且还能指导成分输血，减少输血量。

(3)创伤外科

1)严重创伤所致的血小板、凝血因子损失及低温可造成严重的凝血功能障碍；急救中大量输血输液可导致稀释性血小板和凝血因子降低，加之酸中毒、低温，进一步加重了凝血功能障碍，致使出血加重，病情恶化。

2)严重创伤的患者，传统的凝血实验绝大多数可为正常，TEG较传统的凝血实验更为敏感，不但可以检测因血小板或凝血因子缺乏导致的凝血功能障碍，还可以检测因低温导致的凝血障碍。对创伤外科出现的凝血功能障碍可以早期做出诊断，指导抗凝及输血治疗，减少因出血或输血治疗所致的并发症的发生率及死亡率。

（4）脓毒血症：严重脓毒症相关的凝血功能紊乱和全身炎症反应常导致致死性多脏器功能不全，病死率大大增加。因此，及时的诊断和有效的治疗成为阻断 DIC 发生发展，降低严重脓毒症患者死亡的关键。K 时间、α 角、MA 值、CI 值均可识别严重脓毒症并发 DIC 患者，准确性较高。

（5）围手术期输血：围手术期输血是维持患者生命安全的重要治疗措施。TEG 指导输血能够显著减少患者的出血量。在围手术期 TEG 的指导下进行成分输血，其浓缩红细胞的使用率及新鲜冰冻血浆的使用量也显著降低。因此，围手术期采用 TEG 指导用血对于改善患者预后及节约日益紧缺的血液资源具有很好的社会及经济效益。

（李　会　王密周）

参考文献

1. Van Hinsbergh VW. Endothelium-role in regulation of coagulation and inflammation. Semin Immunopathol, 2012, 34(1): 93-106.
2. Wolberg AS, Aleman MM, Leiderman K, et al. Procoagulant activity in hemostasis and thrombosis: Virchow's triad revisited. Anesth Analg, 2012, 114(2): 275-285.
3. Achneck HE, Sileshi B, Lawson JH. Review of the biology of bleeding and clotting in the surgical patient. Vascular, 2008, 16 Suppl 1: S6-13.
4. Tello-Montoliu A, Jover E. Rivera J, et al. New perspectives in antiplatelet therapy. Curr Med Chem, 2012, 19(3): 406-427.
5. Furie B, Furie BC. In vivo thrombus formation. J Thromb Haemost, 2007, 5(Suppl 1): 12-17.
6. Kasthuri RS, Glover SL, Boles J, et al. Tissue factor and tissue factor pathway inhibitor as key regulators of global hemostasis: measurement of their levels in coagulation assays. Semin Thromb Hemost, 2010, 36(7): 764-771.
7. Mylotte D, Foley D, Kenny D. Platelet function testing: methods of assessment and clinical utility. Cardiovasc Hematol Agents Med Chem, 2011, 9(1): 14-24.
8. Stribling WK, Slaughter TF, Houle TT, et al. Beyond the platelet count: heparin antibodies as independent risk predictors. Am Heart J, 2007, 153(6): 900-906.
9. Salooja N, Perry DJ. Thrombelastography. Blood Coagul Fibrinolysis, 2001, 12(5): 327-337.
10. Herbstreit F, Winter EM, Peters J, et al. Monitoring of haemostasis in liver transplantation: comparison of laboratory based and point of care tests. Anaesthesia, 2010, 65(1): 44-49.
11. Johansson PI, Stissing T, Bochsen L, et al. Thrombelastography and tromboelastometry in assessing coagulopathy in trauma. Scand J Trauma Resusc Emerg Med, 2009, 17(1): 45-50.

第二十五章 神经功能监测

第一节 颅 内 压

一、颅内压的生理学意义

(一)颅内压的形成

正常人颅内大约容纳 1400g 脑组织，100～150ml 脑血液和 75～150ml 脑脊液。正常生理情况下，脑组织、脑血液和脑脊液的体积与颅腔的容积是相适应的，从而保持颅内相对稳定的压力。

颅内压增高时机体有一定的代偿机制减轻这一改变：

1. 通过对脑静脉施压以减少颅内血容量。
2. 脑脊液转移进入脊髓蛛网膜下腔。
3. 增加脑脊液重吸收。

(二)影响颅内压的生理因素

1. 动脉二氧化碳分压($PaCO_2$)　二氧化碳对颅内压的影响来自其对脑血流量的改变。

(1)当 $PaCO_2$ 在 2.67～8.0kPa 之间急骤变化时，脑血流量的改变十分敏感，与之呈线性关系，约 15ml/kPa(2ml/mmHg)。

(2)$PaCO_2$ 超过 8.0kPa，脑血管不再扩张，低于 2.67kPa，脑组织缺血和代谢产物蓄积将限制这一反应。

2. 动脉氧分压(PaO_2)

(1)PaO_2 在 8.0～18kPa 范围内变动时，脑血流量和颅内压不变。PaO_2 低于 6.67kPa 时，颅内压的升高与脑血流量的增加相平行。

(2)如果低氧时间较长，由于脑水肿，在恢复正常氧合后颅内压也不能恢复原水平。此外缺氧后脑血管自动调节也可能受损，从而导致动脉血压与颅内压之间呈被动关系。

3. 动脉血压　正常人平均动脉压在 8～20kPa 范围内波动，脑血流量依靠其自身的自动调节机制而保持不变。在这一限度内，血压对颅内压的影响很小。超出这一限度，颅内压将随血压的升高或降低而呈平行改变。

4. 中心静脉压　中心静脉压或胸内压的变化通过两个途径能影响颅内压：

(1)增加的压力可以在颈静脉和椎静脉中逆行传递，提高脑静脉压，从而升高颅内压。

(2)胸、腹内压增加，如呛咳，导致椎管内的静脉扩张，从而提高脑脊液压力。

二、颅内压监测方法

(一)腰椎穿刺

1. 通过腰穿蛛网膜下腔置管，与压力传感器连接持续测压。同时可以间断释放脑脊液以降低颅压和经导管取脑脊液样品及注药。用腰椎穿刺来测量颅内压的方法有 100 余年的历史，该方法简便易行，操作简单。

2. 缺点是穿刺或置管过程中及留置导管后当穿刺针或导管触及患者脊神经根时可致下肢难以忍受的剧烈疼痛，穿刺针及置入的导管有发生断裂、扭曲的风险，颅内感染、神经损伤、出血等并发症少见，置管时间一般不能超过三周。当患者病情危重不宜搬动、极度躁动不安、穿刺部位感染、脊柱骨折脱位、颅内血肿诊断明确或怀疑颅内压极高有形成脑疝的危险时，被视为禁忌。

(二)脑室内监测

1. 脑室内监测被认为是颅内压监测的“金标准”，临床上使用普遍。一般是利用侧脑室穿刺外引流的方法把含有压力感应探头的导管置入侧脑室，并通过内置于导管中的导线连接压力感应探头和体外显示器。该方法兼有测压准确和随时引流脑脊液的优点，同时方便颅内给药和脑脊液化验。但当脑水肿严重、颅内出血时，脑室受压变窄、移位甚至消失，给穿刺和置管带来一定困难。

2. 随着导管放置时间的延长，脑室内监测的感染风险增加，且其准确性也逐渐下降。新近报道的含有抗生素涂层的导管可降低感染率，但临床证据尚不充分需更多的研究去验证。此外，非颅内因素如呼吸道阻塞、烦躁、体位偏差、高热等也可导致颅内压增高，应尽量避免。

(三)脑实质内监测

1. 电桥探头和光纤探头常被用于脑实质监测中，当颅内压发生变化时电桥探头受压并发生相应的电压改变而被记录下来；光纤探头是利用压力推动一个小的光镜，再利用光导纤维，通过光电转换，最后转换为压力而记录下来，两者都需要借助中空的颅骨螺栓进入脑实质。

2. 脑实质内监测是一种较好的替代脑室内置管监测的方法，其准确性仅次于脑室内监测，引起感染和颅内出血的几率较低。主要缺点是不能引流脑脊液，价格昂贵，且由于颅内压在颅腔内的分布并不均匀一致，所以监测值更多的反应局部颅内压，例如幕上监测的颅内压值可能和幕下值存在差异。

(四)蛛网膜下腔监测

1. 蛛网膜下腔监测是基于液体耦合系统的颅内压监测方法，它通过中空的螺栓管道把蛛网膜下腔的脑脊液压力传递到压力换能器并显示出来。

2. 此方法不损伤脑实质，操作方便，但感染几率较高，测量结果易受螺栓松动和堵塞的影响。

(五)硬膜外监测

硬膜外监测不需要打开硬脑膜，发生感染和出血的几率很低。这种监测方法多采用微型扣式换能器，将探头放在硬膜外，通过相对非弹性的硬脑膜把颅内压力传导给换能器，因为颅内压和硬膜外空间压力的关系还不明确，所以监测结果不太可靠，且随着使用时间的延长，换能器易出现故障、移位、基线漂移，其临床使用并不广泛。

(六)神经内镜术中监测

该法主要在神经内镜手术中使用。在神经内镜手术中进行脑室灌洗可能会引起颅内压的急剧变化，有诱发心跳过缓甚至是心搏骤停的风险，为避免因颅内压急剧变化所导致的并发症，在神经内镜工作通道中放置微型传感器，可持续监测术中颅内压变化。术后也可继续监测。但目前有关神经内镜术中行颅内压监测的报道较少，监测设备及监测方法尚需改进。

(七)有创脑电阻抗监测

有创脑电阻抗监测是一种新的生物阻抗技术，其原理是当生物组织接受低于其兴奋阈的微弱电流时，生物组织表面会产生电位差，电位差可反映生物阻抗变化，建立这种阻抗变化与颅内压增高的关系即可实现间接测量颅内压变化的目的。

(八)遥测颅内压监测技术

1. 该技术设备由可置入式遥测探头、示读装置、便携式记录装置组成，可置入式遥测探头由脑实质内压力感应器和帽状腱膜下换能器组成。该遥测探头的一端置入脑实质内，另一端埋置在帽状腱膜下，示读装置的射频感应线圈可在头皮皮肤表面感受帽状腱膜下换能器感知的颅内压力的变化并把信号传给便携式记录装置。

2. 该监测手段可在日常生活中长时间监测，操作简单，在儿童患者的颅内压监测中将发挥重要作用，但刚进入临床使用，尚需大样本临床研究资料证实其可靠性。

(九)经颅多普勒超声监测

1. 经颅多普勒超声监测颅内压的原理是利用流体的多普勒效应，通过低频脉冲超声波对颅底血管的扫描，得到发射波和接受波之间的频移差，计算机再对频移差值的大小及方向进行分析处理，便可获得受测血管血流状况的各项指标，主要有经颅多普勒超声参数和经颅多普勒超声频谱。

2. 由于经颅多普勒超声能反映脑血流动态变化，但因颅内压和脑血流速度的关系易受脑血管活性的影响，在临床上影响脑血管活性的因素很多，所以难以准确计算颅内压值。

(十)闪光视觉诱发电位监测

1. 通过对整个视觉通路完整性的反应来间接监测颅内压的变化。颅内压升高时，电信号在脑内传导速度减缓，视觉通路的信号转导同样受到影响，此时闪光视觉诱发电位波峰潜伏期延长，延长时间与颅内压值正相关。

2. 但该方法易受年龄、代谢因素(如二氧化碳分压、氧分压、血压、pH 等)、眼部疾病(如严重视力障碍、眼底出血等)、颅内病变导致视觉通路破坏的疾病(如颅内肿瘤等)以及全身代谢性紊乱的影响，此外部分患者(如深昏迷、脑死亡等)不出现闪光视觉诱发电位波形。

（十一）鼓膜移位

1. 鼓膜移位的原理是当颅内压发生变化时，脑脊液通过内耳迷路导水管引起耳蜗外淋巴液压力的变化，耳蜗外淋巴液压力的变化通过卵圆窗、听小骨传递到骨膜，导致鼓膜移位。Samuel 等的研究证实了鼓膜移位在一定范围内可较精确地反映颅内压变化，其诊断准确率 80%，特异性为 100%。

2. 但鼓膜移位的监测方法也有如下缺陷：

（1）随着年龄的增长，耳蜗管的通畅程度降低，影响了外淋巴液的流动，尤其是在年龄超过 40 岁的患者。

（2）该方法对于因过度暴露于声音刺激状态而引起暂时性音阈改变的患者测量不准确。

（3）有镫骨肌反射缺陷（如脑干、中耳病变）的患者不能监测。

（4）不安静、不合作的人不宜监测。

（5）不能连续监测。

（十二）视网膜静脉压或动脉压检测

1. 生理状况下，颅内压小于视网膜静脉压，视网膜静脉内的血液经视神经基底部回流到海绵窦。但当颅内压增高时，视神经基底部受压，走行于基底部的视网膜静脉受压变窄致使视网膜静脉内的血液回流受阻，从而引起视神经乳头水肿、视网膜静脉增粗和静脉压增高。

2. 但此方法只能一过性使用而不能连续、重复监测，此外，在视神经乳头水肿明显和眼内压高于静脉压时不可用。

（十三）前囟测压

这是一种仅在前囟突出于骨缘的新生儿和婴儿中使用的监测方法。临床上常采用平置式传感器，因其能够较好的排除前囟软组织对结果的影响而具有较高的精确性。但使用该方法时需压平前囟，然后才能连接传感器，这在一定程度上缩小了颅腔容积，增加了颅内压，有对患儿造成不利影响的风险，同时还会使实测值偏高。

三、颅内压监测的临床意义

（一）颅内压力值

正常颅内压＜2kPa。2～2.67kPa 为颅内压轻度升高；2.67～5.33kPa 为中度升高；＞5.33kPa 为重度升高。

（二）颅内顺应性曲线

颅内压力-容量间的关系在颅内压监测上有十分重要的价值。脑室内快速注入 1ml 容量，颅内压上升不应超过 0.4～0.5kPa。颅内压力-容量曲线并非线性而呈指数关系。在颅内压正常或升高的早期，压力一容量曲线平坦，说明颅腔代偿功能好。一旦失代偿，曲线将会陡然上升。

（三）颅内压监测的适应证

目前为止，脑室内压监测仍然是颅脑外伤患者首选的脑监测技术。

1. 为规范颅内压监测在颅脑创伤患者中的使用，美国在颅脑损伤指南中建议颅内压监测的使用指征是：

（1）伤后格拉斯哥昏迷评分在 3～8 分之间，头颅 CT 扫描见异常表现。

（2）伤后格拉斯哥昏迷评分在 3～8 分之间，头颅 CT 扫描正常，但满足以下 2 项或更多条件者：年龄＞40 岁，单侧或双侧去皮质表现，收缩压＜11.97 kPa。

2. 国内学者推荐的颅内压监测的指征

（1）强力推荐：头部 CT 检查发现颅内异常（颅内出血、脑挫裂伤、脑水肿、脑肿胀、脑积水、基底池受压等）的急性、重型颅脑损伤患者（格拉斯哥昏迷评分 3～8 分）。

（2）推荐：CT 检查发现颅内异常（颅内出血、脑挫裂伤、脑水肿、脑肿胀、脑积水等）的急性、轻中型颅脑损伤患者（格拉斯哥昏迷评分 9～15 分）；急性、轻中型颅脑损伤合并全身多脏器损伤休克的患者。

（3）不推荐：CT 检查未见明显异常，病情比较稳定的轻中型颅脑损伤患者（格拉斯哥昏迷评分 9～15 分）。目前，国内外大多数学者把重型颅脑损伤患者的颅内压控制在≤2.66kPa 作为基本治疗目标。

（四）颅内压监测的局限性

只有在脑代谢变化构成脑肿胀时，颅内压才会产生有意义的变化；颅内压不能精确反映局部脑血流和脑功能；在非心脏停搏性的脑缺氧损伤，颅内压往往是正常的。

第二节　脑　电　图

脑电图（electroencephalography，EEG）监测已有 50 多年历史，其反映的是大脑皮层灰质兴奋性和移植性突触后电位的综合，其许多表现能反映正常或处在临床病理状态下的大脑皮层状态。脑电图能够精确地鉴别清醒、不清醒、癫痫活动、睡眠状态和昏迷状态。

一、正常脑电图的基本要素

(一)频率

频率是指单位时间内的周波数(Hz)。人类EEG的频率一般在0.5～30Hz，决定频率的主要因素有：①神经元回路的物理特性：回路的长短及神经纤维的粗细以及神经冲动经过突触的数目；②神经元的不应期，约100ms；③神经元物质代谢速度，突触后电位是在物质代谢过程中形成的。代谢越慢则有长周期慢波；④大脑皮质神经元同步化和去同步化的程度。

1. α波和α节律

(1)α波指频率为8～12Hz范围内的电活动，而重复节律性地出现α活动称为α节律。α波是正常成人安静闭眼时主要的脑电活动，以顶枕部最为明显，其次为顶、额部，最低在颞部。

(2)睁眼时，α活动可部分或完全消失而呈现快波。这一现象称为"α波阻断"。再次闭眼，则α波又重现。因此一般认为α波是皮质处在安静状态时的主要脑电活动表现，虽然两半球间可存在轻度的α节律的不对称性，但超过1Hz常被认为是异常。

2. β波和β节律

(1)β波是频率为13～30Hz范围内的电活动。正常成人脑电图可见到β波。主要见于中央区及其前部，以额部最明显。

(2)当正常人从安静闭眼状态下被唤醒时，出现大于13Hz而波幅低于30μV的β活动。

(3)θ和δ活动：属脑皮质的慢波。一般将δ和θ波称为慢波，而β波称为快波。脑电活动在4～7Hz范围内为θ波，常见于瞌睡和浅睡眠状态下，主要见于颞部，若为暴发性或连续性出现则为异常。δ波的频率低于4Hz，是麻醉和深睡眠状态下最明显的电活动。

(二)波幅(振幅)

1. 波幅指从波顶到波底的垂直高度，即电位差的大小(电压，μV)。代表脑电活动的大小和强度。通常以<25μV为低波幅，25～75μV为中波幅，>75μV为高波幅，>150μV为极高波幅。

2. 影响波幅的因素

(1)皮质神经元同步化和去同步化程度。

(2)皮质神经元数量和大小。

(3)神经元排列的一致性。

(4)记录电极和皮质的间距。

(5)神经元兴奋性。

(三)波形

波形指在一个波的周期内电位差的变动形式，由波的周期、波幅、时相等诸多要素所决定，它们之间的不同组合构成了不同的波形。如正弦样波、棘波、尖波、三相波、λ波、棘-慢复合波、K-综合波、手套型波等。

(四)位相(Phase)

1. 为时间与波辐之间的相对关系，表示每个波长在整个周期里的位置，为同一部位在同一导联中所导出的波形，于前后不同时间里的波的位置；或两个不同部位在同一时间里所导出的脑波的位置关系。以基线为准，波顶在基线以上称为负相(或阴性)，波顶在基线以下称为正相(或阳性)。

2. 正常EEG两半球对应部的位相是相同的，但从额到枕可以有90°的位相差，亦即相差半个波。由于EEG是在同一时间内描记各大脑区域电活动的信号，位相相同者为同步，若每个导联的脑波的波峰都落在同一条垂直线上，又称之为同时相。位相不相同者为不同步，若两个导联的电波的差别在180°(位相差为180°)，称为位相倒置或时相倒置。

二、脑电活动与脑代谢、脑血流之间的关系

脑电活动与脑血流和脑代谢之间关系密切。脑仅占体重的2%～3%，却要消耗身体休息时总氧耗的20%。正常清醒人，脑氧代谢率的60%用于供应脑电生理活动。

皮质氧消耗与EEG活动存在相关性。EEG快波占优势时，皮质具有高的氧代谢率，而当慢波占优势时，脑氧耗较低。脑循环停止后约10秒，缺氧导致意识丧失(脑功能障碍)，几乎同时EEG活动也消失(等电位)。低氧时EEG的改变，开始可产生短暂的EEG快波，这是由于刺激外周化学感受器兴奋网状激活系统。随后出现慢波活动，最后脑电活动静止。

三、麻醉药的脑电活动特点

(一)巴比妥类、丙泊酚和依托咪酯静脉麻醉药

巴比妥类、丙泊酚和依托咪酯对脑电图模式的

影响都类似。

1. 最初是激活，然后是剂量相关的抑制。

2. 患者意识消失后，可见到特征性、前脑纺锤形脑电波，随着药物剂量增加，又被1～3Hz的多形态的脑电活动代替。

3. 进一步加大剂量，可导致抑制期延长，更大剂量出现暴发性抑制，在很高剂量时脑电图波形消失。

(二)芬太尼

阿片类药产生剂量相关的脑电频率降低和幅度升高。阿片类药物不会导致脑电图完全性抑制。

1. 小剂量(2μg/kg)的芬太尼产生慢α波伴有θ活动。

2. 给予大剂量或超剂量的阿片类药物，人会出现癫痫样活动，如心脏手术患者给予大剂量的芬太尼麻醉时(30～70μg/kg)，40～60秒，α节律变慢；60～150秒可见弥漫性θ波，并紧接出现δ波。

3. 超过50μg/kg的剂量，EEG不再进一步抑制。

(三)氯胺酮

氯胺酮不会使脑电图活动消失，在所有剂量下脑电图的活动可能没有规律，变异很大。

1. 氯胺酮麻醉的特征是前脑区域占优势有节律的高幅度θ波活动。

2. 加大剂量会产生间歇的、多形态的δ波活动，幅度很高，其中散布低幅度的β波活动。

(四)氧化亚氮(N_2O)

1. 单独使用N_2O使枕部优势α波的幅度和频率降低。随着镇痛起效和意识消失，常可见到前脑区域快速振荡活动(>30Hz)。

2. 50% N_2O可使患者失去意识并产生α节律的消失，EEG表现为快波活动伴随有θ波的出现，θ波往往在颞区占优势。

3. 吸入浓度达80%时，出现高波幅的慢波(4～6Hz)活动。

(五)氟烷

1. EEG对氟烷最初的反应是相对同步的β或高α活动，这见于整个兴奋期和意识消失时。

2. 当吸入浓度>1MAC时，EEG活动逐渐变慢。

3. 吸入浓度大于4MAC时产生暴发性抑制和电活动静止。

(六)异氟烷

1. 亚麻醉浓度的异氟烷产生额部为主的15～30Hz脑电活动。

2. 意识消失时快波活动中夹杂一些2～4Hz的慢波。

3. 大约1MAC时出现以4～8Hz波为主的活动。

4. 1.5MAC时减慢至1～4Hz波为主并伴随脑电活动的抑制，偶尔可见到孤立的棘波。

5. 2～2.5MAC时脑电活动静止。1.5MAC的异氟烷加60%N_2O可出现暴发性抑制。

(七)安氟醚

安氟醚产生显著的癫痫样脑电活动，可能是消除了脑干在边缘系统和新皮质连接上的抑制作用，从而对较高结构产生直接刺激。

1. 安氟醚在亚麻醉浓度和1MAC时产生与异氟烷类似的EEG变化，但可见到少数慢波。

2. 大约1.5MAC时出现棘波和棘波群，随后出现暴发性抑制和突出于抑制波间的高电压棘波活动。

3. 2～3MAC的深麻醉时，EEG由间断夹着二或三组400～800μV棘波的等电位组成。

(八)七氟醚

1. 七氟醚和异氟烷在等MAC浓度，脑电图变化是类似的。

2. 无癫痫病史的患者使用七氟醚也会出现脑电图癫痫样活动。

四、脑电监测方法

(一)定量脑电图(quantitative electroencephalography，qEEG)

EEG的定量化分析目前主要包括频域分析、时域分析和双谱分析。频域分析是以功率谱分析为主，包含了频谱分析、振幅积分分析和周期分析。时域分析主要是直接提取波形特征，瞬态波形识别。双谱分析包含了信号的位相信息以及频域中各种成分的相关信息。在分析测定EEG的频率和振幅的基础上，双谱分析还同时包括EEG的位相和谐波在内的非线性成分，真正包含了信号的全部信息。

(二)qEEG的计算机分析方法脑电地形图

1. 是脑电图的一种定量数字化新发展，它应用图形技术来表达大脑的电生理信息，代替了脑电图的曲线图，它能直观而醒目地利用彩色平面图形和左右侧位图形等三维或多维形式来反映大脑的神经活动，显示脑部器质性和功能性变化，使功能性变化和形态性变化有机地结合起来，对病变的部位、范围及程度能较好地显示，在病变未形成病灶或体积不够大而CT和MRI未能显影时，只要有功能变化，脑电地形图即可显示异常，故对大脑病变可起到超前诊断的作用，并可观察器质性病变对其周围正常脑组织功能的影响等，是一种目前最理想的神经电生理学的成像技术。

2. 脑电功率谱　关键在于把时域信号转化成频域信息，即把幅度随时间变化的脑电波变换为脑电功率随频率变化的谱图。就其物理定义而言，功率谱乃是EEG每一频率成分的功率分布的反映。可以直观地观察到脑电节律δ、θ、α、β的分布与变化情况。功率谱分析在EEG中是基本的分析内容，是各种频域分析的基础。

3. 双谱分析　双谱分析在功率谱的基础上又加上脑电相关函数谱的分析，既测定EEG的线性成分(频率和功率)，又分析EEG成分波之间的非线性关系(位相和谐波)。通过分析各频率中高阶谐波的相互关系，进行EEG信号频率间位相耦合的定量测定。

双谱的变量是通过多变量数学回归方程计算产生的双频谱指数(bispectral index，BIS)一个单一变量的几率函数。范围从0～100，指数由小到大，表达相应的深度镇静水平和大脑清醒程度。

(三)qEEG监测的特点

1. 简便、无创伤地床旁连续性监测。

2. 直观、量化地反映脑功能状态。

3. 能在可逆阶段检测出中枢神经系统的异常和功能障碍，多数情况下早于临床体征的出现。

4. 不受患者意识障碍与麻醉状态的影响。

5. 预测中枢神经系统的功能改变和转归，特别是昏迷患者。

五、围手术期脑电图监测的应用和意义

(一)EEG与脑代谢紧密相连

在脑组织ATP水平下降及细胞膜功能衰竭之前，EEG就表现出明显的异常。如脑缺氧时早期最容易察觉的组织变化是糖酵解速度加快，或乳酸含量增加。EEG开始出现异常与组织乳酸含量升高相关，而此时ATP浓度尚保持正常。异常EEG的改善也与乳酸含量正常化相关。

(二)EEG对脑缺血(氧)十分敏感

EEG反映脑氧供需之间的平衡。

1. 在脑氧耗受到影响之前，脑可以耐受一定程度(大约50%)的脑血流减少。

2. 当脑皮质的氧供减少到一定阈值时，即脑血流降至20～25mL/(100g·min)时，EEG活动开始变慢。

3. 随着脑缺血的加重，EEG波幅减小，在脑皮质发生不可逆损害之前，EEG已变成等电位。这说明在EEG出现缺血性异常之后，尚存在脑损伤的治疗时机。

(三)EEG与脑在头皮的局部定位相关

国际10/20系统电极安置法使头皮电极与脑的解剖分布之间建立了相应的关系。因此从头皮检测到的异常EEG具有病灶定位意义。

1. 脑肿瘤、脑梗死的定位。

2. 检测新出现的局部脑损伤区(栓塞、出血、血肿等)，EEG变化与急性梗死区域大小和梗死的严重性相关。

3. 观察由于治疗、代谢或感染等所致的局部脑血流、脑功能的改变

(四)EEG是监测大脑癫痫放电的最好方法

无抽搐样发作性癫痫在急性脑梗死、颅内血肿、顽固性癫痫、脑外伤、颅内感染、脑肿瘤和代谢性昏迷患者中具有很高的发病率，而且预后差。用动态EEG对无抽搐样发作性癫痫进行诊断具有无可比拟的优越性，可以及时发现病情变化及时处理。

第三节　脑　血　流

一、脑血流与脑血流量监测

(一)脑血流生理基础

1. 脑血流量

(1)CBF约750～1000ml/min，占心排出量的15%～20%。

(2)CBF的分布并不均匀，平均为54(45～60)ml/(100g·min)。灰质的血流量较白质高。在静止状态下，脑灰质的血流量为76±10ml/(100g·

min)，而白质仅为 20±4ml/(100g·min)。灰质中又以大脑皮质的血流量最高，平均约 80ml/(100g·min)。而脑皮质的血流量又以中央区或中央前后回最高，为 138±12ml/(100g·min)。

2. 脑缺血时脑血流量的阈值　临界 CBF 的概念是以丧失脑电和代谢功能为界。

(1)脑电活动衰竭的 CBF 阈值一般认为是在 16～17ml/(100g·min)。CBF 大于 24ml/(100g·min)时，人脑无 EEG 缺血表现。

(2)脑水肿形成的 CBF 阈值在 20ml/(100g·min)。

3. 脑血流的调节　脑血流(CBF)主要取决于脑灌注压(CPP)和脑血管阻力(CVR)，其关系公式如下：

CBF＝CPP/CVR

CPP＝平均动脉压－平均颅内压

脑灌注压增高超过正常 30%～40%，或降低 30%～50%，CBF 可保持不变。也就是说平均动脉压在 8～20kPa(60～150mmHg)范围内 CBF 依靠其自身的自动调节机制而维持稳定。超过此范围，CBF 将被动地随脑灌注压而变化。

(二)脑血流的测定方法

1. 热扩散脑血流量监测

(1)基于热量在组织中的扩散率主要取决于组织的热传导特性和该区域血流量的原理，设计了热扩散检测脑血流的方法。因为组织的热传导特性是不变的，因此热扩散的变化能够反映血流量的变化，并且能有 CBF 的常规单位 ml/(100g·min)定量表示。

(2)探针由一个薄壁导管两侧分别加上 1 个电热调节器组成，两个电热调节器之间的间距为 5mm。将点击定位于皮质。近端或负极电热调节器主要测量大脑温度，而远端或正极电热调节器设定的温度要比近端电热调节器测得温度高 2℃。这一维持 2℃温差所需的能量与脑血流量直接相关。

(3)该技术的灵敏性在高碳酸血症、过度换气和心搏骤停的绵羊模型中得到很好的证实，可以测定大范围的脑血流值。但临床实际过程中，探针位置有时会移动，需要定期进行校准。为避免电极过热引起的脑损伤，因此将电热调节器测量大脑温度达到 39.1℃，就自动停止工作。因为发热在脑部疾病中常见，因此该技术不能在发热条件下工作将大大限制其临床应用。

2. 脑组织氧分压监测　脑组氧分压监测最早由 Clark 提出，其原理是利用一种对氧分子敏感的点击来测定局部脑组织的氧分压。氧分子通过可穿透性膜扩散至电解质溶液中，产生的电流和氧分压呈正相关关系。目前可用的电极能长时间持续稳定地记录信号。此种氧分压电极也放置在大脑皮层下白质。

3. 阻抗法　阻抗血流图用来测量 CBF 是根据组织内的血液对电的阻抗最小，血供多少可增加或减少组织阻抗。但是阻抗血流图主要反映的是脑血容量的变化，只能在较少程度上反映血流率，不能定量估价 CBF。

4. 核素清除法

(1)静脉内注射或吸入核素 133Xe，通过头部闪烁探测器测定放射性示踪剂从组织中的清除率，得出时间-放射性强度变化曲线，即清除曲线。133Xe 的清除直接取决于 CBF，可根据曲线计算求出 CBF。根据探测器的数目，这种方法能提供 4cm 的空间分辨率，对于正常脑组织，可以根据血管早期流出的放射性强度推算出不同深度的血流变化，其往往代表大脑皮层灰质的高灌注区域，而血管后期流出的放射性则来源于深层皮质的低灌注区。需要同时测定呼出气 133Xe 曲线，因此用于肺部疾患患者会产生误差。

(2)由于探测系统的固定所限，上述方法只能得到两个象限(即平面的)局部脑血流的分布图形。采用先进的单光子发射计算机断层扫描(SPECT，简称 ECT)，利用电子计算机辅助的旋转型探测系统，可以测得许多断层图像上的 rCBF。

(3)这种方法的缺点是患者要暴露于放射性元素，且还需要一些很笨重的探测器设备，所以有可能会干扰一些颅内手术进行。只能测定某个时间段内脑血流量而不能连续监测。

5. 颈静脉球氧饱和度

(1)通过检测流出脏器的混合静脉血的氧饱和度能推算出脏器的摄氧量。就大脑而言，测定颈静脉球氧饱和度能够推测大脑氧摄取度，推算脑部氧供需之间的变化。

(2)为了监测颈静脉球静脉血氧饱和度，将纤维光学导管逆行放置在颈内静脉球部。纤维光学束能够发射近红外光源，然后记录反射回导管的光源，这种技术成为“反射式血氧计测量法”。该技术关键是将纤维光学导管放置在颈静脉球体顶端，这样才能最大限度地降低颅外静脉血混合。大脑局灶部位发生的血液灌注不足可能不会使颈静脉球血氧饱和度低至正常范围的55%～75%。因为颈静脉球血氧饱和度代表整个大脑氧供需之间的平衡。

6. 经颅多普勒法。

7. 激光多普勒法。

二、经颅多普勒超声技术

经颅多普勒超声(transcranial Doppler ultrasound,TCD)是将脉冲多普勒技术与低发射频率相结合,从而使超声波能够穿透颅骨较薄的部位进入颅内,进行颅内动脉血流参数测定。其特点是可以无创伤、连续、动态地监测脑血流动力学,为临床监测脑血流提供了简便易行的方法。TCD通过颞窗可连续监测大脑中动脉、大脑前动脉、前交通动脉以及大脑后动脉和后交通动脉等血流变化。还能经枕骨大孔、眼睑闭合处和靠近下颌角的位置进行基底动脉、眼动脉和颈内动脉的超声检测。TCD一个重要局限性来源于大部分检测需要通过颞骨完成,约10%～20%的患者可能会因为颞骨的厚度影响完全扫描。

(一)TCD脑血流速与脑血流量的关系

TCD所测得脑血流速(常用Vmean)能反映CBF变化的许多生理特性,如反映CBF的局部变化、CBF的自动调节及CBF对CO_2的反应性等。

1. Vmean与局部脑血流量 TCD通过测定每一条脑动脉的变化来观察局部脑灌注情况。Vmean不代表平均流量,它是峰血流速度的平均值,即频谱外层曲线或血管中心的最大血流速度的均值。

2. Vmean与脑血流自动调节

(1)脑血流自动调节能力保证平均动脉压(MAP)在一个很大范围内变动(8～20kPa)而CBF保持不变。此自动调节机制在一定程度上也可在Vmean上反映出来。当MAP下降不低于11kPa(83mmHg)时,Vmean可保持不变。Vmean随MAP的降低而下降是发生在CBF受到影响之前。一旦出现先兆晕厥,Vmean已降低50%,此时CBF将<20ml/(100g·min),EEG出现病理性改变提示脑缺血。

(2)颈动脉内膜切除术后,由于突然解除颈动脉的严重狭窄,可导致脑自动调节丧失。CBF测定和TCD都证实脑灌注过度。CBF自动调节能力的重建约要1～2周以后。

3. Vmean与脑血流的CO_2反应性

(1)CO_2是强力的脑血管床扩张剂,但对直径>1mm的脑血管相对无反应。$PaCO_2$从2.6kPa～8kPa,CBF的反应基本是线性的。

(2)运动试验时,$PaCO_2$不变,大脑中动脉和前动脉Vmean的升高是稳定的,过度通气$PaCO_2$下降时,Vmean将减少。

(3)颈动脉严重狭窄侧支循环不好的患者,Vmean对CO_2的反应性显著降低,甚至同侧Vmean可成为负反应;侧支循环满意的患者,保留对称的CO_2反应性。

(二)TCD脑血流监测在围手术期的应用

1. 颈动脉内膜切除术

(1)TCD监测除术前有助于病变的定位诊断,确定狭窄的程度、范围和侧支循环状况外,主要监测术中暂时阻断颈动脉时脑缺血的危险。TCD对CBF已受限的患者仍能准确监测脑灌注状态。

(2)颈动脉阻断时,大脑中动脉的Vmean与EEG变化、颈内动脉(阻断后)远端血压和CBF之间存在相关性。大脑中动脉Vmean低于为30cm/s意味着CBF<20ml/(100g·min),预示患者将发生脑缺血改变。

(3)颈动脉内膜切除术后,患者出现术侧的头痛,同侧大脑中动脉的Vmean与MAP呈平行变化(压力依赖型)。这是由于长期脑低灌注的突然解除,脑自动调节丧失;TCD监测证实脑过度灌注,此状况要持续2周。

2. 体外循环 体外循环期间TCD连续监测大脑中动脉的价值在于:

(1)及时发现由于流量、灌注压力、温度等因素改变所致的CBF和脑灌注的改变,采取措施防止术中脑低灌注的情况发生,避免脑缺血损害。

(2)监测出通过血管的微气栓或栓子。

(3)监测主动脉内球囊反搏时患者的脑动脉血流,判断反搏增加脑血流的效果。

3. 脑血管病外科

(1)TCD可无创伤性诊断脑血管狭窄和栓塞、脑血管畸形、大的动脉瘤、脑血管痉挛等。

(2)术前判断患者Willis环侧支循环情况,脑血管舒缩反应贮备能力,提供影像学检查所不能得到的脑血流动力学资料。

(3)术中控制性降压时的CBF监测和CBF自动调节功能的监测。

(4)介入栓塞治疗脑动静脉畸形和动脉瘤。利于引导管的进入途径，提供栓塞后动脉供血和侧支循环情况，连续监测有无脑血管痉挛发生。

4. 麻醉药对 CBF 的影响　麻醉药通过直接或间接对脑血管的影响改变 CBF，TCD 无创伤连续监测技术为临床研究麻醉药对 CBF 的影响提供了重要手段。

5. 心肺复苏与颅内循环停止（脑死亡）　心肺复苏时满意的心脑血流是复苏成功的重要因素。TCD 技术为连续监测和研究心肺脑复苏期间的 CBF、脑灌注和脑血流动力学提供了一个重要的手段。

三、激光多普勒脑血流监测（Laser Doppler Flowmeter，LDF）

（一）LDF 的测量原理

LDF 的测量原理基于 Doppler 效应。LDF 采用红外线激光二极管发射单色的内聚激光，波长常为 780nm 左右，对生物组织的影响极低，不会产生损害。LDF 激光通过光导纤维照射被检组织表面，同时可收集被照射组织的散射光，传递至光敏探测器。

所收集的散射光由两部分组成：激光照射静止组织时产生的散射光（参考光）其频率无改变；激光照射到运动的组织（如红细胞）时发生多普勒效应（频移）产生的散射光（移动光），其频率发生改变。光敏探测器再将光学信号转变为电信号，经微处理器对此电信号进行分析即可反映被检测组织血流量的变化。LDF 通过记录激光照射下血细胞因运动而产生的散射光的频移，从而推算被检测组织的血流量。

探头所吸收的光子绝大部分来源于红细胞的反射，由于激光光束在组织中的穿透力约为 1mm，其散射的体积约在 $1mm^3$，故 LDF 可反映微循环中流动红细胞在一定容积内的浓度（concentration of moving blood cells，CMBC）及血流流速（velocity，V），从而得出单位容积中的脑血流量（Perfusion unit，PU）。因此，LDF 测量主要反映单位时间内局部皮质脑血流的变化。

（二）激光多普勒脑血流监测的优缺点

1. 优点

（1）无创伤性持续监测脑微循环血流量。

（2）监测较大范围内的血流动力学变化。

（3）瞬时测量时间为 0.1 秒，可以迅速反馈血流变化，符合多部位重复测量的需要。

（4）适用于床边监护，神经外科术中监测及动物实验的皮质脑血流监测。

（5）常用于监测脑血管自动调节功能及脑血管对 CO_2 浓度变化的反应性。

2. 缺点

（1）不能反映血流量的绝对值大小，多用百分率表示血流量的相对变化情况。

（2）LDF 发射的激光不能穿透颅骨，测量时需暴露脑组织。

（3）只能测量激光照射范围内的血流量变化，无法反映脑组织局部病理性改变。

（4）对探头移动很敏感，测量时需相对固定探头。

（5）受可见血管影响，测量时应避开大血管。

（李　会）

参考文献

1. Lang EW, Mulvey JM, Mudaliar Y, et al. Direct cerebral oxygenation monitoring-a systematic review of recent publications. Neurosurg Rev, 2007,30(2):99-107.
2. Longhi L, Pagan F, Valeriani V, et al. Monitoring brain tissue oxygen tension in brain-injured patients reveals hypoxic episodes in normal-appearing and in peri-focal tissue. Intensive Care Med, 2007,33(12):2136-2142.
3. Rosenthal G, Hemphill JC 3rd, Sorani M, et al. Brain tissue oxygen tension is more indicative of oxygen diffusion than oxygen delivery and metabolism in patients with traumatic brain injury. Crit Care Med, 2008, 36(6):1917-1924.
4. Sasaki T, Itakura T, Suzuki K, et al. Intraoperative monitoring of visual evoked potential: introduction of a clinically useful method. J Neurosurg, 2010, 112(2):273-284.
5. Skinner SA, Transfeldt EE, Savik K. Surface electrodes are not sufficient to detect neurotonic discharges: observations in a porcine model and clinical review of deltoid electromyographic monitoring using multiple electrodes. J Clin Monit Comp, 2008, 22(2):131-139.
6. Ackerstaff RG, Moons KG, van de Vlasakker CJ, et al. Association of intraoperative transcranial Doppler monitoring variables with stroke from carotid endarterectomy. Stroke, 2000, 31(8):1817-1823.
7. Ogasawara K, Suga Y, Sasaki M, et al. Intraoperative microemboli and low middle cerebral artery blood flow velocity are additive in predicting development of cerebral is-

chemic events after carotid endarterectomy. Stroke, 2008, 39(11):3088-3091.

8. Calderon-Arnulphi M, Alaraj A, Amin-Hanjani S, et al. Detection of cerebral ischemia in neurovascular surgery using quantitative frequency-domain near-infrared spectroscopy. J Neurosurg, 2007, 106(2):283-290.
9. Sala F, Manganotti P, Tramontano V, et al. Monitoring of motor pathways during brain stem surgery: what we have achieved and what we still miss? . Neurophysiol Clin, 2007, 37(6):399-406.
10. Isley MR, Zhang XF, Balzer JR, et al. Current trends in pedicle screw stimulation techniques: lumbosacral, thoracic, and cervical levels. Neurodiagn, 2012, 52(2): 100-175.
11. Hirsch JC, Jacbos ML, Andropoulos D, et al. Protecting the infant brain during cardiac surgery: a systematic review. Ann Thorac Surg, 2012, 94(4):1365-1373.
12. Zheng F, Sheinberg R, Yee MS, et al. Cerebral near-infrared spectroscopy monitoring and neurologic outcomes in adult cardiac surgery patients: a systematic review. Anesth Analg1, 2013, 116(3):663-676.

第二十六章　神经肌肉功能监测

第一节　神经肌肉传递功能监测及基本原理

一、神经肌肉传递功能(Neuromuscular Transmission,NMT)监测的概念

1. 现代医学中,肌松药已被广泛应用于临床麻醉以及危重患者的呼吸支持和呼吸治疗中。

2. 由于不同个体对于肌松药的敏感性和反应性差异很大,加之挥发性麻醉药、静脉麻醉药、局麻药及其他学科治疗用药,如抗生素、抗癫痫药、镇静安定剂、钙通道阻滞剂等,对 NMT 产生多部位、多环节的影响。采取各种手段对此影响的性质与程度进行评估,称为 NMT 监测。若将监测方法仅限于评价肌松药的神经肌肉阻滞性质与效能,则称之为肌松效应监测。

3. 通过适宜的方法监测应用肌松药后机体神经肌肉传递功能的阻滞程度和恢复状况,对于降低术后因肌松作用残留而引起的各种严重并发症的发生率、提高肌松药临床应用的安全性和合理性十分必要。

二、NMT 监测的适应证

肌松药除在临床麻醉中广泛应用外,危重患者的呼吸功能支持,严重或难治性抽搐惊厥等病理情况下亦需使用此类药物。通过 NMT 监测能够:

(1) 决定气管插管和拔管时机。

(2) 维持适当肌松,满足手术要求,保证手术各阶段顺利进行。

(3) 指导使用肌松药的方法和追加肌松药的时间。

(4) 避免琥珀胆碱用量过多引起的Ⅱ相阻滞。

(5) 节约肌松药用量。

(6) 决定肌松药逆转的时机及拮抗药的剂量。

(7) 预防肌松药的残余作用所引起的术后呼吸功能不全。

三、NMT 监测的基本原理

神经肌肉兴奋传递自运动神经产生冲动开始,经递质释放,形成终板电位与去极化,电-钙耦联及钙-收缩耦联,最终激发肌肉收缩。根据此过程,NMT 监测人为的以神经刺激器刺激运动神经,使其产生冲动,检测效应部位肌纤维反应。肌纤维的反应主要分为两类:其一系肌肉机械收缩力反应,其二为肌肉的反应性复合动作电位。检测肌肉机械收缩力反应,通过各种换能器,将收缩力转变为电信号经微电脑放大,数字化处理后显示在荧光屏上或打印记录,若检测肌肉反应复合动作电位,则直接经前置放大器将信号放大,其他步骤与检测肌肉收缩力相同。

四、NMT 监测的方法

1. 周围神经刺激器是监测神经肌肉阻滞程度的重要手段。

2. 神经刺激器诱发下的肌收缩效应的评定方法有:

(1) 机械效应图法(mechanomyography,MMG),测定肌收缩的机械效应。

(2)肌电描记法(electromyogmhy,EMG),记录肌收缩的电效应。

(3)加速度法(acceleromyography,AMG),记录肌收缩运动的加速度。

3. 近年来,随着各种新技术与临床监测的结合,

又出现了其他新的监测手段，如神经肌肉传导模块(neuromuscular transmission module，M-NMT)中的压电传感器的应用和肌音描记法(phonomyography，PMG)。

1. MMG法

(1)MMG法是公认的准确可靠的监测手段，而利用MMG法对拇内收肌等长收缩肌肌力的测量已经成为监测神经肌肉兴奋传递功能的金标准。

(2)MMG法只能用于拇内收肌，对其他部位的监测需用由其他类型传感器构成的肌松监测仪进行监测，并需与金标准对照，以确立其实用性和可靠性。

2. EMG法

(1)EMG法是最早应用的肌松监测方法，20世纪40年代开始应用于临床。由于应用时需要特殊的仪器，造价昂贵，且应用时人机连接复杂，目前临床应用仍不广泛，多用于科学研究。

(2)EMG法只需要将电极贴缚于特定的位置就可以得到确切的肌电信号，可避免其他监测设备、传感器位置、方向等对监测结果的影响。所以EMG法除了用于外周肌群监测，还可以方便地用于中央肌群监测。EMG法可以方便地应用于监测各个部位，结果可靠。

3. AMG法

(1)AMG法在20世纪80年代中后期开始应用于临床，操作方便易行，人机连接简单，仅需要一个简单的加速度传感器感应所测肌肉的位移，但要求所测定位移的肌肉能够自由活动。

(2)由于AMG的传感器太过敏感，任何微弱的反应也会被识别，以至于仅仅是肌肉本身收缩，或外周神经刺激引起其他肌肉收缩而被误识别，因此对选择刺激部位的准确性要求较高。

4. 音描记法(PMG)

(1)PMG是一种新的肌松监测手段。最原始的形式是肌声描记术，基于骨骼肌纤维收缩引起的横向共振，产生内在的低频声音，传导到皮肤，产生可记录的声波；而声波信号的幅度与肌肉收缩的幅度成比例。

(2)PMG是一种可以应用于多种监测部位而准确性较高的监测方法，缺点是术中电刀工作时没有声波信号；不能分辨肌肉收缩产生的信号与其他声波信号，如血流的声音等。因其可以广泛地应用于各个部位，如膈肌、咽喉肌、皱眉肌和眼轮匝肌等，故有很大的发展前景。

五、NMT监测的部位

1. 随着不同种类肌松监测仪在临床广泛应用，不少学者对肌松监测部位进行了探讨。

(1)拇内收肌是目前公认最准确、最方便的外周监测部位。

(2)对拇内收肌的机械力学监测已成为肌松监测的金标准。

(3)根据不同手术的需要，仅对拇内收肌的肌松水平进行监测显然不够。

(4)在人群中有2%～3%的拇内收肌不是由尺神经支配。

(5)手术中患者的特殊体位(如俯卧位)时，拇指位置将影响其监测的准确性。

2. 其他监测部位

(1)眼轮匝肌

1)眼轮匝肌具有与拇内收肌相似的优势，外部刺激很容易激发反应。眼轮匝肌的肌肉组成最接近于呼吸相关肌肉，如膈肌和咽喉部肌肉，所以是评价起效时间和插管时机的最佳选择。

2)眼轮匝肌监测时刺激电极正极贴于外眦外侧2cm处，负极位于正极上方内侧1.5cm处。传感器置于上睑中央，与肌纤维方向垂直。在肌松起效或恢复期间的任何时间点，拇内收肌的肌松阻滞程度可能大于或小于眼轮匝肌。所以，用AMG法监测眼轮匝肌不可能得出相对应的拇内收肌肌松程度，监测眼轮匝肌只能粗略估计外周肌肉的肌松水平，且需警惕存在残余肌松。

(2)拇短屈肌

1)监测足踇短屈肌较拇内收肌有很多优势，也很少有其他监测设备与其竞争空间。胫神经支配足踇短屈肌，引起足踇趾的跖屈，且跖屈只会朝一个方向移动，侧向移动很少。

2)拇短屈肌监测时电极均放置在内踝后方，正极在近内踝动脉搏动处，负极在距前一电极3～5cm的近端。在耳鼻喉科、眼科及神经外科手术中，眼轮匝肌的监测与手术者的操作有冲突时，监测足踇短屈肌上的无反应期和恢复期有其优势。因其在恢复时对TOF的反应早于拇内收肌，应用此肌肉监测肌松程度，对需要较深阻滞程度的精细手术则非常重要。

(3)腓肠肌

1)与足踇短屈肌相同，腓肠肌亦由胫神经支配。对腓肠肌的监测尤其适用于俯卧位、侧卧位等特殊体位的患者。此时监测拇内收肌多不能正常放置加速度的传感器或是不能很好地设置机械力法的前负荷。

2)监测时刺激电极放置于腘窝处胫神经行径上。

(4)股内收肌

1)应用加速度仪对俯卧位患者尝试对股内收肌进行肌松监测。刺激电极位于股内收肌上的股神经肌支行径上，加速度传感器位于两个电极之间。

2)股内收肌应用单刺激时加速度仪得到的 T_1 值与机械力法监测拇内收肌的 T_1 值可以互相取代。

(5)喉内收肌

1)过去20年，对甲状腺及甲状旁腺手术时喉返神经监测一直是耳鼻喉科学者们研究的重点。最初是应用针电极穿过手术部位经喉放置，以后发展为经由内镜放置针电极，并且通过针电极得到的肌电描记信号已经被公认为监测的金标准。但这种电极于手术中需要再次替换，而且无创的监测方式越来越成为需要。

2)刺激电极仍在甲状软骨切迹的上面，经皮刺激喉返神经，用胶带贴于颈部。记录电极远端贴于气管导管套囊的起始部上端2cm处，气管插管后，该电极位于声带及套囊之间。近端记录电极在气管导管的近端，连至肌电信号记录仪。电极传导线连接两端的记录电极，也贴缚于气管导管壁上。术中监测结果可靠，且在术后3d随访中，未发现患者有电极相关的声带及咽喉部损伤，也未发生术中电极脱落，全部患者均获得了良好的肌电信号。并且在长达6h的手术中，这种电极一直可以得到可靠的数据。

(6)膈肌

1)对膈肌的直接监测可有助于我们正确地掌握神经肌肉阻滞情况。迄今为止，均采用EMG法进行膈肌监测。

2)研究发现监测数据准确可靠，但是能否作为手术中常规的膈肌监测仍有待于进一步试验。

(7)腹肌

1)主要包括腹内斜肌、腹外斜肌和腹直肌，有共同的神经支配，属于呼气肌。侧腹壁的腹肌是最重要的呼气肌之一。在健康志愿者，研究不同程度的肌无力对呼气肌和吸气肌肌张力影响，发现不同程度的肌无力情形下，呼气肌均较吸气肌更容易发生明显的肌张力下降。

2)研究发现将不同剂量美维库铵作用下的腹肌、膈肌和拇内收肌的肌松监测进行了对比。膈肌首先起效，其次为腹肌，拇内收肌起效最慢。腹肌和膈肌均较拇内收肌恢复快，而腹肌较膈肌恢复慢。

第二节　肌松监测仪

一、肌松监测仪的基本结构与分类

(一)基本结构

1. 肌松自动监测仪

(1)监测仪测试电极与回路记录肌电或肌肉收缩力反应信号，经信号转换器将肌电反应信号初级放大或将肌肉收缩力反应转换为电信号。

(2)肌松自动监测仪的主要优点是将肌松的程度与性质变为数量化指标，直观精确，不受人为主观因素的影响。其主要缺点系人-机连接仍较繁杂，连接界面受干扰因素多。

2. 神经刺激器

(1)神经刺激器设置的各种刺激方式作用于运动神经后，人为目测或触感所支配部位的肌肉(多为手指)收缩力强弱及有无衰减。

(2)主要优点为携带放置方便，人-机连接不需要测试电极与回路，但目测感触结果与实际肌松程度差距较大，与使用者的技术熟练程度有关，且掺杂较多的人为主观因素。在无肌松自动监测仪时，可作为一较粗糙的监测手段选用。

二、神经刺激器与电刺激参数

为确保刺激电流既安全的作用于人体，又能提高监测效果，神经刺激器发出的电刺激脉冲需预先设置参数。刺激电流、电压呈恒速线性输出，不受其他电器干扰。为安全起见，神经刺激器最好以电池作为电源，输出线路与电极有极性标志，并设有警报系统。

(一)刺激电流电压强度

1. 神经刺激器输出的电压限制在300～400mV，常用100～150mV，当皮肤阻抗力0～25Ω时，输出的最大刺激电流60～80mA，一般常用20～

50mA。

2. 受检部位温度低，或油脂类物质多，皮肤阻抗增大，经皮肤传递至神经的电流减少，需要的刺激电流增加。

3. 根据神经刺激器输出刺激电流的大小，分为超强与亚强刺激电流两类。

(1)超强刺激电流

1)超强刺激电流的确定应在使用肌松药前进行，一般从2～5mA开始，其后按2～5mA递增，直到诱发的肌肉收缩或肌电反应连续三次接近于前一次刺激的反应值，此时所需输出的刺激电流值即为超强刺激。

2)超强刺激电流意味着凡能去极化的神经肌肉单元均已被激活，其反应已达最高的饱和状态，如继续增大刺激电流，诱发反应亦不会再增加。

3)应用肌松药前超强刺激所致的肌肉收缩力或肌电反应值便设定为术前的参照值，应用肌松药后肌肉松弛程度则与参照值对比。肌松监测中常用的超强刺激电流约40～60mA。

(2)亚强刺激电流

1)为减少或避免超强刺激所引起的不适感，监测非去极化阻滞可用亚强刺激电流，亚强刺激是指刺激电流低于超强刺激且不引起神经肌肉的最大反应。

2)亚强刺激电流的应用：应用四次成串(TOF)、双重爆发刺激(DBS)判断肌松性质与程度时，不需在应用肌松药前获得100%参照值，只要在非去极化阻滞与恢复期计算T_4(TOF中第四次颤搐反应高度)与T_1(TOF中第一次颤搐反应高度)、D_2(DBS中第二组短强直刺激反应高度)与D_1(DBS中第一组短强直刺激反应高度)的比值即可。

3)最佳亚强刺激电流水平一般为20～30mA，低于10mA则无法测出TR及D_2/D_1。

(二)刺激电流输出方式

1. 刺激电流输出方式分为两种：即经自动校准输出与人为手控校准输出。

2. 经自动校准输出的刺激电流一般为超强刺激。由于超强刺激开始后的8～12分钟内肌肉的收缩力对超强刺激的反应增强，100%的参照值波动范围很大，在临床监测中，应以超强刺激开始后至少8～12分钟所测得的神经肌肉反应值作为参照值。

3. 人为手控输出的刺激电流可为超强刺激，亦可为亚强刺激。在监测非去极化阻滞选择亚强刺激时，可从10mA开始，以1mA起步，逐次增加，直至引出的TR值、D_2/D_1值达100%，将此值作为参照值。

(三)刺激频率

1. NMT监测所应用的刺激频率，可从慢频率0.1Hz开始直至强直刺激30～200Hz，根据不同的刺激频率及刺激脉冲数量与间隔时间可组成各种不同的NMT监测方法。

2. 当刺激电流确定后，在0.1～50Hz的频率范围内，刺激频率愈快，接头前膜释放Ach愈多，肌肉收缩程度愈大，但所致的肌肉疼痛愈重。

(四)刺激脉冲波形与宽度

1. 神经刺激器发出的刺激脉冲波形是单相矩形波(即方波)。

2. 刺激脉冲波形宽度，即刺激脉冲持续时间，常用0.2～0.3ms，刺激脉冲持续时间与神经肌肉的反应强度成正比，即持续时间越长，刺激神经肌肉的反应越强，但不能超过0.5ms，如超过0.5ms，可引起类似双相刺激波形的作用，即使运动神经发生暴发性动作电位，或可直接刺激肌肉。

3. 刺激脉冲持续时间可自动校准确定或人为手控，在应用肌松药前进行参照值校准时，如得不到100%参照值，可将刺激持续时间由0.2ms延长至0.3ms。

(五)刺激脉冲间的间隔时间

每次或每几次刺激脉冲间应间隔一定的时间，以便使神经肌肉接头的功能恢复至正常稳定状态。刺激电流确定后(一般为超强刺激)，间隔时间的长短视刺激频率的快慢而定，刺激频率越慢，间隔时间相应缩短，反之，则相应延长。

(六)增益的确定

即可控放大倍数。功能齐全的肌松自动监测仪可进行自动校准与人为手控确定刺激参数。应用肌松药前行100%参照值自动校准时，增益亦随之确定。如行100%参照值手控校准，可适当减少刺激电流，加大增益，以减轻患者的不适感。

第三节 NMT监测方法

自单次与强直刺激用于临床监测肌松程度与性质后，又相继出现了TOF、强直后计数(PTC)、

DBS、强直后单爆发刺激等 NMT 监测方法。可根据神经肌肉阻滞性质与深度，阻滞后的恢复过程选用不同的 NMT 监测方法。

一、单刺激与强直刺激

（一）单次颤搐刺激（single twitch stimulation，SS）

1. 基本方法

（1）单次刺激频率多选用 0.1～1.0Hz，超强刺激电流为 40～65mA，刺激脉冲持续时间 0.2ms，一般间隔 10～20 秒刺激一次，以便使神经肌肉功能恢复至正常状态，刺激频率愈快，神经肌肉接头前膜处 Ach 消耗随之增多。刺激频率超过 0.15Hz，所诱发的神经肌肉反应能力逐渐降低，并停留在一较低的水平，故临床常用的单次刺激频率为 0.1Hz。

（2）在应用神经肌肉阻滞药物前行参照值校准时，1Hz 的刺激频率可缩短获取超强刺激电流与参照值的时间，全麻诱导前后亦常采用，而所检测的药物起效与作用时间则不能与 0.1Hz 比较。应用单次刺激监测 NMT 功能，一般在使用神经肌肉阻滞药物前应做参照值校准，用药后的检测值与参照值的百分比，即表示神经肌肉的阻滞程度。

2. 临床意义

（1）单次刺激用于粗略的判断程度较深的神经肌肉阻滞，包括去极化与非去极化阻滞程度，帮助确定第一次给药后的效果是否满意，应否再追加药物及多次给药时机。

（2）用于判断鉴别呼吸抑制引起的原因是中枢性或外周性。

3. 优缺点

（1）优点是简单、不适感轻或无不适感，可无顾虑的用于清醒或麻醉后苏醒患者，且可做反复测试。

（2）其缺点为：

1）敏感性差，接头后膜 Ach 受体被药物占据 75%以上方出现刺激反应减弱，即使反应高度恢复到参照值的 100%，亦不能说明 NMT 完全恢复正常（表 26-1）。

2）单次刺激只能监测神经肌肉阻滞程度，而不能辨别神经肌肉阻滞性质，即属去极化阻滞或非去极化阻滞。

表 26-1　各种刺激反应与受体被药物占领关系

被占领受体（%）	单次刺激反应（与参照值比较，%）	强制收缩保持情况 30Hz	强制收缩保持情况 100Hz	强制收缩保持情况 200Hz	TOF 刺激反应（%）	临床表现
100	0	衰减	衰减	衰减	全部消失	潮气量正常
90	0	衰减	衰减	衰减	T_4 肯定消失	肺活量减少
80	低于 90	衰减	衰减	衰减	TR＜70	肺活量正常肌力减退
75	90	衰减	衰减	衰减	TR≥70	肌力基本正常
70	100	衰减	衰减	衰减	TR＞70	肌力基本正常
60	100	保持	衰减	衰减	TR＞70	肌力基本正常
40	100	保持	保持	衰减	TR＞70	肌力基本正常
30	100	保持	保持	保持	TR＞70	肌力正常

（二）强直刺激（tetanic stimulation，TS）

1. 基本方法与临床意义

（1）强直刺激频率一般为 30Hz、50Hz、100Hz 或 200Hz，50Hz 所产生的收缩力相当于自主收缩时的最大限度，超越此频率的刺激属非生理性，神经肌肉不能作出迅速反应，故临床不常用。

（2）强直刺激时的超强刺激电流为 50～60mA，刺激持续时间为 5 秒。在 NMT 正常情况下进行强直刺激时，因运动神经末梢释放 Ach 的安全系数很大，超过正常需要量的 4～5 倍，并且释放的 Ach 与接头前膜上的受体结合后，可迅速增加 Ach 的合成、动员及加快补充速度，Ach 的释放量虽较开始时稍少，但仍可与相当量的接头后膜结合，并使之激活，故强直刺激所激发的肌肉收缩反应与肌电电位较开始时低，但仍能很好维持在较高水平或高于刺激前，不发生衰减。

（3）当神经肌肉处于非去极化阻滞或琥珀胆碱的Ⅱ相阻滞时行强直刺激，开始 Ach 释放量增加，药物的神经肌肉阻滞作用被部分拮抗，出现一过性反应增强，但其后迅速发生可释放的 Ach 减少，甚至耗竭，神经肌肉对强直刺激反应不能保持而发生衰减。

（4）衰减的程度取决于神经肌肉被阻滞的程度和刺激频率。停止强直刺激后，Ach 的合成增多，颤搐反应增强称为强直后增强(post-tetanic potentiation)。即使不使用肌松药,强直后增强在 MMG 型肌松监测仪上亦可表现出来,EMG 型则不明显。在部分非去极化阻滞时应用强直刺激后,Ach 的合成、动员及消除显著加快,肌肉颤搐反应幅度增高超过强直前一倍,谓之强直后易化现象(post-tetanic facillitation,PTF),PTF 的持续时间取决于神经肌肉阻滞深度,一般 60 秒消失。当存在某种程度的去极化阻滞进行强直刺激时,尽管 Ach 因大量释放而减少,但接头前膜 Ach 释放的正反馈效应不被常用量的去极化肌松药阻断或影响很小,因之 Ach 的动员、补充速度能显著增快,致使可立即释放的 Ach 量可得到及时补充,故强直刺激反应可维持而不出现衰减。临床上即利用神经肌肉对强直刺激反应有无衰减及强直后易化现象,监测神经肌肉阻滞性质,判断其属去极化阻滞或非去极化阻滞。

2. 优缺点

(1)强直刺激除可区别两类不同性质的神经肌肉阻滞外,监测的敏感性高。当处于非去极化阻滞状态下,如 60%以上的受体被占领,强直刺激收缩反应将出现衰减。

(2)主要缺点

1)强直刺激可致较难忍受的疼痛,清醒或麻醉后苏醒的患者不愿接受。

2)在神经肌肉阻滞后恢复的中晚期,强直刺激可拮抗药物所致的神经肌肉阻滞,混淆掩盖恢复速度。

3)强直刺激后 NMT 需一段时间恢复正常,因此,每两次强直刺激间至少间隔 6~10 分钟,故此法不宜做连续动态监测。

(三)强直刺激与单次颤搐刺激联合应用

1. 在非去极化肌松药引起的神经肌肉阻滞过程中或较大量琥珀胆碱所致的Ⅱ相阻滞时,于单一刺激过程中加入一次强直刺激,其后的单一刺激出现强直后易化反应,并持续一定时间消失。其原因为强直刺激期间,接头前膜受体激活所致的 Ach 合成、动员、补充速度加快现象,尚持续一段时间之故。

2. 在神经肌肉处于去极化阻滞状态下,由于强直刺激前收缩反应已是最大,或强直收缩反应仅保持在稍高于强直刺激前值的水平上,因之强直后易化现象不明显。

3. 强直刺激与单次颤搐刺激结合应用即是利用此现象鉴别两类性质不同的阻滞状态,或用于长时间应用琥珀胆碱后出现的Ⅱ相阻滞。

(四)强直刺激目测触感法

神经刺激器发出的强直刺激脉冲,用眼目测或手触摸辨别强直刺激反应能否保持,有无衰减,以判断神经肌肉阻滞性质、程度与恢复情况。此法在无肌松自动监测仪时简便易行,其缺点如上述。

二、四次成串刺激(train-of-four stimulation,TOF)

(一)基本方法

1. 此种方法以频率 2Hz 的连续四次超强刺激组合成一组。每个刺激脉冲宽度 0.2~0.3ms,每组刺激时间为 2 秒,两组刺激间间隔时间 12 秒,以免影响四次颤搐反应高度。TOF 超强刺激电流一般为 40~60mA,每 10~30 秒重复一次。

2. 在给神经肌肉阻滞药物前需校准 100%参考值,每组四次刺激的肌肉收缩力与 EMG 反应高度相同,不出现衰减,即 TR=100%。

(二)临床意义

1. 当非去极化阻滞与琥珀胆碱引起的Ⅱ相阻滞程度较浅时,四次刺激反应的颤搐幅度虽降低,但均可出现,而 T_4 首先发生衰减,根据 TR 值判断神经肌肉阻滞性质与深度。非去极化阻滞与Ⅱ相阻滞程度进一步加深,四次刺激反应可按 4、3、2、1 的顺序消失,如 T_4 消失,TR(T_4/T_1)值则无法计算,即等于零。

2. 当应用去极化肌松药后,四次刺激反应高度同等降低,不出现衰减现象。故此法可用于鉴别两类不同性质的神经肌肉阻滞,亦能观测到琥珀胆碱从Ⅰ相阻滞演变为Ⅱ相阻滞的转相过程。

3. 深度非去极化阻滞后的恢复,四次刺激反应则按 1、2、3、4 的顺序出现。

(1)TR 值恢复至小于 0.6,有明显的肌肉收缩无力,由此所致的通气指标、气道保护功能不能满足机体的基本需要。

(2)TR 值恢复至 0.7 时,潮气量、肺活量、最大通气容量、最大吸气负压可接近或达到正常值,能满足机体的基本需要。但咳嗽、吞咽等气道保护功能仍有不同程度的减弱,尤其是老年、儿童及体质衰弱者。

(3)当 TR 值达到 0.9 时,部分患者仍主诉眼睑下垂、视力模糊、吞咽困难。

(4)临床多以 TR 值 0.7 作为 NMT 恢复的指标或全麻后拔除气管导管的指征,主要是指此时通气功能可维持机体在静息条件下的生理需要，而并非 NMT 的完全恢复。

(5)一般认为，NMT 只需 25%～30%的 Ach 受体即可维持正常的传递功能，而 NMT 阻滞药物只有占据 70%以上的受体方表现出肌肉松弛作用。因此，即使 TR 恢复至 1.0，仍存在药物的残余作用。

(三)优缺点

1. TOF 法可对神经肌肉阻滞进行准确、动态性的定性定量监测，且能持续反复进行。清醒患者虽因超强刺激有不适感，但多数患者仍可耐受，在行非去极化阻滞监测时如改为亚强刺激，不适感显著减轻。

2. 其缺点为

(1)不能监测深度神经肌肉阻滞，当 T_4 消失或 T_1 低于参照值的 10%～20%时，TR 值计算为零，较此水平更深的非去极化阻滞或琥珀胆碱引起的Ⅱ相阻滞，则不能进一步用数字监测表示；同样，去极化阻滞的程度深于 T1 为零的水平，亦不能定量表示。

(2)监测神经肌肉阻滞后的恢复过程的敏感性仍嫌不够，当 NMJ 处的 Ach 受体被药物占据 70%，TR 值即可达＞0.70，其敏感程度明显不如强直刺激。

(3)TOF 超强刺激可引起清醒患者不适与恐惧感。

(四)TOF 目测触感法

1. 在无肌松自动监测仪时，可用神经刺激器进行 TOF 刺激，目测触感法监测 4 次刺激反应有无逐次减弱，用以指导神经肌肉阻滞药物的应用及估测阻滞后的恢复情况，简单实用。

2. 采用计数法监测阻滞深度，即目测四次刺激反应出现几次或全部消失。

(1)第一次刺激出现反应，其余 3 次消失，则表明 T_1 存在，T_2～T_4 消失。如此类推，可粗略估测神经肌肉阻滞程度。

(2)TOF 目测触感法虽简便实用，但敏感性较差，且受麻醉医生主观因素及掌握此种监测方法熟练程度影响。

三、强直刺激后计数与强直后单爆发刺激

1. 膈肌对肌松药的敏感性较外周肌肉低，当处于深度的非去极化阻滞时，尽管外周肌肉对单一颤搐刺激与 TOF 刺激的反应业已完全消失，但手术中出现强烈刺激时膈肌仍有活动，以致触发呃逆，呛咳等冲动，甚至自主呼吸。

2. 眼科、显微外科等手术及全麻诱导气管内插管，需保证患者绝对安静，常给予足量的肌松药，使外周的神经肌肉接头发生深度阻滞。上述情况采用单次颤搐刺激或 TOF 进行监测时，结果皆为零，两者均对零以下更深的神经肌肉阻滞程度无法进行评估。因此，Viby-Mogensen 在强直后易化现象的基础上设计了 PTC 法，即给予非去极化肌松药后，当单次颤搐刺激或 TOF 监测为零时，强直刺激后的单次颤搐刺激反应一定比强直刺激前的单次颤搐反应或 TOF 反应出现的早。

(一)PTC(post-tetanic count)基本方法

在外周神经肌肉深度非去极化阻滞时，经 TOF 与单次颤搐刺激监测为零，在此无反应期，先给频率 1Hz 的单次颤搐刺激 60 秒，继之用 50Hz 强直刺激 5 秒，停顿 3 秒，再改用频率 1Hz 的单次颤搐刺激 16 次，记录强直刺激后单一颤搐反应次数。PTC 数目越小，表示阻滞程度越深，一般 PTC 少于 10 次时 TOF 消失，PTC 需每隔 6 分钟检测一次，以利于神经肌肉接头充分恢复及避免两次 PTC 间相互影响。

(二)临床意义

1. 主要应用于深度非去极化阻滞下对单次颤搐与 TOF 刺激无反应时，监测阻滞深度。由于强直刺激可影响去极化神经肌肉阻滞的恢复过程，故应用去极化肌松药致深度神经肌肉阻滞不能行 PTC 监测。

2. 当进行神经外科、显微外科、眼科等精细手术时，为消除强烈刺激时的膈肌活动，防止患者突然出现随意运动，阻滞深度需达 PTC＝0。PTC＝5～10，可视为深度神经肌肉阻滞。

3. 通过观测 PTC 与强直后颤搐高度及 TOF 出现的时间之间的关系，可以判断神经肌肉阻滞后开始恢复的时间。静脉注射泮库溴铵 0.1mg/kg 后行气管内插管，PTC 刺激有反应至 TOF 中 T_1 出现约需 37 分钟，静脉注射阿曲库铵 0.5mg/kg 与维库溴铵 0.1mg/kg 后，此时间约为 7～8 分钟。

(三)优缺点

主要优点系可定量监测 TOF、单次颤搐刺激不能检测的深度神经肌肉阻滞。但由于每次 PTC 间至少需间隔 6 分钟，不能连续观测深度神经肌肉阻滞的动态过程。

(四)强直后单爆发刺激(post-tetanic burst,PTB)

1. 全麻诱导时为便于气管插管,常需一次静脉注射大剂量中短效非去极化肌松药,达很深的阻滞程度,即使 PTC 检测等于零,仍有部分患者声门开放不完全。部分患者虽对强直后颤搐刺激(post titanic twitch,PTT)的反应为零,但对深部手术刺激仍出现体动反应。为此,Saitoh 等设计了 PTB。

2. 方法与临床意义:PTB 方法为 50Hz 持续 5 秒的强直刺激,超强刺激电流为 50mA,间隔 3s,给予单短爆发刺激,单短爆发刺激频率为 50Hz,超强刺激电流为 50mA,由 3 个刺激脉冲组成,每个刺激脉冲宽度 0.2ms,脉冲间隔 20ms。在深度非去极化阻滞期,经 PTT 或 PTC 检测无反应,即可行 PTB 监测。因此,此法的主要目的乃是监测 PTC 或 PTT 测不出的深度非去极化阻滞。

四、双重爆发刺激(double burst stimulation, DBS)

(一)基本方法

1. DBS 由两组短暂的强直刺激组成,两组间的间隔时间为 750ms,各组中脉冲间隔时间为 20ms,刺激脉冲宽度 0.2ms,超强刺激电流 50mA,亚强刺激电流 20~30mA。

2. 正常情况下,肌肉对 DBS 中两组短强直刺激反应强度相等,神经肌肉存在非去极化阻滞时,第二组短强直刺激反应出现衰减,依据衰减程度判断残余阻滞。

(二)临床意义

1. DBS 主要用于神经肌肉非去极化阻滞后,经 TOF 已不能检测出衰减的恢复期,监测残余非去极化阻滞。

2. 当 TR 恢复至 0.4~0.7 时,TOF 目测触感法已大部分判断不出衰减,若此时采用 DBS 目测触感法,则有 72%~83%的比例能判断出存在衰减。

3. TR 恢复至 0.95 以上,DBS 自动检测法仍有约 95%能检测出衰减。

4. DBS 显著提高了残余神经肌肉阻滞的检出率。

(三)优缺点

1. 优点

(1)DBS 数倍缩短了强直刺激时间,肌肉疼痛较强直刺激大为减轻,清醒患者虽仍有不适感,且重于 TOF,但仍可耐受。

(2)DBS 后 NMT 恢复正常时间亦较强直刺激大为缩短,两次 DBS 之间只需间隔 15~20 秒即可。

(3)与 TOF 一样能进行连续动态观测非去极化阻滞恢复过程。

2. 缺点 主要为对清醒患者所致的不适感重于 TOF。

(四)DBS 目测触感法与自动监测法

1. 由于 DBS 中两组短强直刺激所致的肌肉收缩反应能清晰分开,能用目测与触感的方法予以辨别第二次收缩反应是否存在衰减,与 TOF 目测触感法相同,只需一神经刺激器即可,不需测试回路,有简便实用的优点。

2. 残余神经肌肉阻滞检出率较 TOF 目测触感法显著提高,但与 TOF 自动监测法相比,检出率仍不满意。

3. DBS 自动监测法,系在肌松自动监测仪上增设 DBS 刺激方式与测试处理程序,计算 DBS 中第二组短强直刺激反应高度(D2)与第一组(D1)的比值(D2/D1),如小于 1,则说明存在衰减。

4. 该法主要用于 TR 恢复至 1.0 后继续监测神经肌肉阻滞药物的残余作用。

(五)DBS 亚强刺激法

应用此法的目的、意义及方法与 TOF 亚强刺激法相同,旨在克服超强刺激法的缺点。临床研究证明,DBS 亚强刺激电流 20mA 与 30mA,其目测触感法较超强刺激精确度更大,存在残余神经肌肉阻滞的检出率更高。

五、临床估测法

(一)抬头试验

1. 一般以抬头离开枕头持续 5 秒作为神经肌肉阻滞后的恢复指标。多数认为此试验系临床估测法中最敏感的指标,能确保所有呼吸肌肌力恢复,维持正常通气功能。

2. 抬头能持续 5 秒,TR 值均在 0.7~0.8 以上,最大通气负压超过−3.33kPa(−25cmH_2O),肺活量达对照值的 83%以上,潮气量大于 7ml/kg。

(二)下肢抬高试验

抬高下肢离开手术床台面或床面持续 5 秒以上,其临床意义同抬头试验相同。

(三)握力试验

此试验除配备专用握力计测量握力大小外,尚且需对照值,临床应用不便,一般人为估测患者抓物体或医生手指的力量判断肌力恢复程度。

(四)其他临床估测法

1. 抬下颌试验，即嘱患者自主抬起下颌，判断颌面肌张力是否恢复。

2. 检测眼睑是否下垂，能否自行睁眼，观察抬举眼睑力量。

3. 观察胸廓呼吸动度，应用神经肌肉阻滞药物后，膈肌首先恢复，如除膈肌以外的其他呼吸肌尚未恢复，表现为吸气时上腹部隆起，膈肌下移，而胸廓反而下陷，严重时出现气管拖曳。

临床应做两个或两个以上试验，多选抬头、抬腿试验辅以观察胸廓呼吸动度，以策安全，如遇特殊情况不能行抬头抬腿试验，则灵活选用握力、抬下颌试验及观察眼睑抬举情况。

第四节　影响 NMT 监测的因素

一、人-机连接界面与参照值核准时机的影响

肌松自动监测仪或神经刺激器所输出的刺激电流及机体反应信号测试环路与被检者通过电极相连，电极与皮肤接触面涂抹导电膏，以增强导电性能减少阻抗，此连接过程失误，即会使监测无法进行。参照值校准时机不同，亦可对监测数据造成不同的影响。

1. 电极连接时常见的影响因素

(1)粘贴电极处的皮肤未处理干净，阻抗增加，参照值自动校准时需很大增益与超强刺激电流，甚至校准困难，得不到参照值。

(2)刺激电极未放置在神经干走向的皮肤上，或两个刺激电极间的距离超过 2cm，超强刺激电流超过 70mA 亦未获得参照值，使校准失败。

(3)应用 EMG 型肌松自动监测仪时，参考电极与测试电极间的距离<2cm，所检测的数据易出现伪差，因此而失真。

2. 导电膏应用不当的影响

(1)电极表面导电膏涂抹过多，电极间易形成短路，参照值校准失真或无法校准。

(2)长时间连续监测，导电膏导电性能下降，刺激电流与肌电信号或收缩力衰减增加，检测结果失真及术毕不能恢复至参照值。

3. 受检部位固定不当的影响　应用 MMG 型与加速度型肌松自动监测仪，受检部位均需良好的固定，既不易移位，且应松紧合适。例如，加速度传感器或力传感器所需的指环连接在大拇指上，其余四指应固定并与大拇指分开一定距离，以免影响大拇指的运动速度或收缩力，但其余四指又不能拉扯过紧，过紧亦影响拇指运动。

4. 参照值校准时机的影响

(1)中枢神经系统的状态与静脉、吸入全麻药均可影响 NMT。

(2)全麻诱导时不用肌松药，诱导后 TOF 中 T_1 下降至 80%，甚至有报道最低可降至 60%。

(3)若将参照值校准时机选在全麻诱导前，患者处于清醒状态下，所需刺激电流、增益小，术中维持既定肌松程度所需肌松药因此而减少，术毕因全麻药或意识状态的影响，常使颤搐反应高度不能恢复至麻醉前参照值。

(4)如在全麻诱导及意识消失后，静脉注射肌松药前校准参照值，要将已下降的颤搐高度提高至 100%，所需刺激电流与增益较诱导前、清醒状态下大，术中维持既定肌松程度所需肌松药增多，术毕颤搐反应不能恢复至麻醉前参照值的发生率下降。

(5)参照值校准时机宜选在全麻诱导后，静脉注射肌松药前。

二、中心体温与受检部位温度的影响

1. 在行 NMT 监测过程中，中心体温下降或局部低温均能显著影响检测结果。在不用神经肌肉阻滞药物的前提下，中心体温或局部温度下降均可引起 T1 高度降低，且降低的幅度与两者下降的程度呈线性相关。

2. 中心体温引起 T_1 下降的温度阈值为 36℃，拇内收肌为 35.2℃，受检部位皮肤的温度亦应维持在 32℃以上，方能完全排除低温对 T_1 高度的影响。

3. 室温条件下，全麻时中心体温常自主下降，局部温度亦随之降低，不同程度地影响 NMT，致使神经肌肉阻滞程度与真实药效不符，阻滞后恢复水平不能达麻醉前参考值而误认为肌松药的残余作用或全麻药的影响，由此所得的监测数据的可靠性下降。

4. 全麻中使用肌松自动监测仪，中心温度与被检测部位温度调控在温度阈值以上的波动范围不宜过大，最佳范围不超过 1℃，若波动范围过大，所

检测数据的可靠性亦随之下降。

5. 为避免低温影响 NMT 监测的精确性与可靠性，不但需要维持中心体温于阈值以上，且应注意受检部位保温与监控。

三、各种刺激反应方式间的相互影响

为准确判断神经肌肉阻滞程度及充分逆转肌松药的残余作用，单一刺激反应方式不能达此目的，尚需多种联合应用，但易产生相互影响．应注意鉴别，以进一步提高检测的准确性。

1. 强直与单次刺激　如以强直和单次刺激结合判断肌松药阻滞后恢复过程，50Hz 与 100Hz 的强直刺激增加单次刺激反应高度，其影响时间持续 11 分钟左右，个别甚至长达 30 分钟，造成恢复或完全恢复假象，即加快单次颤搐刺激反应高度 25%～75%的恢复速度，实乃强直刺激后易化作用所致，在临床监测中应予以注意。

2. 强直刺激与 TOF、DBS　50Hz 与 100Hz 强直刺激后 2 分钟再行 TOF、DBS，分别使 T_1 增高 38%与 50%；TR 增高 83%与 107%；D_2/D_1 增高 176%与 275%，表明频率愈快，对 TOF、DBS 的影响愈大。但强直刺激对两者的影响消失较单次颤搐刺激快，一般在 6 分钟内，故强直刺激后至少间隔 6 分钟方能行 TOF、DBS，以减少前者对后两者的影响。

3. 强直刺激之间　50Hz 与 100Hz 强直刺激之间即使仅间隔 1min，相互之间的影响亦很小；基本无临床意义。

4. DBS 与 DBS 及 DBS 与 TOF 之间　2 次 DBS 之间如间隔 15～20 秒以上，相互之间基本无影响；DBS 后 15～20 秒再行 TOF，相互之间影响较小，无重要的临床意义。

（李　会　王明玲）

参 考 文 献

1. Miller RD, Ward TA: Monitoring and pharmacologic reversal of a nondepolarizing neuromuscular blockade should be routine. Anesth Analg, 2010, 111(1): 3-5.
2. Donati F. Neuromuscular monitoring: what evidence do we need to be convinced?. Anesth Analg, 2010, 111(1): 6-8.
3. Kopman AF. Managing neuromuscular block: where are the guidelines?. Anesth Analg, 2010, 111(1): 9-10.
4. Capron F, Fortier LP, Racine S, et al. Tactile fade detection with hand or wrist stimulation using train-of-four, double-burst stimulation, 50-hertz tetanus, 100-hertz tetanus, and acceleromyography. Anesth Analg, 2006, 102(5): 1578-1584.
5. Dhonneur G, Kirov K, Motamed C, et al. Post-tetanic count at adductor pollicis is a better indicator of early diaphragmatic recovery than train-of-four count at corrugator supercilii. Br J Anaesth, 2007, 99(3): 376-379.
6. Kirov K, Motamed C, Ndoko SK, et al. TOF count at corrugator supercilii reflects abdominal muscles relaxation better than at adductor pollicis. Br J Anaesth, 2007, 98(5): 611-614.
7. Claudius C, Skovgaard LT, Viby-Mogensen J. Arm-to-arm variation when evaluating neuromuscular block: an analysis of the precision and the bias and agreement between arms when using mechanomyography or acceleromyography. Br J Anaesth, 2010, 105(3): 310-317.
8. Gilhuly TJ, Macleod BA, Dumont GA, et al. Improved neuromuscular blockade using a novel neuromuscular blockade advisory system: a randomized, controlled, clinical trial. Anesth Analg, 2008, 107(5): 1609-1617.
9. Claudius C, Viby-Mogensen J. Acceleromyography for use in scientific and clinical practice: a systematic review of the evidence. Anesthesiology, 2008, 108(6): 1117-1140.
10. Claudius C, Skovgaard LT, Viby-Mogensen J. Is the performance of acceleromyography improved with preload and normalization? A comparison with mechanomyography. Anesthesiology, 2009, 110(6): 1261-1270.
11. Claudius C, Skovgaard LT, Viby-Mogensen J. Acceleromyography and mechanomyography for establishing potency of neuromuscular blocking agents: a randomized-controlled trial. Acta Anaesthesiol Scand, 2009, 53(4): 449-454.
12. Murphy GS, Szokol JW, Avram MJ, et al. Intraoperative acceleromyography monitoring reduces symptoms of muscle weakness and improves quality of recovery in the early postoperative period. Anesthesiology, 2011, 115(5): 946-954.
13. Eikermann M, Vogt FM, Herbstreit F, et al. The predisposition to inspiratory upper airway collapse during partial neuromuscular blockade. Am J Respir Crit Care Med, 2007, 175(1): 9-15.
14. Herbstreit F, Peters J, Eikermann M. Impaired upper airway integrity by residual neuromuscular blockade: increased airway collapsibility and blunted genioglossus muscle activity in response to negative pharyngeal pressure. Anesthesiology, 2009, 110(6): 1253-1260.

第二十七章 经食管超声心动图监测

第一节 食管超声成像原理及设备

经食管超声心动图(transesophageal echocardiography,TEE)是当今围手术期医学实践中最强有力的心血管诊断技术。通过TEE提供的信息,麻醉医师、外科医师和重症监护医师能够改变治疗方案,降低并发症发生率和增加患者生存率。

一、术中TEE的基本设备

1. 基本设备 一台完整配备的TEE超声仪包括TEE探头(换能器)、主机和与之匹配的图像记录系统。

(1)换能器:是超声检查的关键部件,它通过特定的压电晶片将电信号换成超声信号发射至人体心脏,然后将经过心脏反射回来的超声信号转换成电信号。

(2)主机:主要是控制发射超声频率和接收反射回来的超声信号,以灰阶图像或多普勒频谱等显示出来。主机配备有强大计算机功能的图像处理系统。

2. 探头种类 目前TEE探头主要有下列三种:

(1)单平面TEE探头:早期的成人TEE探头是单平面,该换能器由64晶体片组成,频率多为5MHz或7.5MHz,长约27mm,宽约13mm,厚约11mm,安装在直径约10mm的胃窥镜的前端。单平面TEE探头只能作水平扫描,不利于完整显示心脏解剖结构。该探头有两个操作控制钮来控制换能器的前后倾斜和左右位移。

(2)双平面TEE探头:该探头由水平扫描和纵向扫描两组换能器上下排列组成,换能器均由32或48晶体片组成,其中心点相距约1cm,由计算机控制两组晶体片交替互相垂直方向发射扫描,能方便显示主动脉弓横断面、心脏长轴切面。由于受探头直径的限制,现在小儿TEE探头仍多为双平面探头。

(3)多平面TEE探头:采用了相控阵晶片旋转装置,可使发生声束从0°～360°范围连续扫查心脏和大血管结构,最大限度地提高了TEE显示心脏解剖结构,尤其是相互关系的能力,使操作者从切面解剖信息构思其立体三维结构变得相对容易。同时,多平面TEE也促进了动态三维超声心动图的迅速发展。目前,对体重大于20kg的患者多平面TEE探头几乎完全取代了单平面和双平面探头。

二、超声心动图类型

1. 二维超声心动图

(1)当探头发射多条声束时,将有一定角度的组织界面将超声信号反射至探头,仪器将不同角度的声束与单一声束的辉度信号分别施加给显像管的水平与垂直输入极板,就构成了组织的一幅回波信号的二维声像图。

(2)当这种二维图像的更替频率达到一般电影或电视的速度时,就能够看到连续活动的心脏影像。

2. M型超声心动图 当把辉度信号加在示波器的垂直方向输入,而给其水平方向输入施加25mm/s或50mm/s等速度时基信号时,示波器上出现的是某一声束所经组织界面回声辉度与距离信号随时间变化的线条样运动图像,即M型回声显像。

3. 连续多普勒

(1)连续多普勒的换能器工作方式与通常超声成像探头的不同之处在于,这种探头发射与接收超声波的晶体片是分开的,发射晶体片连续不断地发射超声波,而接收晶体片则连续不断地接收超声波,仪器快速计算出多普勒频移并给予一维频谱显示。

(2)特点为所接收的是整个声束通道上所有血流信息的总和,但因接收晶体片接收到的回波脉冲频率实际上与超声发射频率相同,一般在 2MHz 以上,故以频谱方式显示的频移信息量极大,也即能较真实地测出高速血流。

4. 脉冲多普勒

(1)脉冲波多普勒的探头超声波的发射与接收由同一晶体片完成,并且依次交替进行。

(2)对回声信号出现的早晚与组织器官距探头的距离有关,所以应用脉冲式多普勒技术的真正目的是测距式定位能力的应用。

(3)只要对回声脉冲超声进行时间上的选择性截获并计算频移加以频谱显示,即可对声速通道上的血流进行定位取样分析。

5. 彩色多普勒

(1)彩色多普勒血流显像是在脉冲波多普勒技术的基础上发展起来的,是在多条声束上进行多点取样,并且将不同的多普勒频移信号(转换成速度信息)按照国际照明委员会的规定,显示为红、绿、蓝三种基本颜色及其混合色,这些彩色信息点即构成血流状态的二维影像。

(2)一般以红色规定为正向多普勒频移(朝向探头的血流),而将蓝色规定为负向多普勒频移(背离探头的血流)。当血流仍朝向探头但为湍流时显示为黄色(红与绿的混合色),而反向湍流显示为深蓝色(蓝与绿的混合色)。彩色的亮度显示血流速度,颜色越明亮,血流速度越高。

6. 三维超声心动图

(1)三维超声心动图是在二维超声心动图的基础上发展起来的新技术,由于其更能直观显示心脏大血管解剖结构、空间相互关系及血流的动态变化,受到高度重视和深入研究。

(2)近年来,采用动态高分辨率系统,开发了实时三维超声心动图,实时显示心脏的三维结构及其在相应轴向的任一断面图像,并含有窄角和全容量两种实时三维超声成像显示技术。

三、基本检查平面

美国心脏超声协会和美国心血管麻醉协会(ASE/SCA)制定的术中 TEE 指南,描述了全面完成术中 TEE 检测的 20 个标准平面(图 27-1),可以使 4 个心腔、4 个心脏瓣膜、两个心耳、主动脉、肺动脉、上腔静脉、下腔静脉、冠状静脉窦以及心包得到全面的了解。

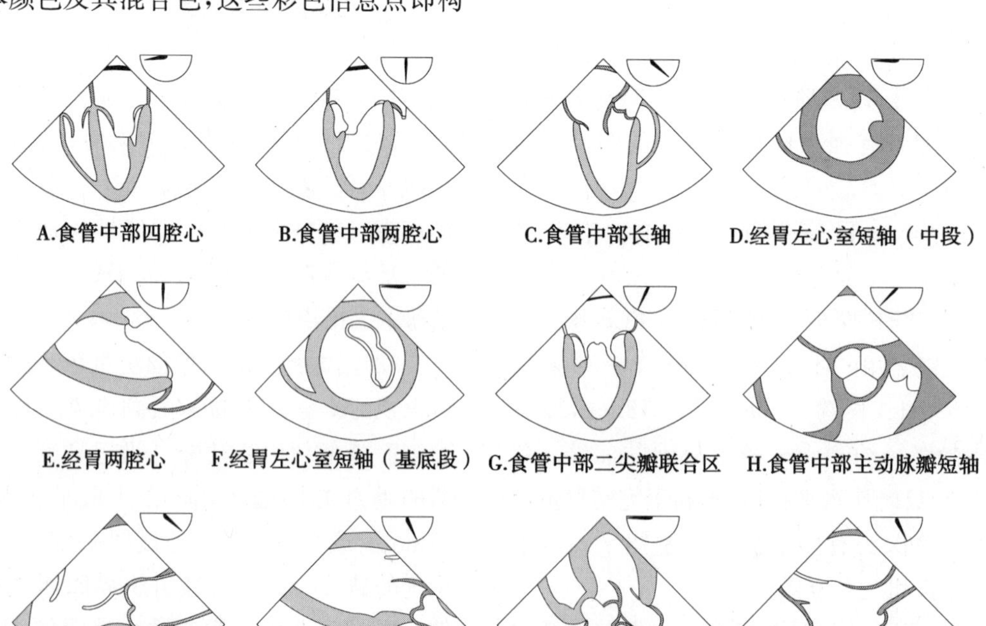

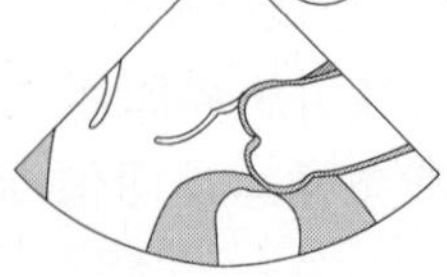

J.经胃左心室长轴

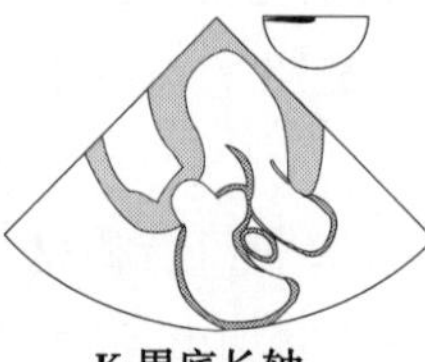

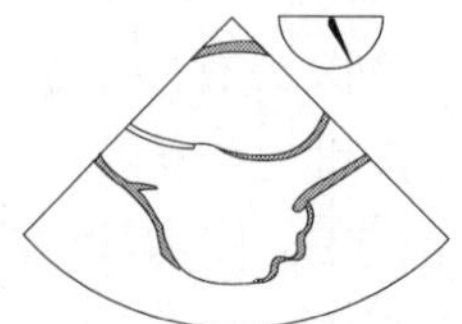

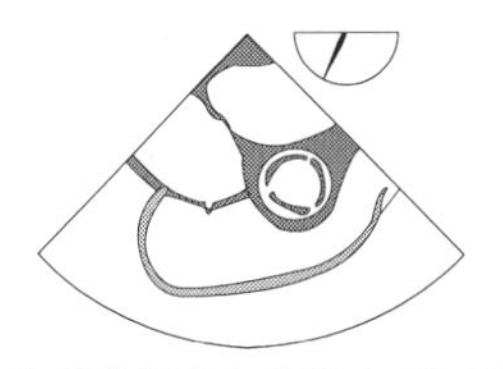
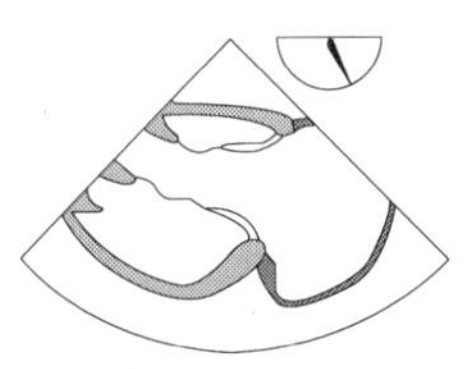
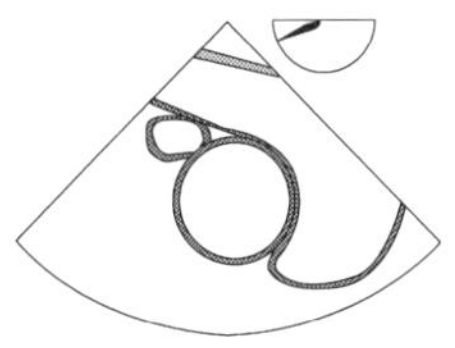
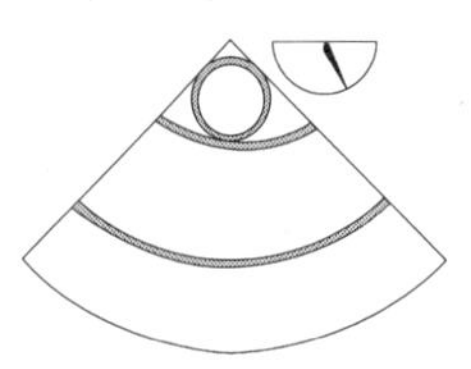

M.食管中部右心室流入-流出道　N.经胃右心室流入道　O.食管中部升主动脉短轴　P.食管中部升主动脉长轴

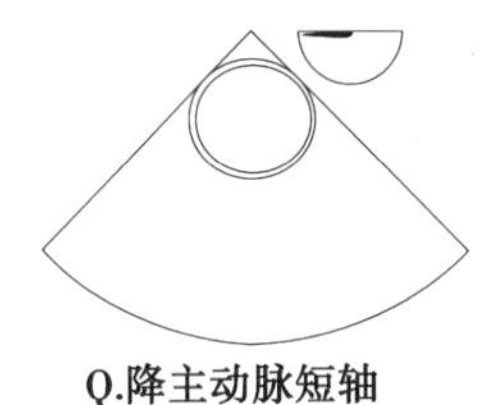
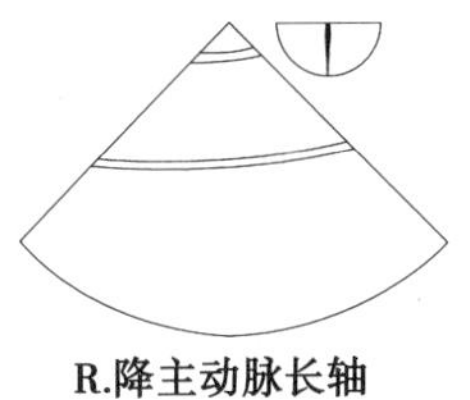
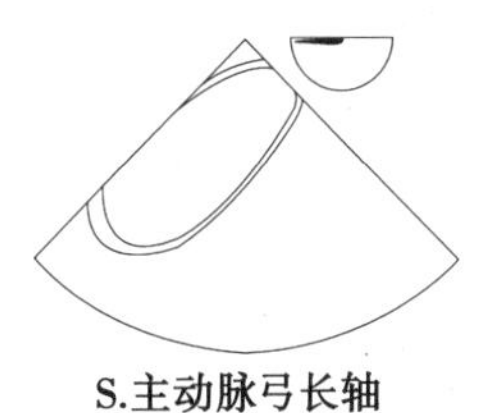
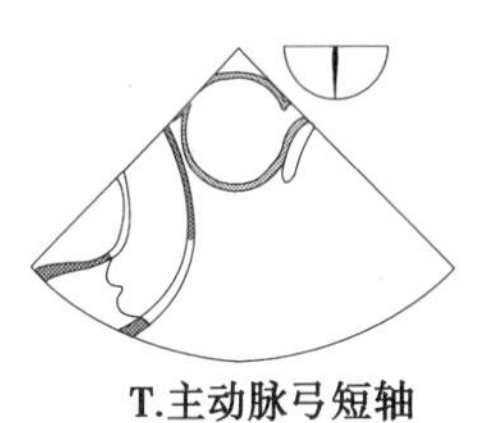

Q.降主动脉短轴　R.降主动脉长轴　S.主动脉弓长轴　T.主动脉弓短轴

图 27-1　ASE/SCA 推荐的 20 个 TEE 图像示意图

2013 年心血管麻醉学会和美国心脏超声协会将 20 个 TEE 标准切面简化到 11 个，双方共同发表联合声明，定义了 TEE 监测和 TEE 诊断的清晰界限，也标志着超声监测循环功能进入到一个合作发展的新阶段。最近，中国麻醉医师术中 TEE 推广培训协作组提出了适用于麻醉和术中循环监测的 TEE-FOCUS/TTE-FOCUS 的概念，其基本切面有 5 个，4 个关于心脏的基本切面和 1 个关于大血管的基本切面：

1. 经胃底心室短轴切面。
2. 食管中段四腔心切面。
3. 左心室长轴切面。
4. 右心室流入流出道切面。
5. 腹主动脉和(或)下腔静脉短轴切面。

第二节　食管超声在围手术期应用

一、术中 TEE 适应证

美国心脏协会和美国心脏病学会(AHA/ACC)指南将适应证分为三类。

Ⅰ类：证据和(或)观点表明 TEE 对于诊断和指导治疗有用和有效。

Ⅱ类：有关 TEE 有用或有效的结果存在矛盾和(或)观点分歧，Ⅱa 指征据或观点倾向其有用或有效，而Ⅱb 很少有证据或观点支持其有用或有效。

Ⅲ类：结果和(或)观点表明无用或无效，甚至对个别患者有害。

Ⅰ类适应证包括：

1. 评估急性、持续性的威胁生命的血流动力学扰乱而心室功能不明确且治疗无效。

2. 对瓣膜损害、肥厚阻塞性心肌病和可能伴有主动脉受损的主动脉夹层的外科治疗。

3. 评估复合同种血管瓣膜替换和冠状动脉再植手术，如 Ross 手术。

4. 大多数需要心肺转流的先天性心脏病的外科矫治。

5. 心内膜炎术前检查不足或怀疑感染累及瓣周组织的外科治疗。

6. 微创切口和其他心脏手术期间，心内装置的放置和位置监测。

7. 评估后部或分成小腔的心包积液的开窗引流。

二、基本经食管超声心动图检查

一旦患者被麻醉并安全地实施气管插管，应吸引胃内容物。吸引时轻轻按摩腹部左上象限可能有助于排除可降低成像的空气，然后将患者的颈部伸展并沿下咽部中线导入传感器的 TEE 探头，探头面向前方并充分润滑。通常，只需用最小的力量将探头盲插入食管，尤其是颈部处于伸展位时。如果探头无法盲插，用喉镜向前提起喉头并在直视下将探头放入食管。插入或退出传感器时，胃镜的控制键必须置于中位或松弛位，使传感器沿着食管的自然走向，由此可将损伤的可能降至最低。

由于时间限制和诊断目标较窄，麻醉医师常常实施比美国超声心动图协会和心血管麻醉医师协会联合工作组推荐的全面 TEE 检查更局限的术中检查。然而，即使时间非常紧迫，所实施的检查至少应遵循1999年术中TEE指南TEE基本应用大纲:检测显著异常的心室充盈和功能、广泛心肌缺血或梗死、大的气体栓子、严重瓣膜功能不全、巨大心脏块影或栓子、巨大心包积液和主要大血管病变。从全面检查所描绘的20个切面中最少需要抽出8个不同切面来满足这些诊断目的。其中4个切面需有二维和多普勒影像评价瓣膜功能。

三、TEE的临床应用

(一)血流动力学评估

1. 评估左心室充盈　TEE揭示的左心室前负荷的变化比充盈压更可靠。TEE可以实时观察各心腔大小,了解心腔充盈情况,同时能在经胃乳头肌短轴平面测定左室舒张末面积(LVEDA)。即使是对存在心室壁运动异常的心脏手术患者,经胃短轴平面测定LVEDA仍是估测前负荷的可靠方法。

2. 估测心排出量　TEE能精确地通过在心脏和大血管的适当部位测量血流速度和血流切面面积定量心排出量。合理操作TEE估测的心排出量应比温度稀释法估测的低0.3～0.8L/min。

3. 评价心室收缩功能　收缩期面积变化分数常用于测量左心室整体功能,测量所用的简单公式为[(舒张末面积－收缩末面积)/舒张末面积×100%],在这里舒张末面积指舒张末切面面积,而收缩末面积指收缩末切面面积。通过简单观察实时影像,面积变化分数的标记改变显而易见,其所测量结果与放射性核素测定的射血分数具有良好的相关性。面积变化分数的正常值为50%～75%。因此,TEE容易检测严重左心室功能降低。

右心室功能的测量比左心室难是因为右心室形态的复杂和对容量变化的反应。然而,严重的右心室功能不全不难识别,标志有右心室游离壁严重收缩无力或不收缩、右心室扩大超过了左心室和右心室形态由月牙形变为圆形。当右心室功能不全是由于急性肺动脉高压所致时,例如发生肺栓塞时,室间隔变平或向左膨出。

4. 评估心室舒张功能　约三分之一伴有症状的心力衰竭患者左心室收缩功能正常,其心力衰竭是由于舒张功能不全引起。TEE作为评价舒张功能的理想工具是因为其无阻挡的二尖瓣和肺静脉视野。舒张功能异常在血流频谱上表现为舒缓的减慢、左室充盈的假性正常和左室充盈的限制阶段。

(二)经食管超声心动图在危及生命低血压期间的作用

低血压只有两个原因:心排出量不足或体血管阻力极度低下。TEE非常适合鉴别诊断。严重低血压期间,定性TEE估计心室充盈和功能指导输液、强心药和升压药的使用。严重左心衰竭的心室充盈(通过舒张末面积评估)增加,射血降低,而体血管阻力低下的心室充盈通常是正常的或轻度降低,射血显著增加。

(三)检测心肌缺血

在心肌缺血发生后的几秒钟内,心脏受影响的节段停止正常收缩,TEE所显示的节段性室壁运动功能异常早于心电图改变。而且,当监测多个TEE切面时,节段性室壁运动异常的检出率大于两倍。评估节段性室壁运动异常既能评价区域性的心内膜运动,又能评价心肌变厚。室壁运动情况分为以下几种:运动正常(收缩期室壁增厚度＞30%),轻度运动减弱(收缩期室壁增厚度10%～30%),重度运动减弱(室壁增厚度＜10%),运动小时(室壁不能增厚),矛盾运动(收缩期反向运动)。

并非所有节段性室壁运动异常都提示心肌缺血,心肌炎、心肌梗死和心肌顿抑也导致节段性室壁运动异常。在冠状动脉手术中,区分梗死、顿抑和缺血非常重要。当TEE显示左心室壁增厚小于0.6cm时,几乎可以肯定薄的区域中存在陈旧性心肌梗死。如果强心药的刺激改善了节段性室壁运动异常的节段运动,可能是顿抑而非缺血。节段性室壁运动异常的另一个原因为之前存在节段性室壁运动异常的患者有严重低血容量。然而,排除了刚才提到的心肌顿抑和严重低血容量,突发的严重节段收缩减弱几乎可以肯定是心肌缺血所致。

(四)心脏手术中的经食管超声心动图

1. 新诊断　TEE能在切皮前发现新诊断以便及时改变手术处理。

(1)在冠状动脉手术患者中,即使是术中TEE判定的轻度二尖瓣反流预示着随后3年死亡或因心力衰竭住院的可能性比没有二尖瓣反流的冠状动脉手术患者显著增大。但是,尚无权威性资料断定冠状动脉手术期间手术修复轻度二尖瓣反流增加的急性风险是否值得。

(2)大量研究证明TEE能检测出围手术期处理中必须改变的其他问题,包括心内分流和块影、大血管阻塞、肺动脉栓塞和其他情况。

2. 主动脉疾病　TEE在主动脉外科疾病中有非常重要的作用。

（1）TEE不仅能够显示主动脉病变的部位和范围，还能显示主动脉夹层原发破口的部位和大小、夹层是否累及冠状动脉、头臂动脉，同时还能评价主动脉瓣功能。在急性夹层中，TEE被证明优于主动脉造影和CT。这和它与主动脉造影相比诊断时间短、并发症发病率低（肾功能不全和神经系统意外）和住院时间短有关。尽管对某些夹层（起源于主动脉弓，部分TEE影像被气管阻断）来说特异性比MRI轻微降低，但TEE所花时间和费用低于MRI或任何其他可比的可靠手段。

（2）TEE检测主动脉斑块有重要意义。TEE检出升主动脉突出斑块被证明是卒中唯一的独立预测因子。当TEE检出这些斑块时，改变主动脉插管技术或体外循环期间提高血压可降低卒中的发生率。尽管TEE不如主动脉上扫描检测主动脉弓斑块敏感，但却是一个好的筛选工具：如果TEE未在升主动脉或降主动脉发现明显的斑块，主动脉弓可能不存在斑块。

3. 瓣膜疾病

（1）瓣膜成形术的发展与术中TEE密切相关。术中TEE能在手术前后即刻准确评价瓣膜结构和功能。如成形术不理想，还能分析不理想的具体原因，从而使外科医师有机会在患者离开手术室前重新完善成形术或改行瓣膜置换术。其结果是不仅二次开胸大大减少，且术后的复发率和死亡率均大大减少。经术中TEE评估的首次成功修补是修补术耐用年限最重要的预测因子。

（2）评估人工瓣膜功能。例如，卡瓣和瓣周漏是围手术期循环不稳定的常见瓣膜原因，由于呼吸机和引流管的影响，胸前超声诊断受限，TEE成为最好的诊断方法，尤其伴有左心耳血栓时。术中对人工瓣膜评估包括以下几方面：人工瓣膜结构是否完整、是否有异常结构附着、周围是否存在瓣周血肿、有无狭窄及是否存在反流及性质。

4. 冠状动脉疾病

（1）术中TEE在冠心病外科治疗中的应用价值至少包括以下三个方面：

1）即刻探查冠脉旁路术后是否有新的节段性室壁运动异常，从而间接推断血管桥是否通畅。

2）术中TEE能在体外循环前及时探查患者是否合并其他心内病变，如瓣膜病等。

3）有研究显示升主动脉内的粥样硬化斑块是65岁以上患者心血管病术后发生脑卒中的唯一独立危险因素。

（2）术中TEE能较好显示升主动脉的粥样硬化斑块，可提示外科医师在升主动脉操作，如插管、阻断时避免粥样斑块脱落，从而减少术后脑卒中的发生。

5. 先天性心脏手术　小儿TEE探头可用于小到3kg的婴儿。术前明确诊断，以免漏诊和误诊。除了解手术的病变外，还必须了解共存的病理改变、血流动力学状况以及心脏大小和功能。手术结束后，用TEE评估畸形矫正效果以及是否存在手术并发症等。

6. 其他心脏疾病与应用

（1）1999年的美国麻醉医师协会和心血管麻醉医师协会指南明确了术中TEE作为Ⅰ类适应证用于肥厚型心肌病、心内膜炎和心包开窗术。随后的出版物已证明了TEE在微创心脏手术和心脏辅助装置植入中可提供关键作用。

（2）大量报道表明TEE能揭示任何心脏形态学或功能病变，TEE对包含左心房和二尖瓣的异常特别敏感，包括块影、血栓和气栓，这是由于左心房和二尖瓣离TEE传感器较近的缘故。相反，右心室和左心室心尖部病变无法可靠检测。TEE对气栓尤其敏感，因此，循环中少量气体会在电视屏幕上引起可观的密度变化。目前，TEE不可能精确估计循环中的气体量，但大量气体代表性地使相应心腔变得不透明直至在定位的大多数心腔上部（例如仰卧位患者的左心室前心内膜表面）形成气体聚集（很亮的高密度区）。如果肺动脉栓子位于主肺动脉近端分叉，TEE可以发现。

（五）经食管超声心动图在非心脏手术和重症医疗中的应用

1. 与心脏手术患者一样，TEE在非心脏手术患者和危重患者中有许多同样的应用。在我们的实际应用中，主要适应证为血流动力学不稳定和大量失血，在明确不稳定病因和指导容量复苏方面TEE发挥着重要作用。

2. 在重症监护病房中，TEE可直接得到有关心脏解剖、心功能及血流动力学方面的相关信息，从而可及时准确地作出诊断，为治疗方法的选择及疗效的评估提供确切可靠的证据。

四、食管超声禁忌证、并发症

TEE检查之前，操作者必须明确TEE的益处大于风险。除非存在食管疾病或损伤，其风险相当小。

1. 绝对禁忌证包括先前食管切除术、严重食管梗阻、食管穿孔和活动性食管出血。

2. 相对禁忌证包括食管憩室、血管曲张、和先前食管手术以及胃手术史、纵隔放射治疗、无法解释的吞咽困难和其他可能加大放置和操作 TEE 探头难度的情况。

3. 术中 TEE 很少发生并发症，可能的并发症有：严重吞咽痛、气管插管移位、上消化道出血、牙损伤、食管穿孔、食管烧伤等。

（李 会）

参考文献

1. American Society of Anesthesiologists and Society of Cardiovascular Anesthesiologists Task Force on Transesophageal Echocardiography. Practice guidelines for perioperative transesophageal echocardiography: an updated report by the American Society of Anesthesiologists and the Society of Cardiovascular Anesthesiologists Task Force on Transesophageal Echocardiography. Anesthesiology, 2010, 112(5):1084-1096.
2. Cahalan MK, Abel M, Goldman M, et al. American Society of Echocardiography and Society of Cardiovascular Anesthesiologists task force guidelines for training in perioperative echocardiography. Anesth Analg, 2002, 94(6):1384-1388.
3. Cheitlin MD, Armstrong WF, Aurigemma GP, et al. ACC/AHA/ASE 2003. Guideline Update for the Clinical Application of Echocardiography: summary article. A report of the American College of Cardiology/American Heart Association Task Force on Practice Guidelines (ACC/AHA/ASE Committee to Update the 1997. Guidelines for the Clinical Application of Echocardiography). J Am Soc Echocardiogr, 2003, 16(10):1091-1110.
4. Flachskampf FA, Badano L, Daniel WG, et al. Recommendations for transoesophageal echocardiography: update 2010. Eur J Echocardiogr, 2010, 11(7):557-576.
5. Douglas PS, Garcia MJ, Haines DE, et al. ACCF/ASE/AHA/ASNC/HRS/SCAI /SCCM /SCCT/SCMR 2011 Appropriate Use Criteria for Echocardiography. A Report of the American College of Cardiology Foundation Appropriate Use Criteria Task Force, American Society of Echocardiography, American Heart Association, American Society of Nuclear Cardiology, Heart Failure Society of America, Heart Rhythm Society, Society for Cardiovascular Angiography and Interventions, Society of Critical Care Medicine, Society of Cardiovascular Computed Tomography, and Society for Cardiovascular Magnetic Resonance Endorsed by the American College of Chest Physicians. J Am Coll Cardio, 2011,157(9):1126-1166.
6. Ballo P, Bandini F, Capecchi I, et al. Application of 2011 American College of Cardiology Foundation/American Society of Echocardiography appropriateness use criteria in hospitalized patients referred for transthoracic echocardiography in a community setting. J Am Soc Echocardiogr, 2012,25(6):589-598.
7. Picard MH, Adams D, Bierig SM, et al. American Society of Echocardiography recommendations for quality echocardiography laboratory operations. J Am Soc Echocardiogr, 2011, 24(1):1-10.
8. Nagueh SF, Appleton CP, Gillebert TC, et al. Recommendations for the evaluation of left ventricular diastolic function by echocardiography. J Am Soc Echocardiogr, 2009, 22(2):107-133.
9. Cowie B. Focused cardiovascular ultrasound performed by anesthesiologists in the perioperative period: feasible and alters patient management. J Cardiothorac Vasc Anesth, 2009, 23(4):450-456.
10. Tousignant CP, Walsh F, Mazer CD. The use of transesophageal echocardiography for preload assessment in critically ill patients. Anesth Analg, 2000, 90(2):351-355.
11. Huang CH, Lu CW, Lin TY, et al. Complications of intraoperative transesophageal echocardiography in adult cardiac surgical patients - experience of two institutions in Taiwan. J Formos Med Assoc, 2007, 106(1):92-95.

第四篇　临床麻醉

第二十八章 麻醉前病情估计与准备

麻醉前病情估计与准备是保障患者安全的重要环节，通过麻醉前复习患者病史，分析实验室检查，访视患者、系统诊检，对患者全身情况和重要脏器生理功能做出充分估计，并尽可能纠正患者病理生理状态。同时取得患者的合作和信任，建立良好的医患关系，使患者在体格和精神上均处于可能达到的最佳状态，以增强患者对麻醉和手术的耐受能力，提高手术和麻醉安全性，减少麻醉中不良事件及麻醉后的并发症。

第一节 麻醉前访视与检查

一、内容

1. 了解患者的精神状态，患者是否对手术和麻醉有紧张和恐惧心理，并判断患者的合作程度。

2. 了解患者的麻醉史和手术史，麻醉中及麻醉后是否出现特殊情况，有无意外。对有麻醉史的患者应重点了解：①对麻醉药物的敏感性；②有无气管插管困难史；③围手术期有无麻醉意外，如恶性高热。

3. 了解患者的体格及发育情况，有无贫血、脱水、发绀、发热、过度肥胖。小儿麻醉必须常规称体重。

4. 了解患者疾病的症状、体征、治疗的近期变化，估计患者对手术的耐受能力以及是否处于可能达到的最佳的身体状态。

5. 对患者进行全面的体格检查，了解各项生命体征（血压、心率、呼吸频率、血氧饱和度），判断围麻醉期保持呼吸道通畅的困难程度和心、肺、脑的功能。

6. 了解近期所用药物种类和剂量，应对是否继续使用、停药的潜在反应、与麻醉药的相互作用等问题做出思考与决定。

7. 检查术前准备是否充分，术前应完善相关检查，全面了解心、肺、肝、肾、脑等生命器官的功能状况。

8. 了解患者过敏史，术前做好预防，以防不良事件的发生。

9. 了解患者是否对麻醉药物过敏或禁忌，围麻醉期用药所致的意外异常不良反应较为多见，应注意区别是变态反应还是药物反应。

10. 术前患者病理生理状态纠正情况，是否达到满足手术的最佳状况。

二、复习病历

1. 通过临床诊断、病史记录和治疗经过，初步了解对患者病情。

2. 作出对患者重点询问和检查的计划。

3. 了解与麻醉和重要脏器功能相关的检验项目是否完善。

三、访视和检查

1. 了解患者的精神状态，告知患者有关麻醉、围手术期治疗以及疼痛处理的事项，以减轻患者的焦虑和促进恢复。

2. 通过与患者的沟通，建立相互信任的关系。

3. 了解患者平日的体力活动能力和重要脏器的代偿功能。

4. 了解个人史、过去史、既往手术麻醉史及吸烟史。

5. 观察患者的体型、张口度和脊柱曲度等，估计呼吸道管理、气管内插管、血管和椎管穿刺难度。

6. 判断围麻醉期保持呼吸道通畅的困难程度，心、肺、脑的功能，脊柱、四肢状况等。

7. 测量血压，对疑有大动脉病变患者应测上下肢血压，了解其压差；测脉搏的节律及频率；观察呼吸的节律、频率及呼吸方式。

8. 注意有无遗漏的重要病史及并存疾病（如急性呼吸道感染、哮喘、糖尿病、甲亢、冠心病和青光眼等）。

9. 对有过敏史的患者详细询问其过敏原，过敏症状和对治疗药物的反应。

10. 了解手术的部位、方式、时间长短及是否有特殊要求。

第二节 麻醉风险评估

根据麻醉前访视结果，将病史、体格检查和实验室检查资料与手术麻醉结合起来，进行综合分析，对患者的全身情况和麻醉手术耐受力作出比较全面的估计并运用美国麻醉医师协会（ASA）的分类方法进行分级。

美国麻醉医师协会（ASA）于麻醉前根据患者体质状况和对手术危险性进行分类，共将患者分为六级（表 28-1）。Ⅰ、Ⅱ级患者麻醉和手术耐受力良好，麻醉经过平稳。Ⅲ级患者麻醉有一定危险，麻醉前准备要充分，对麻醉期间可能发生的并发症要采取有效措施，积极预防。Ⅳ级患者麻醉危险性极大，即使术前准备充分，围手术期死亡率仍很高。Ⅴ级为濒死患者，麻醉和手术都异常危险，不宜行择期手术。

表 28-1 美国麻醉医师协会（ASA）分级

ASA 分级标准
Ⅰ级：体格健康，发育营养良好，各器官功能正常。围手术期死亡率 0.06%～0.08%；
Ⅱ级：除外科疾病外，有轻度并存病，功能代偿健全。围手术期死亡率 0.27%～0.40%；
Ⅲ级：并存病情严重，体力活动受限，但尚能应付日常活动。围手术期死亡率 1.82%～4.30%；
Ⅳ级：并存病严重，丧失日常活动能力，经常面临生命威胁。围手术期死亡率 7.80%～23.0%；
Ⅴ级：无论手术与否，生命难以维持 24 小时的濒死患者。围手术期死亡率 9.40%～50.7%；
Ⅵ级：确证为脑死亡，其器官拟用于器官移植手术。

第三节 麻醉前患者的准备

麻醉前一般准备工作包括以下几个方面：

一、精神状态准备

1. 术前患者情绪激动或彻夜失眠可导致中枢神经或交感神经系统过度活动，削弱对麻醉和手术的耐受力，术中术后容易出现休克。

2. 术前应尽可能解除患者思想顾虑和焦躁情绪，向患者解释清楚，鼓励、安慰患者，取得患者信任，争取合作。

3. 过度紧张而不能自控的患者，手术前数日即开始服用适量的安定类药物，晚间给催眠药，手术日晨麻醉前再给适量镇静安眠药。

二、营养状态准备

1. 若患者营养不良，蛋白质和某些维生素不足，常导致低血容量、贫血、组织水肿和营养代谢异常，可使患者对麻醉和手术的耐受力明显降低，术中容易出现循环功能或凝血功能异常，术后抗感染能力低下，易出现肺部感染。

2. 营养不良的患者术前应尽可能经口补充营养；如患者不能口服可通过少量多次输注血浆、白蛋白和维生素等进行纠正。

三、适应手术后需要的训练

术后饮食、体位、大小便、切口疼痛或其他不适，以及可能需要较长时间输液，吸氧、胃肠减压、导尿及各种引流等情况可能会导致患者不适。麻醉前应该向患者解释说明其临床意义，争取得到配合；如有必要手术前应进行锻炼。如合并肺功能改变的患者，术前应训练深呼吸、咳嗽咳痰。

四、胃肠道准备

防止手术中或手术后反流、呕吐，避免误吸或窒息等意外，择期手术都必须常规禁饮食。成人麻醉前禁食12小时，禁水4小时，如末次进食为脂肪含量很低的食物，也至少应禁食8小时，禁水2小时；建议对≤36个月的小儿禁奶和固体食物6小时，禁饮2小时，>36个月的小儿，禁食8小时，禁饮清淡液体2小时。

五、膀胱的准备

应嘱患者进入手术室前排空膀胱，危重患者或复杂大手术均需要安置留置导尿管。

六、口腔卫生的准备

患者住院后应早晚刷牙，饭后漱口；有松动龋齿者应术前向患者交代有牙齿脱落的可能；进手术室前应将活动义齿摘下，以防麻醉时脱落。

七、输液输血的准备

1. 输血前充分了解患者输血史，特别是以往输血反应记录。对于中等以上的手术前，应检查患者的血型，准备一定数量的全血。

2. 对于有水、电解质或酸碱失衡的患者，术前均应积极纠正。

八、治疗药物的检查

麻醉手术前，常有内科治疗用药，应决定是否继续用药或停药。

（一）抗高血压药

一般情况下，除利尿药外，不主张停用抗高血压药，应一直用到手术当日，以免围手术期血压反跳，但应该调整剂量。

（二）洋地黄

对Ⅲ、Ⅳ级充血性心功能不全的患者，围手术期应继续使用地高辛。但心房纤颤的患者应用受限。

（三）β-肾上腺受体阻滞药

主要用于抗高血压、心绞痛、心律失常。已用β受体阻滞药的患者，不主张停药。

（四）抗心绞痛药

包括硝基类、钙通道阻滞剂、β-受体阻滞剂，应继续保持常用剂量和间隔时间，使用到手术前。

（五）抗心律失常药

围手术期抗心律失常药应使用至手术前，但应注意有些抗心律失常药的副作用，以及与麻醉药之间的相互作用。

（六）胰岛素和口服降糖药

糖尿病患者应使用胰岛素维持最佳血糖水平，手术日晨不应使用口服降糖药。

（七）糖皮质激素

长期使用过皮质激素和促肾上腺皮质激素的患者，围手术期应补充适量皮质激素。

（八）抗癫痫药

一般使用至手术当天，但应注意抗癫痫药降低肝脏微粒体酶系功能，改变药代动力学。

（九）抗精神病和抗抑郁药

1. 单胺氧化酶抑制剂：接受单胺氧化酶抑制剂治疗的患者对升压药极为敏感，可引起高血压危象。与吩塞秦类药相互作用，引起锥体外系反应和高血压。所以必须在术前2～3周停药。

2. 碳酸锂：可增强肌松药的组织效果，注意减量。

3. 三环类抗抑郁药：合并吸入麻醉时可引起惊厥。使用氟烷和（或）泮库溴铵等有抗胆碱能作用药物，可引起心律失常，应术前停药2周以上。

（十）非甾体抗炎药

可影响血小板功能引起凝血机制异常。阿司匹林应术前停用7天以上，其他非甾体抗炎药至少停用48小时。

第四节　麻醉选择

麻醉的选择取决于患者病情、手术性质和要求、麻醉方法本身特点、麻醉者水平和经验、麻醉设备条件以及患者自主意愿等因素。患者手术部位、方式、病情或年龄的不同，其麻醉方式的选择有所不同。

一、病情与麻醉选择

1. ASA分级Ⅰ级的患者可选择既能符合手术要求，又能照顾患者意愿的任何麻醉方法。

2. ASA分级Ⅱ级的患者在术前全身情况和器官功能适当改善后，也不存在麻醉选择问题。

3. 凡合并有重要的全身性或器官病变的患者在麻醉前尽可能改善全身情况，在保证安全的前提下选择麻醉方式，尽量选择对全身影响最小、麻醉者最熟悉的麻醉方法。

4. 如果病情严重达垂危程度，但又必需施行手术治疗时，在改善全身情况的同时，应选择对全身影响最小的麻醉方法。老年患者应根据全身状况、并存疾病和精神状态选择麻醉方式，注意麻醉用药量要有所减少。小儿难以配合，可实施基础麻醉后复合局部浸润、神经阻滞或骶管阻滞，如为大手术应选择气管内插管全麻。

二、手术要求与麻醉选择

麻醉的主要任务是在保证患者安全的前提下，满足镇静、镇痛、肌肉松弛和消除内脏牵拉反应等手术要求。

针对不同手术的要求，在选择麻醉方式时可以考虑以下因素：

(一)手术部位

根据手术部位不同，可选择不同麻醉方式。如上肢手术选择臂丛神经阻滞麻醉；下肢手术选用椎管内麻醉；颅脑手术选用全麻或局麻；胸腔内手术选用气管内插管全麻；腹腔或盆腔手术选用椎管内麻醉或全麻。

(二)手术对肌松的要求

根据肌肉松弛要求程度不同，麻醉选择不同，如上腹开腹手术、腰椎手术需要良好的肌肉松弛或绝对制动，宜选择气管插管全身麻醉，某些大关节矫形或脱臼复位可选择臂丛阻滞或椎管内麻醉。

(三)手术时间

可根据手术时间的长短选择不同的麻醉，如短小手术，可选用局麻、单次脊麻、氯胺酮静脉麻醉等。手术时间在1小时以上者，可选用连续硬膜外麻醉或气管插管全麻等。

(四)手术创伤

根据手术创伤大小、出血量选择合理的麻醉方式，如估计手术创伤较大或术中出血较多，应选择全麻。

(五)手术对体位的要求

根据不同手术体位选择麻醉方式，如俯卧位时，不宜选择脊麻或静脉全麻，应选择气管插管全麻或硬膜外麻醉；坐位手术时，应尽量选择局麻等对循环和生理影响小的麻醉方式。

全身麻醉联合局麻或椎管内麻醉，可充分发挥各钟麻醉方法的优点，减少麻醉药物的用量，减轻药物的副作用，降低麻醉并发症的发生率，有利于患者术后尽快康复。

(崔丽强　王奕皓)

参考文献

1. 杨宝峰．药理学．第8版．北京：人民卫生出版社，2013.
2. 北京协和医院．北京协和医院医疗诊疗常规-麻醉科诊疗常规．北京：科学出版社，2012.
3. 罗自强．麻醉生理学．第3版．北京：人民卫生出版社，2011.
4. 戴体俊．2014年麻醉药理学进展．北京：人民卫生出版社，2014.

第二十九章　麻醉前用药

麻醉前预先给患者使用某些药物以缓解患者术前紧张情绪，增强麻醉效果，减少分泌物以及抑制术中不良神经反射，这些药物统称为麻醉前用药。

第一节　麻醉前用药目的及原则

一、麻醉前用药目的

1. 消除患者紧张、焦虑及恐惧的心情，使患者在麻醉前能够情绪安定，充分合作。同时也可增强全身麻醉药的效果，减少全麻药用量及副作用。对一些不良刺激可产生遗忘作用。

2. 提高患者的痛阈，缓和或解除原发疾病或麻醉前有创操作引起的疼痛。

3. 抑制呼吸道腺体的分泌功能，减少唾液分泌，保持口腔内的干燥，以防发生误吸。

4. 消除因手术或麻醉引起的不良反射，特别是迷走神经反射，抑制因激动或疼痛引起的交感神经兴奋，以维持血流动力学的稳定。

二、麻醉前用药原则

1. 麻醉前应按麻醉方法、手术部位及病情特点选择麻醉前用药的种类、剂量、用药时间及给药途径。手术前1天晚宜常规口服镇静催眠药，以求充分睡眠。小儿剂量应按年龄、体重计算。

2. 全身麻醉和腹腔内手术应选用颠茄类药，局部麻醉、神经阻滞麻醉和椎管内麻醉用地西泮（安定）或巴比妥类药物。

3. 下列情况镇痛镇静药物剂量可适当加大：①患者情绪过度紧张；②剧痛；③甲状腺功能亢进。

4. 1岁以内小儿、颅内压升高、呼吸功能不全和支气管哮喘及肝功能严重损害患者，慎用麻醉性镇痛药。

5. 老年、小儿、心动过缓者或采用硫喷妥钠、氯胺酮、羟丁酸钠时，阿托品用量宜略大。高热、心动过速、甲状腺功能亢进、青光眼及肾上腺髓质功能亢进者不宜用阿托品。

6. 急症创伤患者，如无充裕时间准备，术前用药可改为静脉注射，用量酌减。

三、效果评定

要求在麻醉前用药发挥最高效应（安静，欲睡状态）的时刻，恰好是搬送患者进入手术室的时间。对麻醉前用药的具体效果作出客观评定，标准见表29-1。

表29-1　麻醉前用药的效果评定标准

分数	进入手术室的状态
−2	恐惧、精神紧张、哭闹
−1	不安、忧虑
0	神态如常
1	安静
2	欲睡
3	入睡，但呼之能应，刺激能醒
4	入睡，刺激不醒
5	中枢、呼吸、循环明显抑制

第二节 麻醉前用药种类

一、镇静催眠药

它有较好的抗焦虑作用，可以改善紧张、焦虑、恐惧等不良情绪，并能预防局部麻醉药毒性反应。

(一)苯巴比妥钠

属巴比妥类药，睡眠剂量成人为100～200mg；小儿为2～4mg/kg，于麻醉前30分钟肌内注射。术前呈急性癫狂状态者，成人肌内注射200～250mg，小儿按5mg/kg计量。禁用于对苯巴比妥钠过敏、严重肝肾功能不全、支气管哮喘、呼吸抑制及卟啉病患者。

(二)地西泮

1. 地西泮选择性地作用于大脑边缘系统，促进γ-氨基丁酸(GABA)的释放或促进突触传递功能。地西泮还可作用在GABA依赖性受体，通过刺激上行性网状激活系统内的GABA受体，提高GABA在中枢神经系统的抑制，增强脑干网状结构受刺激后的皮层和边缘性觉醒反应的抑制和阻断。地西泮可解除患者恐惧和焦虑心理，从而引起睡眠和遗忘，作用良好，同时有抗惊厥和中枢肌松作用。

2. 对呼吸和心血管系统的抑制轻微，常用剂量不会导致苏醒时间延长。

3. 可作为病情危重且精神紧张患者的麻醉前用药，与东莨菪碱合用时，镇静作用更强。

4. 常用剂量为0.1～0.2mg/kg，肌内注射或静脉注射。静脉注射后1～2分钟入睡，维持20～50分钟。

5. 对安定类药物过敏者、新生儿、妊娠期、哺乳期妇女禁用。

(三)咪达唑仑

1. 咪唑唑仑具有镇静、抗焦虑和中枢性肌松作用，还具有良好的遗忘效果。消除半衰期较短，随年龄增长，半衰期延长。

2. 麻醉诱导前20～60分钟 肌内注射。成人：0.07～0.1mg/kg，最大量不超过5mg。对于老年患者，必须减少剂量并进行个体化调整。儿童：0.15～0.2mg/kg。

3. 能增强镇静催眠药、抗精神病药、抗抑郁药、镇痛药及麻醉药的中枢镇静作用。应用咪达唑仑后需加强氧合与通气的监测，与阿片类药合用更需要重视。

4. 老年人、心肺功能较差者及重症肌无力患者应慎用。对咪达唑仑过敏、重症肌无力、精神分裂症、严重抑郁状态患者禁用。

二、麻醉性镇痛药

麻醉性镇痛药可通过激动中枢神经系统特定部位的阿片受体，产生镇痛作用，并且同时缓解疼痛引起的不愉快的情绪，剧痛患者麻醉前应用可使其安静合作。麻醉性镇痛药可减轻椎管内麻醉下腹部手术中的牵拉反应。

(一)吗啡

1. 是阿片受体激动剂，有强大的镇痛作用，同时也有明显的镇静作用，并有镇咳作用。对呼吸中枢有抑制作用。具有提高痛阈、抑制代谢、显著改变精神状态等功效。

2. 成人0.15～0.2mg/kg，于麻醉前1～1.5小时肌内注射。肌内注射15分钟后痛阈提高50%，30分钟后出现情绪稳定焦虑消失、嗜睡，60分钟后基础代谢率显著降低。

3. 呼吸抑制、颅内压增高和颅脑损伤、支气管哮喘、肺源性心脏病代偿失调、甲状腺功能减退、皮质功能不全、前列腺肥大、排尿困难及严重肝功能不全、休克尚未纠正控制前、炎性肠梗等患者禁用。

(二)哌替啶

1. 为人工合成的阿片受体激动剂，属于苯基哌啶衍生物，其作用和机制与吗啡相似，但镇静、麻醉作用较小，仅相当于吗啡的1/10～1/7，作用时间维持2～4小时左右。

2. 主要作用于中枢神经系统，用药产生镇痛后出现嗜睡；缩瞳作用不明显；恶心、呕吐、呼吸抑制、镇咳及欣快等副作用比吗啡轻；有类似阿托品样作用，使呼吸道腺体分泌减少，支气管平滑肌松弛；引起血管扩张、血压轻度下降；有抗组胺作用，可解除支气管痉挛。

3. 肌内注射用量1～2mg/kg，麻醉前30～60分钟注射，15分钟起效，60分钟作用达高峰，持续1.5～2小时逐渐减退，再过2～4小时后作用消失。静脉注射剂量0.5～1mg/kg，麻醉前10～15分钟注射，5分钟起效，20分钟作用达高峰，1～1.5h后逐渐减退，1～2h作用消失。

4. 其代谢产物去甲哌替啶有致惊厥作用。与单胺氧化酶抑制剂并用，可诱发昏迷、惊厥、高血压、高热等副作用，偶可出现低血压和呼吸抑制。

（三）芬太尼

1. 为阿片受体激动剂，属强效麻醉性镇痛药，作用于下丘脑，干扰其对疼痛刺激的传导，从而产生强力镇痛功效。其镇痛效力约为吗啡的80倍。镇痛作用产生快，但持续时间较短。呼吸抑制作用较吗啡弱，不良反应比吗啡小。

2. 支气管哮喘、呼吸抑制、对本品特别敏感的患者以及重症肌无力患者禁用。禁止与单胺氧化酶抑制剂（如苯乙肼、帕吉林等）合用。

3. 与钙离子拮抗剂、β肾上腺素受体阻断药合用可发生严重低血压。

4. 静脉注射过速时可出现胸腹壁肌肉紧张、僵硬、严重影响呼吸交换量。

5. 循环影响轻微，血压稳定。兴奋迷走中枢可出现心率减慢、呕吐或出汗征象，用阿托品或氟哌啶可防止。

6. 与M胆碱受体阻滞剂（尤其是阿托品）合用使便秘加重，增加麻搏性肠梗阻和尿潴留的危险性。

7. 成人肌内注射每次0.1～0.2mg，7～8分钟起效，维持1～1.5小时；静脉注射每次0.05～0.1mg，1分钟起效，3～5分钟达高峰，维持30～45分钟。

三、神经阻滞剂

神经阻滞剂主要作用于脑干网状激活系统，阻断去甲肾上腺素从而产生镇静作用。该类药物中氯丙嗪和氟哌啶较为常用。

（一）氯丙嗪

1. 氯丙嗪主要抑制脑干网状结构系统，产生镇静、催眠作用，与全麻药、催眠药及镇痛药协同增强，并可延长药效。

2. 肝功能不全、尿毒症及高血压、冠心病患者慎用。本品刺激性大，静脉注射时可引起血栓性静脉炎，肌内注射局部疼痛较重，可加1%普鲁卡因作深部肌内注射。老年人对本类药物的耐受性降低，且易产生低血压、过度镇静及不易消除的迟发性运动障碍。

3. 有癫痫史者、昏迷患者、严重肝功能损害者禁用。不能与肾上腺素合用，以免引起血压急剧下降。

4. 成人肌内注射剂量为25～50mg，麻醉前1小时作肌肉深部注射，15～30分钟起效，维持4～6小时，严禁皮下注射。静脉注射剂量为6.25～12.5mg，麻醉前15～20分钟经稀释后缓慢注射，5～10分钟起效。禁忌静脉快速注射，否则易并发血压骤降，可用去甲肾上腺素静脉滴注纠正。小儿肌内注射1～2mg/kg，静脉注射剂量为0.5～1mg/kg。

（二）氟哌啶

1. 氟哌啶的药理作用与氯丙嗪相似，但弱于氯丙嗪。其作用特点是产生精神运动性改变，表现为精神安定，对外界漠不关心，懒于活动，但意识仍存在，能对答问话并良好配合。

2. 将其与强镇痛药芬太尼一起静脉注射，可使患者产生一种特殊麻醉状态（精神恍惚、活动减少、不入睡、痛觉消失），称为“神经安定镇痛术”。可做麻醉前给药，具有较好的抗精神紧张、镇吐、抗休克等作用。

3. 主要经肝代谢，但对肝功无影响，用于肝硬化患者，由于作用时间延长，故用药量应减小。对肾功能影响小，用于血容量正常的患者，肾血流量增加，尿量增加；用于低血容量的患者，尿量无明显影响。

4. 对咽喉、气管反射有较强的抑制作用，特别适用于清醒气管插管或表面麻醉下咽喉部手术的麻醉前用药。

5. 成人剂量为0.1mg/kg，麻醉前1～2小时肌内注射，1小时后起效；静脉注射剂量为0.05～0.1mg/kg，5分钟起效，持续6～12小时。

四、抗胆碱药

抗胆碱药是具有阻滞胆碱受体，使递质乙酰胆碱不能与受体结合而呈现与拟胆碱药相反的作用的药物。阻断节后胆碱能神经支配的效应器上的胆碱受体，可松弛平滑肌，抑制多种腺体分泌，能减少呼吸道黏液和唾液的分泌，使呼吸道保持通畅。抗胆碱药还有抑制迷走神经反射的作用。

（一）阿托品

1. 阿托品可激动心脏M受体可以引起心率增快，但老年或新生儿心率增快并不明显。迷走神经亢进型患者麻醉前使用足量阿托品，可预防和治疗心动过缓。而甲亢、心脏病或高热等患者应禁用。

2. 术前应用升高心率同时可降低迷走神经张力，减轻因牵拉腹腔内脏、压迫颈总动脉窦，或静脉注射γ-羟丁酸钠、芬太尼、琥珀胆碱等所致的心动过缓。

3. 抑制腺体分泌，扩张周围血管。因面部血管扩张，可出现潮红、灼热。

4. 麻痹虹膜括约肌使瞳孔散大，但尚不至于引起视力调节障碍；对正常人眼内压影响不大，但对窄角青光眼可致眼压进一步升高。

5. 促使贲门括约肌收缩，防止反流误吸。

6. 剂量过大，有中枢神经兴奋症状如烦躁不安、谵妄，以致惊厥。

7. 抑制汗腺，兴奋延髓和其他高级中枢神经，引起基础代谢率增高，可致体温上升，故应避免用于甲亢、高热患者。

8. 阿托品剂量范围较宽，成人皮下或肌内注射常用量为0.4～0.8mg，用药后5～20分钟出现心率增快，45分钟时呼吸道腺体和唾液腺分泌明显减少，可持续2～3小时。静脉注射剂量为皮下剂量的1/2，约1分钟起效，持续约30分钟，小儿一般可按0.01mg/kg。

(二)东莨菪碱

1. 为外周抗胆碱药，除具有平滑肌解痉作用外，尚有阻滞神经节及神经肌肉接头的作用，但对中枢的作用较弱。能选择性地缓解胃肠道、胆管及泌尿道平滑肌痉挛和抑制蠕动，而对心脏、瞳孔及唾液腺的影响很小，对腺体分泌的抑制作用则比阿托品稍弱，对呼吸中枢有兴奋作用。抗眩晕及抗帕金森病作用均较阿托品强，并有显著的镇静作用。

2. 青光眼、前列腺肥大所致排尿困难、严重心脏病、器质性幽门狭窄或麻痹性肠梗阻患者禁用。

3. 老年人、小儿或剧痛患者应用后，有时可出现躁动和谵妄等副作用。

4. 成年人常用剂量为0.3～0.4mg，小儿7～10μg/kg，麻醉前30分钟皮下或肌内注射。

五、抗组胺药

目前已知组胺受体有三个亚型：H_1、H_2和H_3受体。

1. 组胺作用于H_1受体，引起肠管、支气管等器官的平滑肌收缩，还可引起毛细血管扩张，导致血管通透性增加，产生局部红肿、痒感。

2. 组胺作用于H_2受体，引起胃酸增加，而胃酸分泌过多与消化性溃疡的形成有密切关系。

3. H_3受体的作用尚在研究中。

组胺释放可致支气管痉挛、肠痉挛和子宫收缩。组胺释放可引起小动脉和毛细血管扩张，通透性增高，可致血管神经性水肿，表现为皮肤潮红、荨麻疹和低血压，甚至喉头水肿和休克。组胺可增加唾液、胃液、胰液和小肠液等腺体分泌。

抗组胺药分为两类：H_1受体拮抗剂和H_2受体拮抗剂，前者主要用于抗过敏，后者主要用于抗溃疡。

(一)H_1抗组胺药

常用的H_1抗组胺药主要为异丙嗪，基本药理作用主要有：

1. 能竞争性阻断组胺H_1受体而产生抗组胺作用，能对抗组胺所致毛细血管扩张，降低其通透性，缓解支气管平滑肌痉挛。

2. 易进入脑组织，有明显的镇静作用；能加强催眠药、镇痛药及麻醉药的中枢抑制作用，并降低基础代谢率。

3. 抑制唾液腺分泌，抑制呕吐中枢，产生抗呕吐作用。

4. H_1抗组胺药用做麻醉前用药，尤其适用于各种过敏病史、老年性慢性支气管炎、肺气肿或支气管痉挛等患者，具有预防作用，但无明显治疗作用，仅作为预防性用药。

5. 异丙嗪的成人常用剂量为25～50mg，麻醉前1～1.5h肌内注射，或用1/2量稀释后静脉缓慢注射，忌皮下注射。小儿按0.5mg/kg计算，可制成异丙嗪糖浆，按0.5mg/kg口服，对不合作的小儿可与等量哌替啶并用。

(二)H_2受体阻滞剂

1. 西咪替丁为常用H_2受体阻滞剂，主要有抑制胃酸分泌的作用，能明显抑制基础和夜间胃酸分泌，也能抑制由组胺、分肽促胃液素、胰岛素和食物等刺激引起的胃酸分泌，并使其酸度降低，对因化学刺激引起的腐蚀性胃炎有预防和保护作用，对应激性胃溃疡和上消化道出血也有明显疗效。

2. 西咪替丁快速静脉注射可引起低血压、心律失常、中枢神经抑制，甚至心搏骤停。老年人或危重患者更易发生。

3. 静脉注射时间大于15～20分钟，很少发生严重的心血管抑制。于术前60～90分钟口服300mg。

第三节　麻醉前用药选择与特殊病情的考虑

一、呼吸系统疾病

1. 呼吸道感染、支气管扩张咯血患者，禁忌使用抗胆碱药。因为肺部炎症尚未有效控制、痰血未彻底排出，抗胆碱药容易导致痰液黏稠、不易排出，麻醉过程中有阻塞下呼吸道风险。

2. 阿片类药物和苯二氮䓬类药物均抑制呼吸中枢应该谨慎应用，对于情绪紧张，肺功能损害不严重的患者可以适量应用，严重呼吸功能不全的患者避免应用。

二、循环系统疾病

1. 阿托品可加重高血压和(或)冠心病患者心肌缺血和心脏作功，使心率和血压进一步升高。因此高血压和(或)冠心病患者麻醉前可应用东莨菪碱。

2. 吩噻嗪类药可导致低血容量患者血压进一步下降，甚至猝死，故绝对禁用。

3. 胆红素可增加迷走神经张力，常导致心动过缓，术前常规使用阿托品的剂量须增大。

4. 麻醉镇痛药可引起休克患者呼吸抑制和体位性低血压，可能加重休克程度，应慎用。

5. 术后保留气管导管机械呼吸治疗的心内手术患者术前宜用吗啡类药。

6. 吗啡作为先天性发绀型心脏患者麻醉前用药，可使右至左分流减轻，缺氧得到一定改善。

7. 经皮下或肌内注射用药，药物吸收缓慢而休克常并存周围循环衰竭，应小剂量静脉用药。

三、中枢系统疾病

1. 颅内压增高患者除术前伴躁动、谵妄、精神兴奋或癫痫等病情外，应避用中枢抑制药物。颅内高压患者对镇静药的耐受性很小，常导致术后苏醒延迟。

2. 吗啡可引起颅脑外伤或高血压脑出血导致的颅内压增高患者呼吸抑制和 $PaCO_2$ 升高，脑血管进一步扩张、脑血流量增加和颅内压增高，甚至可诱发脑疝。

四、内分泌系统疾病

1. 因内分泌疾病导致过度肥胖的患者肺通气功能低下和易发生舌后坠，故对呼吸有抑制作用的阿片类药物和苯二氮䓬类药物，以及容易导致术后苏醒延迟的巴比妥类药和吩噻嗪类药应慎用。

2. 小剂量镇静药可引起甲状腺功能低下的患者显著的呼吸循环抑制　应减量或避免使用。

3. 甲亢患者基础代谢率高和心率增快，术前应选用东莨菪碱作为麻醉前用药，避免使用阿托品。

五、自主神经系活动

某些麻醉操作刺激可诱发不良神经反射，宜选用相应的麻醉前用药进行保护。

1. 喉镜插管或气管内吸引可引起心脏迷走反射，宜选用足量抗胆碱能药作预防。

2. 椎管内麻醉抑制交感神经，迷走神经呈相对亢进，宜常规选用足量抗胆碱药以求平衡。

六、眼部疾病

1. 阿托品可使睫状肌收缩，可致眼内压升高，因此闭角性青光眼在未用缩瞳药滴眼之前禁用。

2. 眼肌手术术中牵拉眼肌可能出现眼心反射，严重者可心搏骤停，故术前需常规使用阿托品降低迷走神经张力。

七、麻醉药与术前药的相互作用

麻醉药与术前药之间可能相互协同增强，使麻醉药用量显著减少，但也可能使存在的副作用加重，故应慎重考虑，避免复合使用。

1. 麻醉镇痛药或镇静催眠药可降低七氟烷、异氟烷和氧化亚氮的 MAC 值。

2. 咪达唑仑可加重阿片类药物的呼吸抑制作用。

3. 阿片类药可诱发依托咪酯麻醉诱导后出现锥体外系兴奋征象。

4. 右美托咪定与阿片类药物有协调作用，可增强镇痛效果。

八、麻醉药的副作用

1. 为预防局麻药中毒反应，硬膜外麻醉和神经阻滞麻醉前可常规应用安定类药物镇静。

2. 氯胺酮、羟丁酸钠可导致呼吸道腺体分泌增加，应用前应常规用抗胆碱药抑制腺体分泌，保证呼吸道通畅。

3. 异丙酚注射痛发生率较高，若患者无禁忌，麻醉前可应用麻醉镇痛药减轻注射痛。

（崔丽强　王奕皓）

参考文献

1. 杨宝峰. 药理学. 第8版. 北京：人民卫生出版社，2013.
2. 北京协和医院. 北京协和医院医疗诊疗常规-麻醉科诊疗常规. 北京：科学出版社，2012.
3. 罗自强. 麻醉生理学. 第3版. 北京：人民卫生出版社，2011.
4. 戴体俊. 2014年麻醉药理学进展. 北京：人民卫生出版社，2014.

第三十章 麻 醉 机

第一节 麻醉机的结构和原理

一、麻醉机的结构

现代麻醉机主要用于实施全身麻醉、供氧及进行辅助或控制通气，它的基本结构包括：①供气装置；②麻醉蒸发器；③二氧化碳吸收器；④麻醉呼吸机；⑤麻醉废气清除系统；⑥安全监测装置；⑦其他附属装置。

（一）供气装置

包括气源、压力表、压力调节器、流量计和配比系统。

1. 气源　现代麻醉机一般有氧气、氧化亚氮以及空气的管道进气接口，通过硬质皮管与中心供气系统或压缩气筒连接。主要气源为：中心供气系统和钢瓶气源。

2. 压力表和压力调节器　压力表连接在气筒阀和减压阀之间，用以指示压缩气筒内的气体压压力调节器又称减压阀，其作用在于降低高压压缩气体的压力，使之降至可安全使用的、恒定的低压（0.3～0.4MPa），避免高压气流直接冲击麻醉机。实际上压力表通常与压力调节器制成一体出厂。

3. 流量计　流量计能准确地控制和量化到达新鲜气体出口的气流量，流量计主要包括传统的玻璃流量计和新型的电子流量计。

4. 配比系统　为了防止麻醉机输出低氧性气体，除气源接口采用轴针安全系统和口径安全系统外，麻醉机还会采用流量计联动装置和氧比例监控装置，以控制气体的输出比例，使新鲜气体出口输出氧浓度不低于23%～25%。

（二）麻醉蒸发器

麻醉蒸发器也称挥发罐，是一种能将液态、可挥发性吸入麻醉药转变成蒸气并按一定量输入麻醉回路进行吸入麻醉的装置，也是麻醉机的重要组成部分，蒸发器提供的麻醉药浓度与蒸发器的调节旋钮刻度控制的通过蒸发器的气流量成正比。蒸发器只对专一的麻醉药定标并有专用的加药器以防发生加药种类的失误。

蒸发器的种类目前主要有：①可变旁路式蒸发器；②地氟烷Tec6蒸发器；③Datex-Ohmeda Aladin盒式蒸发器。

（三）二氧化碳吸收器

呼吸回路的功能除了向患者提供氧气和麻醉气体外，还应清除患者排出的二氧化碳。因此，CO_2吸收器为紧闭式麻醉机的必备设备，借吸收罐中的碱石灰（或钡石灰）与CO_2起化学反应的性能，清除呼出气中的CO_2。碱石灰是氢氧化钠（5%）、氢氧化钙（80%）和硅酸盐等加适量水分（15%）所组成，其吸收CO_2时的化学反应方程式为：

（1）$CO_2+H_2O \rightarrow H_2CO_3$

（2）$H_2CO_3+2NaOH \rightarrow Na_2CO_3+2H_2O+$热

$H_2CO_3+Ca(OH)_2 \rightarrow CaCO_3+2H_2O$

（3）$Na_2CO_3+Ca(OH)_2 \rightarrow 2NaOH+CaCO_3$

（1）和（2）反应极为迅速，仅0.032秒即可完成，呼出气体中的CO_2只要与碱石灰接触立即被吸收，同时产生大量热，碱石灰罐温度上升，同时由于$Ca(OH)_2$变成$CaCO_3$，使碱石灰变硬，吸收CO_2的能力下降，（3）反应比较缓慢，使用碱石灰时，必须先认真筛净粉末后方可装罐使用，以免吸入肺内诱发肺水肿或支气管痉挛。CO_2吸收罐必须装满碱石灰，以减少机械无效腔量，CO_2吸收罐过热时，应及时更换并行降温处理，碱石灰失效时应及时更换，以免造成CO_2蓄积。

(四)麻醉呼吸机

1. 麻醉呼吸机是现代麻醉机的必配设备，其主要作用是替代麻醉通气系统中的贮气囊，变手法人工呼吸为机械控制呼吸。

2. 麻醉呼吸器结构简单，在麻醉过程中起着控制通气的作用，由于使用时间短，一般都不配备湿化器，多数无同步呼吸性能，需通过转换开关选择手控呼吸和机械控制呼吸。

3. 麻醉呼吸机多为气动、电控、定时兼定容切换，直立型密闭箱内风箱式呼吸机，用压缩氧气或压缩空气驱动，吸气相时，呼吸机根据设定的通气量的大小，密闭箱内驱动的气体部分压缩或完全压缩风箱，将风箱内的气体挤进患者的肺脏，同时也关闭呼吸器内的减压阀，呼气相时驱动气停止进入密闭箱，由麻醉机流量计提供的新鲜气和部分呼出气进入风箱，同时减压阀开启，部分呼出气和余气经废气排除系统排出体外。

4. 麻醉呼吸机的呼吸参数设定包括：潮气量、分钟通气量、呼吸频率、呼吸比值、吸气流速、PEEP、气道压限定等，在进行小儿麻醉时，大多数呼吸机需要换成小儿风箱。许多新型的呼吸机可提供压力控制和容量控制两种呼吸模式，在进行容量控制通气时，呼吸机的流量补偿系统会对新鲜气体流量的变化，较小的呼吸回路系统漏气，肺顺应性的改变等情况进行自动调整，使患者的通气量基本保持不变。麻醉呼吸机基本都设有窒息报警、潮气量、分钟通气量、气道压力、氧流量等上下限报警，气源中断或过低、电源中断报警等。

(五)麻醉废气清除系统

麻醉废气清除系统是指收集并排放麻醉机内的麻醉废气。多数情况下，用于麻醉患者的气体量远大于该患者实际需要量，因此废气清除系统用于排出过剩气体，以免造成手术室内空气污染。

麻醉废气清除系统主要包括：①残气收集装置；②输送管道；③废气清除中间装置；④废气处理集合管；⑤废气处理装置。

其中废气处理装置又分为主动式和被动式处理系统两种。

(六)安全监测装置

1. 自气源开始，为防止气体连接错误，近年来国际上已逐渐采用轴针指数安全监测装置，每种麻醉气体有其各自固定的轴孔与轴针。为保证N_2O和O_2混合适当，避免发生麻醉机输出低氧混合事故，流量计通路前设有N_2O-O_2比例调控保护装置，以保证输出混合气中O_2浓度不低于25%，而O_2流量又可单独调节，现代麻醉机一般配备1～3个麻醉专用蒸发器，各蒸发器之间采用机械保险装置，当打开一个蒸发器的浓度控制钮时，其他蒸发器则自动锁定，以避免蒸发器同时输出两种以上不同麻醉气体。

2. 另外，现代高档麻醉机几乎包括所有必需的监测，如潮气量、通气量、气道压、呼吸阻力、胸肺顺应性、呼出末二氧化碳、吸入氧浓度、麻醉药物浓度、心电图、有创血压、无创血压、血氧饱和度、肌松监测等。

(七)其他附属装置

1. 贮气囊　用于贮存气体，主要作用有：①进行辅助或控制呼吸，提供足够的气量；②缓冲和防止高压气流对肺的损伤；③便于观察患者的呼吸频率、幅度和呼吸道阻力；④便于麻醉气体和氧的均匀混合；⑤可使萎陷肺膨胀。

2. 呼吸螺纹管　在闭式环路麻醉机吸入和呼出活瓣两端各接一根螺纹管，称为吸气和呼气管。

3. 面罩　由富有弹性的橡胶制成。面罩供氧是麻醉诱导和复苏的重要工具。

4. 呼吸活瓣　呼吸活瓣是单向活瓣，用来控制呼吸气流的方向，是保证呼吸正常功能的关键部件之一。吸气活瓣在吸气时开启，呼气时关闭；呼气活瓣在呼气时开启，吸气时关闭。这些活瓣引导气流呈单方向运行，使呼吸气体不会混杂。

二、麻醉通气系统的种类和原理

麻醉机的各种部件进行组装，构成完整的吸入麻醉装置，并与患者的呼吸道相连，两者形成一个系统，称之为麻醉通气系统．患者呼吸通过此系统，即由麻醉机向此系统提供麻醉混合气体并传送给患者，与此同时患者能进行正常的O_2、CO_2交换。

(一)麻醉通气系统的分类

1. 麻醉通气系统有许多分类方法，现按重复吸入程度及有无CO_2吸收装置分成开放式、半开放式、半紧闭式及紧闭式4种。

2. 分别为：①呼出气体完全不被重复吸入为开

放式；②无CO_2吸收装置，有部分呼出气体被重复吸入者为半开放式；③有CO_2吸收装置，呼出气体较多的部分被重复吸入者为半紧闭式；④有CO_2吸收装置，呼出气体全部（经CO_2吸收后）被重复吸入者为紧闭式。

（二）各种通气系统（呼吸回路）

1. 开放系统　开放法的麻醉通气装置是纱布片覆盖的面罩，结构简单，麻醉药液滴在纱布上蒸发后，随空气被患者吸入，呼气全部经纱布而排入大气。

2. 无重复吸收系统　是通过吸入和呼出2个单向活瓣来控制呼吸气流，患者吸气时经吸入活瓣吸入由麻醉机提供的麻醉混合气体，呼气时由呼出活瓣全部排入大气，在气流量等于或超过每分通气量的情况下，可无CO_2重复吸入。

3. T形管系统　又称Ayre-T形管装置，由较长的横管与较短的竖管垂直相交形成T形，横管的一端接气管导管，另一端为排气口，可与呼气管相连接，竖管为供气管，可与麻醉混合气体送气管连接。由于没有CO_2吸收器，所以T形管系统是一种需要高流量麻醉混合气体的麻醉通气系统，避免CO_2的再吸收。

4. 麦氏（Mapleson）通气系统（半紧闭装置）根据新鲜气流入口、螺纹管、贮气囊及呼气活瓣的安装位置不同，可分为麦氏A、B、C、D、E、F6型。该系统均无CO_2吸收装置，CO_2的重复吸入程度与新鲜气流量的大小密切相关，气流量越小，重复吸入CO_2越明显。

（1）麦氏A型：即Magill环路，患者自主吸气时吸入麻醉机提供的气体或新鲜气流，不足部分由贮气囊供给，呼气时，呼出气流的最初部分为不含CO_2来自解剖无效腔的气体逆行流入呼吸管至贮气囊，并与新鲜气流相遇，系统压力上升，当压力上升到使逸气活瓣开放的程度时，含有CO_2的肺泡气经活瓣排入大气中，此时呼气初期逆行进入呼吸管的呼出气也被继续而来的新鲜气流顶回，并经活瓣排出，只要新鲜气流量不低于患者自主呼吸的分钟通气量，就几乎没有CO_2再吸收的现象。但在实行控制通气时，新鲜气流量必须增加到每分通气量的3倍时，才能避免CO_2的再吸收。

（2）麦氏B型：将麦氏A型新鲜气流入口移到紧靠逸气活瓣的位置时，即为麦氏B型，可用于任何呼吸方式，其再吸入的程度取决新鲜气流量的大小，为防止再吸入，新鲜气流量应大于患者每分通气量的2倍。

（3）麦氏C型：将麦氏B型的呼吸管显著缩短后即成麦氏C型，同麦氏B型一样，当新鲜气流量大于患者每分通气量的2倍时，才能防止再吸入现象的发生。

（4）麦氏D型：除逸气活瓣移至靠近贮气囊上方的位置外，其余同麦氏B型回路。

（5）麦氏E型：为AyreT形管的改良型，亦即麦氏D型去掉贮气囊和逸气活瓣，所以新鲜气流量在每分通气量3倍时即可避免呼出气再吸入。

（6）麦氏F型：将麦氏D型的逸气活瓣取消，同时贮气囊的末端开放于大气中即成F型，为防止CO_2重复吸入，新鲜气流量必须是每分通气量的3倍，如吸气时关闭贮气囊尾端同时挤压贮气囊，呼气时放松尾端开口，即可行辅助或控制呼吸。

5. 同轴环路装置 同轴环路装置主要分为以下两种：

（1）Bain同轴环路装置：基本构成与MaplesonD相同，但其输气管放在呼吸管内，一端固定于患者面罩，另一端与新鲜气源相连，用于输送氧气或麻醉气体。螺纹管的末端可与贮气囊或呼吸机相连行辅助或控制通气。为维持$PaCO_2$于正常水平，在自主呼吸时供气量应为200～300ml/（kg·min），控制呼吸时成人应为70ml/（kg·min），小儿为100ml/（kg·min）。

（2）Lack同轴环路装置：也即Mapleson环路A的同轴环路装置，与Bain环路供气正好相反，新鲜气流由外套管供给，外套管容积应在500ml左右，呼出气可自中心内套管经呼气活瓣排出。

6. 循环式密闭装置　循环式密闭法由CO_2吸收装置、贮气囊（及人工通气机衔接管）、吸气和呼气活瓣、蒸发器、两根螺纹管、三通接头等组成。并附有密闭面罩、压力调节阀（排气活门）、供氧装置等。患者呼气时吸气活瓣关闭，呼气沿呼气螺纹管经呼气活瓣进入CO_2吸收罐再入贮气囊，吸气时呼气活瓣关闭，吸气活瓣开放，贮气囊内混合气体汇合新输入的麻醉气体经吸气螺纹管吸入肺内，气流在循环式装置中单向循环重复流动。

第二节 麻醉机安全操做检查

一、麻醉机使用前常规的检查

在使用麻醉机之前，应对即将使用的麻醉机进行全面的检查，通过检查，确定麻醉机各组成部分性能及状态良好，可以减少由于麻醉器械而引起的麻醉意外的发生，从而提高麻醉安全性，检查顺序如下：

1. 应急通气装置，检查是否备有简易呼吸器以及是否完好。

2. 高压系统

(1)检查氧气瓶是否有气：打开氧气瓶开关，至少应处于半充满状态。(>1000psi)

(2)检查中心供气系统：管路是否接得正确，压力表读数应在50psi左右。

3. 低压系统

(1)检查低压系统的基本情况：关闭流量开关和蒸发器，检查蒸发器内麻醉药的量，扭紧加药器盖。

(2)检查低压系统漏气情况

1)确认总开关和流量开关处于“关闭状态”。

2)将负压吸引球接于新鲜气流出口处。

3)反复挤压负压吸引球，使球内无任何气体。

4)确认气球处于无气状态持续至少10秒。

5)打开蒸发器，重复进行3和4步骤。

6)取下负压球，重新连接新鲜气体管路。

(3)打开总开关和所有仪器的开关。

(4)检查流量计

1)使所有气体的流量计开至最大，然后检查流量计浮标的运动是否平滑和灵活，并观看流量计管是否有破损。

2)开大N_2O流量和调小O_2流量，检查流量变化是否准确，是否报警。

4. 检查和调节废气排放系统

(1)确认废气排放系统与限压排气阀和呼吸机排气阀连接无误。

(2)调节废气负压值(如果有可能)。

(3)完全打开限压排气阀，阻塞Y形接头。

(4)将氧流量调至最小，使废气贮气囊完全塌陷，确认碱石灰罐上的呼吸通道压力计读数为零左右。

(5)快速充气，使废气贮气囊完全充满，确认碱石灰罐上的呼吸道压力计表读数小于0.98kPa(10cmH_2O)。

5. 呼吸环路

(1)校对O_2检测仪

1)在室内空气情况下，读数为21%。

2)确认在低O_2状态下O_2报警器工作正常。

3)将O_2传感器放置在呼吸环路中，打开O_2快速开关进行充气。

4)测氧仪读数应大于90%。

(2)检查呼吸环路的基本状态

1)将通气选择开关调至手动呼吸位置。

2)检查呼吸环路的完整性，不存在损坏和阻塞。

3)CO_2吸收剂应不失效。

4)安装呼吸环路配件(如湿化器、PEEP阀)。

(3)检查呼吸环路漏气情况

1)将所有气体流量计关至零(或最小)。

2)关闭限压排气阀，并阻塞Y形接头。

3)打开氧快速充气阀，使呼吸道压力为2.94kPa(30cmH_2O)。

4)确定此时的压力稳定在一个固定值至少10秒。

5)打开限压排气阀，使压力减少。

6. 手控和机械通气系统，测试呼吸机和单向阀

(1)在Y形接头处连接另一个贮气囊。

(2)为下一例患者设定好呼吸机参数。

(3)将通气模式调至机械通气位置。

(4)打开氧快速充气开关，将呼吸机风箱充满，然后开呼吸机。

(5)将O_2流量调至最小，而其他气体流量为零。

(6)确认吸气期风箱可提供合适的潮气量，呼气期风箱全部充满。

(7)将新鲜气体设置在5L/min左右。

(8)确认呼吸机风箱和模拟肺充满，然后排空气体，在呼气期末无持续性正压。

(9)检查单向阀的活动度和灵敏度。

(10)测试呼吸环路附件，确保其功能正常。

(11)关闭呼吸机，调至手动通气方式。

(12)进行手动通气，确保模拟肺扩张和收缩，并可感觉到该系统的阻力和顺应性。

(13)从Y接头上取下贮气囊。

7. 检查监测仪检查、校对和(或)设定所有监测仪的报警限。

8. 检查麻醉机的最终状态

(1)关闭蒸发器。

(2)打开限压阀。

(3)呼吸模拟钮放置在手动通气上。

(4)所有流量均归零。

(5)吸引系统工作正常。

(6)准备好呼吸环路待用。

另外,在相同麻醉机使用后的第二例接台手术,这些检查步骤可以不必重复。

二、关键部件的检查

除麻醉前常规检查外,尚有氧浓度监测、低压系统的泄漏试验和循环回路系统试验等关键部件的检查。

1. 氧浓度监测仪的校准　氧浓度监测仪是麻醉机输出氧浓度的监测装置,用于监测流量阀以后的气体浓度的变化,并评估麻醉机呼吸回路的完整性。将氧传感器置于空气中,进行氧样校正十分重要。校准方法为:将氧传感器探头取下,暴露于室内空气中,观察到检测数值回到21%后,将传感器探头插回原位。

2. 低压回路系统的泄漏试验　低压回路系统泄露实验的目的是检测麻醉机内部回路的完整性,低压回路系统的泄漏可以引起患者缺氧及麻醉中知晓。

(1)回路正压试验:用于无单向止回阀的麻醉机的检测。具体方法为:首先关闭排气阀,充氧,使回路内压力达30cmH_2O或50cmH_2O,将氧流量阀关闭或者调至300ml/min以下,在至少30秒的时间内,观察压力表的压力能否维持住。这种试验不需特别的装置,操作简单,但试验的灵敏度较差,对于<250ml/min的泄漏常不能检出。

(2)负压泄漏试验:主要用于低压系统内装备有止回阀的麻醉机的检测,其方法为:首先关闭所有流量控制阀(或关闭麻醉机主开关),将压扁的小球接至共同输出口。此时小球在低压系统内形成负压,并使止回阀开放,若小球能够维持萎缩状态30秒以上,说明无泄漏存在。如小球在30秒内膨起,说明有泄漏存在。随后,逐个打开蒸发器浓度调节钮,检查蒸发器的泄漏。负压试验十分敏感,能检出30ml/min的泄漏存在。

3. 回路系统试验　回路系统试验是患者呼吸回路系统的完整性的测试,它包括了共同输出口至Y接口之间的所有部件。试验分为泄漏试验和活瓣功能试验两部分。行泄漏试验时,应当关闭放气阀,堵住Y接头,快速充氧使回路内压力达30cmH_2O左口,如有泄漏,压力将不能保持。进行活瓣功能试验时,取下Y接头,试验者分别通过吸气和呼气螺纹管进行呼吸。若活瓣功能正常,则吸气螺纹管只能吸气不能呼出,呼气管只能呼出不能吸入。

第三节　麻醉机及附件的清洁与消毒

任何与患者接触过的麻醉机包括所有的麻醉器械用具均有细菌污染,为避免交叉感染,必须重视麻醉器械用具的清洁与消毒工作。对特殊感染患者用过的器械用具更需强调严密的隔离消毒处理。

1. 一般患者使用过的器械,如麻醉面罩、贮气囊、呼吸管、接头、通气道、喉镜片、气管或支气管导管、导管芯、插管钳、牙垫、吸痰管等,使用后均应首先用肥皂水将其内外洗刷干净,并用清水反复冲洗,擦干。然后将塑料和橡胶类用具用70%~80%乙醇浸泡半小时,用无菌钳取出,存放于清洁容器内,下次使用前再重复消毒一次。金属、玻璃等用具可用高压蒸汽消毒处理。

2. 对于特殊感染或传染病患者使用过的器械,如果条件允许,最好采用一次性使用物品。麻醉装置最好采用来回吸收式通气系统,以便可以拆卸、清洁和消毒。如需要重复使用,必须进行彻底灭菌消毒。

(王密周　王额尔敦)

参考文献

1. 邓小明,姚尚龙,于布为,等. 现代麻醉学. 第4版. 北京:人民卫生出版社,2014.
2. Miller RD ed. Anesthesia. 5th Ed. Philadelphia: Churchill Livingston, 1999.
3. Gravenstein N, Kirby RR (eds). Complications in Anesthesiology. 2nd Ed. Philadelphia: Lippincotl Raven Publisher, 2006.

4. Barash PG, Cullen BF, Stoelting RK (eds). Clinical Anesthesia. 3th Ed. Philadelphia: Lippincott-Raven Publishers, 1997.
5. Brawise JA, Lancaster LJ, Michaels D, et al. Technical communication: An initial evaluation of anovel anesthetic scavenging interface. Anesth Analg, 2011, 113(5): 1064-1067.
6. Yang CH, Chen KH, Lee YE, et al. Anesthetic breathing circuit obstruction mimicking severe bronchospasm: an unusual manufacturing defect. Acta Anesthesiol Taiwan, 2012, 50(1): 35-37.

第三十一章 气道管理技术

围手术期患者呼吸管理是麻醉医师的主要职责，不论采用何种麻醉方法，都要始终保持呼吸道（也称"气道"）的通畅和正常的肺换气（简称"呼吸管理"），对危重患者急救复苏中尤其需要做到这一点，这是每一个麻醉科医师必须掌握的重点技能。为达到上述之目的，需要在气道内根据具体情况置入不同类型的通气道。

主要包括：①口咽通气管；②鼻咽通气管；③喉罩通气管；④气管内导管或支气管内导管等。这样，麻醉者可以主动保持气道通畅，施行控制呼吸，其中以气管内插管和支气管内插管最为常用。

第一节 气道解剖生理

呼吸系统由呼吸道（也称气道）和肺两部分组成。呼吸道又可分为上呼吸道与下呼吸道。临床上将口、鼻、咽、喉部称为"上呼吸道"，将气管、支气管及其肺内分支支气管称为"下呼吸道"。麻醉医师在行气道管理前，应当对呼吸系统解剖进行全面检查和评估，以减少在操作过程可能遇到的麻烦。

（一）上呼吸道解剖

上呼吸道自鼻、口腔、咽和喉构成。具有滤过和消除吸入气流中的微小异物，温暖和湿化空气的重要功能。

（1）鼻和口腔是气道的两个开口，它们的前端被腭隔开，后边共同通向咽部，咽是一个 U 形的肌纤维结构，从颅底延伸至食管开口处的环状软骨，咽部向后分为鼻咽和口咽。

（2）在舌根部，会厌从功能上将口咽和喉咽（或下咽）分开。会厌在吞咽时盖住声门，以防止误吸。

（3）喉是由肌肉和韧带共同组成的软骨结构。组成喉的软骨有：①甲状软骨；②环状软骨；③会厌软骨；④成对的杓状软骨；⑤小角软骨；⑥楔状软骨。

（二）下呼吸道解剖

下呼吸道由气管一支气管系统和肺实质两部分构成，是完成气体交换的主要场所。

1. 气管　气管上端起于环状软骨，向下延伸入胸内。隆突是左右支气管的分叉处，体表投影在第2肋软骨水平，成人气管长度约为 9～16cm，直径约 2.0～2.5cm，由 16～20 个"C"形软骨环组成，气管后部与食管相邻。

2. 主支气管　主支气管位于第 5～6 胸椎之间（相当于胸骨角水平）分出左、右主支气管。在成人，右支气管较左支气管短粗、陡直，长约 4～5cm，气管插管过深或吸入异物时易入右主支气管。

3. 肺叶支气管和肺段支气管　支气管在肺门处分成肺叶支气管，右侧肺叶支气管有上、中、下三支，左侧有上、下两支。肺叶支气管进一步分支成为肺段支气管。肺叶及肺段支气管壁上的软骨环已开始不成环形，但仍能有效支撑管壁，抵抗肺内压的变化。

4. 小支气管　肺段支气管以下，约从第四级分支到第九级分支通常称为小支气管。小支气管随分级内径逐渐减小，但其整体横断面积明显增加，通气阻力相应降低。第七级分支以下的小支气管，由于管壁上的软骨逐渐消失，易受到胸内压的压迫。临床上把这类内径在 2mm 以下的无软骨支撑的小支气管称为小气道。

5. 细支气管、终末细支气管和呼吸性细支气管　解剖学上把管径小于 1mm，外周无结缔组织包绕的支气管称为细支气管。十六级及以上的分支称为终末细支气管，终末细支气管的内径小于 0.5mm，在此水平的分支已经可以进行气体交换，所以又称为呼吸性细支气管。细支气管的气流阻力在整个支气管树中所占的比例非常小，仅占全部气道阻力的 10%左右。

6. 肺泡 为多面型薄壁囊泡，是气体交换的场所，成人肺泡总数约有3～4亿，总面积可达100m²。

(三)呼吸道三轴线

是指口腔至气管之间所存在的三条解剖轴线。

1. 口轴线(AM) 从口(或鼻)腔至咽后壁的线。

2. 咽轴线(AP) 从咽后壁至气管的连线。

3. 喉轴线(AL) 从喉头至气管上段的连线。

一般情况下，AM与AP约呈90°角，AP与AL呈30°～40°角。

为显露声门，便于行气管内插管，平卧位患者应尽量后仰头部，使三条线重叠为一条直线。

第二节 人工气道工具

为保证呼吸道通畅并进行呼吸管理，必须要熟悉保持呼吸道通畅的各种用具和正确的操作技术。用于维护呼吸道通畅的有关器械用具大致可分为三大类：

1. 基本器械用具 指任何麻醉方法都适用的器械用具，包括麻醉面罩(facemask)、口咽通气管(oral airway)、鼻咽通气管(nasal airway)、喉镜(laryngoscope)、气管内导管(endotracheal tube)等。

2. 特殊器械用具 指根据患者的特殊病理解剖特点，或根据手术需要而设计的特殊用途的器械用具，主要包括：①双腔支气管导管(dubble lumen bronchial tube)；②喉罩通气管(larygeal mask airway)；③纤维光束喉镜和支气管镜(fiberoptic laryngoscope and bronchoscope)；④发光棒(lightwand)；⑤改良型特殊喉镜；⑥气管导管换置器(tube changer)等。

3. 辅助插管工具 包括：①导管芯；②气管插管钳；③喷雾器；④吸痰管；⑤牙垫；⑥滑油剂等。

4. 一般情况下，在手术室(OR)内施行呼吸管理，可选用最简单的器械用具来完成，如经鼻咽通气管输氧，或麻醉面罩吸氧等。但如果要做到全面的呼吸管理，则需借助于气管内或支气管内插管，并施行辅助通气或控制呼吸；紧急上呼吸道完全阻塞的情况下还需要施行环甲膜切开术(cricothyroidotomy)或气管造口术(tracheotomy)。

第三节 气管插管前的准备和麻醉

一、适应证和禁忌证

气管或支气管内插管是实施麻醉的一项安全措施，因此不论成人或小儿，只要初步具备适应证，就可选用。

(一)适应证

主要适应证包括：①需要保障上呼吸道开放的手术；②为避免胃内容物误吸的患者；③需要长时间正压通气的患者；④术中需要反复吸除气管内分泌物的手术患者；⑤满足某些特殊手术要求的麻醉。

(二)禁忌证

1. 绝对禁忌 理论上，气管插管应无绝对禁忌证。

2. 相对禁忌 患者并存出血性血液病(如血友病、血小板减少性紫癜等)时，气管内插管易诱发气管黏膜下出血或血肿，可继发呼吸道急性梗阻，应列为相对禁忌证。鼻咽部血管瘤、鼻息肉及有反复鼻出血者，禁忌经鼻气管内插管。插管基本知识未掌握、插管操作不熟练的麻醉者或插管设备不完善，应列为相对禁忌证。

二、插管前的评估和准备

(一)麻醉前访视及评估

1. 应检查气管经路是否有阻碍，以便选择经口或经鼻插管。绝大多数患者都适用经口明视插管，只有在经口插管困难或导管在口腔内妨碍手术进行时，方选经鼻气管插管。

2. 正常成人张口度应大于4cm，如小于2.5cm，则难以置入喉镜，常见于颞下颌关节强直或面部瘢痕收缩。下颌畸形、发育不全者，均可使喉头显露困难。正常人颈椎伸屈范围为165°～90°角，若头后仰不足80°角将使插管困难。

3. 常见的影响气管插管的颈部病变有：①过度肥胖(颈粗短、高喉头等)；②类风湿关节炎累及颈椎关节；③先天性疾病(如斜颈)等。此时往往需用盲探插管或纤维支气管(喉)镜协助。若计划经鼻插管，应了解既往是否进行过鼻及声带手术，并分别测试两侧鼻孔的通气状况。

（二）经口插管前准备

1. 应了解牙齿松动情况，若患者有松动的切牙，应先用打样膏或丝线固定，以防止操作过程中掉入气管内。

2. 有活动义齿者，应在麻醉前取下；上齿全部脱落的患者，在置入喉镜时，声门裂显露相对上移。

3. 若左侧上切牙脱落，置入喉镜后，右牙可阻碍视线影响插管操作，所以插管前应先用口腔科常用的打样膏，作成牙堤状模型垫于左侧齿龈上，以便插管时承托喉镜片保护齿龈，并扩大视野和插管空间，也可用紧的纱布垫垫于左侧上齿龈，便于插管操作。

（三）导管的选择

1. 成人导管的选择

（1）导管内径（ID）的选择：经口腔气管导管在男性一般需用内径 7.5～8.0mm 的导管；女性成人需用内径 7.0～7.5mm 的导管。经鼻腔气管导管的内径一般需减少 1mm。

（2）导管插入的长度：自门齿计算，女性气管导管插入长度为 20～22cm；男性气管导管插入长度为 22～24cm；如系经鼻腔插管，需分别增加 2～3cm。

2. 儿童导管的选择　儿童气管导管内径及导管长度的选择，可利用公式初步估计：

公式 1　导管内径（mm ID）＝4.0＋年龄/4

公式 2　导管长度（cm）＝12＋年龄/2

公式 1 中所指导管 ID 为不带套囊型导管，若使用带套囊型导管，管号应比公式所得型号小 0.5 号。

三、插管前的麻醉

气管插管前的麻醉方法有两类：

1. 诱导插管法　诱导插管法是目前临床上最常用的的插管方法，指在全麻达到一定深度后，进行插管操作。

（1）预充氧：氧流量 6L/min，用尽可能密闭的面罩吸氧，平静呼吸时间 3～5 分钟或连续做 3 次以上的深呼吸。

（2）全麻诱导：过去曾普遍使用静脉注射硫喷妥钠和琥珀胆碱诱导，现在多使用丙泊酚、依托咪酯、咪达唑仑复合芬太尼代替硫喷妥钠，肌松药主要使用非去极化肌松药。

2. 清醒插管法　指对插管所经通路的黏膜先进行表面麻醉后，再施行气管内插管操作。其注意事项主要包括：

（1）对接受清醒插管的患者插管前预先给予适当的镇静药，如咪达唑仑，并复合小剂量的芬太尼。

（2）麻醉前给予抗胆碱药，以减少呼吸道分泌物。

（3）对插管通路进行充分的表面麻醉。

（4）因局麻药在口咽部吸收较快，应注意严格控制用药剂量。

四、预防插管时的心血管反应

1. 呼吸道操作，特别是放置喉镜及气管内插管时，可引起强烈的心血管反应。主要表现为高血压、心动过速和颅内压增高，有些甚至会造成心肌缺血、脑血管或主动脉血管破裂。

2. 预防措施

（1）加深麻醉，阿片类药物可有效减弱刺激引起的血流动力学反应；丙泊酚可以提供足够深的麻醉，有效抑制插管的心血管反应。

（2）静脉给与利多卡因 1.5mg/kg。

（3）表面麻醉或神经阻滞。

（4）应用血管活性药如硝酸甘油、艾司洛尔等。

第四节　气管内插管

（一）经口明视气管内插管

1. 正确的体位是插管成功的首要条件：患者的头应与麻醉医师的腹部水平一致或略高，以免在操作喉镜时引起背部不必要的劳累，适度抬高头部（离于手术台 5～10cm）并外展寰枕关节可使患者处于较理想的嗅花位，患者的口应尽量张开。

2. 麻醉诱导之前，应预充氧 3～5 分钟。

3. 置入喉镜

（1）置入喉镜时易使下唇卷入下切牙与喉镜片间，造成下唇挤伤，故应先推开下唇。

（2）左手持喉镜沿右侧口角置入，轻柔地将舌体推向左侧，使喉镜片移至正中，见到腭垂，然后顺舌背弯度置入，切勿以上切牙为支点，将喉镜柄后压，以免碰掉上切牙。

(3)喉镜片进入咽部即可见到会厌,见到会厌后将喉镜片置入会厌与舌根交界处(即会厌谷),再上提喉镜,使舌骨会厌韧带紧张,会厌翘起,即可显露出声门。如使用直喉镜,应将喉镜片置于会厌下,上提喉镜即可显露声门裂。

4. 气管导管的插入

(1)显露声门后,右手以持笔式将导管对准声门,轻柔插入气管内。如果导管内带有管芯,则过声门后即应将管芯拔出,以免损伤气管。如果插管时麻醉变浅,应重新加深麻醉或用喷雾器对准声带进行表面麻醉,以抑制反射便于插管。

(2)待声门张开时,迅速插入并立即加深麻醉。如声带较高,需将导管前端翘起以接近声门,可用中指按压导管中段,以上切牙为支点增加弯度,使导管前端上翘。

(3)切勿把导管向后下用力,徒使导管变形,导管前端反而远离声门,甚至把管芯弯成双曲线,更难插入气管内。

5. 插管后,要立即听诊胸部和上腹部,通过二氧化碳波形监测来确认导管在气管内的位置。

6. 气管插管完成后,放置牙垫,固定导管。

(二)经鼻明视插管

在明视下将气管导管经鼻腔插入气管内。经鼻插管术多应用于张口困难或喉镜不能置入及口腔内手术的患者。

1. 麻醉前先从鼻前孔滴1%麻黄碱溶液,促使鼻黏膜血管收缩。因气管导管斜口均面向左侧,因而选择左侧鼻前孔插管较容易接近声门。临床上,多在经左侧鼻前孔插管妨碍手术时才选择右侧鼻前孔。

2. 麻醉后将导管与面部垂直的方向,沿下鼻道经鼻底部,出鼻后孔至咽喉腔。

3. 当导管插入的深度相当于鼻翼至耳垂的距离时表示导管前端已越过鼻后孔进入咽喉腔,此时术者左手持喉镜显露声门,右手继续推进导管入声门。如有困难,可用插管钳夹持导管前端送入声门,其后操作同经口腔插管法。

(三)经口盲探插管法

1. 本法多采用清醒插管方式,主要适用于部分张口困难、颈项强直、颈椎骨折脱臼、颈前瘢痕挛缩、喉结过高、颈项粗短或下颌退缩的患者。

2. 具体操作

(1)事先利用导管芯将气管导管弯成鱼钩样的弯度以利于导管口接近声门。

(2)利用呼吸气流声响作导管的引导,也可利用术者的左手示指经患者右口角探触会厌游离缘的位置以作插管的引导。

(3)根据导管内通气响声,判断声门位置。在响声最强处,持住导管同时抽出管芯并将导管继续向前推进,此时多能使导管进入气管。

(四)经鼻盲探插管法

本法适用于张口困难或喉镜无法全部置入口腔的患者,具体操作基本同明视经鼻腔插管法,导管通过鼻后孔后,需依据倾听导管内呼吸气流的声音,判断导管口与声门之间的距离。

(五)盲探插管受阻时的处理

1. 如导管前进受阻,呼吸声中断,可能为导管滑入一侧梨状隐窝。

2. 如同时出现窒息症状,则可能为头部过度后仰,导管插至会厌与舌根交界处,造成会厌压住声门所致。

3. 如阻力消失,而呼吸声中断,多为头前屈过度,导管误入食管所致。如出现以上情况,应将导管退出少许,待出现呼吸响后,再调整头部位置重新插管。

4. 导管出鼻后孔后,反复盲探插管如遇到困难,可用喉镜经口腔显露声门,右手推进导管,在明视下插入气管;也可用插管钳夹持导管前端送入声门,再将导管推进3~5cm即可。

第五节 特殊装置辅助气管插管法

一、纤维光导支气管镜引导插管法

1. 利用纤维光导支气管镜引导气管导管插入气管,是解决困难气道常用的方法。

(1)应用前先用抗雾剂擦净管端镜面,以防水蒸气模糊镜面。纤维外径约6mm,应充分涂抹滑油剂,预先插入内径6.0mm以上的气管导管。

(2)小儿纤支镜直径为3.5~4.0mm,可通过内径5.0mm以上的气管导管,表面麻醉后,置入牙垫后随同气管导管经口或经鼻插入至咽喉部,需要时可经纤支镜吸引管吸出分泌物或给氧,经纤支镜窥见会厌后，将纤支镜前端穿过声门。

(3)然后气管导管可在纤支镜的引导下插入气管，插管完成后，再将纤支镜拔出。

2. 注意事项：

(1)分泌物过多时常使镜像不清，所以麻醉前应使用抗胆碱能药物。

(2)纤维支气管镜应置于正中位，以免误将梨状窝当作声门，纤维支气管镜头部一旦通过声门即可从颈前部见到喉及气管处透亮。否则，可能表示纤支镜进入食管。

(3)气管导管内径如小于 6mm，则插入纤维喉镜将堵塞通气，应引起注意。

二、顺行引导管引导插管法

1. 本法类似上述纤镜引导，但无光纤装置，仍需使用喉镜协助。多应用于声门过高(前)，喉镜只能暴露会厌，或导管过声门受阻于前壁时。应用前先调整气管导管位置使通气声最响亮，再插入带钢丝的输尿管导管，导管一旦进入气管常有呛咳反应，然后沿此引导管插入气管导管即可。如能用 2.5mm 直径的螺纹钢丝作引导管，效果更佳。

2. 本法也可应用于术中更换气管导管或拔管后可能发生气管萎陷梗阻的患者，在拔管前先放置引导管，再插管时沿引导管插入，较为实用。

三、逆行引导管引导插管法

1. 表面麻醉后，局部用普鲁卡因浸润，再用连续硬膜外穿刺针刺透环甲膜，针头斜口向头，然后经穿刺针插入连续硬膜外导管作为引导管逆行通过声门，抵达口咽处，即拔出穿刺针，用插管钳挟引导管拉至口外。或经鼻行插入吸痰管至口咽处，再将此引导管置入吸痰管后一起拉出鼻孔外。

2. 气管导管可套入此引导管经鼻或口导入声门，拔去引导管后再将气管导管推进至气管中段。此法对插管经路有一定损伤，故应慎用。

第六节　支气管插管术

支气管插管术的目的在于将健康肺和患病的肺分隔开，以防病变或分泌物经支气管播散或发生急性呼吸道阻塞等意外。主要有两种基本方法：①单腔导管健侧支气管插管；②双腔导管支气管内插管。

一、适应证及优点

1. 支气管插管术的适应证有：大咯血患者、肺脓肿、支气管扩张、痰量过多、肺大疱有明显液面、支气管胸膜瘘、气管食管瘘等患者拟行肺叶或全肺切除术时特别适用支气管插管，以避免大量血液，浓痰或分泌物污染健侧的肺。

2. 另外，外伤性支气管断裂及气管或支气管成形术时，可防止患侧支气管漏气，保证健侧肺有足够通气量。单侧肺功能试验或单肺冲洗治疗时必须插入双腔支气管导管。

二、单侧支气管插管术

1. 单侧支气管插管用的支气管导管长度一般为 32～36cm，管径相当于 F26～34 号。导管前段如附有套囊，其长度不应超过 2cm，且紧邻导管斜口。左支气管导管顶端斜口与一般气管导管相同；但右侧支气管导管顶端斜口凹向右后方。因右主支气管起始部距右肺上叶支气管开口仅 2cm，支气管导管不可插入过深，以免堵塞上叶支气管，若过浅则不易固定。所以右侧支气管导管顶端形状需适于固定导管又不致堵塞上叶支气管。

2. 单侧支气管插管的麻醉要求与一般气管内插管相似，可以在清醒表面麻醉或全身麻醉下进行操作，但全身麻醉下插管也应在气管内喷入表面麻醉药，以免刺激隆突引起反射性心律失常或心搏骤停。

3. 导管插入声门后即可使患者头部尽量侧向患侧，并使导管向健侧插入，导管即可进入肺支气管，直到遇阻力为止；然后用听诊器仔细听两侧肺呼吸音，证实健侧肺呼吸音与插管前相同，而患侧呼吸音减弱或消失，插管即告成功。如导管前段有套囊，可给予充气。如右主支气管插管后，右肺上叶呼吸音消失，即应稍向外退出导管。直到右上叶呼吸音恢复为止。在翻身摆体位后应重复确认导管位置。

4. 单侧支气管插管麻醉下不必堵塞咽喉部，可采用体位引流方法（下叶有病采取头低位），使患侧肺内分泌物或浓痰沿导管外壁流至咽喉腔，便于吸引清除，保证健肺不受播散。

三、双腔支气管插管术

（一）双腔支气管导管的特点

1. 利用双腔支气管导管即卡伦（carlens）或怀特（white）双腔管插入支气管内，使左、右支气管通气隔离，可通过任意一侧或双侧管腔通气。当吸引患侧肺分泌物时，健侧仍可继续通气，是目前最常用的支气管内通气方法。

2. 卡伦双腔管插入左主支气管常妨碍左全肺切除。应采用右分支管插入右主支气管的怀特双腔管，其右分支管顶端有向右上叶支气管开口的小孔。

3. 双腔支气管导管外径较粗，常用的F39号及F37号双腔导管外径分别较单腔导管F40号及F37号为粗，而内径较小，双腔导管F39号及F37号内径分别相当于单腔导管F28号及F26号。卡伦双腔管的左分支管形态近似左主支气管，可以插入左主支气管内。其右分支管开口较左分支管为高，导管插入后，即对准右主支气管口。在右分支开口部下方分出一舌状小钩，导管插入后，此小钩恰好“骑跨”于隆突上。左分支管上附有套囊及“红”色充气管，充气后可堵塞左主支气管。右分支开口上方，另有一套囊及“白”色充气管，充气后可达到密闭气管的目的。

（二）双腔支气管插管的麻醉

1. 双腔支气管插管的麻醉要求同单侧支气管插管术。只是用快速诱导插管时，琥珀胆碱用量应稍大，机体需要充分氧饱和，以便有充裕时间进行操作。

（1）插管时，患者取仰卧位，尽量使头后仰，将导管左分支端向上进行明视插管，便于进入声门。一旦进入声门即将导管旋转180°角，使舌状小钩位于上方，左分支管端向下与气管走向相符，整个导管即可进入气管。

（2）舌状小钩通过声门后，依顺时针方面转90°，同时推进导管，遇到阻力时即为双腔导管的左分支管与舌状小钩“骑跨”于隆突部，左分支管也即准确地进入了左主支气管。

（3）插管后先将左侧套囊充气，如需作控制呼吸，再将导管套囊充气，然后用听诊器分别听两肺呼吸音，闭住左分支气管时，左肺呼吸音应消失，右肺呼吸音应正常，闭住右分支管时，则相反。

（4）如果出现反常现象，则可能为插管时旋转不当，误将左分支管插入右侧支气管。此时，应立即将导管退至主气管内，调正导管后再次插入直至遇有阻力，听诊双肺呼吸音确认后，予以固定。如为左肺切除术采用怀特双腔管更为适宜。

2. 双腔支气管导管管腔较窄，呼吸阻力大为增加，即使采用大号（39号）导管，呼吸阻力仍为正常时的4倍，所以麻醉过程中必须持续进行控制通气。同时吸痰管应选用细长稍硬的塑料管，并使用滑油剂以便顺利插入，切勿使用暴力，否则一旦将导管间隔插破，即失去双腔隔离的目的，应予以警惕。

（三）Robershaw双腔管

Robershaw双腔管，类似卡伦双腔管及怀特双腔管，只是取消了卡伦钩，便于插管操作。由于管壁较薄，管腔较大。由于这类双腔管没有卡伦钩，插管时不致卡阻于声门处，但过声门后仍应放正导管后再深入支气管；又因在隆突处无卡伦钩支撑，侧身位时导管的高位开口易贴附于气管壁阻塞主支气管通气，应特别警惕。

四、支气管插管注意事项

1. 由于双腔支气管导管或阻塞支气管导管插入支气管内，必然增加对隆突部的机械刺激，更易发生反射性心律失常或心搏骤停，因此支气管插管操作，不论全麻下或清醒插管都应该对气管表面进行完善的麻醉以抑制反射。

2. 插入支气管的导管应涂抹滑油剂。

3. 对导管也须妥善固定，严防脱出而造成意外。

4. 由于支气管导管内径较小，增加了呼吸阻力，加之肺泡通气面积减少，更易发生缺氧和二氧化碳蓄积。所以必须给予辅助呼吸或控制呼吸。如呼吸阻力过大，可使用肌松剂抑制呼吸运动，便于管理呼吸，同时降低机体代谢，减少氧耗量。

第七节　气管、支气管拔管术

1. 一般认为，全麻时只要患者的潮气量达到正常水平，咳嗽、吞咽反射恢复和呼之能应即可拔管，但也有拔管后因通气障碍或药物残余作用而再次紧急气管插管者。分析其原因可能与环咽肌和颏舌肌的张力未能完全恢复，不能支撑气道通畅和无法自行清除呼吸道分泌物有关。

2. 全麻（尤其应用了肌松药）之后不能只满足于正常的潮气量，还应把患者最大吸气负压（MIP）达 52cmH_2O，能抬头举腿 5 秒，作为更可靠的拔管指征。在口腔颌面部手术患者中，因组织肿胀，术野渗血和舌咽肌肉活动受累，更易导致呼吸道梗阻，应待患者完全清醒，确认已能保持呼吸道畅通后才能拔管。

一、拔管标准

1. 呼吸频率及幅度：呼吸浅快或反常呼吸提示拔管有风险。

2. 呼吸肌张力：拔管前呼吸肌张力的临床评价包括观察抬头和（或）对抗气道堵塞产生的最大吸气负压（MIP），患者的平均 MIP 值达－52cmH_2O，抬头 5 秒试验能连贯重现。这些是判断肌肉张力恢复情况的最简单和可靠的方法。

3. 意识程度：当患者的潮气量和咳嗽、吞咽反射恢复正常后，达到呼唤能应的麻醉恢复程度，才能进行拔管。

二、拔管术

1972 年，Mehta 对六种气管拔管技术防止误吸的功效进行评价，发现有两种技术没有误吸的 X 线征象。其一，气管内导管套囊的近端正好仅次于声带下方，其二，是手术床头抬高 10°，吸引咽部，然后经气管内导管置入吸引导管，在轻柔吸引的同时将气管内导管随同吸引管一起拔出。但 Cheney 坚决反对在退管的同时经导管进行吸引，以免肺部氧贮备耗竭，并干扰空气及氧气吸进肺内。提出在套囊放气之前及气管内吸引后给患者纯氧数次正压呼吸。

1. 正压呼吸与拔管术　拔管前及时提供高正压呼吸的方法已得到证实。说明肺必须得到充分膨胀（接近总肺容量），然后将导管套囊放气，再行气管拔管。

2. 深麻醉与清醒下拔管术对比　气管拔管的前提必须是患者完全清醒或处于手术麻醉（深麻醉）期，由于平衡麻醉的普遍应用使对怎样的麻醉水平才是适当的深麻醉尚有争议。

3. 药物的应用

（1）Steinhaus 与 Howland 注意到，静脉注射利多卡因可成功治疗喉痉挛与过度咳嗽。Cross 等发现，雾化吸入布比卡因可显著抑制用柠檬酸刺激气管引起的咳嗽。

（2）Bidwan 与 Wallin 等认为拔管前 2 分钟静脉注射利多卡因对防止拔管后 1 分钟和 5 分钟血压和心率的升高有效。利多卡因可能是气管拔管期间防止颅内压（ICP）升高的一种有效的方法。

（3）Dyson 等发现艾司洛尔 0.5～2.0mg/kg 可减轻气管拔管的血流动力学反应，并推荐以静脉注射艾司洛尔 1.5mg/kg 作为最佳量。

（4）Coriat 等报道硝酸甘油 0.4μg/(kg・min) 连续注射可显著减少拔管后 3 分钟发生轻度咽痛患者的左心室射血分数。然而，硝酸甘油注射不能抑制拔管期间心率和收缩压的升高。

4. 气管拔管　常规气管拔管前必须有适度的自主呼吸。如果应用肌松剂，必须适当拮抗。抬头 5 秒试验仍是最可靠的方法。临床经验显示静脉注射利多卡因 1.0～1.5mg/kg 后，轻柔的口咽吸引，在有效吸气的开始气管拔管很少导致喉痉挛，且能最低限度地干扰自主呼吸。

5. 拔管后低氧血症的预防与治疗

（1）拔管前呼吸 100%氧气 3 分钟或拔管前即时给一次深呼气，可减轻肺膨胀不全。Browne 等发现，吸入氧气与氮气混合气体可降低肺膨胀不全的发生率。

（2）防止患者全麻恢复中发生低氧血症的其他方法包括鼓励性呼吸量测量与让患者半卧位（沙滩椅位）。

（3）喉痉挛诱发低氧血症的治疗包括放置人工气道，静脉注射利多卡因以及应用 100%氧气持续气道正压通气（CPAP）。在严重的病例中，喉痉挛只有经过注射肌松剂才能解除，常用小剂量（20mg）静脉注射琥珀胆碱。

6. 困难气道的拔管　美国麻醉医师学会特别强调困难气道拔管的管理并制定了实施准则如下：

（1）衡量清醒拔管与意识恢复前拔管的相对优缺点。

（2）评价拔管后对患者通气产生不良后果的常见临床因素。

（3）拔管后如果患者不能维持适当的通气量，则实施所制定的气道管理计划。

(4)在气管拔管前向导管腔插入引导管(即气管导管更换器)并留置于气管内,这种方法利于紧急时再插管和(或)通气。

7. 困难气管拔管前必须备好必要的设备以便随时急用,包括合适的监护,如脉搏血氧饱和度仪。如果拔管后通气或氧合不足,接下来的处理则由情况的紧急程度决定,包括:

(1)通过导管更换器和(或)面罩补充大量氧气。

(2)用100%氧气正压呼吸。

(3)如果不能紧急再插管和(或)显著低血氧时,经导管更换器或经气管用16G或18G注射针行环甲膜穿刺喷射通气。

(4)经喉镜导管更换器,紧急的支气管镜或应急的环状软骨切开术再插管。

三、注意事项

全麻结束后拔除气管或支气管导管,操作虽简单,但如不注意细节的处理,仍有相当的危险。

1. 具体要求

(1)只有当患者的呼吸通气量和咳嗽、吞咽反射已经恢复正常后,最好达到呼之能应的麻醉恢复程度,方可拔管。

(2)拔管前必须将存留在口、鼻、咽喉及气管内的分泌物吸引干净。气管内吸引的时间一般每次不超过10秒钟,否则可导致低氧,可按间歇吸引、轮换吸氧的方式进行。

(3)拔管前,应先将吸引管前端超越出导管的斜口端,一边继续作气管内吸引,一边随同气管一起慢慢拔出(5秒左右),这样可将存留在气管与导管外壁缝隙中的痰液一起吸出。

(4)导管拔出后的一段时间内,喉头反射仍迟钝,故应继续吸尽口咽腔内的分泌物,并将头部转向一侧,以防止呕吐误吸;也可能出现短暂的喉痉挛,应积极吸氧,同时密切观察呼吸道是否通畅,通气量是否足够,皮肤、黏膜色泽是否红润,血压脉率是否平稳。

(5)在过浅的麻醉下拔管,偶尔可发生因喉痉挛而将导管夹住,不能顺利拔管的特殊情况,此时不应勉强硬拔,否则有造成严重喉头损伤的可能。可以先充分供氧,等待声门松弛后再拔管,必要时可给予琥珀胆碱0.5mg/kg,过度通气数次后拔管,然后立即用面罩控制呼吸,直至肌松作用完全消失。

2. 遇到下列情况时,对拔管时间应作个别考虑。

(1)麻醉仍较深,咳嗽、吞咽反射尚未恢复,必须先设法减浅麻醉,待反射恢复后再行拔管。

(2)饱胃的患者要谨防拔管后误吸,必须等待患者完全清醒后,在侧卧头低体位下拔管。

(3)颌面、口腔、鼻腔手术后,如果存在张口困难或呼吸道肿胀者,也应待患者完全清醒后再慎重拔管。

(4)颈部手术,尤其是甲状腺切除术,有喉返神经损伤或气管萎陷的可能,拔管前应先置入喉镜(或导引管),在明视下将导管慢慢退出声门,一旦出现呼吸困难,应立即重新插管。

第八节 气管内插管的并发症及防治

气管内插管的并发症一般可以分为四类。

一、气管插管即时并发症

1. 牙齿及口腔软组织损伤 多为操作粗暴所引起,正确而轻柔的操作手法可以避免。

2. 高血压及心动过速

(1)置入喉镜、气管插管或套囊充气时均可能并发一过性血压升高、心动过速,主要原因为交感神经反应。这种应激反应对循环系统正常的患者影响轻微,但对患有心血管疾病的患者则可能造成生命危险。

(2)插管前15秒单次静脉注射硝普钠1mg/kg或乌拉地尔25~50mg,诱导前1min用硝酸甘油0.5~1.0mg滴鼻,这些措施都能有效防止插管期血压升高。为预防心动过速,可在诱导后静脉注射艾司洛尔0.5~1mg/kg。

3. 气管导管误入食管 气管内插管时导管误入食管,在自主呼吸存在的情况下,通常不致引起窒息意外。但如果发生于使用肌松药或呼吸抑制的情况下,则必然导致急性缺氧、二氧化碳蓄积,甚至造成心跳停止。因此,完成插管后,应立即听诊双肺呼吸音,同时鉴别胃内“咕噜”声的传导。此种情况,使用呼气末CO_2监测,多能立即发现。

二、导管存留气管内期间的并发症

1. 导管阻塞　常见的原因为导管斜口与气管相贴；分泌物、痰液、血块或异物阻塞导管；气管套囊厚薄不均，充气后畸形膨胀阻塞斜口或压向气管壁；导管折曲或被压扁。

2. 导管误入一侧主支气管　导管插入过深，进入一侧主支气管。

3. 呛咳动作　麻醉过浅、未用肌松药进行气管内插管，常可出现剧烈的呛咳动作，导致耗氧量增加，通气障碍，导致动脉低氧血症、颅内压及血压增高。

4. 支气管痉挛　浅麻醉下进行气管插管或插管后肌松药物作用消失时偶尔会出现支气管痉挛。患者表现为发绀，难以进行辅助通气。

三、气管拔管时并发症

1. 喉痉挛　在浅麻醉下拔出导管时，较易发生喉痉挛，使拔管困难。应在充分供氧的情况下，稍加深麻醉缓解喉痉挛后，再行拔管。若拔管后出现喉痉挛窒息，应立即双手托起下颌或面罩加压吸氧后即可缓解。

2. 误吸　饱食或肠梗阻的患者，拔管时易诱发呕吐导致误吸。应待患者意识完全清醒后再行拔管。

3. 拔管后气管萎陷　颈部肿瘤或胸骨后甲状腺肿压迫气管过久，容易引起气管软化。切除肿瘤后，气管失去周围组织的支持，拔管后吸气时即可产生气管塌陷，出现完全窒息意外。应紧急重新插管，并行气管造口术，以保证气道通畅。

四、拔管后并发症

1. 咽炎、喉炎　气管拔管后发生咽炎多因咽部黏膜上皮受损，主诉为咽痛，一般 48～72 小时即可自行痊愈。喉炎较少见，主要为声嘶和喉部异物感，一般不需要治疗，也可自愈。

2. 喉或声门下水肿　多发生在婴幼儿，拔管后逐渐发生进行性呼吸困难，导致缺氧及 CO_2 蓄积。由于婴幼儿喉头黏膜下组织脆弱、疏松、血管及淋巴管较丰富，插管时容易受损害而致水肿。一旦出现喉头水肿，即应使患者镇静、安定，局部用雾化吸入或并用地塞米松 5mg 及麻黄碱 30mg 雾化吸入。严重阻塞时应行气管造口急救。

3. 声带麻痹　资料显示，气管插管全麻后，左侧声带麻痹比右侧多 2 倍，男性比女性高 7 倍，发生机制目前尚不清楚。主要症状为声音嘶哑及说话困难，间接喉镜可确诊单侧声带麻痹。一般 7～8 周多可恢复声带功能或为对侧声带所代偿。

4. 气管狭窄　是最严重的延迟并发症，插管期间，由于充气套囊压力过大，超过毛细血管等小动脉的平均动脉压，即可使受压气管壁黏膜缺血。如置管时间过久（超过 48 小时），同时伴有导管频繁移动，使气管与套囊壁摩擦，细菌感染或持久低血压，可使气管黏膜进行性坏死、溃疡，愈合后形成瘢痕挛缩，造成部分气管狭窄。成人气管内径小于 5mm 时，可出现呼吸困难。需要进行气管成形术。所以临床上应尽量采用高容低压套囊，避免气管黏膜受压过度。此外长时间气管插管，应定时放松套囊以恢复局部黏膜血流，避免缺血坏死。

第九节　困难气道及其处理

气管内插管有时可遇到插管困难导致插管失败的情况，其后果不仅是不能达到管理气道的目的，同时还可能引起各种并发症，甚至影响患者的安危。

一、气管插管困难和失败的原因

1. 解剖变异　包括张口度过小；颞下颌关节活动度受限；上门齿前突、过长或松动；牙齿全缺，脆裂或残缺不全；下颌骨发育不全（下颌退缩）；颈项粗短，颈后伸受限；唇腭裂（高腭弓）；舌体肥大（巨舌症）；会厌扁宽、过长或会厌囊肿；喉结过高、漏斗喉等。

2. 疾病因素　风湿性关节炎、极度肥胖、甲状腺巨大肿块、肢端肥大症、硬皮症、强直性脊柱炎、放射性纤维组织增生、颈椎融合、颈项强直、颞下颌关节强直等。

二、困难气道的预测方法

麻醉前访视时检查患者气道的通畅情况，客观评估气管插管的难易程度，预测其困难所在，是避免插管困难或插管严重意外的最主要方法。预测和估计气道现状的检查方法有以下几类：

(一)一般视诊

颈短粗、下颌小而内收、张口度小于 3cm、上门齿外露过多和过度肥胖都提示有插管困难的可能。颈部异常隆起、气管偏移、颈面部瘢痕都有可能影响插管。无牙患者在应用面罩时，可能密闭不严，给加压给氧带来困难。

(二)张口度

正常成年人张口度介于 3.5～5.6cm；如果小于 3cm，提示插管可能遇到困难；小于 1.5cm，提示无法施行直接喉镜显露声门。

(三)颏甲间距

测量甲状软骨上切迹到下颏尖端的距离，据此间距可预测插管的难易度：①大于 6.5cm 者，插管一般无困难；②6～6.5cm 者，插管可能遇到困难；③小于 6cm 者，插管遇到困难的机会增加。

(四)头颈活动度

患者取坐位，尽量后仰头部，测量上门齿前端与身体纵轴线相交的角度。正常值为 90°以上；小于 80°者，提示颈部活动受限，插管可能遇到困难。

(五)Mallampntis 试验

这是当今最常用的判断咽部暴露程度的分级方法。评估方法：患者端坐，头位于正中，口尽量张大，让舌尽量外伸，不要求发声，重复两次观察以免假阳性或假阴性。观察咽部结构，即腭垂、咽腭弓、软腭。

根据观察的情况分为四级：

Ⅰ级可见软腭、腭垂、咽腭弓。

Ⅱ级腭垂被舌面遮盖，仅见软腭、咽腭弓。

Ⅲ级只能看到软腭。

Ⅳ级只能看见硬腭。

其中，Ⅲ、Ⅳ级提示插管困难。

三、困难气道患者的插管方法选择

1. 对术前估计插管困难，或无插管成功把握的病例，应常规选用清醒插管。

2. 如果术前未知存在插管困难，而患者又已接受全麻诱导、处于无自主呼吸状态的病例，则需在面罩通气保持良好通气的前提下，使用纤维支气管镜引导插管或让患者苏醒并自主呼吸恢复以后，再考虑清醒插管，具体方法已如前述。

四、诱导后插管困难患者的专门处理

对已经进入静脉快速诱导状态而又遇到插管困难患者的处理：在全麻诱导后因反复试行插管而屡遭失败时，往往缺氧严重，情况危急；又因咽喉软组织创伤，咽腔积留较多血性分泌物使视野模糊不清，喉头出现创伤性水肿使喉头的显露更不清楚。此时，原则上应终止插管，改期手术，并做好善后处理。

对全麻诱导下插管困难，而手术又必须继续进行的患者，可试行下列方案之一：

1. 在面罩有效通气下，选用逆行引导插管，同时设法尽快促使自主呼吸恢复。

2. 在喉罩正常通气下，选用下列措施之一：

(1)等待患者恢复自主呼吸，然后考虑清醒插管。

(2)用喉罩代替气管内插管，施行手法或机械通气全麻下手术。

(3)经喉罩试行盲探气管内插管：先置入 3 号或 4 号喉罩维持通气，再经喉罩插入内径 6.0mm 的细气管导管，按盲探法将导管插入气管内。

(4)经喉罩将导引探条插入气管，然后顺探条将气管导管引入气管内。

(5)经喉罩将纤维光束支气管镜插入气管，将事先套在纤支镜上的内径 6.0mm 气管导管引入气管内。

用上述(3)、(4)或(5)法完成气管内插管后，需将喉罩和气管导管一并妥加固定，然后经气管导管维持机械通气和吸入麻醉直至麻醉结束，先拔出气管导管，继续保留喉罩一段时间以用作通气道，待患者完全清醒以后再拔除喉罩。

五、困难气道患者的拔管术

对待插管困难患者的拔管，必须持十分慎重的态度，因拔管后有可能再度出现呼吸困难，而需要再次插管，将会遇到极度困难和导致生命危险。因此，拔管的原则应是：自主呼吸完全恢复，逐步渐进，随时能做到主动控制气道。具体拔管措施见本章第七节。

（王密周）

参考文献

1. 邓小明，姚尚龙，于布为，等．现代麻醉学．第4版．北京：人民卫生出版社，2014.
2. Miller RD ed. Anesthesia. 5th Ed. Philadelphia: Churchill Livingston, 1999.
3. Gravenstein N, Kirby RR (eds). Complications in Anesthesiology. 2nd Ed. Philadelphia: Lippincotl Raven Publisher, 2006.
4. Barash PG, Cullen BF, Stoelting RK (eds). Clinical Anesthesia. 3th Ed. Philadelphia: Lippincott-Raven Publishers, 1997.
5. Brawise JA, Lancaster LJ, Michaels D, et al. Technical communication: An initial evaluation of anovel anesthetic scavenging interface. Anesth Analg, 2011, 113(5): 1064-1067.
6. Yang CH, Chen KH, Lee YE, et al. Anesthetic breathing circuit obstruction mimicking severe bronchospasm: an unusual manufacturing defect. Acta Anesthesiol Taiwan, 2012, 50(1): 35-37.
7. Kirby RR, Granvenstein N(ed). Clinical Anesthesia Practice. Philadelphia: W. B. Saunders Company, 2004.
8. 于布为，吴新民，左明章，等．困难气道管理指南．临床麻醉学杂志，2013，29(1)：93-98.
9. Warters RD, Szabo TA, Spinale FG, et al. The effect of neuromuscular blockade on mask ventilation. Anaesthesia, 2011, 66(3): 163-167.

第三十二章 喉罩通气的临床应用

一、喉罩的历史

1982 年　Dr. Archie Brain 发明。

1983 年　Dr. Archie Brain 临床应用(Royal London Hospital)。

1984 年　《急诊医学档案》首先描述。

1988 年　正式投入生产。

1991 年　FDA 批准喉罩在美国上市。

1993 年　被 ASA 作为困难气道处理的工具之一。

2013 年　ASA 困难气道指南已将喉罩列为处理困难气道的重要工具。

二、喉罩分类

1. 普通喉罩(第一代)

(1)经典喉罩(Classic LMA cLMA)

(2)一次性使用普通喉罩(LMA-Unique,LM-Ambu AuraOnce)

(3)可弯曲喉罩(LMA-Flexible)

2. 插管喉罩(第二代)

(1)气管内插管型喉罩(LMA-Fastrach)

(2)可视插管喉罩(LMA-CTrach)

(3)Cookgas 喉罩

(4)Ambu Aura-i 喉罩

(5)BlockBuster 喉罩

3. 气道食管双管喉罩(第三代)

(1)复用性双管喉罩 Proseal 喉罩(LMA-Proseal)

(2)一次性使用双管喉罩(LMA-Supreme、I-gel 喉罩、Guandian 喉罩)

三、喉罩分类特点

1. 普通喉罩(第一代)特点

(1)经典喉罩

1)经典喉罩罩囊由硅橡胶材料制成,口咽部密封压大约是 16～24cmH_2O,没有食管引流管,主要用于择期空腹患者的四肢、体表短小手术,可保留自主呼吸。短时间的正压通气是安全的,不推荐长时间的正压通气。

2)推荐使用 40 次,需要清洗和消毒。合理选择患者配合良好的术中管理,喉罩麻醉发生误吸的风险是非常低的。Bernardini 等人分析了 35,630 例经典喉罩使用的数据,发现仅有 3 例报道发生误吸。Sidaras 研究指出使用经典喉罩发生误吸的几率约为 1/11,000。

3)由于经典喉罩消毒步骤复杂,并且即使在消毒后仍可被检测出残存有血及蛋白类物质,因此一次性使用喉罩越来越受到关注。

(2)一次性使用普通喉罩(LMA-Unique)

1)LMA-Unique 是一次性使用的普通喉罩,罩囊由 PVC 材料制成,在一次置入成功率、总体置入成功率、口咽部漏气压、置入耗时、术后并发症(咽痛、吞咽痛和声嘶)的发生率均与经典喉罩相近。

2)LM-Ambu AuraOnce 喉罩是于 2004 年上市的一次性单管喉罩。它的通气管被预塑成一定角度以便于置入喉罩;通气道末端无栅栏。与经典喉罩相比,Ambu 喉罩一次置入成功率与经典喉罩相当,置入时间短,口咽部漏气压高,可用于保留自主呼吸和 IPPV 的麻醉管理。

(3)可弯曲喉罩(LMA-Flexible)

1)可弯曲喉罩是 Brain 设计的主要应用于口咽部、头部、颈部和上部躯干手术的喉罩。

2)可弯曲喉罩的罩囊由硅橡胶材料制成,其平均密封压 20cmH_2O，由一个与普通喉罩相同的通气罩和一个可弯曲的钢丝加强通气管构成，它的通气管比普通喉罩的通气管长且细。通气管长度的增加是为了使麻醉回路远离手术野；通气管口径较细，是为了行口腔内手术时，减少通气管占用口腔内的空间；通气管使用钢丝加强管是为了减少打折的机会。

3）可弯曲喉罩不适用于需置入器械到呼吸道、肺和胸廓的顺应性不好、饱胃或需要长时间保留自主呼吸的患者。

2. 插管喉罩（第二代）特点

（1）气管内插管型喉罩（ILMA，LMA FastrachTM）

1）出现于 1997 年，可用的型号有 3 号、4 号和 5 号，最大可通过 ID 8.0mm 的 ETT。

2）通气管与引导手柄连为一体，由不锈钢制成，弯度更大，会厌提升栅栏降低了 ETT 插入时受阻的几率，出口的 V 形凹槽引导坡道使 ETT 始终处于中间位置而易于通过声门。

（2）可视插管喉罩（LMA-CTrach）

1）LMA-CTrach 是一种改良型插管喉罩，含有内置式光导纤维和一个可拆卸的屏幕，可以提供 ETT 通过声门的实时影像。

2）CTrach 喉罩是唯一可以同时通气、气管插管和可视的工具，与 Fastrach 喉罩相比，CTrach 喉罩在正常气道的患者首次插管成功率更高（96%）。

（3）Cookgas 喉罩

1）Cookgas 喉罩于 2004 年被应用于临床，兼具 Classic 喉罩管壁柔软、变形能力强和 Fastrach 喉罩管腔大、引导插管简单且喉罩退出容易的特点。

2）Cookgas 喉罩材质较软，罩体较大，置入的条件较低，甚至可经 1cm 张口度完成喉罩置入，插管成功后可以继续保留原处并在紧急情况下辅助拔除 ETT。

（4）Ambu Aura-i 喉罩

1）Ambu Aura-i 喉罩是 Ambu 公司推出的一款插管型喉罩，有 8 种型号可供选择，可用于新生儿、儿童和成人，最大可通过 ID 8.0mm 的 ETT。

2）喉罩弯曲度符合解剖弯曲，置入方便，可采用普通 PVC 导管插管。无会厌栅栏，纤支镜检查和引导插管方便，亦可使用配套的可弯曲可视工具 aScope，一般不建议盲探插管。

（5）BlockBuster 喉罩（鸣人喉罩）

1）BlockBuster 喉罩是 2013 年新上市的一款多功能插管型喉罩，兼具 Classic 喉罩管壁柔软、Supreme 喉罩置入方便、ProSeal 喉罩食管引流功能、密封性能出色以及 Fastrach 喉罩引导插管简单的特点。

2）BlockBuster 喉罩通气管短粗且无会厌栅栏的设计方便纤支镜等可视工具检查，插管成功后易于退出喉罩。

3）扁圆形通气管可避免出现过度弯曲和打折，双管喉罩的设计则有助于减少误吸。

4）通气管出口带有斜坡，ETT 与喉罩通气管角度较大，有助于引导 ETT 指向声门。与其配套的特制 ETT 采用直型钢丝加强型设计，尖端较长且非常柔软，无论导管如何旋转尖端始终居于中心位置，具有自身引导插管的功能。

3. 气道食管双管喉罩（第三代）特点

（1）与单管喉罩相比，双管喉罩有与通气管完全隔离的食管引流管，口咽部密封压高于单管喉罩，有效性和安全性提高，适用手术类型更广，可应用于腹腔镜、剖宫产等腹压较高、反流风险较大的患者，并可满足较长时间的机械通气。

（2）复用性双管喉罩 Proseal 喉罩（LMA-Proseal）

1）LMA-Proseal 是最早出现的复用型双管喉罩，罩囊由硅橡胶材料制成，其最大特点是口咽密封压高达 30cmH_2O，具有完全分开的气管通路和食管通路，可经食管通路置入胃管，降低了反流误吸的风险，具有里程碑的意义。

2）与经典喉罩相比，Proseal 喉罩主要有以下改进。

①设置有单独的食管引流管，可减少反流误吸的风险。通过置入胃管，可检查喉罩对位是否良好、吸引胃内容物、减少胃胀气及吸引胃反流物。

②通气罩背面附加气囊，可将通气罩推向喉部组织，其口咽部密封压比经典喉罩增加 50%，因此减少术中漏气发生几率，保证有效的通气量；同时提高气道安全性。

③通气罩罩体较深，减少会厌阻塞通气罩远端开口的机会。

④通气管远端无栅栏，但引流管可起到一定栅栏的作用。

⑤已有内置牙垫。

⑥如位置不正确，很容易识别。与经典喉罩相比，Proseal 喉罩首次置入成功率比经典喉罩低，但总体成功率相近。

3)置入双管喉罩建立有效气道耗时比经典喉罩长。

4)除经典喉罩的适应证外,Proseal 喉罩还可应用于剖宫产、腹腔镜等较高反流误吸风险的手术,还可用于侧卧位及俯卧位等特殊体位的手术,可耐受较长时间的正压通气。

(3)一次性使用双管喉罩(LMA-Supreme、I-gel 喉罩、Guandian 喉罩)

1)Supreme 喉罩

①Supreme 喉罩具有 ProSeal 喉罩、一次性使用喉罩和插管型喉罩的特点,由 PVC 材料制成,N_2O 不能透过 PVC 进入罩囊。

②Supreme 喉罩平均气道密封压为 24cmH_2O,通气管切面呈椭圆形,预塑有符合人体口咽部解剖的弧度,以便于喉罩置入。通气管有内置牙垫,设有与通气管独立的食管引流管,可放置胃管进行胃减压。

③与 Proseal 喉罩相比,Supreme 喉罩在置入耗时、口咽部漏气压和术后并发症(咽痛、吞咽痛及声嘶)等方面均无明显差异。

2)I-gel 喉罩

①I-gel 喉罩是免充气的一次性双管喉罩,气道密封压为 28～30cmH_2O。整个喉罩由硅酮材质所制,硬度适中,不需充气,应用较为简单快捷。

②通气管呈椭圆形,可防止置入后移位或扭曲。通气管较粗且通畅,可用于无痛纤支镜检查和经 I-gel 喉罩行气管插管。

3)Guardian 喉罩

①Guardian 喉罩是国产一次性使用的双管喉罩,罩囊由硅橡胶材料制成,气道密封压平均为 30cmH_2O,通过食管引流管可置入 14F 的胃管。

②有罩囊压力指示器,可监测罩囊内压力,避免或减少因罩囊内压力过高引起的咽部不适的发生率。

四、主要优点

1. 使用简便,迅速建立人工气道(自主、控制)。
2. 插管成功率高,未训练 87%,总成功99.81%。
3. 通气可靠,取代面罩效果更好。
4. 可避免咽喉、声带及气管损伤。
5. 刺激小、心血管反应小。
6. 急救(紧急通气)。

五、缺点

1. 封闭效果不好,可发生胃胀气(尤其 IPPV),不宜过高正压通气。
2. 喉罩比面罩易发生食管反流,饱胃患者禁用。
3. 口腔分泌物增多。
4. 部分类型喉罩不能使用普通吸痰管通过喉罩吸引气管内的分泌物。

六、临床中的应用

1. 作为通气工具用于全麻术中的气道管理,可保留自主呼吸,也可行 IPPV。
2. 当发生插管困难和面罩通气困难时,插入喉罩,进行 IPPV。
3. 对困难气道患者,先插入喉罩,后经喉罩行气管插管。
4. 用于急救和心肺复苏的气道管理。

七、适应证

1. 门诊及短小手术全麻患者。
2. 全麻下行成人和儿童的短小体表和四肢手术。
3. 需要紧急建立人工气道的患者。
4. 需要气道保护而不能气管插管的患者。
5. CT 检查及介入治疗镇静或全麻的气道管理。
6. 颈椎不稳定全麻患者。
7. 危重患者 MRI 检查。
8. 腹腔镜手术。
9. 眼科手术适宜使用喉罩,较少引起眼压升高,术后较少呛咳、呕吐,喉罩拔出反应小,眼压波动幅度小,利于保证眼科手术治疗,尤其利于闭角型青光眼患者,喉罩可列为首先。

下列特殊情况可应用 LMA。

1. 合并有心血管疾病的患者

(1)LMA 可用于有冠心病患者需要在全麻下行短小的体表和四肢手术。

(2)LMA 的插入对心血管的影响比在直接喉镜下行气管内插管要小。

2. 神经外科手术患者　在颅内动脉瘤夹闭手

术患者和颅内压升高的患者，手术操作结束后，在较深麻醉下拔出ETT，插入LMA，这样可减少全麻患者在拔管时出现的高血压和咳嗽，避免颅内压升高。

3. 头颈外科和眼科手术

(1)LMA非常适用于全麻下行头部、颈部的短小手术。包括：眼科手术、耳鼻喉手术和整容手术。

(2)LMA通气道可弯曲，可减少对手术野的影响。对眼内压升高的患者行眼内手术，麻醉诱导后在直接喉镜下行气管内插管操作和术后拔出ETT将明显增加IOP，而LMA的插入和拔出对IOP的影响较小。

4. 呼吸内科和胸外科

(1)在表面麻醉加镇静或全麻下，插入喉罩，保留自主呼吸，用静脉麻醉或吸入麻醉维持。

(2)通过喉罩行纤维喉镜和纤维支气管镜检查。

(3)通过喉罩用Nd-YAG激光切除气管内和隆突上肿瘤。

(4)通过喉罩放置气管和支气管扩张器。

5. 在ICU

(1)可通过喉罩放入纤维支气管镜，在纤维支气管镜指导下行经皮气管造口术。

(2)由于在困难气道患者硬气管镜放置困难和气管插管困难或由于气管肿瘤靠近声门而不宜行气管插管患者，通过喉罩行纤维喉镜、纤维支气管镜检查或行激光切除气管内和隆突上肿瘤是唯一选择。

八、禁忌证

(一)绝对禁忌

1. 未禁食及胃排空延迟患者。

2. 有反流和误吸危险：如食管裂孔疝、妊娠、肠梗阻、急腹症、胸腔损伤、严重外伤患者和有胃内容物反流史。

3. 气管受压和气管软化患者麻醉后可能发生的呼吸道梗阻。

4. 肥胖、口咽病变及COPD、妊娠超过14周。

5. 张口度小，喉罩不能通过者。

(二)相对禁忌

1. 肺顺应性低或肺阻力高的患者：此类患者通常正压通气(25～30cmH_2O)，常发生通气罩周围漏气和麻醉气体进入胃内。

2. 咽喉部病变：咽喉部脓肿、血肿、水肿、组织损伤和肿瘤的患者。喉部病变可能导致上呼吸道梗阻时。

3. 呼吸道不易接近或某些特殊体位：如采用俯卧、侧卧和需麻醉医师远离手术台时。因LMA移位或脱出及呕吐和反流时，医师不能立即进行气管插管和其他处理。

九、插入方法

1. 喉罩置入麻醉同气管插管麻醉，麻醉不能过浅，等下颌松弛，咽喉反射消失，可置入喉罩，但绝对不能用硫喷妥钠静脉诱导，因极容易引起严重喉痉挛，选用氯胺酮时注意术前选用止分泌物的药物。

2. 喉罩置入法

(1)盲探法：较常用，有两种方法。

1)常规法：头轻度后仰，操作者左手牵引下颌以展宽口腔间隙，或是麻醉助手双手提起下颌，操作者右手持喉罩，罩口朝向下颌，沿舌正中线贴咽喉壁向下置入，直至不能再推进为至。

2)逆转法：置入方法与常规方法基本相同，只是将喉罩口朝向硬腭置入口腔至咽喉底部后，轻巧旋转180°，再继续向下推置喉罩，直至不能推进为止。

(2)喉罩置入的最佳位置

1)最佳位置是指喉罩进入咽喉腔，罩的下端进入食管上口，罩的上端紧贴会厌腹面的底部，罩内的通气口正对声门，如果位置不正，可以轻轻按压甲状腺软骨可以方便调整位置。

2)小于10岁的患儿置入喉罩的平均深度＝10cm＋0.3×年龄(岁)。

(3)鉴定喉罩位置是否正确方法

1)置入喉罩后施行正压通气，观察胸廓起伏的程度，听诊两侧呼吸音是否对称清晰，听诊颈前区是否漏气和杂音。

2)观察呼吸机，气道压力设定是否在25cmH_2O，否则易发生漏气或气体入胃。

(4)喉罩的型号与套囊充气范围及患者体重关系见表32-1。

表32-1　喉罩的型号与套囊充气范围及患者体重关系

喉罩型号	喉罩充气范围(ml)	患者体重(kg)
1	4～6	<5
1.5	7～10	5～10
2	10～15	10～20

续表

喉罩型号	喉罩充气范围(ml)	患者体重(kg)
2.5	14～21	20～30
3	20～30	30～50
4	30～40	50～70
5	40～60	70～100
6	55～75	>100

十、喉罩麻醉注意事项

1. 小潮气量 6～8ml/kg，呼吸频率 10～14 次/分。

2. 罩囊内压<60cmH_2O。

3. 如使用硅橡胶罩囊的喉罩，N_2O 可透过硅橡胶进入罩囊内，可增加罩囊内的压力，需要监测罩囊内压，避免罩囊内压>60cmH_2O。

4. 如使用双管喉罩，建议常规经食管引流管置入胃管，先主动吸入，后开放胃管，不需要用负压吸引器持续吸引胃管。

5. 喉罩置入的原则是下颌关节松弛，根据手术的需要来决定是否给予肌松剂，如不给予肌松剂，可以做保留自主呼吸的全身麻醉。

6. 喉罩下面涂上润滑油，前面尽量少涂或不涂以免插入后诱发咳嗽；置入喉罩要轻柔，避免暴力引起的气道损伤。

7. 麻醉术中需要适当的睡眠、镇痛和肌松，避免麻醉过浅。

8. 手术结束，成人可在清醒后拔出喉罩，儿童可在深麻醉、右侧卧位下拔出喉罩。

9. 喉罩在困难气道中的应用

(1)喉罩作为通气工具或插管引导工具，可用于颈椎病、使用颈托、产科、强直性脊柱炎、睡眠呼吸暂停、肥胖、先天性疾病和有反流误吸风险等多种困难气道的患者，Mallampitti 分级和 Cormack-Lehane 分级与喉罩置入的难易程度无关。

(2)当遇到不能插管，又不能通过面罩通气(CICV)时，首先置入喉罩进行通气，并通过喉罩行气管插管。

十一、小结

1. 麻醉医师在麻醉术中最重要的任务之一是维持患者的气道通畅和保证有效的气体交换，气道工具的选择取决于手术入路、手术时间长短、误吸风险、患者的体重以及麻醉医师个人经验等。

2. 要熟练掌握各种喉罩的特点，喉罩的适应证、禁忌证以及喉罩术中管理才能在喉罩麻醉中游刃有余。

(王寿世　张晓云)

参考文献

1. 邓小明，姚尚龙，于布为，等．现代麻醉学．第 4 版．北京：人民卫生出版社，2014.

2. Ronald D. Miller. 米勒麻醉学．第 7 版．邓小明，曾因明，译．北京：北京大学医学出版社，2011.

3. G. Edward Morgan Jr.，Maged S. Mikhail，Michael J. Murray. 摩根临床麻醉学．第 4 版．岳云，吴新民，罗爱伦，译．北京：人民卫生出版社，2007.

4. 中华医学会麻醉学分会．中国麻醉学指南与专家共识．北京：人民卫生出版社，2014.

第三十三章 吸入全身麻醉

吸入麻醉是指麻醉药经呼吸道吸入肺内，经肺泡进入血液循环，到达中枢神经系统而产生全身麻醉的方法。其特点是麻醉深浅易于控制，用药较单纯，药物在体内分解代谢少，大多以原形的形式从呼吸道排出，安全性较静脉麻醉可靠。但诱导不如静脉麻醉迅速，若无排污措施易造成手术室环境污染。

第一节 吸入全身麻醉实施方法

传统的吸入麻醉按重复吸入程度及CO_2吸收装置的有无分为开放、半开放、半紧闭、紧闭法四种；现今，由于计算机技术在麻醉领域的应用，产生了计算机自动控制的吸入麻醉方法。

一、开放法

用带边槽的金属网面罩，覆以4～8层纱布，直接将挥发性麻醉药（如乙醚）滴至纱布上。或用金属口钩挂于患者口唇内侧，将O_2和吸入麻醉药的混合气体直接吹入口腔、咽部或气管内。这种方法所用的设备简单，操作简便，但不易有效控制麻醉药量及麻醉深度，且造成环境污染，目前已很少应用。

二、半开放法

半开放法装置的特点：不用吸入活瓣，无CO_2吸收装置，输出麻醉药与氧气的混合气体，进入贮气囊和螺纹管内供患者吸入。呼出气体大部分通过“逸气活瓣”排至外界大气，仅很小部分被再次吸入。这种装置称“不用CO_2吸收的半紧闭法”，又称“半开放法”。1954年Mapleson根据有无活瓣、储气囊及新鲜气流的流入位置，将此系统分为A、B、C、D、E、F六种，详见麻醉机章节。

三、半紧闭法

指呼出气体的一部分排入大气中，另一部分通过CO_2吸收装置吸收CO_2后，再重新进入到吸入气流中。由于环路中安装CO_2吸收装置，CO_2潴留的可能性比半开放式更小。这是目前最常用的麻醉方法之一，使用的环路为循环式呼吸环路。

四、紧闭法

指呼出的麻醉气体被患者再吸收而反复利用，CO_2经吸收装置被全部吸收，O_2流量小于1L/min（仅略大于或等于患者麻醉期间的代谢需要），此法的优点是吸入气体温度及湿度接近体内，不会造成气道黏膜干燥；因麻醉药重复吸入、浪费较少，且不污染室内空气；便于施行辅助或控制呼吸。

五、计算机全自动控制吸入麻醉

计算机全自动控制吸入麻醉是一种闭合环路的麻醉，是将现代微型电子计算机技术，流量控制技术，现代呼吸、循环、药物监测技术及多年来的吸入麻醉技术相结合，以重要生命体征（EEG、脉搏、血压等）、挥发性麻醉药浓度及肌松程度为效应反馈信息来自动控制吸入麻醉药输入的技术。可有效提高麻醉安全性，减轻麻醉医师的脑力和体力工作，代表了吸入全身麻醉的发展方向。

第二节　吸入麻醉药的吸收、分布与清除

一、吸入麻醉药物的影响因素

吸入麻醉药在肺泡被吸收后由血液循环带入中枢神经系统，作用于一些关键部位而产生全身麻醉作用。因此，吸入麻醉药在脑内的分压是决定其麻醉深度的主要因素。脑组织内麻醉药的分压又取决于麻醉药在肺泡气中的浓度。肺泡气麻醉药物浓度的高低是进入肺泡的麻醉药与血液从肺泡中所摄取的麻醉药相平衡的结果。其决定因素与以下几点有关：

1. 麻醉药吸入的浓度　吸入气麻醉药浓度越高，进入肺泡的吸入麻醉药越多，肺泡气麻醉药浓度上升越快。

2. 每分钟肺泡通气量的大小　肺泡通气量越大，则在单位时间内进入肺泡内的吸入麻醉药浓度愈高。

3. 血/气分配系数　吸入麻醉药的血/气分配系数越大，流经肺毛细血管单位体积的血液能从肺泡中摄取的吸入麻醉药越多，肺泡气中的麻醉药浓度上升越慢。吸入麻醉药的可控性与血气分配系数的大小成反比。

4. 每分钟肺灌流量的大小　理想的肺通气/灌流比率为0.82，心输出量越大，单位时间里流经肺泡的血液越多，则血液从肺泡摄取的吸入麻醉药总量越多，肺泡气的麻醉药浓度上升越慢。

5. 肺泡气混合静脉血麻醉药分压差　分压差越大，吸入麻醉药从肺泡气向血中转运的速度越快，肺泡气的麻醉药浓度上升越慢。

二、吸入麻醉药的分布

1. 吸入麻醉药在血液和组织之间也存在分压差，其决定因素为组织/血气分配系数，组织的体积、组织的血流量以及动脉血与组织中的吸入麻醉药的分压差。

2. 前两者之积是组织对吸入麻醉药的容量，后二者是决定血液向组织供应吸入麻醉药速度的因素。总容量与供药速度之间的平衡是决定血液和组织间分压差的主要因素。

3. 混合静脉血吸入麻醉药分压决定了组织从动脉血对吸入麻醉药的摄取量，组织/血分配系数越大，组织血流量越大，动脉血-组织的吸入麻醉药分压差越大，则组织从动脉血中摄取麻醉药物越快，该组织的静脉血中吸入麻醉药分压越低。

三、吸入麻醉药的清除

吸入麻醉药的清除大部分从肺以原型呼出，仅有很少部分由皮肤黏膜和肠道排出体外或在体内进行代谢。其在体内代谢的程度随不同的麻醉药物而有很大的差别。从肺呼出的速度也基于吸入麻醉药吸收时的几个因素。通气量越大，则吸入麻醉药的清除越快。吸入麻醉药溶解度越大，则清除愈越慢。吸入麻醉维持的时间越长，则清除率越慢。

第三节　吸入麻醉的管理

吸入全麻分为诱导、维持和苏醒三个阶段，为了做到安全麻醉，每个阶段都应仔细观察患者。

一、吸入麻醉的诱导

麻醉诱导是指使用药物使患者从清醒状态转入深度意识抑制状态。在麻醉诱导之前，要对患者进行吸氧去氮(即让患者吸入高流量纯氧3～5分钟)，目的是增加体内的氧储备，去除氮气，提高血红蛋白氧饱和度，血浆中氧溶解量及肺泡功能残气量中的氧含量。

(一)静脉快速诱导法

静脉快速诱导是最常用的诱导方法，本法诱导迅速、平稳，患者感觉舒适，乐于接受。静脉诱导常以顺苯磺酸阿曲库铵1.5mg/kg，丙泊酚2～

2.5mg/kg，芬太尼 3μg/kg，进行快速诱导。

(二)吸入麻醉诱导法

1. 主要适用于不能建立静脉通路的患者的诱导。目前已较少用于成人，故本章重点介绍对于小儿的吸入诱导方法：

(1)小儿诱导期间较成人更容易缺氧，也常出现躁动、喉痉挛和喉水肿等并发症。要求诱导期更加平稳、快速和无痛。

(2)小儿吸入诱导多采用肺活量法和潮气量法，不能配合的小儿仅能使用潮气量法。

(3)相关研究表明，七氟醚更适合用于小儿吸入诱导。

(4)将呼吸回路预充麻醉气体能够加快诱导速度。

(5)对于不使用肌松药的小儿吸入诱导，可以在 8%七氟醚吸入 4 分钟后直接气管插管。气管插管前需要开放静脉通路。

2. 诱导顺序：

(1)设新鲜气流量 5～8L/min，七氟醚蒸发罐打开至 8%。

(2)当呼气末浓度达到 4%～5%时，患儿通常意识消失。此时可以置入声门上通气装置。

(3)当小儿双目凝视、眼球固定的时候需要将蒸发器刻度调整到 4%，此时可行外周静脉穿刺。

(4)行气管插管者需辅助小剂量的阿片类药，如芬太尼 1.5μg/kg 或舒芬太尼 0.1～0.2μg/kg 和非去极化肌松药物。

二、吸入麻醉的维持

1. 吸入麻醉的维持

(1)麻醉维持是指麻醉诱导结束至减浅麻醉患者逐渐清醒为止。术中麻醉深度维持在适当的水平以保证手术刺激时不会发生体动反应、维持无意识和血流动力学稳定。

(2)有脑电监测者应维持适宜的麻醉镇静深度：BIS 在 40～60 之间或 Narcotrend 指数在 D1-E2 范围内。尽管吸入麻醉药是唯一的既能引起意识消失又具有镇静、肌松、止痛作用的麻醉药。但单独使用维持麻醉时，即全凭吸入麻醉维持期间，其呼气末吸入气体浓度通常要达到 1.3～1.4MAC，方能满足抑制手术应激的需要。这样不仅药物消耗量大，体内药物蓄积多，苏醒时间长，而且由吸入麻醉药代谢产物引起的不良反应的发生率也明显增加。因此，临床上，仍需联合应用其他麻醉药。

(3)手术中联合使用肌松药和阿片类药物，既能够保证吸入麻醉维持的平稳，又可避免单一药物使用产生的不良反应。

2. 静脉吸入联合技术，同时使用静脉吸入麻醉药物时需要相应降低各自剂量，避免麻醉过深。在手术结束前停吸入麻醉药并改为全静脉麻醉维持至手术结束。

3. 麻醉维持期要特别注意呼吸、循环的情况，观察手术部位的出血颜色，麻醉机、呼吸机各部件是否工作正常。

三、苏醒期的管理

1. 苏醒期管理是保证患者安全、舒适地由麻醉状态转为清醒状态的重要环节。吸入麻醉患者的苏醒是吸入麻醉药洗出(washout)的过程，吸入麻醉药洗出越干净越有利于苏醒过程的平稳和患者的恢复，过多的残余不仅可能导致患者烦躁、呕吐，甚至抑制清醒状态和呼吸。

2. 吸入麻醉苏醒期管理的要点是：

(1)适时关闭吸入麻醉药蒸发器，在手术结束前静脉可给予一定的止痛药，拮抗肌松药作用，在适当深度麻醉下拔管。

(2)拔管的主要标准是自主呼吸恢复。当患者自主呼吸恢复，节律规则，呼吸次数小于 20 次/分，呼吸空气条件下，SpO_2始终大于 95%，$P_{ET}CO_2$小于 6.0kPa，$P_{ET}CO_2$曲线正常，有正常肺泡平台，且循环功能稳定，即可拔管。

3. 患者转送至麻醉恢复室前，应符合如下条件：

(1)患者血压、心率稳定，在运送中没有监护的情况下，不会有明显改变。

(2)患者呼吸恢复良好，潮气量足够。

(3)运送途中出现问题能妥善处理(如呼吸道不畅，呕吐等)。

(4)患者生理功能稳定，护士每隔 10 分钟观察一次而不会发生严重变化。

(王密周　付　鹏)

参考文献

1. 邓小明,姚尚龙,于布为,等. 现代麻醉学. 第4版. 北京:人民卫生出版社,2014.
2. Miller RD ed. Anesthesia. 5th Ed. Philadelphia: Churchill Livingston, 1999.
3. 郑方. 临床麻醉药理学. 北京:人民卫生出版社,2000.
4. Peyton PJ, Chao I, Weinberg L, et al. Nitrous oxide diffusion and second gas effect on emergence from anesthesia. Anesthesiology, 2011, 114(3):596-602.

第三十四章 静脉全身麻醉

将药物经静脉注入，通过血液循环作用于中枢神经系统而产生全身麻醉的方法称静脉全身麻醉。静脉全麻具有诱导迅速，对呼吸道无刺激，患者舒适，无污染以及操作方便等优点。但是静脉麻醉药一直存在某些局限性：

1. 无任何一种静脉麻醉药能单一满足手术麻醉的需要。
2. 可控性不如吸入麻醉药。
3. 药物代谢受肝肾功能的影响。
4. 依体重计算用药不科学。
5. 个体差异较大。
6. 无法连续监测血药浓度变化。

理想的静脉全麻药必须具备以下条件：

1. 麻醉诱导迅速、平稳，一次臂—脑循环即可发挥作用，无肌肉活动和肌张力增高现象。
2. 对循环和呼吸无明显抑制作用。
3. 亚麻醉剂量应具有镇痛作用。
4. 麻醉停止后意识恢复快而平稳，无兴奋现象。
5. 无高敏反应。
6. 对胃肠道、肝、肾无不良影响，不增高颅内压，对脑代谢的降低应超过对脑血流量的减少。
7. 清除快，代谢产物无活性或毒性，长时间用药无蓄积。
8. 理化性质稳定。
9. 麻醉恢复期无不良反应。

但是，迄今尚无一静脉全麻药单独应用即可具备以上所有条件。因此，静脉全麻药的临床应用必须重视复合用药的原则，即通过适当的各种药物的组合，达到取长补短，协同作用的目的，以便整体上能达到或接近上述要求。

第一节　静脉全麻的基本概念

1. 房室模型与效应室房室模型是将体内药物转运和分布特性相似的部分抽象看成一个房室，经过适当的数学处理，用药代学参数来反映药物分布与代谢的特性。

2. 分布容积(Vd)　分布容积＝所给药物的总量/该药的血药浓度(Vd＝X0/C0)。单位是 L/kg。Vd 的大小取决于该药物的理化性状、在组织中的分配系数以及血浆蛋白或组织的结合率等因素。

3. 血浆清除率(CL)、消除/转运速率常数(k)与消除半衰期(T1/2)　血浆清除率(CL)是指单位时间内血浆内的药物被完全清除的血容量。血浆清除率＝药物的消除速率/血浆浓度，单位是 mL/min。消除或转运率常数(k)，是药物在单位时间内消除或转运的百分率(k＝CL/Vd)。消除半衰期(T1/2)为机体消除一半药物所需要的时间。

4. 持续输注半衰期(context sensitive half time)指持续恒速给药一段时间后，停止输注，血浆药物浓度下降 50%所需的时间。随着持续输注时间从几分钟到几小时，其持续输注半衰期也会有显著的增加。

5. 联合用药与平衡麻醉　联合用药指同时或先后应用两种以上的麻醉药物，以达到完善的手术中或术后镇痛及满意的外科手术条件。平衡麻醉是采用联合用药技术，达到镇痛、遗忘、肌松、自主反射抑制并维持生命体征稳定的麻醉方法。静吸复合麻醉是其典型代表。

6. 基础麻醉是指在进入手术室前预先让患者意识减弱或消失的麻醉方法。主要用于不合作的小儿，使之能进一步接受局麻、区域阻滞或全身麻醉。常用的药物有氯胺酮和咪达唑仑。

7. 监护性麻醉是在局部麻醉或无麻醉下接受诊治时需要麻醉医师提供特殊的麻醉服务，监护和控制患者的生命体征，并根据需要给予适当的麻醉药物或其他治疗。其主要内容是镇静、镇痛和监护生命体征。

第二节 常用静脉全身麻醉药物

一、氯胺酮

氯胺酮(ketamine)具有镇静、镇痛、遗忘作用，曾广泛用于临床麻醉，由于其显著的副作用和新型静脉麻醉药的产生，氯胺酮的应用范围明显减少，常与一些药物复合使用。

(一)麻醉方法

1. 术前给药　氯胺酮可引起唾液分泌的增多，故应常规给阿托品，此外术前1h可口服或肌内注射地西泮10mg。

2. 麻醉方法　按给药途径和方法，分肌内注射法，静脉注射法和静脉滴注法三种。

(1)肌内注射法：主要用于儿童，剂量变异较大，一般按4～6mg/kg计算，过大则副作用增多，有可能抑制呼吸。臀肌内注射射后1～5分钟出现麻醉，持续15～30分钟。

(2)静脉注射法：适用于成人短时间手术，首次量按2mg/kg计算，注速要缓慢，至少在60秒以上。1～2分钟进入麻醉，维持5～15分钟。如需延长时间，追加量为首次量的1/2至全量，可重复2～3次，总量最好不超过6mg/kg。

(3)静脉滴注法：将氯胺酮100mg加入5%葡萄糖注射液100ml稀释成0.1%溶液。先单次静脉注射氯胺酮2mg/kg诱导，继以上述稀释液静脉滴注，初速40滴/分左右，手术后期减慢至10滴/分左右。

(4)时间较长的手术宜再复合其他药物(如安定)，以减少氯胺酮总药量和预防术后出现精神症状。

(5)需要肌肉松弛的胸、腹腔手术必须加用肌松药用麻醉机控制呼吸。

(二)并发症

1. 血压升高　虽为用药初期的一过性反应，但对高血压、动脉硬化患者不利，术中渗血也可能增多。

2. 颅内压增高　当患者患有颅内占位性病变时，颅内压升高更为明显。

3. 呼吸抑制　当静脉注入过快或过量时容易出现，要及时处理。

4. 喉痉挛　氯胺酮麻醉时咽喉部反射亢进，在刺激下容易发生喉痉挛。

5. 噩梦或精神症状　当与地西泮等复合应用时，此不良反应可减少。

6. 暂时失明　一般持续30～60分钟可自行恢复。

7. 恶心呕吐时有发生，术中分泌物增加，可用阿托品预防。

(三)适应证与禁忌证

由于氯胺酮麻醉的并发症较多，目前临床已较少单独应用。适用于短小手术，如切开引流，简单外伤缝合，骨折复位及烧伤换药等。在小儿部位麻醉前，可采用肌内注射氯胺酮作基础麻醉。硬膜外麻醉和神经阻滞镇痛不全时，可静脉注射氯胺酮作辅助麻醉，以发挥其强效快速镇痛作用。氯胺酮麻醉在静脉复合麻醉中应用比较广泛。

单独应用氯胺酮时，对下列患者应慎重：

(1)高血压。

(2)颅内高压或颅内占位性病变。

(3)眼科手术，口腔、咽喉部手术。

(4)甲状腺功能亢进，嗜铬细胞瘤手术患者等。

(5)癫痫和精神分裂患者。

上述患者使用氯胺酮时，易引起原发病理改变的加重或出现严重并发症，但是当氯胺酮复合应用时，其适应证可适当放宽。

二、γ-羟丁酸钠

γ-羟丁酸钠(γ-OH)适用于麻醉诱导和麻醉辅助药。特点为呼吸循环影响轻，安全范围较宽，时效较长。

(一)应用方法

1. 术前用药　γ-OH具有副交感神经兴奋作用，麻醉前应给足量的阿托品，可减少唾液分泌和减轻心动过缓等副作用。

2. 剂量与方法　用做麻醉诱导时，成人按50～80mg/kg计算，通常给3～5g，小儿按80～100mg/kg给药。衰老、体弱、脱水、休克患者应减量；婴幼儿可给较大量。给药后15分钟仍未入睡者，应复合其他辅助药。手术时间长者，可每隔1～2小时追加首次量的1/2，最大用量不应超过10g。一般均取静脉单次给药法，注射速度以每分钟1g为宜。注射过快易出现锥体外系兴奋副作用，注射过慢诱导时间将延长。

3. 复合给药　γ-OH一般常与其他药物复合。

(1)与镇痛药如芬太尼、哌替啶或氯胺酮合用，以弥补本药镇痛不足的缺陷。

(2)与神经安定药如氯丙嗪、安定等合用，可强化γ-OH的麻醉作用，并有抑制网状激活系统和对抗其副作用的功效。

(3)与麻醉药如静脉普鲁卡因复合起辅助药作用。

(4)与肌松药、镇痛药复合，可用于需要肌松的长时间胸、腹部手术。

(二)适应证与禁忌证

1. 应用范围包括

(1)诱导麻醉　麻醉后下颌呈中等松弛，配合咽喉喷雾表面麻醉可施行气管内插管，对呼吸、循环、肝肾功能受损或全身情况差的患者尤为可取。

(2)辅助麻醉　用静脉普鲁卡因神经安定镇痛，氯胺酮复合麻醉或芬太尼静脉麻醉时，作为辅助药。

(3)基础麻醉　γ-OH与冬眠合剂或氯胺酮合用，常用作小儿的基础麻醉或用于刺激性不强的诊断治疗操作。

2. 禁忌证

(1)严重高血压。

(2)严重心传导阻滞或左束支传导阻滞。

(3)心动过缓。

(4)癫痫和惊厥史。

(5)短小手术。

(三)注意事项

1. 注速过快或剂量过大，易出现锥体外系兴奋症状，如肌肉震颤，手指不自主动作等。一般均能自行消失，否则可静脉注射安定5～10mg或2.5%硫喷妥钠5ml治疗。术前给药给巴比妥类药或哌替啶有预防功效。

2. 有时可发生呼吸抑制，需施行控制呼吸给氧。

3. γ-OH可降低血钾，对血钾正常患者可无影响，但长期因进食、呕吐、肠梗阻等血钾可能降低的患者，应避免用本药。

三、依托咪酯

依托咪酯(etomidate)为弱效、短效的催眠药，苏醒迅速而完全。

(一)麻醉方法和剂量

1. 单次静脉注射法　剂量0.3mg/kg(0.1～0.4mg/kg)注速30～60秒，起效快，持续时间3～5分钟。年老体弱及危重患者酌减。给药前宜先静脉注射芬太尼0.1mg，可减轻注射处的疼痛和加强镇痛效果。

2. 静脉滴注法　用0.1%依托咪酯溶液，初速100μg/min，维持量10μg/kg，酌情增减，同时复合芬太尼、氟芬合剂或吸入全麻药。

(二)主要用途

1. 全麻诱导　与琥珀胆碱配合施行气管插管。此药对心血管系统很少影响，冠状循环保持稳定，心肌耗氧减少。常用于心脏和大血管手术的诱导。

2. 门诊手术　如扁桃体摘除，人工流产，切开引流等。

3. 特殊检查治疗　如内镜、心律转复术等。

4. 全麻的维持　如全静脉麻醉时，须与其他全麻药和(或)镇痛药相配合。

(三)注意事项

1. 依托咪酯可促使皮质激素效应消失，皮质激素释放量减少。因此对免疫抑制患者，脓毒血症及器官移植患者应慎用或禁用。

2. 依托咪酯与下列药物伍用时，可诱发血压剧降等意外。

(1)中枢性抗高血压药如可乐定、甲基多巴、利血平。

(2)利尿性抗高血压药。

(3)钙通道阻滞药。

3. 与芬太尼配伍应用时，可出现不能自制的肌肉强直和阵挛，地西泮可减少其发生。

4. 注药部位可出现疼痛，发生率达20%。

5. 术后恶心、呕吐发生率约30%。麻醉前给予东莨菪碱或阿托品有预防作用。

四、丙泊酚

丙泊酚(propofol)是一种弱酸性水性乳剂，具有起效快，作用时间短的特点。丙泊酚无明显镇痛作用，用于麻醉诱导及维持较平稳，苏醒快而完全，易于控制，无明显蓄积作用。

(一)麻醉方法

1. 麻醉前用药　为加强镇痛效果与减少副作用，麻醉前应给麻醉性镇痛药或在麻醉中复合应用。

2. 麻醉诱导　成人剂量1.5～2.0mg/kg。静脉注射30秒起效，术前使用麻醉性镇痛药能增强诱导效果，但呼吸抑制机会增多，小剂量诱导时需配伍其他药物。

3. 麻醉维持　在较大手术，丙泊酚宜与其他镇痛药如麻醉性镇痛药 N_2O 吸入麻醉药合用。与常用吸入麻醉药和肌松药无明显协同作用，但地西泮能延长其睡眠时间。无论单次或连续给药，均可见到血压下降和心率增快，对呼吸轻度抑制，呼吸变慢变浅，有时呼吸暂停，然后代偿性加快，丙泊酚可使脑血流量下降，对肝肾功能无影响。麻醉维持用药开始滴注量为140～200μg/(kg·min)，10分钟后100～140μg/(kg·min)，2小时后80～120μg/(kg·min)；手术结束前5～10分钟停药。单次静脉注射用量为2mg/kg，每4～5分钟追加一次。

4. 椎管内麻醉辅助用药　先给负荷剂量0.2～0.7mg/kg，继以0.5mg/kg的滴速维持即可良好镇静。

(二)主要用途

1. 麻醉诱导，单次静脉注射诱导，气管内插管再用其他药物维持。

2. 门诊等小手术与诊断性检查。

3. 全静脉麻醉成分之一，与芬太尼、吸入麻醉等复合维持麻醉。

(三)注意事项

1. 丙泊酚对呼吸抑制明显且严重，易发生呼吸暂停，时限短约30秒，与芬太尼合用时，几乎全部发生呼吸暂停且时限延长。

2. 抑制心血管系统，其血压下降和心率增快作用大于硫喷妥钠。

3. 注射部位疼痛，发生率为10%～58%。

4. 用药后有时精神错乱，体表异感，幻觉，女性患者用药后还有多情表现。

五、咪达唑仑

咪达唑仑(Midazolam)具有水溶性，消除半衰期短的特点，是静脉全麻药中颇具前途的药物，可产生镇静、催眠、抗焦虑、肌松、抗惊厥和顺行性遗忘等作用，经口服或肌内注射均有效，药效为地西泮的1.5～2倍，毒性比地西泮小3倍。

(一)麻醉方法

1. 麻醉诱导　静脉注射咪达唑仑可用于全麻诱导，主要用于不宜作硫喷妥钠诱导的患者，其剂量受到多种因素影响，自0.1～0.4mg/kg不等。对高龄、体弱及配伍镇痛药者剂量酌减。

2. 麻醉维持　咪达唑仑可作为静脉全麻或静吸全麻的组成部分以维持麻醉。本品可持续静滴或分次注射，分次注射常用剂量是诱导剂量的1/4～1/3，持续静滴每小时0.03～0.1mg/kg。

(二)适应证

咪达唑仑对血流动力学影响较微，仅有轻度的心率增快，对心肌代谢及收缩力无影响，因而可适用于缺血性心脏患者。本品可降低颅内压，但对脑代谢无影响，因而适用于颅内占位性病变的患者，呼吸抑制常与剂量相关。主要适应证如下：

1. 心血管手术。

2. 颅内手术。

3. 门诊手术或各种诊断性操作。

(三)注意事项

该药无明显不良反应，麻醉后24小时恶心、呕吐发生率为0%～19%，诱导剂量呼吸暂停发生率为77%。降解产物仍有一定药理作用，并能积蓄于脑组织中。

第三节　静脉麻醉药物的相互作用

1. 近十几年来，全凭静脉麻醉虽然已经有了迅猛的发展，但目前仍没有一种静脉麻醉药能单独满足全身麻醉的所有要求，即意识消失、遗忘、无痛、制动以及消除过度的神经-内分泌反应(应激反应)，所以在实施全凭静脉麻醉的过程中，更需重视不同药物的合理配伍。

2. 丙泊酚是一种新型静脉麻醉药，它与咪达唑仑在催眠方面的协同作用，而且它们间的协同效应强于硫喷妥钠与咪达唑仑的协同效应，但对抑制伤害刺激引起的体动反应却未表现出协同作用。此外，与单用丙泊酚相比，麻醉诱导时伍用少量咪达唑仑不但有利于维持机体循环和呼吸功能的稳定，还能使注射部位的疼痛明显减轻。

3. 阿片类药物的催眠效能相当微弱，即使用大剂量也难以引起患者入睡。但研究提示，苯二氮䓬类药可显著提高阿片类药的催眠效能，伍用时可呈现明显的协同作用。

(1)如单用芬太尼时，使患者对言语命令反应丧失的 ED50 值是 7.7μg/kg，单用咪达唑仑的 ED50 值是 0.19mg/kg，两药伍用时，只需 1.9μg/kg 芬太尼(剂量减少约 75%)与 0.04mg/kg 咪达唑仑(剂量减少约 80%)就能达到相同的“半数效应”。当然，伍用苯二氮䓬类药物同样也能增强阿片类药物的呼吸抑制和血管扩张作用；同理，阿片类药亦能增强苯二氮䓬类药的催眠效能。

(2)此外，阿片类药物与巴比妥类药物伍用在镇静、催眠方面也有非常强的协同作用。

4. 阿片类药物与丙泊酚间存在明显的协同作用，无论是用于麻醉诱导，还是用于麻醉维持，都具有明显的临床意义。

(1)研究发现，它们间的协同作用与刺激的强度密切相关，刺激强度越大，协同作用也越明显。如两药产生的促意识消失作用＜对切皮时体动反应的抑制＜对腹腔内手术操作时体动反应的抑制。

(2)麻醉诱导时，阿片类药物通常可增强丙泊酚的催眠效能，术中伍用阿片类药物也能增强丙泊酚的麻醉效能。此外，阿片类药物还能影响患者术后苏醒时的丙泊酚浓度。

(3)在增强丙泊酚麻醉效能的同时，阿片类药物的镇痛作用亦能被丙泊酚所增强，而且丙泊酚还能减弱阿片类药物的催吐作用。但丙泊酚可增强阿片类药物的呼吸抑制作用。同样，阿片类药物增强丙泊酚的循环抑制作用，有时可引起严重的心动过缓和低血压，甚至造成心搏骤停。

(王密周)

参考文献

1. 邓小明，姚尚龙，于布为，等．现代麻醉学．第 4 版．北京：人民卫生出版社，2014.
2. White M, Schenkels MJ, Engbers FH, et al. Effect-site modelling of propofol using auditory evoked potentials. Br J Anaesth, 1999. 82(3):333-339.
3. Drummond JC. Monitoring depth of anesthesia: with emphasis on the application of the bispectral index and the middle latency auditory evoked response to the prevention of recall. Anesthesiology, 2000, 93(3):876-882.
4. Minto CF, Schnider TW, Short TG, et al. Response surface model for anesthetic drug interactions. Anesthesiology, 2000, 92(3):1603-1616.
5. Russell D, Wilkes MP, Hunter SC, et al. Manual compared with target controlled infusion of propofol. Br J Anaesth, 1995, 75(5): 562-566.

第三十五章 肌肉松弛药的临床应用

第一节 肌肉松弛药物概论

1. 肌肉松弛药(简称肌松药)是全身麻醉中最常用的辅助用药,主要用于全麻诱导时气管内插管或维持全麻期间的良好肌松。此外,肌松药还用于:①危重患者机械通气时消除自主呼吸对呼吸机的抵抗;②控制如破伤风、癫痫持续状态等疾病的肌痉挛;③防止电休克治疗时肌肉强烈收缩产生的不良作用。

2. 肌松药本身可以引起一定的不良反应和并发症,如组胺释放可致血压下降、心动过速,支气管痉挛等类过敏反应;琥珀胆碱通过兴奋神经节引起心动过缓,若不当应用肌松药,严重时可导致心搏骤停等严重后果。

3. 正确合理应用肌松药,掌握其应用原则:

(1)用药后严密观察呼吸,加强呼吸管理。

(2)根据手术种类、时间和病情等选择合适的肌松药,避免用药量过大或反复多次给药产生的副作用。

(3)肌松药仅是全麻辅助用药,其本身没有麻醉和镇痛作用,必须在一定深度的全麻下使用。

(4)术毕必须严密观察,待通气量、肌张力、各种保护性反射恢复正常,患者清醒,排除残余肌松作用后方可拔管回病房。

4. 理想的肌松药应该是:

(1)起效快、药效高的非去极化肌松药。

(2)时效短、恢复迅速且具有可控性。

(3)无蓄积作用,易用拮抗药逆转肌松。

(4)有稳定的药代动力学和药效动力学,即使在肝、肾疾病时也不受影响,代谢产物无药理学活性。

(5)无组胺释放和心血管等不良反应。

第二节 肌松药的使用

一、肌松药的起效与气管插管

1. 肌松药用于配合麻醉药进行快速诱导及气管内插管,迅速控制呼吸道,防止反流误吸。琥珀胆碱在静脉注射60秒即可进行气管内插管或置入喉罩,但对琥珀胆碱有禁忌证的患者,如:大面积烧伤、创伤、上下神经运动元损害或恶性高热家族史等,此类患者使用琥珀胆碱可引起严重的不良反应和并发症。

2. 非去极化肌松药气管内插管剂量为2～3倍ED_{95},增大药量能够缩短起效时间和延长时效,但会相应增加心血管不良反应的发生率,因此最好不要为追求缩短插管时间而选择大剂量的药物。

二、起效时间与肌松强度

非去极化肌松药的起效时间与强度成反比,肌松强度弱的肌松药起效时间快,而强度最强的长效肌松药起效最慢,如多库氯铵,临床常用剂量约需10分钟获得良好的肌松效果,两倍ED_{95}量的起效时间可缩短为5分钟,但进一步增加静脉注射量并不相应加快起效时间。

三、预给量

1. 肌松药的起效快慢直接影响全麻诱导时间,

非去极化肌肉松弛药(除罗库溴铵外)起效都较慢，约2～4分钟。全身麻醉诱导过程中，为缩短非去极化肌松药的起效时间，可以使用预给量方法，即在给插管剂量的肌松药之前先静脉注射小剂量肌松药，一般为气管插管剂量的1/5～1/10，数分钟后静脉注射余下的大部分肌松药，此种方法一般可缩短30～60秒时间。

2. 预给量大小与诱导方法、应用药量的大小有关，预给量应该是亚肌松剂量，若药量过小则注入插管药量后90秒内将达不到能满足气管插管所要求的肌松程度。但由于患者对肌松药的敏感性不一，即使是亚肌松剂量的预注量，患者也可能出现复视，少数严重的可出现吞咽困难，气道阻塞和呼吸无力和呼吸困难等症状，所以在注入预注量后应严密观察和监测肌张力变化，预防反流误吸。

四、术中肌松的维持

1. 肌松效应的强度和维持时间以满足手术要求为目标，肌松的维持应根据手术对肌松要求而不同，没有必要自始至终维持肌颤搐完全被抑制，在整个手术期间应使用满足外科手术肌松要求的最低剂量。

2. 在一定麻醉深度下肌松维持T_1和T_2或T_1至T_3肌颤搐(即T_3、T_4消失或T_4消失)，即能满足外科手术要求。例如腹部手术的肌松要求较高，一般要求只存在T_1肌颤搐(即T_2至T_4消失)；而一般外科手术，肌颤搐应抑制85%，TOF监测可以保留2～3个肌颤搐；但要保持手术期间绝对不动如颅脑血管瘤手术等，就要求维持更深的肌松，要求T_1至T_4全部消失。

3. 肌松药间断静脉注射追加大小及间隔时间长短，或静脉持续滴注速度快慢应根据肌松药的药效和患者消除肌松药的药代学调整。由于肌松药存在个体差异，因此用药要个体化，特别要注意首剂肌松药的反应以及其药效强度与时效长短。

4. 在首剂肌松作用开始消退，出现肌张力恢复时，根据首剂肌松药用量所引起的反应，决定追加量的大小，追加量一般为初量的1/5～1/3，最好的方法是根据监测给药。

5. 另外，术中肌松的维持并不能单纯靠肌松药来维持，麻醉性镇痛镇静药、吸入性麻醉药都能增强肌松药的作用。在全麻与椎管内阻滞联合麻醉时可利用椎管内阻滞良好的肌松，减少肌松药的用量，且有利于术后肌张力的迅速恢复。

第三节　肌松药的不良反应

一、自主神经系统作用

肌松药或多或少地兴奋或阻断神经肌肉接头以外的胆碱能受体，如自主神经节的烟碱样受体以及在胃肠、膀胱、气管、心脏窦房结及房室结和瞳孔括约肌等副交感神经结后纤维的毒蕈碱样受体，可产生迷走阻滞作用。

二、组胺释放作用

1. 几乎所有的肌松药都或多或少有组胺释放作用，尤其是首次较大剂量快速注射时更易发生，由于组胺释放可致外周血管阻力降低，表现为低血压、心动过速、皮肤红斑、毛细血管通透性增加致组织水肿以及支气管痉挛，这种组胺释放并非免疫反应，而可能是一种非特异性组胺释放，并可能有肥大细胞释放的其他血管活性物质参与。

2. 氯筒箭毒碱的组胺释放作用较强，临床应用时可引起血压下降和心动过速。

3. 阿库氯铵、加拉碘铵、琥珀胆碱、阿曲库铵、泮库溴铵、维库溴铵等在临床应用范围，它们的组胺释放量甚微，极少引起不良反应。

4. 控制肌松药用量和缓慢静脉注射可降低血浆组胺浓度和减少组胺有关的循环系统改变，另外，预先使用组胺受体(H_1和H_2受体)阻滞药，可在一定程度防止肌松药的组胺释放。

表 35-1 肌松药对自主神经作用及组胺释放

药名	自主神经节	心脏毒蕈碱受体	组胺释放
琥珀胆碱	兴奋	兴奋	轻度
氯筒箭毒碱	阻滞	无	强
二甲筒箭毒碱	阻滞弱	无	轻度
加拉碘铵	无	阻滞强	无
泮库溴铵	无	阻滞弱	无
阿库氯铵	微弱	阻滞弱	无
法扎溴铵	中度	无	无
阿曲库铵	无	无	中度
顺阿曲库铵	无	无	无-轻度
维库溴铵	无	无	无
罗库溴铵	无	阻滞弱	无
瑞库溴铵	无	无	轻度
米库氯铵	无	无	中度
哌库溴铵	无	无	无

第四节 影响肌松药作用的因素

一、药物的相互作用

1. 去极化肌松药与非去极化肌松药

(1)先给予小剂量的非去极化肌肉松弛药可避免去极化肌肉松弛药琥珀胆碱引起的肌颤，但将部分拮抗琥珀胆碱的神经肌肉传导阻滞作用，故必须增加琥珀胆碱的剂量，才能获得满意的气管插管条件。

(2)单次静脉注射或短时间静滴琥珀胆碱后给予非去极化肌肉松弛药右旋箭毒碱、泮库溴铵、维库溴铵和阿曲库铵，后给予的非去极化肌肉松弛药的阻滞作用增强，作用时间延长，表现为两类肌松药间相互协同的效应。

2. 吸入麻醉药　吸入麻醉药达到一定程度即能产生肌松作用，吸入全麻药增强非去极化肌松药的作用大小依次为地氟烷＞七氟烷＞异氟烷和恩氟烷＞氟烷＞氧亚化氮；一般吸入的麻醉药可减少肌松药用量20%～50%。吸入全麻药与去极化肌松药的相互作用较弱，可促使琥珀胆碱较早演变为Ⅱ相阻滞。

3. 抗生素

(1)氨基糖苷类抗生素通过阻碍运动神经末梢 Ca^{2+} 的内流，减少或完全阻滞突触前膜释放乙酰胆碱，延长非去极化肌松药的作用时间，加深其阻滞强度。

(2)多黏菌素、林可霉素及克林霉素都具有神经肌肉传导阻滞作用，其中多黏菌素作用最强，能抑制运动神经末梢释放乙酰胆碱，同时也可能降低突触后膜的敏感性。

(3)由于抗生素增强肌肉松弛药的机制复杂，有些可用新斯的明和钙剂拮抗，但卡那霉素、多黏菌素所致者用新斯的明拮抗，可加强神经肌肉阻滞作用，所以对抗生素增强肌松药作用所致的阻滞延长，最好是维持人工通气下让其自然恢复。

4. 局麻药和抗心律失常药　局麻药能增强肌松药的作用，大剂量局麻药本身有神经肌肉传导阻滞作用，较小剂量的局麻药能增强非去极化肌松药和去极化肌松药作用。

二、年龄

1. 新生儿及婴儿对琥珀胆碱敏感性较成人差，剂量相对需要增大，对非去极化肌松药较成人敏感，但因新生儿及婴儿分布容量较大，所以首次剂量多与成人无异，又因消除半衰期较成人长，所以神经-肌阻滞时间可能延长。

2. 老年人因体液量减少和肾排泄减慢，肌松药用量应减少，但对肝肾功能正常或应用不依赖肾功能消除的去极化肌松药，其用量与成人相似。

三、低温

1. 低温对肌松药作用的影响与低温程度有关，

低温影响肌肉、肝、肾等血流量，影响肌松药代谢、排泄、酶活性和肌松药与蛋白结合，以及影响神经肌肉的敏感性。

2. 体温降至30～25℃时，阿曲库铵的消除半衰期较常温时延长一倍，肌松药剂量也显著减少，如阿曲库铵可减少35%～43%，维库溴铵可减少70%，而作用时效几乎延长一倍，这是由于低温延长了此药从尿和胆汁中排泄，以及低温延迟了此药的代谢。

四、影响肌松药药代动力学

凡影响肌松药在体内分布和消除均可影响肌松药的药代动力学：

1. 增加肌松药与蛋白的结合量，可增加其在体内分布容积，延缓经肾排除。

2. 增加细胞外液量也可增加肌松药在体内消除延缓，其作用时效延长。

3. 非典型性假性胆碱酯酶患者，因琥珀胆碱破坏障碍而使其作用延长。

4. 肝脏患者体液在体内潴留可增加肌松药分布容积，以及球蛋白增加，使与某些肌松药结合量增加，因此，肌松药的初量可能较正常人大。

5. 对经胆汁排泄或肝内代谢的肌松药如泮库溴铵等，因其消除延缓，其后追加量应减少及追加间隔时间宜延长。

6. 肾衰竭患者不宜应用经肾排泄的肌松药，如加拉碘铵，阿库氯铵等，对部分经肾排泄的肌松药如泮库溴铵等其时效也延长，琥珀胆碱和阿曲库铵在体内消除可不依赖肾功能。

第五节 肌松作用拮抗

一、肌松药的残留阻滞作用

(一)分析肌松药残留阻滞作用原因

1. 未根据患者病情科学合理的选择麻醉药。
2. 长时效肌松药或长时间反复应用肌松药。
3. 患者肝肾功能受损或具有神经肌肉疾病。
4. 低体温、水电解质紊乱及酸碱失衡者。
5. 老龄、女性、肌肉不发达和慢性消耗患者。
6. 同时使用可增强或延长肌松作用的药物。

(二)评估肌松药残留阻滞作用

1. 肌松监测仪 临床常用的监测仪有简便的神经刺激器和加速度肌松测定仪，常用的刺激模式有单次颤搐刺激、四个成串刺激(TOF)、强直刺激后计数(PTC)和双短强制刺激(DBS)。PTC主要监测深度阻滞，TOF和DBS主要监测是否存在肌松药残留阻滞作用，不能确认肌力恢复，有显示装置的肌力监测仪是目前确切评估肌松最可靠的方法。

2. 不存在肌松药残留阻滞作用的临床体征

(1)清醒、呛咳和吞咽反射恢复。

(2)持续抬头或抬腿5秒以上。

(3)呼吸平稳、呼吸频率10～20次/分，最大吸气压≤$-50cmH_2O$。

(4)自主呼吸时，$P_{ET}CO_2$和$PaCO_2$≤45mmHg，SpO_2维持正常水平。

(5)咬合强度恢复，能够有力地咬住压舌板。

(三)预防肌松药残留阻滞作用

1. 控制肌松药的合理用量。
2. 拮抗肌松药的残留阻滞作用。
3. 监测肌力恢复情况，注意肌松药应用的个体差异。
4. 肌张力未充分恢复前用机械通气支持呼吸。
5. 维持血流动力学和水、电解质平衡。
6. 拔出气管导管后，至少观察30分钟神志、保护性反射状态、呼吸道通畅程度、肺通气量及氧合状态等。

二、拮抗药的作用机制

肌松药在体内不断消除，血药浓度逐渐降低，肌松药由神经肌肉接头部向血内转移，使乙酰胆碱在该部位的相对浓度不断增高而使更多的胆碱受体由与肌松药结合状态中解离出来而恢复正常功能。

(一)去极化肌松药残留阻滞作用的拮抗

去极化肌松药至今没有安全的拮抗药，维持机械通气和循环稳定是对琥珀胆碱引起的迁延性呼吸抑制最好的办法；给予钙剂和利尿剂(近10%琥珀胆碱经尿排出)，同时纠正电解质异常与酸碱失衡，尤其是纠正低钾血症；对假性胆碱酯酶功能异常者可输新鲜全血或新鲜冰冻血浆。

(二)非去极化肌松药残留阻滞作用的拮抗

1. 胆碱酯酶抑制剂新斯的明与胆碱酯酶的亲和力比乙酰胆碱大很多，从而竞争性与胆碱酯酶结合，形成新斯的明-胆碱酯酶复合物，并由此裂解出氨基甲酰化胆碱酯酶，此酶水解较慢，仅为乙酰胆碱酯酶水解速度的百万分之一，故对胆碱酯酶的抑制作用比较持久。

2. 新斯的明使神经肌肉接头部分乙酰胆碱浓度增高，能有效地从其后膜上取代非去极化肌松药的分子，使乙酰胆碱发挥递质的兴奋传导作用，从而使肌张力恢复。胆碱酯酶抑制剂拮抗残留肌松作用的效果与其拮抗时机和拮抗剂量密切相关：

(1)拮抗时机：当T1恢复到25%，TOF出现2个反应或开始有自主呼吸时拮抗肌松药残留阻滞作用。

(2)拮抗药剂量：新斯的明0.04～0.07mg/kg，最大的剂量为5mg，起效时间2分钟，达峰时间7～15分钟，作用持续时间2h。

三、常用的肌松药拮抗剂

1. 新斯的明　新斯的明注射2分钟起效，作用持续时间2小时，新斯的明不易通过血-脑屏障，故中枢作用甚微。注入的新斯的明大部分与胆碱酯酶结合，小部分由肾排除或由肝脏破坏。术中非去极化肌松药的神经肌肉传导阻滞作用开始消退时，给予新斯的明0.035mg/kg，而在肌松剂的作用明显存在时，应给予新斯的明0.07mg/kg，用量偏小，难以达到满意的拮抗效果，肌力恢复不完全。

2. 依酚氯铵(滕喜龙)　属季铵盐，其季氨基团附着在胆碱酯酶的阴离子侧，氢键在胆碱酯酶的酯质位置，形成容易被迅速溶解的滕喜龙-胆碱酯酶复合物，当血浆中滕喜龙浓度下降时，滕喜龙-胆碱酯酶复合物迅速离解，同时滕喜龙具有突触前作用，促使乙酰胆碱释放。

3. Sugammadex(布瑞亭)　布瑞亭为经化学修饰后的γ-环糊精，是新型氨基甾类肌松药特异性拮抗剂，对苄异喹啉类肌松药则无拮抗作用。其以一个分子对一个分子的形式选择性、高亲和性地包裹罗库溴铵或维库溴铵后，经肾脏排出，不需同时伍用抗胆碱药物。血中和组织中肌松药的浓度迅速下降，神经肌肉接头功能恢复常态。其拮抗作用强弱依次为罗库溴铵＞维库溴铵＞泮库溴铵。临床应用布瑞亭能够明显降低术后肌松药残留阻滞作用的发生率和显著提高罗库溴铵和维库溴铵临床应用的安全性。

四、拮抗药的临床应用及注意事项

1. 给予非去极化肌松药后5分钟或T1达10%或TOF出现1个反应时使用胆碱酯酶抑制药，不仅不能够拮抗肌松药的作用，而且能够使泮库溴铵、阿曲库铵以及维库溴铵的作用时间延长。因此，应该在TOF出现2个以上反应、TOF为0.7或T1＞25%时给予拮抗药，才能够有效拮抗残留肌松作用。

2. 给予一定剂量的抗胆碱酯酶药后，如果不能出现明显的拮抗作用，即使再增大剂量也不能促使肌张力恢复，相反却增加其副作用。抗胆碱酯酶药具有较强的毒蕈碱样作用，在拮抗的过程中心律失常的发生率较高，多为暂时性房性或结性心律失常，应严密监测心电图。

3. 为减少抗胆碱酯酶药的毒蕈碱样作用，注射新斯的明、溴吡斯的明的同时注射阿托品。阿托品对拮抗作用无任何影响，由于阿托品峰值在47～65秒，而新斯的明显效时间为5～10分钟，两药同时注射可出现心率先快后慢现象。因此，宜先用新斯的明同时注射小剂量阿托品，2分钟后追加预计值2/3，可有效地对抗新斯的明对窦房结的抑制作用。

4. 肌松作用的个体差异十分明显，在麻醉中应用神经肌肉阻滞监测，维持术中适当的肌松程度，并用以指导拮抗药的应用。临床上自主呼吸恢复前给予新斯的明，不会产生明显的拮抗效果，只有在自主呼吸恢复后其拮抗作用明显。

5. 术毕尽管自主呼吸恢复，甚至通气量达10～15ml/kg，吸气压力25cmH_2O时，并不能表示神经肌接头功能完全恢复。拮抗后当TOF比值＞0.7～0.75时，所有患者均能睁眼、伸舌和握拳，肺活量平均为17ml/kg，吸气压力达50cmH_2O，患者能自己抬头5秒以上是气管拔管的确切指征。

6. 拮抗药使用注意事项

(1)高龄、肾衰竭、电解质异常和酸碱失衡、复合应用肌松协同作用药物的患者，新斯的明对肌松药残留阻滞作用的拮抗效果并不理想；

(2)婴幼儿应用胆碱酯酶抑制剂拮抗残留肌松作用较成人好；

(3)给予胆碱酯酶抑制剂拮抗肌松药残留阻滞作用后须严密监测患者的肌力恢复情况，严防出现再箭毒化，尤其是给予长时效肌松药时；

(4)禁用胆碱酯酶抑制剂或阿托品者，须进行有效人工通气，直至自主呼吸恢复满意。

（张　宁　王密周）

参考文献

1. Gerny V, Herold I, Cvachovec K, et al. Guidelines for managing neuromuscular block: not only Czech beer deserves a taste. Anesth Analg, 2011,112(2):482.
2. Suy K, Morias K, Cammu G, et al. Effective reversal of moderate rocuronium or vecuronium induced neuromuscular block with sugammadex, a selective relaxant binding agent. Anesthesiology, 2010, 106(2):283-288.
3. Lien C A. Development and potential clinical impairment of ultra-short-acting neuromuscular blocking agents. Br J Anaesth, 2011, 107(Suppl 1):160-171.

第三十六章 局部麻醉及神经阻滞

局部麻醉(local anesthesia,)是指患者在保持意识,神志清醒的情况下,注射局部麻醉药,使患者躯体某一部位的神经传导功能暂时受到阻滞的麻醉方法,简称局麻。

根据麻醉方式不同,分为表面麻醉(topical anesthesia)、局部浸润麻醉(local infiltration anesthesia)、区域阻滞麻醉(field block)和神经阻滞麻醉(nerve block),包括神经干阻滞、神经丛阻滞、腰麻和硬膜外阻滞。

局部麻醉的优点在于简便易行,安全、并发症少,对患者生理功能影响小。不仅能有效地阻断痛觉,而且可以完善地阻断神经反射,对预防手术创伤引起的超应激反应有一定的作用。

局部麻醉主要适用于较表浅和局限的中小型手术、或作为其他麻醉方法的辅助手段以增强麻醉效果,减少机体的应激反应,同时也可以减少全麻药用量,减轻药物对生理功能的影响。对于小儿、精神病患者或神志不清不能合作的患者,不能单独使用局部麻醉,必须辅以基础麻醉、强化麻醉或浅全麻。对局麻药过敏的患者应视为局部麻醉的禁忌证。

第一节 表面麻醉

(一)定义

将渗透性能强的局麻药与局部黏膜接触所产生的麻醉状态,称为表面麻醉。

(二)常用的表面麻醉药

临床上常用的表面局麻药有丁卡因、利多卡因。根据给药方法的不同可分为滴入法、喷雾法和灌入法。

(三)操作方法

1. 眼部表面麻醉 一般采用滴入法,将局麻药滴在眼结膜表面后闭眼,每次滴 2～3 滴,每隔 2 分钟滴一次,重复 3～5 次,即可使眼结膜和角膜麻醉。常用 0.25%～0.5%丁卡因或 1%～2%利多卡因。

2. 咽喉、气管及气管内表面麻醉 喷雾法,先令患者张口,对舌面及咽部喷雾 3～4 下,2～3 分钟后患者咽部出现麻木感,将患者舌体拉出,向咽喉部黏膜喷雾 3～4 次,最后可借用喉镜显露声门,于患者吸气时对准声门喷雾 3～4 下,每隔 3～4 分钟重复 2～3 次。该方法多用于咽喉或气管及支气管插管术的表面麻醉。

环甲膜穿刺表面麻醉法是在患者平卧头后仰,在环状软骨与甲状软骨间的环甲膜作标记,用 22G 3.5cm 针垂直刺环甲膜入气管内,穿刺针有突破感,经抽吸有气证实针尖位置正确后,即令患者闭气,然后快速注入 2%～4%的利多卡因 2～3ml 或 1%丁卡因 2～3ml。拔出针头,让患者咳嗽,使药分布均匀,3～5 分钟后,气管上部、咽及喉下部便出现局麻作用。为避免刺伤声门下组织或声带,有人主张将穿刺点下移到环状软骨与第二气管环之间的间隙。此法在小儿气管异物取出术中应用最广,实用性较强,效果良好。

3. 滴鼻 一般采用滴入法,用 5ml 注射器抽取 1%丁卡因 2ml 加 1%的麻黄碱 1ml 混合后从鼻腔滴入 2～3 滴,捏鼻使局麻药充分接触鼻腔黏膜,本方法适用于鼻腔手术及鼻腔气管插管术。能明显减轻手术及插管操作时的刺激并能减少鼻腔出血。

4. 尿道表面麻醉 常采用灌注法,男性患者使用 1%丁卡因 5～6ml,用灌注器注入尿道,让药液滞留 5～6 分钟,即可达到表面麻醉作用,女性患者可用浸有局麻药的细棉棒在尿道黏膜表面涂抹,持续 3～5 分钟即可。

(四)注意事项

1. 不同部位的黏膜,吸收局麻药物的速度不同,经研究,黏膜吸收局麻药的速度与静脉注射者相等。尤以气管及支气管喷雾法,局麻药吸收最快,应控制剂量。

2. 表面麻醉前须注射阿托品,使黏膜干燥,避免唾液或分泌物妨碍局麻药与黏膜的接触。

第二节　局部浸润麻醉

(一)定义

沿手术切口线分层注射局麻药,阻滞组织中的神经末梢,称为局部浸润麻醉。

(二)常用局麻药

普鲁卡因是较常用的局部浸润麻醉药,一般用0.5%～1%溶液,成人一次最大剂量为1g,作用时间为45～60分钟。

(三)操作方法

取24-25G皮内注射针,针头斜面紧贴皮肤,进入皮内以后推注局麻药液,造成白色的橘皮样皮丘,然后经皮丘刺入,分层注药。注射局麻药时应加压,使其在组织内形成张力性浸润,达到与神经末梢广泛接触,以增强麻醉效果。

(四)注意事项

1. 注药前应抽吸,防止局麻药误入血管。

2. 刺进针应缓慢,改变穿刺针方向时应先退针至皮下,避免针头弯曲或折断。

3. 感染或癌肿部位不宜作局部浸润麻醉,以防止扩散转移。

第三节　区域阻滞麻醉

(一)定义

围绕手术区,在其底部和四周注射局麻药以阻滞进入手术区的神经干和神经末梢,称区域阻滞麻醉。

(二)操作方法

区域阻滞常用的局麻药,操作要求及注意事项与局部浸润麻醉相同,但不像局部浸润麻醉沿切口注射局麻药,而是通过环绕被切除的组织包围注射,或者在悬垂的组织环绕其基底部作注射。

第四节　神经阻滞麻醉

神经阻滞亦称传导阻滞或传导麻醉,是将局麻药注射到神经干、丛或神经节旁,暂时地阻滞神经的传导功能,从而麻醉该神经支配的区域,达到手术无痛的方法。

一、颈丛神经阻滞

(一)生理解剖

颈神经丛由$C_{1\sim4}$脊神经的前支组成,每一神经出椎间孔后,从后方越过椎动脉和椎静脉向外延伸到达横突尖端时分为前支和深支,在胸锁乳突肌后联结成网状,即为颈神经丛。颈神经丛浅支在胸锁乳突肌后缘中点穿出深筋膜,向前、向上及向下分布于颌下和锁骨以上整个颈部、枕部区域的皮肤及浅层组织。供应头颈及胸肩的后部,供应区如披肩状。颈深支多分布于颈前及颈侧方的深层组织中,主要支配颈侧面及前面的区域。

(二)颈浅丛神经阻滞

1. 适应证　颈部浅表部位的手术。

2. 定位

(1)患者仰卧位、去枕,头偏向对侧,在胸锁乳突肌后缘中点作标记,即为穿刺点,若胸锁乳突肌摸不清,可先令患者抬头使胸锁乳突肌绷紧,则可清晰见其后缘。

(2)患者体位如前,同侧颈外静脉与胸锁乳突肌交点外上各1～1.5cm处作标记,定为穿刺点。

3. 操作　常规皮肤消毒,用22G穿刺针刺入皮肤,缓慢进针直至出现落空感后表示针尖已穿透肌筋膜,回抽无血,将3～5ml局麻药注射入肌筋膜下即可。也可再用5～10ml局麻药液在颈阔肌表面(胸锁乳突肌浅表面)再向乳突、锁骨上和颈前方向作局部浸润,以分别阻滞枕小、耳大、颈横和锁骨上神经。

(三)颈深丛神经阻滞

1. 适应证　颈部较深手术。

2. 禁忌证　禁忌同时行双侧颈深丛阻滞,以防双侧膈神经或喉返神经阻滞发生呼吸困难。

3. 定位　患者仰卧,头偏向对侧,双上肢紧贴身体两侧,在乳突尖与锁骨中线中点作一连线,此线中点,即第4颈椎横突位置,该点一般在胸锁乳突肌后缘与颈外静脉交叉点附近,乳突尖下方1～1.5cm处为第二颈椎横突,2～4横突间为第三颈椎横突,在2、3、4横突处分别作标记。

4. 操作　患者取平卧位,常规消毒皮肤,头去枕并转向对侧,充分暴露胸锁乳突肌,颈外静脉和甲状软骨。穿刺点选在胸锁乳突肌外缘与颈外静脉交叉点附近(相当于甲状软骨上缘水平),即第4颈椎横突处。常规皮肤消毒后,戴无菌手套,用左手拇指抵住第4颈椎横突结节,用22G穿刺针垂直于皮肤进针,直刺横突结节,碰到骨质,固定针头,回吸无血及脑脊液即可注射局麻药3～5ml,即阻滞颈深丛。也可应用改良颈丛阻滞法,即以第4颈椎横突做穿刺点,当穿刺针抵达第4颈椎横突后,一次性注入局麻药10～15ml。

颈丛神经阻滞常用局麻药有0.25%布比卡因、0.25%罗哌卡因和1%利多卡因,也可用混合液,总剂量不能超过所用局麻药的一次最大限量。

5. 注意事项

(1)在穿刺之前应备好各种抢救药品及设备。

(2)注药前一定要反复回吸,确认无血及脑脊液后再注药。如注药量较大,在注药过程中也要回吸几次,以防针的位置变动。

(3)进针方向尽量由上向下,避免与椎间孔相平行或由下向上穿刺。

(4)进针不要过深,最好是由左手拇指尖抵住横突结节来引导穿刺方向及深度。

(5)注药过程中应密切观察患者的反应,如出现异常,应立即停止注药,并紧急对症处理。

6. 常见并发症

(1)高位硬膜外阻滞或全脊髓麻醉:系局麻药误入硬膜外间隙或蛛网膜下腔所致。穿刺针误入椎管的原因,一是进针过深,二是进针方向偏内偏后。表现为呼吸抑制,严重者可发生心搏骤停。故应该使用短针,进针切勿过深。

(2)局麻药的毒性反应:主要因局麻药误注入血管所致,椎动脉在其邻近,易被误刺,穿刺时深度限定在横突,注药时反复抽吸,由于颈部血管丰富,局麻药吸收迅速,所以用药量应严格控制。

(3)膈神经阻滞:膈神经主要由第4颈神经组成,同时包括第3及第5颈神经的小分支,颈深丛阻滞常累及膈神经,出现呼吸困难及胸闷,应给予吸氧多能缓解。如若局麻药浓度过高,膈神经麻痹时,应进行人工辅助呼吸。

(4)喉返神经阻滞:患者发声嘶哑或失声,甚至呼吸困难,主要是针刺太深使迷走神经被阻滞所致。

(5)霍纳综合征:表现为阻滞侧眼睑下垂,瞳孔缩小,眼球下陷,眼结膜充血、鼻塞、面部微红及无汗,系交感神经阻滞所致。

(6)椎动脉损伤引起出血。

二、臂丛神经阻滞

(一)解剖

1. 臂丛神经是由$C_{5\sim8}$及T_1脊神经的前支组成,是支配整个手、臂运动和绝大部分手、臂感觉的混合神经,有时亦接受C_4或T_2脊神经前支分出的小分支。其中$C_{5\sim6}$神经合成上干,C_7神经延续为中干,C_8及T_1神经合成下干,各神经干均分成前、后两股,在锁骨中点后方进入腋窝。5根、3干、6股组成臂丛锁骨上部。

臂丛的5条神经根在锁骨下动脉的上方,共同经过斜角肌间隙向外下方走行,各条神经根分别经相应椎间孔穿出,其中第5、6、7颈神经前支沿相应横突的脊神经沟走行,在椎动脉的后方通过斜角肌间隙。

三支神经干从斜角肌间隙下缘穿出,伴同锁骨下动脉一起向前、向外、向下延伸,行至锁骨与第一肋骨之间,每个神经干分成前后两股,在锁骨中点的后方,经腋窝顶进入腋窝,在腋窝各股神经又重新组合成束,三个后股在腋动脉的后侧形成后束,分出上、下肩胛神经、胸背神经、腋神经等分支,其末端延长为桡神经。

下干的前股延伸形成内侧束,位于腋动脉的内侧,分出臂内侧神经和前臂内侧神经及正中神经内侧头。上、中干的前股形成外侧束,分出胸前神经、肌皮神经及正中神经外侧头。三束和腋动脉共同包在腋血管神经鞘内。

2. 适应证　臂丛神经阻滞适用于上肢及肩关

节手术或肩关节复位。

3. 臂丛包裹在连续相通的筋膜间隙中，故通过任何途径注入局麻药，只要有足够容量注入筋膜间隙，理论上都可使全臂丛阻滞，因此临床中可根据手术所需选择不同途径来进行臂丛阻滞。

(二)阻滞方法

臂丛神经阻滞常用的方法有肌间沟阻滞法、腋路阻滞法、锁骨上阻滞法和锁骨下血管旁阻滞法。

1. 肌间沟阻滞法

(1)定位：患者去枕仰卧位，头偏向对侧，上肢紧贴体旁，手尽量下垂，显露患侧颈部。令患者抬头，显露胸锁乳突肌的锁骨头，在锁骨头的后缘平环状软骨处可触摸到一条肌肉即前斜角肌，前斜角肌后缘还可摸到中斜角肌，前、中斜角肌间的间隙即为肌间沟，臂丛神经即从此沟下半部经过。斜角肌间隙上窄下宽呈三角形，该三角的下部即肩胛舌骨肌。在环状软骨水平线与肌间沟交汇处，即为穿刺点。在此点用力向脊柱方向压迫，患者可诉手臂麻木、酸胀或有异感，若患者肥胖或肌肉欠发达，肩胛舌骨肌摸不清，即以锁骨上2cm处的肌间沟为穿刺点。

(2)麻醉操作：颈部皮肤常规消毒，右手持22G穿刺针于穿刺点垂直进入皮肤，略向脚侧推进，直到出现异感或触及横突为止，出现异感为较为可靠的标志，可反复试探两到三次。以找到异感为好，若无异感只要穿刺部位及方向、深度正确，也可取得良好的阻滞效果。穿刺成功后，回抽无血及脑脊液，成人一次注入局麻药20～25ml。

(3)优点：易于掌握，对肥胖及不易合作的小儿也适用，上臂、肩部及桡侧阻滞好，不易引起气胸。

(4)缺点：尺神经阻滞迟、需增大药量才被阻滞，有时尺神经阻滞不全；有误入蛛网膜下腔或硬膜外间隙的可能；有损伤椎动脉的可能；不易同时进行双侧阻滞，以免双侧膈神经及喉返神经被阻滞。

2. 腋路阻滞法

(1)定位：患者仰卧，头偏向对侧，患肢外展90°，屈肘90°，前臂外旋，手背贴床，呈"敬礼"状。先在腋窝处摸到动脉搏动，取腋动脉搏动最强处作为穿刺点。

(2)麻醉操作：皮肤常规消毒，左手示指按在腋动脉上作为指示，右手持22G穿刺针，斜向腋窝方向刺入，穿刺针与动脉呈20°夹角，缓慢推进，直到刺破纸样的落空感，表明针尖已刺入腋部血管神经鞘，松开针头，针头随动脉搏动而摆动，说明针已进入腋鞘内。此时患者若有异感或可借助神经刺激器来证实，但无异感时不必反复穿刺寻找异感。穿刺成功后左手固定针头，右手接注射器回抽无血液，即可一次注入局麻药30～35ml。注射完毕后拔出穿刺针，腋部可摸到一梭状包块，证明局麻药注入腋鞘，按摩局部，帮助药物扩散。患者会诉说上肢发麻发软，前臂不能抬起，皮肤表面血管扩张。

(3)优点：腋路臂丛神经阻滞的优点在于臂丛神经均包在血管神经鞘内，因其位置表浅，动脉搏动明显，易于定位穿刺，不会发生气胸，不会阻滞膈神经、迷走神经或喉返神经；无药物误入硬膜外间隙或蛛网膜下腔的可能性，因此安全性较大。

缺点有上肢外展困难及腋部有感染或肿瘤患者不能使用，上臂阻滞效果较差，不适用于肩关节手术及肱骨骨折复位等。局麻药毒性反应率高，多因局麻药量大或误入血管引起，所以注药时要反复回抽，确保针不在血管内。

3. 锁骨上阻滞法　肩下垫一薄枕，去枕转向对侧，被阻滞侧手尽量下垂。于锁骨中线上方1～1.5cm处刺入皮肤，向后、内、下方推进，直达第1肋，在肋骨上寻找异感，回抽无血无气体即注入局麻药20～25ml，不宜超过30ml。在寻找第一肋骨时针勿刺入过深，以免造成血气胸。

4. 锁骨下血管旁阻滞法　点在锁骨上方，先找到斜角肌肌间沟，在肌间沟最低处摸到锁骨下动脉搏动点并压向内侧，在锁骨下动脉搏动点的外侧进针，针尖朝脚方向直刺，沿中斜角肌内侧缘推进，出现落空感再稍深入即出现异感。此法容易出现气胸、星状神经节及膈神经阻滞等并发症。

(三)臂丛神经的阻滞的常见并发症及处理

1. 气胸或张力性气胸　损伤胸膜或肺组织出现胸痛、咳嗽、呼吸困难或大气管偏向健侧，应立即胸腔穿刺抽气，并进行胸腔闭式引流。

2. 急性局部麻药中毒反应　应控制用药量，避免误入血管。阻滞过程应有急救措施准备，免出意外。

3. 出血及血肿　各种径路穿刺时避免损伤、刺破颈内外静脉、锁骨下动脉、腋动静脉等，引起出血，如伤及血管应立即拔针，局部压迫再试行改变方向进针，或延期阻滞，密切观察患者。

4. 全脊髓麻醉　因肌间沟法阻滞时向内进针

过深，致使针尖误入椎间孔而至椎管内，应指向对侧腋窝顶的方向，进针不易过深。

5. 膈神经阻滞　发生于肌间沟法或锁骨上法，当出现胸闷、气短、通气量减少时，应给氧并辅助呼吸。

6. 声音嘶哑　可能阻滞喉返神经。

7. 霍纳综合征　多见于肌间沟阻滞法，由于星状神经节阻滞所引起。

总之，在阻滞过程中宜密切观察监测呼吸、循环功能的变化。

三、上肢神经阻滞

上肢神经阻滞主要适用于前臂或手部的手术，也可以作为臂丛神经阻滞不全的补助方法。主要包括正中神经阻滞、尺神经阻滞和桡神经阻滞。可以在肘部阻滞，亦可以在腕部阻滞。

1. 正中神经阻滞

(1)解剖　正中神经主要来自颈6～胸1脊神经根纤维，于胸小肌下缘处由臂丛的内侧束和外侧束分出，两根夹持腋动脉，在腋动脉外侧合成正中神经。支配手掌桡侧半及桡侧三个半手指的皮肤。

(2)肘正中神经阻滞

1)定位：前臂伸直、肘面向上，在肱骨内外上髁之间划一横线，该线上肱二头内肌腱缘与内上髁之间的中点即为穿刺点。

2)阻滞方法：皮肤消毒后，穿刺点作皮丘，取22G针经皮丘垂直刺入皮下，直到出现异感，可反复作扇形穿刺必能找到异感，出现异感后固定针头，注入局麻药5ml。

(3)腕部正中神经阻滞

1)定位：患者手掌向上平放，在桡骨茎突平面，横过腕关节划一横线，横线上桡侧腕屈肌腱和掌长肌之间即为穿刺点，让患者握拳屈腕时，该二肌腱更清楚。

2)阻滞方法：皮肤消毒后，穿刺点作皮丘，取22G针垂直刺入皮肤，穿过深筋膜后，缓慢进针，直到出现异感，固定针头，注射局麻药5ml。

2. 尺神经阻滞法

(1)解剖：尺神经起源于臂丛的内侧束，主要由颈8～胸1脊神经纤维组成。尺神经沿上臂内侧肱二头肌与肱三头肌间隔下行。支配手掌尺侧半及尺侧一个半手指掌侧面皮肤。

(2)肘部尺神经阻滞

1)定位：前臂屈曲90°，在肱骨内上髁与尺骨鹰嘴之间的尺神经沟内，可扪及尺神经，按压尺神经，患者多有异感，该处即为穿刺点。

2)阻滞方法：皮肤消毒后，穿刺点作皮丘，取一23G针刺入皮肤，针与神经干平行，沿神经沟向心推进，出现异感后固定针头，注入局麻药5ml。

(3)腕部尺神经阻滞

1)定位：从尺骨茎突水平横过腕部划一横线，相当于第二条腕横纹，在此线上尺侧腕屈肌肌腱的桡侧缘即为穿刺点，患者握拳屈腕时此肌腱更清楚。

2)阻滞方法：皮肤消毒后，穿刺点作皮丘，取一23G针自皮丘垂直刺入，有异感时固定针头注入局麻药5ml，找不到异感时，可向尺侧腕屈肌腱深面注药，但不能注入肌腱内。

3. 桡神经阻滞法

(1)解剖：桡神经发自臂丛神经后束，缘于颈5～8及胸1脊神经。桡神经在腋窝内位于腋动脉后方，折向下后外方，走入肱骨桡神经沟内，于肱骨外上髁上方约10cm处，绕肱骨走向前方，至肘关节前方分为深浅两支。桡神经在手部分布于腕背、手背桡侧皮肤及桡侧三个半手指背面的皮肤。

(2)肘部桡神经阻滞

1)定位：前臂伸直、掌心向上，在肱骨内外髁间作一横线，该横线上肱二头肌腱外侧1cm处即为穿刺点。

2)阻滞方法：皮肤消毒后，穿刺点作皮丘，取一23G针垂直刺向肱骨，寻找到异感，必要时作扇形穿刺寻找，有异感后注入局麻药5ml。

(3)腕部桡神经阻滞：腕部桡神经并非一支，分支多而细，在桡骨茎突前端处作皮下浸润，并向掌面及背面分别注药，在腕部形成半环状浸润即可。

四、下肢神经阻滞

(一)坐骨神经阻滞

1. 解剖　坐骨神经为骶神经丛的重要分支，是全身最大的神经，大多数以单一干出梨状肌下孔至臀部，位于臀大肌的深面、股方肌浅面，经坐骨结节与股骨大转子之间入股后区，在股后下1/3处分为腓总神经和胫神经，坐骨神经在股骨大转子和坐骨神经结节之间定位和阻滞。

2. 定位　患者侧卧，患肢在上，自股骨大转子到髂后上棘作一连线，再与此线的中点作一直线，该垂直线与股骨大转子到骶裂孔的连线相交处即为穿刺点。

3. 阻滞方法　皮肤消毒，穿刺点作皮丘，取长8～10cm 22G穿刺针，经皮丘垂直刺入，缓慢推进直到出现异感。若无异感可退针少许，向上或向下斜穿刺，出现异感后注入局麻药。

(二)股神经阻滞

1. 解剖　股神经发自腰丛，于髂筋膜深面经肌腔隙入股三角。在腹股沟韧带处，于股动脉外侧下行，与股动脉之间有髂耻筋膜相隔。

2. 定位　患者平卧，髋关节伸直，在腹股沟韧带下方摸到股动脉搏动，股动脉的外侧缘处即为穿刺点。

3. 阻滞方法　患者取仰卧位，在腹股沟韧带中点下缘，股动脉搏动点的外侧1cm处进针，垂直刺入即可找到异感，回吸无血即可注入0.5%利多卡因或0.25%布比卡因10～15ml。

五、肋间神经阻滞

肋间神经的皮支，在胸腹壁皮肤的分布有明显节段性。第2肋间神经分布于胸骨角平面，第4肋间神经分布于乳头平面，第6肋间神经分布于剑突平面，第8肋间神经分布于肋弓平面，第10肋间神经分布于脐平面，第12肋下神经分布于脐与耻骨联合上缘连线中点平面。

1. 操作　自肋骨下缘进针，针尖稍向上方刺到肋骨骨面后，改变方向使针尖沿肋骨下缘滑过，再进入0.2～0.3cm即到注药处。穿刺进针时务必谨慎小心，以防刺破胸膜造成气胸。

2. 适应证　适用于肋间神经痛、胸部手术后痛、腹部手术后痛、肋骨骨折疼痛、带状疱疹疼痛等的治疗。

六、星状神经节的阻滞

(一)操作

1. 取仰卧位，颈下垫薄枕，稍伸展颈部，令患者轻轻张口，以消除肌紧张。

2. 穿刺点，在胸锁关节上方2.5cm处，即两横指处，离正中线1.5cm外侧。

3. 穿刺针，长约3.5cm，7号针或5号针。

4. 用左手示指和中指在胸锁乳突肌内缘，把颈总动脉挤向下侧，与气管分开，用中指触及第6颈椎横突的前结节，由此向尾侧1.3cm处稍向内侧C_7横突基底部刺入。

5. 将针尖推进至横突基底部，碰骨质后，固定针，抽吸实验后，注入1%利多卡因10ml或0.25%布比卡因10ml。

6. 如果针尖未碰骨质而通过横突之间进入时，可刺激脊神经，因而疼痛向上肢等处放散，表示针尖过深。

7. 随意用破坏药是很危险的，若有需要，应行胸交感神经节阻滞为好。

(二)适应证

1. 头、颈面部　脑血管挛缩，脑血栓、血管性头痛，肌收缩性头痛、非典型性面部痛等。

2. 上肢、胸肩部　带状疱疹，颈肩臂综合征，胸廓出口综合征，外伤性血管闭塞，反射性交感神经萎缩症，上肢神经麻痹、肩肘炎、多汗征。

3. 肺、气管　肺栓塞、肺水肿、支气管哮喘。

4. 心脏　心绞痛、心肌梗死、冠状动脉搭桥术后高血压。

(三)并发症

1. 药物误入血管。

2. 血气胸。

3. 喉返神经阻滞导致声音嘶哑、无声。

4. 臂丛被阻滞导致上肢麻痹。

5. 硬膜外、蛛网膜下腔阻滞。

第五节　神经刺激仪在神经阻滞中的应用

外周神经刺激器的问世，改变了传统异感法盲探式操作，对于不合作的患者或小儿，也可在镇静或基础麻醉下进行操作，精确定位所要阻滞的神经，对神经阻滞麻醉是一突破性的进展，大大提高了麻醉的成功率，最大限度地减少了神经损伤。

一、机制

神经刺激仪是利用电刺激器产生脉冲电流传送至穿刺针，当穿刺针接近混合神经时，就会引起混合神经去极化，而其中运动神经较易去极化出现所支配肌肉颤搐，这样就可以通过肌颤搐反应来定位，不必通过穿刺针接触神经产生异感来判断。

二、组成

包括电刺激器、穿刺针、电极及连接导线。

三、定位方法

1. 患者适当镇静，可以减少肌肉收缩引起的痛苦，避免肌肉紧张干预判断，获得更好的效果。一般可给予咪达唑仑 1～3mg，芬太尼 30～100ug。

2. 根据解剖学知识进行定位，按照神经干及其分支的解剖学关系选定穿刺点，将外周神经刺激器的正极通过一个电极与患者穿刺区以外的皮肤相连，负极与消毒的绝缘穿刺针相连。

3. 设置电流强度为 1～2mA，刺激频率为 1～2Hz。通过观察拟阻滞的神经支配的肌肉收缩，确定刺激针的位置。减少电流降至最低强度（0.5～0.3mA），肌肉仍有明显收缩，即认为穿刺针尖靠近神经，注入 1ml 局麻药，肌颤消失；在注入试验量后，增加电流至 1～2mA 肌肉无收缩，即可注入全量局麻药，如果注药时伴有剧烈疼痛提示可能神经内注药，此时应调整方向。

四、臂丛神经阻滞

（一）肌间沟臂丛神经阻滞

1. 适应证 肩部及上臂的手术。

2. 操作步骤

（1）去枕平卧，头转向对侧，平环状软骨水平，确认胸锁乳突肌后缘，定位手手指向后滑动，首先触及前斜角肌肌腹，然后落入肌间沟。

（2）定位手之间用 2%利多卡因皮肤浸润麻醉，神经刺激仪初始电流设在 0.8mA，将神经刺激针与皮肤垂直刺入，缓慢进针直至获得神经刺激反应，减小电流，最终目标是在 0.2～0.4mA 的刺激电流下获得臂丛神经刺激反应。

（3）引发胸肌、三角肌、肱三头肌、肱二头肌、手指及前臂各种肌肉颤搐时都可获得相同的臂丛神经阻滞成功率。

（4）注入局麻药 35～40ml，注射过程中间断回抽。

（二）腋路臂丛神经阻滞

1. 适应证 前臂及手的手术。

2. 操作步骤

（1）去枕平卧，头转向对侧，阻滞侧臂外展，屈肘大约 90°。

（2）操作者将定位手的示指和中指在腋窝中部放在腋动脉两侧，紧靠定位手前方刺入神经刺激针，至出现臂丛神经反应或手部异感。

（3）穿刺过程中出现下述情况可以注入局麻药 35～40ml。

1）手出现异感，可注入全量局麻药，如注射开始异感增强，停止注射。

2）0.2～0.4mA 的刺激电流下诱发出手的肌肉颤搐反应，可注入全量局麻药。

3）出现动脉血，在腋动脉前面和后面分别注入总量的 1/3 和 2/3。

（三）锁骨上臂丛神经阻滞

1. 适应证 所有上肢手术。

2. 操作步骤

（1）患者去枕平卧，头转向对侧，锁骨中点上方 1cm 处，2%利多卡因皮肤浸润麻醉，平行身体纵轴方向进针，在第一肋上寻找臂丛神经刺激反应。

（2）注入局部麻醉药 35～40ml，注药过程中间断回抽。

（四）锁骨下臂丛神经阻滞

1. 适应证 肘、前臂和手的手术。

2. 操作步骤

（1）去枕平卧，头转向对侧，患肢外展 90°，触及腋动脉搏动，在锁骨中点下方 2cm 处为进针点，皮肤浸润麻醉后，神经刺激针与皮肤呈 45°朝向腋动脉搏动方向进针，目标位 0.2～0.3mA 的刺激电流下获得臂丛神经刺激反应。

（2）注入局麻药 35～40ml，注射过程中间断回抽。

五、股神经阻滞

（一）适应证

大腿前面及膝部手术。

（二）操作步骤

1. 患者取仰卧位，双下肢外展，肥胖患者可于患侧髋部下垫枕，以利于穿刺。

2. 髂前上棘和耻骨结节连线上触摸股动脉搏动，紧靠动脉搏动外侧位进针点。

3. 在穿刺点略靠外侧进行皮肤浸润麻醉，以备必要时调整进针方向。

4. 垂直皮肤进针，初始电流设于 1.0mA，目标是 0.2～0.4mA 电流刺激下可获得股四头肌颤搐伴髌骨运动，注入局麻药 20～25ml。

5. 股神经阻滞时最常出现的是缝匠肌刺激反应，表现为整个大腿肌肉的带状收缩但不伴有髌骨运动，不能将其视为定位股神经的可靠征象，此时应将针略偏向外侧。

六、坐骨神经阻滞

（一）适应证

膝以下小腿（除隐神经支配的内侧条带状皮肤区外）。

（二）操作步骤

1. 患者取侧卧位，患肢在上，身体微前倾，将欲阻滞侧的足跟放于非阻滞侧膝盖位置，以利于观察肌肉颤搐反应。

2. 在股骨大转子和髂后上棘之间作一连线，自连线中点垂直连线向尾端一侧做一 5cm 的线段，线段终点处即为穿刺点。

3. 皮肤浸润麻醉后，将定位手的手指牢固按压于患者臀肌上，垂直皮肤进针，将神经刺激仪初始电流设于 1.0mA。

4. 随穿刺针推进，首选观察到臀肌的收缩反应，稍微进一步推进可获得明显的坐骨神经刺激反应，表现为腘绳肌、小腿、足或足趾明显可见的肌肉颤搐，减小电流，目标是 0.2～0.5mA 电流刺激下获得满意的坐骨神经刺激反应。

5. 注入局麻药 20～25ml，坐骨神经阻滞所需的局麻药量较小。过长时间的强效坐骨神经阻滞可因牵拉或压迫增加坐骨神经损伤的危险，因此避免在局麻药中加入肾上腺素。

七、腰丛神经阻滞

（一）适应证

髋部、大腿前面和膝部的手术。

（二）操作步骤

1. 患者取侧卧位，阻滞侧在上，大腿屈曲。

2. 标记两侧髂嵴连线，中线向阻滞侧旁开 5cm 画一条线与中线平行，此线与髂嵴连线交点向尾侧延长 3cm 处为穿刺点。

3. 皮肤浸润麻醉后，垂直皮肤进针，神经刺激仪初始电流设在 1.0mA。随着穿刺针推进，首先获得椎旁肌肉局部抽搐，继续进针，最终目标是 0.5mA 的刺激电流下获得满意的股四头肌颤搐。

4. 注入局麻药 25～35ml，注射过程中反复回抽。

以上神经阻滞的副作用与并发症同第四节所讲。应当根据手术时间长短和对运动阻滞的程度要求选择局部麻醉药，对手术时间短，运动阻滞要求不高的手术可选择 1.5%利多卡因，对手术时间长，运动阻滞要求高的手术可选择 0.5%布比卡因或盐酸罗哌卡因。

第六节　超声在神经阻滞中的应用

超声技术使神经阻滞的方式发生了根本性变革，通过超声成像技术直接观察神经及周围结构，直接穿刺到目标神经周围，实施精确阻滞。还可以观察注药过程，保证局麻药均匀扩散。

一、超声技术的基础知识

1. 从临床观念考虑，有两个重要的概念，穿透性和分辨率。临床应用的超声频率在 2.5～20MHz 之间，高频率超声（>10MHz）可较好的显示神经结构，但只有当神经结构表浅时（如斜角肌间隙的臂丛神经）才能通过高频超声看到神经。分辨率提高时，穿透性便降低。

2. 在临床上为了能够清楚的观察斜角肌间隙、锁骨上区及腋窝的臂丛神经，我们一般选择探头频率在 8MHz 以上，最好 12～14MHz。而对于锁骨下、喙突区神经，频率在 6～10MHz 较为合适。

（一）神经及周围结构的超声回声表现（表 36-1）

表 36-1　神经及周围结构的超声回声表现

组　织	超 声 成 像
静脉	无回声（黑色），可压缩性改变
动脉	无回声（黑色），呈搏动性改变
脂肪	低回声（黑色）

续表

组　织	超声成像
筋膜	高回声(白色)
肌肉	低回声及高回声条带(黑色及白色)
肌腱	高回声(白色)
神经	低回声(黑色)
神经内、外膜	高回声(白色)
局麻药	无回声(黑色)

二、超声引导神经阻滞的优点

1. 超声扫描可精确定位神经。
2. 可提高操作成功率和麻醉质量。
3. 可缩短药物起效时间和降低局麻药用量。
4. 操作时患者更舒适,适用范围更广。

三、超声引导神经阻滞的注意事项

1. 进针时必须观察到穿刺针。
2. 探头轻微移动或成角可使成像显著改变。
3. 选择合适的超声频率,获得最清晰的图像。
4. 操作者对彩色血流指示、图像放大、聚焦及图像保存技术熟悉。

四、超声在临床麻醉中的常见操作方法

线阵式探头扫描线密度高,因此图像质量好。

探头的使用是超声辅助区域阻滞需掌握的重要技术,下面是标准的操作流程:

1. 滑动(移动性接触)　沿着已知神经走行滑动探头,短轴观有助于识别神经。

2. 倾斜(横切面侧方到侧面)　外周神经的回声亮度随倾斜角度变化,最佳角度对观察神经非常重要。

3. 压迫　常用来确认静脉,压迫法不仅使接触更好,而且使组织结构更靠近探头,软组织易受压,因此对组织深度估测会有变化。

4. 摇动(平面内、朝向/背向指示器)　当操作空间受限时,摇动可改善穿刺针和解剖结构的可见性。

5. 旋转　旋转探头可得到真正的短轴观,而不是斜的长轴观。

下面介绍几种常用的神经阻滞:

五、臂丛神经阻滞

(一)锁骨上臂丛神经阻滞

1. 患者取半坐位,头偏向对侧,手臂紧贴身体,操作者站在患者侧方,将超声探头置于锁骨上窝,平行于锁骨,超声束向骶尾部方向指向第一肋,对超声探头稍加旋转倾斜获得最佳图像。理想图像是在第一肋前面看到臂丛神经、锁骨下动脉和锁骨下静脉横截面(一般为环形结构)。

2. 穿刺针紧贴探头外侧进针,持续显示针尖,直至针尖进入神经筋膜鞘,直视下注入 20ml 局麻药,确保药物在神经周围扩散,为保证充分阻滞,针在鞘内数次调整,保证所有分支都能被局麻药浸润。

(二)腋路臂丛神经阻滞

1. 患者仰卧,头偏向对侧,患肢外展肘部屈曲90°,在腋窝处超声探头与手臂长轴垂直,调整探头使腋动脉位于屏幕中央,要在一个探头位置同时显示四个终末神经(正中神经、桡神经、尺神经和肌皮神经)的切面有困难,需向近端扫描提高桡神经显像,向远端扫描加强肌皮神经显像。

2. 穿刺针从外侧进针,围绕每个终末神经周围注药(8～12ml),局麻药扩散成完整一圈能提高成功率。

3. 一般先阻滞桡神经,其次阻滞正中神经和尺神经,最后阻滞肌皮神经。

六、股神经阻滞

患者仰卧,操作者站于阻滞侧,探头置于大腿根部区域与大腿长轴垂直,理想的图像可看到股神经位于股动脉外侧,髂筋膜下方,穿刺针在探头远端 1～2cm 处进针,与皮肤呈 45°～60°,直视下,针头紧贴股神经后方慢慢由外向内进针,回抽无血后,缓慢注入局麻药 20～30ml。

七、髂筋膜阻滞

患者仰卧,下肢伸直轻度外展,操作者站于患侧。将超声探头置于股区腹股沟皮肤皱褶水平,垂直大腿长轴,可见到髂腰肌的两层筋膜层(阔筋膜和髂筋膜)。穿刺针在探头外侧缘进针 1～2cm,直视下沿着内侧前进,直至针头到达髂筋膜深面,回抽无血后注入局麻药 20～40ml。可提供可靠的股

外侧皮神经和闭孔神经阻滞。

八、腘窝坐骨神经阻滞

患者仰卧或俯卧，阻滞侧下肢中立位，超声探头置于腘窝皮肤皱褶上方，向头端倾斜与皮肤成50°～70°，找到胫神经与腓总神经后，探头滑向头端找出两条神经汇集为坐骨神经处。穿刺针在距探头边缘1～2cm的远端，与皮肤呈45°～60°进针，直至坐骨神经外侧或内侧，回抽无误后注入局麻药30～40ml。

（李　慧　彭霄艳）

参考文献

1. 艾登斌．简明麻醉学．北京：人民卫生出版社，2004.
2. 庄心良 曾因明 陈伯銮．现代麻醉学．第3版．北京：人民卫生出版社，2002.
3. Miller RD. Anesthesia 5th ED. New York：Churchill Livingstone，2000.
4. James R. Hebl，Robert L. Lennon. Mayo 区域麻醉与超声引导神经阻滞图谱．周大春，裘燕，译．北京：人民卫生出版社，2012.

第三十七章 椎管内神经阻滞

一、概述

将局麻药注入椎管内的不同腔隙，使脊神经支配的相应区域产生可逆性阻滞作用的麻醉方法，称为椎管内神经阻滞，主要包括蛛网膜下腔神经阻滞和硬膜外间隙神经阻滞。

二、分类

1. 硬膜外间隙神经阻滞

(1)将局麻药注入硬脊膜外间隙，阻滞脊神经根，使其支配的区域产生暂时性麻痹，称为硬膜外间隙神经阻滞，简称硬膜外神经阻滞。

(2)根据不同的脊神经阻滞部位可分为如下四类：

1)高位硬膜外神经阻滞(穿刺部位在 $C_5 \sim T_6$ 之间)。

2)中位硬膜外神经阻滞(穿刺部位在 $T_6 \sim T_{12}$ 之间)。

3)低位硬膜外神经阻滞(在腰部各棘突间隙穿刺)。

4)骶管神经阻滞(经骶裂孔穿刺)。

2. 将局麻药注入蛛网膜下间隙者，称蛛网膜下腔神经阻滞，简称“腰麻”。

第一节 椎管内神经阻滞的解剖生理基础

一、脊柱

1. 脊柱是支持全身重量与保护脊髓的重要骨结构，由7个颈椎、12个胸椎、5个腰椎、融合成一体的5个骶椎和4个尾椎重叠组成，靠椎间盘、韧带和关节连接而成。成人脊柱长约70cm，约占身长的2/5。

2. 正常的脊柱有四个生理弯曲，即颈曲、腰曲、胸曲和骶曲。前两者向前凸，后两者向后凸。正常的脊椎处于仰卧位时，最高点位于第3腰椎和第3颈椎，最低点位于第5胸椎和骶部。

二、脊柱的韧带

1. 前纵韧带　上起于枕骨基底，沿各椎体及椎间盘的前面紧贴下降，下达第一或第二骶椎，从前方增强椎体的连接，并限制脊柱的过度后伸。

2. 后纵韧带　上起于第二颈椎的椎体后面，沿各椎体及椎间盘的后面下达骶管，与椎间盘紧贴，从后方加强椎体的连接，防止椎间盘向后脱出，限制脊柱过曲。

3. 黄韧带　从上位椎弓板的下缘和内面，连至下一椎弓板的上缘和外面，在侧方与椎间关节囊连接。其厚度由上而下逐渐增加，以腰部最厚，施行椎管穿刺时，有明显的阻力骤增突破感觉。

4. 棘间韧带　为两个棘突之间的韧带，前与黄韧带、后与棘上韧带连接，以颈、胸部较弱，腰部发达。

5. 棘上韧带　从第七颈椎下至骶骨，纵行连接于各个棘突的尖端，并与棘间韧带相连，强韧坚实。穿刺时一般可遇到较大阻力，致使穿刺困难。

6. 项韧带　为棘上韧带向上的延续，呈矢状位三角形膜片，前缘附于颈椎棘突，上缘附于枕骨，后缘游离，主要由弹性纤维构成。

三、脊髓的解剖

1. 脊髓容纳在椎管内，男性长度约 45cm、女性约 43cm，分 31 节脊髓节段。每个脊髓阶段连接一对相应的脊神经，包括颈段 8 节脊神经、胸段 12 节脊神经，腰段 5 节脊神经，骶段 5 节脊神经。脊髓上端从枕骨大孔开始向颈以下逐渐变细，末端呈圆锥状称为脊髓圆锥，终止于第 1 与第 2 腰椎之间，圆锥向下延续为细丝，称终丝，长约 20cm。脊髓的第四颈髓节至第一胸髓节为“颈膨大”，为臂丛神经的起点，与上肢的脊神经相连。第 10～12 腰髓节为“腰膨大”为骶神经丛的起点，与下肢的脊神经相连。

2. 圆锥　为脊髓终端的专称。于出生时位于第三腰椎平面，儿童期止于第二腰椎，到成人止于第一腰椎体下缘或第 1～2 腰椎间盘平面，个体差异大。

四、软脊膜

1. 软脊膜菲薄疏松而富血管，紧贴脊髓表面。其在上方与脑软膜连接，下方在脊髓圆锥以下延为终丝，包有硬脊膜而终止于尾骨。

2. 脊髓为软脊膜的齿状韧带所固定，并悬浸于脑脊液中。

五、硬脊膜及硬膜外间隙

1. 硬脊膜的厚度为 0.25～2.5mm，颈、胸段分别为 1.5mm 和 1.0mm，腰段约 0.66～0.33mm，骶段最薄 0.25mm。

2. 硬脊膜上端附于枕骨大孔边缘部骨膜的内外板，两者紧密相贴，融合为一。硬膜囊下部在 L_2 水平以下变细，包裹终丝，末端附于尾骨。

3. 硬膜外间隙　硬脊膜与椎管骨壁及韧带之间存在潜在的腔隙，称“硬膜外间隙”，内含脂肪、结缔纤维组织及丰富的静脉丛，其在枕骨大孔处闭合，与颅腔不直接交通，末端延伸至骶管的骶裂孔。

4. 硬膜外间隙动脉、静脉丛

(1)硬膜外间隙的静脉丛集中在硬膜外间隙的腹、背两侧。脊髓后动脉在硬膜外间隙背侧的两旁近中线处。因此，在硬膜外间隙穿刺时，要求掌握好经正中线的进针方向，以免刺破动脉、静脉丛。

(2)硬膜外间隙静脉丛，上与颅腔内的静脉相交通；下与下腔静脉沟通。因此，当下腔静脉阻塞，腹内压增高或胸内压增高的情况时，硬膜外间隙静脉丛充血怒张，使硬膜外间隙的容积相对变小，由此可使同等量的局麻药扩散增广，也易导致局麻药被误注入硬膜外间隙静脉而引起局麻药中毒。

5. 硬膜外间隙大小

(1)硬膜外间隙的后间隙在 C_3 以上极窄，约 1～1.5mm。向下逐渐加宽，自 C_3 至 $T_{1\sim3}$ 处宽 2～3mm，胸中段中线处达 3～5mm，$L_{2\sim3}$ 和骶椎处正中最宽，可达 5～6mm。硬膜外间隙后间隙是硬膜外穿刺的目的地。

(2)硬膜外间隙的总容量约为 100ml，其中骶管腔占 20～25ml 有时可达 28～35ml。腰段硬膜外麻醉时，阻滞一个脊髓阶段需要的局麻药容量一般为 1.5～2ml；于胸段则仅需 1～1.5ml。

六、蛛网膜及蛛网膜下腔

1. 脊髓蛛网膜是脑蛛网膜的延续，由细纤的胶原纤维、弹性纤维和网状纤维构成。蛛网膜与脊髓表面的软脊髓膜之间，形成“蛛网膜下腔”，腔内充满透明的脑脊液，容积为 25～35ml。

2. 脊髓蛛网膜的外层与硬脊膜两者紧贴(可能有潜在的腔隙，称“硬脊膜下腔”，见下文)，因此，当针尖刺破硬脊膜的同时，也刺破蛛网膜，随即有脑脊液流出。

3. 蛛网膜距脊髓约 3mm 左右，因此，进行穿刺时，脊髓容易被刺伤。但在腰 2 以下至骶 2 之间，蛛网膜下腔特别大，形成圆锥形的“终池”，池内无脊髓，只有脑脊液、马尾和终丝。因此，临床上允许选择腰 3～4 或腰 4～5 棘突间隙进行腰椎穿刺，不致损伤脊髓。取坐位时，由于脑脊液重力向下流的作用，可使终池扩大至前后径达 15mm。

4. 脊髓蛛网膜下腔与脑蛛网膜下腔直接相通，如果将大量的局麻药注入脊髓蛛网膜下腔，局麻药可直接进入脑室，而引起“全脊髓麻醉”的严重意外。

七、硬脊膜下腔

脊髓蛛网膜与硬脊膜两者基本紧贴，可能存在潜在的腔隙，也极为狭小，称“硬脊膜下腔”，此腔与蛛网膜下腔的网隙相通。穿刺硬膜外间隙时，有可能将针尖(或硬膜外导管)意外地误入硬膜下腔,当注入局麻药后,即同样可产生广泛的蛛网膜下腔阻滞(即全脊髓麻醉)意外,但这种机会极少。

八、椎间孔

1. 椎间孔是脊神经穿出椎管进入椎旁间隙的唯一途径,硬脊膜伴随脊神经根延续成脊神经鞘而同时穿出椎间孔。在椎间孔部位,脊神经根被结缔组织所裹绕。年龄越小,其结缔组织愈疏松,年龄越大,结缔组织愈致密,进入老年后,结缔组织出现增生,甚至钙化,并因此可闭塞椎间孔与椎旁间隙之间的通路。

2. 注入硬膜外间隙的麻药,可沿椎间孔漏入椎旁间隙。在小儿,漏出量最大,因此需要用相对多的麻药量。在老年人由于椎间孔被部分闭塞,药液漏出量减少,因此药液全部在硬膜外扩散,阻滞平面越广,提示老年人只需要使用较小的麻药容量。

3. 导管插入硬膜外间隙后,偶尔可以经过椎间孔而穿入椎旁间隙,从而可导致给药后只出现相当小的皮肤感觉消失或减弱,造成阻滞失败。

九、脑脊液

1. 脑脊液(CSF)无色透明,充满于蛛网膜下腔和脑室管系统。成人脑脊液量约为120～150ml,其中60～70ml存于脑室;颅蛛网膜下腔35～45ml;脊髓蛛网膜下腔为25～30ml。脑脊液呈弱碱性,pH为7.4,比重1.003～1.009。脑脊液的性质似淋巴液,但含淋巴细胞很少,仅3～8个/mm^3,无红细胞,葡萄糖45ml/dl,蛋白质12～25mg/dl。

2. 脑脊液在各脊椎平面的分布不同,从S_2开始计算,每脊髓节段约1ml,故在L_3平面约5ml,T_6约15ml,到枕骨大孔为25ml。

3. 脑脊液具有调节颅内压的作用。正常时,脑脊液不断产生、不断吸收,循环流动,维持着动态平衡。当颅内压不变时,每24小时只产生脑脊液12ml;但如果存在人工引流脑脊液时,每天可收集到数升脑脊液;若脑脊液通路发生阻塞,可引起脑积水和颅内压增高,使脑组织受压移位,形成脑疝,最常见者为小脑幕切迹疝和枕骨大孔疝。

4. 脑脊液压力

(1)于平卧时不超过0.098kPa(100mmH_2O),侧卧时0.067～0.16kPa(70～170mmH_2O),坐位时腰段压力显著增高,可达0.196～0.294kPa(200～300mmH_2O)。

(2)脑脊液压一般随静脉压上升而增高。咳嗽、用力或压迫颈静脉时(Queckenstedt试验),脑脊液压力可持续升高。老年或脱水患者脑脊液压偏低。血液渗透压改变、$PaCO_2$升高,发生颅内病变,或向硬膜外间隙或蛛网膜下腔注入大量液体,可使颅内压增高。

(3)蛛网膜下腔穿刺后,脑脊液自针眼外漏,可致脑脊液压下降,此为造成腰麻后头疼的原因之一。

十、脊髓节段-椎体-棘突的对应关系

了解三者之间的关系,对临床上脊髓病变的定位诊断和治疗以及麻醉阻滞平面的判断,非常重要。

1. 在人体发育过程中,由于骨骼生长快,脊髓生长慢,因此脊髓相对上缩,脊神经根在椎管内的走行位置也相应改变。除上部颈神经根仍保持水平位外,向下各个脊神经根逐渐倾斜,尤以骶、尾神经,呈陡直而围绕终丝形成“马尾”,而其神经前、后根结合而成的脊神经干,仍由相对应的椎间孔走出。

2. 由于上述原因,脊髓节段与椎骨节段的相应关系的改变,在成人如下:

(1)上部颈髓(第1～4颈髓节):大致与同序椎骨平齐。

(2)下颈髓和上胸髓(第5颈髓节到第4胸髓节):与同序椎骨的上一椎体相应。

(3)中胸髓(第5～8胸髓节):与同序椎骨上方第二节椎骨的椎体同高。

(4)下胸髓(第9～12胸髓节):与同序椎骨上方第三节椎骨的椎体同高。

(5)第1～5腰髓:平对第10～11胸椎及第10～11胸椎及第12胸椎椎体的上半。

(6)骶、尾髓:平对第12胸椎椎体下半和第1腰椎体。

十一、脊神经

1. 脊神经共31对,由脊髓两侧对称性的发出,颈神经8对,胸神经12对,腰神经5对,骶神经5对,尾神经1对。每一条脊神经由脊髓发出的前根(腹侧运动根)和后根(背侧感觉根)汇合组成,并伴

随硬脊膜自椎间孔处穿出椎管。

2. 后根的神经纤维分布与躯体和内脏，成为感觉神经末梢，主传入，属感觉性神经。

3. 前根的纤维分布于横纹肌，主传出，属于运动性神经，其中在胸髓、腰髓 1～3 节的神经根内，还有细纤维分布于交感神经节，为节前纤维，由交感神经节再分出节后纤维到各个相应的神经丛、血管和脏器。

4. 交感神经被阻滞后，血管扩张，血管容积迅速扩大，有效血容量呈相对不足。当阻滞平面在 T_6 以下，血压一般尚不至于下降，但在贫血或动脉硬化者，则易出现血压下降。当阻滞平面超过 T_4 平面，则几无例外的会出现血压下降、心率减慢、血流缓慢、回心血量减少。

十二、脊神经丛

脊神经前支除胸脊神经外，都分别组合成四个主要的“神经丛”：

1. 第 1～4 颈神经前支，组成“颈丛”。

2. 第 5 颈神经到第 1 胸神经前支，组成“臂丛”。

3. 第 12 胸神经到第 4 腰神经前支，组成“腰丛”。

4. 第 4、5 腰神经和骶、尾神经，组成“骶丛”。

十三、脊神经在皮肤上的节段性分布

每对脊神经在皮肤上均按规定的区域分布。根据此分布规律，可以判断椎管内麻醉时的脊神经阻滞范围，可诊断周围神经和脊神经根病变，有重要的临床价值。详见表 37-1。

表 37-1　脊神经在体表皮肤上的分布区域

脊神经在体表皮肤上的分布区域	
C_2	枕部、甲状软骨以上的皮肤
C_3	颈部皮肤
C_4	颈部皮肤
C_5	三角肌区及上臂中下 1/3 桡侧皮肤
C_6	前臂外侧区和拇指的皮肤
C_7	手及中间三指的皮肤
C_8～T_1	前臂、手和第 5 指的尺侧皮肤

续表

脊神经在体表皮肤上的分布区域	
T_1	上臂上 1/3 尺侧及腋窝区皮肤
T_2	胸骨柄水平的皮肤
T_4	乳头水平的皮肤
T_6	剑突水平的皮肤
T_8	季肋水平的皮肤
T_{10}	脐水平的皮肤
T_{12}	耻骨联合水平的皮肤
L_1	股上 1/3(前面)的皮肤
L_2	股中 1/3(前面)的皮肤
L_3	股下 1/3(前面)的皮肤
L_4	小腿内侧的皮肤
L_5	小腿外侧的皮肤
S_1	足跟的皮肤
S_2	股后面及腘窝的皮肤
S_3	臀部的皮肤
$S_{4\sim5}$	肛门、会阴、生殖器的皮肤

十四、椎管内神经阻滞穿刺点的定位

在侧卧、屈膝、低头、抱膝体位下，根据棘突或棘突间隙与体表骨性标志的关系，来确定穿刺点的定位。

1. 两侧髂嵴最高点连线与脊柱的交叉点，一般为 L_4 棘突或 $L_{4\sim5}$ 棘突间隙；

2. 两肩胛下角连线与脊柱的交叉点，为 T_7 棘突或 $T_{7\sim8}$ 棘突间隙。

3. 两肩胛冈连线与脊柱的交叉点，为 T_3 棘突或 $T_{3\sim4}$ 棘突间隙。

4. 颈根部突出最明显的棘突，为 C_7 棘突。

十五、骶裂孔

1. 五个骶椎椎体已经融合成一体，形成骶骨，后者的中央为骶管。骶骨后面的正中线上有由棘突融合而成的“骶中嵴”，嵴的下端呈缺损，为骶管的下口，称“骶管裂孔”(简称“骶裂孔”)。骶裂孔的表面覆盖富有弹性的骶尾韧带，是骶管阻滞的穿刺部位。

2. 骶裂孔的两侧，各有一个角状突起，称“骶角”，为骶管穿刺点选择的骨性标志。

第二节 硬膜外神经阻滞

将局麻药注入硬脊膜外腔，使脊神经根产生暂时的麻痹，称为硬膜外神经阻滞。

一、硬膜外神经阻滞的特点

1. 硬膜外神经阻滞具有节段性，即麻醉作用集中于身躯的某一节段内而不像蛛网膜下腔阻滞时下半身必然被阻滞。其原因为：

(1)硬膜外间隙无脑脊液，有蜂窝状组织充填其中，对局麻药液起着制约作用，使局麻药较易聚于某一节段之内。

(2)这些蜂窝状组织和硬膜外间隙中复杂的血管、结缔组织等解剖结构也制约着药液与神经组织的接触。

2. 对患者重要生理功能，尤其血流动力学影响较蛛网膜下腔神经阻滞轻微。

3. 硬膜外神经阻滞的阻滞顺序与蛛网膜下腔神经阻滞相同，即始于交感神经，以下的顺序为温度感觉、疼痛感觉、触觉、肌肉运动、压力感觉，最后是本体感觉。

二、适应证与禁忌证

(一)适应证

胸壁、腹部、盆腔、肛门、会阴及下肢手术，术后PECA镇痛与疼痛治疗等。

(二)禁忌证

1. 穿刺部位感染属绝对禁忌。

2. 全身肝素化、有出血倾向者。

3. 脊柱畸形为相对禁忌。

4. 中枢神经疾患虽非绝对禁忌，但宜尽可能避免使用硬膜外神经阻滞。

5. 血容量欠缺的患者宜待血容量已基本补足后再行小剂量分次给药进行阻滞。

三、局部麻醉药的选择

用于硬膜外神经阻滞的局麻药应具备以下特性：

1. 麻醉效果可靠。

2. 麻醉作用潜伏期短。

3. 弥散性强，易于向穿刺点两端扩散。

4. 穿透性强，以避免出现斑点麻醉，并能完全阻滞运动神经。

5. 毒性小。

6. 麻醉维持时间长。

但目前尚无十分理想的局麻药，为取长补短，临床上常利用几种药物混合，以提高麻醉效果和减少并发症。常用的局麻药有：

(一)利多卡因(lidocaine)

作用快、潜伏期较短(5～12分钟)，穿透弥散力强，阻滞完善，常用1～2%溶液，作用持续时间为60～90分钟，成年人一次最大用量400mg，但久用后易出现快速耐药性为其缺点。

(二)丁卡因(dicaine)

潜伏期较长，约15分钟起效，弥散作用强，阻滞较完善，常用浓度为0.25%～0.33%，作用持续时间3小时左右，一次最大用量为60mg。

(三)普鲁卡因(procaine)

常用浓度为2%～4%，因穿透性差，肌肉常不松弛，维持时间仅45～60分钟，故很少用于硬膜外神经阻滞。

(四)布比卡因(bupivacaine)

常用浓度为0.25%～0.5%，4～10分钟起效，15～30分钟阻滞完善，可维持4～7小时，甚至15小时以上。一次最大剂量不超过75～100mg。

(五)罗哌卡因(ropivacaine)

常用浓度为0.25%～0.5%，10～20分钟起效，持续时间为4～6小时。一次最大剂量不超过150～200mg。

四、应用局麻药的注意事项

1. 局麻药中加用肾上腺素1∶200 000。

2. 根据不同部位和不同年龄的患者的手术选择不同浓度的局麻药。

3. 将长效和短效局麻药及起效快和起效慢的局麻药配成混合液。

4. 注射试验剂量：一般注入3～5ml。

5. 给药顺序为试验剂量→预定量(诱导剂量)→追加维持量(阻滞作用开始减退时追加)试验剂量＋预定量为首次剂量，追加剂量一般为首次剂量的 1/2～1/3。

6. 注药后观察 5～10 分钟看有无蛛网膜下腔神经阻滞征象。

五、麻醉前准备和麻醉前用药

1. 麻醉前准备与蛛网膜下腔神经阻滞者相同。

2. 麻醉前用药

(1)巴比妥类药或苯二氮䓬类药。

(2)阿托品或东莨菪碱。

(3)必要时加用神经安定类药。

3. 穿刺点的选择必须最接近拟阻滞部位的棘突间隙。

六、硬膜外间隙穿刺术

(一)体位

最常采用的体位是侧卧位,坐位也可应用。为扩大棘突间隙的距离,可令患者俯首抱膝,使腰部屈曲。

(二)穿刺点的选择

一般可选择与手术切口中点相对应的脊神经阶段作为参考。胸壁手术选择 $T_{4\sim5}$,向头端置管,上腹部 $T_{8\sim10}$,下腹部 $T_{10\sim12}$,向头端置管,下肢T_{12}～L_1,向尾端置管或 L_2～L_5向头端置管,腹、会阴手术 T_{12}～L_1向头端置管+L_4～L_5向尾端置管。

(三)穿刺方式

1. 直入法　穿刺针由棘突连线(即棘中线)刺入,穿透棘上韧带、棘间韧带、黄韧带进入硬膜外间隙。

2. 侧入法　穿刺点离中线 1cm,经皮肤、皮下组织,针倾斜 45°向中线方向刺入达黄韧带进入硬膜外间隙。

(四)硬膜外间隙的确定

1. 阻力骤减　穿刺时通过黄韧带阻力消失。

2. 负压现象　穿刺针尾端接上盛有液体的玻璃接管,当针尖进入硬膜外间隙时,管内液体可被吸入,并随呼吸而波动。

3. 气泡外溢试验　穿刺针进入硬膜外间隙接上含有生理盐水及过滤的空气泡,作快速推入,取下注射器,如针尖确在硬膜外间隙,可见多个气泡外溢。

4. 置管实验　如果针尖确在硬膜外间隙,置入导管一般均无困难。

5. 试验性用药　排除穿刺针进入蛛网膜下腔的可能时,可试注入局麻药 3～5ml,如能出现麻醉平面,提示已进入硬膜外间隙。

七、影响硬膜外神经阻滞平面的因素

1. 局麻药的容积和剂量　这是决定麻醉范围的主要因素,局麻药容量和剂量越大,硬膜外神经阻滞平面范围越广。

2. 局麻药注射速度　注射速度越快,阻滞范围越广,但阻滞不全的发生率增加。

3. 导管的位置和方向　导管向头侧插管时,药物易向头侧扩散,向尾侧插管,则多向尾侧扩散。如果导管偏向一侧,可能出现单侧麻醉。

4. 年龄　老年人硬膜外间隙小,椎间孔狭窄,阻滞范围容易扩大,用药量须减少 20%,婴幼儿硬膜外间隙小,药物易向头侧扩散,所需药量应减少。

5. 妊娠　妊娠期间,由于激素的影响,使神经对局麻药的作用更敏感,加之下腔静脉受压,增加了硬膜外间隙静脉丛的血流量,从而使硬膜外间隙容积减少,所以药物容易扩散,用药量需减少 30%。

6. 肥胖　肥胖患者可能由于硬膜外间隙内脂肪组织增加,使硬膜外间隙的容量减少,以致等容量的局麻药扩散范围较正常人增加,其所需药量减少。

八、硬膜外神经阻滞的管理

1. 急救用具准备　硬膜外神经阻滞一旦发生全脊麻,常导致呼吸、循环骤停。因此,在硬膜外神经阻滞实施前必须准备气管插管器械,给氧装置及其他急救药品,以备紧急使用。

2. 建立输液通道　在穿刺、置管成功后,首先要建立输液通路后再给局麻药,以防发生意外时,可立即通过静脉给予抢救治疗。

3. 试验剂量　开放静脉后,注入局麻药液 3～5ml,观察 5 分钟后,测试麻醉平面,排除全脊麻征后,分次追加局麻药液直至达到手术要求范围,一般首次总量 8～12ml。

4. 维持剂量　根据初次总量及药物的不同,决定术中追加剂量及间隔时间,一般用量为首次量的 1/3～1/2,间隔 40～90 分钟。

5. 循环监测　血压下降多发生于胸段硬膜外神经阻滞,由于内脏交感神经阻滞,导致腹内血管扩张，回心血量减少引起血压下降，同时副交感神经相对亢进，可出现心动过缓，应先作输液补充血容量，同时静脉注射麻黄碱15～30mg，血压一般可回升，心动过缓患者，可同时给予阿托品0.3～0.5mg。

6. 呼吸监测 颈部及上胸部硬膜外神经阻滞时，由于肋间肌和膈肌不同程度麻痹，可出现呼吸抑制，因此，要使用低浓度、小剂量麻醉药，以减轻胸段运动神经阻滞，防止发生呼吸抑制。下胸段及腰段硬膜外神经阻滞时，如果用药量过大，也可引起阻滞平面过高，发生呼吸抑制。术中可给予低流量面罩吸氧，对于严重呼吸困难者，应使用人工辅助呼吸。

7. 恶心、呕吐 硬膜外神经阻滞不能有效克服内脏牵拉反应，患者常出现恶心、呕吐、烦躁不安现象，首先可给予适当的镇静剂如哌替啶50mg、氟哌利多1～2.5mg静脉注入，如无效，可请手术医师施行迷走神经和腹腔神经丛封闭，必要时可改全麻。

九、硬膜外神经阻滞失效的原因

1. 阻滞范围未能与手术要求相配合是最常见、最易被忽略的原因。

2. 导管位置不当可造成阻滞不全。

3. 硬膜外导管被反流血液凝块堵塞是注药困难的常见原因。

4. 硬膜外导管打折，误入椎间孔。

5. 对于因导管而致的麻醉作用不全，最有效的就是重新穿刺和置管。

十、骶管神经阻滞

1. 骶管神经阻滞是经骶裂孔穿刺，将局麻药注于骶管以阻滞骶神经，也是硬膜外神经阻滞的一种方法。适应用直肠、肛门、会阴部手术。

2. 定位方法：先摸清尾骨尖，沿中线向头方向约4cm处(成人)，可触及一凹陷，即骶裂孔，在孔的两旁可触及蚕豆大的骨隆起，为骶角。两骶角中点为穿刺点。

3. 骶管穿刺术：可取侧卧位或俯卧位，于骶裂孔中心做皮丘，将穿刺针垂直刺入皮肤，当刺到骶尾韧带后，有阻力消失感，将针干向尾侧方向倾斜，与皮肤呈30°～45°。顺势推进2cm，即可达到骶管腔。注射器抽吸无脑脊液，注入空气无阻力，即可注入试验量。观察无蛛网膜下腔神经阻滞，分次注入其余药物。

4. 常用局麻药：同硬膜外神经阻滞用药，成人一般为20ml。

5. 并发症：穿刺点损伤血管，可发生毒性反应。如穿刺过深，进入硬膜囊内，则药物误入蛛网膜下腔而发生全脊麻。

6. 约20%正常人的骶管呈解剖异常，骶裂孔畸形或闭锁者占10%。若发现有异常，不应选择骶管神经阻滞。

第三节 蛛网膜下腔神经阻滞

把局麻药注入蛛网膜下腔内，使相应节段的脊髓、脊神经根产生可逆性阻滞作用，称为蛛网膜下腔神经阻滞，因穿刺部位在腰部，故又称“腰麻”。

一、阻滞特点

蛛网膜下间隙中由于有脑脊液的存在，局麻药注入后立即与脑脊液混合并扩散，再加上蛛网膜下间隙中的神经根无鞘膜包括，局麻药很易与之结合并产生麻醉作用。这些特点决定着蛛网膜下腔神经阻滞的性能及其临床表现。

二、阻滞类别

(一)根据所用局麻药液与脑脊液比重的差别，蛛网膜下腔神经阻滞可分为等比重、重比重、轻比重三类。

1. 脑脊液的比重为1.003～1.009，等比重即指局麻药比重与脑脊液的比重极近似的溶液。通常将较少量的局麻药溶于较大量(6～10ml)脑脊液配成。由于药液配制麻烦和麻醉作用时间短暂，目前临床上已少用。

2. 重比重液 指局麻药比重显著高于脑脊液者。一般于局麻药中加适量的5～10%葡萄糖配成。其麻醉作用最为可靠，作用时间最长。麻醉范围的调整也容易实现，因此成为临床使用最普遍的蛛网膜下腔神经阻滞的药液。

3. 轻比重液 指比重显著低于脑脊液者。一般以较大量(6～16ml)的注射用水来稀释局麻药而成，其特点为麻醉作用比较接近等比重液，却没有等比重蛛网膜下腔神经阻滞所固有的特点，是临床上很有实用价值的麻醉方式之一。

（二）根据手术野要求的麻醉范围，可分为

1. 高位腰麻　感觉阻滞平面高于胸6者。

2. 低位腰麻　感觉阻滞平面低于胸6者。

3. 鞍麻　在低位腰麻中，阻滞范围局限于会阴及臀部者。

4. 单侧阻滞阻滞范围只限于（或主要限于）一侧下肢者。

三、阻滞机制

1. 局麻药液注入蛛网膜下间隙后即与脑脊液混合并扩散，局麻药与神经组织有较强亲和力，一旦与神经组织相接触便被吸收。神经组织吸收一定（临界）浓度的局麻药后便丧失或减弱其传导功能，称神经（或传导）阻滞。

2. 神经阻滞顺序　交感神经、温度感觉、痛觉、触觉、肌肉运动、压力感觉，最后是本体感觉的阻滞。

四、生理影响

（一）血流动力学紊乱

为蛛网膜下腔神经阻滞时最为突出的生理功能改变。其原因有：

1. 交感神经阻滞　使血管扩张并导致回心血量减少是主要因素。

2.“肌泵”作用消失　正常情况下肌纤维的收缩对其间的微血管产生挤压作用，如此则有助于增进静脉血流。肌肉完全麻痹后此辅助静脉血回流的机制即不能发挥作用。

3. 肾上腺神经阻滞　并未直接促使血管扩张，但却可能在一定程度上削弱机体的代偿能力。

4. 迷走神经兴奋　使血管进一步扩张。

（二）呼吸功能的改变

一般不如血流动力学改变的明显和急剧。

1. 阻滞平面不超过胸6者，通气功能可不受影响。

2. 平面高达胸4时，补呼气量可有不同程度的降低，但静息通气量仍可正常。

3. 阻滞范围在胸2以上可使补呼气量明显减少，患者可有主观气促感，虽然血气仍可在正常范围。

4. 阻滞范围在胸$_{3\sim4}$以上的阻滞如麻醉药浓度较低，膈神经可不致麻痹，仍可有微弱的通气量，但如麻醉药的浓度较高，膈神经可被麻痹，呼吸肌亦即完全麻痹。

（三）胃肠功能的改变

腹腔内脏的交感神经被阻滞后，迷走神经功能相对亢进，因而胃肠处于收缩状态，以致有时患者自觉有胃肠痉挛感，或是引起呕吐。

（四）对生殖泌尿系统影响

脊麻对肾功能影响与血压降低程度相关，血压在80mmHg以上，对肾功能影响很小，由于阻滞$S_{2\sim4}$副交感神经，术后易出现尿潴留。

五、适应证与禁忌证

（一）适应证

蛛网膜下腔神经阻滞是临床最常用的麻醉方法之一，主要用于体格条件较好的患者施行部位较低、时间较短的手术。

1. 下肢、会阴、肛门、直肠以及泌尿系的手术最为适应，盆腔内的短小手术也可采用。

2. 脐以上的手术麻醉效果往往不能如意而且麻醉的管理常有困难，已很少用。

（二）禁忌证

1. 穿刺部位有感染者属绝对禁忌。

2. 有中枢神经系统的疾病患者。

3. 休克、低血容量患者。

4. 脊柱严重畸形患者。

六、麻醉前准备

1. 术前至少6小时禁食。

2. 保持精神安定，必要时给予适量的镇静药或安眠药，如地西泮、哌替啶或吗啡等。

3. 为了增进术前药的效果，术前药中常给予东莨菪碱。

4. 严格各项无菌操作和灭菌处理是杜绝蛛网膜下腔神经阻滞后神经系统后遗症最有效措施。

七、常用局麻药

（一）普鲁卡因

最早应用于蛛网膜下腔神经阻滞的药物之一，迄今仍用。

1. 其重比重液为5%的葡萄糖液或0.9%的氯化钠液，更常用者则是将本品150mg溶于3ml脑脊液中使用。

2. 本品的麻醉作用最为可靠，麻醉平面也较易控制，起效时间为1～5分钟，但其麻醉作用持续时间最为短暂，约45～60分钟。只适用于短小手术。

3. 其实用剂量小于150mg，极量200mg，最长阻滞时间为75分钟。

(二)丁卡因

1. 作用持续时间适中，能够满足一般手术的需要。起效时间为5～10分钟，麻醉持续时间为60～120分钟。

2. 重比重液俗称1-1-1液，即以1%丁卡因、3%麻黄碱和10%葡萄糖各1ml混合而成的3ml液。

3. 实用剂量小于10mg，极量小于20mg，最长阻滞时间为120分钟。

(三)利多卡因

利多卡因在蛛网膜下腔中的固定性能较差，易弥散，阻滞平面不易控制，近来较少应用。

(四)布比卡因

1. 为长效局麻药，是近年最常用的局麻药，其重比重液可采用0.5%或0.75%布比卡因2ml与10%葡萄糖1ml混合配制。

2. 麻醉起效时间快，作用时间长，可持续达3～4小时，下腹部可持续2小时左右。

3. 实用剂量小于15mg，极量20mg，最长阻滞时间200分钟。

八、蛛网膜下腔穿刺术

(一)体位

最常采用的体位是侧卧位，坐位也可应用。为扩大棘突间的距离，可令患者俯首抱膝，使腰部屈曲。

1. 侧卧位　取左侧或右侧卧位，两手抱膝，大腿贴近腹壁。头尽量向胸部屈曲，使腰背部向后弓成弧形，棘突间隙张开，便于穿刺。背部与床面垂直，平齐手术台边沿。采用重比重液时，手术侧置于下方，采用轻比重液时，手术侧置于上方。

2. 坐位　臀部与手术台边沿相齐，两足踏于凳上，两手置膝，头下垂，使腰背部向后弓出。这种体位需有助手协助，以扶持患者保持体位不变。如果患者于坐位下出现头晕或血压变化等症状，应立即平卧，经处理后改用侧卧位穿刺。鞍区麻醉一般需要取坐位。

(二)穿刺点

一般选择腰3～4或腰2～3，最高不超过腰2～3，以免损伤脊髓，两髂嵴连线与脊柱的交叉处即腰3～4间隙或腰4棘突，为最常用穿刺间隙。

(三)穿刺方式

可分为直入及侧入两种方式。

1. 直入法是指穿刺针由棘突连线(即棘中线)刺入，穿透棘上韧带、棘间韧带、黄韧带最后穿破硬脊膜而进入蛛网膜下间隙。

2. 侧入法则取距脊中线1.5～2.0cm处为穿刺点，穿刺针取向头(约30°角)的方向刺入，如此则穿刺针已避开棘上韧带及部分棘间韧带而直接刺入蛛网膜下间隙。

3. 侧入法主要适用于棘上韧带钙化、棘突过长和(或)棘间隙过窄的病例。由于所穿透的韧带组织较少，术后腰疼的并发症可较少。

九、影响局麻药在蛛网膜下腔扩散的因素

1. 穿刺部位　一般首选腰3～4间隙穿刺，此间隙正位于(患者侧卧时)脊柱的最高点。若用重比重液，高位阻滞时可选用腰2～3间隙，低位阻滞时可选用腰4～5间隙。

2. 穿刺针内径及针端斜口方向　注射速率相同时，内径越小，扩散越广。斜口向头则向头侧扩散广，反之亦然。

3. 注药速率　注药速率过快或采用脑脊液回抽后注药可引起脑脊液湍流，则麻醉平面扩散愈广。

4. 局麻药容积与剂量　局麻药容积和剂量(浓度)越大则阻滞范围愈广。

5. 局麻药比重　重比重液，药物流向低处，轻比重液，药物流向高处。

6. 患者脊柱的长度　局麻药剂量相同时，脊柱越长的患者阻滞平面较低。

7. 腹内压增加　妊娠、肥胖、腹水或腹部肿瘤，均可增加下腔静脉丛的血流量，并导致局麻药扩散更广。

8. 脑脊液压力和患者年龄　脑脊液压力偏低和老年患者易于呈现较高平面的阻滞。

十、蛛网膜下腔阻滞的管理

局麻药注入蛛网膜下间隙的最初20分钟是阻

滞平面、呼吸、循环功能最易发生改变且有时改变极其急剧的时期，因此，在此时期中必须加强监测和管理。

1. 循环系统　阻滞平面超过胸4以上常出现血压下降、心率减慢，多数人在注药15～30分钟出现，应加快输液速度，立即静脉注射血管收缩药麻黄碱15～30mg即可使血压回升，对心率缓慢患者给予阿托品0.3～0.5mg以降低迷走神经张力。

2. 呼吸系统　麻醉平面过高，可引起肋间肌麻痹，表现为胸式呼吸微弱，腹式呼吸增强，严重时患者潮气量减少，咳嗽无力，甚至发绀，应迅速吸氧，进行辅助呼吸，直至肋间肌运动能力恢复。

3. 恶心、呕吐　多因血压下降引起脑缺氧，或因麻醉后胃肠蠕动亢进外加手术牵拉内脏引起，应对症处理如吸氧、使用升压药，止吐药甲氧氯普胺等。

4. 手术完毕后待阻滞平面消退至胸6以下方可送返病房。

第四节　腰硬联合神经阻滞

一、适应证

主要适用于膈平面以下的手术，以下腹部、下肢、盆腔及会阴部手术效果较好，且经常使用。

二、优缺点

腰硬联合神经阻滞具有腰麻和硬膜外神经阻滞的双重特点，脊麻具有起效时间快、阻滞效果完善、肌肉松弛彻底等优点，而硬膜外置管可提供长时间手术麻醉及术后镇痛。其不足之处是脊麻失败率高，硬膜外间隙注药或导管置入可能误入蛛网膜下腔。

三、操作方法

1. 患者侧卧位，取$L_{2\sim3}$间隙常规消毒，铺无菌巾，采用直入法作硬膜外穿刺，证实在硬膜外间隙后，拔出针芯，取腰穿针经硬膜外穿刺针作蛛网膜下腔穿刺，穿破硬脊膜时会有较明显的突破感，拔出腰穿针针芯经10～15秒可见脑脊液流出。

2. 用左手示指、中指分别放在硬膜外穿刺针及腰穿针一侧，拇指在另一侧固定穿刺针，不使其移位，右手注入麻醉药(0.75%布比卡因2ml、25%葡萄糖0.5ml、3%麻黄碱0.5ml，合计3ml)，酌情注入2.5～3ml，注药速度30秒左右，拔出腰穿针，向头或尾端置入硬膜外导管，再拔出硬膜外针，妥善处理硬膜外导管，平卧后调解好腰麻阻滞平面，一般阻滞平面达T_6。

3. 当术中患者感牵拉不适，肌肉稍紧，鼓肠等提示脊麻作用开始消退，应给予硬膜外注药，先注入实验量3～5ml，以防硬膜外导管误入蛛网膜下腔，再根据阻滞平面注入首次量。

四、注意事项

蛛网膜下腔注药后，再经硬膜外间隙导管注药，注药量通常比单纯硬膜外神经阻滞时要少，意味着腰麻硬膜外联合阻滞时硬膜外间隙注药后阻滞平面易于扩散。这可能与局麻药经硬膜上的穿刺孔进入蛛网膜下腔以及硬膜外间隙压力改变后加速了局麻药在蛛网膜下腔的扩散。因此，为防止脊麻硬膜外联合神经阻滞时阻滞平面过广，导致循环呼吸严重抑制，蛛网膜下腔注药后经硬膜外间隙导管注药的剂量应仔细的确定，分次注入所需要的剂量或采用持续输注(4～6ml/h)的方法可能更好。

第五节　全身麻醉复合硬膜外神经阻滞

硬膜外神经阻滞与全身麻醉两种方法的联合使用，首先，保留了各自的优点，克服了彼此的不足。其次，充分利用两种方法联合使用时的循环和呼吸效应，有利于围手术期患者生理功能的调控。此外，由于硬膜外神经阻滞的效应，可以在较浅的全麻状态下仍然保持有较好的麻醉效果。

一、适应证

凡是能够在单纯硬膜外神经阻滞下完成的手

术，如腹部手术、下肢手术和盆腔手术，均为其适应证。一些不能单独在硬膜外神经阻滞下完成的手术，如胸腔内手术等，则可以在全身麻醉的基础上，配合术中、术后的硬膜外麻醉和硬膜外镇痛，不仅能够满足手术的需要，而且取得了良好的效果。

二、禁忌证

绝对禁忌证同硬膜外神经阻滞。相对禁忌证则包括各种短小手术，不必采用复杂的硬膜外神经阻滞复合全麻。

三、实施原则

1. 硬膜外神经阻滞和全身麻醉联合使用时应符合全麻的基本要素。

2. 硬膜外穿刺点的选择和硬膜外神经阻滞平面的调节，应尽量满足外科手术镇痛的基本要求。

3. 应注意硬膜外神经阻滞和全身麻醉之间的配合，既要充分发挥硬膜外神经阻滞的作用，同时又要避免硬膜外局麻药过量，造成阻滞平面广泛，引起严重的循环紊乱。

4. 硬膜外神经阻滞和全身麻醉的配合及药物的使用必须做到个体化，并在术中随时调整。

四、主要优缺点

(一)主要优点

1. 由于全身麻醉和硬膜外神经阻滞的协同作用，因而全麻药和硬膜外局麻药的用量均明显减少。

2. 具有较完善的局部镇痛和肌松作用，减轻手术对患者的刺激，减少了麻醉知晓的发生，有效地抑制了手术所致的应激反应。

3. 患者苏醒迅速和完全，苏醒时无疼痛，因而比较舒适。避免单纯全麻时经常出现的高血压和烦躁、躁动。

4. 硬膜外神经阻滞促使肠管收缩，有利于手术野的显露。

5. 良好的硬膜外镇痛，有利于术后早期活动，减少术后并发症。

6. 在血管外科手术时，有利于维持术中血流动力学稳定。

7. 有利于术后呼吸功能的维护。

8. 术中维持心肌氧供需平衡，对冠心病患者有利。

(二)主要缺点

1. 操作比较费时，有增加创伤和发生硬膜外神经阻滞并发症的可能。

2. 诱导期间虽然高血压的发生率减低，但如果全麻诱导前硬膜外局麻药用量掌握不当，则全麻诱导期间低血压的发生机会增加。

3. 麻醉期间液体用量增加，有造成水钠潴留的可能。

4. 如硬膜外神经阻滞和全身麻醉的配合不当，或术中过度追求“浅全麻”，则患者有发生术中知晓的可能。

第六节 椎管内神经阻滞的并发症

一、蛛网膜下腔神经阻滞的并发症

(一)低血压

交感神经广泛阻滞，静脉回流减少，心排出量降低。麻醉前应适当扩容，输注500～1000ml晶体或胶体液；或使用血管加压药，最常用为麻黄碱，一次常用量5～10mg，但反复使用导致快速耐药。

(二)脊麻后头痛

脊麻后头痛是比较常见的并发症，常见于麻醉作用消失后数小时至24小时，2～3天最剧烈，10天左右可消失，个别病例持续时间较长，典型症状是坐起及站立时加重，卧位可减轻，表现为严重的枕部头痛并向后颈部放散，重者可出现全头痛并伴耳鸣、视觉模糊和复视，其原因是脑脊液经穿刺孔不断滴入硬脊膜外腔，脑脊液压力降低，从而使脑膜血管和脑神经受牵张所致。其发生率在年轻人、女性、使用粗穿刺针及反复穿刺者较高。

预防与治疗主要有：

1. 选择最细穿刺针。

2. 术后患者平卧或头低位仰卧。

3. 多饮水、输液和给予镇痛药。

4. 硬膜外间隙注入生理盐水或右旋糖

酐 30ml。

5.“补丁”法：患者 10ml 自体血注入硬脊膜外间隙。

6. 使用苯甲酸咖啡因 500mg 加入 500ml 生理盐水中，2 小时输注完毕。

(三)尿潴留

主要是支配膀胱的骶神经恢复较慢引起，或由于肛门、会阴手术后引起疼痛造成的。处理方法可采用热敷、针灸等治疗，无效的患者可行导尿，一般可自行恢复。

(四)恶心呕吐

血压过低，导致脑缺氧或者术中牵拉导致迷走-迷走反射。可纠正低血压或静脉注射阿托品 0.4mg 阻断神经反射。

(五)平面过广

症状包括恶心呕吐、低血压、呼吸困难等，治疗包括给氧、辅助呼吸及恢复血压等。

(六)马尾综合征

高浓度(5%)利多卡因及用于硬膜外神经阻滞的氯普鲁卡因可引起马尾综合征，表现为脊麻后下肢感觉及运动功能长时间不能恢复，神经系统检查发现骶神经受累、大便失禁及尿道括约肌麻痹，恢复异常缓慢。

(七)其他并发症

穿刺后腰痛、棘突骨髓炎等虽然发生率不高，但可能与穿刺局部创伤和术中术后体位不当引起背部肌肉、韧带劳损有关。一般对症处理即可。

二、硬膜外神经阻滞的并发症

1. 穿破硬脊膜　目前国内硬脊膜穿破率为 0.27%～0.6%之间，硬脊膜穿破后可根据手术要求改成腰麻或全麻。如仍需采用硬膜外麻醉，可上移一个椎间隙重新穿刺置管，使硬膜外导管头端远离已穿破的硬脊膜处，同时警惕局麻药大量进入蛛网膜下腔的可能性。

2. 穿刺置管损伤血管　硬膜外间隙血管丛丰富，穿刺、置管时极易损伤，轻微的损伤不致引起不良的后果，如果血液不断由穿刺针或导管滴出，可注入生理盐水 10ml，2～3 分钟后如果出血停止或缓解，可以继续进行操作，否则宜更换穿刺点或更改麻醉。

3. 全脊麻　硬膜外神经阻滞时，穿刺针或硬膜外导管误入蛛网膜下腔而未及时发现，超过脊麻数倍量的局麻药注入蛛网膜下腔，可产生异常广泛的阻滞称为全脊麻。主要表现为呼吸麻痹或抑制，显著血压下降，意识突然消失，心率减慢直至心跳停止。如能及时发现并立即实施人工通气，心脏按压，快速输液、使用血管活性药物，维持循环，30 分钟后患者可清醒，阻滞平面逐渐消退后患者即可恢复并不留后遗症。

4. 局麻药毒性反应　局麻药注药过多或血管有破损，以及药物直接注入血管，引起中枢神经系统和心血管系统毒性反应，可导致惊厥及心跳呼吸骤停。中毒症状轻者，停止给予局麻药后中毒症状都能自行缓解。如果中毒症状较为严重时，应立即静脉注射地西泮 5～10mg 或咪达唑仑 2～3mg，面罩给氧，加快静脉输液速度。出现惊厥不易控制时，应给予肌肉松弛药，进行有效的人工通气。

5. 神经根损伤　多是穿刺操作不当所致，穿刺针或导管插入时，碰到神经根，患者即呈现电击样痛并向单侧肢体传导。一般采用卧床休息，输液，注射维生素 B_1、B_{12}，针灸，理疗等对症治疗。

6. 硬膜外血肿　主要因穿刺针或导管置入时损伤静脉丛引起血肿，造成肢体麻痹，预后取决于早期诊断和及时治疗，尽快手术清除血肿，避免延误时机，造成终身瘫痪。

7. 导管折断　这是连续硬膜外阻滞常见并发症之一，其发生原因为：①置管遇到困难，将导管从穿刺针用力回拔，斜面可将导管削断；②导管老化易折，术终拔管时断入腔内；③置管过深，导管在硬膜外间隙过长，易于缠绕成结或骨关节炎患者椎板或脊椎韧带将导管夹住，术终拔管困难，用力外拔或拔管方向不对，均可使导管拉断。对已折断的导管，若使用前灭菌良好、不含毒性且较短，如无感染或神经根刺激症状，可严密观察，不必急于手术取出。

8. 感染　主要由于穿刺操作消毒不严、用具及穿刺点皮肤存在感染灶所致，临床表现为发热、剧烈背痛及局部触痛，后期神经根痛及瘫痪。迅速诊断和治疗，可使神经功能恢复良好。治疗包括使用有效抗生素，有时需行紧急椎板切除减压术。

(李　慧　王密周)

参考文献

1. 罗中兵，王杨，李文献．脂肪乳剂用于酰胺类局麻药毒性反应的救治．国际麻醉学与复苏杂志，2009，30(3)：249-251.
2. 贺民，郭曲练．0.5%重比重布比卡因溶液用于连续蛛网膜下腔阻滞不同给药方式麻醉效果的比较．中华麻醉学杂志，2003，23(9)：704.

第三十八章 麻醉与循环管理

第一节 麻醉对循环功能的影响

对循环系统的了解是麻醉学的重要基础，麻醉可以通过多种途径影响循环系统的功能。循环系统的变化直接影响到患者的生命安全和术后的恢复，近年来，随着人口老龄化和外科技术的发展，围手术期麻醉医师经常面临患者的心血管功能变化更加复杂化和多样化。一般而言，麻醉药物对循环功能均是剂量依赖性抑制作用，这也是其抑制麻醉操作（如气管插管）和手术刺激的作用所在。

一、静脉麻醉药对心血管的影响

（一）硫喷妥钠

可通过降低静脉回流；直接抑制心肌；降低中枢性交感传出作用引起心输出量降低。

（二）依托咪酯

对心肌收缩力影响较小，仅外周血管稍有扩张；不引起组胺释放，在目前常用的静脉麻醉药中其对心血管的影响最小。与其他麻醉药相比，其产生的心肌氧供需平衡最佳，适用于血容量过低和低心排出量患者。

（三）咪达唑仑

咪达唑仑对循环干扰较轻，如对外周阻力及心室收缩功能影响较少，使心肌耗氧减少。随着苯二氮䓬类的拮抗剂氟马西尼的应用，临床使用中也比较安全。用于诱导可保持血压、心率平稳。

（四）丙泊酚

直接降低外周血管阻力。抑制内质网对钙离子的提取，从而抑制心肌收缩力。抑制循环压力感受器对低血压的反应。抑制血管运动中枢和阻断交感神经末梢释放去甲肾上腺素。

（五）氯胺酮

通过中枢介导的交感神经反射兴奋心血管系统。血浆儿茶酚胺升高，心率、血压、周围血管阻力、肺动脉压和肺血管阻力均增高，心脏每搏输出量、心排血量、冠状动脉血流量有程度不等的上升，心肌耗氧量亦增多。氯胺酮产生心血管效应的程度在治疗剂量范围内与剂量无关；氯胺酮可维持血压，通常用于急性休克患者。

二、吸入麻醉药对循环的影响

吸入麻醉药是常用的全身麻醉药，主要依靠肺泡摄取和排除。吸入麻醉药经肺泡进入血流到达脑组织，当脑组织吸入麻醉药的分压到达一定水平时，即产生临床上的全身麻醉状态。

1. 吸入麻醉药有挥发性液体和气体两类。常用的挥发性液体有氟烷、恩氟烷、异氟烷、七氟烷和地氟烷；气体有氧化亚氮。在一定范围内，所有的吸入麻醉药均可以降低动脉压和抑制心肌收缩力，且与麻醉药浓度呈正相关。吸入全麻药对心肌收缩性抑制的顺序是：恩氟烷＞氟烷＞异氟烷＞氧化亚氮。当患者存在心力衰竭时，这种负性肌力作用尤为明显。但吸入麻醉药通过减少心肌氧耗而降低心肌需氧量。

2. 氟烷还可增加心脏对肾上腺素的敏感性，导致严重的心律失常。

3. 有人提出，异氟烷的冠脉扩张作用可引起冠脉窃血，而导致心肌局部缺血，然而近来有研究表明，如果冠脉灌注压能充分维持，异氟烷麻醉和其他吸入麻醉药一样，并没有窃血发生。

三、局部麻醉药对心血管的影响

局麻药对心血管的效应，是局部麻醉期间对自主神经通路阻滞的间接作用（例如高位脊麻和硬膜外阻滞)，或对心脏或血管平滑肌的直接抑制作用。

1. 心血管毒性与各种药物的麻醉性能一般成正比，局麻药对心肌抑制作用与剂量有关，小剂量可预防和治疗心律失常，但如果使用不当，如浓度过高，剂量过大，直接注入血管等，将对心血管系统产生毒性反应。

2. 心血管系统毒性反应初期表现为由于中枢神经系统兴奋而间接引起的心动过速和血压升高；晚期则由局麻药的直接作用，使心肌收缩力减弱、心排出量降低，引起心律失常；松弛血管平滑肌，使小动脉扩张，血压下降。当血药浓度极高时，可出现周围血管广泛扩张，心脏传导阻滞，心率缓慢，甚至心搏骤停。

3. 布比卡因的心脏毒性比利多卡因强，酸中毒和低氧血症可增强布比卡因的心脏毒性，且复苏困难。

四、肌肉松弛药对心血管的影响

肌肉松弛药可能干扰自主神经功能而产生多种心血管效应。然而在临床实践中副作用一般并不严重。

1. 效应不因注射速度减慢而减弱，如果分剂量给予，反应则叠加。

2. 许多肌肉松弛药产生心血管效应的另一种机制可能是组胺释放。经静脉途径快速注射大剂量肌肉松弛药时，头颈和上部躯干可出现一定程度的红斑，并有动脉压短暂下降和心率轻、中度升高。支气管痉挛少见。这些副作用一般是短时间的，可因注射速度减慢而显著减弱。也可采取 H_1 和 H_2 受体阻断药联合应用的预防疗法。

五、阿片类麻醉药对心血管的影响

阿片类的许多血流动力学作用可能与它们对自主神经的影响有关，特别是迷走神经的作用。

1. 吗啡和哌替啶有组胺释放作用，芬太尼类药物不引起组胺释放。阿片类对靶受体反射的抑制引起全身血流动力学反应。

2. 芬太尼破坏颈动脉化学感受器反射，这一反射不但能抑制呼吸，还能有效抑制心血管功能调节反射。

3. 所有阿片类，除了哌替啶外，都引起心动过缓。哌替啶常使心率增快，可能与它和阿托品在结构上相似有关。阿片类诱发心动过缓的机制是刺激迷走神经的作用，用阿托品预处理会减弱这一作用，但不可能全部消除阿片类诱发的心动过缓，特别是用β受体阻滞剂的患者。缓慢应用阿片类可减少心动过缓的发生率。

六、麻醉管理

循环系统功能的不同程度变化，取决于患者的术前情况以及麻醉和手术的影响。

1. 术前有高血压、心脏病、贫血、血容量不足和水电解质紊乱，心血管系统的自身调节和功能低落，若手术创伤较大，病变纠正又不理想，则术中循环功能可能发生急剧下降，以致造成十分严重的后果，术中可能发生严重心律失常、低血压、休克、心肌缺血或梗死，心功能衰竭和心搏骤停。

2. 术前应对患者的循环功能做出正确评估，进行充分的术前准备，术中需采取支持和改善循环功能的有效措施，以保持心率和心律、血压心排量等平稳，要结合病情、手术部位、刺激强度和麻醉药、操作的影响进行分析，预见性的减少血流动力学波动。

第二节　循环系统监测在麻醉中的应用

正确的治疗取决于正确的判断，而正确的判断必须建立在细致、周密和准确的观察基础上。研究显示麻醉期间未及时全面地监测患者是围手术期麻醉并发症的主要原因之一。现代监测技术已能使麻醉医师获得系统而又具体的生理学参数，但围手术期仍需要麻醉医师密切细致的观察。麻醉科医师可以通过加强监测，针对监测结果及时采取措施来减少不良反应或意外事件的发生。中华医学会麻醉学分会：临床麻醉监测指南(2009)指出，麻醉期间循环系统的监测包括：

1. 所有麻醉患者必须从麻醉前到离开手术室或检查室时均应连续监测心电图，观察心率、心律和心肌是否缺血。

2. 所有麻醉患者，可触诊脉搏、听诊心脏、通过监测脉搏血氧饱和度观察脉搏波形来协助判定循环容量。

3. 所有麻醉患者必须都进行无创血压监测，测量间隔时间不超过 5 分钟。低血压（通常收缩压＜80mmHg）反映麻醉过深、有效血容量不足或心功能受损等；高血压（通常收缩压＞180mmHg）反映麻醉过浅、容量超负荷或高血压病等。

4. 扩展监测：长时间、复杂大手术及高龄和高危患者手术时应该使用扩展监测，以保证手术患者围手术期的各器官功能正常和内环境稳定。

一、心电监护

（一）心率

心率是最基本的循环指标之一，许多血流动力学的拓展参数都基于此计算。一般成人的正常心率范围是 60～100 次/分，小于 60 次/分为心动过缓，常见于：①极度缺氧；②心肌缺血；③心脏抑制药物中毒；④室颤→停搏死亡；⑤传导阻滞；⑥电解质紊乱如高钾情况下。大于 100 次/分是心动过速，引起心率增快的原因：①缺氧；②发热；③血压早期下降；④失血；⑤疼痛；⑥药物；⑦异位节律等。

（二）心电图

心脏按着一定的速率和节律跳动，电冲动始于窦房结，并沿心脏的特殊传导系统下传，先后兴奋心房和心室，使心脏收缩执行泵血功能。

1. 这种先后有序的电兴奋被记录下来形成心电图，是心脏各部分的心肌细胞先后发生的电位变化的综合表现，不是由于心脏的机械收缩所产生。

2. 患者 ECG 监测，是对心脏节律监测最有效的手段。通过监测，可发现心脏节律异常，各种心律失常，如房性、室性期前收缩，心肌供血情况、电解质紊乱等。术中连续监测患者心电图对及时掌握心功能基本状况十分必要。

（三）血压监测

麻醉期间血压升高如超过麻醉前血压的 20%，或 160/95mmHg 以上者称为高血压；如下降超过麻醉前血压的 20%，或收缩压降到 80mmHg 以下者称为低血压。

临床常用于监测动脉血压的方法分有创监测和无创监测。

1. 对于 ASA Ⅱ～Ⅲ的级患者，一般无创监测就能满足手术需要。

2. 对重症、一般情况较差、并发症较多、手术对心血管系统影响较大的患者，如休克患者，婴幼儿、嗜铬细胞瘤手术患者、心内直视手术患者、低温麻醉和控制性低血压患者、心肌梗死和心力衰竭抢救等，需行有创动脉压监测，是将动脉导管置入动脉内直接测量动脉内血压的方法。（正常情况下有创动脉血压比无创血压高 2～8mmHg，危重患者可高 10～30mmHg）。

3. 有创动脉压监测优点

（1）直接动脉压力监测为持续的动态变化过程，不受人工加压、袖带宽度及松紧度影响，准确可靠，随时取值。

（2）可根据动脉波形变化来判断分析心肌的收缩能力。

（3）患者在应用血管活性药物时可及早发现动脉压的突然变化。

（4）反复采集动脉血气标本减少患者痛苦。

（5）所需设备：合适的动脉导管、充满液体带有开关的压力连接管、压力换能器、连续冲洗系统、电子监护仪。

（6）动脉内置入导管的部位：常用于桡动脉、股动脉、腋动脉、肱动脉、足背动脉，其中首选桡动脉，其次为股动脉。

（四）脉氧饱和度指脉波形

脉搏血氧饱和度仪的指脉波（脉氧波）是无创监测，它由快波和慢波两部分组成，快波代表心脏泵血，慢波代表呼吸波形，反映通气所致胸内压的变化传导至外周。由于静脉的顺应性是动脉的 10 倍，因此，胸内压的变化主要通过静脉血管床影响血容量，这在机械通气和气道阻塞时更为显著。

二、中心静脉压

中心静脉压是指血液流经右心房及上下腔静脉胸段时产生的压力。正常值为 5～12cmH_2O。

（一）目的

主要反映右心室前负荷，CVP 值的高低与血管内容量、静脉壁张力和右心室功能有关，是评价危重患者血流动力学的重要指征之一。

1. 评价右心功能。

2. 评价全身循环血量的多少。

3. 观察心功能不全或休克过程，决定治疗方案。

4. 输液或静脉全营养。

5. 插入漂浮导管及心脏起搏器。

中心静脉穿刺插管测压常用于脱水、失血和血容量不足、各类重症休克、心力衰竭和低排综合征，以及体外循环心内直视手术等心脏大血管和其他危重患者。主要穿刺途径是颈内静脉、锁骨下静脉和股静脉。手术患者常用颈内静脉。

(二)影响CVP的因素

1. 病理因素 可使CVP升高的因素有右心及全心衰竭、心房颤动、心脏压塞、缩窄性心包炎、张力性气胸及血胸、肺动脉高压及肺水肿、缺氧性肺血管收缩、支气管痉挛、肺梗死、纵隔压迫、腹内高压、输血或输液过量等;使CVP下降的病因有失血引起的低血容量、脱水、周围血管张力下降等。

2. 神经体液因素 交感神经兴奋导致静脉张力升高,体内儿茶酚胺、抗利尿激素、肾素、醛固酮分泌升高可使CVP上升。

3. 药物因素 应用血管收缩药使CVP升高,而血管扩张药或强心药的应用可使CVP下降,用高渗液测压可使CVP下降。因此,一般应用等渗盐水测压。

4. 其他因素 零点位置不正确、体位的改变、插管的深浅都会影响CVP的结果;若患者正在使用IPPV(间歇正压通气)或PEEP(呼气末正压通气),则可使CVP升高2~5cmH_2O。

(三)中心静脉压、动脉压和尿量的联合观察和综合分析,并进行动态观察,注意这些参数对治疗的反应,可以作为维持麻醉期间循环稳定与否的重要指标,亦有助于判定血容量和心脏的功能状态(表38-1)。

表38-1 中心静脉压、动脉压改变的临床意义

中心静脉压	动脉压	临床判断	措施
低	低	血容量不足	快速补液
低	正常	血容量轻度不足	适当加快输液
高	低	心功能不全	减慢入量,强心药、扩血管药慎用
高	正常	周围血管阻力增加 肺循环阻力增加	可用血管扩张药
正常	低	心功能不全,周围血管阻力下降	酌情用强心药,分次小量输液负荷实验,如均无良好反应,方可考虑用缩血管药应急

三、微循环

应细致观察微循环血流状态,即使血压较低时,如果微循环血流良好,就不致对组织供血产生明显影响;但有时血压较高,若出现微循环血流障碍的情况,组织血供便可减少,机体的生理功能即可受碍。微循环状态的观察见表38-2,进行综合分析(表38-2)。

表38-2 微循环血流状态的观察

观察项目	血流良好	血流差
末梢颜色	红	苍白或发绀
充盈试验	苍白区恢复快	恢复迟缓
尿量(ml/h)	成人>30 儿童>20 婴儿>10	尿少或尿闭
血压(mmHg)	收缩压>80 脉压>30 舒张压>39	任何一项低于左列数值
皮肤温度	末梢温暖	凉
脉率	正常范围	细弱而快速

四、Swan-Ganz导管

从Swan-Ganz气囊漂浮导管所获得的直接指标为右心房压力、肺动脉压力、肺动脉嵌入压力、心输出量。通过公式计算所获得的间接指标为肺循环阻力、体循环阻力、每搏功、左室每搏功、右室每搏功、心脏指数。必要时还可通过导管采取混合静脉血标本,测定静脉氧分压,间接了解换气功能。

1. 肺动脉漂浮导管可持续监测肺动脉压,也可间断测量肺动脉楔压,后者能评估左心室舒张末压,进而间接估计左心室前负荷。可以反映由于缺氧、肺水肿、肺栓塞和肺动脉功能不全等引起的肺血管阻力变化。

2. 可以采取混合静脉血,测定动静脉血氧含量差,计算心排出量和静脉血掺杂情况。混合静脉血氧饱和度与心排出量、血红蛋白浓度及氧耗的改变直接相关,持续监测能反映组织氧供需平衡,显示术中及重症监护患者的氧供耗变化情况,指导药物治疗并了解其疗效。

3. 可用热稀释法测定心排出量 心排出量是

指心脏每分钟将血液泵至周围循环的血量，可反映整个循环系统的功能状况，如心脏机械做功、循环容量和外周血管阻力，了解心脏前负荷、后负荷及心肌收缩力，指导对心血管系统的各种治疗，包括药物、输血、补液等。对于重要器官移植、复杂心脏手术或大血管手术和合并心脏功能障碍患者手术应进行心排出量监测。静息心排量正常范围是4～6L/min。

4. 插入漂浮导管的并发症

(1)心律失常：为多发生在插管术中的常见并发症，由于导管尖端接触心肌壁或心瓣膜所致，可出现室性期前收缩、室上性心动过速等心电图改变，将导管退出后，室性期前收缩很快消失。但如出现严重心律失常，如室性心动过速、室性颤动时应立即拔除心导管，给予药物治疗及急救处理。

注意点：操作中必须有心电图持续监护，插入的导管如遇到阻力时不可强行进入。原有心肌供血不足的患者，可予术前日含硝酸甘油5mg，并给氧吸入治疗。患者床边必备急救药物。

(2)导管气囊破裂：常见于反复使用的导管，气囊弹性丧失所致。气囊破裂后致使肺动脉嵌入压指标丧失，且可能由于再次的气囊充气造成气栓形成。

注意点：气囊充气最大量不能超过1.5ml，临床中，有用空气、二氧化碳气或盐水充胀气囊的。但由于后两者操作不便及放气困难等而尽少采用。发现气囊破裂而暂不需拔除心导管者应在导管尾端做好标记并应交班，以避免其他人再做气囊充胀试验(特别是当导管位置似有改变时)。

(3)感染及血栓性静脉炎：由于置管术中无菌操作不严格，反复使用的导管消毒不彻底及导管维护中的污染而致直接的血行污染，临床中可见患者出现高热、寒战，甚至败血症。血栓性静脉炎多发生于经外周静脉置管的患者。与置管时间有密切关系，时间越长，其发生率越高。

注意点：术中及术后操作的无菌要求必须强调，用过导管的处理也应十分严格，对消毒后物品定期做细菌培养。皮肤插管处伤口每日换药1次，并保持局部清洁干燥。心导管留置时间以最多不超过72小时为佳，以防止感染及血栓性静脉炎的发生。

(4)肺栓塞：由于导管头端充胀的气囊长时间嵌入肺动脉或插管时导管在肺动脉中多次移动所致。

注意点：除置管术中掌握一定的操作熟练技巧且必须注意导管气囊充胀的时间问题，一般不主张持续气囊充气，而以肺动脉平均压作为临床持续监测指标，它间接反映了肺动脉嵌入压的改变。

(5)导管堵塞或肺动脉血栓形成：多见于有栓塞史及血液高凝状态的患者。应予预防性抗凝治疗，心导管各腔以每小时1次的肝素盐水冲洗，并注意心内压力图形改变，保持心导管通畅。

(6)肺动脉破裂：见于肺动脉高压、血管壁变性的患者，由于导管在肺动脉内反复移动、气囊过度充气所致。应注意气囊内保持予适当的充气量并严密监测肺动脉压力改变。

(7)导管在心腔内扭曲、打结　因导管质软、易弯曲、插入血管长度过长时发生。应注意导管置入长度，从右心房进入肺动脉一般不应超过15cm，发现扭曲应退出。如已打结，可用针丝插入导管内解除打结退出，如不奏效，只好将结拉紧，缓缓拔出。

漂浮导管在1970年开始使用，它即使在危重患者在病床旁几分钟之内也能完成。虽然放置这些导管并不困难，为了通过肺动脉插管获得可靠的血流动力学数据并减少并发症的发生，一些培训和经验是必要的。由于气球漂浮导管与传统的导管相比具有许多优点，它们被用于没有适应证的患者和过度用于重症监护室，导致出现许多并发症并增加死亡率。

总之，血流动力学参数中，临床应用最广的是无创动脉压监测，价值最大的当属直接动脉压，其次为中心静脉压，但对危重患者而言，心排出量和肺动脉压监测等有较大的意义。

第三节　麻醉期间循环系统管理

一、麻醉操作对循环的影响及处理

(一)气管插管

1. 插管应激反应　表现为喉镜和插管操作期间发生血压升高和心动过速反应，并可诱发心律失常。

(1)这种反应是一种多突触反射，呼吸道受到刺激后，冲动通过迷走神经和舌咽神经纤维传入，经脑干和脊髓整和处理后，引起交感神经末梢去甲肾上腺素的广泛释放和肾上腺髓质肾上腺素的分泌。

(2)一般正常患者能很好地耐受气管插管时的心血管反应,但在心血管和脑血管疾病患者,此不良反应则可带来一系列严重的并发症,如心肌缺血,心肌梗死,恶性心律失常(如多源性室性期前收缩和室性心动过速等),急性心功能衰竭,动脉瘤破裂等。充分镇痛或加深麻醉均可减少这种不良反应。

2. 气管插管后低血压 低血压发生的原因有:麻醉前脱水即术前液体损失,全身麻醉药物的作用。血压的维持主要依赖于外周血管阻力、有效循环血量、心肌收缩力和心率,因此,麻醉诱导期如果影响了这四个因素中的一个或多个,血压就可能发生改变。

3. 临床上预防和治疗低血压的主要措施 扩充血容量,宜在诱导前后30分钟内输入平衡液或代血浆500~800ml,直至血压平稳,使用升压药(麻醉中最常用麻黄碱),或同时使用液体治疗和升压药物。

(二)椎管内麻醉

椎管内麻醉时,由于交感神经被阻滞,使阻滞神经支配区域的小动脉扩张而致外周血管阻力降低;静脉扩张而使静脉系统容量增加,故出现回心血量减少,心排出量下降导致血压降低。但是,低血压的发生和血压下降的幅度则与阻滞范围的大小、患者的全身状况和机体的代偿能力密切相关。阻滞平面高、麻醉范围广和患者循环系统代偿能力不足是阻滞后发生血压下降的主要原因。

(三)机械通气

全麻时采用机械通气能保持良好的通气,通常选择间歇性正压通气(IPPV)。机械通气心输出量下降原因有:①静脉回流减少;②使左室舒张末压升高而容积缩小;③肺血管阻力升高;④冠状动脉血流减少;⑤神经反射性心肌收缩力下降。⑥水电酸碱失衡引起心律失常。低碳酸血症常有CO下降和心肌供血减少。

二、麻醉期间的补液问题

手术患者术前必须禁食,术中体腔暴露后,加速了体液的丢失,术中伴有不同程度的失血,因此术中必须输液、输血。术中输液的目的在于维持正常的循环血容量、满意的功能性细胞外液量,维持满意的心排量、氧转运量,防止和纠正乳酸酸中毒,同时维持体液中电解质的总量和浓度正常。应有针对性地进行液体治疗,麻醉手术期间的液体需要量包括:

1. 每日正常生理需要量。

2. 术前禁食所致的液体缺失量或手术前累计缺失量。

3. 麻醉手术期间的液体再分布。

4. 麻醉导致的血管扩张。

5. 术中失血失液量及第三间隙丢失量。

(一)晶体溶液

1. 主要补充机体所需的电解质和水,同时扩充血管内容量。但输入的晶体液在血管内半衰期不到15分钟,在输注结束时80%以上进入组织间隙。由于血容量和组织间液的比值大约是1∶3,因此使用晶体液来补充血容量时认为最初需要大约3倍失血量的晶体液,这样才有可能不到1/3的补充容量维持在血管腔内。因此需要严密监测充盈压和血红蛋白浓度下持续输注,才可能获得稳定的血流动力学状态。

2. 晶体液主要补充了组织间液,对肾脏有保护作用,能增加尿量,但难以满意的维持大量失血时的血流动力学状态,并可能因组织间液过多引起组织水肿和肺间质水肿等并发症,术中生理需要量提倡采用晶体溶液,补充时根据临床观察体征、症状、CVP、血压、心率来作相应的调整。

(二)胶体溶液

胶体溶液是高分子的溶液,在血管腔内达数小时,提高血浆胶体渗透压能更迅速有效的长时间维持循环血容量、心排出量和氧运转量,减少液体需要量。同时观察到皮肤、骨骼肌、肝脏和肾脏血管阻力随动脉血渗透压增加而增加,并减少了呼吸系统的并发症,减轻了胃肠功能和脑功能衰竭的发生率,增加了休克患者复苏的存活率。围手术期失血和血管扩张提倡采用胶体溶液。

(三)高渗高张溶液

1980年Velasco等首次报道了7.5%高渗氯化钠溶液4ml/kg用于失血性休克,后因其维持循环稳定的时间短(约半小时)而配用右旋糖酐或羟乙基淀粉,组成高晶-高胶体渗透压混合溶液而延长扩容时间。由于其高渗高张特性,输注后使细胞内液移至细胞外,继而进入血管腔,既有效扩张血容量又能防止组织水肿,同时,还可增加心肌收缩,减慢心率,促进氧供氧耗比例恢复正常。

三、麻醉苏醒期患者管理

麻醉苏醒期是指全身麻醉患者从麻醉状态逐渐苏醒的过程，是麻醉后重要生理功能全面恢复时期，也是围麻醉期的重要环节之一。迄今为止，我们尚无法规定完成恢复所需的最短时间。

苏醒期大约可分为 4 个阶段：

1. 随麻醉深度逐渐减浅，出现自主呼吸并由弱变强至完全恢复正常。

2. 呼吸道反射恢复，能自主吞咽。

3. 感觉和运动功能逐渐恢复。

4. 意识逐渐清醒到完全能接受指令。

由于此阶段麻醉作用尚未终止，麻醉药、肌松药和神经阻滞药仍发挥一定的作用，各种保护性反射尚未恢复，常发生呼吸道梗阻、通气不足、呕吐、误吸、循环功能不稳定、疼痛、寒战、认知障碍等并发症。需要在医护人员的精心护理和观察下才能预防意外事故的发生。同时应注重患者术后的镇痛，不能因为手术、麻醉结束而不再顾及患者因术后疼痛可能引起的烦躁和循环不稳定。如患者完全清醒后诉疼痛，可追加 PCA。

全身麻醉患者转出复苏室的标准：全身麻醉患者 Steward 评分必须达到 4～6 分，根据术后患者的具体情况，无特殊情况发生者方可由麻醉复苏室转回普通病房。Steward 苏醒评分标准：

（一）清醒程度

1. 完全苏醒 2 分（能张口伸舌，能说出自己的年龄或者姓名，知道自己所处的位置）。

2. 对刺激有反应 1 分（呼唤时有肢体运动或睁眼，头颈部移动）。

3. 对刺激无反应 0 分。

（二）呼吸道通畅程度

1. 可按医师吩咐咳嗽 2 分。

2. 不用支持可以维持呼吸道通畅 1 分。

3. 呼吸道需要予以支持 0 分。

（三）肢体活动度

1. 肢体能做有意识的活动 2 分。

2. 肢体无意识活动 1 分。

3. 肢体无活动 0 分。

（李文燕　刘世喜）

参考文献

1. 邓小明，姚尚龙，于布为，等．现代麻醉学．第 4 版．北京：人民卫生出版社，2014.
2. Malan TP Jr，DiNardo JA，Isner RJ，et al. Cardiovascular effects of sevoflurane compared with those of isoflurane in volunteers. Anesthesiology，1995，83（5）：918-928.
3. Kikura M，Ikeda K. Comparison of effects of sevoflurane/nitrous oxide and enflurane/nitrous oxide on myocardial contractility in humans. Load-independent and noninvasive assessment with transeophageal echocardiography. Anesthesiology，1993，79(2)：235-243.
4. AacKenzie IM. The hemodynamics of human septic shock. Anaesthesia，2001，56：130.
5. Vinik HR，Bradley EL Jr，Kissin I. Isobolographic analysis of propofol-thiopental hypnotic interaction in surgical patients. Anesth Analg，1999，88(3)：667-670.
6. Salevsky FC，Walley DG，Kalant D，et al. Epidural epinephrine and thesystemic circulation during peripheral vascular surgery. Can J Anaesth，1990，37(2)：160-165.
7. 黄邵农，曾邦雄．临床麻醉新理论和新技术．长沙：湖南科学技术出版社，2003.

第三十九章 麻醉与呼吸管理

呼吸的功能就是给身体细胞提供氧气同时排出代谢过程产生的二氧化碳，包括外呼吸、气体在血液中的运输及内呼吸3个环节。大多数患者在麻醉时，无论是自主呼吸还是控制呼吸，动脉血氧合功能均受到削弱，尤其对于老年人、肥胖患者和吸烟患者的影响更为严重。多项研究表明，全身麻醉时患者动静脉血分流平均为10%，肺通气/血流比值轻到中度偏离正常，而术前肺功能有显著损害的患者接受全身麻醉可导致肺通气/血流比值明显的扰乱，麻醉对呼吸功能的影响主要与麻醉深度、术前呼吸功能状态、外科手术等情况有关。

第一节 麻醉期间呼吸不稳定的原因

一、慢性阻塞性肺疾病

慢性阻塞性肺疾病是一种具有气流阻塞特征的慢性支气管炎和(或)肺气肿，可进一步发展为肺心病和呼吸衰竭的常见慢性疾病。

1. 与有害气体及有害颗粒的异常炎症反应有关，致残率和病死率很高，其特征性病变气流受限，是小气道病变(闭塞性细慢性阻塞性肺病支气管炎)和肺实质破坏(肺气肿)共同作用的结果，在不同的患者中这两种原因所占的比例不同。

2. 由于肺泡膨胀破裂，肺泡面积减少，可引起弥散功能减低。麻醉前呈低氧血症，至少需供氧治疗。

二、呼吸道反应性疾病

“呼吸道反应性疾病”最初描述的是一种支气管高反应状态。此类患者较正常人更易出现呼吸道狭窄或支气管痉挛，哮喘、慢性支气管炎、肺气肿、过敏性鼻炎、呼吸道感染及吸烟的患者均可能出现呼吸道高反应状态，一旦出现围手术期支气管痉挛，则比单纯哮喘患者更加危险。

1. 对严重吸烟患者，希望能戒烟。戒烟可以使呼吸道分泌物减少，并能促进黏膜纤毛的转运功能，但上述作用要经过数周才能出现。短期(48～72小时)戒烟，实际上可能增加呼吸道的反应性和分泌物，其真正的益处是降低的碳氧血红蛋白的含量增加了组织供氧。

2. 支气管哮喘是由多种细胞和细胞组分参与的气道慢性炎症性疾病，这种慢性炎症与气道高反应性相关，通常出现广泛而多变的可逆性气流受限，导致反复发作的喘息、气促、胸闷和(或)咳嗽等症状，多在夜间和(或)清晨发作、加剧，多数患者可自行缓解或经治疗缓解。气道内慢性炎症对哮喘也是一种激发因素，酯类局麻药及苄异喹啉类肌松药常促使哮喘发作。

三、睡眠呼吸暂停综合征

呼吸暂停指经口和鼻的均气流停止10秒以上：呼吸气流降低超过正常气流强度的50%以上，并伴有氧饱和度下降4%者称为低通气；病理性的睡眠呼吸暂停即呼吸睡眠暂停综合征，指每晚7小时的睡眠中，每次发作呼吸暂停>10秒，呼吸暂停反复发作>30次，或呼吸紊乱指数(即平均每小时睡眠的呼吸暂停+低通气次数)>5次。

麻醉中的危险因素：①呼吸道管理困难，包括面罩通气困难和气管插管困难；②麻醉药物对呼吸抑制；③诱发严重心脏病，如严重心律失常、心衰等；④拔气管导管后再次呼吸道梗阻。

四、麻醉和手术对肺功能的影响

全麻降低降低肺容量，促进肺 V_A/Q 比例失调和肺不张的形成。许多麻醉药减弱了患者对高二氧化碳和低氧的通气反应，术后常导致肺不张和低氧血症，尤其以原有肺部疾病的患者为甚。术后疼痛限制了咳嗽及肺膨胀，使肺功能进一步受损。

（一）呼吸机械力学及气体交换

1. 全麻仰卧位使功能残气量下降　肺不张是在潮气量呼吸中肺容量低于气道关闭容积时发生的。PEEP 可减少这种作用。仰卧位使膈肌向头侧移位使功能残气量下降。

2. 正压通气与自主呼吸相比，前者可导致 V_A/Q 比例失调　当正压通气时，上肺比下肺通气充分，相反，因肺血流分布取决于肺血管解剖分布和重力，所以下肺血流增加。最终结果是，与自主呼吸相比，正压通气时生理无效腔和 V_A/Q 比例失调都有不同程度的增加。

（二）呼吸调节

1. 吸入麻醉药、丙泊酚、巴比妥类药、阿片类药的应用，降低了患者对缺氧的通气反应这种作用在既往有严重慢性肺疾病患者尤为重要，这类患者通常有二氧化碳蓄积并依赖缺氧驱动增加通气量。

2. 麻醉药和镇痛药的呼吸抑制作用　对患有阻塞性睡眠呼吸暂停征患者尤为显著。

（三）手术的影响

术后肺功能受外科手术部位的影响。与外周手术相比，腹部手术后咳嗽和深呼吸能力下降，这与膈肌功能受损和咳嗽及深呼吸引起的疼痛有关。上腹部手术后肺活量下降 75%，而下腹部或胸部手术后下降约 50%。术后肺功能恢复需要几周时间。

（四）对纤毛功能的影响

正常情况下上呼吸道可加热和湿润吸入的空气，为呼吸道纤毛和黏膜正常功能提供理想的环境。全麻通常以高流速输送未湿化气体，使分泌物干燥而且容易损伤呼吸道上皮。

第二节　麻醉期间呼吸功能监测

在麻醉期间，所有患者的氧合、通气均应得到连续的监测评估，必要时采取相应措施维持患者呼吸和功能正常。

一、氧合监测

氧合监测的目的是保证患者组织器官氧供正常。

（一）吸入氧气

麻醉期间，应该根据患者的情况吸入不同浓度的氧，必须保证供气源正确。

（二）脉搏血氧饱和度

1. 概念　血氧饱和度（SpO_2）是血液中被氧结合的氧合血红蛋白的容量占全部可结合的血红蛋白容量的百分比，即血液中血氧的浓度，它是呼吸循环的重要生理参数。

2. 异常原因　低通气、气道梗阻、循环异常、设备故障等最终会引起机体缺氧。使用 SpO_2 监测仪时，应开启脉搏音和低限报警功能。并注意测量的伪差：如亚甲蓝、靛胭脂染料可降低 SpO_2 数值：碳氧血红蛋白可使血氧饱和度升高；蓝色指甲油也可降低测值。

3. 正常值　正常 SpO_2 应为 92%～96%，相当 PaO_2 64～82mmHg，SpO_2 低于 90%，根据氧离曲线图，氧分压急剧下降。相反 PaO_2 升至 100～400mmHg，SpO_2 也只能升至 100% 封顶，说明不能显示氧量。

4. 临床应用　由于无创应用非常方便。麻醉患者均应监测此项目。如果没有合适的部位放置指夹式脉搏血氧饱和度探头，建议选用膜贴式脉搏血氧饱和度传感器；如也没有膜贴式脉搏血氧饱和度传感器，必须加强临床观察，认真观察患者皮肤、指甲或黏膜颜色以及手术野血液颜色来判断患者氧合状态，并间断进行动脉血气体分析。

（三）血气分析

血气分析是对血液中的酸碱度（pH）、二氧化碳分压（PCO_2）和氧分压（PO_2）等相关指标进行测定，医学上常用于判断机体是否存在酸碱平衡失调以及缺氧和缺氧程度等的检验手段。有的分析仪还包括离子及乳酸量，更有利于呼吸及循环调控。常用于复杂或危重患者的手术。

二、通气监测

（一）基本监测

所有麻醉患者必须观察胸廓运动和呼吸频率，

全麻患者还需观察呼吸囊运动、听诊呼吸音，评估气道是否通畅，通气是否正常。

（二）机械通气监测

必须连续监测气道压、潮气量、呼吸频率，并使报警（包括气道高压、低压报警）功能正常。建议采用声光联合报警。正压通气时，气道压不宜低于 10cmH_2O（防止通气不足或通气管路漏气）；不能高于 35cmH_2O（防止压力性肺损伤）。

（三）呼气末二氧化碳分压（$P_{ET}CO_2$）监测

1. 监测的适应证　包括：①麻醉机和呼吸机的安全应用；②各类呼吸功能不全；③心肺复苏；④严重休克；⑤心力衰竭和肺梗死；⑥确定全麻气管内插管的位置。

2. 异常原因　使用呼吸机及麻醉时，根据 E_TCO_2 测量来调节通气量，保持 E_TCO_2 接近术前水平。监测及其波形还可确定气管导管是否在气道内。而对于正在进行机械通气者，如发生了漏气、导管扭曲、气管阻塞等故障时，可立即出现 E_TCO_2 数字及形态改变和报警，及时发现和处理。连续监测对安全撤离机械通气，提供了依据。而恶性高热、体温升高、静脉注射大量 $NaHCO_3$ 等可使 CO_2 产量增加，E_TCO_2 增高，波幅变大，休克、心搏骤停及肺空气栓塞或血栓梗死时，肺血流减少可使 CO_2 迅即下降至零。E_TCO_2 也有助于判断心肺复苏的有效性。E_TCO_2 过低需排除过度通气等因素。

第三节　麻醉期间呼吸系统管理

麻醉期间的呼吸道梗阻多为急性梗阻，按发生部位可分为上呼吸道阻塞和下呼吸道阻塞。如未及时处理可造成二氧化碳蓄积和（或）低氧血症，严重者可导致心搏骤停。

一、呼吸系统并发症及危急事件

（一）舌后坠

对舌后坠采用最有效的手法，是患者头后仰的同时，前提下颌骨，下门齿反咬于上门齿。据患者不同的体位进行适当的调整，以达到气道完全畅通。如果上述手法处理未能解除阻塞，则应置入鼻咽或口咽气道。但在置入口咽气道时，有可能诱发患者恶心、呕吐，甚至喉痉挛，故应需密切观察。极少数患者才需重行气管内插管

（二）误吸和窒息

全麻状态或基础麻醉下常抑制保护性气道反射，误吸和窒息特别在肠梗阻或饱食患者诱导时更易发生。大咯血也可导致溺死。预防及处理：减少胃内物的滞留，促进胃排空，降低胃液的 pH，降低胃内压，加强对呼吸道的保护。

1. 手术麻醉前应严格禁饮禁食，减少胃内容物。肠梗阻或肠功能未恢复者，应插胃管持续吸出胃内容物以减少误吸的发生率。

2. H_2受体阻滞剂如西咪替丁、雷尼替丁等，可抑制胃酸分泌，减少胃液量。抗酸药可以提高胃液 pH 值，以减轻误吸引起的肺损害。

3. 饱胃患者需要全麻时，应首选清醒气管内插管，可减少胃内容物的反流和误吸。对于麻醉前估计插管不困难者，也可选择快速诱导，但必须同时压迫环状软骨以防发生反流。大咯血或湿肺患者必须采用双腔导管隔离两肺。

（三）喉痉挛

1. 严重喉痉挛必须争分夺秒，稍有贻误即可危及患者的生命。应立即去除造成喉痉挛的原因，如吸除声门和会厌附近的分泌物。

2. 用 100%氧进行面罩加压供氧，同时应注意将下颌托起，以除外机械性梗阻因素，直至喉痉挛消失。

3. 在吸氧的同时应用静脉或吸入麻醉药加深麻醉，直至喉痉挛消失。

4. 如果上述处理无效，可应用短效肌肉松弛药琥珀胆碱，面罩加压给氧或气管插管来改善氧合，紧急时可先用 16 号粗针穿刺环甲韧带，解除梗阻，挽救生命。

5. 近来普遍应用肌松药及气管插管，以避免喉痉挛的发生。但未用气管插管的吸入或静脉麻醉的患者或病儿仍应警惕喉痉挛的发生并准备面罩给氧或气管插管用具。

（四）支气管痉挛

1. 首先要快速明确诊断，去除诱因，其次是加压给氧以避免缺氧。

2. 通过加深麻醉（如提高吸入麻醉药浓度，增加氯胺酮、异丙酚剂量等）可以缓解大部分的支气管痉挛，如果仍不能缓解，可静脉注射或吸入拟交感类药和抗胆碱药。

3. 在使用β受体激动药时应常规准备抗心律失常药如利多卡因。对严重支气管痉挛者不应使用高浓度吸入麻醉药，因在未达到支气管扩张效果以前，就有可能出现严重低血压；此时可静脉快速注射糖皮质激素，最好用氢化可的松琥珀酸钠100～200mg，但其抗炎效果并不能立即出现；伴低血压时可给麻黄碱。

4. 紧急时给肾上腺素静脉注射。酌情慎用氨茶碱，不推荐同时使用β受体激动药，在吸入麻醉下后可引起血浆茶碱浓度升高而诱发心律失常，调整呼吸参数，保证有效的潮气量，必要时施行手控通气。

（五）缺氧

根据缺氧的原因和血氧变化，一般将缺氧分为低张性缺氧、血液性缺氧、循环性缺氧、组织性缺氧4种类型。麻醉中以低张性缺氧最为常见，PaO_2降低的原因有吸入气氧分压过低、外呼吸（通气或换气）功能障碍、静脉血分流入动脉。处理原则：

1. 保持呼吸道通畅，纯氧吸入，加大通气量。

2. 在全身麻醉插管状况下，应首先手控通气，评估肺顺应性、气管导管有无阻塞或脱出错位，并及时纠正。

3. 对其他原因进行针对性治疗，如因弥散障碍则加用PEEP。

（六）高碳酸血症

1. 原因　①通气不足；②呼出气体再吸入；③二氧化碳产生过多。

2. 处理原则　对症对因，如全身麻醉插管时可提高分钟通气量、增加氧流量、排除呼吸道阻力、更换钠石灰、胸腔闭式引流、拮抗阿片类拮抗药、间歇性过度通气；延髓中枢损伤性抑制及椎管内麻醉平面过高时，则需机械辅助呼吸治疗等。

（七）气胸

常见于过度正压通气肺泡破裂，及开腹手术损伤胸膜出现气胸，小量气胸可无明显的呼吸循环障碍；大量气胸可导致明显的肺萎陷和低氧血症；当气体单向进入胸膜腔时则出现张力性气胸，使胸膜腔内压进行性升高，导致纵隔移位、大血管受压、心排量下降。检查可见喘息样呼吸困难、患侧呼吸音减弱、肺顺应性降低、吸气峰压升高、低氧血症。必要时行胸腔闭式引流。

二、麻醉中维持通气功能的方法

氧是维持人体生命的必须物质，是维持脏器功能的基本条件，麻醉期间出现通气不足必导致缺氧与二氧化碳蓄积，前者可增加吸入氧浓度来弥补，后者只有加强通气管理维持足够的通气量。

（一）供氧

氧气治疗的直接作用是提高动脉氧分压，改善因血氧下降造成的组织缺氧，使脑、心、肾、等重要脏器功能得以维持；也可减轻缺氧时心率、呼吸加快增加的心、肺工作负但。给氧的效果因引起血氧下降的原因而异。呼吸系统疾患因动脉血氧分压下降引起的缺氧，给氧后大都有较好的效果；而循环功能不良或贫血引起者，常规给氧只能部分的改善。

（二）人工通气管理

1. 辅助呼吸　辅助呼吸适应证：

（1）呼吸交换量不足时：如过量的吗啡类药、巴比妥类药等或全麻过深抑制呼吸中枢。

（2）呼吸动作受障碍时：如因手术体位、脊椎麻醉平面过广等。

（3）剖胸手术中：为弥补肺萎陷所致的气体交换量不足，或预防纵隔摆动。在保留患者自主呼吸情况下，于患者吸气开始时挤压呼吸囊使患者的潮气量增加，而呼气时则放松呼吸囊，呼出气体排至囊内。挤压频率可连续或每间隔一次正常呼吸后挤压一次，压力一般为（7～15cmH_2O），但与患者的胸肺顺应性有关，以胸廓中度吹张为宜。

2. 控制呼吸　麻醉功能人为的、主动的产生呼吸动作。它可以不依赖患者的呼吸中枢，产生、控制呼吸。麻醉中机械通气的应用：

（1）使用前检查麻醉机的功能是否正常，连接系统有无漏气。

（2）调整麻醉机的参数，防止通气不足导致二氧化碳蓄积或过度通气导致呼吸性碱中毒。

（3）要注意避免气道压过高，使心排量减少，甚至导致气压伤。

（4）应随时观察胸廓活动情况和听诊双肺呼吸音，及时清除分泌物，保证呼吸道通畅。

（5）应行呼气末二氧化碳监测或血气监测，及时调整参数。

（6）应备有简易呼吸器，以便代用。

（7）当患者出现自主呼吸与麻醉机对抗时，应及时处理。

（李文燕）

参考文献

1. 邓小明,姚尚龙,于布为等. 现代麻醉学. 第4版. 北京:人民卫生出版社,2014.
2. 盛卓人,王俊科. 实用临床麻醉学. 第3版. 沈阳:辽宁科学技术出版社,1996.
3. 盛卓人. 支气管哮喘和麻醉. 中华麻醉学杂志,1996,16(3):141-144.
4. Stullken EH Jr, Milde JH, Michenfelder JD, et al. The nonlinear responses of cerebral metabolism to low concentrations of halothane, enflurane, isoflurane, and thiopental. Anesthesiology, 1977,46(1):28-34.
5. Tinker, JH, Sharbrough FW, Michenfelder JD. Anterior shift of the dominant EEGrhytham during anesthesia in the Java monkey: correlation with anesthetic potency. Anesthesiology,1977,46(4):252-259.
6. Maekawa, T, McDowall DG, Okuda Y. Brain-surface oxygen tension and cerebral cortical blood flow during hemorrhagic and drug-induced hypotension in the cat . Anesthesiology, 1979, 51(4):313-320.
7. Eckenhoff JE. Deliberate hypotension. Anesthesiology, 1978, 48(2):87-88.
8. Gravlee GP, Davis RF, Stammers AH, et al. Cardiopulmonary Bypass: Principle and Practice. 3rd ed. Philadelphia: Lippincott William & Wilkins, 2008.
9. Miller RD. Anesthesia. 6th ed. Philadelphia: Churchiu Livington, 2005.

第四十章 控制性低血压

控制性低血压是采用降压药物与技术等方法，将收缩压降低至80至90mmHg或者将平均动脉血压减低至50～65mmHg左右，不致有重要器官的缺血缺氧性损害，终止降压后血压可迅速回复至正常水平，不产生永久性器官损害。

控制性低血压能减少出血和输血以及输血并发症；使术野清晰，降低血管内的张力，提高手术精确性，减少对神经血管的误伤，有利于手术操作；缩短手术时间；降低前、后负荷而改善心肌作功；减少结扎烧灼组织，使水肿程度降低，伤口愈合快。近年来关于输血有机会获得传染性疾病及血液保护的概念已被普遍接受，使控制性低血压技术的应用比过去更受重视。

第一节 控制性低血压对器官功能的影响

一、脑

脑组织代谢率高，血流量在安静时为750ml/min左右，占心排出量的15%，但其重量仅占全身重量的2%左右，脑组织的耗氧量占全身耗氧量的15%～20%。同时，脑细胞对缺氧的敏感性较高，因此，控制性低血压的最大顾虑是脑供血不足和脑缺氧造成的危害。

1. 脑血管有自动调节功能，对局部体液因素敏感，而对神经调节无显著效应，当血压变化时，只要动脉血氧或二氧化碳分压、氧离子浓度和温度等恒定，即使平均动脉压波动在8～20kPa（60～150mmHg）之间，脑血灌流量仍可无明显改变，当平均动脉压压低于8kPa（60mmHg）时，脑血管的这种自动调节能力才减弱或消失。

2. 正常人脑血流量较为恒定，是通过脑血管的自动调节机制来完成，根据公式脑血流量＝脑灌注压/脑血管阻力＝（平均动脉压—颅内压）/血管阻力，当脑灌注压为9.3～12kPa（70～90mmHg），此时脑血管的自动调节功能良好，如颅内压升高引起脑灌注压下降时，通过血管扩张，血管压力下降使公式的比值不变，从而保证脑血流量相对稳定。

3. 如果颅内压不断升高，使脑灌注压低于5.3kPa（40mmHg）时，脑血管自动调节功能失效，脑血流量急剧下降，当颅内压升高至接近平均动脉压时，颅内血流几乎停止。因此，颅内高压患者如果事前未采取降低颅内压的措施，不宜行控制性低血压。

4. 动脉血二氧化碳（$PaCO_2$）也是对脑血流重要的影响因素，吸入5%～7%二氧化碳时，脑血流量几乎可增加一倍。相反，当$PaCO_2$每降低0.133kPa，将相应地降低脑血流1ml/（min·100g）。因此，在施行控制性低血压时，应尽量保持$PaCO_2$接近正常。

5. 在临床麻醉过程时，一方面，麻醉药（尤其巴比妥类药）可降低脑代谢率，另一方面控制性低血压时提高吸入氧浓度，使血浆内氧溶解量增加以及脑组织对氧的摄取效能增加，这些代偿机制均能使麻醉患者耐受6.66kPa（50mmHg）平均动脉压而仍安全，尚未发现有脑功能持久性损害及精神异常，常温控制性低血压的患者，平均动脉压最低安全界限为6.66～7.33kPa（50～55mmHg），主要是因为这也是脑血流自动调节的最低限度。

二、心脏

控制性低血压对心脏的影响主要与冠脉血流的改变有关。

1. 动脉压下降时，心排出量减少，使冠脉血流量相应减少，但冠脉有自动调节能力，在灌注压下降时，心肌可按代谢需要改变血管阻力。

2. 周围动脉扩张，血压下降，可减轻心脏负荷，减少心肌氧耗量。

3. 控制性低血压时，只要平均动脉压不低于临界值(6.7kPa)，并保证有效的肺通气，仍能保持心肌氧供需平衡和心肌功能良好，当收缩压低于8kPa，可出现心肌缺血现象。

4. 降压期间，应避免低碳酸血症，以防冠脉血流进一步降低。降压期间，会出现反射性心动过速，使心脏舒张时间缩短，冠脉血流进一步降低，这对缺血性心脏病患者极为不利，使心脏缺血进一步恶化。

三、肾脏

肾血流有相当程度的自动调节性，平均动脉压在10.66～24kPa(80～180 mmHg)范围内，肾血流量维持恒定。当平均动脉压压低于9.33kPa(70mmHg)时，肾小球滤过率急剧下降，泌尿功能可能暂停，但尚无肾损害。此后，血压虽仍维持低水平，肾小球滤过率则可逐渐改善，表明肾脏有一定的代偿能力，平均动脉压在6.66kPa(50mmHg)，以上时，肾实质血流可满足肾代谢需要。

1. 降压过程中，只要保持供氧充分和肾血管充分扩张，一般不致引起肾小球和肾小管上皮细胞永久性损害。

2. 肾功能正常患者降压后，尿内可有尿蛋白，管型和红细胞，但程度均不严重，恢复亦快，但若降压期间血压控制不当，术后亦可并发少尿或无尿，甚至因此死亡。

四、肝脏

正常肝血液灌流量的约25%来自肝动脉，约75%来自门静脉，门静脉的正常血氧含量介于动脉和混合静脉血之间。

1. 肝脏血管无自动调节能力，控制性低血压时，一旦收缩压低于10kPa，即可出现肝动脉血减少，肝脏有缺氧的危险，此时肝脏代偿性的增大门静脉血氧的摄取，保证正常的氧量。

2. 收缩压不低于8kPa(60mmHg)时，肝功能没有明显改变。因此，目前认为对肝功能基本正常的肝病患者，只要降压控制得当，不致引起显著的肝缺血、缺氧和肝细胞损害。

五、肺

降压过程中因肺血管扩张，肺动脉压降低，引起肺内的血流重新分布，可出现肺泡通气与血流之间的比例失调。一般低压时，肺血量减少使生理无效腔增大，无效腔量与潮气量比值(VD/VT)可以从0.3增至0.6～0.8，通气/血流比值(V/Q)平衡破坏，特别在头高位时更明显，用扩血管药降压时，还可以阻止缺氧性肺血管收缩，更使V/Q比值不相适应，所以控制性低血压时，应予以气管插管控制呼吸，充分供氧为宜。

六、内脏循环

胃肠道血管的自身调节能力较肾及脑更差，血液循环的调控较困难。严重低血压时易产生内脏低灌流状态。

七、眼

当动脉血压降低则眼内压亦降低。低血压时的血液变化可发生某些并发症，如视力模糊，偶有发生失明。所以，控制性低血压时应注意眼的正确体位，血流量及眼的局部压力。

八、皮肤和肌肉

控制性低血压时皮肤和肌肉的血液流量减少，组织内氧分压降低，但不会导致皮肤、肌肉缺血坏死。测量流向皮肤和肌肉的血流量的重要性显然远不及内脏器官的重要。

九、微循环

既往认为，控制性低血压不影响组织氧合，最近研究表明，硝普钠主要扩张毛细血管前小动脉，降压后由55%的血液经毛细血管、动静脉直接通道分流，致使毛细血管内的红细胞流量降低，容易引起组织缺氧，而硝酸甘油主要扩张小静脉，无上述情况。动物实验和临床观察发现，用硝普钠降压时存在组织氧合失调，营养性毛细血管血液灌注不足。

第二节　控制性低血压的实施

一、一般要求

(一)术前准备

术前用药有效控制患者的焦虑，对施行控制性低血压有极大的帮助。脑血流的自主调节机制在疾病、麻醉、脑创伤等状态下会受到损害。对此类施行控制性低血压的患者，了解其术前血压对决定控制性低血压的底线是有帮助的。

(二)麻醉处理

维持稳定的麻醉状态对顺利实施控制性低血压至关重要。麻醉应达到适当深度，才能抑制肾素-血管紧张素系统，才可能在这个基础上实施控制性低血压。

(三)降压操作

建立可靠的静脉通路及基本监测，摆好患者体位(头高脚低斜坡位；尽量使手术部位高于心脏水平)，然后用降压药物使血压逐渐下降。要注意低血压产生快慢与所用降压药物有关，不要不顾降压药物起效快慢的不同，急于增加降压药物用量。

二、椎管内麻醉

硬膜外神经麻醉阻滞了交感神经节前纤维，使阻滞范围内的血管扩张外周血管阻力下降，回心血量减少，致使血压下降。但其血压控制不如药物降压容易，蛛网膜下腔阻滞可产生低血压，低血压期需要补充足够的血容量，必要时可静脉注射小剂量麻黄碱(5～10mg)。硬外麻醉技术最宜用于下腹和盆腔手术中减低失血量。

三、药理学技术

(一)利用吸入麻醉药物降压

氟烷、异氟烷及七氟醚，麻醉到一定深度，都能引起血压下降，其中以氟烷最为明显，它抑制心肌收缩力，并扩张外周血管，患者在全麻后，可以开始逐步增加吸入麻醉药浓度，待到达所需低压水平，吸入麻醉药的浓度就暂时加以保持，至血压有下降趋势，麻醉药浓度可以适当降低。若血压又复上升，吸入麻醉药浓度也应随之增高，多用于其他降压方法的补充，适应于需降压程度不高，且维持低血压时间短的手术。

(二)降压药的应用

1. 硝普钠　硝普钠因起效快，疗效相对稳定，半衰期短，是使用最广的控制性低血压药，通过干扰巯基活性或影响细胞内钙活性，主要扩张阻力血管。使用硝普钠时，心排出量几乎没有影响。

静脉滴注 0.01%溶液，开始按每分钟 0.5～0.8μg/kg 速度点滴，经 2～3 分钟血压缓慢下降，降压速度直接与滴注速度成比例，一般于 4～6 分钟就使血压降至预期水平。停止点滴后一般在 1～10 分钟血压即回升。

2. 硝酸甘油　能直接扩张小静脉，因降低前负荷而降低心肌氧耗量，并能增加冠状动脉灌注，降低心室容量，使缺血区能得到较多的血供，但它能增加颅内压。

静脉滴注 0.01%溶液，开始速度每分钟 1μg/kg，一般调节至每分钟 3～6μg/kg 就能使血压降至预期水平。停药后 4～22 分钟(平均 9 分钟)血压回升。短时间降压，可一次静脉注射 64～96μg，1～3 分钟出现降压作用，持续 5～10 分钟，需要时可重复注射。

3. 三磷腺苷　具有麻痹血管平滑肌的作用，使血压下降，同时肺动脉也有下降，躯体及肺血管阻力，相应降低，而心搏量则增加，可能使心肌收缩力加强之故，通常作用迅速可靠，不发生快速耐药性，适用于短时间降压的手术，单次静脉注射 0.36～2.9mg/kg，可使收缩压及舒张压平均下降 3.64kPa(27.3mmHg)和 3.33kPa(25mmHg)，维持约 2～4 分钟，个体差异大，缓慢注射可不发生降压效果。

4. 其他降压药

(1)乌拉地尔：通过阻断外周 α-受体和中枢 5-HT 受体而降压，具有扩血管效应而无交感活性，也不影响颅内压、颅内顺应性及脑血流，50～100mg 静脉注射即可中度降压，增大剂量不再使血压剧降，停药后也无反跳现象。

(2)前列腺素 E：是一种激素，可通过抑制交感神经末梢释放去甲肾上腺素，并直接作用于血管平滑肌，引起血管扩张，导致周围血管阻力和血压降低，一般连续静滴，滴速 0.1μg/(kg・min)，血压即可明显下降，停药后血压约需 30 分钟以上才能恢复，前列腺素E兴奋交感神经，可引起心率增快。

(3)钙通道阻滞药：钙通道阻滞药具有扩张周围血管，冠状血管及脑血管作用导致低血压而不引起心动过速，控制性低血压多应用维拉帕米静脉注射5～10mg或尼卡地平10～250μg/(kg·h)滴注，由于剂量过大易引起传导阻滞，故多应用短时需降压的患者。

(4)拉贝洛尔：为α_1及β_1受体阻滞药，心排出量及外周阻力均降低，对心率影响小，静脉注射5分钟作用达高峰，半衰期长达4小时。对颅内高压患者不增加其颅内压是本品的优点。

四、控制性低血压的管理

(一)监测

1. 血压　通常采用动脉穿刺置管直接测压法，连续监测血压，随时了解平均动脉压、收缩压和舒张压的变化，患者情况良好，降压时间短者，可采用臂袖间接测压法。

2. 心电图　可测知心率、心律及心肌缺血等改变。

3. 血气分析　用以了解氧合情况及酸碱是否失衡，能反映低压状态下组织的代谢改变。

4. 尿量　反映肾脏血流灌注情况，也可反映生命器官血液灌流是否良好。

5. 皮肤温度及皮色　若皮肤仍温而未出现发绀或极度苍白，这样的患者对低压反应良好；反之，应注意是否有异常，尤其有发绀症状，应立即升压。

6. 脉搏氧监测(SpO_2)

7. 体温监测，因扩张皮肤血管，体热丧失更快，必须常规使用。

8. 中心静脉压监测。考虑出血多控制降压时间较长，必须放置中心静脉压，以监测心脏前负荷血容量。

9. 呼气末二氧化碳的图形具监测意义，可以帮助判断是否出现心输出量突然急剧下降或呼吸管道连接中断等情况(突然下降或消失)。呼吸末二氧化碳图监测还有助于避免发生过度通气，控制性低血压期间，低二氧化碳血症使脑血流进一步减少，可导致脑缺血。

10. 有条件时可进行其他监测包括听觉诱发电位、脑电图和胃肠道pH或二氧化碳分压、组织pH值。这些监测有助于了解低血压期间机体功能状态的变化。

(二)呼吸管理

降压麻醉时，肺泡无效腔量增加，肺血管有收缩，若呼吸处理不当，易致血内二氧化碳分压上升而氧分压下降。若患者呼吸因全麻而有抑制，须加辅助，必要时作控制呼吸，但不宜有过度换气。

(三)输液

降压患者多有末梢血管扩张，循环血量可能减少。细胞外液有移动，用作补偿。故对这类患者应适量补充平衡液，较为适宜。输液量的多少视血压而定，血压过降时，可适当加快输液，至血压保持在一定水平为止，严防在控制性低血压时发生低血容量。

(四)降压程度

1. 控制性低血压并非生理状态，降压幅度是有限度的，控制性低血压不能单纯以血压下降的数值或手术不出血为降压的目标，降压的程度应参考心电图，心率，脉压和中心静脉压等指标作全面衡量。

2. 正常体温患者，平均动脉压安全低限为50～55mmHg，在此范围内脑血流自身调节能力仍保持正常，一旦平均动脉压低于此限度，脑血流将与血压平行下降。慢性高血压患者保持脑血管自身调节所需的脑灌注压水平更高。

3. 在临床应用中，短时间降压后平均动脉压保持在50～60mmHg可能是安全的。血管硬化，高血压等患者则应酌情分别对待，一般应以血压降低不超过原水平的30%，可基本保证安全。

4. 在满足手术要求的前提下尽可能维持较高的血压水平，并注意防止降压速度过快，以使机体有一个调节适应过程，降压过程中若发现心电图有缺血性改变，即应放弃控制性低血压，以保证安全。

(五)调节体位

由于降压药使血管舒缩代偿功能受到抑制，血液受重力影响可随体位变动，如头高位时回心血量减少，可致血压进一步下降，在控制性低血压时，可使手术处于最高点，以减少渗血。

(六)恢复期

1. 手术主要步骤结束后，即应逐渐停止降压，待血压回升至原水平，并彻底止血后再缝合切口，以免术后继发出血。

2. 使用作用时效短的血管扩张药，停药后调整患者体位，麻醉深度和补充血容量，血压较易回升，而用神经节阻滞药者，由于药效长，停药后血压较难回升。

3. 即使血压已回升，体位性低血压仍很显著。术后搬动患者时要严防剧烈的体位改变，术后采取头高斜体位有可能导致脑缺血性肢瘫。

4. 术后应加强呼吸及循环系统的监测，并做到及时补足术中的失血量；用鼻导管或面罩吸氧，护理患者直至清醒，通气良好，肤色红润，反应灵活。

第三节　适应证和禁忌证

一、适应证

1. 复杂大手术、术中出血可能较多、止血困难的手术 例如神经外科手术、大型骨手术如全髋关节成形术或复杂的背部手术、动脉瘤切除手术、巨大肿瘤的手术、头颈手术等。

2. 大血管手术时，降低血管张力，以避免剥离或钳夹血管时，损伤血管，如动脉导管、结扎或切断术，主动脉瘤或主动脉缩窄切除术等。

3. 整形手术为了防止移植皮片下渗血，也可在压迫包扎前应用。

4. 嗜铬细胞瘤手术切除前应用，有利于扩充血容量及防止高血压危害。

5. 显微外科手术、要求术野清晰的手术 例如中耳手术、不同类型的整形外科手术。

6. 宗教信仰而拒绝输血的患者。

7. 大量输血有困难或有输血禁忌证的患者。

8. 麻醉期间血压、颅内压和眼内压过度升高，可能导致严重不良后果者。

二、禁忌证

(一)绝对禁忌证

1. 麻醉者对控制性低血压的生理和药理缺乏全面了解。

2. 患急性心血管疾病者(除外用于降低心负荷为目的者)。

3. 严重贫血酸碱平衡失调或低血容量休克者。

4. 有严重肝或肾功能障碍者。

5. 患脑动脉或冠状动脉粥样硬化症者。

(二)相对禁忌证

1. 年龄过大。

2. 颅内压增高开颅前。

3. 严重高血压。

4. 缺血性周围血管疾病。

5. 血管病变者，外周血管性跛行、器官灌注不良，有静脉炎或血栓史。

第四节　控制性低血压并发症

控制性低血压，常因未能严格掌握适应证，血压过于降低，以及低血压时间过长等，造成病态及死亡，可能发生的并发症如下：

(一)反应性出血

手术结束前，血压未回升，致止血不充分，或血压回升急骤，导致伤口再出血。因此，手术结束前必须回升血压，充分止血，以避免术后继发出血。

(二)无尿或少尿

降压麻醉时，血压过降，尤其肾功能已有损害时，更易发生。

(三)血栓形成

脑血管、冠状血管、视网膜血管及周围血管，都有发生的可能。

(四)脑并发症

重症损害，如昏迷、惊厥，乃至瘫痪、死亡，主要是脑灌注严重不足的结果。

(五)心脏并发症

休克、心肌梗死及心搏骤停，心电图上出现了ST或T波改变，这些都与血压过降及降压过速有关。

(六)其他

如清醒延迟，酸中毒及顽固性低血压。

健康年轻病者进行控制性低血压，少有并发症发生，老年人和有潜在器官功能不全者进行控制性低血压的危险性较大，所以麻醉医生一定要小心评估每个患者，基于合理原因才作出行控制性低血压的决定。

(李文燕)

参考文献

1. 邓小明，姚尚龙，于布为等. 现代麻醉学. 第4版. 北京：

人民卫生出版社,2014.

2. Stullken EH Jr, Milde JH, Michenfelder JD, et al. The nonlinear responses of cerebral metabolism to low concentrations of halothane, enflurane, isoflurane, and thiopental. Anesthesiology, 1977,46(1):28-34.
3. Tinker, JH, Sharbrough FW, Michenfelder JD. Anterior shift of the dominant EEG rhytham during anesthesia in the Java monkey: correlation with anesthetic potency. Anesthesiology,1977,46(4):252-259.
4. Maekawa, T, McDowall DG, Okuda Y. Brain-surface oxygen tension and cerebral cortical blood flow during hemorrhagic and drug-induced hypotension in the cat . Anesthesiology, 1979, 51(4):313-320.
5. Eckenhoff JE. Deliberate hypotension. Anesthesiology, 1978, 48(2):87-88.
6. 黄邵农,曾邦雄. 临床麻醉新理论和新技术. 长沙:湖南科学技术出版社,2003.

第四十一章 麻醉期间降温

在全身麻醉下，以物理或药物降温的方法，将患者体温降至预定范围，以降低组织代谢，提高机体对缺氧耐受性，是低温在麻醉中应用的主要目的。

第一节 麻醉期间降温生理基础

在全麻下或并用某些药物（如吩噻嗪类）阻滞自主神经系统，或用物理降温方法将患者的体温有控制地降至预期度数，以提高组织对缺氧和阻断血流的耐受能力称低温麻醉。

根据临床的不同要求，降温可分为五类：①一般低温（32～34℃）；②浅低温（29～31℃）；③中度低温（25～28℃）；④深低温（21～24℃）；⑤超深低温（20℃以下）。

降温方法基本有三类：①体表降温法；②体腔降温法；③血流降温法。低温有如下特点：①降低耗氧量，代谢率随体温下降而下降；②心脏作功减少；③减少麻药用量；④抑制酶的活性和细菌的活力；⑤有抗凝作用，但不延长出血时间。

第二节 降温对器官功能影响

一、对基础代谢的影响

1. 低温可显著降低代谢率，其降低程度符合Van't Hoff定律，即温度每降低10℃，代谢率下降约1/2（表41-1）。

表41-1 温度与代谢率

体温（℃）	代谢率（%）
36.8	100
31.8	75～80
30.0	60～70
26.8	50
20.0	25
16.8	20
15.0	15

2. 低温下全身氧耗减少的程度和体内器官氧消耗减少的程度并不一致，如体温在26℃时，全身氧摄取量不到常温下的40%，但心脏却为50%，而脑的摄氧量31℃以上时很少改变，31℃时才开始急剧下降，而骨骼及皮肤摄取量更多。

3. 在常温下，肾脏的耗氧量占全身总耗氧量的比值大，32℃时肾脏耗氧量减少的速度快，与其他脏器耗氧量相仿。

二、对中枢神经系统的影响

1. 低温对中枢神经的影响，关键是对大脑的影响。低温有脑保护作用，改善大脑对缺血缺氧的耐受性，防止由此而造成的损伤，脑组织代谢研究也证实低温下高能磷酸键、pH、乳酸量可保持相当时间，目前认为这种保护作用只限几小时，至于低温下允许大脑完全缺血的确切时间尚无定论。

2. 低温有脑保护作用主要在于降低脑氧代谢率和脑葡萄糖代谢率，每降低1℃，脑氧代谢率和脑葡萄糖代谢率降低7%～10%，既已证明低温脑保护的机制与能量保存，抵消酸中毒解曲线的的移动，缺血细胞K^+外流减少等关系很少，关键还是代谢需氧量和葡萄糖需求量减少，麻醉和低温的降低对脑氧代谢率的影响并不完全一样，麻醉抑制大脑功能，脑氧代谢率降低，当脑电波平直时不再降低，而低温除抑制功能以外，还与抑制保持结构完整的代谢率有关。

3. 低温时脑血流量与脑代谢率的降低相平行，脑动静脉血氧差在低温时改变不大，提示血氧与释氧保持了大脑代谢要求的水平，体温下降1℃，脑血流量减少约7%，30℃时脑血流量减少一半，25℃时，仅为正常的25%，但全身血流量每降1℃，仅减少5%，这说明脑血流阻力的增大。

三、对呼级系统的影响

1. 低温对自主呼吸的影响呈双相，先是兴奋以后逐渐抑制，呼吸浅慢与降温呈线性关系，24℃左右自主呼吸停止。

2. 由于机体仍需排除CO_2，而通气功能受麻醉及辅助用药的抑制，所以低温时支持呼吸仍很重要，低温时气管舒张所以解剖和生理无效腔增大，但肺泡无效腔无改变。肺内O_2和CO_2交换不受影响。

3. 低温时，代谢降低，中枢神经又受低温直接影响，通气就降低，但O_2耗量和CO_2产生量呈平行性下降，所以商不变。即使深低温时，呼吸中枢的缺氧性驱动反应仍保持不变。

4. 血温下降可使氧合血红蛋白离解曲线左移，使氧释放到组织的量减少，血液酸血症又可使氧合血红蛋白离解曲线右移，使氧释放到组织的量增加，两者产生代谢平衡，从而可使动静脉血氧差仍保持正常。

四、对循环的影响

1. 低温引起的交感反应因麻醉和复合用药而削弱，但心排出量、心率和平均动脉压仍随降温幅度成比例性降低，但每搏量变化不多，外周阻力仍升高，心排出量的减少按心率减慢为主，28℃时是常温时的50%，20℃时约20%。而心率的减慢是由于降温后与全身总氧耗量的下降呈平行关系，心肌收缩速度随温度而降低，但心肌收缩力并不抑制，所以往往误解低温抑制心肌收缩。

2. 低温时心血管虚脱不是心肌收缩问题，事实是心律失常所致。28℃以下则心律失常发生率增多，QT间期延长，ST抬高和S波之后出现陡峭波型，即所谓Osborn波，T波或驼峰样征，当初以为是电流损伤，现已公认是室颤的预兆。

3. 低温引起的心律失常还有结性心律，室性期前收缩，房室阻滞和室颤，这也是意外情况下低温致死的主要原因，低温引起室颤的机制与心肌缺氧，生物电紊乱，自律神经失衡有关，心肌的氧供不能满足氧需既便常温下也可室颤，而冠脉血运减少，低温时继发冠脉收缩和血黏度增加大都是室颤(心肌缺氧)的诱因。

五、对肾功能的影响

1. Vogt等确认缺血期的进行性乳酸蓄积及ATP迅速降低(仅为对照组的20%)是导致肾细胞死亡的主要原因，低温可延长肾血流完全阻断的时限，在18～20℃下阻断肾血流90分钟，肾脏可不出现结构和功能改变，有报在21℃下完全阻断60分钟，可见轻度的结构和功能改变。

2. 低温34～26℃时，肾小管的酶活性直接受抑制，同时肾小管的再吸收能力也减弱，因此，尿量并不见减少，有时反而增加，26℃以下时，尿量则明显减少。20℃以下时，尿形成停止。低温26℃以上时，尿钠和氯的排泄增加，但26℃以下随尿量减少，其排泄量也下降，低温下钾的排出逐渐受抑制，27℃时钾的排出量约为正常的63%，且尿pH偏碱，复温后上述肾功能的变化均能迅速恢复。

3. 在常温下阻断降主动脉，肾功能可降至正常的10%，在低温下阻断肾血流，肾血流量及肾小球滤过率仅减少1/3。阻断2小时后的肾损害极轻，提示低温对肾缺血有保护作用。

六、对肝功能的影响

1. 临床在常温完全阻断肝循环20分钟，肝功能无明显影响，而35～40分钟时出现损害，但仍能完全恢复正常。

2. 在低温32～28℃下，肝循环完全阻断的时间可延长60分钟，但应注意，低温下门脉血流量及胆汁分泌减少，肝细胞内溶酶体、线粒体和微粒体活动受到抑制。

3. 肝脏的解毒能力下降，对葡萄糖、乳酸和枸橼酸等的代谢也降低。因此，在低温麻醉下应严防麻醉药逾量，并避免大量输注葡萄糖等溶液。

七、对酸碱和电解质的影响

1. 体表降温过程中，如果体表与内脏之间温差过大或麻醉过浅，可致寒战并氧耗剧增，CO_2 产生增多，CO_2 溶解度增多，HCO_3^- 离子减少，导致 $PaCO_2$ 升高，pH 下降，即继发不同程度的代谢性酸血症。另一方面，寒战可致呼吸增深加快而出现暂时性呼吸性碱血症，但这仅能部分代偿代谢性酸血症，pH 仍趋于下降，随着体温下降可出现呼吸抑制，若不及时纠正，可致明显的通气不足而加重酸血症。

2. 低温下血清钠、氯、镁的变化不大，而血清钾的离子则较明显，有人认为体表降温期间钾离子转移至细胞内，可造成细胞内钾潴留。同时血清钾偏低，这种状态尤以施行过度通气者为明显，往往可持续到循环恢复以后较长的一段时间，且一般不会自动纠正，故应在循环恢复以后至于术后近期，认真做好合理的补钾治疗。

八、对内分泌系统的影响

在麻醉或神经阻滞状态下，低温使脑，肾上腺皮质及髓质，甲状腺及胰腺等内分泌腺的功能都抑制。动物实验证明在 28～25℃时，肾上腺皮质激素可减至正常的 22.5%以下，26℃时肾上腺素和去甲肾上腺素的分泌减少近 90%，因胰岛素分泌减少，血糖增多，复温后各内分泌腺功能都能迅速恢复，甚至出现功能亢进现象，只有抗利尿激素（ADH）在低温或复温后持续增加。

九、对血液系统的影响

随着温度的下降，血容量及血液成分均有改变，液体从血管中转移至组织间隙，使血容量减少，血液浓缩，血浆蛋白浓度增高，但总含量并无改变，嗜酸性粒细胞数减少，血液浓缩后血流速度减慢，并瘀滞在末梢血管床中，特别在肝静脉系统中更为明显。纤维蛋白原及血小板均减少，在轻度及中度低温时凝血功能是减低的，但在 20℃时，仍可引起血管内凝血。

第三节　降 温 方 法

一、麻醉处理

麻醉中应用低温时要做到三点：

（一）避免御寒反应

降温时若不能控制全身的防御反应，则引起寒战、代谢升高，体温难以下降，故降温必须在气管插管全身麻醉下进行。

（二）肌肉完全松弛

麻醉用药同一般全身麻醉。麻醉诱导多用静脉麻醉，气管内插管，术中维持常用静吸复合麻醉，必须保持足够的麻醉深度，并用肌松药，防止御寒反应及周围血管收缩以利降温，体温下降后，静脉麻醉药的降解过程比常温时缓慢，当体温降至 32℃以下时，即应酌减麻醉药用量。

（三）末梢血管扩张良好

因此降温必须在全身麻醉状态下进行，要求一定麻醉深度，麻醉管理上应保持 $PaCO_2$ 在正常范围，以减少肺血管阻力及保持适当的脑血流量。

二、监测

（一）体温监测

在降温过程中，身体各部位温度下降是不均匀的，应同时监测几个部位的温度，常用的监测位置是代表中心温度的鼻咽、食管及直肠。鼻咽温度可反映脑的温度，食管段温度与心脏和大血管温度接近，故可称为中心温度，直肠温度可代表腹部脏器的温度。

（二）循环监测

降温早期若麻醉温度不够，机体有防御反应，血压升高，随着温度下降，心率减慢，血压也下降，在寒冷反应时，血管收缩，对血压监测有一定影响，需用动脉内置管直接测压，降温时有可能发生心律不齐，甚至心室纤颤，应给予心电图监测。

（三）其他监测

为了解降温期间机体有无缺氧，二氧化碳蓄积和血液酸碱值，血气监测很重要，其他还应监测尿量、电解质、血液黏稠度、血浆渗透压等。

三、降温与复温的方法

（一）体表降温与复温的方法

1. 冰水浴或冰屑法　全身麻醉深度相当于Ⅲ期 1～2 级，即可把患者直接浸泡在事先垫在患者身体下的橡皮布塑料薄膜 0～4℃（儿童 2～4℃）的冰水中或冰屑中降温。

(1)由于出水后机体需要经过血液流通才能使体表与体内组织间温度调整一致,体内温度在离开冰水后还要下降2～6℃,所以需要提前撤去冰水。一般在冰水中浸泡时间为10～20分钟,如降温不够时,可再用冰袋辅助降温至所需的温度。

(2)在手术主要步骤完成后即可开始复温,如用电热毯、变温水褥、热水袋或红外线等方法复温,复温装置的温度应控制在40～45℃,一般体温升至32℃即可停止复温,其后注意保温,等待体温自然升高,否则容易导致反应性高热。

(3)降温过程中,注意保护耳廓、会阴、指趾等末梢部位,避免冻伤。续降的温度和患者胖瘦、冰水浴时间和室温有关。若患者体瘦、冰水浴降温时间短,室温高,则撤去冰水后体温续降较少。患者肥胖,冰水浴时间长,室温低,体温续降就较多。

2. 冰袋、冰帽降温法　即在全身麻醉或自主神经阻断后,将冰袋放置血运丰富、血管浅在部位如颈部、腹股沟、腋下和腘窝等处,在头部戴上装有冰屑的橡皮帽或将头置于冰水槽中,使头部降温较身体其他部位更快、更低,以便更好地保护脑组织,停止降温后,体温续降幅度小,一般仅1～2℃,该法降温一般不能使体温降至30℃以下,也很少出现御寒反应,因此可以边降温边手术,常用于小儿降温。

(二)体腔降温法

体腔内血管极为丰富,其表面面积很大,也是良好的热交换场所,在胸腔和腹腔手术时,用0～4℃无菌生理盐水,倾注入胸腔或腹腔,通过体腔内血管进行冷热交换,当水温升高至10℃时应更换,直至达到预计温度。由于体腔温度降低时,体表皮肤不受寒冷刺激,所以很少出现御寒反应。在降温时冰水于胸腔直接接触心脏,容易产生心律失常,因此较少单独使用,仅作降温不够时的辅助措施。

(三)血流降温与复温法

即利用人工心肺机及变温器。在体外循环中进行降温和复温,一般血温和水温之差不宜超过10℃。降温速度0.5～1.0℃/min,体温降至预定温度后停止降温,并维持在该水平,待主要手术步骤完成,提高变温器水温,注意事项:

1. 加温血液不宜过快,如水温超过血温10℃,溶解在血液中的气体可能释出形成气栓。最高水温不宜超过42℃,以免红细胞破坏,一般体温升至36℃即停止复温,其后体温还下降1～2℃。

2. 本法特点为降温速度快,数分钟内可降至30℃,10～20分钟即可降至20℃以下,并可随时间调节体温的升降可控性能好。

3. 对血流丰富的重要脏器如心、脑、肝、肾的温度下降快,起保护作用,但皮下,肌肉温度下降缓慢,体内温差大,易导致代谢性酸中毒,复温时心脑温度可先回升,周围组织温度恢复较慢,又可减少代谢性酸中毒。

(四)深低温体外循环降温法

常用体表—体外循环联合降温,即先用体表降温至30℃,再开胸插管,用体外循环及变温器继续降温至22℃以下,停机阻断循环时将血液引流至贮血器,同时用4～10℃心脏停跳液持续灌注冠状动脉,在停跳前静脉注射硫喷妥钠10～30mg/kg,甲泼尼龙2.0g,呋塞米40mg及甘露醇25g可以减少中枢神经系统的并发症,在主要手术步骤完成后,再插入导管将贮存的血液输回体内,并开始用体外循环及变温器复温。

第四节　低温的适应证

一、心血管手术

低温在心血管手术中应用最为广泛,耗氧量降低可延长循环暂停时间来进行心脏或大血管的修补手术,不损害脑及其他脏器的功能,某些心脏大血管疾病需要在"安全"的循环全停条件下进行,需要以下不同的低温深度作配合。

1. 简单的直视心脏手术如继发性房间隔缺损,肺动脉瓣狭窄等,一般仅需要循环全停8～10分钟,可选用食管温度31～29℃的低温麻醉。

2. 需要循环全停35～40分钟,较复杂的心内直视手术,可选用食管温度28～26℃的较深低温麻醉。

3. 需要循环全停60～70分钟,甚至90分钟的复杂心内手术,可选用食管温度26～25℃加深的低温麻醉。

目前,体外循环手术时大都结合低温,由于氧耗的减少可以减少灌流量,减少血液的破坏增加安全性,有助于完成单纯体外循环不能解决的问题。

二、脑外科手术

1. 由于低温能降低脑的代谢及耗氧量，减轻脑水肿，降低颅内压，有利颅内手术施行。如对某些脑血管疾病，脑内血管畸形以及颈内动脉狭窄等手术，需要在暂时阻断局部血管下进行，为防止因而引起的脑局部组织缺血性损害，可选用鼻咽温度30～28℃的低温麻醉，取其减少脑细胞 ATP 消耗和降低乳酸积蓄等作用，使脑内的能量得以较好的保存。

2. 30℃以上的低温可使脑血管处于收缩状态，故不宜采用。

3. 在手术全程中不宜施行过度通气，否则因 $PaCO_2$ 过低引起脑血管收缩，对预防脑组织损害反而不利。

三、低温治疗

对心搏骤停后脑复苏，重度创伤，脓毒性休克及某些中毒性，代谢性疾病，如甲状腺功能亢进性危象，病毒性脑病，恶性高热等疾病，可选用 33～32℃低温作为一种特殊的治疗措施。实践证实，利用低温减少氧耗降低代谢，减轻心脏作功，防止脑水肿，产生血液抗凝，抑制酶活性及细菌活动等有益的作用，可加快脑细胞恢复，改善心功能，减少细菌毒素危害和防止肝肾衰竭，特别在心脑复苏的治疗中，以低温结合脱水为主的综合疗法已被公认为缺氧性脑组织修复的最有效措施。大量实验研究证明了低温对脑缺血的保护作用，比较认可的机制如下：

1. 降低脑代谢率。
2. 抑制兴奋性氨基酸递质的释放。
3. 增加神经元内泛素的合成。
4. 抑制自由基的产生。
5. 抑制具有细胞毒性作用的一氧化氮、白三烯、去甲肾上腺素的生成和释放；保护血-脑屏障，减轻脑水肿，改善缺血后低灌注及防止再灌注损伤。

第五节　低温的并发症

一、酸中毒

低温时组织灌注不足氧供减少，可有代谢性酸中毒，应纠正酸中毒随着体温下降，自主呼吸逐渐减慢变浅，可致呼吸性酸中毒。但忌过度通气，以免组织摄氧进一步减少。

二、心律失常

在降温过程中，可出现各种心律失常，其中最严重的是心室纤颤，特别是未开胸之前发生最危险。体温在 28℃以下发生机会明显增多。成人发生室颤的临界温度 26～28℃，儿童体温可降至更低不发生室颤。

三、复温性休克

体温升至 28℃以上后，若复温速度过快，则可能发生血压下降，心率增快，心排出量下降等休克体征，这可能是由于复温过快，机体由代谢低下迅速转为亢进，氧耗量因而剧增，而各器官功能尚未恢复正常，因此导致代谢障碍。

四、胃肠出血

长时间低温或深低温患者，术后 1 周可发生胃的应激性溃而出血，或因低温期间血流滞缓，形成小肠动脉栓塞致内脏出血。

五、脑血管痉挛和脑损害

体温降至 30℃以下时，易发生脑血管痉挛继而发生脑损害，术后可能出现癫痫发作、意识障碍、肌强直、瘫痪、智力减退和精神变态等。

六、局部组织的冻伤和烫伤

低温麻醉时，肢体末梢易造成冻伤，用热水袋复温时，其水温超过 50～60℃，即可造成烫伤。

七、御寒反应

防止御寒反应的主要措施是适当加深麻醉。

（李文燕）

参考文献

1. 赵俊. 新编麻醉学. 北京:人民军医出版社,2000.

2. 代华,岳云. 低温对脑血流灌注的影响. 国外医学-麻醉学与复苏分册,1995,16(6):343-345.

第四十二章 体外循环基本原理及应用

体外循环(cardiopulmonary bypass，CPB)的基本目的是通过有效的循环和呼吸支持，代替心肺功能，从而为心脏外科医师创造良好的手术条件。

体外循环是通过一根或两根静脉插管将回流右心的静脉血引流至体外，对静脉血进行有效的氧合并排除体内代谢产生的CO_2，再经机械泵(滚压泵或离心泵)通过动脉管注入机体。这种体外循环可分为完全性或部分性。完全性体外循环指心脏停止跳动，全部静脉血引流至体外氧合再注入体内，主要应用于心脏手术，目的是形成良好的手术视野。部分性体外循环指心脏跳动时，一部分血液引流至体外再注入体内，主要用于心肺支持，目的是减轻负担，促进其功能恢复。

第一节 体外循环仪器设备

一、血泵

(一)滚压泵原理

1. 泵管 主要有硅胶、硅塑和塑料三种管道。硅胶管弹性好、耐压耐磨性强，但在滚压时易产生微栓脱落；塑料管不易产生微栓脱落，但弹性差、耐磨性差；硅塑管介于两者之间。

2. 泵头 分滚压轴和泵槽两大部分。泵管置于泵槽中，通过滚压轴对泵管外壁的滚动方向挤压，推动管内的液体向一定的方向流动，要求泵管有很好的弹性和抗挤压能力。在灌注过程中滚压轴有可调性，即快速可达每分钟250转，慢则每分钟一转。

3. 泵的流量和泵的转速成正比，转速太高时泵管不能恢复弹性则无此正比关系，泵槽半径越大，泵管内径越大，每圈滚压灌注的流量越多。

(二)离心泵原理

物体在作同心圆运动时产生一向外的力，即离心力，其大小与转速和质量成正比，离心泵即是根据此原理设计的。在密闭圆形容器(即泵头)的圆心和圆周部各开一孔，当其内圆锥部高速转动时，圆心部为负压，可将血液吸入，而圆周部为正压，可将血液泵出。滚轴泵与离心泵的区别见表42-1。

表42-1 离心泵与滚轴泵基本性能比较

项 目	离 心 泵	滚 轴 泵
流量	和转速、压力非线性正相关	和转速呈线性正相关
类型	开放、限压	闭合、限量
血液破坏	较轻	较重
微栓产生	不易	可以
意外排空	不能	能
远端阻塞	管道压力增高有限	泵管压力增高至崩裂
血液倒流	转速不够时可发生	不会发生
机动性能	良好	较差
长期灌注	适合	不适合

(三)临床应用

1. 心血管常规体外循环 离心泵因安全性高、无阻塞、血液损伤轻、流量稳定等优点,目前已广泛用于临床体外循环心脏手术。

2. 辅助循环支持 离心泵体积小、易操作、血液破坏小、适于长时间灌注,尤其是其射血的压力依赖特性更适合于心室辅助。

3. 主动脉手术 用离心泵将左房的血液吸出,从动脉阻断的远端注入,保证机体的血液灌注,避免腹腔脏器缺血和脊髓损伤,和单纯阻断或深低温停循环相比,它可减少死亡率和术后并发症。

4. 其他

(1)用于肝脏移植手术。

(2)PTCA 中高危患者的辅助支持。

二、氧合器

(一)鼓泡式氧合器工作原理

气体经发泡装置后,和血液混合形成无数个微细胞,同时进行血液变温,在经祛泡装置成为含氧丰富的动脉血。普通的鼓泡式氧合器由氧合室、变温装置、祛泡室装置、储血室所组成。

(二)膜式氧合器(膜肺)工作原理

以人工高分子半透明模拟人体气血屏障,其特点为气体可因膜两侧分压的不同而自由通过膜,液体却不能通过。将硅胶膜制成中空纤维,纤维内走气外走血。

(三)膜肺较鼓泡肺的性能优势

1. 良好的气体交换,且更接近人体生理状态。

2. 明显的血液保护作用 大量研究证实,膜肺在减轻血细胞激活和破坏、降低补体激活程度等方面明显优于鼓泡肺。

3. 明显减少体外循环中栓塞的发生。

4. 明显改善脏器功能。

三、管道和插管

(一)动脉插管

动脉插管是保证血流注入体内的重要管道。它的形状有所不同,如直角动脉插管、金属丝加强型动脉插管、延伸型动脉插管等。各种插管的应用应根据病情的需要以及外科操作而定。插管部位以升主动脉根部和股动脉常见。

(二)静脉插管

静脉插管的种类,应根据手术种类的不同,选择上、下腔静脉引流管、右房插管、带囊内阻断腔静脉引流管、弯角静脉引流管等(表 42-2)。

表 42-2 不同类型管路选择

管路类型	泵管(英寸)	动脉管路(英寸)	静脉管路(英寸)	左、右心吸引(英寸)
成人常规包	1/2	3/8	3/8	1/4
成人搭桥包	1/2	3/8	1/2	1/4
成人血管包	1/2	3/8	1/2	1/4
儿童包	3/8	3/8	3/8	1/4
婴儿 A	3/8	1/4	1/4	1/4
婴儿 B	1/4	1/4	1/4	5/32
婴儿 C	1/4	3/16	1/4	5/32
婴儿 D	1/4	5/32	1/4	5/32

(1 英寸=2.54cm)

(三)心内吸引管(左心吸引管)

心内吸引管又称心腔减压管、左心吸引管,它的主要作用是对心腔内进行减压或吸引心脏内的血液创造良好的手术野。在心脏直视手术中肺动脉无血流,冠状血管无血流(心血管解剖异常和温血灌注例外),心脏手术中来自肺静脉、冠状静脉窦的血液不仅会影响手术野,使心腔内压和静脉压增高,可造成体外循环后的低心排综合征和"灌注肺"等。

(四)心外吸引管(右心吸引管)

心外吸引管又称自由吸引、右心吸引管,主要功能是将术野中的血液吸至心肺机内,保证心腔手术野的清晰。

四、体外循环滤器

滤器根据滤除物质的大小可分为一般性滤器、微栓滤器和无菌性滤器。一般性滤器滤除栓子的大小在70～260μm，在机制上以渗透式为主。微栓滤器滤除栓子在20～40μm之间，以滤网式为主。无菌性滤器机制上为渗透吸收式，滤除的微小物质是细菌甚至病毒。

五、超滤装置

体外循环技术的运用，使心内直视手术的安全开展成为可能，但它作为一种有创性的辅助治疗措施，在对人体进行治疗的同时也会对人体造成不小的损伤。在体外循环中，由于血液稀释及血液与异物表面接触等多种因素，激活体内应激反应，引起组织水肿、全身含水量增加及全身炎症反应综合征（systemic inflammatory response syndrome，SIRS），严重者可引起器官功能障碍。超滤（ultrafiltration，UF）不仅能有效地去除体外循环后体内多余的水分，浓缩血液细胞，恢复体液平衡，而且能清除部分炎性介质，改善术后脏器功能，提高体外循环心脏手术后临床效果。

（一）超滤基本原理

1. 超滤基本原理是通过一个半透膜滤器，将血液中水分和可溶性小分子物质与血管内细胞成分和血浆蛋白分开并滤出，其滤过驱动力主要靠跨膜压差。一般滤器膜两侧所允许的压差范围在100～500mmHg。

2. 影响滤过效果的因素

（1）跨膜压（TMP）：根据Starling定律，TMP越大，滤出的液体越多，如果超过TMP高限，就有可能导致红细胞破裂以至溶血。

（2）血流量：如果血流量较慢，就会导致大量红细胞堆积在中空纤维中，增加溶血可能性，血流过快，不能使液体在短时间内滤出，所以要将流量控制在100～300ml/min。

（3）膜的厚度。

（4）膜上孔径的数目及大小。

（5）血细胞比容（Hct）。

（6）温度。

（二）滤出液成分

滤出液相当于肾脏原尿液，包括K^+、Na^+、Cl^-、尿酸、肌酐和葡萄糖等及大部分炎性介质。大分子物质，如白蛋白、血红蛋白、纤维蛋白原以及细胞成分等都不能透过滤过膜，因此不会被滤出。

（三）超滤法的类型及特点

1. 常规超滤（CUF）

（1）最早使用的超滤方法。在使用时超滤器与体外循环通路并联，其入口端与动脉管路相连接，一般与动脉微栓滤器顶端出口相连，出口端与静脉回流室相连接。利用负压吸引（－150mmHg）建立跨膜压差，用附加泵控制超滤流量。超滤时机一般在开始复温后开始至停机。

（2）特点：正常的转流难以维持氧合器液面，因此滤除水分有限；对于手术时间短的患者，往往还来不及超滤就要终止体外循环。

2. 改良超滤（MUF）

（1）目前最常用的超滤法由20世纪90年代初Naik等学者创建。将进口用一个Y形三通与靠近主动脉插管的地方动脉端相连，同样出口端与静脉回流管路相连结，血液回输到右心房，并在出口端分出一个测压管来监测右房压力，由泵来控制流量，一般100～150ml/min，超滤的时机在脱离体外循环后10～15分钟内进行。

（2）特点

1）体外循环停机后使用该技术，转流过程中可以一定程度的血液稀释，停机后使用该技术可以及时纠正低HCT状态，特别是对于发绀型血液黏滞度高的患者有益。

2）若超滤过程中有容量不足导致血压下降，可直接从主动脉泵将氧合器内余血回输给患者。

3）不受静脉储血室内液面及手术时间的影响，排除水分彻底。

3. 零平衡超滤（ZBUF）

（1）1996年Journois等学者创建。它是CUF改良后的一种超滤方式，其滤器的安装方式和超滤时机与CUF一样，零平衡即滤出多少液体同时就加入等容量的晶体液到静脉储血室，通过不断地循环滤出炎性介质。

（2）特点：能有效地去除炎性介质，降低炎性因子浓度，但不能滤出体内多余水分浓缩血液。Journois研究显示，MUF和ZBUF技术的合用，能更好去除炎性介质、滤出体内多余水分、浓缩血液。目前许多医院已采用该技术。

（四）超滤法在体外循环中的作用

1. 超滤技术是一种能够安全有效地浓缩血液、

排除体内过多水分及代谢产物的方法。在CPB中或停CPB后应用超滤技术可使术中体内液体出入量达到较满意的平衡，减轻心脏负荷，提高血浆胶体渗透压，加速组织间水分的吸收，去除炎性介质，减轻全身炎症反应，对术后早期阶段，防止临床或亚临床肺水肿、脑损伤及心功能不全等有积极作用。

2. 超滤对CPB心脏术的作用机制仍未完全清楚，尤其是在对细胞因子的影响方面存在较大争论，需要进一步进行研究。

(五)超滤法的适应证

1. 慢性心肾功能不全的患者。
2. 婴幼儿患者，尤其适应于MUF。
3. 术中尿量偏少，使用利尿剂仍不能奏效者。
4. 转流中血液稀释较大，Hct较低者。

(六)超滤中应注意的问题

1. 由于超滤器也是由非内皮化的合成材料制成的，因此在与血液接触过程中同样会引起炎性因子的释放，但随着材料和生物相容性的不断改善，一些新的滤过膜已经能够做到对血液最小程度的影响；超滤过程中应适当提高动脉灌注压，并保持其稳定，动脉灌注压过低时不宜超滤。

2. 超滤过程中动脉灌注流量应比超滤前适当提高，一般提高10%左右，以补充超滤的分流量，保证组织器官的血液灌注；超滤过程中应监测ACT，防滤器内凝血，保持ACT在480秒以上；小体重婴幼儿在MUF期间应注意用变温毯和提高室温进行保温；超滤量较多时要注意电解质平衡和麻醉药的补充；如果因高钾血症而应用ZBUF，应追补不含钾的液体；如果发现滤出液为红色，说明超滤器漏血，如漏血严重，应停止使用并及时更换超滤器；如有任何变态反应发生，应立即终止超滤，进行相应处理。

六、辅助装置

为了保证体外循环安全和灌注师操作的准确性，体外循环应用了一些辅助设备如血氧饱和度仪、液面监测系统、气泡和压力监测系统等。

第二节 体外循环的管理

一、体外循环前的准备

1. 术前访视患者与检查病史　包括个人史、既往史、心外科手术史、治疗用药史。进行全身视诊，计算体表面积。了解器官功能，如术前体温、血压、血红蛋白、红细胞记数、血细胞比容、尿常规。常规做心电图、超声、X线等检查，了解精神状态，估计病情，制订合理的预充计划和进行准备。

2. 体外循环物品及仪器设备　无菌物品、人工心肺机、变温水箱、气源、其他监测设备、消耗物品。

3. 管道的安装　检查氧合器、回流室、动脉微栓过滤器及管道，在无菌条件下按要求连接和安装管道，管道接头应光滑、牢靠，台上物品应用无菌单包好，把氧合器、回流室以及整个循环管道安装在体外循环机适当位置，勿扭曲。预充前可适当预充二氧化碳，以便排气。

二、体外循环预充和血液稀释

1. 血液稀释　一般病种转流中HCT控制于20%～25%，术前有红细胞代偿性增多的发绀型病种应控制于25%～30%，深低温低流量、停循环的手术HCT可低至20%以下。

2. 晶胶比例和胶体渗透压(COP)转流初期总体晶体/胶体比例应为0.4～0.65∶1，后期应逐渐降低。转流初期相对COP应不小于转流前的60%，后期应提高。

3. 调节方法

(1)HCT过高：可以通过静脉或CPB放血，留备CPB后回输；同时补充无血晶体或胶体预充液。

(2)HCT过低：可以应用药物利尿，或行超滤；同时补充库血或单采红细胞。

(3)COP过高可补充晶体液，同时注意HCT监测，严重者应以离心分离或洗涤红细胞等方法进行血浆置换。

(4)COP过低补充胶体溶液，可使用高浓度制剂，同时利尿或滤水。

三、体外循环中的管理

(一)体外循环前的管理

1. 患者情况

(1)复习病例，了解病情和外科手术方法，据此预见体外循环中可能出现的问题及处理措施。

(2)确保足够的麻醉深度和肌松程度，防止并行循环时血液稀释而导致麻醉变浅、使机体应激反应增高、氧耗增加、外周血管阻力增加，不利于组织充足灌注及血液降温。

(3)全身肝素化，ACT>480 秒方可转机。注意有无鱼精蛋白反应：中和时患者出现面部皮肤充血，血压下降，气道压力增加等。

2. 体外循环管道的检查

(1)观察动、静脉管路的预充情况、是否存在气栓，一旦动脉管路见到气体，必须立即排净。静脉管路少量气体转流开始后可引入储血器，可不处理，若大量气体则需排除。

(2)注意各泵管的正确方向和位置，特别是主泵和左心吸引泵。

(3)注意检查不同型号管道的流量校正情况以及泵管的压紧程度。

(4)检查管路的连接是否紧密，高压部位要用扎带固定；微栓滤器有无渗漏。预充血液应注意输液有无凝血现象。

3. 电源的检查　确保各电源接头牢固，开启开关后各指示灯显示正常，不报警。离心泵应观察其内部电池组的充电状态，一定要备好紧急摇把，以防停电。

4. 气源的检查和氧合器的观察

(1)注意气源性质，检查气体管道与氧合器及气体流量表的连接是否正确、气体输入管路上有无梗阻。

(2)气体混合器持续报警或气压不平衡时不报警均不正常。

(3)氧合器如为鼓泡肺，观察其发泡祛泡情况；如为膜肺，要使出气口开放，且不可过早通气，防止中空纤维微孔上形成结晶。转流前均应关闭所有侧路。

5. 泵的检查　滚压泵需了解其工作状态，运转方向。离心泵在泵后动脉管路上一定要夹钳子防止血液倒流。

6. 变温水箱的检查　变温水管和氧合器变温管正确连接后，启动水泵，检查有无漏水及其工作状态，自动制冷的水箱根据手术需要将温度设置在一定范围。

(二)体外循环初期的管理(前并行)

1. 体外循环初期

(1)定义：通常指心肺转流开始到冠脉循环阻断前这一时间，此时心脏继续做功，由患者心肺和人工心肺机共同维持循环，是实现患者呼吸循环完全由人工心肺机支持的过渡阶段，也叫前并行循环。

(2)操作

1)核对：与外科医生核对管道后，转流即可开始，一般先缓慢启动动脉泵，观察泵压，再逐渐松静脉钳，根据动静脉压、储血器内液面情况及心脏充盈度，调整合适的流量，维持出入量平衡。

2)降温：如无异常，开始血液降温，降温应迅速。

3)阻断：之后阻断上、下腔静脉和升主动脉。阻断升主动脉时降低灌注流量，使心脏在低负荷状态下停搏，进入完全心肺转流。这一过程尽量维持血流动力学稳定，使之平稳过渡。

2. 麻醉配合

(1)此阶段麻醉医生需维持通气，直至心脏不再射血，观察患者头面部循环状况，通常由于无血预充液的输入，出现一过性肤色苍白，很快恢复。

(2)当心跳停止后，停止吸入麻醉和肺通气，终止静脉输液和转流前应用的所有血管活性药。

3. 动脉插管的有关问题

(1)管径选择：灌注流量与插管半径的 4 次方成正比，故插管口径不宜过细，否则在升主动脉与插管之间形成的压力阶差过大，会导致“空化现象”，产生气栓。小口径的插管在动脉灌注处出现喷射效应，对局部动脉内膜有损伤，如果存在粥样硬化斑块，易使之脱落造成动脉栓塞。插管太粗对组织损伤较大，对手术操作及术后恢复均不利。

(2)插管位置

1)主动脉夹层：外科医生可能将动脉插管顶端插在主动脉内膜和中层之间而未进入动脉腔内，转流开始后，可发生动脉内膜的中层分离，管腔缩窄闭锁，阻塞血流。

①临床表现泵压骤然升高，主动脉根部膨胀，色泽发蓝，低血压。

②若夹层远达无名动脉或左颈内动脉，则同侧面色苍白，瞳孔散大。

③随着动脉剥离的发展，动脉压血压消失，静脉充分引流使储血器液面迅速上升并充盈。

④若存在主动脉严重钙化、壁薄扩张、夹层动脉瘤、主动脉反复插管阻断、升主动脉插管角度不当者，应高度警惕。

⑤转流前先输两圈液体，观察泵压及插管部位有无异常。一旦发生，应重新选择插管部位，修复原来创口。

2)位置不当:持续性面色苍白提示插管方向不当导致反流或大部分血流灌入主动脉某一分支,以及插管过深进入同侧颈总动脉或无名动脉,不仅影响全身灌注,还可引起脑损伤。

(3)阻断冠状动脉循环应降低灌注流量,减少主动脉张力,避免在升主动脉钳夹时动脉壁的损伤作用,特别是对老年患者和粥样硬化患者更应注意。

4. 静脉插管的有关问题

(1)体外循环中静脉压应为零或负值。人体内血液分布静脉系统占35%,毛细血管内血液占60%,静脉压的微小变化可反映血容量的较大变化,影响血液回流量。一般静脉插管口径应保证能充分引流中心静脉血,阻断时应注意中心静脉压。

(2)上腔静脉插管过深,超过颈内静脉或无名静脉汇合处,会影响左侧上肢和脑部静脉回流,可造成对侧头面部淤血。下腔静脉插管超过肝静脉可造成腹腔脏器静脉回流受阻。

(3)静脉回流不良的后果

1)静脉血回流受阻使静脉压增高,毛细血管内液体向组织间隙转移,出现组织水肿。单根房管引流时,右房压升高可引起冠状静脉窦的逆行灌注,不利心肌保护。

2)由于储血器内液面下降,影响灌注流量,导致灌注不足,或为了维持转流量一味追加液体造成过度稀释,也可能意外地将氧合器排空。

3)转流中外周阻力随静脉压升高而增加,且手术操作引起静脉插管位置改变影响引流,会导致灌注血流动力学不稳定。

4)静脉回流不良时循环血量减少,热交换能力降低使复温降温减慢,还可改变血液分布,不能有效控制变温。

(4)腔静脉引流不畅的纠正

1)插管或接头口径应能保证充分引流。

2)调整阻断带的松紧度和插管位置、深度。

3)右房与氧合器腔静脉入血口落差40cm较好。落差较大,腔静脉壁堵塞插管开口。落差过小,虹吸作用不足。

4)腔静脉插管连接不紧密、缝线撕裂房壁、插管脱落或侧孔暴露、腔静脉撕裂等可使腔静脉进气影响引流,需纠正原因,并行腔静脉排气。

5)血管扩张血容量不足时静脉压可不高,需补充容量。

6)氧合器滤网堵塞非常罕见,需更换氧合器,排气孔需保持通畅。

(5)氧合状况

1)严密监测氧合器的氧合性能:如为氧合器质量问题,一般此阶段即出现氧合不佳。

2)首先要排除气源和气体通路的错误,保证气流通畅。

3)若应用合适型号的氧合器,且气血比值已达该氧合器的高限而氧合仍不满意,确认为氧合器质量不良,需及时更换。

4)此时如心脏跳动,停止降温,逐渐还血停机。

5)如心脏已停跳,病情较重,则迅速降温并更换氧合器。

6)对脑缺氧者采取大剂量皮质激素、脱水利尿、头部冰帽等脑保护措施。

(6)平均动脉压(MAP)

1)低血压及处理:体外循环开始后往往出现不同程度的一过性低血压、通常据心脏充盈状况、储血器内液面的升降、动静脉压的变化维持适当的血容量和灌注流量后即可恢复,不必特殊处理。如果这时增加动脉流量,适当控制静脉回流量,保持充足的血容量后无明显改善,低血压状态持续超过5分钟不回升,成人低于6.7kPa(50mmHg),小儿低于4.0kPa(30mmHg),需给缩血管药物。一般选用α受体兴奋剂,小量多次加入。观察血压变化,出现上升趋势,则不再追加。临床常用麻黄碱30mg稀释至5ml每次5～6mg,间羟胺1mg或去氧肾上腺素2mg稀释至20ml,每次1ml。

2)体外循环初期动脉压过高者,调节出入量平衡后无改善者多为麻醉深度不足,需加深麻醉或肌松。加深麻醉没有明显改善可根据情况使用硝酸酯类扩血管药物。

(7)中心静脉压(CVP):上、下腔静脉插管CVP可测上腔静脉压,无法监测下腔静脉压,要参考液面升降;尿量和横膈有无上升情况。CVP正常表示上腔静脉引流通畅,否则需寻找原因予以纠正。

(8)温度控制:降温过程中心脏逐渐抑制;可出现心律失常,随温度下降心率减慢,成人30℃以下,小儿28℃以下,往往导致室颤,降温时血液温度低,氧离曲线左移,且动静脉生理及解剖短路大量开放,许多毛细血管床关闭,故而降温阶段混合静脉氧饱和度较高。降温速度不宜过快,避免水温过低,缩小机体温差,实现降温均匀。一些患者体外循环初期需长时间维持心脏跳动,应保持灌注血液的温度。

(三)体外循环中期的管理(完全心肺转流)

1. 流量

(1)体外循环中机体氧耗是决定最佳灌注流量的标准。适宜的组织灌注产生的乳酸最少，pH值正常，混合静脉血氧饱和度大于60%，充足的尿量反映良好的肾脏灌注；也可用来推测全身组织灌注情况，局部缺血造成的乳酸增加pH值下降不能体现全身的灌注程度。

(2)常温下，成人灌注流量维持2.2～2.8L/(m^2·min)范围，婴幼儿的心指数较成人高20%～25%，维持2.6～3.2L/(m^2·min)或100～150ml/kg的流量较为合适。低温下，机体代谢率降低，氧耗减少，相应流量可降低，但细胞仍进行代谢耗氧，流量不足也会造成缺血缺氧，脑是最易受累的器官。中浅低温流量一般成人1.6～2.2L/(m^2·min)，婴幼儿2.0～2.4L/(m^2·min)较为安全。鼻咽温20°C左右时，1.2L/(m^2·min)的流量将避免组织灌注不足。

(3)过高的灌注流量除使心内回血增多影响手术操作外，更重要的是会造成血管扩张、液体负荷过重使血管内液体进入组织间隙，导致脏器出血水肿，特别是脑水肿将造成严重后果。

(4)组织灌注流量与血压及血管内径的4次方成正比，外周血管张力的改变对流量影响很大。体外循环中调整适宜的血管张力对确保组织合适的灌注十分重要。

2. 动静脉压

(1)平均动脉压：正常成人脑血流量与平均动脉压相关，维持合适的动脉压非常重要。除深低温低流量外，一般中浅低温体外循环平均动脉成人应大于6.7kPa(50mmHg)，高血压、冠心病、糖尿病及高龄患者大于8.0kPa(60mmHg)，婴幼儿大于4.0kPa(30mmHg)。

(2)低血压的原因

1)血液大量引流至体外，体循环平均压不能维持。

2)血液降温，血管张力降低。

3)血液稀释，黏滞度下降。

4)平流灌注，动脉压难以维持。

5)灌注流量不足。

6)药物作用，麻醉药或降压药过量。

(3)低血压的危害和纠正：长时间低血压使组织得不到充分灌注造成缺血缺氧性损伤，特别是脑血流量不足导致术后神经功能障碍。这时首先提高灌注流量，适当控制静脉回流，如高流量灌注仍不能改善，排除先天畸形或后天病变所致的异常分流的情况后(如PDA)，可应用药物提高外周血管阻力。深低温低流量时，只要静脉血氧饱和度大于60%，低血压可不处理，因为此时脑自动调节能力丧失。

(4)高血压原因

1)麻醉变浅，吸入麻醉药挥发到空气中，静脉麻醉药被异物表面吸附。

2)交感神经兴奋，儿茶酚胺分泌增加；肾素-血管紧张素-醛固酮系统兴奋；血管加压素增加。

3)流量过高。

4)低温使血液黏滞度上升，晶体预充液向组织间隙转移，利尿超滤使血液浓缩。

(5)高血压所致危害

1)微血管收缩使组织灌注不足，发生缺血缺氧酸中毒。

2)血管紧张度增加，心脏后负荷增加。

3)大量液体滞留体外，机体容量不足。

4)心率加快，心脏做功增加，氧耗增加。

(6)高血压的处理

1)首先应加深麻醉，可用麻醉药芬太尼成人200μg或氯胺酮50～100mg。配合镇静降压药如安定、氟哌定等。一些严重高血压患者术前可考虑硬膜外麻醉降压。

2)血管扩张剂的应用，硝普钠1～5μg/min静滴，硝酸甘油静脉注射。

3)适当降低流量，但静脉血氧饱和度一定要高于60%。

(7)中心静脉压　体外循环中主动脉阻断期间CPV应为零或负值，体现上腔静脉引流情况，一旦升高要检查原因并纠正。并行阶段可反映容量和前负荷。

3. 温度控制

(1)降温时注意事项

1)低温降低机体代谢率，减少氧耗，血流量下降仍可维持充分的灌注从而达到脏器保护功能，同时减少血液破坏，提供无血术野。

2)鼻咽温度和直肠温度的监测。鼻咽温度间接反映大脑温度，变化迅速。直肠温度反映腹腔脏器温度，变化缓慢，如长时间降温，肛温无变化应警惕主动脉弓中断的可能。

3)降温程度根据手术方式、流量及阻断时间决定，降温时水温应大于4℃，否则易致血液破坏，婴幼儿水温应在15°C左右，据手术需要控制降温速度，尽量减少组织温差。

(2)复温时注意事项

1)心内操作基本完成即可复温。复温时提高灌注流量,监测静脉血氧饱和度变化,如果静脉血氧饱和度下降很快、小于50%,需控制复温速度或进一步提高流量。

2)复温变温器水温与血温差值应小于10℃,水温最大不超过42℃,避免蛋白变性细胞破坏,同时应缩小组织温差,防止缺血损伤和酸中毒,温差过大还会产生大量微气栓。升主动脉插管者鼻咽温变化较快,注意尽量缩小组织温差,实现均匀变温。

3)升主动脉开放前鼻咽温应达30℃,但最好不超过34℃,心脏复苏后可加快复温,缩短体外循环时间。

4)复温过早不利心脏局部低温的维持,过晚延长转流时间。

5)复温时麻醉不要太浅,否则外周血管收缩,延长复温时间。平均动脉压高时应用少量扩血管药物可扩张外周血管,有利于复温,并缩小温差。

4. 抗凝 首次体内肝素剂量为300~400U/kg,静脉注射肝素5~10分钟后抽血标本测ACT,大于480秒方可转机,不足时按全量的1/3~1/2追加肝素。如果肝素用量达常规的2~3倍,ACT仍达不到480秒,应考虑肝素不敏感、过敏或耐药。

(1)AT-Ⅲ缺乏所致的肝素不敏感分为先天性和获得性两类,排除肝素效价不足的情况下,通过追加一定剂量肝素,一些患者ACT能达到480秒;仍不能充分抗凝者需补充新鲜血浆提高AT-Ⅲ水平,或用其他抗凝药物。

(2)肝素过敏或耐药者,可采用其他类型的肝素抗凝。

(3)酸性环境肝素效价降低,体内坏死组织和血小板可产生抗肝素物质。

(4)肝素主要经肝脏灭活,由肾脏排出,肝、肾功能不良者,使用肝素需慎重。

(5)左房黏液瘤、感染患者由于单核-吞噬细胞系统吞噬功能增强,肝素灭活快,肝素用量较大。

(6)肝素在低温下代谢慢,复温后灭活加快,常温转流时需严密监测ACT。

(7)肝素可经超滤和肾脏排出。大量超滤、尿量过多时,应适当补充肝素。

5. 心肌保护

(1)降低心肌温度减少氧耗,增加缺血耐受性,心脏降温至15℃心肌保护效果最佳。除全身血液降温外,通常采取心包腔内放置冰屑和冷停跳液灌注的方法保持心脏局部低温。

(2)高钾停搏液使心脏在舒张期迅速完全停跳,最大限度降低耗氧量,提供满意的心肌保护。停跳液中还含有能量物质、膜稳定剂、缓冲药物及其他一些有利心肌保护的成分,分为晶体停搏液、稀释血停搏液。灌注方法有升主动脉根部灌注、冠状动脉直接灌注、冠状静脉逆行灌注、经血管桥灌注、持续温血顺行及逆行灌注等。

(3)预防缺血再灌注损伤,尽量缩短阻断时间,复跳之前维持较低的钙浓度。

(4)开放升主动脉前创造有利的心脏复苏条件,鼻咽温大于30℃,动脉压大于8.0kPa(60mmHg),调整血气、电解质使之处于正常范围。

(5)并行阶段维持充分的冠状动脉灌注,确保心脏供氧充足,复苏后控制好辅助循环,使心脏有充分的休息和偿还氧债的时间,并逐渐恢复功能。

(6)做好左心减压和引流,防止心脏过胀,同时保持适宜的后负荷避免增加氧耗。

(7)纠正高钾和酸中毒,维持酸碱电解质的平衡。

6. 心内回血 心内吸引作用有减压、排气及提供无血术野等,吸引时应避免负压造成血液破坏。回血过多不但影响手术操作,还加重了血液破坏,需针对原因进行处理:

(1)侧支循环丰富发绀型心脏病,如法洛四联症、肺动脉闭锁等,慢性阻塞性肺疾病和肺长期感染患者,左房右房回流多,色红,应予低温、低流量、静态膨肺处理。

(2)主动脉阻断不全,停跳液灌注效果差,左房回血多,为动脉血,需重新阻断。

(3)腔静脉阻断不全,右房回血多,为静脉血,需重新阻断腔静脉。

(4)PDA:肺动脉血流多,为动脉血,应及时闭合PDA。

(5)左上腔静脉、右房回血多,色暗,术中据具体情况行间断阻断开放、插管引流,或不特殊处理,仅加大心内吸引。

(6)主动脉瓣关闭不全,灌停跳液时左心回血多且停跳效果差,需切开主动脉直视下经冠状动脉窦直接灌注。

7. 血气及生化指标的监测

(1)血气:体外循环中维持正常的酸碱平衡和血气指标有利于内环境相对稳定,提供良好的组织氧供。低温血气分析有pH稳态和α稳态两种方法，目前多采取 α 稳态。

(2)电解质：转流中通过监测保持其处于正常范围。需注意的有以下两点：

1)钙：为了降低缺血再灌注损伤时的钙反流，体外循环中钙离子浓度维持在 0.6～1.0mmol/L 之间。复跳后 5～10 分钟再补充钙使之达到正常值。

2)高钾：给药失误、灌注停跳液过多、严重溶血和酸中毒少尿往往导致高钾。一般在心肺复跳时补钾要小量多次给予；动脉泵的松紧度要适宜；给药需核对。一旦发生应在维持体外循环的前提下，补充钙剂和碳酸氢钠，超滤利尿使之排出，补充葡萄糖和胰岛素使之向细胞内转移。

(3)静脉血氧饱和度：体现组织灌注的指标之一，正常应大于 65%，降温过程代谢率降低，动静脉短路大量开放，静脉血氧饱和度往往较高，但组织氧供不一定充分。复温阶段代谢率上升且毛细血管床开放，静脉血氧饱和度下降。

(4)血细胞比容(HCT)：转流中 HCT 一般维持在 20%～25%，过低不但不利于组织供氧，导致缺血缺氧损伤，且加重钠水潴留，引起脏器水肿。需大量利尿或超滤排出多余水分，同时补充血和相关电解质。HCT 过高往往使血液破坏增加，可补充液体稀释，必要时放出部分自体血。

(5)尿量：尿量不但反映微循环灌注充分与否，还体现下腔静脉引流情况。一般低压低流量时可无尿，灌注充分时尿量应大于 $2ml/kg \cdot h^{-1}$。通过调节排尿速度，达到预期的稀释度，维持转流中液体平衡。

(四)体外循环后期的管理

体外循环后期是指升主动脉开放、心脏复跳至停机这一段时间。此时是心脏辅助阶段，需为患者心肺取代人工心肺机支持循环和呼吸的过渡进行系统全面的准备。

1. 心脏

(1)心律：开放升主动脉后，可能出现室颤，通常以 10～30 焦耳，非同步电击除颤使心脏转复为窦性心律。房扑、房颤用同步复律较容易转为窦性心律。顽固的室性心律失常要注意寻找原因，盲目除颤增加心脏氧耗造成心室扩张，严重者导致不可逆心肌损伤。

1)低温促使心室纤颤，成人血液温度低于 30～32℃，小儿低于 25℃，应继续复温。

2)血钾大于 5.5mmol/l，ECG 示 T 波高尖，需行利尿、超滤促使排泄；补充钙剂拮抗其对心肌的负性作用；给予碳酸氢钠、葡萄糖和胰岛素使钾向细胞内转移，注意补充镁剂，镁缺乏易造成心律失常。

3)冠脉问题：存在明显气栓，应重新阻断，停跳液高压灌注冲洗气体后再开放动脉。术前有冠脉狭窄供血不足的病史、体征者，特别是高龄和高血压患者，要检查冠脉有无僵硬、结节，一旦存在冠脉梗阻或严重狭窄，需行冠脉搭桥修复。

4)氧合不佳使冠脉血液供氧不足，改善氧合状态即可纠正。

5)动脉压过低冠脉流量不足，导致心肌特别是心内膜下灌注不良，增加灌注流量，提高平均动脉压有利冠脉灌注。

6)换瓣者要检查瓣膜情况，如果系主动脉瓣装反，则需重新安装。

7)Ⅲ度房室传导阻滞时，需安装起搏器刺激心脏收缩。

8)大量普萘洛尔、维拉帕米等药物抑制心脏电活动，需辅助循环代其代谢。

(2)心率：适度的心率有助于心输出量达到最大值。一般成人心率维持 75～95bpm 最佳，小儿心率较成人快。心脏每搏容积受限时，如室壁瘤切除，需保持较快的心率。心肌缺血或搭桥血管重建不良时，维持较慢的心率有利心脏供血。

1)心动过缓：可用起搏方式控制，也使用阿托品或 β 受体激动剂提高心率。

2)停机前心动过速：应注意查明原因，如高碳酸血症、麻醉浅、心肌缺血等，应区分后对因处理。窦性心动过速通过还血使心脏充盈即可恢复，对室上性心动过速多采取电复律，地高辛、钙通道阻滞剂、β 受体阻滞剂对控制心室率有一定作用。

(3)后负荷：全身血管阻力(SVR)是后负荷的决定因素。SVR 上升，心脏做功增多，氧耗增加。CPB 后期降低 SVR 有助于心脏恢复其泵功能，SVR 过高需加深麻醉或使用血管扩张剂。SVR 过低(表现为高灌注流量状况下平均动脉压仍低)，不能保证冠状动脉有效灌注压，需采用 α 受体激动剂如去氧肾上腺素或去甲肾上腺素。

(4)心肌收缩力：体外循环后心肌收缩力过低的危险因素有：术前心功能较差，如低 EF、高 LVEDP 者、高龄患者、体外循环时间和阻断时间长、心肌保护不良等。停机前需以多巴胺、多巴酚丁胺、肾上腺素类药物支持，还可应用磷酸二酯酶抑制剂类药物。

(5)前负荷：体外循环结束时的心室充盈压需参考转流前的数值。术前心室充盈压高者往往体外循环后也维持较高值。存在肺动脉高压、严重左心功能不全者需置左房管测压，据左房压调整最适前负荷。直接观察心脏充盈状态对前负荷调整也有帮助。停机前经食管超声可提供准确的容量数据、心室收缩幅度和排气情况。

2. 肺

(1)保证气道通畅，包括气管插管连接正确无扭曲、呼吸管路完整、呼吸机工作使两侧肺均保证充足的通气。一旦心脏复跳，恢复肺的呼吸功能。

(2)先直视下手捏气囊膨肺，之后启动麻醉机，行呼吸监测，提供适宜的潮气量和氧供，以100%的氧行机械通气。

(3)肺的充气和排气，观察有无局部肺不张，每次呼吸两侧肺应同步升降。检查两侧胸腔有无液体或张力性气胸。

(4)肺顺应性，如果气道阻力大，肺顺应性降低，术后可能出现氧合或通气障碍。听诊呼吸音，必要时可给予气管舒张剂。体外循环后肺功能障碍时，应用PEEP或其他复杂的通气方式处理。

(5)脉搏及静脉血氧饱和度监测可反映肺的换气功能和机体代谢情况，呼出气 PCO_2 可体现二氧化碳排出状况。

3. 其他方面

(1)温度：复温至鼻咽温37℃，直肠温34℃以上，室温温暖。

(2)实验室数据：调整血气、酸碱、电解质处于正常范围，HCT20%～25%以上，静脉血氧饱和度稳定。

(3)维持适宜的麻醉和肌松，检查术野出血情况、药物输注的速度及用量、监测指标的准确性等。

(4)停机前储血器内的血容量：可判断停机后有多少容量用于充盈心肺，达到最适前负荷。过多往往提示体内血管收缩，容量不足，应与麻醉师配合继续还血使体内容量充足，过少往往需补充液体。

(5)静脉血氧饱和度：据静脉血氧饱和度可推测外周组织灌注情况。停机前大于60%说明氧供充分，小于50%提示氧供不佳，需提高灌注流量及HCT，适当加深麻醉和肌松。停机过程中。静脉血氧饱和度上升预示CPB后心肺将良好的支持呼吸循环，反之，停机前需进行处理。

(6)流量：停机时先部分控制静脉回流，使心脏充盈度满意，接着降低动脉泵流量，让更多的血液流经心脏，从而逐渐恢复其泵功能。最好在监测CVP、LAP或PAOP下进行。同时注意心脏外观、静脉血氧饱和度变化趋势、动脉压情况，还血至维持满意的血流动力学指标。当泵流量降至低于1L/(m^2·min)，血流动力学指标稳定；可完全阻断静脉引流，同时停止动脉泵停机。

(7)辅助时间大于阻断时间1/4以上方可停机。

(五)脱离体外循环困难的原因

1. 心肌收缩状况

(1)全心功能不全说明阻断期间心肌保护不良，或高钾及负性肌力药物的使用，应予以纠正。常温维持适宜的血压保证冠状动脉充分灌注的情况下，长时间辅助使心脏得以休息，有助于功能恢复。

(2)局部舒缩功能受限，应考虑局部冠脉或移植血管的痉挛或梗阻。TEE超声心动是诊断病变部位的有效方法。没有TEE时，体外循环下抬起心脏仔细观察。冠脉气栓是常见原因。突然发生，通常几分钟后缓解。提高灌注压，以100%氧通气有助于其恢复。

2. 心律和心率　心室顺应性下降时心房收缩对心输出量的维持有重要意义。应尽量协调房室收缩。大多成人患者心率80～90bpm达到最大心输出量，但依赖继发病变及代偿机制者(主动脉瓣关闭不全经换瓣后左室仍然膨胀扩张)、原有病变仍存在者(冠状动脉搭桥术血管重建不满意)，术中存在特殊情况者(阻断时间过长引起的全心功能不全)应予适当处理，调整适宜其具体情况的心率。

3. 血流有无梗阻　机械性梗阻包括术前未诊断的二尖瓣狭窄、二尖瓣瓣环置换后、瓣膜成形不良、主动脉插管过粗、主动脉夹层等，动力性梗阻多为主动脉下漏斗部狭窄。流出道梗阻表现为心脏收缩有力而动脉压和心输出量很低。在梗阻部位上下测压即可确诊。动力性梗阻还可通过术中超声心动图帮助判断，并评价治疗效界。所有流出道梗阻的情况均需及时解决。

4. 瓣膜功能不全　术中不小心损伤瓣膜、瓣膜成形不满意、较大的瓣周漏、缺血引起的乳头肌功能受损等原因造成的二尖瓣和主动脉瓣功能不全往往造成严重后果。肺动脉瓣和三尖瓣功能不全在肺动脉高压患者易导致右心衰。据超声心动和压力波形及血流动力学可作出诊断。一般需针对病因进行处理。

5. 前负荷调整不当

（1）心脏充盈受阻或急性失血造成的前负荷过低。静脉插管阻断带未开放，插管本身或缝线过度牵拉所致的心腔容积下降会使静脉回心血流受限，应开放静脉阻断带调整插管位置。急性失血多因心内吸引过多，动静脉钳夹不全、动脉管路崩脱、血液流入胸腔或腹腔等引起，观察储血器内液面变化，检查原因，阻止进一步失血。

（2）支气管痉挛和分泌物堵塞使呼气时气体排出不完全常导致肺过度膨胀影响前负荷。气胸、血胸等也会使前负荷受影响。解决病因后充盈心脏使之达最适前负荷。

（3）评价前负荷时，往往遇到心脏饱满、充盈压较高而心室内容量不足的情况，多与患者心脏顺应性下降有关，如心室壁肥厚。即使患者心功能良好，停跳液麻痹、手术损伤等因素也可改变充盈压与心室舒张末容积的关系。这种情况用 TEE 指导还血较传统据充盈压的方法更加合理。也可据 Frank-starling 曲线增加前负荷直至动脉压和心输出量不再升高为止。

6. 有无明显的血管收缩或舒张　显著的低血压往往由于过敏性休克、过敏反应、严重贫血、高温、血管扩张剂的不当使用和内毒素的释放。高血压多由麻醉浅、血管收缩剂的使用和高血压患者术前口服降压药不足引起。体外循环全流量下调整体肺循环阻力满意再考虑停机。

7. 代谢率是否过高　心脏储备差的患者代谢率增加会导致酸中毒而进一步降低心输出量。应维持适度麻醉和肌松，保持体温正常。

8. 其他　残余分流、严重高钾和酸中毒、心律失常等也是造成停机困难的常见原因，应分别处理。另外，维持药物因通路不畅、渗漏等而不能进入体内或剂量不足也需考虑。

9. 停机困难时的基本处理

（1）首先必须维持有效的体外循环辅助，监测抗凝情况，一旦 ACT 小于 480 秒要补充肝素。

（2）应按照正确的顺序操作，不要遗漏重要环节，如危重患者高流量转流时突然停机，心脏不能耐受。

（3）需再次评价监测指标的准确性，如动脉测压零点漂移应重新校正。

10. 体外循环后的处理　停静脉引流，防止心脏过度膨胀，防血压过高过低，鱼精蛋白中和肝素，机器余血的回收，并发症的治疗。

（秦培娟　张纵横）

参考文献

1. 龙村，李景文．阜外心血管体外循环手册．北京：人民卫生出版社，2013.

2. 龙村，体外循环手册．第 2 版．北京：人民卫生出版社，2005.

3. Gravlee GP, Davis RF, Stammers AH, et al. Cardiopulmonary Bypass: Principle and Practice. 3rd ed. Philadelphia: Lippincott William & Wilkins, 2008.

4. 龙村．体外循环灌注技术．北京：人民卫生出版社，2013.

第五篇 临床治疗技术

第四十三章 氧疗和高压氧

第一节 氧 疗

1. 氧气是维持人类正常生命活动必不可少的物质。机体代谢所需的氧气通过呼吸不断地从外环境中摄取，并通过血液循环，输送到全身各脏器和组织，再将代谢产物二氧化碳排出体外。

2. 一般正常人在静止状态时每分钟耗氧量约250ml，即每天的需氧量约360L，而人体内储氧量仅约为1.5L，所以在遇到缺氧或氧利用不足时，体内储氧量只能供组织器官消耗4～5分钟。因此，人体必须持续不断地有氧供给才能维持生命。

3. 氧疗是通过增加吸入氧浓度，提高肺泡氧分压，加大肺泡膜两侧氧分压差，促进氧的弥散，提高动脉氧分压和血氧饱和度，增强向组织的供氧能力，改善组织缺氧。

一、氧疗的目的

氧疗既能缓解机体缺氧、提高机体氧储备，又不增加相关并发症。对于低氧血症所致的并发症，如缺氧的精神症状、肺性脑病、心律失常、乳酸中毒和组织坏死等，氧疗只能预防，因此氧疗只是预防组织缺氧的一种暂时性措施，绝不能取代对病因的治疗。

二、氧疗的适应证

（一）呼吸系统疾病所致的低氧血症

1. 肺泡通气不足 因神经肌肉、胸廓或气道疾病所致的急慢性肺泡通气不足，引起缺氧和CO_2潴留。虽然氧疗可提高肺泡氧分压，但无助于CO_2的排出，因为此类患者主要依赖低氧兴奋呼吸中枢，氧疗过程中会出现渐进性通气量不足。

2. 换气功能障碍 呼吸面积减少，弥散距离增加，间质内胶原组织发生改变，均可影响弥散功能而致换气功能障碍。因O_2的弥散能力仅为CO_2的1/20，所以弥散障碍仅产生单纯缺氧。吸氧可使肺泡氧分压增加，提高肺泡膜两侧的氧分压差，弥散量随之增加，而缓解缺氧。

3. 通气/血流比率失调 吸入气体或血流在肺内分布不均会引起通气/血流比率失调，当通气/血流比率小于0.8时，会发生不同程度的从右至左的效应分流，动静脉血掺杂，产生低氧血症；若大于0.8时，则生理无效腔增加。对于通气/血流比例失衡所引起的低氧血症，氧疗能提高通气不足的肺泡氧分压，使动脉氧分压升高。

4. 右向左分流增多 健康人心排出量中约有3%的静脉血不经肺毛细血管进行气体交换而直接进入动脉血，称为右向左分流，少量分流不会引起低氧血症。当右向左的分流量较大时，会将引起低氧血症。氧疗不能提高分流的静脉血的氧分压，且分流量大于35%时，吸纯氧也难以纠正低氧血症，氧疗效果颇为有限。

（二）大气性缺氧

由于高原、高空的大气压过低，吸入低浓度氧的空气导致的缺氧。在高原低氧环境下施行手术和麻醉，适当的氧疗可提高肺泡及动脉氧分压，改善组织缺氧，预防和纠正低氧血症。

（三）氧耗量增加

发热、抽搐、甲状腺功能亢进等情况下基础代谢增加，氧耗量增加，引起的缺氧。为维持正常的肺泡氧分压，必须成倍的增加肺泡通气量，若患者存在通气功能障碍，肺泡通气量不能增加，肺泡氧分压降低，发生低氧血症。氧疗可提高肺泡氧分压，改善低氧血症。

（四）血液性缺氧

血液中红细胞内血红蛋白含量降低或性能改变，导致缺氧。严重贫血引起组织缺氧，因动脉氧分压和氧饱和度正常，氧疗效果有限，应通过输血或治疗贫血来改善组织缺氧。

（五）组织性缺氧

常见于细胞呼吸酶障碍，使组织细胞不能利用氧，如氰化物中毒或因组织水肿而影响氧的弥散。氧疗可使动脉氧分压升高，提高组织细胞对氧的摄取能力，并对失活的细胞呼吸酶具有激活作用。

（六）循环障碍性缺氧

各种休克、心功能不全、血容量不足等引起的微循环障碍引起的组织缺氧，氧疗有一定治疗作用。

三、氧疗的方法

（一）根据吸入氧浓度分类

1. 低浓度氧疗　吸入氧浓度24%～35%，适用于轻度低氧血症患者。

2. 中等浓度氧疗　吸入氧浓度为35%～50%，适用于急性肺水肿、心肌梗死、休克、脑缺血、严重贫血等患者。

3. 高浓度氧疗　吸入氧浓度大于50%，适用于ARDS、CO中毒、心肺复苏等患者。

（二）根据给氧装置和方法

1. 非控制性氧疗　对于无通气功能障碍的患者，吸入氧浓度不需要严格控制，可根据病情进行调整，以治疗低氧血症，即非控制性氧疗，是临床上常用的吸氧方法。

（1）鼻导管、鼻塞、鼻咽导管给氧法

1）鼻导管法临床应用普便，导管宜柔软，顶端有侧孔，以分散气流。鼻塞法即将鼻塞置于鼻前庭，此法局部刺激小，较鼻导管舒适，易于为患者接受。鼻咽导管给氧法，导管插入深度为鼻尖至外耳道口的长度的2/3，此长度相当于到达鼻咽部腭垂的后方，此法在相同氧流量的情况下可增加吸入氧浓度。

2）此方法吸氧操作简便，易于掌握，无重复呼吸，不影响咳嗽、咳痰、进食等。吸入氧流量和浓度的关系可按以下公式计算：吸入氧浓度（FiO_2）%＝21＋4×每分钟氧流量（L），即每增加1L氧流量，吸入氧浓度大约增加4%。吸入氧浓度不恒定，受氧气流量、鼻塞的密闭程度或鼻导管的位置、潮气量、呼吸频率的影响。

（2）普通面罩法：适用于需要较高浓度的氧疗。面罩法增加了功能性机械无效腔量，在防漏的条件下，每分钟给氧必须在5L以上，否则呼出气体便聚积在面罩内而被重复吸入，导致CO_2潴留。氧流量5～6L/min时，FiO_2大约为40%，氧流量每增加1L，FiO_2大约增加10%，当氧流量超过8L/min时，由于储备腔未变，FiO_2增加很少。

（3）氧帐或头罩给氧法：当密闭、高流量（20L/min）时，能达到50%的氧浓度，此法不方便，易漏气，目前很少使用，用于小儿或不适宜面罩或鼻导管吸氧的患者。

2. 控制性氧疗　对于存在CO_2潴留的患者，其呼吸中枢对CO_2已不敏感，呼吸节奏主要来自低氧对外周化学感受器的刺激，吸氧后易发生渐进性通气量不足，加重CO_2潴留，接受氧疗时，必须控制吸入氧浓度，即控制性氧疗。治疗的目标是使PaO_2维持在55～60mmHg，SaO_2为90%以上。

（1）空气稀释面罩（如Venturi面罩）吸氧法：根据Venturi原理制成，氧气以喷射状进入面罩，而空气从面罩侧面开口进入面罩。因输送氧的喷嘴有一定口径，以致从面罩侧孔进入空气与氧混合后可保持固定比率，比率大小决定吸入氧浓度的高低，对于易产生CO_2潴留的患者特别有用。患者也感到舒适，其缺点是饮食、咳嗽时要去掉面罩，中断给氧，若不小心将面罩进口封闭，会造成严重影响，适用于严重的呼吸衰竭患者，可精确控制吸入氧浓度在24%～50%之间。

（2）呼吸机给氧法：若Venturi面罩吸氧法不能明显纠正低氧状况，提高吸入氧浓度后，又可导致CO_2潴留，意识障碍加重，可考虑无创机械通气、气管插管或气管切开行机械通气。

四、合理的进行氧疗

低氧血症与多种因素相关，临床上往往不是单一因素，可能有几种因素同时存在。氧疗前应结合病情和化验检查进行分析，为合理氧疗提供客观依据。

1. 了解缺氧是急性还是慢性　因慢性缺氧可增加促红细胞生成素，引起继发性红细胞增多，增强血液携氧能力，机体重要脏器具一定的代偿耐受能力。

2. 分析缺氧的原因　是否属于通气功能障碍，或换气功能障碍，还是多种因素并存，有助于进行合理的治疗。

3. 判断缺氧的程度及是否具有氧疗的指征　健康人动脉氧分压正常值为 100－0.3×年龄±5(mmHg)，若低于此下限值，称为低氧血症，但这并不是氧疗的指征。根据血红蛋白氧离曲线特性，当动脉氧分压小于 60mmHg 时，动脉氧饱和度随氧分压迅速下降，应考虑氧疗。从理论上讲，组织缺氧才是机体缺氧的可靠指标，即混合静脉血氧分压若低于 40mmHg 或 35mmHg，说明组织缺氧。

4. 选择合适的吸入氧浓度

(1)单纯缺氧而通气功能正常的患者，可给予较高浓度的氧，但应避免长时间吸入高浓度氧的危险。

(2)缺氧伴 CO_2 潴留通气功能异常的患者，由于其呼吸中枢化学感受器对 CO_2 反应性差，呼吸的维持主要靠低氧血症对颈动脉体、主动脉体的化学感受器的驱动作用，若吸入高浓度氧，动脉氧分压上升，使外周化学感受器丧失低氧血症的刺激，氧疗过程中会发生渐进性通气量不足，动脉 CO_2 分压上升，严重时可出现 CO_2 麻醉。此类患者宜选用控制性氧疗，吸入氧浓度尽可能以 24%开始，逐步提高，若治疗中 CO_2 下降至正常水平，即可吸较高浓度氧。

五、氧疗的并发症

(一)CO_2 潴留

慢性阻塞性肺病，主要依赖低氧兴奋呼吸中枢，吸入高浓度氧，失去了低氧对外周感受器的刺激，通气量降低，出现 CO_2 潴留。另外，吸入高浓度氧，解除了低氧性肺血管收缩，使高通气/血流比区域的血流流向低通气/血流比区域，加重通气/血流比例失调，动脉 CO_2 分压进一步升高，控制性氧疗可减少其发生。

(二)吸收性肺不张

呼吸道不完全堵塞的患者，呼吸空气时，肺泡内氧被吸收后，留下氮气以维持肺泡不致塌陷。吸氧后，通气/血流比低的肺泡内，大部分氮被吸入的氧代替，肺泡内氧气又迅速弥散至肺循环，肺循环吸收氧的速度超过肺泡吸入氧的速度，而致呼吸道部分阻塞的肺泡萎陷。吸入氧浓度应小于 60%并鼓励患者咳痰可预防其发生，若行机械通气，可用 PEEP。

(三)氧中毒

1. 氧中毒的临床表现　吸入高浓度氧(>70%)24 小时即可出现氧中毒症状，根据临床表现分为四型：

(1)气管刺激感、干咳、胸骨后绷紧或烧灼感，继续吸氧，出现胸骨后疼痛，深吸气或咳嗽时加剧，并有渐进性呼吸困难，晚期并发肺水肿、肺不张(即肺型氧中毒)。

(2)中枢神经系统的毒性反应可表现为抽搐、癫痫样发作等症状(即脑型氧中毒)。

(3)新生儿接受高浓度氧治疗，可产生晶状体后纤维组织形成，若持续吸氧 3 天以上，会造成不可逆的改变，导致失明(即眼型氧中毒)，成人一般不易发生此并发症。新生儿吸氧 $FiO_2<0.4$，且应经常监测视网膜血管直径改变。

(4)随着压力增高和时间延长，机体可发生不同程度的溶血(即溶血型氧中毒)。

2. 氧中毒的防治　应避免不必要的高浓度吸氧，确需高浓度氧疗，应根据病情采取综合治疗措施，在改善组织缺氧条件下，逐步降低吸氧浓度，以减轻氧中毒副作用。

治疗措施：

(1)需吸入高浓度氧的患者应尽早作鼻或口鼻面罩呼气末正压通气(PEEP)，或持续气道正压通气(CPAP)，必要时进行气管插管行 PEEP。

(2)维持足够的血红蛋白含量和改善循环功能，以提高患者的携氧能力。

(3)在电解质及血容量允许的情况下，应用利尿药，减轻肺水肿，改善换气功能。

(4)加强气道湿化，及时将分泌物引流、吸出，保持呼吸道通畅。

(5)加强营养，给予高蛋白、多种维生素，特别是维生素 E、维生素 C 以及微量元素等，增强机体免疫和提高抗氧化能力。

六、氧疗的注意事项

1. 与患者做好交流工作，告知患者吸氧的重要性，使其积极配合，同时给予必要的方法指导。

2. 监测血压、ECG、血气分析及患者的一般情况以判断氧疗的效果。

3. 注意吸入气湿化和加温，预防交叉感染，并注意防火和安全。

4. 若患者病情稳定，循环呼吸平稳，无缺氧和 CO_2 潴留患者应逐步减少吸氧量，若病情仍稳定，再逐步减量直至完全停止。

第二节 高压氧疗法

在高气压(超过1个标准大气压)环境下吸入纯氧或混合氧以达到治疗各种疾病的方法，即为高压氧(HBO)治疗，亦称高压氧疗法。现已成为临床上对某些疾病的综合治疗措施之一。

一、高压氧治疗的基本原理

1. 提高氧的弥散能力和增加有效弥散距离　在高压氧下肺泡氧分压明显升高，与血液中氧分压差增大，氧弥散入血的速度和量也相应增大，动脉氧分压增高。动脉中的氧运至组织，与组织中氧分压差较正常增大，使从血液中弥散至组织中的氧增加。另外，氧的有效弥散半径延伸，弥散范围扩大，可以克服由于组织水肿、微循环障碍等引起的毛细血管与细胞间的距离加大造成的影响。

2. 增加机体氧含量　血液运输氧主要通过化学结合与物理溶解，而在正常情况下，血红蛋白氧饱和度可在97%以上，不可能大幅度提高与血红蛋白化学结合的氧。根据亨利定律，高压下物理溶解量可随氧分压成比例增加，如在3ATA下吸100%氧时，溶解氧为6.6vol%，为常压下吸空气时的22倍，在机体血红蛋白下降时，使机体组织细胞仍能得到适当氧供，满足代谢需要。

3. 增加组织氧含量和储氧量　高压氧下动脉氧分压明显升高，加大了与组织间的氧分压差，组织中的溶解量也有所增多，组织中的氧含量增加，在血流减少或组织供血不良时，可延长对氧供减少的耐受时间。正常人体在常温常压下，每公斤组织储氧量为13ml，耗氧量为每分钟3～4ml，即阻断循环的安全时限为3～4分钟。在3ATA吸纯氧时，组织储氧量可达53ml/kg，这时循环阻断的安全时限可延长至8～12分钟。

4. 抑菌作用　高压氧可改善局部血液循环，增加抗生素疗效，可使菌体中辅酶的巯基氧化而丧失活性，而且减少细菌毒素的分泌与毒素的活力，其对需氧或厌氧菌的生长与繁殖均有抑制作用。

5. 对恶性肿瘤的作用　高压氧可增加组织氧张力和组织内氧自由基等生成，抑制肿瘤细胞，可调节机体免疫功能，增强对肿瘤的免疫功能。

二、高压氧治疗对机体的影响

1. 呼吸系统　高压氧下颈动脉体和主动脉体反射性抑制呼吸中枢，使呼吸频率减慢，而吸入氧压过高、吸氧时间过长，可引起CO_2潴留，兴奋呼吸中枢，引起呼吸频率增加。高压氧下，由于胸廓及肺容量增大，肺弹性阻力随之增加，同时因气体密度增高，黏滞性增加，非弹性阻力也增加，因此气道阻力增加，呼吸肌做功增加。

2. 循环系统　高压氧下可出现心率减慢，可能由于高PaO_2引起的反射性迷走神经兴奋及外周血管收缩，血压升高反射性减慢心率。外周血管收缩致阻力增加、左心室后负荷增加，再加上心率减慢，可导致心排出量减少。由于可升高血压，高血压患者行高压氧治疗前应适当控制血压且治疗时应注意监测血压。

3. 神经系统　高压氧下脑血管收缩，脑血流减少，可能是由于高PaO_2及过度通气导致低$PaCO_2$所致，但是组织氧分压升高，仍能提供充分的氧供。血-脑屏障通透性增加，药物易透过血-脑屏障，对颅脑肿瘤及感染的治疗有一定临床意义。

4. 血液系统　高压氧下红细胞及血红蛋白量下降，可能是由于一方面细胞膜未饱和类脂质过度氧化，细胞膜脆性增加易于破坏；另一方面红细胞需要量减少，部分红细胞被暂时储存在肝、脾等脏器。红细胞体积变小，变形性提高，血液黏稠度下降，有利于改善微循环灌注。

5. 内分泌系统　高压氧可引起垂体-肾上腺皮质系统和交感-肾上腺髓质系统的改变，使皮质激素和肾上腺素水平增高，使机体处于应激状态。

三、高压氧治疗的设备与治疗方法

(一)高压氧治疗的设备

高压氧舱主要包括舱体系统、供氧系统、空调系统、通讯系统、照明系统及监护系统等。高压氧舱可分为单人氧舱和多人氧舱两种。

1. 单人氧舱体积小，只能容纳1名平卧患者，造价便宜，设备简单，并可移动，但是治疗范围局限，适合于婴幼儿和不能配戴吸氧面罩的患者以及大面积烧伤和气性坏疽患者。缺点是医务人员不能入内进行诊疗，高压纯氧有燃烧、爆炸的危险等。

2. 多人氧舱有治疗舱、手术舱和过渡舱组成，可同时为多人治疗，治疗范围广，允许医务人员进出舱内进行诊疗，大型多人氧舱还可进行外科手术，但是造价昂贵，设备复杂，不能移动。

（二）治疗方法

1. 加压　将经过处理后的压缩气体注入舱内，逐渐提高舱内压力到预期压力为止，称为加压。加压过程中，可能出现患者耳部胀痛等咽鼓管欠通症状，可减慢加压速度。一般来说，加压至 1.6ATA 后，即可适当加快加压速度。

2. 稳压　舱内压力升高至预期压力后，一定时间内保持不变，称为稳压。此段时间内可给予吸氧治疗或手术治疗。稳压期应注意通风，并密切观察患者的情况。通风的目的是降低舱内 CO_2 浓度，一般不超过 1.5%；控制舱内氧浓度一般不超过 30%。

3. 减压　将舱内压逐渐减至常压的进程，称为减压。减压方法有匀速减压和阶段减压两种。前者是指以均匀的速度进行缓慢减压，后者是指减至某一压力后，暂停减压一定时间，再行减压。减压过程中应严格按规定的减压方案进行，防止减压病，行气管切开的昏迷患者、低血压、肺部疾患、适应性差等患者可适当放慢减压速度。

四、适应证、禁忌证与并发症

（一）适应证

1. 作为主要的治疗手段，高压氧疗效确切，此类疾病包括急性一氧化碳或其他有毒气体中毒、厌氧菌感染、气性坏疽、高山病、急性减压病、空气栓塞、颅脑和脊髓及周围神经缺血性损伤、脑复苏患者等。

2. 作为综合治疗手段，高压氧疗效较好，此类疾病包括职业病、血栓闭塞性脉管炎、断肢再植、视网膜栓塞、休克（尤其是失血性休克）、冠心病、慢性顽固性骨髓炎、高危妊娠、耳鼻喉科、眼科及口腔科疾病等。

3. 对于某些疾病，高压氧有一定疗效，此类疾病包括尿毒症、传染性肝炎、肝硬化、神经性头痛、软组织的各种感染、结缔组织病等。

（二）禁忌证

1. 绝对禁忌证

（1）未经处理的气胸、多发性肋骨骨折、胸壁开放性创伤。

（2）早产儿容易发生晶状体后纤维组织形成，故禁用 HBO。

2. 相对禁忌证　任何肺部病变（如肺大疱、肺不张、肺炎），自发性气胸病史者及胸部手术史者；卡他性或化脓性中耳炎、咽鼓管堵塞或通气困难者；青光眼、视神经炎病史者；妊娠妇女或月经期；癫痫；精神失常；氧过敏试验阳性者；严重高血压；未控制的高热；有凝血机制异常或出血倾向者等。

（三）并发症

1. 氧中毒　高压氧治疗时，可出现氧中毒，其发生与高压氧的压力大小及在高压氧下停留的时间有关，可表现为中枢神经型、肺型、眼型和溶血型。

（1）中枢神经型早期临床表现患者面色苍白、恶心、烦躁不安、呼吸增快、血压升高，而后会出现癫痫样大发作，此为最有诊断价值的症状。一旦发生，应立即停止吸氧，改吸空气，必要时减压出舱并考虑使用安定等抗惊厥药。

（2）肺型氧中毒临床表现为胸骨后疼痛、呼吸急促、咳嗽、双肺可闻及干湿性啰音，较常压下发生氧中毒严重，应改吸较低浓度氧。

（3）眼型氧中毒典型病理改变为晶状体后纤维组织形成，多见于接受治疗的新生儿及早产儿。

（4）溶血型氧中毒表现为机体随压力增高和时间延长发生不同程度的溶血。

2. 减压病　高压下溶于血液中的氮，在快速减压时，氮从溶解状态中游离出来，在组织和血液中形成气泡而发生减压病。临床表现为皮肤瘙痒、四肢关节痛、恶心、呕吐、腹痛、胸痛、咳嗽、头痛、眩晕、瘫痪，甚至昏迷、休克。合理加压，正确的选择减压方案可预防其发生。减压病发生后应再进舱，立即进行加压治疗，改善组织低氧状态。

3. 气压伤

（1）多由于某种原因造成机体不均匀受压而引起。常发生于中耳、鼻窦、肺等含有气体的器官，以中耳气压伤最为常见。呼吸道感染、中耳炎、鼻窦炎或咽鼓管通气不良患者，应避免高压氧治疗。

（2）预防：中耳炎、鼻窦炎、肺部炎症患者避免高压氧，且在加压及减压前可用麻黄碱滴鼻，严格按规定减压，加压时作吞咽动作以开放咽鼓管口，减压时避免屏气与剧烈咳嗽。

（张　宁　王密周）

参考文献

1. Mort TC. Preoxygenation in critically ill patients requiring emergency tracheal intubation. Crit Care Med, 2005, 33(11):2672-2675.
2. 郭曲练,姚尚龙．临床麻醉学．第3版．北京:人民卫生出版社,2011.
3. 邓小明,姚尚龙,于布为,等．现代麻醉学．第4版．北京:人民卫生出版社,2014.
4. 吴新民．高级卫生专业技术资格考试指导用书:麻醉学高级教程．北京:人民军医出版社,2014.

第四十四章 机械通气

机械通气可以改善患者的氧合和通气，减少呼吸功，支持呼吸和循环功能，进行呼吸衰竭治疗。近年来机械通气应用范围日益扩大，其已成为在重症监测治疗、急救复苏、临床麻醉中的一种基本的治疗技术和手段。

第一节 机械通气对生理的影响

一、机械通气对呼吸生理的影响

(一)对肺容量的影响

正压通气时，气道和肺泡扩张，肺血容量相应减少，肺容量增加；呼气末正压使萎陷的肺泡张开，肺泡充气时间延长，功能残气量增加，有利于气体交换。

(二)对气体交换的影响

机械通气时的呼吸频率、吸气压力、气体流速及吸呼比对气体交换均有不同程度的影响。吸气速度较慢、压力适当、潮气量足够，则有利于肺泡的气体交换，且由于小块肺不张被压力所疏通，使肺内分流量减少，有利于改善缺氧。但当吸气压力过高，肺泡过度扩张使肺血管床受压、血流量减少，而增加肺内分流量，加重通气/血流比例失调，导致缺氧加重。

(三)对肺内气体分布的影响

正常肺脏下面比上面部分通气多，接近膈肌和胸壁的肺脏通气量较中央支气管周围肺组织多。机械通气时，吸入压力和吸气时间应根据患者的具体情况进行适当调节，呼吸机的气流速度及形态也影响吸入气在肺脏的分布，吸气流速越高，涡流越明显，气流阻力增加，致气体分布不均；吸气流速形态正弦波具有流速渐增、徐降的特点，在改善气体分布方面优于方形波。

(四)对呼吸力学的影响

1. 呼吸功消耗减少　机械通气时由于呼吸肌工作由机械通气所代替，同时保证了通气量，呼吸频率减慢，使呼吸功消耗减少，氧耗下降。

2. 气道阻力降低　机械通气扩张支气管和肺泡，使其内径增加；呼吸频率慢及正弦波形流速，使涡流形成减少，气流速度降低；肺泡压力提高，有利于咳痰和排痰，使气道通畅。以上均可使气道阻力降低。

3. 肺顺应性增加　机械通气使肺泡通气量增加，肺泡内压升高，萎缩的肺泡复张，功能残气量增加，从而使肺水肿或充血消退，肺顺应性增加。

(五)对通气/血流比例的影响

机械通气使肺泡通气量增加，肺内气体分布均匀，使通气较差的肺泡充气，改善了通气/血流比例。但是如果吸入压力过高，则肺泡内压明显升高，挤压肺泡毛细血管，使血流减少，通气/血流比例失调，肺内分流增加。

(六)对其他呼吸功能的影响

机械通气过度，或吸气压力过高，均可使肺血流减少，影响肺泡表面活性物质的生成及活性。呼吸机的湿化对痰液有稀释作用，利于痰液向外排出。正压通气可增加呼吸道及肺泡的压力，减轻肺泡及间质的水肿，促进渗出液的吸收。

二、机械通气对心血管生理的影响

(一)对静脉回流的影响

机体的静脉回流主要动力是周围-中心静脉压力差，正压通气时，胸腔内负压减少甚至转为正压，周围-中心静脉压力差减少，静脉回流受阻，导致心排出量下降。当吸气压力为30cmH_2O、吸呼比为2∶1时，心输出量可下降33%，但正常人有代偿机制，通过血管加压受体和交感神经反射使周围静脉平滑肌收缩，静脉压升高，以维持周围-中心静脉压，增加回心血量，维持心排出量。

(二)对心功能的影响

正压通气使胸内压升高，可直接压迫心脏，心室顺应性减少。右心室舒张末期容量减少，前负荷下降，而肺内压升高，使肺血管阻力(PVR)升高，右心室后负荷增加，从而改变了心室舒张期顺应性。左心室充盈压比右心室降低较多，室间隔左移，左心室顺应性降低，再加之右心室前负荷下降，使左心室前负荷下降。由于机械通气时全身血管阻力不变或轻度下降，且左心室壁张力减少，左心室后负荷也因此降低。大多数接受正压通气的患者，心肌收缩力基本不受影响。

(三)对肺循环的影响

正常自主呼吸时，吸气期肺循环血量约占全身总血量的9%，呼气期有所减少，约占6%。正压通气时，肺血容量向腹腔及周围循环转移，血管神经反射功能正常者，通过全身血管收缩代偿，肺血容量可恢复正常。IPPV和PEEP可通过增加通气和改善气体交换，改善肺水肿症状。但是如果存在血容量不足，或酸中毒、缺氧使肺毛细血管处于痉挛状态，则正压通气将对肺循环产生不利影响。

三、机械通气对肾功能的影响

机械通气对肾功能的影响有三方面：

1. 机械通气时，心排出量降低和血压下降，肾血流灌注减少，同时伴有肾内血流重新分布，最终可导致肾功能减退。

2. 机械通气时，抗利尿激素、肾素及醛固酮水平升高，使得尿液生成和排出减少。

3. 机械通气影响肾交感神经活性，肾小球滤过率降低，水和钠排泄减少，吸入湿化的气体使气道水分蒸发减少，不适当的补液可导致水、钠潴留。

四、机械通气对消化系统的影响

1. 机械通气影响下腔静脉的回流，下腔静脉淤血、门静脉压升高、胃肠静脉淤血，可能诱发消化道出血、应激性溃疡等。

2. 原有门静脉脉高压和食管静脉曲张患者应高度警惕消化道出血的发生。

3. 机械通气可使中心静脉压升高明显，肝脏淤血加重，影响肝脏功能，抑制胃肠蠕动，引起患者腹胀，一般1～2天后可自行缓解。

五、机械通气对中枢神经系统的影响

正压通气后肺泡扩张，刺激肺泡牵张感受器，通过传入神经，抑制吸气。因此，机械通气开始时，为了使自主呼吸与机械通气协调，可加大潮气量，使自主呼吸停止。脑血管对$PaCO_2$变化十分敏感，通气不足时，脑血管扩张，脑血流量增加；过度通气时，脑血管收缩，脑血流量减少，可出现眩晕和晕厥等缺血性改变。当$PaCO_2$低于20mmHg时，脑血流可减少至正常的40%。脑血流减少的同时，脑脊液的生成也减少，使颅内压降低。用PEEP时，尤其是高水平的PEEP(大于20cmH_2O)，头部静脉回流受阻，脑容量增多，ICP升高。

第二节 机械通气方式的选择

一、常见通气模式

(一)间歇正压通气(IPPV)

IPPV是呼吸机必须具备的基本通气方式，呼吸机根据设定的工作参数间断产生正压，把气体送入肺内，形成吸气相，呼气相呼吸机不发挥作用，气道内压降为零，肺内气体借助胸肺弹性回缩排出体外。IPPV主要在无自主呼吸时或全身麻醉手术期间使用。IPPV能有效保证通气量，促进CO_2排出，提高PaO_2以维持正常的呼吸功能。

(二)呼气末正压(PEEP)和持续气道正压通气(CPAP)

PEEP是指呼吸机在吸气相产生正压，将气体压入肺内，而呼气终末借助于呼吸机的限制气流活瓣或其他方式，使气道压仍高于大气压，且其水平可调。其生理意义是使萎陷的肺泡持续膨胀，正常的肺泡直径增大，增加功能残气量，因此有利于气体分布和交换，改善通气和氧合。

PEEP适用于低氧血症，尤其是因肺脏疾病导致的难以纠正的低氧血症，如急性呼吸窘迫综合征（ARDS）、新生儿透明膜病、肺水肿等。PEEP的不利影响在于胸内压升高，可影响心血管功能，从而干扰血流动力学，也可使颅内压升高、消化系统充血、尿量减少。临床上应用PEEP应选择合适的PEEP水平，以避免循环系统受抑。

持续气道正压（Continuous Positive Airway Pressure，CPAP）是在自主呼吸条件下，整个呼吸周期气道均保持正压，患者完成全部的呼吸功，是呼气末正压（PEEP）在自主呼吸条件下的特殊技术。

CPAP具有PEEP的各种优点和作用，如增加肺泡内压和功能残气量，增加氧合，防止气道和肺泡的萎陷，改善肺顺应性，降低呼吸功，对抗内源性PEEP。

对循环影响最小、肺顺应性最好、已萎陷的肺泡膨胀，吸入氧浓度最低而氧分压最高、肺内分流最低、氧运输最高时的PEEP/CPAP水平称为最佳PEEP/CPAP。PEEP与CPAP之间的区别见表44-1。

表44-1 PEEP与CPAP的区别

PEEP	CPAP
机械通气时用PEEP	自主呼吸时用CPAP
呼气末正压	吸呼气相均持续正压
静态正压	动态正压
FRC增加较少	FRC增加较多
对血流动力学影响大	对血流动力学影响小

（三）同步间歇指令通气

同步间歇指令通气（Synchronized Intermittent Mandatory Ventilation，SIMV）是自主呼吸与控制通气相结合的呼吸模式，在触发窗内患者可触发和自主呼吸同步的指令正压通气，在两次指令通气周期之间允许患者自主呼吸，指令呼吸可以以预设容量（容量控制SIMV）或预设压力（压力控制SIMV）的形式来进行。

优点：①对心脏和肾脏功能影响小，气压伤危险性少；②降低通气过度与不足的风险，保证适当通气量；③减少镇静、镇痛及肌松药的使用；④维持呼吸运动，减少呼吸肌的不协调和失用性萎缩；⑤通气/血流比例更适当；⑥利于呼吸机撤离。

缺点：①通气量不能随病情变化调整，易致CO_2潴留；②不适当的参数设置易导致呼吸肌疲劳或过度通气导致呼吸性碱中毒；③呼吸幅度增大可发生气压伤；④机械通气撤离期间可能发生心功能不全；⑤若频率减少太慢，则呼吸机撤离时间延长。

（四）压力支持通气

压力支持通气（Pressure Support Ventilation，PSV）属于部分通气支持模式，即患者触发通气并控制呼吸频率及潮气量，当气道压力达预设的压力支持水平时，且吸气流速降至低于阈值水平时，由吸气相切换到呼气相。

PSV较其他辅助通气方式更接近生理状态，患者独自控制呼吸频率、吸呼比，并与支持压力共同决定吸气流速及潮气量。PSV常用于撤离呼吸机的过程中，与SIMV相比不增加呼吸作功，但是PSV的通气频率、潮气量等在很大程度上决定于患者的自主呼吸，因而对于自主呼吸不够稳定的患者，不适于应用PSV。

（五）双气道正压通气

双气道正压通气（Biphasic Positive Airway Pressure，BIPAP）相当于PSV加CPAP，是指自主呼吸时，交替给予两种不同水平的气道正压，高压力水平（Phigh）和低压力水平（Plow）之间定时切换，且其高压时间、低压时间、高压水平、低压水平各自独立可调，利用从Phigh切换至Plow时功能残气量（FRC）的减少，增加呼出气量，改善肺泡通气。适用于经过选择的肺损伤和COPD患者，以及呼吸机的撤离。

二、其他模式

（一）高频通气（HFV）

HFV分为3种通气类型：高频正压通气（HFPPV）、高频喷射通气（HFJV）、高频振荡通气（HFOV）。HFV采用等于或小于无效腔量的潮气量，通气频率则远高于通常的呼吸频率，一般为60～100bpm，I∶E<0.5，气道内压低，不易产生肺气压伤，对血流动力学影响小，不会出现人机对抗，患者易耐受。适用于支气管镜检查，咽、喉的手术，气管与支气管的手术，以及急性呼吸衰竭、ARDS等的呼吸治疗，缺点是潮气量与每分通气量难以测定，气道阻力大的患者可能发生通气不足，加温和湿化不够，影响排痰。

（二）比例辅助通气

比例辅助通气（Proportional Assist Ventilation，PAV）是一种同步部分通气支持，呼吸机送气与患者用力成比例，PAV的目标是让患者舒适地获得由自身任意支配的呼吸形式和通气水平。可作为困难撤机患者的撤机方式，通过持续气道正压(CPAP)克服内源性 PEEP(PEEPi)，使吸气功耗大大减低。

(三)反比通气

反比通气(inverse ratio Ventilation，IRV)是延长吸气时间的一种通气方式。常规通气按照人体正常的呼吸方式进行，一般吸气时间小于呼气时间，吸呼比通常为 1∶1.5～2.5，如果吸气时间大于呼气时间，吸呼比大于 1 称为 IRV。IRV 吸呼比一般在 1.1∶1～1.7∶1 之间，最高可达 4∶1，由于吸气时间延长，气体在肺内停留延迟，可产生类似 PEEP 作用。优点是改善通气和氧合，增加功能残气量，防止肺泡萎陷；缺点是平均气道压升高，可发生气压伤，影响血流动力学。常用于限压型通气方式同时治疗严重的 ARDS 患者。

(四)小潮气量通气和肺开放通气

患者应用呼吸支持和机械通气治疗，由于机械通气本身并非生理性的，应用可引起或加重肺损伤，造成所谓的呼吸机相关肺损伤。为此，近年来提出“肺保护性通气策略”。肺保护性通气策略是指限制机械通气时的潮气量和气道压力，减轻肺过度充气，$PaCO_2$ 允许升高到一个较高水平，同时给予一个较高水平的 PEEP 改善肺顺应性。限制潮气量和气道压的小潮气量通气能够避免大潮气量和高气道压通气引起的肺泡损伤；吸气时用吸气压使萎陷的肺泡复张，呼气时加一定水平的 PEEP 维持肺泡开放状态的肺开放通气。

(五)低频正压通气与体外 CO_2 排除

低频正压通气(low frequency positive ventilation，LFPPV)和体外 CO_2 排除(extracorporal CO_2 removal，ECCOR)是指患者气管插管后，用低频率正压通气维持呼吸，同时应用膜肺通过颈内静脉-股静脉旁路排除 CO_2，主要用于晚期 ARDS 的治疗。

第三节　机械通气参数的调节与实施方法

一、机械通气参数的调节

(一)吸入氧浓度(FiO_2)

机械通气开始时为迅速纠正低氧血症，可吸入高浓度氧，但时间不宜过长。机械通气进行中应根据 PaO_2 测量结果来调节吸入氧浓度，其原则是，根据病情维持 PaO_2 在 60～90mmHg 之间，而尽量使 $FiO_2<0.6$，若 $FiO_2>0.7$，并超过 24h，易致氧中毒。如 FiO_2 已达 0.6，低氧血症仍不改善，不要盲目提高吸入氧浓度，可试用：①PEEP 或 CPAP；②延长吸气时间；③加用吸气末停顿(EIP)。

(二)呼吸频率(RR)、潮气量(V_T)和分钟通气量(V_E)

1. 潮气量的调节方式随呼吸机的种类而不同，定容型呼吸机直接调节潮气量，定压型呼吸机则通过调节吸气压力来改变潮气量。

(1)一般情况下成人潮气量 8～12ml/kg；呼吸频率成人每分钟 10～16 次，儿童每分钟 20～30 次，婴幼儿每分钟 30～40 次。

(2)分钟通气量成人 90～100ml/kg，儿童 100～120ml/kg，婴儿 120～150ml/kg。小儿个体差异较大，可预定 V_T 和 RR，$V_E = V_T(5\sim7ml/kg)\times RR(30\sim40次/分)$。

(3)不管成人或小儿，V_T 和 RR 按具体需要组合，成人用较大潮气量(10～15ml/kg)和较慢频率(10～12 次/分)，可使患者对呼吸困难的敏感性降低，微弱的自主呼吸容易消失，患者感觉舒适。

2. 在保证适当的肺泡通气量的前提下，根据不同疾病的呼吸生理特点，调节呼吸机的呼吸频率与潮气量。

(1)对 COPD、肺水肿或 ARDS 患者，以选用较小潮气量和较快频率(20～25 次/分)为宜。

(2)对有阻塞性肺疾患的患者，可选用较大潮气量、较慢呼吸频率，使呼气时间延长。

(3)判断通气效果，可用呼气末二氧化碳浓度监测，最好以血气分析为校正依据，维持 $PaCO_2$ 在 35～45mmHg，但当需要用很高的气道压力才能维持 $PaCO_2$ 在 35～45mmHg 时，可采用较低的气道压力，使 $PaCO_2$ 可以在 45～55mmHg。

(三)吸呼比(I∶E)

常规通气的 I∶E 为 1∶2.0 或 1∶2.5。正常吸气时间为 1～1.5 秒，因呼气时气道口径的变化，呼气阻力要大于吸气阻力，故 COPD 及高碳酸血症患者的呼气时间宜长，用 1∶2.5～1∶4 有利于二氧化碳排出；而限制性通气障碍及呼吸性碱中毒患者，I∶E 可调节在 1∶1～1∶1.5 之间，使吸入时间适当延长。特殊情况下，可将 I∶E 调至小于 1，即反比通气(IRV),因呼气不充分,可产生 PEEP 的效果,可用来代替 PEEP。

(四)通气压力

胸肺顺应性、气道通畅程度及潮气量决定通气压力的高低,气道压力(Paw)一般维持在成人 15~20cmH_2O 和小儿 12~15cmH_2O,下列情况下通气压力升高:①胸肺顺应性降低,如慢性阻塞性肺疾病、肺间质纤维化,体位改变及肺受压(机械性或血气胸)等;②呼吸道不通畅,包括导管扭曲或过深、分泌物过多;③麻醉浅、咳嗽和呼吸不合拍。若发现上述 Paw 升高应迅速处理,若过高可产生肺的气压伤并对循环不利。

(五)吸入气的温度与湿度

机械通气时失去了鼻咽部和上呼吸道的加温湿化作用。吸入气的温度越低,空气越干燥,则分泌物越黏稠,可阻塞呼吸道,使气道阻力增加,影响通气功能;而温度过高,可引起气道黏膜烫伤,湿化过度也可升高气道阻力,增加感染机会。目前,大多数呼吸机有加温、湿化装置,吸入气温度为 30~35℃为宜,相对湿度 100%。

二、实施方法

(一)呼吸道的建立

施行机械通气需首先建立通畅的呼吸道,可选用气管插管或气管切开。气管插管适用于估计短期内病情会好转,可以拔管者。缺点是影响进食,需用镇静药,导管较长,吸痰不易充分,长期插管可引起声门水肿,气管黏膜糜烂、坏死。应选用带套囊的导管,套囊的充气量以刚能阻止漏气为宜,每 4 小时开放套囊 5 分钟,以免气管壁长期受压导致坏死。目前,高容低压套囊的气管导管可保留鼻插管 2~4 周,但阻塞率高,一般考虑在 72 小时后作气管切开。

气管切开适用于考虑长期作机械通气治疗的患者,其优点是减少呼吸道无效腔,容易清除呼吸道分泌物,气道阻力下降,可进食,不需要用镇静药。其缺点在于呼吸道失去了对吸入气加温、湿化的作用,易致呼吸道感染,有创伤且术后留有瘢痕及气管切开手术本身的并发症,如出血、气胸、气管狭窄等。

(二)呼吸机与自主呼吸的协调

呼吸机与患者的自主呼吸协调一致时才能发挥其治疗作用,对自主呼吸微弱或消失的患者,不存在协调问题,而有些患者则可能产生人机对抗,不能进行有效的治疗。

1. 人机对抗的原因

(1)患者神志清楚,但不习惯机械通气,不能很好配合。

(2)各种原因致需氧量增加和 CO_2 产生过多,神经系统兴奋,患者烦躁不安,难以合作。

(3)疼痛刺激、吸痰、中枢神经功能异常,导致患者烦躁、呛咳、不合作。

(4)呼吸机有轻微漏气或压力调得太高,以致吸气与呼气费力。

(5)存在引起其他用力呼吸的疾患,如气胸、肺不张、肺水肿、心力衰竭、代谢性酸中毒等。

2. 人机对抗的危害　主要是增加呼吸做功,加重循环负担,不能解决缺氧和 CO_2 潴留,还可能使其恶化,并可能出现气压伤、气胸、心律失常、低血压等情况,甚至引起休克和窒息。

3. 人机对抗的处理

(1)神志清醒的患者接受机械通气前,应向患者做好解释,解除患者的心理负担。

(2)手法过度通气,自主呼吸变弱后,连接呼吸机。

(3)调整触发灵敏度。

(4)解除呼吸回路的漏气与气道不畅。

(5)微弱的自主呼吸,不干扰呼吸机工作,且不影响患者的呼吸或循环功能,可不予处理。严重的不同步,经上述处理仍不改善者,应注意是否有张力性气胸,大片肺不张,肺感染加重等并发症。

(6)谨慎使用镇静药或肌肉松弛药。

(三)呼吸机的撤离

1. 呼吸机撤离的指征

(1)患者一般情况好转,神志清楚,原发病得到控制。

(2)呼吸功能明显改善,呼吸频率、潮气量正常,咳嗽有力,能自主排痰,脱机后无缺氧、二氧化碳潴留的表现,自主呼吸具备一定的代偿能力。

(3)血流动力学稳定,心律规整,尿量充足,末梢红润、干燥。

(4)水、电解质和酸碱失衡得到纠正,肾功能基本正常。

(5)血气分析在一段时间内保持稳定。

2. 呼吸机撤离的呼吸功能指标

(1)最大吸气负压>-20cmH_2O。

(2)肺活量>10~15ml/kg。

(3)第一秒用力肺活量(FEV_1)>10ml/kg。

(4)潮气量>5~6ml/kg。

(5)每分钟静息通气量>100ml/kg,最大通气量>200ml/kg。

(6)FiO_2<0.4时,CPAP<5cmH_2O,PaO_2>70~90mmHg,$PaCO_2$<45mmHg和PH>7.35。

(7)肺内分流(Qs/Qt)<20%。

(8)无效腔量/潮气量(V_D/V_T)<0.6。

(9)呼吸频率(RR)<30次/分。

(10)静态肺顺应性>25~30ml/cmH_2O。

3. 呼吸机撤离的方法 较轻、短期机械通气的患者,如全麻及术后呼吸支持的患者,可经过1小时左右试验停机,观察患者的反应并作血气分析,如无异常可直接撤离呼吸机,让患者自主呼吸,待达到拔管指征后拔除气管导管。但是,长期机械通气的患者,撤离呼吸机时多需采用特殊技术。

(1)T形管脱机法:停用呼吸机进行试验性自主呼吸时,在人工气道口连接T形管的目的主要是为了增加吸入气氧浓度。当氧流量为10L/min时,吸氧浓度可达50%。对于较长期机械通气患者,开始停机时间不宜过长,每次10~20分钟左右,逐渐增加停机时间及次数,直至最后完全撤机。在此期间,需加强监测,进行血气分析,一旦出现撤机失败的指征,应立即恢复机械通气。

(2)同步间歇指令通气(SIMV)脱机:该种通气方式的特点是在机械通气中间插有自主呼吸,逐渐减少机械通气的次数,一般设定SIMV从12次/分开始,逐渐减少至2~4次/分,然后停用机械通气。SIMV可与PSV合用,若V_T逐渐增大,呼吸频率减慢,则更易脱机。同时存在低氧血症患者,最后可单纯用CPAP维持一段时间,待PaO_2上升后,再脱机,脱机后继续吸氧。但应注意不适当地应用SIMV可加重呼吸肌疲劳,特别是应用按需阀供气的呼吸机时。

(3)BiPAP脱机:该种通气方式相当于PSV加CPAP,允许在通气周期的任何时间进行不受限制的自主呼吸。脱机程序为:①使FiO_2小于0.5,I∶E小于1∶1;②逐步调整吸呼气相压力,使平均气道压力降低,△P降至8~12cmH_2O;③呼吸次数调整至8~9次/分,进一步降低吸呼气相压力至平均气道压,即CPAP模式,再降低至理想水平。

4. 撤离呼吸机的注意事项

(1)尽量在白天,医护人员较多时进行,便于监测和管理。

(2)撤机前向患者说明,争取患者积极配合。

(3)撤机应在镇静药、镇痛药和肌肉松弛药作用消失后进行。

(4)呼吸和循环指标符合撤离要求。

(5)撤机过程中需严密观察和监测,及时处理异常情况。

(6)撤机后应继续吸氧。

(7)准备可重新插管的各种器械。

(8)鼓励用力咳痰,必要时给予吸引。

(9)若发生进行性缺氧、高碳酸血症、酸中毒或喉痉挛,对治疗无效,即重新插管。

第四节 机械通气的适应证、禁忌证和并发症

一、机械通气的生理学指标

(一)通气力学指标

1. 呼吸频率>35/min,或<正常1/3者。
2. 肺活量<10~15ml/kg。
3. 潮气量<正常的1/3。
4. 每分通气量<3L/min,或>20L/min。
5. 第一秒用力肺活量(FEV_1)<10ml/kg。
6. 最大吸气负压<-25cmH_2O。
7. 无效腔量/潮气量(V_D/V_T)>0.6。

(二)血气指标

1. 面罩吸氧后PaO_2<60mmHg。
2. $PaCO_2$>60mmHg。
3. PaO_2/FiO_2<150~300。
4. 肺内分流(Qs/Qt)>15%。

(三)循环指标

1. 心输出量(CO)<2L/min。
2. 心脏指数(CI)<1.2L/(min·m^2)。

二、机械通气的适应证

(一)呼吸系统疾病引起的呼吸衰竭

1. 慢性阻塞性肺疾病继发感染引起的呼吸衰竭。

2. 休克、严重创伤、急性胰腺炎、严重感染等引

起的ARDS。

3. 肺部疾病引起的急慢性呼吸衰竭，如支气管哮喘、肺心病、肺间质纤维化、肺栓塞等。

4. 新生儿透明膜病。

(二)呼吸机械活动障碍

1. 神经肌肉疾病引起的呼吸肌麻痹，如重症肌无力、脊髓灰质炎、吉兰-巴雷综合征、多发性肌炎等。

2. 破伤风、癫痫持续状态引起的肌肉痉挛导致的呼吸功能限制。

3. 胸廓结构改变引起的呼吸功能损害，如多发性肋骨骨折、连枷胸、脊柱畸形等。

(三)围手术期呼吸支持

1. 心胸外科、神经外科等手术的麻醉，机械通气可用来保证氧合，改善通气，并有治疗作用，如过度通气降低颅内压。

2. 体外循环心内直视手术后，进行呼吸支持，以减少呼吸做功，利于心功能恢复。

3. 全肺切除等胸腔手术及上腹部手术后呼吸功能不全。

(四)其他

1. 心肌梗死、充血性心力衰竭及肺水肿合并呼吸功能不全也应选用。

2. 心肺脑复苏时用以支持呼吸。

三、机械通气的相对禁忌证

机械通气没有绝对禁忌证，凡可阻止病情恶化或有利于病情转归，患者均可进行机械通气，但是某些特殊疾病需先进行一些必要的处理才能进行正压通气或某些特殊的通气方式，否则可使病情加重，而导致不良后果。

1. 气胸、血胸，特别是张力性气胸或大量胸腔积液，未行闭式胸腔引流或放液，施行机械通气可发生纵隔移位和压迫心血管。

2. 巨大的肺大疱患者应用机械通气时，由于引流的细支气管狭窄，如进行正压通气，气体不易排出，大疱内压升高、破裂，有产生自发性张力性气胸的危险，应尽量降低气道压力，避免使用PEEP。

3. 大咯血或严重误吸引起的窒息性呼吸衰竭，不宜立即行机械通气，因其可将血块等压入小支气管，部分肺泡出现肺不张而引流通畅的肺泡因充气过度出现肺气肿。应先清理呼吸道，再行机械通气，必要时可采用双腔气管插管。

4. 急性心肌梗死并发呼吸衰竭，施行机械通气应尽量选择对循环影响小的通气方式，同时应进行严密的呼吸循环监测。

5. 严重的低血容量或休克患者，施行机械通气，可减少静脉回心血量，降低心排出量，引起严重的低血压，特别是采用PEEP时，应注意补充血容量。

6. 支气管胸膜瘘的患者应避免使用IPPV，必要时可采用高频通气。

7. 活动性或重症肺结核出现播散情况时。

四、机械通气的常见并发症

(一)人工气道相关的并发症

1. 导管移位　插管过深或固定不佳，均可使导管进入支气管。因右主支气管与气管夹角较小，易进入右主支气管。插管后应立即听诊双肺，必要时摄X线片确认导管位置。

2. 气道损伤　困难插管和急诊插管容易损伤声门和声带，长期气管插管可以导致声带功能异常。套囊充气过多可致气管黏膜缺血坏死，形成溃疡甚至气管食管瘘。

3. 人工气道梗阻　导致气道梗阻的常见原因包括：导管扭曲、痰栓或异物阻塞管道、管道塌陷、气囊疝出而嵌顿导管远端开口、管道远端开口嵌顿于隆突、气管侧壁或支气管。

4. 气道出血　常见原因包括：气道吸引、气道腐蚀等。人工气道的患者出现气道出血，特别是大量鲜红色血液从气道涌出时，可威胁患者生命，应针对原因，及时处理。

5. 气管切开的常见并发症

(1)早期并发症：指气管切开一般24h内出现的并发症。

1)出血：是最常见的早期并发症。凝血机制障碍的患者，术后出血发生率更高。切口的动脉性出血需打开切口，手术止血。非动脉性出血可通过油纱条等压迫止血，一般24小时内可改善。

2)气胸：是胸腔顶部胸膜受损的表现，胸膜腔顶部胸膜位置较高者易出现，多见于儿童、肺气肿等慢性阻塞性肺疾病患者。

3)皮下气肿和纵隔气肿：是气管切开后较常见的并发症。颈部的皮下气肿与气体进入颈部筋膜下疏松结缔组织有关。气体也可进入纵隔，导致纵隔气肿。皮下气肿和纵隔气肿本身并不会危及生命，但有可能伴发张力性气胸，需密切观察。

4)空气栓塞：是较为少见的并发症，与气管切开时损伤胸膜静脉有关。患者采用平卧位实施气管切开，有助于防止空气栓塞。

(2)后期并发症：指气管切开24～48小时后出现的并发症，发生率高达40%。

1)切口感染：很常见的并发症。感染切口的细菌可能是肺部感染的来源，应加强局部护理。

2)气管切开后期出血：主要与感染组织腐蚀切口周围血管有关。当切口偏低或无名动脉位置较高时，感染组织腐蚀及管道摩擦易导致无名动脉破裂出血，为致死性的并发症。

3)气道梗阻：是可能危及生命的严重并发症。气囊偏心疝入管道远端、气管切开套管远端开口顶住气管壁、增生肉芽，气管切开管被黏稠分泌物附着或形成结痂等原因均可导致气道梗阻。一旦发生，需紧急处理。

4)吞咽困难：也是较常见的并发症，与套囊压迫食管或导管对软组织牵拉有关。套囊放气后或拔除气管切开套管后可缓解。

5)气管食管瘘：偶见，主要与套囊压迫及低血压引起局部低灌注有关。

6)气管软化：偶见，见于气管壁长期压迫，气管软骨退行性变、软骨萎缩而失去弹性。

（二）正压通气相关的并发症

1. 呼吸机相关肺损伤　呼吸机相关肺损伤是指机械通气对正常肺组织的损伤或使已损伤的肺组织损伤加重。包括气压伤、容积伤、萎陷伤和生物伤。临床表现为肺间质气肿、皮下气肿、纵隔气肿、心包积气、气胸、高通透性肺水肿等，一旦发生张力性气胸，可危及患者生命。机械通气应避免高潮气量和高平台压，吸气末平台压不超过30～35cmH_2O，同时设定合适呼气末正压，以预防萎陷伤。

2. 肺部感染　肺部感染是机械通气最常见的并发症，也是导致患者死亡的主要原因之一。机械通气患者一般情况差，免疫力低下，气管插管或气管切开使上呼吸道对病原体的过滤和非特异性免疫保护功能丧失，湿化不足，分泌物排出困难，以及吸引器、呼吸机或湿化器所致的交叉感染，使肺部易受感染。

3. 氧中毒　长时间吸入高浓度氧，对机体产生毒性作用，即氧中毒。氧中毒的损害程度取决于吸入氧浓度的高低及持续时间。应尽可能将吸入氧浓度控制在50%以下，大于60%则有严重的毒性作用，应限制在48小时内。超过90%的氧浓度只限于短时间吸入，应不超过24小时。

4. 呼吸机相关的膈肌功能不全　大约1%～5%的机械通气患者存在脱机困难。脱机困难的原因很多，其中呼吸肌的无力和疲劳是重要的原因之一。

机械通气患者应尽量避免使用肌松药和糖皮质激素，尽可能保留自主呼吸，加强呼吸肌锻炼，同时，加强营养支持可以增强或改善呼吸肌功能。

（三）机械通气对肺以外器官功能的影响

1. 对心血管系统的影响

(1)低血压与休克：机械通气使胸腔内压升高，导致静脉回流减少，心脏前负荷降低，从而引起心排出量降低，血压降低。机械通气导致肺血管阻力增加、肺动脉压力升高、右室压力升高，影响右室功能。同时，由于左心室充盈不足，导致室间隔左偏，又损害左心室功能。

(2)心律失常：机械通气期间，可发生多种心律失常，其中以室性和房性期前收缩多见。

2. 对其他脏器功能的影响

(1)肾功能不全：正压通气使心排出量下降，肾血流减少，下腔静脉压升高致肾静脉淤血，肾内血流由皮质向髓质重新分布和肾素-血管紧张素-醛固酮系统兴奋肾小球滤过率下降，肾小管重吸收增加，造成水钠潴留和尿量减少。

(2)消化系统功能不全：机械通气后出现胃扩张和胃肠胀气，可能与气管插管或气管切开套管气囊处漏气有关。上消化道出血多为应激性溃疡所致，治疗上主要使用H_2受体阻滞药，如雷尼替丁，或质子泵抑制剂，如奥美拉唑。

(3)精神障碍：极为常见，表现为紧张、焦虑、恐惧，主要与睡眠差、疼痛、交流困难以及对呼吸治疗的恐惧及呼吸道管理造成的强烈刺激有关。因此，对于精神紧张的机械通气患者，应做耐心细致的说明工作，必要时，可应用镇静剂和抗焦虑药物。

（四）镇静与肌松相关的并发症

当机械通气患者无法耐受气管插管、人机对抗或自主呼吸影响氧合时，应用镇静剂可导致血管扩张和心排出量降低，导致血压降低、心率加快。镇静不足不能达到镇静目的，镇静过度则抑制咳嗽反射，使气道分泌物易发生潴留而导致肺不张和肺部感染。

（张　宁　丁泽君）

参考文献

1. 邓小明,姚尚龙,于布为,等. 现代麻醉学. 4版. 北京:人民卫生出版社,2014.
2. 吴新民. 高级卫生专业技术资格考试指导用书:麻醉学高级教程. 北京:人民军医出版社,2014.
3. Lamb KD. Year in Review 2014:Mechanical Ventilation. Respir Care,2015,60(4):606-608.
4. Garnero AJ, Abbona H, Gordo-Vidal F, et al. Pressure versus volume controlled modes in invasive mechanical ventilation. Med Intensiva,2013, 37(4):292-298.
5. Damico NK. Mechanical ventilation of the anesthetized patient. Crit Care Nurs Clin North Am,2015, 27(1):147-155.
6. Parrilla FJ, Moran L, Roche-Campo F, et al. Ventilatory strategies in obstructive lung disease. Semin Respir Crit Care Med,2014, 35(4):431-440.
7. Luks AM. Ventilatory strategies and supportive care in acute respiratory distress syndrome. Influenza Other Respir Viruses,2013, 7 (Suppl 3):8-17.
8. Moens Y. Mechanical ventilation and respiratory mechanics during equine anesthesia. Vet Clin North Am Equine Pract,2013, 29(1):51-67.

第四十五章 电复律和人工心脏起搏

第一节 电复律

对异位快速性心律失常进行治疗，使其恢复正常窦性心律称为复律。复律可分为药物复律和电复律，药物复律是指应用药物纠正异位快速性心律失常，其操作简便，容易为患者接受，其疗效个体差异性大，且药物对血流动力学及心脏功能的副作用较多。电复律是以电击方式治疗心律失常，其优点是起效快，作用显著，副作用较少，尤其在伴有血流动力学改变时，电复律具有更大的优越性。

一、基本原理

异位快速性心律失常的主要原因是异位起搏点兴奋性增高或心肌触发活动，表现为心肌局部的电活动紊乱。心脏电复律是使用除颤/复律设备在短时间内强加于心脏一个高电压电流，使心脏大部分(75%以上)心肌在瞬间同时被动除极，然后，心脏自发的由最高自律起搏点(通常是窦房结)起搏控制心脏，从而达到复律的目的。

二、分类

1. 根据发放电流性质分为：①交流电除颤，放电时间长，电流量大，易引起心肌损伤和严重的心律失常；②直流电除颤，放电时间短，电流量小，可反复使用，现多用直流电除颤。

2. 根据电极位置分为：①体外除颤；②体内除颤，主要用于开胸手术；③食管调搏，经食管内低能电复律，用于终止室上性心动过速、房扑和房颤。

3. 根据发放脉冲与R波关系分为：①同步电复律，用于转复血流动力学状态稳定的心律失常，如室上性心动过速、房颤和房扑；②非同步电复律，用于室颤或室扑。

三、适应证

(一)心室颤动和心室扑动

是电复律的绝对适应证。此时心脏已无整体有效的顺序收缩及血液流动，必须立即进行电复律，即除颤。方式：非同步触发。体外：功率300～400J；体内：低功率开始(5～10J)，但不宜超过50J，小儿5～10J(<1J/kg)，注意同时配合心脏按压、人工呼吸等其他复苏抢救措施。

(二)阵发性室性心动过速

一般先行药物治疗。药物治疗无效或伴有明显血流动力学障碍时，需给予电复律。方式：同步触发。功率：100～200J(单相波或双相波)。

(三)阵发性室上性心动过速

一般首选刺激迷走神经及药物治疗。药物治疗无效或伴有明显血流动力学障碍时，可考虑电复律。方式：同步触发。功率：50～100J。

(四)心房颤动

选择性电复律中最常见的一种心律失常。下列情况的房颤可考虑电复律：

(1)心室率快，药物治疗无效。

(2)房颤持续时间不长，病程一年之内且房颤前窦房结功能正常。

(3)左房扩大不明显或二尖瓣病变已经手术纠正6周以上。

(4)甲状腺功能亢进患者已用药物控制。

(5)预激综合征合并快速房颤。

(6)洋地黄治疗后仍存在严重心力衰竭。

方式：同步触发(体外循环时可以用非同步)。体外同步功率：双向波120～200J，单向波200J。

(五)心房扑动

一般应用药物转复,当药物不能转复或快速心室率已影响血流动力学时,可采用电复律。方式:同步触发。功率:50～100J(单相波或双相波)。

四、禁忌证

1. 洋地黄中毒所致的室速或室上速。

2. 严重低钾血症等电解质紊乱。

3. 严重缺氧及酸中毒。

4. 复律后难以维持窦性心律,洋地黄中毒所致房颤或房颤伴低钾血症者。

5. 房扑心室率自然缓慢或伴病窦综合征或高度房室传导阻滞者。

6. 心肌梗死急性期或孤立性房颤。

7. 慢性房颤病程超过5年,心室率不需药物控制亦缓慢者;或心胸比例大于55%,左心房内经大于50mm者。

8. 有动脉栓塞史或怀疑心房内有血栓者。

9. 风湿性心脏瓣膜病伴风湿活动或亚急性细菌性心内膜炎者;中毒性心肌炎急性期伴房颤者。

10. 甲亢引起的心律失常,原发病尚未控制或伴有急性感染、风湿活动、明显心衰者。

11. 室速或室上速发作频繁,药物治疗效果不佳,不宜反复电复律,宜采用根治性导管射频消融术。

五、方法与注意事项

(一)胸外电复律

1. 同步电复律　适用于除室颤、室扑以外的患者。

(1)转复前准备:除非明显的血流动力学障碍,均需作术前准备。内容包括:禁食6～8小时;停用利尿药1～2天;停用洋地黄药(短效1天,长效2～4天);服用维持药物1～3天;纠正电解质紊乱及其他可能诱因。

(2)操作步骤

1)将患者平卧于硬板床上,建立静脉通路并吸氧,记录全导心电图。

2)准备好抢救设备。

3)准备电复律设备,联机并检查同步性能,电极板上涂以导电糊或包上盐水纱布。

4)麻醉药:可给患者静脉注射地西泮、咪达唑仑或丙泊酚等药物。

5)电击:充电至预设功率,按下同步开关,放置电极板(标准位:心尖部及胸骨右缘2～3肋间;前后位:背侧左肩胛下区,胸骨左缘3～4肋间)按下放电开关电击。电击结束后观察并记录心电图改变,如不成功可提高功率重复3次。心律转复后记录全导心电图。

(3)术后处理

1)观察:术后观察患者血压、心律、呼吸、氧饱和度,并予吸氧直到苏醒。

2)用药:术前服用抗心律失常药(联合复律者)及抗凝治疗者,需继续用药维持。

(4)注意事项

1)电器设备应接地线并准备好抢救设备。

2)患者置于硬板床上,不要与周围金属器物接触。操作者站于床边,避免与患者接触。

3)电极板位置同上,长轴需与心脏长轴平行,两电极板间距大于10cm,避开胸骨及起搏器(大于10cm),电击后立即检查或重新调控起搏器。

4)电极板一定要紧贴皮肤,力度适中,且在确定电击结束后方可提起,以免灼伤皮肤。

5)一次复律若不成功可增加功率再次电击,每次间隔不少于5分钟,一般不超过3次,室颤除外。

6)处理可能出现的并发症。

2. 非同步电复律 仅用于抢救室颤、室扑患者,又称电除颤。

(1)不需要术前准备。

(2)放置好电极板后,立即按压充电并非同步放电。

(3)注意同时配合胸外心脏按压、人工呼吸等复苏抢救措施。

(4)其他注意事项同同步电复律。

(5)电击次数不受限制。

(二)胸内电复律

仅用于开胸手术的患者出现快速心律失常,尤其是室颤。

1. 设备　除颤仪、胸内除颤电极板,电极板应在开胸术前消毒备用。

2. 操作步骤

(1)准备除颤仪及胸内除颤电极板,连接导线。

(2)将两电极板分别置于心脏的前后壁,呈夹持状,贴紧即可。

(3)充电至设定功率(成人20～30J,小儿5～20J),根据心律失常类型选择同步或非同步,按下放电按钮电击，电击后观察心电图改变。

(4)一次不成功，可反复电击3次，室颤不受此限。

3. 注意事项 开胸手术中快速心律失常是由于手术操作刺激、心肌缺血、电解质或酸碱平衡紊乱等引起，转复前应积极寻找诱因并去除，才能达到根本复律的目的。

(三)起搏器复律

1. 工作原理

(1)刺激方式：起搏器发放期前刺激终止心脏内折返环，以达到终止心动过速的目的。主要用于治疗室上性心动过速，特别是阵发性室上性心动过速，见于抗心动过速型起搏器。

(2)电击方式：起搏器发放一定功率的电流通过心肌，使其完全除极，而达到复律的目的。主要用于室性心动过速、室扑及室颤，见于埋藏式自动复律除颤器(AICD)。

2. 抗心律失常起搏器

(1)抗心动过速型起搏器：在单腔或双腔起搏基础上，感知心脏异常激动，按预定的工作方式，打断折返环，终止心动过速。主要用于治疗室上性心动快速。

(2)自动体外除颤器(AED)：能够自动识别、鉴别并分析心电节律，具有自动充电、放电和自检功能。无论专业或非专业人员，均能有效的对心搏骤停者进行复律，主要用于心脏术后高危患者的体外除颤。

(3)置入式自动电复律/除颤：该型起搏器将治疗心动过缓、抗快速性心律失常、心律转复与除颤融为一体，感知并分析心脏电活动，针对不同的心律失常分别给予不同处理。目前主要用于伴或不伴病窦综合征的致命性快速室性心律失常患者。

(4)经静脉心内电复律/除颤：该型经静脉插入电极至心内，由直流电对快速心律失常进行低能电复律/除颤。适用于反复发作性、致死性或伴有房室传导阻滞和病窦综合征的快速型心律失常患者。

(5)经食管起搏或电复律/除颤：该型电击所需能量低而成功率高，可用于进行心脏电生理检查，也用于终止室上性心动过速和房扑等。

3. 注意事项

(1)起搏器复律主要用于反复发作的严重的阵发性室上速或室速、室扑、室颤。

(2)安装前要进行心脏电生理检查，明确心律失常的性质、心脏起搏及传导功能状况。

(3)安装后注意观察患者一般情况及起搏器工作情况。

(4)不能用于紧急抢救。

(5)起搏器的安装和并发症(见人工心脏起搏一节)。

六、并发症及处理

(一)心律失常

常在电击后立即出现，可有窦性心动过缓、窦性停搏、房性期前收缩、交界性逸搏心律、室性期前收缩、室性心动过速，甚至室颤。多在短期内恢复正常，原则上根据不同类型及原因分别处理。

1. 期前收缩 最常见，若有频发、R-on-T、多源性或成对室性期前收缩且难消失者，给予利多卡因，必要时用口服抗心律失常药物维持。

2. 逸搏 由于窦房结没有迅速恢复对心脏的控制，其中暂时性因素有超速抑制、药物作用或能量过大，持久因素是窦房结及房室结传导功能低下，应立即应用阿托品静脉注射观察，必要时安装临时起搏器。

3. 窦性停搏、窦房阻滞和房室阻滞 说明患者有隐匿性病窦。治疗上应用阿托品或异丙肾上腺素以提高窦房结功能，必要时安装永久起搏器。老年人或怀疑病窦者，电复律前宜安装保护性临时起搏器，同时应用阿托品或异丙肾上腺素，以防止阿-斯综合征发作。

4. 室速、室颤 即时发生者可立即再次电复律，延迟发生者(放电后数分钟)可能由高电流诱发，或与洋地黄过量、低钾血症、奎尼丁应用等有关。

(二)栓塞

发生率为1%～3%，多发生于电击复律后数小时内，见于二尖瓣及主动脉瓣病变或有左心衰竭者。既往有栓塞史或有以上危险因素者应在术前2周行抗凝治疗，并在术前行心脏超声检查除外心房附壁血栓，术后继续抗凝治疗。

(三)低血压

发生率3%，多发生于高能量电击后，可持续数小时，多可自行恢复；如血压下降明显可用多巴胺、间羟胺等血管活性药物。

(四)急性肺水肿

发生率0.3%～3%，可能与恢复窦性心律后左房及左室功能不良或左右心室功能不一致有关，也可能由于肺栓塞引起。常见于严重的二尖瓣狭窄合并肺动脉高压或左心功能减低者。一旦发生，应立即按急性肺水肿原则进行救治，可使用扩血管药物及利尿剂治疗，必要时给予机械通气治疗，死亡率高。

（五）呼吸暂停

多持续时间1～2分钟，必要时胸前按压2～3次即可。

（六）其他

皮肤灼伤、心肌损伤等，多不需特殊处理。

电复律的严重并发症常与病例选择不当，术前准备及检查不当有关。如未停用洋地黄、未纠正低钾血症等。因此应认真术前准备，对既往有心搏骤停、反复室速、室颤患者可术前安装临时起搏器，或直接安装埋藏式自动复律除颤器。

第二节 人工心脏起搏

人工心脏起搏（artificial cardiacpacing）是用人工脉冲电流刺激心脏而使心脏收缩，从而代替心脏自身起搏点。主要用于治疗缓慢性心律失常，也用于抑制快速性心律失常，若心肌已丧失兴奋-收缩特性，则起搏无效。起搏治疗的目的是通过不同的起搏方式纠正心率和心律的异常。近年来随着电子技术发展和对心电生理认识的加深，心脏起搏器已由原先简单的起搏功能，发展到具备复律、除颤、诊断等功能，并可在体外程控、遥测的新一代起搏器。

一、基本原理

心肌组织对电刺激具有收缩反应的生理特性是心脏起搏的生理基础。人工心脏起搏器的工作原理即由起搏器（脉冲发生器）发放一定形式的电脉冲，经导线及电极传递，刺激预定心肌，使心肌产生兴奋并传导，引起心室或心房的收缩，而完成有效的心跳。另外，对一些快速性心律失常患者通过较快的起搏频率，可以抑制心脏自身的异位起搏或打断折返径路而起到治疗作用。

二、起搏器的构成

起搏器包括两个部分：脉冲发生器和电极导线。

1. 埋藏式起搏器的脉冲发生器由肽外壳包封与外界隔绝，而临时起搏器的脉冲发生器暴露于体外。

2. 电极导线部分包括电极导线及尾端连接器，它是将电脉冲传导到心肌的中间媒体，同时可将心脏激动的信号数据传给发生器。电极有单极、双极之分。单极电极仅有一个电极置于心脏，它与脉冲发生器的负极输出端相连，而起搏器外壳充当正极，优点为感知性好，导管较细，多用于永久起搏。双极电极即两个电极置于心脏内，它的优点是抗外界干扰能力强，多用于临时起搏。

三、起搏器的类型

（一）心脏起搏器编码

根据NBG编码（表45-1）

表45-1 NBG编码（1987）

字母顺序	Ⅰ	Ⅱ	Ⅲ	Ⅳ	Ⅴ
位置功能	起搏心腔	感知心腔	反应方式	程控功能	抗心律失常功能
编码意义	O＝无 A＝心房 V＝心室 D＝A＋V	O＝无 A＝心房 V＝心室 D＝A＋V	O＝无 T＝触发 I＝抑制 D＝T＋I	O＝无 P＝简单应答 M＝多程控 C＝遥测 R＝频率应答	O＝无 P＝抗心动过速 S＝电复律 D＝P＋S

（二）说明

前三位是起搏器的基本编码，反映了起搏器起搏的主要方式，后两位是起搏器的特殊功能，可附加于前三位组成的工作编码后，而使起搏器功能更完善。

1. I抑制型 起搏器感知到自主心动后抑制自身发放冲动。

2. T触发型 起搏器感知到自主心动后触发自身激动，如感知心室激动，立即触发发放冲动，使其落于不应期内抵消，如感知心房激动，则于设定时间后（0.12～0.2s）延迟发放冲动，而实现房室顺序激动。

3. P 程控型 起搏器拥有程控程序，可于体外通过程控器改变其工作方式及参数，使其更符合具体要求。凡是可程控 3 个以上的起搏参数者称为多功能程控(M)。

4. R 频率应答 起搏器可根据患者体内代谢及生理改变自动调节自身工作频率。其感知参数有：①体动；②Q-T 间期；③呼吸；④中心静脉血流温度；⑤中心静脉血氧饱和度及 pH 值；⑥心室除极梯度；⑦右心房平均压；⑧右心室射血前期时间；⑨右心室每搏输出量；⑩右室压力变化速度。

5. P 起搏刺激 起搏器发放单个或多个期前刺激，可打断心动过速时的折返环，以终止心动过速。适用于以环形折返为发生机制的心动过速，特别是阵发性室上性心动过速，但不宜用于治疗室速。

6. S 电击 起搏器监测心搏速率及波形，并分析波形，当判断为室速、室扑或室颤时，按预设功能自动充电-放电-电击。首次电击能量 25J，若无效可连续放电 3 次，最后一次 30J。

(三)起搏器的分类

根据工作方式或性能的类型有以下几类：

1. 固定频率型(或非同步型) 该起搏器没有感知功能，对心脏的自身激动没有反应，仅按规定的频率发放脉冲，刺激心室起搏。适用于治疗心室率恒定且缓慢的心律失常，也可用于短阵快速刺激。

2. 心室同步型 起搏器既可以刺激心室起搏，又能感知心室的自身激动(QRS 波)，而重新安排脉冲的发放周期。感知心室自身激动而触发起搏器释放脉冲者称为 R 波触发型(VVT)，感知心室自身激动而抑制起搏器发放脉冲者称为 R 波抑制型(VVI)，其中 VVI 应用最广，习惯上称为心室按需起搏器，适用于各种类型的心室率缓慢的心律失常。

3. 心房同步型 原理同心室同步型一样，分为心房触发型(AAT)和心房抑制型(AAI)，适用于房率过缓伴有房室传导阻滞的患者。

4. 心房同步心室起搏型(VAT) 电极置于心房和心室，起搏器感知心房激动(P 波)，延迟 0.12～0.20s 后释放脉冲，刺激心室起搏。该型适用于心房节律正常的房室传导阻滞患者。

5. 心房同步心室按需型(VDD) 能感知心房和心室的激动，感知心房的自身激动(P 波)后，延迟 0.12～0.20s 后释放脉冲，刺激心室起搏。如果在这段时间内，心室有自身激动(下传的 QRS 波或心室异位搏动)，则起搏器于释放脉冲以前，先感知心室的激动，此心室激动将抑制起搏器释放脉冲。

6. 房室顺序心室按需型(DVI) 心房和心室分别放置电极，每次激动，起搏器发出一对脉冲，分别刺激心房和心室，两者之间有 0.12～0.20s 延迟时间，保持房室收缩的生理顺序。若心脏的房室传导时间长于起搏器的 A-V 延迟时间，则起搏器释放刺激心室的脉冲，成为房室顺序起搏。适用于房率过缓伴有房室传导阻滞的患者。

7. 房室全能型(DDD) 对心房和心室都能刺激，对心房和心室的自身激动都能感知。DDD 包括了 VDD 型和 DⅥ型两种工作方式，是治疗病态窦房结综合征合并房室传导阻滞比较理想的起搏方式。

以上各种心房同步型和房室顺序型起搏方式都属于生理性起搏，由于它保持了心房和心室的收缩顺序，其血流动力学效果比单纯心室起搏优越。

8. 抗快速性心律失常的起搏器 起搏器感知心动过速后，释放脉冲，以非同步连续刺激、期前刺激、短阵快速刺激、扫描刺激等方式，终止心动过速。主要适用于阵发性室上性心动过速，亦可用于经过严格选择的阵发性室性心动过速。

9. 具有程序控制功能的起搏器 起搏器内具有微处理器，埋入体内后，由体外的程序控制器发出电磁信号，调变起搏器的工作方式及工作参数、频率、刺激强度、脉冲宽度、感知灵敏度、不应期、房室延迟时间、起搏工作方式等。该起搏器根据患者的具体情况，施以最适工作方式及工作参数。

四、起搏器的适应证

(一)永久性心脏起搏器适应证

1. 获得性或先天性完全性房室传导阻滞伴严重心动过缓者。

2. 伴有晕厥或 H-V 间期大于 100ms 的Ⅰ度房室传导阻滞、Ⅱ度Ⅰ型房室传导阻滞、有症状并伴房室束以下阻滞、Ⅱ度Ⅱ型房室传导阻滞。

3. 伴有晕厥或头晕症状的双束支阻滞或三束支传导阻滞。

4. 手术损伤传导系统引起不可逆性房室传导阻滞。

5. 病态窦房结综合征伴有症状或伴大于 3 秒的长间歇，心动过缓-过速综合征。

6. 心功能不全、室性心律失常、房颤等需要使用洋地黄或其他抗心律失常药治疗但会加重原有心动过缓者。

7. 充血性心力衰竭、特发性长 QT 间期综合征、血管迷走性眩晕、肥厚性梗阻型心肌病。

8. 各种方法治疗无效、反复发作的快速型心律失常、顽固性快速心律失常。

9. 三腔起搏器治疗扩张型心肌病充血性心衰。

(二)临时性心脏起搏器适应证

1. 急性心肌炎、急性心肌梗死引起的Ⅱ度、Ⅲ度房室传导阻滞并阿-斯综合征发作，药物治疗无效者。

2. 药物中毒、电解质紊乱所致缓慢性心律失常；药物治疗无效的尖端扭转性或持续性室性心动过速。

3. 需要安置永久起搏器前或更换永久起搏器间的过渡保护。

4. 心脏手术后可能系水肿、炎症所致的完全性房室传导阻滞。

5. 有高度房室传导阻滞或窦房结功能不全患者，外科手术期间保护应用。

6. 窦房结功能衰竭或房室传导阻滞等引起的心脏停搏。

7. 判断窦房结功能、预激综合征类型或抗心律失常药的效果等临床诊断及电生理检查的辅助措施。

五、起搏器的安置方法

(一)永久起搏器

1. 常选用经静脉心内膜电极起搏器。选择合适静脉(头静脉、锁骨下静脉、颈外静脉)建立通路。

2. 在X线透视下将起搏电极导管送入右室流出道(右心室导管电极)或右心耳处(右心房导管电极)，分别行心电生理测定证实。如需植入双腔导管时，一般先安置右心室导管，再安置右房导管。

3. 导管电极安装后植入起搏器脉冲发生器部分。常选两侧上胸部位，于胸大肌筋膜外松散组织间隙内作一囊袋，将起搏器埋入，最后将导线与起搏器连接即可。

(二)临时起搏器

1. 临时性经静脉心内膜起搏　选股静脉或锁骨下静脉或颈内静脉穿刺，插入双极起搏导管，在X线透视下将其送到右心室，抵达心内膜。记录右心内膜电图，并测定有关起搏参数，固定起搏导管，外侧端连接体外起搏器。

2. 紧急床边经静脉心内膜起搏　选锁骨下静脉或股静脉穿刺，插入双极起搏导管，外侧端可连接心电图、胸前单极导联，一边操作导管，一边注意心电图波形。根据图形(rS伴ST弓背向上抬高)判定导管抵达右心室内膜。固定起搏导管，外侧端连接体外起搏器。

3. 食管心脏起搏　将食管电极导管插入食管，根据插入深度和食管心电图波形以判断导管位置。插入30～35cm食管电极呈高大双向P波，提示靠近左房，可行心房起搏；插入40～50cm食管电极可能靠近左心室，可起搏左心室，脉冲电压一般需15～25V，甚至30V。

4. 心外膜起搏法　多用于开胸心脏外科手术时，在右心室前壁置作用电极，另一电极置于皮肤，导线外端置于体外。术后需要时接起搏器(脉冲发生器)行心脏起搏。适用于心脏手术患者预防和治疗心脏复跳后的心律失常。

5. 经胸穿刺起搏法　一枚起搏钢丝经胸壁刺入(负极)，另一枚起搏钢丝刺入胸壁皮下(正极)，接体外起搏器即可，本法仅用于紧急抢救时。

6. 胸腔起搏法　一只起搏电极位于心前区(负极)，另一只起搏电极紧贴于左肩胛下或脊柱间(正极)，连体外起搏器即可。本方法操作简单，但电极较大，当输出电流较大时，可能引起皮肤灼伤、局部肌颤等不适。本法仅用于紧急抢救时。

六、起搏器的设定

(一)设定方法及时间

1. 永久起搏器　其脉冲发生器位于体内胸前皮肤下，根据患者情况，于安装前设定，程控型可在安装后于体外通过程控器改变其工作参数及方式。

2. 临时起搏器　其脉冲发生器位于体外，可根据患者情况，调节各项参数，如电压、电流、频率及感知灵敏度等。

(二)常用参数的设定

体外临时起搏频率成人70～100bpm，小儿100～120bpm。起搏阈值：电流3～5mA、电压3～6V，与疾病和心脏大小等具体条件有关，按需调节。永久性体内起搏阈值：电流0.5～1.0mA，电压0.5～1.0V。

七、起搏器治疗的并发症

(一)起搏手术相关的并发症

1. 血肿。

2. 气胸、血胸。
3. 感染。
4. 局部皮肤坏死。
5. 术中心律失常。
6. 心脏穿孔。

(二)起搏器相关的并发症

1. 电极移位或导线断裂。
2. 起搏阈值增高。
3. 感知障碍。
4. 起搏综合征。
5. 起搏奔放。
6. 起搏器介导心动过速。
7. 膈肌刺激及胸大肌刺激。
8. 电池提前耗竭。
9. 皮肤坏死及感染。
10. 干扰、肌肉跳动。

八、注意事项

(一)防止外界电或磁场干扰

起搏器受电及磁场影响明显,故应注意避让有关环境:①慎用电刀、电凝;②在起搏器及心脏周围15cm以内禁用电刀;③禁行MRI检查。

(二)防止药物干扰起搏功能

某些药物可能引起心脏兴奋性改变,而影响起搏器功能,如拟交感药物使心肌应激性增加,而低钾、奎尼丁或普鲁卡因胺中毒可减慢传导引起起搏失败。

(三)定期随访

安装临时起搏器患者,病情稳定后,拔出临时起搏器即可。安装永久起搏器后,嘱患者每半年随访一次。若脉冲振幅下降≥20%,宽度加大≥25%,频率低于设定频率时或每分钟减少10%,需回院更换电池或起搏器。

(张 宁 丁泽君)

参考文献

1. Ronald D. Miller. 米勒麻醉学. 第7版. 邓小明,曾因明,译. 北京:北京大学医学出版社,2011.
2. 郭曲练,姚尚龙. 临床麻醉学. 3版. 北京:人民卫生出版社,2011.
3. 邓小明,姚尚龙,于布为,等. 现代麻醉学. 4版. 北京:人民卫生出版社,2014.
4. 吴新民. 高级卫生专业技术资格考试指导用书:麻醉学高级教程. 北京:人民军医出版社,2014.
5. Gordan R, Gwathmey JK, Xie LH. Autonomic and endocrine control of cardiovascular function. World J Cardiol, 2015, 7(4):204-214.
6. Chatterjee NA, Singh JP. Cardiac Resynchronization Therapy: Past, Present, and Future. Heart Fail Clin, 2015, 11(2):287-303.

第四十六章 围手术期心律失常的治疗

心律失常是围手术期常见的并发症之一，轻者不需要特殊处理，重者可危及患者生命。因此，围手术期应加强心电图监测，以迅速正确地诊断心律失常，消除诱发因素，采取积极有效的治疗措施，以利麻醉手术安全。

一、围手术期心律失常的原因

(一)术前存在的疾病和并发症

1. 心血管疾病　各种心脏疾病患者都可能在围手术期出现心律失常，如冠心病、心肌缺血、风湿性心脏病、高血压性心脏病、各种先天性心脏病、心肌炎、心脏传导系统疾病等。心血管疾病由于造成了心肌细胞供血、供氧异常，影响了心脏血流动力学，导致了心肌局部坏死或心脏结构改变，破坏了心脏功能，而易引起心脏的频率及节律异常。

2. 肺部疾病　慢性阻塞性肺疾病(COPD)常见的并发症之一即心律失常。支气管哮喘、支气管扩张、肺结核、硅肺、慢性肺间质纤维化、胸膜增厚等可导致肺源性心脏病引起围手术期的心律失常。

3. 内分泌疾病　甲状腺功能亢进、甲状腺功能减退症、甲状旁腺功能亢进、甲状旁腺功能减退、皮质醇增多症、原发性醛固酮增多症以及肢端肥大症等均可引起心律失常的发生。

4. 神经系统疾病　蛛网膜下腔出血、颅脑外伤、颅内占位引起颅内压升高，引起各种心律失常。

5. 严重烧伤或组织损伤　严重烧伤或组织损伤引起电解质紊乱可致心律失常。

(二)麻醉药的影响

1. 吸入麻醉药　多能影响心律，引起心律失常，特别是氟烷麻醉时可有心率减慢、并可引起折返节律。

(1)氟烷对β肾上腺素能受体有直接兴奋作用，增加心肌对儿茶酚胺的敏感性，但心律失常的发生常与浅麻醉及CO_2潴留有关。因此，氟烷吸入麻醉时应控制麻醉深度，避免通气不足，禁用肾上腺素。氟烷麻醉下以室性期前收缩多见，严重时可发生阵发性心动过速，甚至心室纤颤。

(2)安氟醚、异氟烷在肾上腺素浓度较高时也可诱发心律失常，肾上腺素引起心律失常的阈值剂量：氟烷＜安氟醚＜异氟烷＜七氟醚。

2. 静脉麻醉药　对心律影响较轻，大多只是造成心率的变化。

(1)硫喷妥钠可使血压下降而反射性的使心率增快。

(2)氯胺酮使交感神经兴奋和副交感神经受抑制而使心率增快。

(3)γ-羟基丁酸钠使副交感神经活动亢进，导致心率减慢。

(4)氟哌利多延长心肌的不应期，具有抗心律失常作用。

(5)依托咪酯对心脏的自律性和传导性均无影响。

(6)咪达唑仑对心脏影响轻微，可反射性引起心率增快。

3. 局麻药　对心肌的自律性和传导性均有抑制，可降低心肌的应激性，对心律失常有治疗作用。

(1)利多卡因低剂量时(血浓度1～5μg/ml)，可促进心肌细胞内K^+外流，降低心肌的自律性，而具有抗室性心律失常作用；在治疗剂量时，对心肌细胞的电活动、房室传导和心肌的收缩无明显影响；血药浓度进一步升高大于7μg/ml，可引起心脏传导速度减慢，房室传导阻滞。

(2)布比卡因可引起严重心脏毒性反应，表现P-R间期和Q-T间期延长，QRS波增宽导致单源性或者是多源性的室性期前收缩或者是室性心动过速，甚至出现室颤。

4. 肌松药　较少引起心律失常。

(1)琥珀胆碱可刺激自主神经胆碱能受体，以及作用于窦房结、房室结和房室交界处组织内受体使心率减慢，若重复使用琥珀胆碱，更易引起心动过缓，特别是用于婴幼儿。琥珀胆碱应用于烧伤、截瘫、或洋地黄化的成年患者时可导致心律失常，除了心动过缓外，还可出现室上性或室性心律失常。

(2)泮库溴铵有轻度的解迷走神经作用，致心率增快。

(3)快速静脉注射大剂量阿曲库铵可出现组胺释放作用，引起心动过速。

(三)麻醉操作及外科手术刺激

1. 麻醉操作　各种麻醉操作直接或间接刺激心血管系统导致心律失常。

(1)麻醉诱导后行气管插管会出现各种期前收缩、心动过速、心动过缓，甚至迷走神经反射过强而引起心搏骤停。

(2)颈内静脉或者锁骨下静脉穿刺置管过程中，置导引钢丝或置管时，由于钢丝或者导管置入过深，置入物由腔静脉达到右心房甚至右心室，直接刺激心脏所致，可出现心律失常，多为频发室性期前收缩。

(3)中心静脉置管成功后，右侧颈内静脉基本垂直注入上腔静脉右心房，通过颈内静脉置管滴注氯化钾、葡萄糖酸钙、高浓度血管活性药等药物速度过快可发生心律失常。

2. 外科手术操作刺激　常可引起心律失常，手术可直接刺激心脏，或者是刺激心脏以外的部位引起反射性心律失常。

(1)心脏手术时，手术刺激心房常致房性期前收缩或室性心动过速，偶可发生室颤。主动脉阻断时间和体外转流时间的长短与心律失常的发生相关，心肌损伤、水肿、压迫、缝合等均可造成房室传导阻滞或室内传导阻滞。

(2)胆囊手术时，胆囊、胆总管区的手术刺激可出现胆心反射导致心动过缓，甚至心搏骤停。

(3)眼科手术时眼心反射可引起心动过缓。腹腔探查、刺激骨膜、肺门周围操作、脑干附近的手术操作常引起心动过缓、期前收缩等各种心律失常。

(四)电解质紊乱

1. 高钾血症常发生心动过缓或传导阻滞，甚至心搏骤停。可见于尿毒症、心内直视手术复跳时及琥珀胆碱用于大面积烧伤、脊髓损伤等患者时。

2. 低钾血症心肌兴奋性增高，易发生室性期前收缩、室性心动过速，甚至室颤。可见于钾摄入不足、经胃肠道丢失过多、应用利尿药治疗时。

3. 高镁血症抑制房室和心室内传导，可引起传导阻滞和心动过缓。

4. 低镁血症心肌兴奋性和自律性增高，易发生心律失常。

(五)缺氧和二氧化碳潴留

缺氧时通过颈动脉体化学感受器，使脑干血管收缩中枢兴奋，交感神经活性增强，内源性儿茶酚胺分泌增多，出现心动过速，严重缺氧时出现心动过缓。

高碳酸血症直接作用于颈动脉体化学感受器及血管运动中枢，使自主神经系统平衡失调，心肌应激性增加，易致心律失常。

(六)体温

低温能延长神经冲动在传导系统中的传导速度，使心率减慢，P-R 间期、Q-T 间期延长，QRS 波增宽。低温降低心肌室颤阈值，可诱发室性心律失常，体温低于 30°C 时，室颤的发生率明显增高。高热时，可出现窦性心动过速，血浆儿茶酚胺增高在吸入麻醉时可加重心律失常。

(七)其他

精神紧张使交感神经活动增强，儿茶酚胺分泌增多，易致心律失常。

二、围手术期心律失常的治疗原则

麻醉医师术前访视患者，对患者的病情、合并疾病、用药史等系统的掌握非常重要。一旦围手术期出现心律失常，要结合患者术前及术中情况寻找病因，甚至某些心律失常在掌握患者病情后，术前就可以预料到，并不是所有的心律失常都需要立即治疗及处理。对于围手术期出现的一些心律失常，在治疗措施实施过程中，可以遵循以下处理原则：

(一)及时正确作出诊断

出现心律失常，应及时判断属哪一种类型的心律失常，快速性心律失常，还是缓慢性心律失常。了解心律失常的特征及对血流动力学的影响，这样才能针对不同的心律失常确定治疗方法和合理用药。

(二)明确该心律失常是否需要处理

掌握患者整体病情，某些心律失常比如窦性心动过缓、室性期前收缩、室上性期前收缩等，患者曾经日常工作中曾经出现过，如果对患者血流动力学影响不大，可不做处理。但对于以下情形的心律失常应进行积极处理：

1. 严重的心动过缓、长间歇心脏停搏、三度房室传导阻滞等影响患者血压，需积极处理。

2. 对于某些恶性心律失常，如：多源性的室性期前收缩、R-on-T 的室性期前收缩、多形性室性心动过速、室扑、室颤等，产生血流动力学障碍，危及生命，需及时处理。

3. 持续性或者非持续性的室性心动过速，有可能危及生命，需积极处理。

4. 术前无相关病史，术中出现的如快速性心房颤动影响患者循环稳定，或者是患者出现心悸、不适等症状，需要治疗。

5. 对于其他各种心律失常，患者出现胸闷、憋气、黑蒙、晕厥等临床症状，或者是产生血流动力学障碍的均需及时寻找病因，积极处理。

(三)围手术期心律失常的处理措施

1. 去除心律失常的诱发因素　积极寻找诱发因素，争取时间加以去除，减少其他因素对心脏的影响，可使部分心律失常消失。

(1)胆心反射、眼心反射时停止手术刺激等。

(2)应注意维持一定的麻醉深度，避免缺氧及 CO_2 潴留。

(3)纠正电解质紊乱，注意低体温的影响，保持血流动力学的稳定。

2. 正确选择抗心律失常药物　主要分为缓慢性心律失常和快速性心律失常。

(1)缓慢性心律失常选择药物应不影响或能增加动作电位 O 相上升的速率，从而改善传导；增加或至少不减弱房室内传导；缩短希氏束-普肯耶系统的有效不应期，以异丙肾上腺素为代表。禁用降低自律性、抑制传导的药物。

(2)快速性心律失常选择药物应能降低窦房结自动除极的频率，延长心肌的不应期，降低应激性及房室交界区和特殊的房内传导性，并可抑制异位起搏点的形式和减慢心率。治疗快速性心律失常的药物分为四大类，可根据具体情况选择一种或两种药物。

(四)特殊心律失常进行特殊处理

1. 先天性 Q-T 间期延长综合征伴反复尖端扭转室性心动过速者，为预防其发作可行左侧交感神经切除，药物治疗首选 β 受体阻滞剂。

2. 获得性 Q-T 间期延长综合征伴尖端扭转型室速治疗首选异丙肾上腺素，并禁用电击复律。

3. 由于胺碘酮有较强的抑制旁道前向传导，显著延长其不应期的作用，因此可用于治疗预激综合征所致的室上速和快速房颤。

三、围手术期心律失常的治疗

围手术期心律失常药物治疗的目的是控制心律失常、恢复术前心律、维持血流动力学平稳。

(一)窦性心动过速

某些病理状态，如发热、甲状腺功能亢进、贫血、休克、充血性心力衰竭等情况，麻醉偏浅及应用肾上腺素、阿托品等药物，均可引起窦性心动过速。

治疗应针对原发疾病本身，同时去除诱发因素，对血流动力学稳定、心肌无损害者可应用适量 β 受体阻滞剂。当有心衰时则考虑应用洋地黄类药物。

(二)阵发性室上性心动过速(PSVT)

简称室上速，大部分室上速由折返机制引起，折返可发生在窦房结、房室结与心房。房室结折返性心动过速与利用隐匿性房室旁路通道的房室折返性心动过速，占全部室上速的 90%以上。药物治疗的目的在于终止折返环。

1. 血流动力学稳定者，治疗可先尝试刺激迷走神经，如无效，首选治疗药物为腺苷或维拉帕米，伴有心衰时洋地黄类可首选。伴有高血压、心绞痛或交感神经张力亢进者，应首选 β 受体阻滞剂。

2. 对于血流动力学尚稳定的持续性室速，胺碘酮亦可作为药物复律的选择之一。①首剂静脉用药 150mg，用 5%葡萄糖稀释，于 10 分钟注入；②首剂用药 10～15 分钟后如仍不见转复，可重复追加 150mg 静脉注射，用法同前；③维持用药同室颤或无脉性室速者。

3. 伴明显低血压和严重心功能不全者，原则上应首选直流电复律或食管心房调搏，并排除麻醉过浅和电解质紊乱，积极处理低氧血症和血流动力学改变。

(三)房颤和房扑

应了解原发疾病和诱发因素，作出相应的处理，围手术期的治疗主要是：①恢复窦性心律，防止房颤复发；②控制心室率，保持血流动力学稳定，预防血栓栓塞并发症。

1. 阵发性房颤　发作期可选择钙通道阻滞剂维拉帕米或地尔硫䓬，适用于心脏不大的阵发性房颤。心肌梗死后的房颤或心力衰竭时应首选胺碘酮。

2. 持续性房颤　应尽量复律，如复律失败，要选用药物减慢心室率和预防血栓栓塞并发症。

3. 永久性房颤 如洋地黄类控制心室率不满意，在排除缺氧、CO_2 蓄积和电解质紊乱等因素后，选择β受体阻滞剂或钙通道阻滞剂，危重的快速心室率时可静滴地尔硫䓬。

4. 永久性房颤通常复律无效，或不易维持窦性心律，有器质性心脏病、充血性心力衰竭者禁用β受体阻滞剂与维拉帕米，可选择华法林。

5. 预激综合征合并房颤者，应及时电击复律后行射频消融术，禁用洋地黄、β受体阻滞剂或钙通道阻滞剂。房扑药物治疗基本上同永久性房颤。

(四)室性期前收缩和室性心动过速

偶尔单一室性期前收缩，一般不需要治疗，但应做好心电监测。出现以下情况时：频发性室性期前收缩(超过5次/分)；多源性室性期前收缩或多形性室性期前收缩；二联律或三联律；室性心动过速；室性期前收缩落在前一个心搏的T波上(R-on-T)，必须及时处理，否则将导致严重后果。

1. 首选药物为利多卡因50～100mg，并持续静滴每分钟2～4mg，总量一般不要超过3mg/kg。当患者合并心力衰竭、低血压时，利多卡因宜减量。

2. 对于血流动力学稳定的单形性室速、不伴QT间期延长的多形性室速和未能明确诊断的宽QRS心动过速，静脉应用胺碘酮为其适应证。在严重心功能受损的患者，胺碘酮优于其他抗心律失常药。

3. 室性心动过速在药物治疗无效或明显血流动力学障碍病情紧急时，可给予直流电复律。发生于器质性心脏病患者的非持续性室速很可能是恶性室性心律失常的先兆。

4. 如果患者左心功能不全或电生理检查诱发出有血流动力学障碍的持续性室速或室颤，应该首选埋藏式心脏复律除颤器(ICD)。无条件置入ICD者用药物治疗，首选胺碘酮。

以上措施应用的同时，应积极寻找及治疗诱发与维持室性心律失常的各种因素，如缺血、低血压、低钾血症等，治疗充血性心力衰竭有助于减少室速发作次数。

(五)心室扑动和心室颤动

1. 一旦出现，应立即施行电除颤，并可应用利多卡因和溴苄胺提高心室致颤阈。溴苄胺剂量为5～10mg/kg静脉注射，每15分钟可重复1次，直至最大剂量25mg/kg。

2. 经连续3次有效放电除颤并在加用肾上腺素后再次除颤未能成功复律者：

(1)即刻用胺碘酮300mg静脉注射，以5%葡萄糖稀释，于10分钟注射完毕(切忌快速推注)，然后再次除颤。

(2)如仍无效，可于10～15分钟后重复追加胺碘酮150mg，用法同前。

(3)室颤转复后，胺碘酮可静脉滴注维持量。在初始6小时内以1mg/min速度给药，随后18小时内以0.5mg/min速度给药，在第一个24小时内用药总量(包括静脉首次注射、追加用量及维持用药)一般控制在2000mg以内。

(4)第二个24小时及以后的维持量一般推荐720mg/24h，即0.5mg/min。维持量的用法要根据病情进行个体化调整。

(六)缓慢性心律失常

缓慢性心律失常的发生可能是由于冲动起源异常或冲动传导异常。室率＜50次/分，或室率＞50次/分但伴有血流动力学障碍时，应立即进行处理。

1. 药物治疗主要用阿托品0.5～2mg静脉注射，可提高房室阻滞的心率，适用于阻滞位于房室结的患者，异丙肾上腺素1～4μg/min静脉滴注，可用于任何部位的传导阻滞，但慎用于急性心肌梗死，因可导致严重的室性心律失常。

2. 对于完全性房室传导阻滞、病态窦房结综合征及症状明显的患者，应及早考虑心脏起搏器治疗。

(刘军超 侯念果)

参考文献

1. 王春光，赵小祺，要彤，等．围术期心律失常的原因与机制．中国老年医学．2015，35(2)：538-540.
2. 王凤学．围手术期心律失常与现代治疗．临床麻醉学杂志，2005，21(4)：285-287.
3. Klein AL, Murray RD, Becker ER et al. Economic Analysis of a Transesophageal Echocardiography-Guided Approach to Cardioversion of Patients with Atrial Fibrillation：The ACUTE Economic Data at Eight Weeks. J Am Coll Cardiol, 2004，43(7)：1217-1224.
4. Van de Werf F, Ardissno D, Betriu A, et al. Management of acute myocardial infarction in patients presenting with ST-segment elevation：the Task Force on the Management of Acute Myocardial Infarction of the European Society of Cardiology. Eur Heart J，2003，24(1)：28-66.
5. 刘海青，吕荣增，连永峰，等．胸外科围术期心律失常的防治．中国医药科学，2012，2(10)：250-251.

6. 张开滋，吾柏铭，唐其柱．临床心律失常学．长沙：湖南科学技术出版社，2000.
7. 马霞．围术期发生严重心律失常的麻醉处理分析．临床合理用药杂志，2013，6(8)：102.
8. 中国生物医学工程学会心率分会．胺碘酮抗心律失常治疗应用指南(2008)．中国心脏起搏与电生理杂志，2008，22(5)：377-385.
9. 张天斌，李树强．围术期心律失常治疗方法．山西医药杂志，2013，42(17)：778-779.

第四十七章 纤维支气管镜在围手术期应用

纤维支气管镜在我国国内的临床应用始于20世纪70年代初，随着纤维支气管镜应用的普及，麻醉与纤维支气管镜之间的联系越来越密切，许多患者希望能在麻醉状态下接受纤维支气管镜检查减少痛苦，而临床麻醉有时需要纤维支气管镜的协助来完成，纤维支气管镜已成为目前临床麻醉工作中不可缺少的工具之一。

第一节 麻醉下行纤维支气管镜诊疗技术

一、适应证和禁忌证

(一)适应证

1. 患者一般情况良好，ASA Ⅰ级或Ⅱ级患者，ASA Ⅲ级和Ⅳ级应在严密监护下实施。

2. 患者极度恐惧，清醒状态下不能接受局麻且必须行纤维支气管镜检查。

3. 预计患者难以耐受的操作时间长、操作复杂的支气管镜诊疗技术。

4. 因诊疗需要患者同意或者要求行纤维支气管镜诊疗操作。

(二)禁忌证

1. 纤维支气管镜检查的禁忌证需行麻醉时属禁忌。包括(肺功能严重损害，不能耐受检查者；心功能不全、严重高血压或心律失常者；全身状态或其他器官极度衰竭者；主动脉瘤；出、凝血机制严重障碍者；哮喘大发作或大咯血)。

2. 禁食时间不足或者是肠梗阻患者怀疑胃内容物潴留者。

3. 有镇静、镇痛药物过敏史。

4. ASA分级Ⅴ级患者。

对于存在困难气道的患者(包括低通气综合征患者)需要非气管插管全麻或者镇静时，需要谨慎实施麻醉，严密监护，备好困难气道气管插管的一切准备。

二、术前准备及围手术期管理

(一)术前准备

1. 常规访视患者，按照全身麻醉要求进行术前评估及准备。

2. 麻醉开始前，需备好麻醉机、各种抢救药品以及插管的准备。

(二)麻醉方法

1. 麻醉监护下镇静术　应用少量镇静镇痛药物(咪达唑仑、芬太尼、右美托咪定等)减小疼痛刺激，使患者处于镇静状态，保留自主呼吸，意识清醒或随时能唤醒，适用于刺激小、时间短的支气管镜检查术，且能够配合的患者。

2. 非气管插管静脉全麻　可选用的药物包括咪达唑仑、丙泊酚、芬太尼、瑞芬太尼、地佐辛、右美托咪定等)，术中一般泵注或者静滴上述药物达到一定的镇静深度，使患者能够耐受纤维支气管镜诊疗操作而无体动反应且保留自主呼吸。

3. 气管插管全身麻醉或喉罩置入全身麻醉　一般采用静脉全身麻醉，适用于刺激大、操作时间长的纤维支气管镜诊疗操作。喉罩一般采用第三代喉罩，或者采用最新的纤维支气管镜检查专用喉罩。

(三)术中管理

1. 即使行非气管插管全麻时，也应同时应用局部麻醉，使气道刺激减小，减少呼吸道并发症，常常选用利多卡因作为表面麻醉药。

2. 术中严密监护，根据手术刺激调节麻醉深度，非气管插管全麻时密切注意患者呼吸情况，可相隔时间给药避免呼吸抑制。另外右美托咪定可引起心动过缓、低血压，尤其是纤维支气管镜置入时需严密观察并及时处理，可预防性应用阿托品。

3. 及时纠正低氧，必要时暂停手术，面罩加压供氧。

4. 气管插管或者是喉罩置入全身麻醉，术中根据手术情况调节通气方式及麻醉深度，保证患者无体动反应，避免并发症的发生。

5. 术毕患者均应送麻醉恢复室恢复，对于一些门诊患者需能自主行走、生命体征平稳后由家属陪同离室。

三、并发症及处理

1. 麻醉药物过敏　应按药物过敏处理。

2. 出血　出血系最常见的并发症。一般出血量小，大多都能自行停止。若出血量多，系活动性出血时，应警惕有引起窒息的可能，应予以静脉注入止血药如垂体后叶素等，必要时介入治疗或手术治疗。

3. 喉痉挛、支气管痉挛　若出现气道痉挛，症状明显，应立即将支气管镜拔除让患者休息，并加大给氧量，以改善缺氧状态。并根据患者的情况，给予支气管扩张药或者糖皮质激素，必要时加深麻醉行气管插管。

4. 呼吸抑制　支气管镜检查时，出现血氧饱和度下降、呼吸幅度减弱或者呼吸暂停，应立即终止检查，并给氧至缺氧状态改善。

5. 心律失常　既往有心律失常病史者，最好给予预防心律失常药物，加强监测并及时处理。

6. 气胸　若出现气胸，应按气胸对症处理。

第二节　纤维支气管镜引导气管插管

纤维支气管镜引导气管内插管是保证气道安全的一种重要技术。尤其适用于困难气道患者的气管内插管，如：颈椎活动受限、张口受限、病态肥胖、牙齿易损的患者等。但是对于存在威胁生命的气道梗阻为其禁忌证。

（一）术前准备

基本同纤支镜检查，但需要根据患者情况备气管导管，并检查其是否漏气。

（二）操作方法

1. 经纤支镜引导气管插管操作前需备好阿托品、麻黄碱、糖皮质激素等抢救药物，另外备好可加压供氧的简易呼吸器或者是使麻醉机处于正常备用状态，操作前30分钟应予以阿托品减少分泌物。

2. 患者连接监测仪，监测血压、ECG、SpO_2等，开放静脉通路，输液。若患者焦虑紧张、烦躁不安，可静脉注射咪达唑仑或泵注右美托咪定等镇静药。

3. 患者平卧位，选择较通畅的一侧鼻腔先用1%丁卡因或2%利多卡因喷雾表面麻醉，再用1%丁卡因（2%利多卡因）和麻黄碱混合液浸湿棉球或棉棒放入通畅的一侧鼻腔以收缩鼻甲黏膜血管。若选择经口气管插管，也应完善表面麻醉，自舌背、软腭、舌根、咽、喉、至声门进行喷雾表面麻醉，必要时可行环甲膜穿刺行表面麻醉。

4. 将无菌气管导管套于纤支镜外，纤支镜及导管下段均涂以无菌硅油或液体石蜡，以减少导管与纤支镜的摩擦。

5. 纤支镜插入导管内，前端露出，将纤支镜与导管一起经鼻腔或口腔达咽喉部，喷局麻药，待声门活动减弱以后，先插入纤支镜入声门，然后将导管徐徐送入气管内；或者将导管套在纤支镜外，置于纤支镜的上端，先插纤支镜入声门，而后沿纤支镜送入气管导管。气管导管推进过程中如遇阻力，多为顶至杓状软骨所致，此时若强行送入，易致环杓关节损伤、脱位，可将气管导管旋转一定角度便可通过声带。

6. 注射8～15ml气体进入套囊，连接呼吸机或麻醉机，妥善固定气管导管，观察两胸廓的呼吸运动是否对称，用听诊器对比听诊两肺，判断两肺呼吸音是否对称。

（三）优点

1. 经纤支镜引导气管插管一般可在患者清醒局麻下进行，操作引起的疼痛及不适较轻，患者可接受；但操作时亦可根据具体情况在全麻下进行。

2. 气管插管在明视下进行，因此可清楚地矫正气管导管的位置，并能帮助将双腔气管导管插入左、右侧支气管而矫正导管在支气管内的位置。

3. 插管可在颈椎自然位置下进行，避免头部伸屈活动，对颈椎有不稳定骨折、脱位的病例不会因颈椎伸屈而损伤脊髓。

4. 纤支镜引导气管插管成功率高，避免盲目插管时，由于反复试插，引起黏膜损伤、出血、水肿、喉痉挛等情况的发生。

5. 操作简单、安全，可用于困难气道的处理，且插管准确、快速，为抢救争取时间。

（四）注意事项

1. 纤支镜引导气管插管时间短，多数在2～3分钟内完成，常见副作用为心率增加，血压升高，极少数人心律失常。一旦插管应用机械通气后，交感神经兴奋症状可在1小时内消失。

2. 气管插管困难的患者如需应用全麻或应用肌松药时，为了保证安全，应先在局麻下进行，待看清声门后方可应用。

3. 纤支镜经鼻腔插入时，有时因舌后坠堵住咽部，妨碍观察。此时助手可用器械将舌向前拉起，即能清楚显露声门。

4. 注意防止胃内容物反流、误吸。

5. 对危重患者需要床旁操作，操作者应熟练、迅速，以免加重气道阻塞及缺氧，操作时可供氧。

（五）并发症

相关并发症大致同纤维支气管镜检查，另外术后并发症主要为发热，菌血症、败血症偶有发生。

第三节 纤维支气管镜在小儿患者中的应用

自20世纪70年代初纤维支气管镜问世以来，在临床诊断和治疗上的应用范围迅速扩大，已被小儿内科医师、外科医师和麻醉医师广泛应用于小儿患者。小儿应选择合适尺寸的纤维支气管镜，小儿气管的直径因年龄不同而相差很大。新生儿总气管直径仅5～6mm，与成人肺段支气管直径相当。纤维支气管镜过粗时，可造成声门、气管内膜创伤，术后水肿及喉痉挛等，还可造成术中呼吸困难，有窒息的危险。

（一）小儿患者应用纤维支气管镜的特点

通常情况下，纤维支气管镜在小儿中主要用于诊断目的，治疗应用也主要限于气道阻塞方面的一些病症，如气管异物、痰液栓塞、肉芽组织和肿瘤等，治疗手段包括异物、栓子或组织的摘除、支气管灌洗或激光治疗。

1. 对口咽部和颈椎异常的患儿，常规的喉镜下气管插管变得尤其困难，而纤维支气管镜的应用显得非常重要。可以采用全身麻醉纤维支气管镜引导气管插管技术，简单快速、无气道阻塞危险。

2. 小儿的解剖标志非常小，操作空间狭窄，解剖结构依次很快出现于镜头前，需要操作准确无误。小儿由于耐受缺氧的时间很短，因此操作过程必须非常熟练和快速，尤其是对婴儿。

3. 与成人相比，新生儿的会厌角度较大、长且比较固定，喉部比较朝向头端，声带比较向前成角，因此保持纤维支气管镜头部于中线位置很关键。尽管如此，仍有可能很难通过声门。儿童气道的最狭窄部分位于环状软骨水平，因此置入气管导管达此水平时不应当加力。

4. 儿童分泌物较多，因此术前常规使用抗胆碱药减少唾液分泌。当发生气道损伤、水肿或痉挛时，小儿患者很快就会发生缺氧，应当及早考虑使用纤维支气管镜引导气管插管技术行气道管理。当施行保留呼吸纤维支气管镜引导气管插管时，必须采取有效措施减轻咽喉反射，如较深的全麻用药、给予氯化琥珀胆碱或局部麻醉。

（二）全身麻醉纤维支气管镜引导气管插管

1. 直接技术 首先置入纤维支气管镜，再经纤维支气管镜置入气管导管，超细纤维支气管镜最小可以置入2.5mmID导管。经口气管插管时，使用纱布或拉舌钳牵拉舌头，可以使纤维支气管镜有效保持于中线位置。可以叫助手在下颌角托起下颌，这样操作者可以空出手固定镜芯，在能够保持纤维支气管镜于中线位置的同时向里置送镜头。

2. 间接技术 如果无超细纤维支气管镜，对儿童使用直接技术不能插入小于5.0mmID的导管，可通过成人型纤维支气管镜可视下定位声带位置，但并不能直接行气管插管，而是通过工作通道置入一条导引线至气管，然后通过导引线置入所需型号的导管。细软的导引线可能会使导管置入不是很顺畅，可以通过置入较硬的导引线、更换管或导尿管以增加硬度。

3. 应用喉罩（LMA）的间接技术 LMA可以作为纤维支气管镜引导气管插管时的通道，也有助于维持通气。这种技术可以用于麻醉无呼吸状态或保留自主呼吸患儿的气管插管，对小儿患者，决定纤维支气管镜引导气管插管成功与否的最重要因素是麻醉医师的经验。麻醉医师不仅要精通小儿麻醉技术，而且能熟练使用纤维支气管镜及其辅助设备。

尽管成人清醒纤维支气管镜引导气管插管安全可行，小儿却很难接受，可以在麻醉并保留或不保留呼吸下行纤维支气管镜引导气管插管，但保留自主呼吸行纤维支气管镜引导气管插管并发症较多，刚开始的培训应该在麻醉后无呼吸下施行较好。

（三）并发症

并发症主要包括：缺氧、高二氧化碳血症合并代酸、心律失常、喉痉挛、支气管痉挛、感染、气胸、咯血、鼻或喉的直接损伤、喉水肿伴喘鸣或声音嘶哑等。

纤维支气管镜引导气管插管应用于小儿患者已经变得相对简单、安全，对小儿气道和呼吸问题的诊断和治疗是有一定价值的辅助。而其安全和成功有赖于谨慎小心的操作、良好的训练和完整的设备。纤维支气管镜引导气管插管技术在我国小儿患者的临床应用有待进一步开展。

（刘军超）

参考文献

1. 王洪武．电子支气管镜的临床应用．中国医药科技出版社．2009.
2. 刘长庭．纤维支气管镜诊断治疗学．北京：北京大学医学出版社，2003.
3. 蒋晋安，王武涛，张婷．纤支镜引导经鼻插管麻醉在OSAHS手术中的应用．天津医药，2013，41（3）：272-273.
4. 靳蓉，卢根，苏守硕．纤维支气管镜术在反复喘息性疾病诊断及治疗中的应用．实用儿科临床杂志，2012，27（4）：271-272.
5. 黄萍，魏闯．纤维支气管镜引导下双腔气管导管插管在胸外科手术麻醉中的应用．重庆医学，2012，41（7）：661-662.
6. 韩传宝，周钦海，刘存明．纤支镜在困难气道插管中的应用．临床麻醉学杂志，2014，30（1）：90-92.
7. 郭芳，胡乃琴．纤支镜引导经鼻清醒气管插管在颈椎手术中的应用．医学理论与实践，2012，25（10）：1204-1206.
8. 中华医学会儿科学分会呼吸学组儿科支气管镜协作组．儿科支气管镜术指南（2009版）．中华儿科杂志，2009，47（10）：740-744.

第四十八章 围手术期输液与输血

第一节 围手术期输液

手术患者术前均存在不同程度的体液代谢异常，输液的目的在于维持机体正常的对体液和电解质的需要，补充围手术期丢失的体液，纠正低血容量和水电解质平衡失常，维持血流动力学稳定。

一、体液的总量及其分布

(一)体液的组成

正常成人的体液总量约占体重的60%，体液的2/3分布在细胞内，称为细胞内液(ICF)，约占体重的40%，体液的1/3分布在细胞外，称为细胞外液(ECF)，约占体重的20%。通过细胞膜上Na^{+}-K^{+}-ATP泵的调节，使细胞内液的容量和成分保持恒定。

细胞外液又称为内环境，由组织间液(IFV)和血浆(PV)组成，并随年龄增加有一定变化，其主要功能是维持细胞营养并为电解质提供载体。

(二)体液的总量差异及分布特点

人体体液随着年龄、性别、胖瘦而不同，年龄越小，体液总量占体重的比例越高。

1. 小儿的体液总量随着年龄变化较大，胎儿早期约占体重的90%，在妊娠期逐渐减少，到出生时约占体重的70%～80%，1岁时约占体重的68%，学龄儿童约占体重的65%。

2. 小儿体液增多部分主要分布在细胞外液，新生儿期细胞外液约占体重的35%～40%，早产儿可高达50%，而成人仅为20%，细胞内液约占体重40%，这一比例从婴儿到成人基本不变。

3. 婴儿细胞外液量多于或等于细胞内液，细胞外液多则易引起脱水及低血容量。由于脂肪组织含水量仅为15%～30%，而肌肉组织含水量达75%～80%，女性和肥胖人体液含量占体重的百分比较小。

(三)体液中电解质的特点

1. 细胞内外液中各电解质的含量有很大差别。细胞外液的阳离子以Na^{+}为主，阴离子以Cl^{-}和HCO_3^{-}为主。

2. 细胞内液的阳离子以K^{+}为主，阴离子以HPO_4^{2-}和蛋白质为主。

3. 细胞内液的电解质总量较细胞外液大，但是细胞内液中蛋白质阴离子和二价离子的含量较多，产生的渗透压较一价离子所产生的渗透压要小，因而细胞内、外液总的渗透压相等。

4. 血浆和细胞间液的电解质，除蛋白质外，含量几乎相同。

二、术前体液的估计

(一)病史

患者最后的进食时间、某些外科疾病本身可造成严重的水、电解质平衡紊乱。

1. 脑外伤、食管癌晚期患者不能进食、进水。

2. 上消化道梗阻反复呕吐胃液。

3. 大面积烧伤创面渗液。

4. 急性胰腺炎、急性胆囊炎等引起的体液丧失。

5. 异位妊娠、上消化道出血等引起的失血等。

应了解疾病本身的病理生理与治疗过程，摄入液体的量及其所含成分，大、小便次数及量，呕吐或腹泻的量及持续时间，以及出血量、出汗及发热的情况。进行适当的实验检查，判断有无脱水、电解质紊乱、贫血、低蛋白血症，如存在，术前应积极准备，给予适当纠正，有利于术中管理与术后恢复。

(二)体检

1. 观察患者的神志、意识,可反映脑血流的灌注状态。

2. 皮肤的色泽、弹性、温度和毛细血管充盈度,可一定程度上反映细胞外液容量状态。皮肤弹性差、干燥、冷厥、静脉血管不充盈,提示一定程度的脱水;皮肤压陷性水肿,提示钠水潴留;皮肤饱满、湿润、静脉血管充盈,提示体内水分足够。

3. 低血容量时常伴心率增快,此种心动过速是由交感神经兴奋引起的一种代偿性表现,不应使用药物处理,输液治疗即可缓解。但是心率变化受多种因素的影响,心率增快并不是低血容量的特异指标。血容量减少在30%以内,动脉血压降低不明显,若手术患者体位改变后,出现血压降低、心率增快,则提示可能存在低血容量。

(三)麻醉及手术前患者的体液改变

择期手术患者在麻醉及手术前有一定时间的禁饮禁食,通常为8~12小时,因此患者均有轻度脱水。

1. 成人约有8~10ml/kg(每小时0.7~0.8ml/kg)的水分丧失;小儿因代谢率高,水分丧失较成人相对多,为每小时1.5~2.0ml/kg。

2. 择期手术前的禁饮禁食引起的脱水,主要是细胞外液量减少,细胞内液量接近正常状态。但是某些患者术前长时间不能进食可导致严重的脱水并伴有电解质平衡紊乱,长时间的脱水可使细胞外液量减少5%~10%,而细胞内液量减少的更多。

3. 急症手术常伴有急性、亚急性或慢性脱水,急性脱水丧失的主要是细胞外液,输液是以改善细胞外液量为目的,亚急性或慢性脱水则已存在细胞内脱水,应注意细胞内液量及细胞外液量同时予以纠正。

三、液体的选择

(一)晶体与胶体

溶液中的溶质分子或离子小于1nm,或光束通过时不出现光反射现象者,称为晶体,如林格液。溶液中溶质分子大于1nm而小于100nm,或光束通过时出现光反射现象者,称为胶体,如白蛋白。

麻醉中常用的液体分为晶体液、胶体液两类。

1. 晶体液价格低,来源广,某些晶体液的成分接近细胞外液,能降低血液黏稠度,改善微循环,增加肾小球滤过率,保护肾功能,在体液复苏中具有高效、快速和安全的优点。缺点是晶体液在血管内的半衰期短,复苏时用量较大,且能造成一定程度的血液稀释,使血浆胶体渗透压降低,导致外周组织水肿,甚至肺水肿。

2. 胶体液能有效地扩充血浆容量,维持血浆胶体渗透压,限制和防止外周组织水肿、肺水肿。但是,胶体液昂贵,并有渗透性利尿、过敏反应、可能导致出血倾向等缺点。

(二)常用的晶体液

1. 0.9%氯化钠溶液

(1)0.9%氯化钠溶液即生理盐水,pH为4.5~7.0,其中含Na^+、Cl^-各154mmol/L,实际毫渗量为286mmol/L,与细胞外液相同,为等张溶液。

(2)除了毫渗量符合生理,其他均与细胞外液相差较大,其较正常血浆Cl^-浓度(98~106mmol/L)高出约50%,大量输入时可引起高氯性酸中毒。为防止高氯血症,可用碳酸氢钠或乳酸钠加入0.9%氯化钠溶液中混合输入,同时可纠正酸血症。

(3)此溶液与细胞外液比,不含K^+、Ca^{2+}、Mg^{2+}。临床用于补充体液及体液复苏,对于肺水肿、低蛋白水肿、妊娠期高血压疾病等患者应慎用。

2. 林格液　亦属酸性电解质溶液,与0.9%氯化钠溶液相比,含K^+ 4mmol/L,Ca^{2+} 3mmol/L,更接近细胞外液,毫渗量约310mmol/L,属等张溶液。但是,Cl^-浓度仍高于细胞外液,亦可造成高氯性酸中毒。临床应用较0.9%氯化钠溶液广泛。

3. 乳酸钠林格液

(1)乳酸钠林格液又称平衡盐溶液,含Na^+ 130mmol/L,K^+ 4mmol/L,Ca^{2+} 3mmol/L,Cl^- 109mmol/L,乳酸根离子28mmol/L,毫渗量277mmol/L,pH值6.0~8.0,较接近细胞外液。

(2)溶液中含乳酸钠,在肝内氧化代谢后产生HCO_3^-,为机体补充缓冲碱,肝血流减少时此代谢过程减慢,甚至停止,长时间使用时,应进行血气分析,以决定是否补充碳酸氢钠。

(3)此溶液广泛应用于手术患者、休克伴代谢性酸中毒患者,亦可用作体外循环预充液。

4. 5%碳酸氢钠溶液

(1)5%碳酸氢钠溶液属碱性电解质溶液,临床广泛应用于纠正呼吸心搏骤停、低温、体外循环、休克等原因造成的代谢性酸中毒,pH值7.8~8.5。

(2)用量的计算公式为:所需要量mmol=BE×0.25×kg(体重),计算后先给1/3~2/3量,然后根据血气分析情况决定是否再用。

(3)碳酸氢钠的补充需适量,过量会导致代谢性碱中毒,较酸中毒更难纠治,并引起氧离曲线左移,影响细胞水平氧释放,加重组织缺氧。需注意,碳酸氢钠纠正酸中毒的同时,会有 K^+ 转移至细胞内引起低钾血症,Na^+ 增多可伴有高钠血症,应监测 K^+、Na^+ 浓度,进行纠正。

5. 葡萄糖溶液

(1)葡萄糖溶液是临床上最常用的非电解质溶液,主要用于营养支持,术前术后不能进食的患者。常用的浓度有 5%、10%。5%葡萄糖为等张溶液,实际毫渗量 277.8mmol/L。

(2)正常人空腹血糖为 3.9~5.8mmol/L(70~105mg/dl),中枢神经系统、红细胞、白细胞、肾上腺髓质等只能利用葡萄糖进行组织代谢。一般糖的利用率每分钟为 5mg/kg,超过这一水平可能导致血糖升高,多余的葡萄糖由肾脏排出,出现渗透性利尿,并且高血糖可使脑缺血、缺氧性损害加重,机体免疫功能受抑。

(3)麻醉和手术期间,患者因紧张、恐惧、创伤、失血等而处于应激状态,胰高血糖素、糖皮质激素、生长激素水平增高,引起血糖升高。因此择期手术患者术前及术中血糖一般处于较高水平,术中葡萄糖应限制使用,短时间手术一般不用葡萄糖。

(4)长期处于营养不良的患者、糖尿病患者、易于发生低血糖的患者、婴幼儿、长时间手术患者及嗜铬细胞瘤切除后可根据血糖监测,考虑输注葡萄糖。

(三)血浆代用品

1. 血浆代用品,简称代血浆,是一种分子量接近血浆白蛋白的胶体溶液,输注后提高血浆胶体渗透压,扩张血浆容量,从而改善血流动力学。

2. 理想的血浆代用品应具备以下条件

(1)无致热原、无抗原、无毒性作用。

(2)理化性质稳定,可长期保存。

(3)输入血管后能存留适当时间,对血容量产生有效替代作用,半衰期较长。

(4)代谢排泄完全,对机体无不良作用。

(5)不引起凝血障碍或溶血,不影响交叉配血。

(6)无致突变、致癌和致畸作用。

(7)不影响心、肾功能,不影响内环境。

(8)生产工艺简单,价格便宜。

3. 右旋糖酐(Dex)

(1)右旋糖酐是通过白念珠菌的葡聚糖蔗糖酶的酶解,由蔗糖生物合成的一种医用产品。产生的高分子量葡聚糖经过酸性水解和重复的乙醇浸泡而被裂解成一定分子量的终产物,均最终经酶降解为葡萄糖。

(2)右旋糖酐 70 扩容效果优于右旋糖酐 40。右旋糖酐 40 可以明显降低血液黏稠度,增加毛细血管的血流速度,达到改善微循环的目的。所以右旋糖酐 40 用于血管外科手术,防止血栓形成,而很少用于扩容。

(3)右旋糖酐输入量超过 20ml/(kg·d)会干扰血型,延长凝血时间。

4. 羟乙基淀粉(706 代血浆,HES)

(1)羟乙基淀粉是利用富于支链淀粉的玉米淀粉,经轻度酸水解、糊化,并在碱性条件下以环氧乙烷进行羟乙基化而制成,平均分子量 25 000~45 000左右,半衰期 12 小时,为临床广泛应用的血浆代用品。

(2)主要用于血容量扩充,体外循环预充液也可选用,一般每日最大用量不超过 1.5L,可维持患者良好的动脉压和中心静脉压,对细胞有良好的稳定作用,大量输注不引起红细胞在血管内聚集,改善微循环,但可降低血小板黏附力和凝血因子功能,过敏反应及对肾功能影响较右旋糖酐低。

5. 明胶制品 明胶是一种蛋白质,明胶代血浆临床用于补充血浆的人造胶体溶液,目前临床上常用的有海脉素和佳乐施。

(1)海脉素(haemaccel,血代)主要成分是尿素桥交联的降解明胶多肽,平均分子量 35000,半衰期 4~6 小时,含 K^+、Ca^{2+}、Na^+、Cl^-,每日最大用量不超过 2L。

(2)佳乐施(gelofusine,血定安)是由精制的动物皮胶、骨、肌腱中的胶原经水解后提取的多肽产物,平均分子量 30000,半衰期 4 小时,亦含 K^+、Ca^{2+}、Na^+、Cl^-,但较海脉素浓度低,对需控制 K^+、Ca^{2+} 浓度的患者,可选用佳乐施,每日最大用量不超过 10~15L。

(3)明胶代血浆适用于低血容量性休克,手术、创伤、术前自体输血等引起的全血或血浆丢失,以及用作体外循环预充液。对凝血机制及交叉配血无特殊作用,但大量输入可引起血液稀释,过敏反应发生率低。

(四)携氧血液代用品

1. 无基质血红蛋白溶液 采用过期血液经提炼去除细胞基质,制成等渗溶液。

可携带氧气和二氧化碳,发挥胶体渗透压作

用，维持血容量，使用时不需作交叉配血，无病毒传染。但同时存在氧亲和力高而影响氧释放、抗原性、易致贫血等诸多问题，临床广泛应用有待深入研究。

2. 氟炭化合物　具有携带氧气和二氧化碳的特性，氧溶解度为 40～50ml%，约为水的 20 倍，血液的 2 倍；二氧化碳溶解度为 130～160ml%，为水的 2～3 倍，血液的 2～3 倍。

氟炭化合物可明显降低血液黏度，改善微循环，理化性质稳定，在体内不发生代谢转化。临床上用于急性一氧化碳中毒、无法输血的紧急情况、脏器的保存及用于心脏停跳液等。肝功能不全、血小板减少的患者慎用。

四、术中体液改变与输液

术中输液应包括水电解质的生理需要量、术前体液丢失量及术中体液丢失量。合理的输液可保持机体内环境和血流动力学稳定，保证患者安全，有利于患者预后。

（一）生理需要量

主要包括：①经肾脏排泄；②经皮肤蒸发，隐性失水；③经呼吸道丢失；④生长需要（主要针对新生儿，其他可以忽略）。

生理需要量与代谢状态密切相关，以下因素应考虑：

1. 应激状态下代谢率增加 25%～100%。

2. 发热患者体温每升高 1°C，生理需要量增加 10%。

3. 麻醉期间代谢率降低 10%。

4. 某些患者基础代谢率较高，如甲状腺功能亢进。一般来说，成人生理需要量每小时 1～2ml/kg，每日总需要量 20～40ml/kg。

（二）术前体液丢失量

术前体液丢失量包括：

1. 择期手术患者术前禁饮食造成轻度脱水。

2. 经胃肠道丢失。

3. 呼吸道、出汗、发热等造成的体液丢失。

4. 疾病本身造成的体液丢失或欠缺，如腹腔内出血、血胸、大面积烧伤、食管癌晚期等。

成人禁食 8～12 小时，丢失水分约 8～10ml/kg，其他因素根据具体情况给予补充。

（三）术中体液丢失量

术中多种因素影响体液平衡，补液应根据疾病性质和轻重、创伤程度、手术大小及时间、失血量等因素综合估计。

1. 术野的水分蒸发　手术野均有水分蒸发，特别是在空气干燥、室温高、手术野面积大时。

（1）胸腔或腹腔手术野暴露面积大，胸腔内因心脏的运动、肺脏的胀缩，使水分蒸发增加。

（2）成人腹腔脏器表面积超过 $2m^2$，其蒸发量可达到或超过平时的隐性失水量，相当于每小时 0.8～1.2ml/kg。

2. 漏出液　手术创伤可导致组织液、淋巴液由创面漏出，引起细胞外液改变。

漏出量因部位而不同，一般浆膜面流出多，淋巴管、淋巴结丰富的部位流出多，肌肉，骨骼部位流出较少。腹腔内手术平均丧失 50～100ml，蛛网膜下腔开放可流失脑脊液 300～400ml。

3. 第三间隙液体　创伤使血管活性物质浓度升高，增加血管壁通透性，局部炎症使组织液 pH 降低，组织间液转换成血浆的功能减弱。血浆也可渗到血管外的组织间隙中，导致循环血液量减少。此部分血浆、组织间液固定在受伤组织中，形成所谓第三间隙，此部分细胞外液称为非功能性细胞外液。

（1）肝、胆部位手术所隔离的细胞外液可多达 2000～4000ml，至少有 1000～1500ml。

（2）一般腹腔内手术，浆膜下隔离液量 500～2000ml（平均 1500ml）。

（3）皮肤的切口也出现隔离液。体液隔离以术后 2～3 天最为显著，随后又开始回渗至细胞外液或血管内可持续 10～15 天。

补液可按以下进行：轻度创伤每小时 2ml/kg；中度创伤每小时 4ml/kg；重度创伤 6ml/kg。第 3 天以后，第三间隙液体开始回渗，引起血容量增加，大部分患者不会造成严重的生理紊乱，但心、肾功能不全者，可引起循环超负荷，甚至出现肺水肿。

4. 失血

（1）术中失血会引起血容量、细胞外液暂时性减少，但血浆量、细胞外液可较快恢复。

（2）健康人失血 1000ml 时血浆量减少 540ml，组织间液可进入循环代偿，1 小时后恢复约 200ml，24 小时后完全恢复到出血前的血浆量。

（3）术中失血量难以精确测量，常根据肉眼观察、尿量、生命体征、补液后血流动力学变化等进行综合分析与判断，还可根据 Hct 计算失血量，按以下公式：

$$失血量=\frac{原测得\ Hct-失血后\ Hct}{原测得\ Hct}\times 体重(kg)\times 7\%$$

5. 麻醉引起体液的改变 乙醚、环丙烷使血浆量减少，巴比妥类使血浆量增加，但细胞外液容量均减少，吗啡使细胞外液增加、血浆量减少，氟烷对血浆量的影响尚无定论。

(1)一般麻醉药有血管扩张作用，小静脉系统压力降低，促使组织间液流入血管内，因而血浆量增加。体液量变化也受麻醉深度影响，麻醉效果不充分时，交感神经兴奋，血浆量减少。

(2)麻醉药能使影响水、电解质代谢的内分泌系统发生改变，导致体液变化。氟烷、甲氧氟烷、利多卡因脊麻时血中醛固酮浓度不升高，但5%～7%乙醚麻醉却使其升高，因而体内钠蓄积，细胞外液增加。吗啡麻醉下，血中抗利尿激素水平无变化。

(3)麻醉中呼吸也对体内水代谢及分布有影响。长时间IPPV使肺水蓄积，一般短时间的IPPV，抗利尿激素分泌减少，与自主呼吸比尿量增加。PEEP可使抗利尿激素升高，使尿量减少。

(四)输液的监测

麻醉医师应根据术中各项监测指标(无创、有创监测)情况综合评估，进行适当的补液。

1. 无创循环监测指标

(1)无创血压和心率：无创血压和心率是术中最基本的监测指标。

在未监测有创动脉血压的情况下，患者突然或逐渐出现心率增快时，应及时测量无创血压，如果无创血压也突然降低，则可能出现血容量不足，但需要排除手术操作、心血管活性药物影响、心脏功能异常等其他情况。

(2)尿量、四肢皮肤温度和色泽、颈静脉充盈度：这几项指标临床应用与患者术前状态、麻醉医师临床经验有一定关系，只能粗略估计失液情况。

1)尿量是反映肾脏灌注和微循环状态的有效指标。术中一般维持尿量在0.5mL/kg·h以上。但由于麻醉手术期间抗利尿激素分泌增加，可影响机体排尿，故尿量并不能及时反映血容量的变化。

2)术中患者四肢温度受手术时间长短、室内温度等因素的影响，四肢温度和色泽并不能准确反映患者血容量情况。

3)颈静脉充盈度也受体位的影响。

因此，四肢皮肤温度和色泽、颈静脉充盈度也只能作为判断血容量状态的参考指标。

(3)脉搏血氧饱和度(SpO_2)：SpO_2是围手术期的必要监测项目，SpO_2不仅能反映患者体内的氧和状况，在组织血流灌注良好的情况下，其描记的SpO_2波形随呼吸变化明显还能够提示患者血容量不足；但SpO_2波形不随呼吸变化，不能完全除外患者血容量不足。

(4)超声心动图：经食管超声心动图(TEE)可有效评估心脏充盈的程度，能够帮助准确判定心脏前负荷和心脏功能，现已逐步成为重症患者术中重要的监测项目。

2. 有创血流动力学监测指标

(1)中心静脉压(CVP)：中心静脉压并不能直接反映患者的血容量，它所反映的是心脏对回心血量的泵出能力，并提示静脉回心血量是否充足。重症患者和复杂手术中应建立连续CVP监测。

(2)有创动脉血压(IABP)：有创动脉血压是可靠的循环监测指标。桡动脉为首选穿刺途径。术中有创动脉压的变化与心率变化的结合能够及时反映患者血容量状况，在排除测量故障、手术操作等因素外及时补液。

(3)肺动脉楔压(PAWP)：PAWP是反映左心功能和左心容量的有效指标，PAWP异常升高是心脏容量增加或左心室功能异常的表现。

(4)心脏每搏量变异(SW)：SW是指在机械通气(潮气量>8ml/kg)时，在一个呼吸周期中心脏每搏量(SV)的变异程度。

据研究此指标对判断血容量有很高的敏感性(79%～94%)和特异性(93%～96%)。SW是通过FIoTrac计算动脉压波形面积得到，SW=(SVmax-SVmin)/SVmean，SW正常值为10%～15%，通常>13%提示循环血容量不足。收缩压变异(SPV)或脉搏压变异(PPV)亦与SW具有相似临床指导意义。

3. 相关实验室检测指标

(1)动脉血气分析、电解质、血糖、血乳酸、Hb、Hct等：某些血气分析仪可同时测定上述指标。通过测定结果调节酸碱平衡，及时纠正电解质紊乱，确保全身器官、组织的有效灌注。

(2)凝血功能：可通过血常规、凝血常规、血栓弹力图等检测血小板计数、各项凝血指标、血小板功能以及凝血、出血倾向。大量输血输液以及术野广泛渗血时，均应及时监测。

第二节　围手术期输血

围手术期输血治疗可以补充血容量、改善循环功能、增加血液携氧能力、提高血浆蛋白、增强抵抗力和凝血功能。但输血也能够引起不良反应与并发症，甚至导致死亡，因此需严格掌握适应证。

成分输血就是将全血中的各种有效成分分离出来，分别制成高纯度和高浓度的血液制品，然后根据患者的具体情况和实际需要，输入最合适的血液成分以进行针对性的治疗。

一、成分输血的优点

1. 血液制品浓度高、容量小、针对性强，提高输血效果，减轻心脏负担。

2. 避免输注全血所引起的不良反应，如输全血后可产生白细胞、血小板抗体而引起非溶血性发热反应。

3. 最合理的利用血液资源，避免不必要的浪费，一份血液可使多人受益。

4. 便于保存和运输，使用方便。

5. 减少输血传染病的发生。

鉴于成分输血上述的优点，我国在临床上尤其是围手术期从20世纪80年代开始提倡成分输血，最大限度减少输血带来的不良反应及疾病的传播。

二、输血时机与种类

围手术期应根据患者心肺功能、术前贫血情况、估计失血量进行大致输血评估。术中应根据患者术前状态、术中失血量、各种有创无创监测情况及时输血，大量输血输液时进行血常规、凝血常规、血栓弹力图的监测，以指导输血。

(一)红细胞制剂

包括浓缩红细胞、洗涤红细胞、冰冻红细胞、少白红细胞。红细胞制剂主要用于提高血液携氧能力。

2014年输血指南仍建议采用限制性输血策略，血红蛋白>100g/L的患者围手术期不需要输红细胞；但以下情况需要输红细胞：

1. 血红蛋白<70g/L。

2. 术前有症状的难治性贫血患者。

3. 心功能Ⅲ～Ⅳ级，心脏病患者(充血性心力衰竭、心绞痛)及对铁剂、叶酸和维生素B_{12}治疗无效者。

4. 术前心肺功能不全和代谢率增高的患者(应保持血红蛋白>100g/L以保证足够的氧输送)。

5. 血红蛋白在70～100g/L之间，根据患者心肺代偿功能、有无代谢率增高以及年龄等因素决定是否输红细胞。

术中应灵活应用输血指南，不能单纯的用血红蛋白一个指标，而应考虑患者的氧合情况，对于一些出血较快的手术，主要根据失血量、预计失血量以及患者状态进行输血，另外某些外科手术隐形失血、术后创面渗血，也要在考虑的范围内。

(二)血小板

单采血小板于(22±2)℃振荡条件下可保存5天，用于血小板数量减少或功能异常伴异常渗血的患者。每份机采浓缩血小板可使成人增加约(7～10)×10^9血小板数量。

并非所有的血小板减少患者都需要输注血小板，应根据患者出血情况、血小板数、出血时间等决定是否输注。

1. 血小板计数>100×10^9/L，不需要输血小板。

2. 术前血小板计数<50×10^9/L，应考虑输注血小板(产妇血小板可能低于50×10^9/L而不一定输注血小板)。

3. 血小板计数在(50～100)×10^9/L之间，应根据是否有自发性出血或伤口渗血决定是否输血小板。

4. 血小板计数<5×10^9/L，无论有无出血症状，患者易出现内脏出血，尤其是严重的颅内出血，应输注血小板。

5. 如术中出现不可控性渗血，经实验室检查确定有血小板功能低下，输血小板不受上述指征的限制。

输注浓缩血小板的同时，应重视浓缩血小板的细菌污染问题，如果输血小板6小时后出现发热，应怀疑是否输注血小板引起的脓毒血症。

(三)血浆

包括新鲜冰冻血浆(FFP)、冰冻血浆以及新鲜血浆。输注血浆主要是为了补充凝血因子。尤其是FFP含有全部的正常血浆蛋白，并保存了不稳定的凝血因子(Ⅴ、Ⅷ)。

临床上最新的输注FFP的指征包括：①出血不能通过外科缝扎和电凝止血来控制；②PT或APTT＞正常1.5倍；③血小板计数＞70×10^9/L(用于排除出血由血小板减少引起)。不应该将FFP作为容量扩张剂。

(四)冷沉淀

冷沉淀主要含有Ⅷ因子、血管性血友病因子vWF、纤维蛋白原等，若条件许可，对出血患者应先测定纤维蛋白原浓度再输注冷沉淀。

1. 纤维蛋白原浓度＞150mg/dl，一般不输注冷沉淀。

2. 以下情况应考虑输冷沉淀：儿童及成人轻型甲型血友病、血管性血友病、纤维蛋白原缺乏症及凝血因子Ⅷ缺乏症患者；严重甲型血友病需加用Ⅷ因子浓缩剂。存在严重伤口渗血且纤维蛋白原浓度小于80～100mg/dl；存在严重伤口渗血且已大量输血，无法及时测定纤维蛋白原浓度。

3. 纤维蛋白原浓度应维持在100～150mg/dl之上，应根据伤口渗血及出血情况决定补充量。

冷沉淀中的凝血因子Ⅷ解冻后易失去活性，必须尽快输注(6小时内)。另外冷沉淀未使用病毒灭活工艺处理，患者使用后可能导致病毒感染；而且冷沉淀中富含纤溶酶原，输注冷沉淀时，当凝血因子Ⅷ能够满足凝血需求时，血浆纤溶酶原浓度上升，仍不能控制出血，因此对于凝血因子缺乏的患者，应首选凝血因子浓缩产品。

三、输血途径和输血速度

输血的主要途径有两条，即静脉输血和动脉输血。

1. 静脉输血　是最简便易行和最常用的输血途径。

(1)通常选用外周浅表静脉。

(2)估计失血量较多或施行大手术时，可经颈内静脉或锁骨下静脉穿刺置管，可在CVP监护下行快速静脉输血。

(3)病情紧急而静脉穿刺困难时，可通过静脉切开进行快速输血。

输血前先用生理盐水冲洗输血器，输血后也应用生理盐水冲洗，避免用含钙的林格液或葡萄糖使用过的输血器，以免针头凝血。输血时需采用带滤网的专用输血器，以滤去血液中的一些微聚物和沉淀。

2. 动脉输血　用于抢救严重休克、急性大出血等紧急情况，可直接恢复心肌和中枢神经系统的供血，兴奋血管分叉部压力感受器，产生明显的升压效果。可行股动脉或桡动脉穿刺置管加压输血，动脉输血很少应用。

输血速度应根据患者的具体情况来决定，非紧急情况下成人一般调节在每分钟4～6ml，老年人或心脏病患者每分钟约1ml，小儿每分钟约为10滴左右。大量失血时应在短时间内输入所需血量，速度可达每分钟60～100ml。对血容量正常的贫血患者，则每次输血量不可过多，以200～400ml为宜。

四、输血的注意事项

1. 输血前必须严格查对姓名、血型、编号及交叉配血单，并检查血袋有无渗漏，血液颜色有无异常。

2. 注意无菌原则，不可向全血或浓缩红细胞内加入任何药物，以免产生药物配伍禁忌或溶血。

3. 输血过程中要严密观察患者有无不良反应，注意患者的血压、脉搏、呼吸、体温及尿的颜色等，若出现异常情况，应立即停止输血，调查原因，进行适当处理。

4. 输血完毕后，血袋应保留2小时，以便必要时进行化验复查。

5. 避免围手术期低温，当体温＜34℃将影响血小板功能和延长凝血酶激活。

6. 及时诊断并有效治疗严重酸中毒和严重贫血，当pH＜7.10也明显影响凝血功能。Hct明显下降也影响血小板黏附和聚集。

五、输血的并发症

输血可能出现不良反应与并发症，发生率可达12%，严重者可危及患者生命。输血并发症根据其产生机制可分为免疫性和非免疫性并发症两大类。免疫性并发症包括溶血反应、发热反应、过敏反应等，非免疫性并发症包括循环超负荷、细菌污染、疾病传播等。

(一)溶血反应

溶血反应是最严重的输血并发症，常见症状是输入几十毫升血后，出现发热、寒战、腰痛、头痛、呼吸困难、胸前区压迫感、血红蛋白尿、异常出血、休克等，麻醉中的患者常在出现难以纠正的低血压、伤口渗血、血红蛋白尿才被发现。多数是由于输入ABO血型不合的红细胞。

怀疑有溶血反应者，需采取以下措施：

1. 采取以下措施，判断是否存在溶血反应及寻找发生的原因。

(1)应立即停止输血，核对姓名、血型及交叉配血试验。

(2)立即抽静脉血以观察血浆色泽，正常血浆肉眼观察呈澄明黄色，但只要输入异型血超过8～10ml，血浆游离血红蛋白增至25mg%，血浆即呈粉红色泽，可协助诊断。

(3)重新对供血者和受血者化验血型和交叉配血试验，并排除细菌污染反应、非免疫性溶血反应等原因。

(4)血样和尿样送检，测定血浆和尿血红蛋白浓度、测定血小板计数、APTT和纤维蛋白原的含量。

2. 采取以下治疗措施，积极对症治疗。

(1)以抗休克为主，大量静脉补液维持CVP 10～14cmH_2O，维持循环功能，输入血浆、胶体液和白蛋白等纠正低血容量，维持血压，同时纠正电解质紊乱和酸中毒。

(2)保护肾功能，可给予5%碳酸氢钠250ml静脉滴注，碱化尿液，促使血红蛋白结晶溶解，防止肾小管阻塞。血压稳定时，可用呋塞米或20%甘露醇等利尿，防止肾衰竭。

(3)应用糖皮质激素。

(4)防治DIC，可给予肝素、补充凝血因子。

(5)休克期度过后，后期若无尿或高钾血症，可用血液透析治疗。

延迟性溶血在输血后1～2星期才发生溶血反应，常发生在过去曾输过血或妊娠使体内已形成抗体的患者，当其再次输血时，引起记忆反应，造成红细胞破坏。主要症状有发热、贫血、黄疸、血红蛋白尿，一般不严重，经上述方法处理后，都可以治愈。

(二)非溶血性发热反应

非溶血性发热反应是最常见的输血并发症，常见的症状包括发热、寒战、头痛、恶心。多出现在输血后的1～2小时内，体温可高达39～40℃，伴有皮肤潮红，多数血流动力学无明显变化。主要包括以下原因：

1. 患者血内有白细胞凝集素、白细胞抗HLA，粒细胞特异性抗体或血小板抗体，输血时对所输入的白细胞和血小板发生免疫反应，主要出现在反复输血或经产妇患者中。

2. 少数是由于被动性输入供血者抗受血者白细胞抗体所致。发热反应出现后，要立即减慢输血速度，严重者须停止输血，体温较高者选用解热镇痛药、激素类药物。

(三)变态反应和过敏反应

变态反应临床表现为皮肤红斑、荨麻疹和瘙痒。其原因为血浆蛋白的免疫抗原抗体反应，若不伴发热或其他副作用时，可不必停止输血，症状严重者应停止输血和使用抗组胺药物。

过敏反应并不常见，此类患者大多数缺乏IgA，由于过去输血或妊娠产生同种免疫作用，或者产生了特异性抗IgA抗体，或者缺乏IgA亚类，均可导致抗原抗体反应，活化补体和血管活性物质释放。

临床表现为咳嗽、呼吸困难、喘鸣、面色潮红、腹痛、腹泻、休克等症状，可危及生命。

处理措施包括立刻停止输血，应用抗过敏药物，如苯海拉明20mg、异丙嗪25mg、地塞米松5mg，并维持呼吸、循环功能稳定。

(四)细菌污染

较少见，但后果严重，可由采血到输血过程任一环节细菌污染所致。

1. 污染血液的细菌如为致病菌，多数是革兰染色阴性细菌，如大肠埃希菌、铜绿假单胞菌、变形杆菌等，有些细菌可在4～6°C冷藏温度中迅速滋生。即使输入10～20ml，也可立刻发生休克，库存低温条件下生长的革兰染色阴性杆菌，其内毒素所致的休克和DIC尤为严重。

临床表现与细菌的种类、毒力及数目有关，可有头痛、烦躁、寒战、高热、呼吸困难、腹痛、弥散性出血点、休克等症状，与严重的感染性休克相似，最后出现呼吸功能衰竭和肾衰竭。

2. 如果污染血液的是非致病菌，由于毒性小，可能只引起一些类似发热反应的症状。

细菌污染应以预防为主，从采血至输血全过程中严格无菌操作，疑有污染的血液制品应弃之不用，治疗应按抗感染性休克进行。

(五)循环超负荷

主要发生在心脏病患者、老年人、小儿等一些心脏代偿功能差的患者，因输血速度过快或量过多，可致循环超负荷而造成左心衰竭和急性肺水肿。

临床表现为心动过速、呼吸困难、咳嗽、肺部啰音、粉红色泡沫样痰、颈静脉怒张等症状。

其治疗措施包括立即停止输血，半坐位、吸氧、利尿，必要时四肢包扎止血带，以减少回心血量，可应用洋地黄类药物。预防措施应控制输血速度及输血量，必要时可在CVP或PCWP监测下进行。

（六）假性溶血性输血反应

属于非免疫性因素引起的红细胞溶解，是由其他原因如药物、输入低渗液体、冰冻或过热破坏红细胞、疾病、巨大血肿等引起的溶血反应，可寻找这些诱发因素并去除之。

（七）输血相关性移植物抗宿主病（TA-GVHD）

症状极不典型，易于药物和放、化疗副作用相混淆。临床以发热和皮疹多见。辐照血液是预防本病唯一有效方法，而去白输血预防效果欠佳。

（八）疾病传播

（1）输血及应用血液制品可导致某些疾病的播散，最常见的是输血后肝炎，发生率达7.6%～19.7%，主要有乙型肝炎和丙型肝炎。由于丙型肝炎尚无疫菌，且半数转为慢性，有发展为肝硬化和肝癌的可能，严重影响患者健康。

（2）近年来，输血已成为艾滋病播散的重要途径之一，可引起全身性细胞免疫功能抑制，危害严重，目前尚无特效治疗方法。此外，梅毒、疟疾、巨细胞病毒感染、弓形虫病、丝虫病、黑热病等，均可通过输血传播。

（3）防治措施：①严格掌握输血适应证，减少不必要的输血；②杜绝高危人群献血；③加强对血液制品的检测；④提倡自体输血。

六、大量输血

大量输血是指紧急输血量达到或超过患者血容量的1～1.5倍；或在1小时内输血量相当于患者血容量的1/2；或在20分钟内输血速度超过每分钟1.5ml/kg。

（一）适应证

大量输血常在紧急情况下为了挽救患者生命而进行，常见于各种创伤导致大出血的患者、心胸外科及血管外科手术期间的输血、恶性肿瘤根治术、心肺肝移植及术中各种意外大出血等。

大出血时，除进行大量输血外，还需其他措施综合治疗，采用直接压迫、止血带、外科手术等方法控制出血，同时应用晶体液、胶体液、全血补充血容量，血液应适当加温后加压输入，条件允许可进行自体输血，输血过程中应加强监测（BP、CVP、PCWP、尿量、血气分析等）并估计可能的并发症。

（二）并发症

1. 凝血功能障碍　大量输血后可出现明显的出血倾向，表现为手术野渗血、静脉穿刺点出血、血尿、瘀点及瘀斑等。

引起凝血功能障碍的可能因素有：①血小板数目急性减少，由于血小板被稀释及库血保存5天即无血小板存在；②凝血因子被稀释及库血保存过程中凝血因子含量下降，尤其是凝血因子Ⅴ、Ⅷ水平的下降；③可能发生DIC。治疗应根据凝血因子缺乏情况，补充有关血液成分。

2. 枸橼酸中毒

（1）主要表现为低钙血症的临床相关症状：ECG出现Q-T间期延长及T波下降，并可有低钙性抽搐、心肌抑制、低血压。

（2）原因是：正常人对枸橼酸代谢能力强，大部分在肝脏与肌肉细胞内通过三羧酸循环产生碳酸氢钠。肝功能异常或输入大量库血，枸橼酸盐在体内积存，与钙结合，使血钙降低。

（3）治疗措施：首要的处理是纠正低血容量，其次是考虑补充钙离子，推荐使用0.5～1.0g氯化钙，给药速度为1.5mg/(kg·min)，并严密监测血清钙离子水平。

3. 酸碱平衡紊乱

（1）ACD液（酸性枸橼酸葡萄糖保存液）和CPD液（枸橼酸磷酸葡萄糖保存液）均呈酸性，大量输入后使pH降低，再加上机体代谢的酸性产物，使大量输血后最初表现为代谢性酸中毒，但随后枸橼酸代谢产生碳酸氢钠，最终形成代谢性碱中毒，因此常规使用碱性药物没有必要且有害。

（2）代谢性碱中毒使氧离曲线左移，氧亲和力增强，不利于氧的释放，导致组织缺氧。大量输血后，应行血气分析，根据结果进行相应处理。

4. 血钾改变

（1）红细胞在保存中发生溶血，库血保存7天后，血钾为12mmol/L，21天可达25～30mmol/L，大量输血有引起高钾血症的危险，可引起心律失常，甚至心搏骤停。

（2）输入体内的枸橼酸盐代谢产生碳酸氢钠，引起代谢性碱中毒，使细胞外钾进入细胞内，输入体内的红细胞也重新排钠进钾。

（3）大量输血时，血钾可呈现起初升高而后下降，有时出现低钾血症。应注意血钾监测，进行相应处理。

5. 低温　大量输入冷藏库血可引起体温下降，特别是新生儿和早产儿。

低温可引起心律失常，增加氧耗，氧离曲线左移，延缓药物代谢，使枸橼酸盐和乳酸的代谢降低，引起代谢性酸中毒及低钙，使病情复杂化。应将血液置于 38～39℃的温水中加温后输入或采用专用的血液加温器。

6. 对微循环的影响　库血中的血小板、白细胞、纤维蛋白和细胞膜等形成微聚物，大量输血时进入体内重要脏器，使微循环障碍加重。

最易受累的器官是肺，肺血管受微聚物栓塞可引起“输血后肺功能不全综合征”。主要症状是输血过程中患者烦躁不安、极度呼吸困难、严重缺氧，甚至死亡。此外，视网膜血管受累可发生一过性失明，内耳微血管栓塞可致术后内耳性重听。

预防措施：采用微孔滤器（20～40μm）除去微聚物；选择保存期短（7 天内）含微聚物少的血液；选用成分输血，如少白红细胞或洗涤红细胞）。

7. 2,3-DPG 下降　由于库血中 2,3-DPG 含量低，大量输入后氧离曲线左移，血红蛋白和氧的亲和力也增加，引起组织缺氧。

七、自体输血

自体输血是指采集患者的血液已提供在围手术期输用。自体输血可节约血液资源，减少输库血及其所造成的不良反应，避免肝炎、艾滋病等的传播，配合血液稀释可降低血液黏滞度，改善微循环，特别是对于罕见血型的患者有重要意义。

（一）术前采集自体血

适用于择期手术患者，一般每周平均采集 1 个单位全血，最多采取 4 个单位，术前 3 天不得采血。采血期应补铁每日 200mg，并注射促红细胞生成素（EPO），刺激骨髓红细胞的生成。

小儿、贫血、全身感染、严重的冠心病及主动脉瓣狭窄等患者不宜选用此方法。

（二）术中血液回收

利用血液回收装置，将手术野的失血回收，经抗凝、洗涤、浓缩等处理后回输给患者，适用于出血量较大的手术，如心外科手术、大血管手术、脾破裂、异位妊娠等，可减少或避免使用库血，从而挽救患者生命且减少大量输血后并发症的发生。

血液被细菌或肿瘤细胞污染是术中血液回收的禁忌证。需注意，血液回收一般仅能回输流出血管外 6 小时内的血液，且回输总量最好控制在 3500ml 内，大量回输时适当补充新鲜冰冻血浆或血小板。

（三）体外循环开始时放血

在体外循环开始时，从右心房插管中将最初引流的 500～1000ml 肝素血储存于血袋中，同时经主动脉泵入等量的预充掖。因为膜肺有足够的运氧能力，允许将血液稀释至 Hct 0.20。鱼精蛋白中和肝素后，再将储存的自体血回输。可减少血液成分的丢失，减少库血用量，自体血回输后可提供较好的凝血条件，且方法简便、安全、易于掌握。

（四）急性等容血液稀释（ANH）

1. 在手术当日短时间内采取一定量的自体血，同时补充晶体液和胶体液，已达到正常血容量的血液稀释，自体血在室温下保存，在术中或术后回输给患者。

2. 适用于心血管手术、脊柱手术、肝脏手术、全髋置换手术及估计出血量较大的手术。ANH 血液稀释的原则为 Hct 0.25～0.30，围手术期应注意监测血流动力学指标、血氧饱和度、尿量、Hct、血气分析等。

3. 优点：ANH 减少了血液成分的丢失，减少了库血输入；采集的自体血含凝血因子及血小板，有利于患者的凝血功能；血液稀释减少了血液黏度，改善了微循环。

4. ANH 的禁忌证包括严重贫血（血红蛋白＜100/L、Hct＜0.30）、低蛋白血症（白蛋白＜25g/L）、凝血功能障碍、严重的心肺功能不全、老人、小儿及妊娠妇女等

第三节　小儿的输液、输血

一、小儿生理特点

1. 小儿体表面积与体重的比例大于成人，不显性失水量较大，按体重计算约为成人的两倍，在体温升高、呼吸急促时，经皮肤和肺的不显性失水量更多。

2. 小儿细胞外液在体液中所占比例较成人大，水转换率较成人高，因此小儿易出现脱水。

3. 新生儿肾小球滤过功能发育不完善，肾浓缩

功能差而稀释功能较好；肾糖阈低，血糖水平轻微升高即可出现糖尿和渗透性利尿；肾功能发育迅速，1月时已有90%发育完全，1岁时可达成人水平。

4. 新生儿及婴儿对禁食及液体限制耐受性较差，机体糖及脂肪储备少，较长时间禁食易引起低血糖及代谢性酸中毒倾向，故婴儿手术前禁食时间应适当缩短，术中应适当输注葡萄糖。

二、小儿正常的液体需要量

机体每日液体需要与热量消耗有关，应根据基础代谢计算需要量，常以消耗1卡热量需要消耗1ml水计算。各年龄组需液量按体重而有所不同。(表48-1和表48-2)

表48-1 小儿每日液体需要量

体 重	每日液体需要量
<10kg	100ml/kg
11～20kg	1000ml＋50ml/kg(超过10kg部分)
>20kg	1500ml＋20ml/kg(超过20kg部分)

表48-2 小儿每小时液体需要量

体 重	每小时液体需要量
<10kg	kg×4
11～20kg	(kg×2)＋20
>20kg	kg＋40

三、术中液体补充

1. 正常的液体需要量，可参考表48-2。

2. 术前的禁饮禁食所致的液体丢失量，相当于每小时液体需要量×禁食时间：此失液量应在手术开始的最初的3小时内补给，第1小时补充1/2的失液量，第2、3小时各补充1/4的失液量。

3. 麻醉引起的丢失量：此丢失量与麻醉方法有关，紧闭装置液体丧失少，无复吸入装置吸入冷而干燥的气体时，呼吸道丧失液体多，输液时应加以考虑。

4. 手术创伤引起的转移和丢失量：手术创伤及失血，使细胞外液大量丢失，术中细胞外液转移至第三间隙，导致循环血量减少，此转移量根据手术大小及时间长短而不同。浅表小手术失液少，约每小时0～2ml/kg；腹腔内大手术失液可达每小时15ml/kg。一般按小手术每小时2ml/kg、中等手术每小时4ml/kg、大手术每小时6ml/kg进行补液。

例如，10kg小儿其正常的每小时液体需要量为10×4＝40ml；若术前禁饮禁食4小时，将丢失液体40×4＝160ml，手术第1小时应给正常液体需要量＋1/2失液量＝40＋80＝120ml，第2、3小时各补充正常液体需要量＋1/4失液量＝40＋40＝80ml；若此小儿施行中等手术，则应加上转移量，手术第1小时应补液120＋40＝160ml，第2、3小时为80＋40＝120ml；术中应根据术前补液量、麻醉方法、术中失血量等具体情况调整实际输液量。

另外，儿童出现以下情况时液体正常液体需要量增加：发热(体温每升高1℃，热卡消耗增加10%～20%)、多汗、呼吸急促、代谢亢进(如烧伤)、处于暖箱中或光照治疗中的儿童，失水量将明显增加，在计算需求量时应考虑。

四、液体的选择

围手术期可供选择的液体包括晶体液和胶体液，应根据患儿的需要，并考虑液体的电解质、含糖量、渗透浓度进行选择。通常患儿围手术期使用无糖等张平衡盐溶液是比较理想的，而较小的婴幼儿可以酌情使用含1%～2%葡萄糖的平衡盐溶液，当手术失液、失血较多时应增补胶体液，可选用白蛋白等血液制品或羟乙基淀粉、明胶类等血浆代用品。

1. 低张性液体 原则上维持性补液可选用轻度低张液，如0.25%～0.5%氯化钠溶液，但大量输注容易导致术后低钠血症，甚至引起脑损伤。

2. 等张性液体 等渗液的丢失继发于创伤、烧伤、腹膜炎、出血和消化道的液体丢失，以输入注林格液、复方电解质溶液为主。

3. 葡萄糖液 大多数儿童对手术刺激有高血糖反应，而输入含糖溶液将加重血糖的升高。小儿手术过程中不建议常规输注葡萄糖液：

(1)多数患儿术中给予无糖溶液，需要监测血糖水平。

(2)低体重儿、新生儿或长时间手术的患儿应采用含糖溶液输注(1%～2.5%葡萄糖)，并应监测血糖。

(3)早产儿、脓毒症新生儿、糖尿病母亲的婴儿及接受全肠道外营养的儿童，在手术期间也可用2.5%～5%葡萄糖溶液，并应常规监测血糖水平，避免单次推注高渗葡萄糖。

(4)术前已输注含糖液的早产儿和新生儿术中应继续输注含糖液。

(5)术前受肠外营养支持的婴幼儿术中应持续给予肠外营养或含糖溶液适当输注,并在术中监测血糖水平。

五、输液注意事项

1. 小儿围手术期输液量的计算常倾向于偏高估计,忽略了身体对脱水时的生理储备以及液体的重分布问题,而小儿尤其是婴幼儿液体最小必需量与最大允许量之差比较小,计算补液总量时应包括稀释药物包括抗生素在内的液量。是否需要采用限制性输液策略临床上并无最佳的治疗方案。

2. 小儿围手术期输液时要注意控制单位时间内输液速度及输液量,避免输液过量、过快。建议婴幼儿术中补液使用微泵控制或选用带有计量的输液器,精确计量,尿量能较好地提示输液是否适宜,至少应能维持 1ml/(kg·h)的尿量。

3. 在婴幼儿,前囟饱满度、皮肤弹性和黏膜湿润度可作为评估容量是否充分的参考依据。手术期间,如出现血流动力学不稳定的症状,如尿量减少、心动过速、轻度低血压或末梢灌注不良等,应首先考虑扩容治疗。10ml/kg 的补液可以纠正 1%的失水。

4. 健康小儿行择期手术前不需要检测血清电解质。术前需要静脉补液的儿童,施择期或急症手术都需要检测血清电解质。

六、术中输血

(一)术前估计

输注红细胞目的是为了提高携氧能力、确保组织有充足的氧供。

1. 择期手术患儿血红蛋白>100g/L(新生儿 140g/L),术前不需要输血,可根据预计手术失血情况进行充分备血,对低血容量和(或)术中可能需大量输血者,应预先予以中心静脉置管。

2. 术前贫血患儿应在纠正贫血或治疗后进行择期手术,但某些贫血患儿需行紧急手术时,术前可输浓缩红细胞。输注 4ml/kg 的浓缩红细胞可增高血红蛋白 10g/L;1ml/kg 浓缩红细胞可使血细胞比积增加 1%～1.5%(血红蛋白含量:库血 120g/L;浓缩红细胞 240g/L;去除白细胞的洗涤红细胞 280g/L)。

(二)血容量估计(EBV)

根据患儿体重、术前失血情况以及一般情况估计目前患儿血容量,根据失血的比例判断失血对患儿的影响,以及决定是否输血以及输血量。

(三)估计失血量

1. 在小儿,术中应尽量精确估计失血量,可采用纱布称量法、手术野失血估计法等,并根据不同手术性质,在测定值上增加 10%～20%来估计失血总量。

2. 小儿手术期间应使用小型吸引瓶,以便于精确计量。

3. 应注意可能存在的体腔内(腹腔、胸腔)积血。

4. 小婴儿的某些诊断性抽血,可能会造成明显的失血,应予以限量并评估。

5. 小儿失血量的评估较困难,术中可使用简易的方法监测血细胞比容和血红蛋白水平。心动过速、组织灌注(毛细血管再充盈时间)和中心-外周温度差是较可靠的参考体征。

(四)术中输血

根据患儿年龄、术前血红蛋白、手术出血量及患儿的心血管反应等决定是否输血。小儿术中输血除根据失血量补充外,还应考虑出血占血容量的百分比。麻醉前应估计血容量,新生儿血容量 80ml/kg,小儿 70ml/kg,肥胖小儿 65ml/kg,术前测定病儿 Hct,根据下列公式可计算出最大允许出血量(MABL)。

$$\text{MABL}=\frac{\text{估计血容量(EBV)}\times(\text{病儿 Hct}-30)}{\text{病人 Hct}}$$

应根据 MABL 和估计血容量决定输液种类及是否输血。失血量在 1/3MABL 以下或<10%血容量,可单输乳酸钠林格液;失血量超过 MABL 或血容量>14%,应输血;失血量在二者之间时,应根据具体情况输血输液,可加用胶体液。输注乳酸钠林格液量与失血量之比为 3∶1,胶体液与失血量之比为 1∶1。

小儿是否输血还需要考虑以下因素:

1. 可将 30%作为血细胞比积(Hct)可接受的下限,但 Hct 随小儿的病理情况和年龄可有变化。

2. 如果婴幼儿在某些病理状态,特别是累及呼吸系统或心血管系统的疾患,可能需较高的 Hct,以增强心输出量的能力和氧合血红蛋白能力。

3. 当失血量>MABL 时,就输注浓缩红细胞,同时应用晶体液作为维持液。

4. 发绀型先天性心脏病患儿，需要保持较高的血细胞比积以维持充分的氧合。

5. 严重失血时，心须根据患儿的血细胞比积决定输血与否。

（刘军超　闫战秋）

参考文献

1. 叶铁虎，田玉科．围术期输血指南．2014.
2. 王英伟，左云霞，李师阳，等．小儿围术期液体和输血管理指南．2014.
3. 中华麻醉学分会．麻醉手术期间液体治疗专家共识．2014.
4. Ronald D. Miller. 米勒麻醉学．第7版．邓小明，曾因明，译．北京：北京大学医学出版社，2011.
5. Logan AC, Yank V, Stafford RS. Off-label use of recombinant factor Ⅶa in U. S. hospitals: analysis of hospital records. Ann Intern Med, 2011, 154(8): 516-522.
6. Fries D, Innerhofer P, Perger, et al. Coagulation management in trauma-related massive bleeding. - Recommendations of the Task Force for Coagulation (AGPG) of the Austrian Society of Anesthesiology, Resuscitation and Intensive Care Medicine (OGARI). Anasthesiol Intensivmed Notfallmed Schmerzther, 2010, 45(9): 552-561.
7. Bidlingmaier C, Olivieri M, Stelter K, et al. Postoperative bleeding in paediatric ENT surgery. First results of the German ESPED trial. Hamostaseologie, 2010; 30 (Suppl 1): 108-111.
8. Chee YL, Crawford JC, Watson HG, et al. Guidelines on the assessment of bleeding risk prior to surgery or invasive procedures. British Committee for Standards in Haematology. Br J Haematol, 2008, 140(5): 496-504.
9. Coakley M, Hall JE, Evans C, et al. Assessment of thrombin generation measured before and after cardiopulmonary bypass surgery and its association with postoperative bleeding. J Thromb Haemost, 2011, 9(2): 282-292.
10. Gurgel ST, do Nascimento P Jr. Maintaining tissue perfusion in high-risk surgical patients: a systematic review of randomized clinical trials. Anesth Analg, 2011, 112 (6): 1384-1391.
11. Marik PE, Cavallazzi R, Vasu T, et al. Dynamic changes in arterial waveform derived variables and fluid responsiveness in mechanically entilated patients: a systematic review of the literature. Crit Care Med, 2009, 37 (9): 2642-2647.

第六篇　专科手术麻醉

第四十九章 胸科手术麻醉

第一节 胸科手术的麻醉特点

一、麻醉选择的原则

为了减轻开胸后的纵隔摆动及反常呼吸，以及避免低氧血症及维持气道通畅，同时消除因手术操作刺激胸腔内感受器所致的应激反应，应首选全麻，即气管内插管后应用肌松药控制呼吸。近年多采用硬膜外神经阻滞复合全麻，可以减少术中全麻药的使用，术后进行PCEA镇痛。

至今尚不能提供特定的麻醉药物或麻醉方法，临床上主要根据以上原则以及麻醉者的知识、经验、技能、科室麻醉机的配备等来选择具体的麻醉方法。

二、麻醉药物

1. 氟化类吸入麻醉药（安氟醚、异氟烷、七氟醚、地氟醚），具有较高的油/气分配系数，麻醉作用强，最低肺泡气有效浓度（MAC）低，可以并用高浓度氧。同时血/气分配系数较低，麻醉诱导及苏醒较快，容易控制，尤其适于开胸手术。

2. 心脏功能极差的患者或心血管手术应用大剂量芬太尼或芬太尼类静脉麻醉不抑制心肌，最为有利，但延长了术后机械通气的使用，若术前情况尚可，也采用小剂量芬太尼（5～8μg/kg）辅助异丙酚（3～4μg/kg）或咪达唑仑（0.08～0.1mg/kg）并用吸入麻醉及非去极化肌松剂行机械通气，维持正常通气功能。

3. 氯胺酮有减轻支气管痉挛的作用，不抑制缺血性肺血管收缩反应，但其致幻作用难以避免，因此较少用于成人。

三、麻醉期间呼吸、循环的管理

1. 维持呼吸道的通畅，防止麻醉期间低氧或二氧化碳蓄积。因为手术为侧卧位，气管导管容易移位，患侧肺、支气管内的分泌物、血液倒流，容易造成气道的堵塞，术中应严密监测呼吸动度、气道阻力，有分泌物时及时分次吸出，可连续监测脉搏血氧饱和度（SpO_2）、呼末二氧化碳分压（$P_{ET}CO_2$）。

2. 麻醉应掌握一定的深度与足够的肌松，若麻醉期间因麻醉过浅诱发支气管痉挛或肌松不足产生呼吸机不同步等可出现Auto—PEEP，呼气不足气道内压增加而影响肺通气与回心血量发生低血压，因此若麻醉中发现支气管痉挛伴低血压时，加深麻醉常可有效。

3. 维持良好的通气状况。预先设置好呼吸参数，注意术中定期膨肺，关胸前一定要证实萎陷的肺已完全膨胀；闭胸后胸腔引流连接密闭水封瓶，要反复膨肺至瓶中无气泡溢出，水柱随呼吸上下波动。

4. 任何胸内手术都有大出血的可能，术中应结合手术操作密切注意血压、脉搏、心电监护，防止因出血或手术操作刺激纵隔、肺门引起血压下降、心律失常。

第二节 开胸和侧卧位对呼吸循环的影响

胸科手术多需开胸及侧卧体位，严重妨碍呼吸通气，进而影响循环功能，也是麻醉过程中首先需要加以解决的问题。

一、开胸的病理生理改变

开胸后由于胸内压力由原来负压变为正压，从而导致对呼吸及由神经反射对循环的影响。常见有以下几种情况。

(一)开胸侧肺萎陷

一侧开胸后，任其自然呼吸，由于空气进入开胸侧胸腔，胸腔内负压消失，肺的弹性回缩使肺部分萎陷，肺萎陷又使肺通气面积急剧减少，可达正常的50%左右。

(二)反常呼吸与摆动气

由于开胸侧肺内压始终与大气压相等，所以当吸气时，对侧肺膨胀使肺内压低于大气压，开胸侧肺进一步缩小使肺内部分气体随外界空气同时吸入对侧肺内。当呼气时对侧肺缩小使肺内压高于大气压，呼出肺内气体，但部分又进入开胸侧肺内，使开胸侧肺与正常呼吸时进行相反的回缩和膨胀动作，称为"反常呼吸"。结果有一部分气体往返于两肺之间称为"摆动气"。增加摆动气即增加无效气量，造成严重缺氧及二氧化碳蓄积。反常呼吸程度与摆动气量及气道阻力成正比。所以控制呼吸时维持气道通畅极为重要。

(三)纵隔摆动

如胸腔开口比气管直径大6～8倍时，两侧胸腔的压差即可使纵隔来回摆动，如吸气时健侧负压大，纵隔移向健侧；呼气时又推向开胸侧，纵隔来回摆动称为"纵隔摆动"，剧烈的纵隔摆动使上、下腔静脉来回扭曲受阻梗阻更使静脉回流减少，心脏每搏量减少。同时摆动对纵隔部位神经的刺激也易引起反射性血流动力学改变，甚至心搏骤停。

(四)肺内分流增加

由于开胸侧肺萎陷，流经不通气的萎陷肺血流不能进行气体交换，导致静脉血掺杂，另外肺血流因麻醉状态下低氧性肺血管(HPV)收缩机制减弱或受抑制而未能相应减少，结果通气少血流多，通气/血流比率小于0.8，静脉血掺杂增多，血氧饱和度下降，二氧化碳潴留。

二、麻醉后侧卧位对呼吸生理的影响

清醒仰卧时腹腔内容物可把膈肌推向胸腔内约4cm，从而降低肺功能残气量(FRC)约0.8L。全麻诱导后更进一步下降约0.4L，但两肺气量分布一致。仰卧时血流分布到左肺和右肺(较大)的流量分别占45%和55%。在清醒侧卧位时，靠床侧膈肌推向胸腔侧膈肌所以靠床侧肺的FRC比非靠床侧肺减少显著。

第三节 术前评估及准备

一、临床评估

(一)临床体征评估

详细了解病史及体格检查可大致判断呼吸功能。如吸烟多久，有无呼吸困难、端坐呼吸、有无口唇发绀或杵状指，有无运动(上楼等)后气短及大量咳痰等体征，有助于判断肺功能及是否需要治疗措施。X线片包括断层CT检查更可显示肺及胸内病变，还可判断气管狭窄程度及部位，有助于麻醉准备。如肺部听诊有哮鸣音，应先给予支气管解痉治疗。

(二)肺功能测定(PFTs)及动脉血气评估

肺切除术患者肺功能异常者多常规在术前进行肺功能测定，实际动脉血气测定更有重要意义。

1. PFTs测定　最常用的肺功能测定为测量肺活量(VC)。如果VC<80%正常值，应考虑有限制性肺疾病，如肺萎陷、肺炎或肺纤维化。如怀疑有阻塞性肺疾病时应测定用力呼气量(FVC)，又称时间肺活量，即最大用力吸气后在1、2、3秒钟测呼出气量，其中尤以第一秒用力呼气量(FEV_1)更有意义。正常人FVC与VC相等，当患者患有阻塞性肺疾病，如哮喘或支气管炎，用力呼气时，胸腔呈正压，气道易受动力性压迫而萎陷，易被分泌物堵塞，所以FVC<VC，FEV_1显著下降。而限制性肺疾病不常并有气道梗阻，也可导致FVC降低；虽FEV_1可能下降，但FEV_1/FVC仍为正常(即>70%)。

2. 最大通气量　肺的动力功能可测量最大通气量(MVV)，即患者尽快在15秒内呼吸的容量乘以4表示每分钟最大的通气量，可显著显示气道阻力的变化。如此高通气率患者很难进行1分钟以上，甚至重症患者不能进行MVV测量，可用FEV_1/FVC×35≌MVV作参考，也有良好的相关性。除了气道梗阻影响MVV

外，肺和胸壁的弹性、呼吸肌的力量及合作程度均受影响。健康男人 MVV 平均值为 150～175L/min，最低限为 80L/min 或>80%。

3. 动脉血气分析　术前静止状态下的动脉血气分析对开胸手术患者很有参考价值，既可显示气体交换障碍的严重程度，也可提示麻醉时应用单肺通气是否会出现缺氧危险。但有些患者在静止状态下动脉血气张力正常或接近正常，当有轻度运动时即出现血氧饱和度下降。

（三）耐受全肺切除的标准

术前预计患者能否耐受全肺切除不但胸外科医生非常重视，麻醉医生也必须正确判断，否则，全肺切除术后有可能因气体交换不足、肺动脉高压及致命性呼吸困难难以脱离呼吸机支持。因此拟做全肺切除术的患者，术前肺功能测试至少应符合下列标准：①FEV_1>2L，FEV_1/FVC>50%；②MVV>80L/min 或 50%预计值；③残气量/总肺量<50%预计值及预计术后 FEV_1>0.8L。如上述标准不符合，还应作分侧肺功能试验。如 FEV_1 过低，还应作创伤性检查，如肺动脉球囊阻塞测压等；④平均肺动脉压<35mmHg；⑤运动后 PaO_2>45mmHg，说明切除后余肺能适应心排出量。

由于 FEV_1 及分侧肺功能试验的正确性令人失望。近年建议测定运动时最大氧摄取量（VO_2max）能较正确判断患者肺切除后是否发生并发症。如患者的 VO_2max>20ml/(kg·min)则术后多不发生问题，如运动时 VO_2max<15ml/(kg·min)术后多出现严重并发症。有些患者 FEV_1 值不适于手术，但运动时 VO_2max 较高，仍可耐受手术，说明运动试验更能反映气体交换、通气、组织氧合及心排出量状况。

二、术前准备及改进肺功能的措施

术前评估患者肺功能的基本目的，不但为了作好麻醉设计，更要降低围手术期的肺并发症及病死率。特别有肺慢性疾病的患者术前必须进行充分准备。通常在术前 48～72 小时即应开始治疗准备，同样治疗要持续到术后。

1. 停止吸烟　停止吸烟可以减少气道分泌物及敏感性，改进黏膜纤毛运动，但需要 2～4 周见效，6～8 周效应最佳。术前 24～48 小时停止吸烟反增加气道分泌物及敏感性，但可以减少碳氧血红蛋白含量，有利组织的氧利用。吸烟者术后肺部并发症率约为非吸烟者 6 倍。

2. 控制支气管痉挛　气道刺激常是胸外科反复出现气流受阻的原因。所以在围手术期建立通畅的气道极为重要。β_2-拟交感性气雾剂是主要治疗反复发作的支气管痉挛。如患者用 β_2-拟交感性气雾剂有心动过速，可采用四价抗胆碱能药异丙托溴铵较为有利。如加用茶碱，应考虑与 β-肾上腺能药及麻醉药并用时，特别在单次静脉注射时的交互作用及毒性反应。

3. 抗感染、排痰、止痰处理　术前准备中排痰是很重要的措施。因为痰液可增加感染及气道的刺激。术前用抗生素对预防院内感染及治疗支气管炎很有帮助。如有急性呼吸道感染，则择期手术还应推迟 7～10 天。松动痰液最佳方法为适当的湿化，包括全身输液及用热蒸汽雾化吸入。由于咳嗽无力，常需机械方法协助排痰至气道口端，便于咯出，如叩背及位置排痰等。

4. 锻炼呼吸功能　开胸术前说服患者主动锻炼呼吸功能，增强咳嗽、咳痰动作极为重要。麻醉前访视中，教会患者如何锻炼呼吸功能，解释止痛、咳痰方法，增强患者信心，甚至比单纯用药及术后间断正压通气还有效。一次性吹气瓶（称有阻力的吹气装置）每天练习数次可显著增强呼吸肌力及耐力。

第四节　肺隔离技术

肺隔离技术是指插入特殊的气管导管以能够将左、右主支气管完全分隔的方法。肺隔离技术的发明使胸外科手术取得很大进步，既保障了湿肺患者的围手术期安全，又拓展了胸外科手术的适应证。肺隔离后，对一侧肺进行通气，而对另一侧肺进行气体密封，实现选择性单肺通气，阻止血液、痰液或脓液等污染物由患侧进入健侧造成交叉感染。同时有利于更好的暴露胸腔内术野，便于手术的操作。因此，肺隔离技术是现代胸内手术麻醉管理的核心。

一、肺隔离的方法

肺隔离的方法常用的有三种：双腔支气管插管

(DLT)、支气管阻塞器(BB)、支气管内插管(ET)。双腔支气管插管是绝大多数胸内手术选用的肺隔离技术；支气管阻塞器是将带套囊的支气管阻塞导管经气管导管置入一侧支气管，然后套囊充气封闭支气管，达到肺隔离的目的，主要用于困难插管、小儿及下呼吸道解剖异常而需要单肺通气的患者；单腔支气管内插管是最早应用的肺隔离技术，将支气管导管通过一定的手法直接送入通气侧支气管内达到肺隔离的目的。随着前两种技术的发展，已不再常用。下面介绍双腔支气管插管技术。

双腔支气管导管的基本结构是两个侧-侧相连的导管，每一侧导管对相应的一侧肺通气。双腔管分左侧和右侧双腔管两种：左侧双腔管的左侧管插入左主支气管，右侧管置于气管内；右侧双腔管反之。所有双腔管远端均有支气管套囊(蓝色)，近端为气管套囊(白色)。支气管套囊隔离两侧肺，气管套囊将肺与外界隔离。现在最常用的 DLT 种类为 Robertshaw。该管具有管腔大，插管容易，清除气管内分泌物较容易等优点。身材较矮小的患者可选择 F35 和 F37 的双腔管，对于身材较高的患者可选择 F37 和 F39 的双腔管，相同身高的男性比女性呼吸道的直径略大。

插管方法与气管内单腔气管插管的方法基本相同，导管套囊过声门后，左侧双腔支气管导管逆时针旋转 90°，右侧双腔支气管导管顺时针旋转 90°，推进导管至预计深度插管即初步完成。身高为 170cm 的患者平均的插管深度为 29cm，身高每增减 10cm，双腔管插入的深度也增减 1cm。确定双腔支气管导管位置的方法包括听诊法与支气管镜检查。听诊法分三步，第一步确定双腔支气管导管未误入食管；第二步确定支气管导管的位置，听诊两侧肺都有通气；第三步确定隔离效果，单肺通气时通气侧肺呼吸音和胸廓运动正常且没有气体从导管内漏出，而非通气侧没有呼吸音。如果通气效果好、单肺通气时气道峰压低于 20cmH_2O，呼出气 CO_2 波形无气道梗阻表现，基本可以确定导管位置良好。定位最可靠的方法是应用纤维或电子支气管镜明视下定位，可见到支气管的蓝色套囊恰好封堵在目标支气管口上。

二、单肺通气的麻醉管理

单肺通气对肺血流分布的影响是正确管理单肺通气的理论基础。单肺通气的麻醉管理主要注意两个问题：一是未经通气的去氧饱和血液分流引起动脉血氧分压下降，另一个是非通气侧肺萎陷及通气侧肺正压通气所致的肺损伤。因此，在麻醉处理上要尽可能减少非通气侧肺血流以减少肺内分流，降低低氧血症的发生率；另外，在单肺通气时要采用保护性肺通气策略，减轻对双侧肺的损伤。

当出现低氧血症时，首先应排除双腔支气管导管或支气管阻塞导管位置不当、分泌物或血液堵塞、导管扭曲等，可在纤维支气管镜明视下调整位置，及时吸引，保持气道通畅。对于单肺通气时不可避免的通气/血流(V/Q)失调，应结合患者术前肺功能、麻醉深度、呼吸和循环的整体情况，采用个体化的机械通气模式，包括通气侧 PEEP、非通气侧 CPAP，尽可能减轻 V/Q 失衡。

保护性肺通气策略是在实施机械通气时，既考虑患者氧合功能的改善和二氧化碳的排出，又要注意防止机械通气负面作用的通气策略。可采用小潮气量、低气道压通气，加用 PEEP 防止肺萎陷，肺泡复张策略等保护肺免遭机械通气的损伤。在单肺通气时，机械通气模式的设定应个体化，参数设定既要维持足够的通气量，使 PaO_2 和 $PaCO_2$ 接近于生理状态，又要避免大潮气量、高气道压对肺造成损伤。尽可能缩短非生理的单肺通气时间，避免长时间非通气侧肺萎陷，必要时每隔 1 小时膨肺 1 次。

第五节 常见胸内手术的麻醉

一、食管手术的麻醉

食管外科最常见的为食管癌，另外有食管平滑肌瘤、食管裂孔疝、食管良性狭窄、胸内食管破裂及穿孔、食管呼吸道瘘等，现就食管手术中有关麻醉的问题进行讨论。

(一)麻醉前评估及准备

1. 食管癌　因癌肿梗阻，食管近侧端多扩张并残留食物，后者容易感染及生长细菌，外加患者喉反射减弱，反流液可以导致误吸性肺炎及肺不张。即使长时间禁食，梗阻食管也不能完全排空，麻醉诱导时易发生误吸感染肺炎的危险。麻醉前用粗管吸引食管内残食可能减少误吸危险。食管癌患者，术前长期进食不当，多并有营养不良、低蛋白血症，甚至水电解质平衡失调，均应在术前尽量纠正。麻醉前除了解患者是否并发高血压、心脏病、慢性支气管炎外，还应了解患者是否进行化疗、放疗以及如何处理这些治疗可能发生的并发症。

2. 食管裂孔疝　麻醉前应复习胸部X线片，有否显示误吸性肺炎或降低肺容积。如有吸入性肺炎应先行抗生素、抗支气管痉挛药及理疗治疗。为了防止反流、误吸，也可给予 H_2 阻滞药抑制胃酸分泌及升高 pH，如雷尼替丁静脉注射 50mg 每 6～8h，多在手术前晚及手术日早晨应用。也可选用液体抗酸药枸橼酸钠口服与 H_2-阻滞药交替应用。注意避免用固体抗酸药，以免误吸造成更大危害。甲氧氯普胺(甲氧氯普胺)每 3～5 分钟静脉注射 10～20mg 可增加食管下段括约肌张力，有利于防止反流。麻醉前用药如需要给抗胆碱药有可能降低食管下段括约肌张力。

(二)麻醉处理

1. 麻醉诱导　由于食管患者容易发生反流、误吸，所以应常规术前插胃管，气管插管时均应压迫环状软骨。如有食管呼吸道瘘，则在气管插管前尽量维持自主呼吸，避免用正压通气，以免气体经瘘管造成腹胀导致呼吸功能不全、低血压及心搏骤停。

2. 气管内导管选择　经左胸腹切口进行下段食管切除术不需要用双腔管萎陷左肺，应用单腔气管导管及拉钩压迫左肺即可暴露满意的手术野。如经胸切口应用双腔管有利于同侧肺萎陷，便于手术。

3. 麻醉中注意事项　术中常因低血容量、失血、上腔静脉受压或手术操作牵拉心脏等刺激引起血流动力变化，特别是上、中段食管癌切除术分离食管时，若麻醉过浅可出现因牵拉迷走神经而出现血压下降、心率减慢，应及时通知术者，并及时加深麻醉。

如应用单肺通气，较肺叶切除更容易发生低氧血症。因为肺叶切除患者病肺血流已受限，单肺通气时通气/灌注之比的影响也较食管手术患者相对正常的肺要少，且结扎病肺肺动脉及肺叶切除更减少分流。所以麻醉中必须密切观察脉搏血氧饱和度，避免低氧血症。

食管手术一般时间较长，术中应注意血容量，及时合理输液、输血。

二、肺部手术的麻醉

肺部手术包括部分肺切除(肺叶、肺段或楔形切除)和全肺切除，常应用于肺部肿瘤、药物难以治愈的感染性疾病(肺结核、肺脓肿)、支气管扩张、肺大疱等疾病的治疗。麻醉的关键是熟练掌握肺隔离技术，正确处理各种通气和换气功能异常，减少肺损伤，强调肺保护。

(一)麻醉前评估与准备

术前对患者有关器官功能的评估，尤其了解患者的活动能力及耐受情况有重要意义。肺功能检查有助于了解患者是否能耐受开胸或全肺切除术。COPD 患者麻醉期及术后低氧血症或呼吸衰竭发生率增高。

积极治疗肺部感染对消除术后肺部并发症有显著作用。控制气管与支气管痉挛，但要注意药物用量，减少药物副作用。长期吸烟者术后排痰能力减低，术后肺部并发症增加，术前应停吸烟 8 周以上。

(二)麻醉处理

肺部手术目前基本在支气管内全麻下完成。全麻方式可选择全凭静脉麻醉、静吸复合麻醉，或是联合硬膜外麻醉。双腔支气管导管仍是最常用的肺隔离技术。对不涉及左主支气管的手术，可常规选择左侧双腔支气管导管。Univent 管和支气管阻塞导管也可用于肺叶手术，但不适合湿肺患者。某些特殊情况下，单腔管可以在纤维支气管镜的辅助下插入手术对侧的支气管，实施单肺通气。

采用个体化的通气模式，依据患者情况，选择容量控制通气，潮气量 8～10ml/kg，调整呼吸频率使 $PaCO_2$ 维持在 40mmHg 左右。如果气道压力过高，则需减少潮气量，增加呼吸频率。术中必要时通气侧肺用呼气末正压通气，非通气侧肺用持续气道正压，可减少单肺通气时肺内分流，从而减少低氧血症的发生。在改变患者体位，处理支气管后及膨肺前，应常规进行气道吸引，要注意无菌操作，吸引健侧肺与患侧肺时更换吸引管。

术中要维护循环功能的稳定，适当补液，避免麻醉中因低血容量导致低血压而仅以血管收缩药来维持血压。同时也要避免输液过多，输液量应以满足机体最低有效灌注的容量为目标实施体液平衡管理。肺切除术术中及术后房颤的发生率较高，在不伴有快速心室率和不影响血流动力学稳定的情况下，可不做处理，但必须检查血钾等电解质水平；对伴有快速心室率、循环受干扰明显者，则可用β受体阻断药或胺碘酮来控制心室率。术中适当的麻醉深度很重要，肺门周围神经丰富，麻醉过浅时，刺激气管易引起强烈的膈肌抽动，探查操作时心血管反应较大。在麻醉恢复期也要注意避免躁动与呛咳，有效的镇痛、镇静措施必不可少。

三、气管手术的麻醉

气管与支气管手术的麻醉中，控制呼吸道、维持良好的气体交换和术野暴露是关键。

（一）术前评估与准备

应对患者的全身情况、呼吸困难程度及与体位的关系作详细评估。明确气管狭窄的部位、性质、范围、程度和可能突发的气道梗阻是术前评估的重点。支气管镜检查是诊断气道病变的金标准，可明确气管狭窄的长度和直径以及肿物与气管壁的特点。

麻醉医师应当了解手术方案和手术过程。根据患者和手术情况制定完善的麻醉方案，重点在于手术各阶段的通气方案和应急准备。完善术前器械的准备，包括各种型号的气管导管、通气延长管和接口，应备有两套呼吸环路。对于急性严重气道梗阻患者，还应准备紧急体外循环所需设备。所有的患者最好避免使用镇静药物，抗胆碱能药术中按需给予。麻醉诱导前手术医师在场，做好紧急建立外科气道的准备。

（二）麻醉管理

麻醉诱导期，做好气道会发生紧急情况的准备。诱导用药和插管方式必须结合患者具体病情、病变情况和麻醉医师的实际经验。如果患者在仰卧位可保持呼吸通畅，而且气道病变固定，估计气管插管无困难时，可采用使用肌肉松弛剂的静脉诱导方案。反之，应避免使用肌肉松弛剂。如果狭窄较轻或瘤体较小，可在纤支镜引导下插入细直径气管导管通过病变处。肿瘤或狭窄位于气管上部靠近声门，气管导管无法通过，行气管切开，在狭窄部位下建立通气；肿瘤或狭窄位于气管中部或下部，气管导管无法通过，可将导管留置狭窄或肿瘤部位以上。

麻醉维持宜选用全凭静脉麻醉，可避免麻醉气体污染。为减少手术操作刺激气管造成的不随意体动，宜采用中效非去极化肌肉松弛药。

手术中气道管理的重点是在气道开放时确保气道通畅和患者的正常氧合。最常用的方法主要是交替使用经口气管内导管和外科医师台上插管，麻醉医师和外科医师的默契配合很重要。

麻醉恢复期提倡在手术后尽早拔除气管导管。苏醒应平稳，避免患者因躁动，呛咳而致吻合口裂开；尽量保持患者颈部前屈，减少吻合口张力；待肌肉松弛药的作用完全逆转，患者有足够的通气量后才能拔除气管导管。邻近手术结束前可给予镇痛药以减轻患者疼痛，同时启用术后PCA镇痛。麻醉前期右美托咪定的应用，能有效防止躁动、增加麻醉恢复期的舒适感。

气管手术后患者应在ICU监护治疗，常规行胸部X线检查以排除气胸。术后保留气管导管的患者应注意气管导管的套囊不应放置于吻合口水平。

四、纵隔手术的麻醉

纵隔是两侧纵隔胸膜之间所有器官的总称。纵隔肿瘤是由其所在部位（上、前、中、后纵隔）及其大小来区分的。胸骨后甲状腺肿通常可经颈部切除。位于前纵隔的肿瘤可通过正中胸骨切开术摘除，而中纵隔和后纵隔的肿瘤可经侧面开胸术切除。纵隔肿瘤有时压迫气管，可能要求特殊的麻醉处理，以保护气道的安全。手术医师与麻醉医师之间的沟通有时很重要。

1. 胸腺瘤　多发生在前上纵隔，个别可在中、后纵隔。大约有30～40%的患者合并重症肌无力。因此，对于胸腺瘤患者术前必须明确诊断是否存在重症肌无力。如果有肌无力症状，术前应药物控制，常用溴吡斯的明口服治疗。目前主张术前用最小有效剂量以维持足够的通气功能和吞咽、咳嗽能力，并在术前减量至1/3～1/2。拔管前要充分评估，待呼吸功能及保护性气道反应恢复后拔管。拔管后要严密监护，对于术前口服溴吡斯的明的患者，术后2小时应恢复术前用药。

2. 胸骨后甲状腺肿瘤　常见者为甲状腺叶下极腺瘤移入胸骨后，肿瘤与气管关系甚为密切。由于主动脉弓及其大分支的走向关系，不论是甲状腺左叶或右叶下极的腺瘤，移入胸内时常顺主动脉的斜坡偏向纵隔右侧。巨大胸骨后甲状腺可压迫气管，导致呼吸道阻塞，麻醉管理的重点是气道处理，手术后必须确认无气管软化才能拔出气管导管。

3. 前纵隔巨大肿瘤　术前注意症状和体征，如果患者仰卧位即出现呼吸困难和咳嗽，提示呼吸道的并发症发生率增加。晕厥或心外流出道梗阻症状则反映心血管并发症的危险性增加。CT片可显示肿块的位置、范围、气道受压情况；心脏超声检查则用于评估心脏、体血管和肺血管的受压情况。全麻诱导必须在心电图、脉搏血氧饱和度、呼气末二氧化碳和有创动脉血压监测下进行，保留自主呼吸直至呼吸道得到控制。麻醉诱导前手术医师应洗手准备随时手术。麻醉诱导插管后，由于肌松剂、重力及体位的影响，部分患者可出现巨大肿瘤压迫肺叶致肺不张、低氧血症、气道压增高等，需要调节体位达到最佳状态，必要时须手术医师配合，进胸托起肿瘤以解除压迫。对术前评估后认为不能保证诱导后呼吸、循环功能者，可在体外循环下进行手术。麻醉恢复期须排除气管软化后才能拔管。

4. 上腔静脉综合征　上腔静脉综合征是由上腔静脉的机械阻塞所引起。典型的临床特征包括：头颈和上肢的静脉充血、水肿，伴皮肤及口唇发绀，平卧时加重，上半身直立后可缓解，常伴头晕、头胀、睑结膜充血。肿瘤压迫周围器官可引起咳嗽、呼吸困难。脑静脉回流障碍引起脑水肿致意识、精神、行为改变。

麻醉处理的关键是呼吸和循环的管理。呼吸系统主要是气道问题，水肿可以出现在口腔、口咽和喉咽部。呼吸道还可能存在外部的压迫，正常运动受限，或存在喉返神经损害。患者常以头高位送入手术室，术中常规行桡动脉穿刺置管监测血压，根据情况从股静脉置入导管作为输液通路，并做好输血的准备。由于病情复杂，术后可能发生急性呼吸衰竭而需要气管插管和机械通气，因此，必须常规严密监护。

第六节　术后并发症

一、呼吸系统并发症

要避免缺氧与减少术后呼吸系统并发症。严格拔管指征，清理气道，保证气道通畅，在吸痰、拔管过程中始终供氧。

二、循环系统并发症

在PACU最常见的循环系统并发症是高血压，尤其是术前有高血压且控制不佳的患者，排除疼痛因素外，可用硝酸盐类或钙通道阻断药等控制血压，以免引起心脑血管意外。其次，胸科手术常见的并发症是心律失常，尤其是房颤，应首先调整其内环境，包括水电、酸碱、血气及温度等，然后可在镇静下行电复律，以消除房颤的危害。

三、苏醒延迟与躁动

苏醒延迟可见于老年肝功能不良的患者。躁动重在预防，良好的术前准备，完善的麻醉计划，恰当的麻醉用药，术中良好的循环、呼吸功能维护，对于预防躁动乃至术后谵妄均有意义。

四、低体温

低体温多见。可采用周身覆盖吹热风式加温的方式以避免寒战带来的不利；如发生寒战，应用哌替啶或曲马多，多能缓解。

五、恶心、呕吐

预防性应用地塞米松及中枢性抗呕吐药有一定作用。

六、尿失禁与尿潴留

尿失禁应注意更换尿垫，尿潴留多见于男性患者，导尿要注意预防并发症。

（崔宏先）

参考文献

1. 邓小明，姚尚龙，于布为，等．现代麻醉学．第4版．北京：人民卫生出版社，2014.
2. Ronald D. Miller. 米勒麻醉学．第7版．邓小明，曾因明，译．北京：北京大学医学出版社，2011.
3. 陈宁，韩建阁．斯坦福临床麻醉全书．第3版．天津：天津科技翻译出版公司，2005.
4. 陈秉学．胸科肿瘤麻醉学．郑州：郑州大学出版社，2001.

第五十章　心脏及大血管手术麻醉

处理心脏手术的麻醉是手术成功的关键。麻醉者应熟悉各种心脏疾病的病理生理，制定合适的麻醉计划，在麻醉及手术过程中致力于保护心肌、维持稳定的血流动力和氧供氧耗平衡。

第一节　先天性心脏病的麻醉

先天性心脏病患病率较高，在我国仅学龄儿童中患病率0.23%～0.28%。目前已知的先天性心脏病有100余种，临床常见有10种。先天性心脏病常可分为非发绀型和发绀型两大类。

一、病理生理

（一）非发绀型先天性心血管病

1. 压力超负荷性缺损　主要包括肺动脉瓣口狭窄、主动脉瓣口狭窄、主动脉缩窄及左心发育不全综合征。

（1）主动脉口狭窄

1）主动脉口狭窄有主动脉瓣膜狭窄、主动脉瓣下狭窄和主动脉瓣上狭窄三型。主动脉瓣膜狭窄较多见，主动脉瓣上狭窄较少见。

2）三类狭窄都引起主动脉排血阻力增加、左室负荷增大、左室肥厚劳损、舒张末压升高、充盈减少，同时冠状动脉供血不足而出现心肌缺血症状。随着左室的变化可致左房、右室压增高，心肌肥厚劳损，终致左、右心室衰竭。

（2）主动脉缩窄

1）男性多于女性，可发生在主动脉的任何部位，多数在主动脉峡部和左锁骨下动脉分支处，占主动脉缩窄的98%。

2）因下半身缺血致侧支循环丰富，包括锁骨下动脉所属的上肋间动脉、肩胛动脉、乳内动脉支，以及降主动脉所属的肋间动脉、腹壁下动脉、椎前动脉等。因肋间动脉显著扩张可导致肋骨下缘受侵蚀。

3）主动脉缩窄以上的血量增多，血压上升；缩窄以下的血量减少，血压减低。可引发左心劳损肥厚，负荷加重，终致心力衰竭。

4）脑血管长期承受高压，可发展为动脉硬化，严重者可发生脑出血。

5）下半身缺血缺氧，可引发肾性高血压及肾功能障碍等。

（3）肺动脉狭窄

1）狭窄可发生于从瓣膜到肺动脉分支的各个部位，常见者为肺动脉瓣狭窄或漏斗部狭窄。

2）狭窄导致右室排血受阻，室内压增高，心肌肥厚，心肌细胞肥大融合，肌小梁变粗并纤维化，心腔缩小，排血量减少，全身供血不足，右心劳损，最后出现右心衰竭。

2. 容量超负荷性缺损　主要有房间隔缺损（ASD）、动脉导管未闭（PDA）、室间隔缺损（VSD）、主动脉窦动脉瘤破入右心、房室共道永存、部分性肺静脉畸形引流、主动脉肺动脉间隔缺损及冠状动静脉瘘等。主要改变为左右两侧血液循环途径之间有异常沟通，使左心血液分流入静脉血中，增加静脉血氧含量，而早期不影响动脉血氧含量。常有肺血流过多或左心流出受阻导致肺静脉淤血，严重可导致充血性心力衰竭。

（1）室间隔缺损

1）室间隔缺损畸形，有肌型、隔瓣后型及小缺损之分。室间隔缺损时的血流自左向右的分流量大小取决于缺损面积大小和左、右心室压力差。肺循环血流量能反映分流量大小。

2）右室接受较多血量以后，容量增加，压力上升，输入肺动脉的血量随之增多，肺静脉回到左心的血量也增加，此时可见心腔扩大，心肌肥厚，房室压上升，肺动脉压上升，肺小动脉收缩；继后肺小血管壁肌层肥厚，阻力增加，血管内皮退行变，重者可致部分小动脉闭塞，肺血管床减少，肺动脉压升高。

3)室间隔缺损的病程发展取决于缺损大小和肺血管阻力状态；病程发展过程中容易并发心内膜炎和肺炎；或并发心功能不全，甚至心力衰竭；或因肺动脉压进行性上升而出现双向分流，甚至右向左分流，即艾森曼格综合征。

(2)动脉导管未闭

1)动脉导管不闭锁，主动脉的血流向肺动脉分流，分流血量多少取决于动脉导管粗细、主肺动脉间压差以及肺血管阻力大小。

2)左室作功增加，容量增大、心肌肥厚。血液大量分流入肺循环，使肺动脉压增高，逐渐肺血管增厚，阻力增大，后负荷增加，使右心室扩张，肥厚；随病程发展，肺动脉压不断上升，当接近或超过主动脉压时即出现双向分流，或右向左分流，临床可出现发绀，其特征是左上肢发绀比右上肢明显，下半身发绀比上半身明显。

(3)房间隔缺损

1)房间隔缺损可分原发孔及继发孔两型。原发孔缺损常伴有二尖瓣、三尖瓣异常；继发孔为单纯的房间隔缺损，缺损部位有中央型、上腔型、下腔型等。

2)早期因左房压高于右房，血液自左向右分流，分流量大小取决于缺损面积大小、两房间压力差及两心室充盈阻力。因右房、右室以及肺血流量增加，使容量增多、心腔扩大及肺动脉扩大，而左心室、主动脉血量减少。

3)肺血量增多首先引起肺小血管痉挛，血管内膜逐渐增生，中层肥厚，管腔缩窄，肺阻力严重升高，右房压随之上升，当右房压超过左房时可出现右向左分流，临床表现发绀。

(二)发绀型先天性心血管病

包括法洛四联症、艾勃斯坦畸形、大动脉转位、三尖瓣闭锁、完全性肺静脉畸形引流、主动脉干永存合并肺动脉高压等。

1. 法洛四联症　居发绀型先天性心脏病的首位，占50%～90%。

(1)心脏畸形主要包括：肺动脉流出道狭窄、室间隔膜部巨大缺损、主动脉右移并骑跨于室间隔上方、右室肥厚扩大。其中以肺动脉狭窄及室间隔缺损引起的病理生理影响最大。

(2)肺动脉狭窄愈严重，进入肺的血量愈少，动脉血氧饱和度下降愈显著。因肺动脉狭窄使右室肌肥厚，阻力增大，收缩压上升，心脏收缩时血液自右室分流入主动脉，心脏舒张时室间隔缺损处有双向分流。

(3)右室流出道愈狭窄，右向左分流量愈大，肺血愈少，发绀愈严重。全身长期持续缺氧可致各种缺氧征象，表现指和趾端呈缺氧性杵状增生；红细胞代偿性增多，血液黏稠度增大；代谢性酸中毒；肺动脉与支气管动脉、食管、纵隔等动脉的侧支循环建立十分丰富，多者可达主动脉血流量的30%；如果肺动脉闭锁，则可达50%以上。

2. 大动脉转位　为胚胎发育过程中出现的主动脉与肺动脉异位，居发绀型先天性心脏病的第二位，可分矫正型和完全型两种。

(1)矫正型大动脉转位时，主、肺动脉位置颠倒，同时两个心室的位置也错位，肺动脉连接于解剖左心室，但仍接受静脉回血；主动脉连接于解剖右心室，却接受肺静脉氧合血。虽有解剖变异，但血流动力学和氧合得到矫正，仍维持正常。

(2)完全型大动脉转位是两个大动脉完全转位，主动脉与解剖右心室连接，将静脉回心血排至全身；肺动脉与解剖左心室连接，将氧合血排入肺动脉，再经肺静脉回到左心。如果在肺循环与体循环之间没有交通口，则婴儿不能存活；只有存在交通口(如卵圆孔、房间隔缺损、室间隔缺损、动脉导管未闭等)的情况下，患儿才得以生存，但自然寿命取决于交通口的大小与位置，其中45%死于出生后一个月内。

二、先天性心脏病的麻醉方法

(一)麻醉原则

1. 非发绀型先天性心血管病

(1)压力超负荷型：任何年龄左或右室压力超负荷的病儿，应维持稳定的心率，充足的充盈压和心肌收缩力。在主动脉缩窄或中断、严重主动脉瓣或肺动脉瓣狭窄的新生儿，左室严重梗阻、充血性心衰儿茶酚胺耗竭很快，抑制心肌收缩力的药物最好不用，应以麻醉性镇痛药和肌松药为主，且注药速度应缓慢，年龄较大的主动脉缩窄病儿一般不出现充血性心力衰竭，因左室处于高血流动力学状态，可选用挥发性麻醉药，术中高血压可用β受体阻滞药治疗。

(2)容量超负荷型：此种病儿由于存在分流，因此应注意：

1)避免气泡栓塞。

2)理论上分流加速了挥发性麻醉药肺泡与吸入气浓度平衡，但在临床上分流对麻醉诱导的影响效果不明显。

3)容量超负荷程度、心肌失代偿程度和病儿年龄是制定麻醉方案的重要依据，存在严重左心衰时应注意保护或加强心肌收缩力。

4)小婴儿主要靠心率维持心排出量，因此应尽量避免使用减慢心率的药物。

2. 发绀型先天性心血管病

(1)由于肺血流减少，吸入麻醉时诱导较慢，而静脉麻醉时因右向左分流使静脉至脑的循环时间缩短，诱导迅速。

(2)肺血流减少性发绀患者麻醉时必须努力避免低血压或降低血管阻力，否则将进一步减少肺血流更导致低氧血症、酸中毒、心肌抑制、心动过缓、肺血管收缩、儿茶酚胺释放以及漏斗部痉挛性梗阻更使肺血流减少，形成恶性循环。

(3)任何恶性刺激引起儿茶酚胺释放均可以促使过度发绀危象。

(4)应避免过度正压通气及慎用扩血管药。

(5)由于存在右向左分流，静脉输液时更应绝对防止气泡进入及细菌污染，因为不经肺滤过，直接进入体循环，可出现致命后果。

(二)麻醉前准备及用药

1. 术前注意饮水或适当输液防止术前脱水、血容量不足，麻醉前6～8小时禁食，禁饮，新生儿和哺乳儿可在麻醉前2～3小时喂糖水或果汁。

2. 新生儿和婴儿一般不需要镇静剂，以免影响呼吸，可给予抗胆碱药，如阿托品(0.01mg/kg)或东莨菪碱(0.006mg/kg)麻醉前30分钟肌内注射。2岁以上的病儿可选用麻醉性镇痛药如吗啡0.1～0.2mg/kg和抗胆碱药如东莨菪碱联合使用效果好。咪达唑仑可以代替吗啡，其有催眠、抗焦虑及顺行性遗忘作用，可选择不同给药方式：鼻内给药0.2～0.3mg/kg，直肠给药0.3～1.0mg/kg，口服0.5～0.75mg/kg，肌内注射0.08mg/kg。

3. 法洛四联症病儿给药后必须严密观察并给予吸氧，以免出现过度发绀危象。近几年用β受体阻滞药能较好地预防及治疗法洛四联症流出道痉挛出现的发绀。

(三)麻醉诱导

1. 病儿年幼不合作，在外周静脉开放前，氯胺酮(4～7mg/kg)肌内注射可用于发绀型或充血性心力衰竭的患儿，氯胺酮能通过增加全身血管阻力来维持肺血流量和氧饱和。七氟醚(3%～7%)吸入可用于不严重心脏病、心功能较好、左向右分流的患儿。

2. 静脉注射用药是首选的诱导方法。镇静可选用咪达唑仑0.05～0.1mg/kg、丙泊酚2～2.5mg/kg，循环不稳定时可应用氯胺酮1～2mg/kg。镇痛可选用芬太尼5～10μg/kg或舒芬太尼0.5～1.0μg/kg。肌松药可选用维库溴铵0.15～0.2mg/kg或罗库溴铵1mg/kg。须注意的是发绀的患者因右向左分流，药物经体循环绕过肺循环直接进入体循环，使静脉诱导起效时间缩短。

3. 吸入麻醉药　对于那些不合作或静脉穿刺困难，而心脏储备良好的病儿，可选择强效吸入麻醉药进行诱导。七氟烷、地氟烷血气分配系数低，诱导速度快，是吸入诱导常用的药物。

(四)麻醉维持

心功能较差者以应用阿片类药物为主，心功能好的患儿除静脉复合麻醉外可应用吸入麻醉药。

麻醉性镇痛药，芬太尼、苏芬太尼、阿芬太尼、瑞芬太尼等均无心肌抑制、血压下降等副作用，具有强效、快效等优点，已成为心血管麻醉首选药物。一般芬太尼总量为30～80μg/kg，舒芬太尼总量为3～10μg/kg。镇静药物咪达唑仑总量为0.5～1mg/kg，肌松药哌库溴铵总量0.2～0.5mg/kg。注意根据手术步骤，如劈胸骨前、体外循环前、复温前等加深麻醉。也可静脉持续泵入给药：芬太尼10～30μg/(kg·h)，舒芬太尼1～3μg/(kg·h)，瑞芬太尼0.2～1.0ug/(kg·min)，咪达唑仑0.15～0.2mg/(kg·h)，丙泊酚2～4mg/(kg·h)，哌库溴铵0.05～0.1mg/(kg·h)。注意体外循环后的输注速率应较体外循环期间低30%。

(五)特殊处理

1. 肝素化和鱼精蛋白中和　切开心包前静脉注入肝素3mg/kg，5分钟后查ACT，若大于480秒以上证明患儿处于肝素化状态。体外循环后血流动力学稳定时给予鱼精蛋白中和肝素，鱼精蛋白中和肝素二者之比为1～1.5∶1，可缓慢静脉注入或10分钟内泵入，重度肺高压或心功能差者，最好从主动脉根部给药。应用鱼精蛋白5分钟后查ACT，ACT值超过生理值可适当补充鱼精蛋白。

2. 术中输液

(1)输液量：原则第一个小时输入每小时生理

维持量和1/2禁食丧失量，第2、3小时各输入每小时生理维持量和1/4禁食丧失量。注意观察动脉血压、中心静脉压、尿量、心脏饱满程度等以指导输液量的调整。

(2)输液种类：一般用代血浆，对新生儿、婴儿可用5%白蛋白，新生儿、小婴儿应适当补充葡萄糖，120～300mg/kg静脉泵入，麻醉期间监测血糖。

3. 先天性心脏病合并肺动脉高压的麻醉处理

(1)肺高压常见于肺血流增多的先天性心脏病晚期，麻醉及手术中许多因素可引起肺血管阻力增高，如手术刺激、交感紧张、肺泡缺氧、高碳酸血症、酸中毒、功能残气量、低温、血管活性药及一些炎性介质。降低肺动脉高压首先保证供氧，其次维持足够的麻醉深度。麻醉重点是减少肺动脉压力波动，维持心血管功能稳定。

(2)术后右心衰竭是肺高压病儿常见的死亡原因之一。选择性控制肺血管阻力降低右心后负荷是控制术后死亡的关键。一氧化氮有选择性扩张肺血管作用，从而有希望代替硝基扩血管药不能有效控制肺高压且常导致全身低血压的情况，一氧化氮治疗用浓度为0.05～80ppm。

4. 改善缺氧酸中毒　发绀病儿术中麻醉管理的重点在于防止右向左分流增加而出现动脉氧饱和度降低和血压下降。低氧、高碳酸血症、酸中毒、过度膨肺、肺不张、低温、交感神经兴奋等都可引起肺血管阻力增高，肺血流减少发绀加重。发绀病儿常存在代谢性酸中毒，应根据血气值补充碳酸氢钠，估计量为5% $NaCO_3$(ml)=1/3×体重(kg)×(0-BE值)，先补充1/2计算量，然后根据动脉血气调整。

(六)体外循环

发绀患者畸形较复杂，需体外循环时间长，冠状动脉缺血时间长，应选用膜肺。转中注意适度的血液稀释，同时要维持较高的胶体渗透压，防止发生组织水肿，预充液中应加入血浆和白蛋白。低温低流量灌注是发绀患者体外循环的特点，一定要注意复温均匀，鼻咽温和直肠温度差值不要超过12℃，复温时，水温和血温差应小于10℃，停机后变温毯继续复温可保证婴幼儿体温在37℃左右。

(七)体外循环后

体外循环后根据HCT、Hb等指标输入血浆或红细胞，可选择输入洗涤红细胞以防输入库血导致的内环境紊乱。严重血红蛋白尿应适当补充碳酸氢钠碱化尿液和利尿。术毕搬动注意气管插管，运送途中要持续给氧及连续监测动脉压、心电图和脉搏血氧饱和度。

第二节　缩窄性心包炎的麻醉

心包发生急性炎症但未能及时治疗，使脏层与壁层心包严重粘连、纤维化形成硬壳，形成缩窄性心包炎，妨碍心脏正常的收缩与舒张，引起一系列血流动力学的改变。

一、病理生理

由于结核、炎症、结缔组织病引起心包增厚可达7～8mm，甚至可有钙化，使整个或大部分心脏被束缚在缩窄的硬壳之内，四个心腔的舒张压均增高，无论是静息或活动时，相互间上下不超过5mmHg，因此大多数患者的心脏指数与心搏指数均明显降低，由于每搏量的受限，并且是固定不变，为了维持心排出量主要依靠增加心率。肺循环淤血，肺泡呼吸面积显著减少，再加上胸腔积液、腹水，更使呼吸功能严重受损。由于心脏受压，腔静脉压力上升，造成肝脏阻性充血及肝大，肝细胞缺氧、萎缩、坏死及肝内纤维组织增生，甚至出现黄疸。所以麻醉过程不但要注意心肺功能的保护，同样也应保护肝脏功能。

二、术前准备

1. 查明病因，进行内科治疗1～3个月，控制炎症、稳定病情。

2. 支持疗法，加强营养补充蛋白。

3. 加强利尿、同时注意电解质的平衡；排放胸腹水，以预防术后减轻心脏束缚后，循环改善，大量液体进入血液循环而引起急性心力衰竭。

三、麻醉处理

缩窄性心包炎由于心脏功能严重受损对麻醉的耐受力极差，并且患者循环时间普遍延长，所以给药时麻醉征象出现比较晚，需严密监测。

1. 诱导　面罩给氧，诱导前行外周静脉及动脉穿刺，常用依托咪酯0.1～0.2mg/kg，芬太尼5～10μg/kg，维库溴铵0.1～0.2mg/kg缓慢静脉注射，注意血流动力学的变化，给药5分钟后行气管插管。

2. 麻醉维持 维持药可分次使用芬太尼总量30～50μg/kg，氯胺酮3～5mg/kg。氯胺酮有交感神经兴奋作用，可加快心率，升高血压，增加心输出量，这对缩窄性心包炎的患者是有利的。

3. 术中、术后处理 手术开始要严密监测血流动力学的变化，劈胸骨后胸骨牵开要适度，否则使心包过度绷紧而影响心室的充盈引起血压下降。剥离心包要由小到大，术中应控制液体入量。手术结束后，可用适量的洋地黄增强心肌收缩力改善循环功能。术后用呼吸机控制呼吸，间断进行血气分析。

第三节 后天瓣膜心脏病的麻醉

心脏瓣膜病变的共同起始点都是通过瓣膜的血流发生异常引起心腔的容量和压力负荷异常，进一步导致心输出量下降，而机体则通过各种代偿机制尽量维持有效的心输出量。

一、病理生理及麻醉处理原则

(一)二尖瓣狭窄

1. 病理生理 正常成人的瓣口面积为4～6cm²，二尖瓣狭窄患者出现症状时瓣膜口面积已在2.6cm²以下，所以，机械性妨碍血流所影响的心脏功能决定于瓣口狭窄的程度。

(1)轻度狭窄(瓣膜口面积1.2～2.5cm²)：休息状态左房压、肺动脉压及心排出量均在正常范围，运动时均轻度上升，所以对麻醉影响很小。

(2)中度狭窄(瓣膜口面积1.1～1.5cm²)：休息时左房压及肺动脉压轻度上升，才能维持心排出量于正常范围的低值。当运动或麻醉时，即可使左房压及肺动脉压显著上升，左房压升高至18mmHg时可出现肺淤血，24～30mmHg时可发生肺水肿。

(3)严重狭窄时(瓣膜口面积0.6～1.0cm²)：休息状态左房压及肺动脉压即显著升高，并且使肺血管阻力增加，肺静脉高压、肺泡壁增厚及肺组织纤维化，风湿性炎症和左房的压力负荷增加使左房扩大，左房壁心肌纤维化及肌束排列紊乱引起心电传导异常而致房颤。左房扩大和血流减慢易致血栓形成。

2. 麻醉处理原则

(1)避免心动过速：二尖瓣狭窄最大的威胁即为心动过速，因为回心血过多，左房排出受阻极易产生肺水肿及心力衰竭。甚至因肺部感染、发热、激动等因素导致心动过速，发生急性肺水肿，需急诊手术进行二尖瓣连合处分离术才能控制肺水肿。因此，麻醉过程应尽量避免心动过速，严格控制输液，密切监测血流动力变化。

(2)卤类吸入麻醉药可显著降低心排出量，应慎用。

(3)扩血管药虽能降低体血管及肺血管阻力，但LVEDP也明显下降，使心每搏量下降。但术后出现肺血管阻力上升及右室衰竭或低心排出量时，仍可应用扩血管药(如硝普钠)以改进血流动力。

(4)发生低血压时，尽管血容量不足，但扩容治疗要慎重。

(5)缩血管药物应避免使用纯α肾上腺激动药，可选用肾上腺素或麻黄碱等双重药物。

(6)因长期肺淤血或纤维化，使肺胸顺应性明显降低，瓣膜置换后常需要机械通气治疗数小时。

(二)二尖瓣关闭不全

1. 病理生理

(1)病因：二尖瓣关闭不全的病因很多，如乳头肌断裂及风湿性二尖瓣病变等。

(2)病理改变：二尖瓣关闭不全时，左室收缩期血液除向主动脉射出外，部分血液反流回左房，因此左房容量和压力增高，左房扩大时，易发生心房纤颤。晚期左室功能下降，反流加剧，肺循环淤血，可引起肺动脉高压、右室后负荷增加及全心衰竭。

(3)急、慢性二尖瓣关闭不全的病理生理有很大的不同：急性二尖瓣关闭不全时，由于发病急而左房、左室尚未代偿性扩大，容易出现左心功能不全，可早期出现肺水肿。在慢性二尖瓣关闭不全时，只要维持左心功能，左房与肺静脉压可有所缓解，临床症状较轻。

2. 麻醉处理原则

(1)麻醉过程应尽量维持较快的心率以维持心排出量。

(2)避免体血管阻力增加，应用扩血管药可减少二尖瓣血液回流。

(3)因心肌收缩性受损，对心肌抑制药极为敏感，尽量避免应用强效吸入麻醉药。

(4)当射血分数在40%以下，预示有严重的心功能不全，二尖瓣置换术后极易发生心室功能衰竭，降低后负荷由于血压降低导致冠状血流进一步减少反而加重心肌损害，所以，血管扩张药难以奏效，常需用主动脉内反搏泵降低左室后负荷和提高冠状动脉灌注。

(三)主动脉瓣狭窄

1. 病理生理　正常成人主动脉瓣口面积为3～4cm²，主动脉瓣狭窄的病理生理改变为左室肌及室壁逐渐增厚，左室肥厚或扩张，左心室顺应性下降，左室壁肥厚及心内膜下缺血，心肌做功增加，心肌耗氧量增加，最终可导致左心功能衰竭，脑、肝、肾等重要脏器灌注不足引起相应病变。

2. 麻醉处理原则

(1)维持正常心率及心律

1)主动脉瓣狭窄患者的心排出量主要靠心率来维持，心动过速缩短左室射血时间，心动过缓减少射血次数，使心排出量锐减，加重肥厚的心肌血液灌流不足，因此维持正常心率及心律以利心室充盈极为重要，将心率维持在60～80次/分，在增加左室射血时间的同时增加了冠状动脉的灌注时间，对此类患者是最有利的。

2)应积极治疗快速室上性心律失常，因为心动过速和有效心房收缩的丧失均可导致病情的严重恶化。瓣膜置换后对心房退化或丧失窦性节律者应安放起搏器。

(2)慎用扩血管药物：当心排出量减少，需要增体循环血管阻力以维持血压，所以应用扩血管药非常危险，因为周围血管扩张，将降低LVEDV导致每搏量下降，可以产生急剧而严重的低血压，损害脑及冠状血流灌注。对中度或严重主动脉瓣狭窄患者，可因此产生心绞痛、昏厥及猝死。同样，在诱导前出现心绞痛，主要给纯氧吸入，硝酸甘油对解除本病的心内膜下缺血的效应，也较单纯冠心病患者为差。

(3)诱导应慢：麻醉诱导时因患者血流动力学发生改变，诱导用药速度应减慢，可小量分次给药。

(四)主动脉瓣关闭不全

1. 病理生理改变

(1)病因：细菌性心内膜炎、风湿症、主动脉夹层、高血压等均能导致主动脉瓣关闭不全。

(2)急性主动脉瓣关闭不全：使左室容量突然超负荷，左室舒张末压突然增高，为维持前向血流而产生代偿性交感刺激出现心动过速及周围血管收缩，进一步使有效心排出量减少，很快发展成急性左室衰竭。

(3)慢性主动脉瓣关闭不全：可以形成左室偏心性肥厚，表现为收缩压升高及舒张压下降，脉压增宽。心肌缺血缺氧逐渐导致心肌纤维退行性病变，左心失代偿，发生左心衰、肺水肿，继而出现右心衰竭，最终发展成全心衰竭。

2. 麻醉处理原则

(1)适当增快心率：主动脉瓣关闭不全患者反流量决定于瓣口直径、舒张期长短和主动脉与左室压力差三个因素，因此，心率增快可减少舒张期血液回流，还可改进心内膜下血流。

(2)增加心排出量：转机前应通过增加心肌收缩力、增加心率、减低后负荷及维持较高的左室前负荷来增加心排出量。

(3)主动脉瓣关闭不全是主动脉内球囊反搏的禁忌证，因为舒张压增高可增加反流量。

二、麻醉常用药物及方法

(一)常用心血管药物

由于心脏手术的麻醉及手术过程中血流动力改变常非常急剧，如不能迅速用药即可延误时机，可根据需要在麻醉前准备最常用的心血管用药(表50-1)。

表50-1　心血管用药

药　名	配　制	常用剂量
肾上腺素	体重×0.03mg/50ml	0.01～0.03μg/(kg·min)兴奋β受体，0.03～0.15μg/(kg·min)兴奋β和α受体，>0.15μg/(kg·min)兴奋α和β受体
异丙肾上腺素	5μg/ml	0.02～0.5μg/(kg·min)，单次注射2～5μg
多巴胺	体重×3mg/50ml	1～3μg/(kg·min)兴奋DA_1受体 3～10μg/(kg·min)兴奋β_1、β_2和DA_1受体，>10μg/(kg·min)兴奋α和β_1、β_2、DA_1受体
多巴酚丁胺	体重×3mg/50ml	1～20μg/(kg·min)

续表

药 名	配 制	常用剂量
去氧肾上腺素	100μg/ml	0.15～0.75μg/(kg·min),单次静脉注射40～200μg
去甲肾上腺素	4μg/ml	0.05～0.4μg/(kg·min),单次静脉注射0.05～0.4μg/kg
氯化钙	100mg/ml	15～20mg/kg缓慢静脉注射
艾司洛尔	10mg/ml	0.5mg/kg单次静脉注射 维持量50～300μg/(kg·min)
利多卡因	10mg/ml	1～2mg/kg单次静脉注射 维持量15～30μg/(kg·min)
胺碘酮	7.5mg/ml(150mg/20ml) 12mg/ml(600mg/50ml)	3mg/kg缓慢静推或泵入,维持量成人24～60mg/h
硝酸甘油	体重×0.3mg/50ml	1～5μg/(kg·min)
硝普钠	500μg/ml,需遮光	0.1～8.0μg/(kg·min)
前列腺素E1		初始剂量0.05μg/(kg·min),最大剂量0.4μg/(kg·min)
毛花苷丙	0.4mg/20ml	单次静脉缓慢注射或泵入0.2～0.4mg

(二)麻醉前用药

1. 术前用药 原则是在不影响患者呼吸循环功能的前提下,给患者充分镇静,可术前30分钟肌内注射吗啡0.12～0.15mg/kg及东莨菪碱0.005mg/kg。如病情较重可减半。

2. 注意血流动力学的稳定 常规服用心脏药物至手术当日,避免停药引起血流动力学的波动。

(三)术中监测

1. 心脏手术手监测极为重要,最重要的是心电图及直接测定动脉压,能及时发现心肌缺血、心律失常及连续反映收缩压和舒张压变化。

2. 中心静脉压直接反映右室功能及心脏对灌注量的反应。

3. 经食管超声心动图(TEE)无创监测技术,可从图像直观地、精确地监测心功能状态。如心脏瓣膜活动、形态,尤其能敏感地测知二尖瓣关闭不全反流情况及反流量。根据心室壁运动情况准确地测出心肌缺血部位及缺血程度,栓塞存在部位;准确地测算出心室容积,包括心每搏量,心排出量及射血分数。

4. 插入导尿管计算排尿量可间接反映心排出量,正常尿量为60～100ml/h,如减少时可给予多巴胺1～3μg/(kg·min)有利尿作用。如体外循环后有血红蛋白尿,还应及时给利尿药,冲洗出游离血红蛋白,防止肾衰竭。排尿过多时,应紧密监测血清钾浓度及时补钾。

5. 动脉血气分析必须在术前及术中随时测定,有助于维持机体处于生理状态。

6. 鼻咽部及直肠温度监测可以调节所需体温。

(四)麻醉方法

1. 麻醉诱导 选择麻醉诱导药以不过度抑制循环、不使原有病情加重为原则。镇静药可选用咪达唑仑、依托咪酯,镇痛药可选择芬太尼、舒芬太尼,肌松药可选择罗库溴铵、维库溴铵、哌库溴铵,诱导速度应减慢,可分次给药,但要避免浅麻醉。

2. 麻醉维持 麻醉维持以静脉麻醉为主,静脉麻醉药以丙泊酚为主,可间断吸入七氟醚或异氟烷。总的原则是维持稳定的血流动力学,防治心律失常。镇痛药以芬太尼、舒芬太尼为主,注意在体外循环前、中、后应及时加深麻醉深度,手术全程维持芬太尼总量40～60μg/kg。

第四节 冠状动脉旁路移植术的麻醉

一、冠心病患者麻醉处理原则

冠状动脉旁路移植术麻醉及围手术期血流动力学管理的原则为:维持心肌氧的供需平衡,避免加重心肌缺血。冠状动脉硬化性心脏病患者的冠状动脉储备能力低,氧耗增加时难以保证有足够血流量而发生心肌缺血,维持心肌氧的供需平衡,必须做到:

1. 降低心肌耗氧量 通过降低心肌收缩力、心室壁张力、心率等因素降低心肌氧耗。

(1)围手术期维持稳定的心率在60～90次/分,可避免加重心肌缺血。

(2)动脉血压对心肌氧的供、耗平衡起双重作用。血压升高增加氧耗,但同时也增加冠脉的灌注压力,从而增加心肌的血供。术中、术后血压的波动对心肌氧的供、耗平衡极为不利,围手术期应维持血压稳定,维持110/60～130/80mmHg(或参考基础血压波动不超过±20%)较佳。

(3)心肌收缩力对确保心排出量至关重要,对术前无心肌梗死病史、心功能尚好的患者,适度地抑制心肌的收缩力明显有利于维持心肌氧的供、需平衡。

2. 增加心肌供血和供氧

(1)心肌的氧供取决于冠状动脉的血流量及氧含量,冠状动脉的血流量取决于冠状动脉灌注压及心室舒张时间。冠心病患者由于冠状动脉狭窄或堵塞,其自动调节压力范围的下限大幅上扬,故围手术期的血压应维持在略高水平,尤其对合并高血压者更应如此。由于冠脉灌注主要发生在舒张期,故舒张期时间的长短是决定心肌血流量的另一决定性因素。因此,围手术期避免心率增快不仅可降低心肌的氧耗,而且对确保心肌的血流灌注也至关重要。

(2)心肌的氧供不仅取决于心肌的血流量,而且与动脉血液的氧含量密切相关,因此,在维持足够血容量的同时,必须注意血红蛋白的含量。即使无心肌缺血的老年患者对失血的耐受性也较差,此时应维持血红蛋白>100g/L。

二、麻醉前评估与准备

(一)麻醉前评估

1. 心绞痛 了解患者有无心绞痛史及其分类,临床上有4种表现:①稳定型心绞痛;②不稳定型心绞痛;③变异性心绞痛;④无心绞痛症状。不稳定型心绞痛者,提示病情较严重。

2. 心脏功能 患者是否有心肌梗死史,慢性心力衰竭史,有无心脏扩大,左室射血分数(left ventricular ejected fraction,LVEF)<50%的患者麻醉危险性增加,麻醉中可能需要使用正性肌力药物。

3. 心电图 约有1/3冠心病患者的心电图是正常的。有病理性Q波出现表明有陈旧性心肌梗死,注意心电图有无心律失常、传导异常或心肌缺血表现。

4. 冠状动脉造影 了解冠状动脉病变的具体部位及严重程度。约55%人群的窦房结血运是由右冠状动脉供给,其余45%的人群由左回旋支供给。供给窦房结的动脉的堵塞可引起窦房结梗死并引起房性心律失常。90%的人群的房室结血运是由右冠状动脉供给,另10%由左回旋支供给。后壁心肌梗死常并发Ⅲ度房室传导阻滞。

5. 周围血管病变 冠心病患者常合并周围血管病变。颈动脉狭窄的患者应先施行颈动脉内膜剥脱术,然后再考虑冠脉搭桥术(CABG)。如患者有腹主动脉或髂动脉病变,围手术期须使用主动脉内球囊反搏时则不宜经上述血管放置。

6. 糖尿病 冠心病患者合并糖尿病较多见,由于患者的自律神经张力发生改变,手术的应激反应、低温及儿茶酚胺药物的应用均使胰岛素药效下降,血糖控制不稳定。

7. 高血压 手术前住院治疗应尽量将血压控制在正常范围,注意患者因为恐惧紧张导致血压显著升高。

8. 术前药物使用情况 冠心患者术前用药包括:硝酸酯类、控制血糖类、抗凝类、抗高血压类药物,特别是钙通道阻滞剂和β受体抑制剂;在重症患者还使用抗心衰类、抗心律失常类和正性肌力药物等。

(二)麻醉前准备

1. 器械及用具准备 麻醉机、监护仪、除颤器、中心静脉导管、测压装置等都应在麻醉前准备好。

2. 做好困难气道处理准备 冠心病患者合并肥胖者较多,应按照困难气道准备。

3. 药物准备 麻醉诱导药和各种急救药如多巴胺、去氧肾上腺素、阿托品、利多卡因等药物应备好。并稀释好硝酸酯类溶液,待患者入手术室后即刻泵注。

三、麻醉方法

(一)麻醉诱导

根据患者心功能及血流动力学情况可选择下列药物作为诱导药物:

1. 咪达唑仑 用量每次静脉注射0.05～0.25mg/kg。

2. 依托咪酯 用量每次静脉注射0.3mg/kg。

3. 丙泊酚 静脉注射1.5～2.5mg/kg。

4. 芬太尼 静脉注射 3～5μg/kg。

5. 舒芬太尼 静脉注射 0.1～0.3μg/kg。

6. 罗库溴铵 静脉注射 0.6mg/kg，1 分钟后可施行气管内插管。

7. 维库溴铵 静脉注射 0.08～0.12mg/kg，3 分钟后可施行气管内插管。

（二）麻醉维持

1. 麻醉方法选择 目前用于冠脉搭桥术的麻醉方法以静吸复合麻醉为主。

2. 麻醉药物的选择

（1）静脉麻醉药及给药方式：镇静药通常选用咪达唑仑分次静脉注射 0.05～0.1mg/kg，丙泊酚 2～5mg/(kg·h)或 TCI 输入血浆浓度 0.5～3.0μg/ml。镇痛药可使用芬太尼，分次静脉注射总量一般不超过 30μg/kg。舒芬太尼，静脉输注0.3～1.0μg/(kg·h)或 TCI 输 0.3～0.8ng/ml。肌松药可选用哌库溴铵或维库溴铵。

（2）吸入麻醉药：异氟烷维持浓度 1.0%～1.5%，七氟烷维持浓度 1.5%～2.5%。

四、麻醉中的监测

（一）心电图监测

CABG 麻醉中持续心电图监测主要作用有两项：

1. 通过监测各导联 ST 段变化了解心肌缺血的情况；

2. 及时发现心率的变化和心律失常。

（二）经食管超声心动图监测

经食管超声心动图（transesophageal echocardiography，TEE）在监测心肌缺血上 TEE 优于心电图。

（三）心肌耗氧量的监测

1. 心率收缩压乘积（rate-pressure product，RPP）RPP＝心率×动脉收缩压。最好维持在 12，000以下。

2. 三联指数 三联指数＝心率×动脉收缩压×肺毛细血管楔压（pulmonary capillary wedge pressure，PCWP）。维持在 150，000 以下。

（四）肺动脉导管在监测中的应用

肺动脉导管监测指标：通过连续血流动力学监测系统 Vigilance Ⅱ 在术中可持续监测 CO、CI、SvO_2、RVEF 和 RVEDV。了解患者瞬间的血流动力学的压力和容量变化，并可通过仪器计算测出其指数及氧代谢变化指标。同时可间接反映左心状况。

（五）动脉压力波形心排出量监测（APCO）

APCO 是通过 Flotrac 传感器连接患者的桡动脉通路，在 Vigileo 监测仪上得到血流动力学的监测指标。通过患者的外周动脉压力信号连续计算出患者的连续 CCO、CCI、SV、SVV、SVR 和 $ScvO_2$ 等血流动力学指标；即时监测的 SVV 显示心脏对液体治疗的敏感性，直接反映循环前负荷状态。

五、麻醉中管理

（一）呼吸管理

麻醉过程中既要防止通气不足，造成 CO_2 蓄积，又要避免通气过度，$PaCO_2$ 过低，会减少冠状动脉的血流量，同时血液偏碱可使氧解离曲线左移，有导致冠状动脉痉挛的可能。

（二）循环管理

维持血流动力学相对稳定状态，心率维持在 50～90 次/分，既保障手术要求，又不使心肌耗氧量增加。心功能不全者，酌情使用正性肌力药物。重症患者则需设置肺动脉导管（PCA）或浅动脉传感器（APCO）监测血流动力学，以指导治疗。血流动力学不能维持者使用主动脉内球囊反搏（IABP），必要时设置体外膜氧（ECMO）支持循环。

（三）内环境管理

术中监测血气分析、电解质、酸碱平衡、血糖和血红蛋白等。主要指标要求：$PaCO_2$ 在 30～40mmHg，钾离子在 4～5mmol/L，碱储备保持在正常值的正值范围内，乳酸不超过 2.5mmol/L，血糖值不高于正常值的 0.5 倍，术后血红蛋白不低于 100g/L。

（四）麻醉中血管活性药物的应用

1. 扩血管药

（1）硝酸酯类如硝酸甘油、单硝酸异山梨酯等。麻醉诱导后首先以硝酸甘油 0.5μg/(kg·min)的剂量输入，然后酌情调整剂量；

（2）在用硝酸酯类控制血压无效的情况下，可短时间加用硝普钠，用法：0.2～2μg/(kg·min)其目的是为了降压，当血压得到控制后即刻停药；

（3）前列腺素 E1 可用于冠脉远端狭窄和病情较重的患者。

2. 钙通道阻滞剂

（1）地尔硫䓬 5～10μg/(kg·min)。

（2）尼卡地平 3～12μg/(kg·min)。

3. β受体阻滞剂

(1)艾司洛尔先静脉缓慢注入 0.5～1.0mg/kg,维持剂量为 0.05mg/(kg·min)。

(2)美托洛尔:5～10mg 缓慢静脉注射。

(五)体外循环(CPB)的管理

应注意心肌保护,动脉压和血糖的稳定,术中高钾的处理,体外循环后并行辅助循环的管理,掌握好停机条件,脱机困难或不能脱机者心室辅助特点等,应注重以上各环节协调。

(六)非体外循环冠状动脉旁路血管移植手术(Off-pump CABG,OPCABG)管理

1. 患者体位调整　吻合血管时,心肌固定器使心脏受压,心排出量减少,可将患者调整为 Trendelenburg 体位(头低 20°～30°,右倾 10°～20°)。

2. 心率控制　通常将心率控制在 50～90 次/分比较合适。如心率仍较快,可用β受体阻滞剂控制,但要注意其对心功能的抑制。

3. 心肌缺血的监测和治疗

(1)迅速判断引起急性缺血的原因,及时处理:①麻醉不平稳,血流动力学波动大;②手术者搬动心脏或手术固定器压迫心脏过紧;③移植后的血管内有气泡栓塞或吻合口不通畅。

(2)急性缺血的心电图表现:①ST 段改变:在 V5 导联 ST 段可降低 0.4mV 以上,Ⅱ导联 ST 段降低一般为 0.1mV 左右,或伴有 U 波倒置。ST 段降低的导联常见于 V4～V6、Ⅰ、Ⅱ或 aVL 导联;②T 波改变:急性心内膜下或心外膜下心肌缺血,心前区导联面向心内膜下心肌缺血时,T 波对称高尖,在心前区导联可高达 1.0mV～1.5mV。常见于 V4～V6、Ⅰ、Ⅱ、aVL 导联,T 波对称倒置。

(3)心肌缺血的预防和治疗:麻醉诱导后,即开始持续泵注硝酸酯类或钙通道阻滞药。术者对心脏的搬抬和固定器的压迫,常使部分冠脉血流严重受阻,心肌发生缺血,表现为血压急剧下降,心电图 ST 段急剧上抬,有的可表现为单向曲线。此时,应停止使用一切麻醉药,加快硝酸甘油等药物的注入速度,并将患者置于头低脚高位,并及时告知手术者停止操作将心脏恢复原位,必要时建立体外循环。

4. 心律失常的原因和治疗

(1)心律失常的原因:①术前应用利尿剂,造成隐性低钾血症和低镁血症;②心肌梗死区域累及心脏传导系统;③术者操作对心脏造成的机械性刺激;④低体温。

(2)心律失常的治疗:①监测动脉血气分析和电解质测定,调整血钾、血镁在正常范围;②当出现室性期前收缩时,可静脉注射利多卡因 1mg/kg;③在切开心包和搬抬心脏前,可预防性用药,静脉注射利多卡因 0.5～1mg/kg;④当发生室上性、室性心动过速或室颤时,应立即施行电转复。

5. CPB 准备　非 CPB 冠状动脉旁路血管移植手术均有转为体外循环下 CABG 的可能,所以无论患者病情如何,OPCABG 期间都要作好体外循环的准备。

6. 血液回收　做好血液保护。

(七)肝素化效果监测和拮抗

CPB 期间监测全血激活凝血时间(ACT)保持>480 秒。肝素量肝素总量 mg×1.5=鱼精蛋白剂量。OPCABG 阻断已游离的乳内动脉或大隐静脉前静脉注射肝素 1mg/kg,10 分钟后监测 ACT 值≥300 秒。测 ACT/每小时 1 次,预防游离血管内凝血,如 ACT 值<300 秒,应酌情补充 1/3～1/2 量肝素。最后一个吻合口完成后静脉注射鱼精蛋白 1mg/kg,拮抗肝素。

(八)温度的管理

术中中心温度<36℃可造成术后一系列问题,CPB 复温应将鼻咽温恢复到 37℃、肛温 36.5℃才可停机。手术中,所输入的液体和血液要预先加温。有条件时可用加温毯辅助保温和升温,以保持患者温度始终>36.5℃。

六、特殊情况的处理

(一)重症心功能不全患者的处理

1. 冠心病患者的麻醉强调维持心肌氧的供需平衡,应使这类患者入手术室时处于浅睡眠状态,无焦虑、紧张,表情淡漠。

2. 麻醉诱导的药物选择和给药速度至关重要。

3. 对于急症和重症心功能不全的患者 CABG 方式,目前认为在 CPB 下手术比较安全。

4. 合理应用血管扩张药和正性肌力药物。

5. 完善的监测是减少围手术期并发症的重要措施。

(二)急诊 CABG 的麻醉处理

1. 维持好呼吸,用纯氧通气,努力提高动脉血氧分压。

2. 维持循环稳定,用正性肌力药增加心肌收缩力,同时补充血容量。

3. 纠正代谢性酸中毒。

4. 酌情使用利尿药。

5. 注意大脑的保护。

6. 患者对麻醉药的需求量很少，要控制用量，肌松药则要用足。

(三)围手术期心肌梗死

1. 围手术期心肌梗死发生的原因

(1)术前焦虑，多发生在没有术前心理干预的重症患者，有的在麻醉诱导前突发心绞痛致室颤。

(2)低氧、高碳酸血症和长时间低血压。

(3)手术操作使心脏长时间异位。

(4)移植血管吻合口不通畅、被移植血管远端血流不畅和凝血原因等造成的血管内血栓形成。

(5)各种原因导致的移植血管痉挛。

2. 处理同急诊CABG的麻醉处理。

(四)主动脉内球囊反搏(IABP)应用的适应证

1. 急性心肌梗死并发心源性休克，多巴胺用量大或同时使用两种以上升压药血压仍下降。

2. 不稳定型或变异性心绞痛持续24小时。

3. 顽固性严重心律失常药物治疗无效者。

4. 有严重的冠状动脉病变如左主干狭窄>70%、冠脉多支或弥漫性病变。

5. 经皮冠状动脉血管成形术失败后转行冠状动脉搭桥术。

(五)体外膜肺氧合(ECMO)的应用

应用ECMO对心功能极差的极危重患者行CABG手术，可以有效支持呼吸循环、降低心脏做功，可以减少血管活性药物的应用，对恢复组织灌注和有氧代谢作用明显，能保障手术的顺利平稳进行。如有ECMO适应证，患者需要心肺支持，应尽早应用，以减少休克的损伤程度，促进心肺衰竭早恢复。

第五节 大血管手术的麻醉

大血管疾病主要包括胸部的主动脉瘤、主动脉夹层、主动脉缩窄或主动脉中断，腹主动脉缩窄或动脉瘤、颈动脉内膜增厚及腔静脉阻塞等。通常病情严重，手术复杂，术中常需阻断血流造成远端组织和脏器短时间缺血，术后并发症较多，手术死亡率高，麻醉管理相当复杂而困难。麻醉者必须熟悉各种疾病的病理生理改变，才能选择合适的麻醉方法和辅助措施，保证患者安全。

一、大血管疾病的病理生理

(一)主动脉缩窄

1. 病因　主动脉缩窄是一种先天性疾病，缩窄部位主要在主动脉峡部及降主动脉或腹主动脉。

2. 病理改变

(1)缩窄部以上的血液循环区域由于血流增加，可引起与高血压相同的病理生理改变，左心因负荷不断增加而发生心肌肥厚，导致左心衰竭；脑血管因长期承受高血压而有动脉硬化改变，甚至形成动脉瘤。

(2)缩窄部以下区域因血液供应减少，即使有丰富的侧支循环，下肢血压仍很低。由于肾动脉血流减少，肾脏缺血引起肾素-醛固酮分泌增多，进一步促使血压增高。另外，脊髓的血液常由侧支循环特别是肋间动脉供应，术中损伤侧支循环不但容易出血，而还可引起脊髓缺血坏死，造成术后瘫痪。

(二)胸、腹主动脉瘤

1. 病因　动脉粥样硬化、主动脉囊性中层坏死、创伤、细菌性感染或梅毒等。

2. 病理改变

(1)由于瘤体压迫或原发病因所致：瘤体压迫除可引起疼痛症状外，严重者还可造成气道梗阻，压迫食管可引起不同程度的吞咽困难。牵拉喉返神经可引起声带麻痹。腔静脉受压常出现上腔静脉阻塞综合征。颈动脉狭窄可导致脑缺血，甚至脑梗死。

(2)动脉瘤波及肾动脉开口或肾动脉硬化引起肾动脉狭窄也出现高血压、蛋白尿和血尿，肾衰竭时血清肌酐及尿素氮增高。

(3)如主动脉管腔狭窄或闭塞则造成远端组织和脏器缺血，若在肾动脉上方同样引起肾缺血。粥样斑块脱落还可造成心、脑、肾或脾等栓塞，加之肝功能低下常出现凝血机制障碍和贫血。

(4)常合并高血压，主动脉中层囊性坏死好发于升主动脉，多见于青年患者，一般都合并动脉硬化，40%～60%合并有高血压。若中层囊性坏死性动脉瘤引起主动脉根部扩张和主动瓣关闭不全，并有骨骼畸形、手指细长、皮下结缔组织缺乏等体征，即马方综合征(Marfan's syndrome)。此病可累及各部位大动脉，多累及主动脉瓣环和升主动脉，常同时并有胸、腹主动脉瘤。

(5)各种病因所致的主动脉瘤皆可能发生急性破裂出血而需紧急手术抢救，死亡率极高。

二、麻醉前准备

1. 麻醉前检查及估计 麻醉前重点检查患者有否神志障碍、瘫痪、气道压迫及心肺异常，以及病变的部位及范围。注意有无心衰的征象。要对比双上肢和上下肢的血压有无差别。观看影像学有无心脏增大、肺淤血、气道受压及其程度以及胸腔积液等。查阅心电图有否心肌缺血、陈旧性心肌梗死或心脏传导阻滞等。此外，还要进行肝、肾功能及凝血机制、血清电解质及酸碱平衡等检查。以便对心、肺、肝及肾的功能作出正确估计。

2. 麻醉前准备 ①术前提早戒烟；②凡术前使用抗心律失常药、抗心绞痛药或正性肌力药者，均应继续使用至手术当日，以加强心肌保护；③控制高血压，使舒张压>80mmHg，<100mmHg；④对近期有心肌梗死、非急症应推迟手术。凡有不稳定型心绞痛或静息心绞痛者，在行主动脉手术前应先做CABG手术；⑤低氧血症者应预先吸氧。

3. 麻醉前用药 常用吗啡 0.08～0.1mg/kg及东莨菪碱 0.3～0.4mg 肌内注射。如患者过度紧张可加用地西泮等镇静。

三、术中监测

1. 建立输液通路及中心静脉插管，深静脉穿刺置管测量中心静脉压。

2. 一般经左侧桡动脉穿刺置管测压，但预计术中需阻断降主动脉同时会阻断左锁骨下动脉，则应穿刺右桡动脉，需上、下分别灌注的，则应加用右股动脉穿刺，同步监测上、下肢血压对比。

3. 置 Swan-Ganz 漂导管，通过此导管可以测量肺动脉压及肺动脉楔压等。多用于近期有心肌梗死、不稳定型心绞痛或充血性心力衰竭等患者，如用温度稀释法量心排出量，可以正确地反映血容量的改变。

4. 心电图及体温测定(直肠温、鼻咽温或食管温)。

5. 留置导尿管观测每小时尿量。

6. 拟行手术中阻断脑循环，还需监测颈内静脉血氧分压、脑血流量、脑电图及颞浅动脉直接测压等。

7. 食管超声(TEE)对评价室壁运动改变有用，是心肌缺血的证据之一。

8. 用躯体感觉诱发电位(SSEP)可监测脊髓血供的受损情况。

四、胸主动脉手术的麻醉

(一)麻醉前评估

1. 循环系统 要注意主动脉瓣病变、冠状动脉病变、心包积液、心脏压塞、肾血管以及头臂血管的病变情况。

2. 呼吸系统 注意支气管病变、喉返神经受累、低氧血症、肺部感染和肺不张、胸腔积液的情况。

3. 神经系统 注意神经系统的体征变化，头臂血管病变可致脑供血不足。注意合并颈动脉狭窄的情况，是否需要先行颈内动脉内膜剥脱术或主动脉手术同时行颈内动脉内膜剥脱术。非急诊情况下，颈动脉狭窄大于 60%且有脑缺血表现时，应先行颈内动脉内膜剥脱术。

4. 肾脏、胃肠道、血液系统改变。

(二)麻醉方法

主动脉手术选择气管插管全身麻醉。麻醉中尤其注意维持血压的稳定，血压升高，可导致左心负荷加重和动脉瘤扩大、压迫气管导致移位或气道完全梗阻，造成夹层动脉瘤及颅内动脉瘤破裂。麻醉诱导可选择依托咪酯、丙泊酚、芬太尼、舒芬太尼、罗库溴铵、维库溴铵等，麻醉维持以阿片类镇痛药、强效吸入麻醉药辅助静脉麻醉药为主。有截瘫的患者禁用去极化肌松药。

(三)麻醉中的特殊监测

除常规的心电图、有创动静脉压、体温、呼吸、血气等监测外，还应进行相关的特殊监测。

1. 脊髓监测 利用体感诱发电位 SSEP 和运动诱发电位 MEP 监测脊髓缺血，涉及降主动脉的手术监测脑脊液压力和行脑脊液引流。

2. 脑监测 监测脑电图指导停循环的时机，其他脑监测包括经皮脑氧饱和度、连续颈静脉窦血氧饱和度、颈静脉窦血氧分压、经多普勒超声等。

(四)辅助措施

不同部位的手术需要配合不同的辅助措施，如升主动脉或主动脉弓部手术要求阻断升主动脉血流致使脑血流完全阻断，因此常用体外循环或分流术；而主动脉弓部以下手术趋向单纯阻断降主动脉或腹主动脉；也有用体表降温在低温麻醉下完成胸或腹主动脉的手术。

1. 体外循环 常规全身体外循环，适合于主动脉起始部病变而升动脉又有可供插入灌注管余地者；左锁骨下动脉以下病变，需要在左颈总动脉起始部以下阻断主动脉者，动脉灌注管应从股动脉插入，静脉引流管从左心房或股静脉插入；升主动脉或主动脉弓部病变者，动脉灌注管分别从无名动脉或左颈总动脉及左锁骨下动脉、股动脉插入，用双泵分别灌注脑和躯干四肢，静脉引流管引自左心房，共用一个人工肺氧合。体外循环的缺点为出血量太大。

2. 分流术

(1)主动脉根部-降主动脉、双侧颈总动脉分流术，适用于升主动脉或主动脉弓部病变。

(2)升主动脉-降主动脉分流术，适用于左颈总动脉以下主动脉病变。

(3)还有升主动脉-股动脉，降主动脉-股动脉，左锁骨下动脉-股动脉或肾动脉等分流术。

分流术主要是将心脏氧合血经分流管道灌注到主动脉阻断远端的重要脏器或组织。分流术的缺点是周围血流灌注不充分，下肢动脉压仅相当于上肢舒张压的水平，且无搏动。

体外循环或分流术主要灌注脑、脊髓和肾脏等重要脏器。左右颈动脉脑灌注压应保持在40～60mmHg以上，而患有动脉硬化症的患者常合并缺血性脑病，其灌注压的安全下限应该是50～80mmHg。颈内静脉血氧分压的安全界限是30mmHg左右。$PaCO_2$应维持在35mmHg以上。为防止肾功能损害，肾动脉平均压应在32mmHg以上。有报道下肢动脉压60mmHg时，肾血流量为阻断前的46%；80mmHg时为70%；110mmHg时为93%。所以应该尽量提高灌注压以增加肾血流量。

3. 低温 低温是脑保护的主要措施，温度每下降1℃，大脑氧代谢率(MRO_2)大约下降7%，主动脉弓移植术常需在体外循环和深低温停循环下进行，停循环的耐受时间30℃时为8分钟，22℃时16分钟，16℃时为30分钟。停跳前静脉注射甲泼尼龙2.0g、呋塞米40mg及甘露醇25.0g可以减少中枢神经的并发症，在缝合血管后再恢复体外循环及复温。

(五)麻醉中管理

1. 主动脉阻断

(1)当完全阻断降主动脉血流时，位于主动脉阻断以远的血管因进行性低氧血症和酸中毒而发生最大限度地扩张。

(2)阻断近端的颅内及上肢或上半身血流突然增加，致使血压升高可达200～250mmHg、血管阻力增加，造成左心后负荷急剧增加；而心脏每搏量、心排出量、中心静脉压及肺动脉压皆下降。

(3)有左室肥厚或心肌缺血而舒张顺应性下降的患者，左室壁张力上升和舒张的进一步受损，会进而损害冠脉的灌注。因此对这类患者主动脉钳闭更应缓慢。在阻断主动脉血流前就应开始降压，使上半身平均动脉压维持在100～120mmHg，直至撤除阻断之前数分钟。降压药物可选用硝普钠、硝酸甘油。有心功能不全时可选用既有正性肌力作用又有扩血管作用的米力农。

2. 主动脉开放 是麻醉管理的关键时刻，低血压是主要的循环改变。

(1)主动脉血流通畅后，由于后负荷和周围血管阻力降低，缺血状态的血管床从中心循环中“窃血”，加之缺血区局部酸性代谢产物蓄积，使血管扩张，导致循环血量不足，血压下降。称“开钳性低血压或休克”(declamping hypotention shock)。

(2)同时缺血区域产生的酸性代谢产物及高钾离子进入循环并灌注心脏，可降低心肌收缩力或引起心律失常，严重者出现心室纤颤，又称“血流再通综合征”(revascularization syndrome)。其程度与钳闭主动脉的位置和时间呈正相关，而术前病变远端有血流障碍者更明显，有心肌损害者更容易发生心室纤颤。

(3)防治措施

1)在开放主动脉血流前，快速输入红细胞、血浆和平衡液等维持较高的血容量，使肺动脉楔压保持在10mmHg左右或比术前高3～4mmHg。

2)开钳前停止扩血管药及吸入性麻醉药。

3)可在开钳前从人造血管注入缩血管药来预防低血压的发生，或开钳前对缺血肢体进行灌注以减少酸性代谢产物和高钾离子的产生，并给予利尿药促进排出。

4)与术者密切配合，缓慢开钳，注意动脉波形的变化，低血压不能超过5分钟，如收缩压不能维持在100mmHg以上时，应再阻断主动脉并给予输液，可减少应用缩血管药。

5)开放后使用5%碳酸氢钠100～200ml来缓冲降低的pH值，然而外源性碳酸氢盐缓冲后产生的额外CO_2将大大提高$PaCO_2$值，使$P_{ET}CO_2$暂时升高，而 CO_2 易弥散透过细胞膜加重细胞内酸中毒，导致心肌传导和收缩功能紊乱，此时应增加通气量以排除过多的 CO_2。

3. 术中肾功能保护　主动脉手术后患者 5%发生急性肾衰竭，因此了解主动脉手术引起肾功能损害的因素和肾保护措施非常重要。术中肾保护包括：

(1)避免使用肾毒性的药物，维持血流动力学稳定，这是防止术后急性肾衰的根本措施。

(2)在钳夹主动脉前应补充有效循环血容量，维持足够的肾灌注，一般可输平衡液 500～1000ml。

(3)钳夹主动脉前或钳夹中应用袢利尿药呋塞米 10～20mg 或甘露醇 12.5～50g，对肾缺血引起的急性肾衰有良好的预防作用。

(4)防止血流量减少加重肾功能损害，小剂量多巴胺 1～3μg/(kg·min)有扩张肾动脉增加肾血流及尿量的作用。

(5)肾动脉阻断前或阻断中也可使用钙通道阻滞药，如尼莫地平 2mg 静脉注入或 2mg/h 泵注，有扩张肾小管前阻力血管，改善肾循环，增加肾小球滤过率(GFR)的作用，有助于肾保护。

(6)股动脉逆行灌注也有利于保护肾功能。

4. 脊髓保护　低温是最可靠的缺血性损伤的保护方法，中度低温和深低温可提供较好的脊髓保护。维持较高的近端血压有助于椎动脉向阻断以下的脊髓供血。远端灌注是最安全有效的脊髓保护方法。行脑脊液引流降低脑脊液压可改善脊髓供血。

5. 脑保护　脑保护措施常用的有低温、深低温停循环、选择性脑逆行或脑正行灌注，以及运用丙泊酚、糖皮质激素、钙通道阻滞剂、利多卡因、氧自由基清除剂等具有脑保护作用的药物等，但效果都不理想。

(六)术后并发症和预防

1. 肺并发症　胸主动脉瘤患者术前常有肺并发症，为满足术者要求通常插双腔管，术中行单肺通气易导致缺氧。加之术中机械性压迫或剥离损伤肺脏、气管内积存血性分泌物、左肺不通气等因素，容易造成术后肺并发症。因此大部分患者术后需要呼吸机维持通气。

2. 肾衰竭　在肾动脉上方阻断主动脉血流时肾脏也无血流供应，即使采用体外循环或分流术，肾内血流分布也受影响，虽然总肾血流不变，但皮质血流减少，且随阻断时间延长而更加减少，可导致肾损害。这种现象在肾动脉血流再通后还要持续一段时间，可能是由于神经反射引起肾皮质血管痉挛所致，而髓质血流可增加。甘露醇可减少此类再分布现象。另外，失血引起低血压可导致术后急性肾小管坏死或肾动脉被粥样块栓塞、低血压续发血管内凝血及凝血激酶损害肾小球等因素也可以引起肾衰竭。低温可以保护缺血肾脏免受缺氧性损害。术中用甘露醇等利尿可减少肾损害。

3. 脑或脊髓损害　脑或脊髓损害可出现昏睡或痉挛，常发生在升主动脉或主动脉弓部手术后，与脑血流阻断时间过长有关。脊髓损害则出现截瘫，除与血流阻断时间过长和低血压有关外，供应脊髓血液的侧支循环尤其是肋间动脉被损伤也是重要因素。

(1)术中注意低温，增加头部的重点保护。

(2)硫喷妥钠、丙泊酚和氯胺酮对大脑局部缺血有潜在保护作用。停循环前在心血管允许下适当增加用量。

(3)头低 30°防止空气栓塞。

(4)在深低温前给予甲泼尼龙 30mg/kg。

(5)在急性缺氧发生 24 小时内给予钙通道阻滞尼莫地平，以改善神经系统转归。

4. 高血压　术前合并高血压症或动脉硬化症的患者，术后容易出现高血压。另外，术中输血输液过量或术后周围血管反射性收缩等原因也可以引起高血压。常用扩血管药治疗。

5. 出血及低血压　术后创面渗血，血管或人造血管吻合口渗血，可出现低血容量休克，突然大出血可造成死亡。术中输血输液不足、液体转移到第三间隙、创面渗血、大量排尿以及血管扩张等原因造成低血压，甚至休克。需补充血容量，如用缩血管药以多巴胺为宜。

6. 凝血机制障碍　大量输入陈旧库血或术中应用的肝素作用未消失可造成凝血机制障碍，出现渗血不止等症状。应根据具体情况给与新鲜血输血等处置。另外，还可能发生心肌梗死及低心排出量综合征。

(姜　敏)

参考文献

1. Frederick A. Hensley Jr, Donald E. Martin, Glenn P Gravlee. 实用心血管麻醉技术. 第4版. 李立环，译. 北京：科学出版社，2011.

2. 卿恩明,赵晓琴. 临床麻醉系列丛书-胸心血管手术麻醉分册. 北京:北京大学医学出版社. 2010.
3. 邓小明,姚尚龙,于布为,等. 现代麻醉学. 第4版. 北京:人民卫生出版社. 2014.
4. Joel A. Kaplan, David L. Reich, Carol L, et al. 卡普兰心脏麻醉学. 岳云,于布为,姚尚龙,译. 北京:人民卫生出版社,2008.
5. Ronald D. Miller. 米勒麻醉学. 第7版. 邓小明,曾因明,译. 北京:北京大学医学出版社,2011.
6. 吴新民. 麻醉学高级教程. 北京:人民军医出版社,2014.

第五十一章 神经外科手术麻醉

第一节 神经外科手术麻醉与颅脑生理

一、脑血流和脑代谢

(一)脑血流

脑血容量正常为3.2ml/(100g·min),当平均动脉压(MAP)波动在60～150mmHg范围内脑血管有自动调节功能,即脑血管随压力变化而改变其管径的本能性反应。超越上述范围,CBF呈线性增高或减少,都将导致脑功能障碍。为维持脑功能和脑代谢正常,脑血流量(CBF)必须保持相对恒定。脑的功能和代谢依赖于脑血液持续灌注。

1. 脑灌注压(CPP)

(1)CPP是MAP与颈内静脉压之差。

(2)脑血管阻力(CVR):正常为1.3～1.6mmHg/(100g·min)。当CBF和颅内压(ICP)不变时,CVR与MAP成正比。高血压患者的CVR较正常人高约88%;脑动脉硬化时,CVR逐步增高,若血管口径和灌注压不变,而CBF与血液黏滞性成反比,高凝血状态时,出现弥漫性脑供血不足。

(3)库欣反射(Cushing reflex):即在一定范围内ICP的波动能引起CPP升高,但可无CBF改变的一项自动调节过程。ICP渐进性增高时CBF减少,主要取决于MAP与ICP的关系,而不是ICP本身。ICP升高后,CBF随CPP下降而减少,当CPP低于60mmHg时,脑血流自动调节将出现障碍。

2. 脑血流(CBF)

(1)化学调节系指内、外环境中氧、二氧化碳、血液和脑脊液酸碱度以及血液和脑脊液离子等各种化学因素对脑血管的影响。

(2)脑实质毛细血管由中枢肾上腺素能和胆碱能神经支配,具有血管运动功能,还影响毛细血管通透性作用。

3. 影响脑血流的因素很多(表51-1),主要由以下几方面。

表51-1 影响脑血流的因素

脑血流增加(血管扩张)		脑血流减少(血管收缩)
1. 高二氧化碳	9. 高钙	1. 低二氧化碳
2. 低氧	10. 麻醉性镇痛药物	2. 高氧
3. 酸性物质	11. 麻醉药	3. 碱性物质
4. 高温	12. 咖啡因等黄嘌呤类药物	4. 低温
5. 肾上腺素	13. 长效巴比妥类	5. 去甲肾上腺素
6. 乙酰胆碱	14. 低葡萄糖血症	6. 短效巴比妥类
7. 组胺		7. 低钾
8. 高钾		8. 低钙

(二)麻醉药与脑血流和脑代谢

1. 吸入麻醉药及静脉麻醉药物

(1)多数吸入麻醉药降低碳水化合物代谢,使ATP和ADP能量储存及磷酸肌酸增加;呈浓度相关性脑血流量(CBF)增加和降低脑氧消耗(CMRO$_2$),CBF/CMRO$_2$的变化与吸入浓度大致呈直线相关。

(2)氟烷对脑血管的扩张效应最强，恩氟烷次之，氧化亚氮、七氟烷和异氟烷的作用最弱。

(3)70%氧化亚氮使 $CMRO_2$ 降低 2%～23%，对 CBF 无或仅有轻微作用。麻醉药物对脑血流及脑代谢的影响见表 51-2。

表 51-2 麻醉药对脑血流量(CBF)、脑血容量(CBV)和脑氧代谢率($CMRO_2$)的影响

麻醉药	CBF	$CMRO_2$	CBV	CBF/$CMRO_2$
氟烷	↑↑	↓↓	↑↑	↑
恩氟烷	↑	↓↓	↑↑	↑
异氟烷	↑	↓↓↓	±	↑
七氟烷	↑	↓↓	↑	↑
氧化亚氮	↑	↓	±	↑
乙醚	↑↓	↑↓	±	↑
巴比妥类	↓↓	↓↓↓	↓↓	-↑
依托咪酯	↓↓	↓↓↓	↓↓	?
氯胺酮	↑↑	↑	↑↑	↑
异丙酚	↓↓	↓↓	↓↓	±
苯二氮䓬类	↓↓	↓	↓	-
麻醉性镇痛药	±	±	±	↓-
氟哌利多	↓	↓	±	↓

2. 麻醉性镇痛药

(1)阿片类药物如吗啡、哌替啶、芬太尼及其衍生物，部分阿片受体激动剂如曲马多等对脑血流和脑代谢影响明显受复合用药的影响。

(2)与 N_2O、氟烷和地西泮复合时，镇痛药物明显降低 CBF 和 $CMRO_2$，但单独应用时 CBF 仅轻度增加而 $CMRO_2$ 无明显影响。

3. 局部麻醉药

(1)在利多卡因惊厥时，脑中 cGMP 水平升高，而 cAMP 水平则降低。

(2)利多卡因除具有突触传递抑制作用外，还具有膜稳定作用，能阻断 Na^+ 通道，限制 Na^+-K^+ 外漏，从而降低膜离子泵负担和 $CMRO_2$。

(3)因此利多卡因可能比巴比妥类具有更强的脑保护作用。

4. 肌肉松弛药

(1)肌松药不透过血-脑屏障，对脑血管无直接作用。但在神经外科患者应用肌松药，可间接影响脑血流，表现为 CVR 和静脉回流阻力降低，从而使颅内压下降。

(2)应用肌肉松弛药时如果血压升高，则颅内高压患者的颅内压可进一步升高。

1)泮库溴铵具有升高血压的副作用，若用于 CBF 自动调节机制已损害和颅内病变患者，CBF 和颅内压可明显增加。

2)阿曲库铵的代谢产物 N-甲四氢罂粟碱具有兴奋脑功能作用，大剂量时可使脑电图转变为唤醒型，但并不明显影响 CBF 和 $CMRO_2$。

3)琥珀胆碱的肌肉成束收缩，可使 CBF 剧烈增高至对照值的 151%，并持续 15 分钟后 CBF 才降至 127%，然后恢复至对照水平；在 CBF 剧增的同时颅内压也升高。应用琥珀胆碱后脑电图显示唤醒反应，可能系肌梭的传入兴奋所致。

5. 血管活性药

(1)单胺类血管活性药具有神经传递功能，可改变 CVR 和脑代谢而间接影响 CBF。临床剂量血管活性药物不透过血-脑屏障，但因引起血压升高，CBF 也增加。

(2)肾上腺素大剂量静脉注射时，CBF 和 $CMRO_2$ 增加，小剂量则无影响。

(3)去甲肾上腺素和间羟胺为缓和的脑血管收缩药，不显著影响 CBF，但由于脑血管自动调节反应使 CBF 反而增加，而 $CMRO_2$ 无影响，故可用于纠正严重低血压时的低脑血流状态。

(4)血管紧张素和去氧肾上腺素对正常人 CBF 和 $CMRO_2$ 无影响。

(5)大剂量麻黄碱增加 CBF 和 $CMRO_2$，小剂量则无影响。

(6)异丙肾上腺素和酚妥拉明扩张脑血管，增加 CBF。

(7)组胺和乙酰胆碱增加 CBF。

(8)多巴胺对 CBF 的作用不肯定，用于纠正低

血压时，CBF增加。

(9)罂粟碱直接降低CVR，当罂粟碱导致血压下降时，CBF也减少；若血压不下降，而CVR降低时，可引起颅内窃血综合征。

二、正常颅内压的调节

1. 卧位时，成人正常的颅内压为8～18cm H_2O，相当于0.6～1.8kPa(4.5～13.5mmHg)，儿童为4～9.5cmH_2O，相当于0.4～1.0kPa(3.0～7.5mmHg)。

2. 在正常情况下，可以把颅腔看作是一个不能伸缩的容器，其总体积固定不变，但颅腔内三个主要内容物脑组织占84%，其中含水量为60%，供应脑的血液占3%～5%；脑脊液占11%～13%的总体积和颅腔容积是相适应的，当其中的一个体积增大时，能导致颅内压暂时上升，但在一定范围内可由其他两内容物同时或至少其中一个的体积缩减来调整，上升的颅内压可被此代偿机制降低，此现象称颅内顺应性，亦称颅压-容量的相关性。当顺应性降低时，如稍微增加颅内容物，即可引起颅内压大幅度的升高，并造成神经组织的损害，予以重视。

3. 体温与脑脊液也有一定相关性，体温每下降1℃，脑脊液压力约下降2cmH_2O(0.19kPa)。

三、颅内高压

临床上将颅内高压分为三类：15～20mmHg为轻度颅内高压；20～40mmHg为中度颅内高压；40mmHg以上为重度颅内高压。颅压超过40mmHg时，脑血流量自身调节功能将严重受损，同时中枢神经缺血缺氧，严重时脑移位或脑疝形成。中枢缺血缺氧危害比颅压高低本身更具有危害性。良性颅内压增高和交通性脑积水的颅内压有时可高达75mmHg，但患者尚能在短时期内耐受。

(一)诱发颅内压(ICP)增高的因素

1. 脑脊液增多，有高压力性脑积水或正常压力脑积水两类，后者即慢性脑积水，又称间歇性脑积水。

2. 颅内血液容量增加，易见于严重脑外伤后24小时内，系脑血管扩张所致；也见于蛛网膜下腔出血。

3. 脑容积增加，常见于脑水肿，可分为血管源性、细胞毒性、渗透压性和间质性脑水肿。

4. 颅内占位病变，因颅内容积增加、脑脊液循环障碍(多发生于脑室、脑组织中线附近及颅后窝肿瘤或肉芽肿)或灶周脑水肿(见于脑内血肿、脑脓肿)而引起，水肿的部位主要在白质，是颅内压增高的最常见原因。

5. 脑缺氧及二氧化碳蓄积，均使脑毛细血管扩张，血管阻力减少，脑血容量和血液循环量均增加。脑缺氧时，脑血管壁的通透性增加，血管内的水分容易转移至血管外，产生脑水肿，颅内压明显上升。

(二)颅内高压的主要征象

1. 头痛　阵发性，间歇时间长，发作时间短；随后头痛发作时间延长，逐渐演变为持续性头痛，伴阵发性加剧；头痛的性质呈“炸裂样疼痛”或“铁圈勒住样头痛”，多在清晨或入睡后发作。

2. 呕吐　呕吐呈喷射性，常与剧烈头痛并发，同时伴有脉搏缓慢，血压升高。

3. 视神经乳头水肿　颅内高压的主要体征，颅内压增高数小时即可出现轻度视乳头水肿，几天至数周内出现重度水肿。视乳头水肿持续数月后，可继发视神经萎缩，此时视力呈进行性下降。

四、手术体位

神经外科手术大多需要采取特殊体位进行，使手术视野达到最佳暴露，同时方便意外情况时及时抢救。

(一)俯卧位注意事项

1. 将骨盆和下肢用体位垫垫撑，以利于下肢血液回流，避免因腹部受压可造成下腔静脉受阻，致血压下降及脊髓手术区大量渗血，且对心血管系统影响不大。

2. 俯卧位压迫胸部及腹部，可造成通气不足，术中必须严密监测通气量和呼吸频率。

3. 避免眼受压(可致视网膜受压而失明)、前额、颧骨受压(可引起局部软组织坏死)或俯卧头高位(可发生气栓及循环抑制)。

(二)从仰卧位改变为俯卧位注意事项

1. 用于某些脊椎及关节损伤手术，由于在全麻下肌肉完全松弛，脊柱和各大小关节均处于无支撑、无保护状态，容易造成软组织韧带神经血管牵拉损伤。

2. 在改变为俯卧位时，应特别注意搬动体位时的统一步调，即保持头、颈、背、下肢围绕一个纵轴转动,否则极易发生脊柱(颈椎、腰椎)损伤和关节扭曲。

(三)坐位或半卧位

坐位常用于颅后窝、延髓和颈髓手术,容易发生空气栓塞、低血压、气脑、硬膜下血肿、周围神经压迫性损害、四肢麻痹、口腔分泌物反流误吸等并发症,目前已较少采用。帕金森患者电极置入手术常采用半卧位,利于术者定位及操作。

五、脑功能保护

围手术期脑缺血是发生脑功能障碍的主要原因,临床上脑缺血分为:①局灶性脑缺血,常见于卒中、动脉堵塞、栓塞病例,特点是缺血区周围存在非缺血区,而缺血区中还可能有侧支血流灌注;②不完全性全脑缺血,常见于低血压、ICP 增高病例,特点是脑血流仍然存在,但全脑血流减少;③完全性脑缺血,常见于心搏骤停病例,CBF 完全停止。因此围手术期重视脑保护,可提高患者的生存质量。

六、脑功能保护措施

1. 巴比妥类药物 通过抑制神经元电活动,最低限度降低脑代谢率,当 EEG 呈等电位时,可获得最大的保护作用,可促使局灶性或不完全性脑缺血的神经功能恢复。常用量为 10～20mg/(kg·h)。

2. 吸入性全麻药 如异氟烷,可以使 $CMRO_2$ 降低,但达到 EEG 等电位的麻醉深度,对全脑缺血并无益处。

3. 浅低温 利用轻度低温(33～35℃)可明显降低 $CMRO_2$,并降低缺血后各种有害物质的产生。过去常采用中度或深低温保护,容易发生循环呼吸严重抑制,出现心律失常、组织低灌注和凝血障碍等并发症,后者的危险性高于脑保护作用。

4. 控制高血糖 高血糖可加重缺血后脑损伤,葡萄糖无氧代谢可产生过多的乳酸,从而加重细胞内酸中毒。因此应控制血糖在正常水平。

5. Ca^{2+} 通道阻滞剂 常用尼莫地平,能改善卒中的预后,减轻全脑缺血后的低灌注,并对蛛网膜下腔出血后的脑血管痉挛有缓解作用,常用量为 0.5μg/(kg·min)静脉持续泵注。

6. 激素类固醇 用于大多数卒中或严重脑外伤病例,经研究并未证实其有利效应。但大剂量甲泼尼龙对急性脊髓损伤后的神经功能恢复有轻度促进作用,应强调在损伤后 8 小时内开始用药。

七、体液管理

神经外科患者的补液问题,外科医师和麻醉科医师之间仍存在分歧。神经外科医师要求通过限制输液量来减轻或预防脑水肿,由此易致相对低血容量,使麻醉管理容易发生血流动力学不稳定。因此,找出限制液体量和积极补液量之间相互兼容的措施,是总的研究方向。

(一)血-脑屏障功能

1. 血-脑屏障(Blood Brain Barrier,BBB)的结构基础是脑毛细血管的内皮细胞,围绕着脑血管形成一个五层的粘连物,阻止了细胞之间的分子通道。分子可从血管内直接到血管外空间,而大于 8000 道尔顿水溶性离子则不能透过 BBB。

2. 血-脑屏障的毛细血管内皮细胞连接,一旦被机械分离(直接分离),可造成血-脑屏障功能破坏,水及分子进入脑实质的通透性即发生改变。临床上有许多病理生理状态以及特殊药物,可改变 BBB 的通透性:

(1)颅内肿瘤可破坏血-脑屏障。

(2)高血压超过脑自身调节范围,可引起连接分离;高热、持久高碳酸血症和头部外伤也可发生连接分离。

(3)长时间低氧(6～12 小时)可出现不可逆性血-脑屏障破坏。

(4)脱水利尿药如甘露醇和呋塞米可使毛细血管内皮细胞皱褶,发生细胞连接破坏。这种现象可解释用大量甘露醇后发生颅内高压的反弹现象。

(5)类固醇类药物地塞米松具有稳定和修复已破坏的血-脑屏障作用。

3. 血-脑屏障完整患者的输液 水分子能自由通过完整的血-脑屏障,液体的移动按照 Starling's 规则进行,即取决于血管内、外流体静水压和渗透压之间的差异。对神经外科患者体液管理必须严格避免低渗溶液输注。

4. 血-脑屏障破坏患者的输液 BBB 破坏时,不论输注晶体液或胶体液,都会从血管向外渗到脑组织,从而加重脑水肿。有人建议首选胶体液,认为不易加重脑水肿,但多数研究表明,输注两种液体无明显差异。

(二)特殊状态的体液管理

1. 脑血管痉挛 脑血管痉挛是蛛网膜下腔出

血患者术后发病率和死亡率的重要因素。对脑血管痉挛的防治主要采取：应用钙通道阻滞剂，夹闭动脉瘤（防血管痉挛），以及三"H"疗法：即控制高血压（hypertension）、实施高血容量（hypervolemia）以及血液稀释（hemodilution）。晶体液用于维持高血容量，其效果优于胶体液。三"H"疗法的潜在并发症是肺水肿（7%～17%），在实施中应持续监测CVP或PCWP，尤其对心脏疾病患者具有重要意义。

2. 坐位　为预防空气栓塞，通常在坐位前先经静脉输入500ml晶体液或250ml胶体液，同时采取下肢弹力绷带加压和缓慢变为坐位等措施，可减少心血管不稳定性和防止静脉空气栓塞，并阻止右PAOP梯度的逆转。临床实际情况是，患者由仰卧位改变为坐位时，即使给予试验性液体负荷量，也未必能减轻血流动力学的不稳定性。

3. 水代谢紊乱疾病

（1）抗利尿激素分泌亢进综合征（Syndrome of inappropriate antidiuretic hormone，SIADH）

1）SIADH之初应限制输液量；如果低钠血症严重（<110mmol/L），应使用高渗含盐溶液（3.5%）；同时应用呋塞米10～20mg静脉注射以诱导游离水的负向平衡；也可选用6%碳酸氢钠溶液，按2ml/kg使用，1～2分钟后血钠浓度可增加6mmol/L。

2）一旦神经症状稳定后，酌情调整用药，含钠溶液每小时不超过100ml；血钠升高不超过2mmol/（L·h）时，在心血管监测下使用高渗含盐溶液，以避免血钠纠正过快，否则会影响中枢脑桥髓鞘质，或可能造成肺水肿和颅内出血，应引起高度重视。

（2）尿崩症（Diabetes insipidus，DI）

1）尿崩症多发生于鞍区垂体手术及颅咽管瘤手术，其他颅内疾患特别是头外伤也可发生。

2）其根本病因是ADH分泌降低或缺乏，导致多尿和脱水，尿液比重低和渗透压低，血浆呈高渗和高钠。

3）DI在术中发生较少，一般都在术后逐渐发生多尿，待数天后可自行缓解而自愈。

4）一旦确诊DI，施行体液治疗的目标是维持血管内容量及正常电解质水平，计算方法为每小时液体生理维持量＋前一小时排尿量的3/4。另一计算方法公式是：液体缺失量（I）＝正常体液总量-实际体液量；实际体液量＝预计血钠÷实测血钠×正常体液总量；正常体液总量＝60%体重（kg）。

5）液体的选择取决于患者电解质状态。因DI时丢失的是低渗的游离水，所以常用正常量盐水的50%或25%。如果尿量大于300ml/h并持续2小时，则应给予ADH类似物以施行药物配合液体治疗。

（3）脑钠消耗性综合征

1）常见于蛛网膜下腔出血患者，表现为低钠血症、脱水及高尿钠（>50mmol/L）三联症，可能与心房利钠因子释放增加有关。

2）本综合征与SIADH的电解质表现相似，需要鉴别诊断。SIADH属血管内容量增多和稀释性低钠血症状态，治疗以限制容量为目标；而本综合征属低血容量和低钠血症状态，治疗目标是输入等渗含钠溶液，以重建正常血容量。

第二节　麻醉前准备

颅脑手术时间一般较长，手术体位对呼吸和循环的影响较大，术前必须妥善安置体位。如俯卧位，必须头部及躯干上部垫起，使胸、腹部呼吸活动留有余地，保证足够通气量。头部固定时应保护好眼睛，以免造成失明。麻醉前全面了解患者情况。

一、术前评估与准备

（一）术前访视

1. 气道管理　神经外科患者术前访视要了解全身情况及主要脏器功能，对呼吸困难严重缺氧者，要辨清病因，尽快建立有效通气，确保气道通畅，估计术后难以在短期内清醒者，应做好气管造口术准备；对颅脑外伤伴有误吸的患者或者合并颅底骨折时常有血液和脑脊液流入气道，因此应首先清理呼吸道，气管内插管，充分吸氧后方可手术。

2. 意识　可根据（Glasgrow）昏迷评分（GCS）来判断（表51-3），评分在8分以上浅昏迷患者常有不自主的肢体活动、烦躁不安及肌肉紧张，易出现坠床意外，同时增加耗氧量，但预后良好。而GCS≤7深昏迷患者为严重脑外伤，多预后不良，包括死亡、植物状态或严重功能障碍，易合并气道不畅、肺炎、尿路感染及压疮，更应注意体温、白细胞数及血气分析的变化。

表 51-3 改良 Glasgrow 评分

体　征	评　价	记分
睁眼	无反应	1
	对疼痛刺激反应	2
	对语言刺激反应	3
	自动	4
语言	无反应	1
	言语混乱或呻吟	2
	言语不能交流	3
	对话混乱	4
	正确回答	5
运动反应	无反应	1
	伸展反应	2
	异常屈曲反应	3
	退缩回缩反应	4
	局部肢体疼痛反应	5
	服从命令	6

评分 7 或以下，持续 6 小时或以上定位严重脑损伤

3. 颅内高压　颅内压急剧增高与脑疝危象，需采取紧急脱水治疗，如快速静脉滴注 20%甘露醇 1g/kg，呋塞米 20～40mg，以缓解颅内高压和脑水肿。

4. 水、电解质及酸碱紊乱　颅内高压、频繁呕吐、不能进食、有脱水及电解质紊乱者，术前应尽量纠正，同时采取降颅压、高营养及纠正电解质紊乱，待衰竭状态改善 3～5 日、病情稳定后再开颅手术。术中监测电解质，及时纠正电解质紊乱。

5. 合并损伤及并发症　闭合性颅脑外伤或脑瘤患者，一般极少出现低血压和快心率，一旦出现提示并存有其他并发症，如肝脾破裂、肾损伤、骨折、胸部挤压伤等，应及时输液、补充血容量、纠正休克后方可手术，必要时对颅脑和其他损伤部位同时手术止血。

(二)麻醉前用药

麻醉前用药应遵循：①小量用药；②不推荐使用麻醉性镇痛药，因其抑制呼吸中枢而导致高碳酸血症和脑血流、颅内压增加的危险，同时可使瞳孔缩小或无反应，不利于病情评估。对某些特殊患者如颅内血管疾患、脑动脉瘤患者则需要镇静，可给地西泮 0.1～0.2mg/kg 口服。或咪达唑仑 0.05～0.1mg/kg 在手术室内静脉给予。

(三)监测

麻醉期间除常规监测 BP、ECG、HR、SpO_2 外，对开颅手术患者，特别是颅内血管疾患患者，条件允许时应行动脉置管持续监测直接动脉压，并施行血气分析，常规监测 $P_{ET}CO_2$、CVP 和尿量，同时开放两条静脉通路。

二、麻醉选择

对神经外科手术患者选择麻醉药物，原则上应符合以下标准：

1. 诱导快，半衰期短。

2. 镇静镇痛强，术中无知晓。

3. 不增加颅内压和脑代谢。

4. 不影响脑血流及其对 CO_2 的反应（CBF-CO_2 应答反应）。

5. 不影响血-脑屏障功能，无神经毒性。

6. 临床剂量对呼吸抑制轻。

7. 停药后苏醒迅速，无兴奋及术后精神症状。

8. 无残余药物作用。

目前常采用复合用药措施以扬长避短，同时需注意合理通气、安置体位和调控血压等，以尽量达到上述标准。

对神经外科手术患者施行气管插管全身麻醉较为安全，目前常选用静吸复合全麻。

1. 麻醉诱导

(1)麻醉诱导常用硫喷妥钠(4～8mg/kg)，或异丙酚 2mg/kg，或咪达唑仑 0.3mg/kg，或异丙酚 1mg/kg 合并咪达唑仑 0.1～0.15mg/kg。对冠心病或心血管代偿功能差的患者选用依托咪酯 0.3～0.4mg/kg。在使用非去极化肌松剂和芬太尼 4～6μg/kg(或舒芬太尼 0.5～1.0μg/kg)并过度换气后均能顺利完成气管内插管。

(2)为克服气管插管期应激反应，插管前往气管内喷入 4%利多卡因 1～2ml，或静脉注射利多卡因 1～1.5mg/kg，或静脉滴注超短效 β 受体阻滞药艾司洛尔 500μg/(kg・min)(4 分钟后酌情减量)等措施，都可显著减轻插管心血管反应和 ICP 升高影响。

2. 麻醉维持　常采用吸入全麻加肌松药及麻醉性镇痛药；也可静脉持续泵注异丙酚 4～6mg/(kg・h)或咪达唑仑 0.1mg/(kg・h)，配合吸入异氟烷、七氟烷或地氟烷，按需酌情追加镇痛药及肌松药。

3. 麻醉期管理

(1)切开硬脑膜前应做到适当的脑松弛。方法有：充分供氧；调整体位以利于静脉回流；维持肌肉松弛和麻醉深度适当；过度通气使 $PaCO_2$ 维持在

25～30mmHg。必要时可在开颅前半小时给甘露醇1～2g/kg静脉注射，或加用呋塞米10～20mg。一般均可做到脑松弛和颅内压降低。

(2)硬膜切开后可适当减少用药量。长效麻醉性镇痛药应在手术结束前1～2小时停止使用，以利于术毕尽快清醒和防止通气不足。吸入全麻药异氟烷应先于七氟醚和地氟醚停止吸入。

(3)术中间断给予非去极化肌松药，以防止患者躁动，特别在全凭静脉麻醉维持。对上位神经元损伤的患者和软瘫患者，应避免肌松药过量。应用抗癫痫药物(如苯妥英钠)的患者对非去极化肌松药可能呈拮抗，应酌情加大用药剂量或调整用药频率。

(4)术中采用机械通气的参数为，潮气量8～12ml/kg，呼吸次数成人为10～12次/分，保持$P_{ET}CO_2$在35mmHg左右，切勿过高。

(5)苏醒应迅速；不出现屏气或呛咳；控制恢复期的高血压，常用药物有拉贝洛尔、艾司洛尔、尼莫地平、佩尔地平等，以减少颅内出血的可能。肌肉松弛剂拮抗药应在撤离头架，头部包扎完毕后再使用。待患者自主呼吸完全恢复，吸空气后SpO_2不低于98%，呼之睁眼，能点头示意后，方可送回病房或PACU或ICU。

三、体液管理

在临床上过分严格限制液体，会产生明显的低血容量，导致低血压和CBF减少，脑和其他器官面临缺血损害，然而血容量过多会引起高血压和脑水肿，因此神经外科围手术期液体管理是对麻醉医师的特殊挑战。

体液丢失的计算：颅内手术第三间隙丢失的液体量很小，因此可忽略不计。因术前禁食禁水可丧失液体量(按8～10ml/kg)，此量可予进入手术室后开始补给。术中可输用乳酸林格液，按4～6ml/(kg·h)维持。如果患者长期限制入液量，或已使用甘露醇，且已有明显高张状态者，应选用生理盐水或等张胶体液输注。

第三节　常见神经外科手术的麻醉

一、垂体腺瘤

(一)麻醉前估计

1. 根据精神状态、症状和血浆激素水平，估计患者对麻醉用药和手术的耐受力。

2. 根据患者特有的外貌特征(如GH腺瘤患者的厚嘴唇、高宽鼻子、下颌骨前伸宽大、舌体肥厚、声门增厚及声门下狭窄、肢端肥大；ACTH腺瘤的库欣综合征体型)，估计气管插管的难易程度，备妥相应的插管用具。

3. 详细了解各种类型腺瘤本身所致的并发症，恰当评估，备妥治疗药物(如GH瘤伴高血糖者应备胰岛素)。

4. 垂体腺瘤手术患者对麻醉用药无特殊要求，但尽可能选用不增加循环负担的药物，用药量多数偏小；TSH腺瘤患者如果甲亢症状未能很好控制，麻醉诱导及手术强刺激易引起循环系统激惹，麻醉用药量偏大。

(二)气管插管

一般都可在快速诱导下完成气管插管。对GH腺瘤独特体征患者，有时可遇到气管插管困难，应选用大号口咽通气管和喉镜。对于估计困难插管的患者建议采用下列插管措施：①施行清醒气管插管；②静脉注射羟丁酸钠待入睡后，施行咽喉、气管表面麻醉，完成插管；③采用纤维光导喉镜或气管镜完成插管；④GH腺瘤患者声门及声门下可能存在肥厚狭窄，气管导管应选稍小一号尺寸，以防声门、气管壁损伤。

(三)呼吸管理

1. 常规机械通气，通气量10ml/(kg·min)。术中随时监测动态血气分析，随时调整呼吸参数。

2. 术中均应选用带套囊的气管导管。术毕拔管指征：意识完全清醒配合，通气量接近术前水平，$P_{ET}CO_2<35$mmHg，$SpO_2>95\%$，肌力恢复，不存在呼吸道梗阻隐患，吞咽反射良好。

(四)注意事项

1. 由于垂体腺瘤对ACTH细胞的挤压，术前ACTH水平已明显降低，手术开始时可先给地塞米松10mg，以后根据循环状况和手术进展再适量增用。

2. 不少垂体腺瘤患者术前合并糖代谢紊乱，血糖和尿糖均增高，但术后可下降，术中除减少糖输入量外，应动态监测血糖和尿糖变化，及时调整。

二、颅脑外伤患者的麻醉

严重的颅脑外伤，由于颅内血肿或脑肿胀压迫可形成脑疝，或同时并有脑干损伤时，患者都有不同程度的昏迷和气道阻塞，还可出现血压升高、心动过缓及呼吸减慢三联症，CT扫描可见血肿部位及范围，另外中线结构也可不同程度移位。

1. 此刻除及时解决气道通畅外，要注意瞳孔大小的变化，是否双侧等大，应紧急准备开颅探查，术中打开颅骨时，血压可以突然下降，甚至测不出，尤其有矢状窦撕裂的患者，故应及早作好输血准备。

2. 此类患者全麻应避免应用增加脑血流、脑血容量及颅内压的药物。

3. 要注意其他并存症，如发现高热应及时降温，出现张力性气胸时应及时穿刺抽气或做闭式引流。

4. 应注意是否合并脊髓损伤高位截瘫的发生，出现应激性溃疡时应注意胃出血、心内膜出血、胃穿孔、肺出血等体征，应及时处理。

三、脑血管疾病的麻醉

脑血管病的病死率高、后遗症多，在我国是人口死亡的第一位，发病年龄多数在中年后，通常分出血性和缺血性两大类，前者主要是高血压性脑出血、颅内动静脉瘤和脑动脉畸形；后者主要是脑血栓形成和脑栓塞。外科治疗原则是：对血肿引起脑受压者，紧急清除血肿并止血；因动脉瘤或动脉畸形破裂出血者，予以切除或夹闭，以防再次出血而危及生命。对缺血性脑血管病可根据病情施行动脉内膜切除术、人工搭桥术或颅外-颅内动脉吻合术。

（一）脑出血

1. 脑出血　最常见的病因是高血压动脉硬化，出血部位多在壳核、丘脑、脑桥和小脑，以壳核最多发，占40%左右。出血多者，积聚成大血肿或破入脑室或侵入脑干，后果严重，死亡率很高。

2. 麻醉处理　意识障碍不严重，患者尚能合作者，可考虑局麻加神经安定镇痛麻醉，但多数患者已不能合作，在CT造影过程即需给予镇静剂，全身麻醉仍是较佳的选择，必须注意以下几点：

（1）由于急诊手术，麻醉前无充裕时间准备和了解过去史，应着重了解主要脏器功能及服药史，力争检查心肺功能，44岁以上患者要急查心电图。

（2）多数患者伴有高血压史，或长期服用α、β-受体阻滞剂，麻醉诱导应慎重用药，减少对心血管功能抑制，减少喉镜刺激引起颅内压（ICP）升高和心血管反应。宜选用快速静脉诱导插管；对血压过高者先适当降压后再插管；首选静脉复合麻醉。对术前已昏迷且饱食患者，采用保留自主呼吸下的插管为妥。

（3）术中尽量避免血压过度波动，对高血压病人尤为重要。对中枢损害、颅压较高的患者，应防止血压过剧下降，因可降低颅内灌注压及脑自动调节功能。

（4）对病情较重的患者，术中应控制血压下降不低于麻醉前水平的30%。对高热患者宜采用快速气管内插管，选用非去极化类肌松药，以防肌颤加重高热；在较深麻醉下进行头部降温至鼻温34℃，防止寒战反应，体温每下降1℃，ICP可下降约20mmHg。

（二）脑动脉瘤

1. 脑动脉瘤的85%～90%发生在脑底动脉环的前半部；发生在后半部、椎-基底动脉系者占3%～15%；多因出血、瘤体压迫、动脉痉挛或栓塞而出现症状，容易致残或死亡，幸存者也易再次出血。

2. 根据瘤体大小可归为四类：①直径小于0.5cm者为小动脉瘤，占15.5%；②直径等于或大于0.5cm及小于1.5cm者为一般动脉瘤；③等于或大于1.5cm或小于2.5cm者为大型动脉瘤；④等于或大于2.5cm者为巨型动脉瘤，占7.8%。34%动脉瘤破裂患者可并发蛛网膜下腔出血。

3. Hunt及Hess将脑动脉瘤分成五级见表51-4。若伴有严重全身疾患如高血压、糖尿病、严重动脉硬化、慢性肺部疾患及动脉造影示严重血管痉挛者，其评级需降一级。

4. 手术时机　尚有争议，有蛛网膜下腔出血（SAH）后48小时至8天内进行（早期手术），或出血后8天至3周后进行（延期手术）两种。

5. 手术方式有：①动脉瘤颈夹闭或结扎术，为首选手术方式；②载瘤动脉夹闭及动脉瘤孤立术；③动脉瘤包裹术；④开颅动脉瘤栓塞，使瘤腔永久性闭塞，有铜丝导入法、磁凝固法、射频术和氟氩激光凝固等法；⑤经外周血管栓塞动脉瘤术。

6. 麻醉处理　麻醉处理的首要问题是防止麻醉诱导及手术过程中动脉瘤破裂，其次为预防脑血管痉挛和颅内压增高。

表 51-4　Hunt 及 Hess 脑动脉瘤分级

分级	症　状
Ⅰ级	无症状，或轻微头痛及轻度颈强直
Ⅱ级	中度及重度头痛，颈强直，有神经麻痹，无其他神经功能缺失
Ⅲ级	倦睡，意识模糊，或轻微灶性神经功能缺失
Ⅳ级	木僵，中度至重度偏侧不全麻痹，可能有早期去脑强直及自主神经系统功能障碍
Ⅴ级	深昏迷，去脑强直，濒死状态

(1)麻醉注意事项：在麻醉诱导过程发生动脉瘤破裂率约为1%～4%，一旦发生，死亡率高达50%；在手术过程的发生率为5%～19%，多发生在分离动脉瘤、夹闭瘤蒂、持夹钳脱离、剪开硬膜ICP降至大气压水平、过度脑回缩引起反射性颅内高压时。因此，在整个麻醉过程中应注意以下问题：

1)避免增高动脉瘤的跨壁压(transmural pressure，TMP)：TMP＝MAP-ICP。正常TMP＝脑灌注压(CPP)，为85mmHg。瘤越大，壁越薄，应力就越大。围手术期中不论MAP增高(浅麻醉，通气障碍等)，还是ICP过度降低(如脑室引流、过度通气、脑过度回缩)，都将增加动脉瘤的跨壁压和壁应力，动脉瘤破裂的危险性增高。

2)维持适当低的MAP或收缩压：由于收缩压与动脉流速成正比，流速快可形成湍流而损害瘤壁。因此，需施行降压维持MAP50mmHg以上，以防止动脉瘤破裂，但要考虑脑血管自动调节的范围，防止CBF长期低于正常值的5%，否则将出现脑功能障碍。对于已存在脑血管痉挛和颅高压的患者，MAP的低限还应适当提高，以增加安全性。

(2)麻醉要点

1)术前准备如同脑出血患者，根据Hunt and Hess分级标准，颅内动脉瘤中约55%患者属Ⅰ～Ⅱ级，Ⅲ级占30%，Ⅳ级占10%，Ⅴ级占5%。患者情绪紧张者应加用镇静剂，剂量较大。已中度意识障碍、偏瘫、早期去脑强直和神经障碍者，必须先积极内科治疗，以降颅压和解除脑血管痉挛，防止呛咳和便秘，控制血压在接近正常范围。

2)术前ECG异常的患者，力求弄清病因。

3)麻醉过程力求平稳，严禁清醒插管及呛咳、屏气和呼吸道梗阻，尽可能减少气管插管心血管应激反应，4%利多卡因或2%丁卡因喷雾表麻，然后施行气管插管可基本避免插管升压反应。此外，麻醉中易出现血压波动的阶段有摆体位、切皮和开颅、检查并游离动脉瘤、缝皮和苏醒期，应加深麻醉和镇痛，追加小剂量β-受体阻断药，插管前利多卡因1.5mg/kg静脉注射，维持适宜麻醉深度。

4)头皮浸润的局麻药中禁忌加用肾上腺素，以免分离钳夹动脉瘤前的动脉瘤及母动脉透壁压力不稳定。在开颅过程采用过度通气，维持$PaCO_2$在4kPa(30mmHg)左右。

5)为便于分离动脉瘤，在接近母动脉前开始控制性低血压，可用三磷腺苷(ATP)及硝普钠或佩尔地平降压。异氟烷控制性降压停药后，血压渐回升，无反跳性高血压和外周血管阻力升高，故可列为常用的降压方法。

6)对高热或阻断脑主要血管需时较长者，或应用体外循环时，可以采用低温，尽量避免复温过程出现寒战。

7)在液体管理上近年来主张在动脉瘤夹闭后，应积极扩容(3H法)以保持CVP＞5cmH_2O、Hct30%～35%为宜。

(三)颅内血管畸形

1. 颅内血管畸形是指脑血管发育障碍引起的脑局部血管数量和结构异常，并对正常的脑血流产生影响。

2. Russell将颅内血管畸形分为四类：动静脉畸形、海绵状血管瘤、毛细血管扩张及静脉畸形。手术治疗颅内血管畸形能杜绝再出血，并阻止脑盗血，从而改善脑组织血供。畸形在重要功能中枢者不宜手术，可用血管内栓塞术，超选择导管及IBC塑胶注入治疗。

3. 手术种类甚多，目前以血管畸形切除术最为理想，手术原则与颅内动脉瘤手术相同，但需要广泛的手术剥离，操作时间较长，出血量极大。

4. 麻醉处理：选用全麻，按需施行中度控制性降压，并使用血液回收仪。

(1)目前多已采用吸入异氟烷降压；对年老、体弱、心功能差的患者可用硝酸甘油降压，速率为0.02～0.04mg/(kg·h)。

(2)尼莫地平对脑血管有选择性扩张作用，对心肌抑制轻，用药后可增加心排出量，停止降压后无反跳现象，对预防术后心脑血管痉挛尤其有效，在脑血管手术中已被列为首选预防药。

(3)动静脉瘘致血流短路特点

1)长期可形成静脉动脉化和动脉静脉化改变，继发引起心脏肥大、脉搏增快、循环时间缩短、血容量增多，血管畸形处脑组织更缺氧，约有14%～30%患者出现智力障碍。所以，术中必须充分吸氧，维持脑灌注压，降低颅内压，以减少颅内盗血现象。

2)由于畸形血管周围的脑组织已处于缺氧状态，故慎用过度通气。

3)畸形血管周围一旦被切除要严密观察防止发生“正常灌注压恢复综合征”引发的出血、脑水肿。

(四)颈动脉内膜剥脱术的麻醉

颈动脉内膜剥脱术的麻醉甚为复杂而棘手，患者面临脑缺血危险，且多数合并多系统疾病，因此，正确处理麻醉对患者的预后至关重要。

1. 术前估计　颈动脉内膜剥脱术的最主要目的是预防卒中，同时减轻临床症状，增进生活质量和延长寿命。然而脑血管疾病、冠心病患者、术前有高血压(BP>180/110mmHg)、糖尿病患者施行颈动脉内膜剥脱术，围手术期的病残率和死亡率明显升高。手术指征包括：短暂性脑缺血发作、无症状性颈动脉杂音、既往脑卒中患者出现新症状时。手术禁忌证为急性严重脑卒中、迅速进展性卒中、恢复迅速的卒中以及近期有心肌梗死或心衰的患者。

2. 麻醉前准备与估计

(1)多次测定不同体位双上臂血压，清醒静息状态下的血压，仔细评估心血管状态，以确定患者在通常情况下的血压范围，以此确定术中和术后可以耐受的血压范围。若术前双上臂血压存在差异，术中和术后应以较高的上臂血压值作为依据，可更好反映脑灌注压。

(2)长期应用抗高血压药的患者，术前不应停用。如果术前病情不允许缓慢控制高血压，则术中不能施行快速降低高血压措施，因容易诱发脑缺血发作，可在术后进行合理治疗。

(3)术前血气分析以确定静息情况下的$PaCO_2$，据此作为麻醉中维持适宜$PaCO_2$的范围。

(4)不主张大剂量术前药，尤其是阿片类药，可用小剂量镇静催眠药。

3. 麻醉处理

(1)麻醉选择：与局麻相比，全身麻醉能更好控制影响脑血流(CBF)和脑氧耗($CMRO_2$)的因素。全麻药的选择根据术中和术后能维持满意的脑灌注压，颈动脉阻断期能降低脑缺血区的代谢率以及术后即刻对患者的神经功能反应能做出全面的评估。一般需联合应用才能达到上述特殊目的。

(2)麻醉诱导及维持：诱导可以应用硫喷妥钠或异丙酚，能快速降低$CMRO_2$；麻醉维持应用低浓度异氟烷、麻醉性镇痛药和中效非去极化肌松药联用施行平衡麻醉，可维持较浅麻醉，血流动力学较稳定，监测灵敏度较好。

(3)在颈动脉阻断中，如果监测证实脑灌注不满意，或置入分流存在困难，或置入分流不能纠正时，可用足量硫喷妥钠维持整个颈动脉阻断期的麻醉，保持EEG处于抑制状态，必要时用正性肌力药及血管收缩药对心血管功能进行支持。

4. 注意事项

(1)维持$PaCO_2$正常或稍低。高$PaCO_2$具有脑内窃血、增强交感神经活性、增加心肌氧需和诱发心律失常副作用。可施行低$PaCO_2$和中度低血压以降低CBF。

(2)预防和正确治疗低血压则仍是十分必要的。

(3)常规在颈动脉窦附近施行局麻药浸润，可有效预防手术刺激所致的突发性低血压和心动过缓。

(4)一定程度的血液稀释对脑缺血有利。

(5)当准备阻断颈动脉时，肝素抗凝，在完成颈动脉内膜剥脱后与缝合伤口前，使用鱼精蛋白部分逆转肝素的作用，一般不需要完全拮抗，部分抗凝可减少术后血栓形成的几率。

(6)术中常规监测心电图、食管听诊器、体温、SpO_2、$P_{ET}CO_2$及桡动脉直接血压和血气分析，以便及时发现突发性血压剧烈波动。

5. 术后并发症　术后最常见的并发症是血流动力学不稳定、呼吸功能不全和卒中，应及时寻找原因进行处理。

(秦培娟)

参考文献

1. Cottrell Young. 神经外科麻醉学．第5版．韩如泉，周建新，译．北京：人民卫生出版社，2012.

2. 王恩真．神经外科麻醉学．北京：人民卫生出版社，2000.

3. 邓小明，姚尚龙，于布为，等．现代麻醉学．第4版．北京：人民卫生出版社，2014.

4. 韩如泉，李淑琴．神经外科麻醉分册．北京：北京大学医学出版社，2011.

第五十二章 眼科手术麻醉

眼睛是主要的信息接收器官，其解剖精细、功能复杂。随着眼科治疗技术的进步，人们不仅需要眼科手术中镇痛，更不断追求安全、舒适、利于术后恢复。目前眼科手术患者年龄跨度大，手术种类繁多，不同类型的手术对麻醉的要求也不同。眼科手术的麻醉可选用局麻或全麻，局麻的患者要求能主动配合、镇痛完全；全麻要求眼肌松弛、眼球固定不动，适当控制眼内压，减轻或消除眼心反射和手术后麻醉恢复平稳。

第一节 与眼科麻醉有关的问题

一、眼内压

1. 定义 眼内压(Intraocular Pressure IOP)是眼内容物对眼球壁施加的均衡压力，简称眼压。其正常值为 10～21mmHg(1.33～2.8kPa)，高于 22mmHg 视为眼压过高。

2. 影响因素 眼内压波动主要受房水和血液的影响。房水是保持眼内压和运送氧、葡萄糖和蛋白质以营养晶体的主要系统，其总量约 0.3ml，其产生量增多或排出通道受阻均导致房水蓄积而使眼压升高。眼压大小同时受眼外肌肌张力、静脉压和动脉压等因素影响。眼内压升高可使眼内灌注压降低，减少毛细血管的血流，损伤视神经的功能，严重时眼内容物脱出、压迫视神经导致永久性视力丧失。

3. 麻醉和手术对眼压的影响因素

(1)眼球外部受压，如眼轮匝肌收缩、眼外肌张力增加、眼静脉充血、眶内肿物等。

(2)巩膜张力增加。

(3)眼内容物改变(晶状体、玻璃体、血液、房水)。

(4)其中房水循环、眼脉络膜血容量变化、中心静脉压、眼外肌张力与麻醉和手术的相关性最大。因此麻醉及手术过程要避免咳嗽、呛咳动作，并防止血压过高。

(5)对眼内压增高患者(如青光眼及眼外伤)应给 20%甘露醇 200ml 或乙酰唑胺 500ml 静脉注射。

(6)手术时压迫眼球、牵拉眼睑和眼上直肌或眼轮匝肌收缩，患者屏气、恶心呕吐、气道梗阻等，均能引起静脉压升高，从而引起眼内压升高。过度通气降低眼压。

(7)琥珀胆碱可使眼内压升高 6～12mmHg(0.8～1.6kPa)，并可持续 5～10 分钟，安定和利多卡因不能完全消除这种反应，可预先给予乙酰唑胺、普萘洛尔、小剂量非去极化肌松药等。

(8)氯胺酮可使眼内压轻度升高，也有报道表明 2mg/kg 氯胺酮静脉给予成年人并未明显升高眼压。

(9)氧化亚氮可引起眼内气体容积改变而影响眼压。其他常规静脉或吸入麻醉药物、肌松药物均不同程度降低眼内压。

(10)麻醉诱导时面罩加压不当也可使眼内压升高。

二、眼球的神经支配

眼球是受睫状神经支配的。睫状神经含有感觉、交感和副交感纤维。它又分为睫状长神经和睫状短神经。睫状长神经为第Ⅴ脑神经的鼻睫状神经的分支。睫状短神经发自睫状神经节。睫状长神经和睫状短神经组成神经丛，支配着虹膜、睫状体、角膜和巩膜状肌的运动。视神经(第Ⅱ脑神经)把感觉信号从视网膜传输到大脑。刺激副交感神经可引起瞳孔括约肌收缩,引起瞳孔开大,并同时伴有眼内压的升高。

三、眼-心反射

1. 定义 术中压迫眼球、牵拉眼外肌、眼窝内操作时,出现心率减慢、房室阻滞、交界性心律、二联律甚至一过性心跳停止,即眼-心反射。

2. 眼-心反射是由三叉神经传导的,反射弧:三叉神经眼支→三叉神经脑桥核→迷走神经背核→心率减慢,压迫眼球所引起的心脏反应要比牵拉眼肌少。

3. 高 CO_2 血症和低 O_2 血症都可加重这种反射,而且全麻比清醒多见,小儿比老人多见。

4. 预防及处理

(1)可用2%利多卡因2ml进行球后神经阻滞。有人认为球后阻滞不能有效地防止这种反射,甚至会加重之;通常剂量的阿托品肌内注射也无效。

(2)在手术操作前经静脉注射阿托品,剂量为麻醉前用药量1/2~2/3量。

(3)一旦发生眼-心反射,应密切观察其经过,轻者暂时中断手术即可缓解;重者或持续的心动过缓可经静脉给予7μg/kg的阿托品;一旦发生心跳停止,应立即实施心肺复苏术。

(4)预防性使用格隆溴铵(Glycopyrronium bromide)可用于有房室传导阻滞、迷走神经兴奋性增高或使用β-受体阻滞药的患者。因此眼科手术的患者应有心电监测,还要检查患者的通气情况,防止缺氧和 CO_2 蓄积。

四、眼科用药对麻醉的影响

1. 碳酸酐酶抑制剂 为降低青光眼患者的眼内压,长期服用碳酸酐酶抑制剂(如乙酰唑胺),可引起代谢性酸中毒和低钾血症,使用该药的患者术前应检查电解质,给予适当纠正。

2. 甘露醇 渗透性利尿药,可降低眼内压,作用维持5~6小时。心功能差的患者可能会发生心衰。

3. 苯福林 α-受体激动药,主要用于散瞳。使用其10%的溶液滴眼,全身吸收可引起严重的高血压,增加冠心病的心脏负荷,2.5%的较安全,但在某些心功能差的患者仍可引起严重的高血压。

4. 近年还有用β-受体阻滞药治疗青光眼。噻吗洛尔(Timolol)滴眼全身吸收后可引起心动过缓支气管痉挛和充血性心力衰竭。球丙甲氧心安(Betaxolol)是一种新型的治疗青光眼的药物,是 β_1-受体阻滞药。其全身作用很小,但在伴有阻塞性肺部疾患的患者仍可引起呼吸衰竭,禁用于有窦性心动过缓、充血性心衰、Ⅰ度以上房室传导阻滞、心源性休克和阻塞性肺部疾患的患者。

5. 毛果芸香碱和乙酰胆碱可引起瞳孔缩小,可用于治疗青光眼和虹膜炎,但可引起心动过缓、支气管痉挛和心衰。

6. 阿托品和东莨菪碱有散瞳作用,可用于检查眼底、验光配镜和虹膜睫状体炎的治疗。用量过大可引起心动过速、皮肤干燥、体温升高和激惹症状。

第二节 麻醉选择

一、术前评估

1. 注意有无并发症,患有眼病的老年人,常合并有心、肺及代谢方面的严重疾病,如肺气肿、喘息、高血压症、冠心病或糖尿病等,因此对患者的心肺功能应有充分的估计。

2. 小儿眼科手术常伴有先天性疾病。如先天性白内障的患儿伴有腭裂-小颌-舌下垂综合征(Pierre-Robin综合征)、苯丙酮尿症、马方氏综合征、半胱氨酸血症和眼脑肾血管瘤(Lowe综合征)。

3. 合并疾病

(1)眼脑肾血管瘤的患者常同时伴有肾损伤和智力障碍。

(2)骨疹患者也可出现白内障和青光眼,并常伴有血小板减少性紫癜、间质性肺炎、中枢神经系统疾病和充血性心力衰竭。

(3)白内障还可伴有其他综合征。无虹膜症的特点是患者几乎没有虹膜,可同时伴有高血压和肾胚瘤(Wilm's瘤)。

(4)先天性青光眼可伴有脑三叉神经血管瘤(Sturge-Wdber综合征),患者可出现抽搐和咽部血管瘤。

二、术前用药

应选择抑制恶心呕吐较好的吩噻嗪类药或氟

哌利多等，避免用易引起恶心呕吐的吗啡和哌替啶等，除狭角性青光眼以外，不应禁忌阿托品，东莨菪碱升高眼压的作用较弱，必要时可代替阿托品。狭角及广角性青光眼均避免用安定。

三、麻醉方法

1. 局麻　眼科手术多可在局麻下进行。其术后恶心呕吐的发生率较低，且可产生一定的术后镇痛作用。在局麻药中加入一定量的透明质酸酶可增加组织渗透，缩短局麻药的起效时间。

局麻时要注意：①局麻药滴眼有散瞳和使角膜混浊的作用，青光眼患者禁用；②球后神经阻滞应注意眼-心反射和误入血管引起局麻药中毒反应；③老年人白内障手术局麻药中所加的肾上腺素量以不引起肾上腺素反应为度；④为防止术中牵拉眼睑和眼轮匝肌收缩升高眼内压，可对眼轮匝肌施行局部浸润麻醉；⑤麻醉性镇痛药具有呼吸抑制和发生呕吐的危险，如果小心地小剂量分次用药，可使患者具有较好的镇静和镇痛作用，又可避免上述缺点。

2. 清醒镇静止痛　可用于眼科手术，达到患者安静不动，特别是紧张、躁动不能很好配合手术的患者或小儿，其优点为：①可与患者保持语言交流；②遗忘，消除焦虑；③止痛。

(1)成年人氟哌利多10μg/kg加芬太尼1μg/kg为首次量，仅以芬太尼0.008～0.01μg/(kg·min)静脉注射维持，该方法镇静好，但顺应性遗忘欠佳。

(2)咪达唑仑首次25～60μg/kg，0.25～1.0μg/(kg·min)维持，或异丙酚0.25～1mg/kg首次，0.06～0.3μg/(kg·min)维持。

(3)小儿还可采用氯胺酮400～500μg/kg首次，25～35μg/(kg·min)维持。

3. 喉罩通气全身麻醉

(1)眼科手术中麻醉医生远离患者，增加了麻醉中呼吸管理的困难。气管内插管是保证呼吸道通畅的可靠手段，但插管操作刺激较大，术中需较深的麻醉维持，术毕转浅时会出现呛咳和头部振动使眼内压升高，而且多数眼科手术不需要肌松药控制呼吸，但要求患者苏醒快而安全。

(2)喉罩不需使用肌松药，在保留自主呼吸的情况插入，操作简便，而且刺激小，但饱胃、肺顺应性低，有潜在气道梗阻和呼吸道分泌物过多者不宜使用。

(3)吸入麻醉诱导，经喉罩辅助呼吸特别适用于婴幼儿眼科手术。

4. 气管插管全身麻醉　对于急症饱胃的眼部创伤患者多采取气管插管全身麻醉。麻醉药物尽量选用不升高眼内压的药物。麻醉诱导、维持以及拔管过程中要求力求平稳，无呛咳及躁动，使用面罩位置得当，不压迫眼球。

第三节　几种常见眼科手术的麻醉处理

一、内眼手术

1. 多数的眼科手术需要良好的镇痛，而对肌松的要求不高。

2. 除了斜视矫正术、视网膜剥离修复术和冷冻术外，其他手术的疼痛很小。多数成人的手术可在局麻下完成，如青光眼、白内障、视网膜剥离修复术、角膜移植和修复术以及玻璃体切除术等。

3. 内眼手术时要求控制眼内压，以防止房水流出、脉络膜突然出血以及虹膜和晶状体脱出。眼球贯通伤时，眼内压轻微的升高就可引起眼内容物流出。这就要求患者安静。必要时可辅以一定量的安定、咪达唑仑或异丙酚等。

4. 全麻要选择对眼内压影响小的药物。可用非去极化肌松药泮库溴铵(0.08～0.15mg/kg)或维库溴铵(0.15～0.3mg/kg)。

5. 局麻常采用球后神经阻滞。球后神经阻滞最常见的并发症是球后出血，因此必须监测眼内压。如眼内压明显升高，要行侧眦切开以降低眶部压力。眼周围出血可表现为下联合部淤血，而不是眼球突出。

6. 虽然球后神经阻滞所给的局麻药量仅为2～3ml，但如不慎注入动脉可经颈内动脉逆行入脑，引起中枢神经兴奋和肌肉震颤等局麻药中毒反应。视神经鞘与蛛网膜下腔相连，局麻药误入视神经鞘可引起感觉迟钝和呼吸停止。

二、眼球外伤

眼球外伤的患者全麻时需注意两个问题：①控制眼内压，麻醉期间避免呕吐、呛咳和激动及药物等引起眼内压急剧的升高;②防止饱胃患者发生呕吐、误吸,尽量缩短诱导期。

三、其他问题

1. 小儿的手术常在全麻下进行。

2. 需注意的是所伴有先天性疾病。伴有脑三叉神经血管瘤的患儿可能会出现抽搐和口腔及咽部血管瘤。插管和拔管时应动作轻柔,以防碰破瘤体,导致大量出血,引起低血容量休克和误吸。如瘤体过大,不能行快速诱导,可行清醒插管。必要时可行气管造口。

3. 斜视矫正术是小儿眼科最常见的手术。斜视患者常伴有先天愚型(即 Down 综合征)、脑瘫及其他中枢神经系统功能障碍或有脑积水和脑脊膜膨出。斜视也可发生在早产儿视网膜病的各个阶段,也可因外伤性脑瘫引起,或是视网膜瘤和颅咽管瘤的眼部表现。有斜视修复时出现恶性高热的报道,应避免使用琥珀胆碱和氟烷。术中要牵拉眼外肌,眼-心反射的发生率较高,应予以注意。

4. 患者术后恶心呕吐的发生率很高。可在诱导时或手术结束前给予 5～75μg/kg 的氟哌利多可明显降低其发生。在手术前给氟哌利多的效果更好。

(秦培娟)

参考文献

1. 刘家琦. 实用眼科学. 第 3 版. 北京:人民卫生出版社,2010.
2. 邓小明,姚尚龙,于布为,等. 现代麻醉学. 第 4 版. 北京:人民卫生出版社,2014.

第五十三章　耳鼻喉科手术的麻醉

第一节　耳鼻喉科手术和麻醉的特点

一、解剖特点

1. 咽喉部是吸入空气与摄入食物的共同通道，会厌到声带的感觉神经来自迷走神经的分支喉上神经，声带以下的感觉神经来自喉返神经。

2. 由于耳鼻喉疾病本身及手术操作常可影响气道通畅，如血、分泌物、切除的组织碎片和咽喉部手术本身都可影响气道通畅。

3. 耳鼻喉科手术时术者和麻醉医生经常要共享同一气道，且麻醉医生常距患者的头部较远，因此在未能控制气道之前，严禁贸然使用肌松剂，在病理情况未明确之前，不应做清醒盲探插管。

4. 耳鼻喉手术时要仔细观察患者的血压、脉搏和呼吸等生命体征，同时进行血气分析、呼气末CO_2、脉搏血氧饱和度和心电图的监测，使患者的安全更有保障。

二、困难气道

病变累及气道时，影响气道通畅，增加气管插管的困难。

1. 已有气道梗阻的患者，如喉癌、会厌癌，患者在麻醉前即有明显呼吸困难时，不应给抑制呼吸的麻醉前用药，应在局麻下气管造口插管后再行全身麻醉。

2. 气管内插管虽能防止误吸，但是应注意手术操作时头颈位置变化（如垂头位或抬头位）容易使气管导管折曲、阻塞、脱出声门或插入过深。因此，对气管导管要妥善固定。

3. 如用无套囊导管时，需用纱条填塞导管周围防漏，有时血液及分泌物仍可能沿导管流入气管，在术中经胸部听诊监测或从螺纹管听取痰鸣声响，随时吸除血液及分泌物，手术结束时更应充分吸引，去除填塞纱条时要清点纱条数目，万一遗漏，拔管后可引起窒息。

4. 鼻咽部纤维血管瘤有时呈分叶状，可有部分瘤组织脱落至咽喉部，应在拔管前用喉镜明视下检查咽喉部，清除异物确保气道通畅。

三、术中出血的处理

1. 头颈部血运极其丰富，耳内及鼻咽部术野小，显露困难，操作深，不便止血，因此出血量较多。为减少出血可局部用肾上腺素，但在并用氟烷麻醉时，容易出现严重心律失常。

2. 表面麻醉加肾上腺素引起心动过速时，可静脉注射普萘洛尔 0.008mg/kg，局部改用苯福林。另外，为减少手术出血可采取颈外动脉结扎或控制性低血压等方法。

3. 如鼻咽纤维血管瘤手术时出血很多且急，控制性低血压可收到良好效果。中耳手术视野极小，特别是耳硬化症镫骨手术或手术切除镫骨换用修补物等。术野内极小量的出血也会影响手术操作。抬高头部可增加静脉回流，减少出血。现认为更满意的方法是行控制性降压。健康的年轻人的平均动脉压降到 8～10kPa，老年人至 10～12kPa 即可。

四、颈动脉窦反射的预防

在耳鼻喉科领域，进行颈外动脉结扎术、因恶性肿瘤施行颈廓清术、颈部淋巴结转移瘤摘除术，以及喉癌等手术，常因刺激颈动脉窦而引起颈动脉窦反射，出现血压急剧下降和心动过缓。该反射个体差异较大，老年人、动脉硬化的患者容易发生。甚至因结扎颈外动脉引起此反射，导致术后意识未恢复而死亡，应引起严密注意。一旦发生颈动脉窦反射可暂停手术，静脉注射阿托品或以局麻药阻滞颈动脉分叉部等处理。

第二节　常见耳鼻喉手术的麻醉处理

一、耳手术

耳部常行的手术是乳突切开术，鼓膜切开术或鼓室重建术。多为年轻，健康的患者。镫骨切除术常见于老年人，常在局麻下进行。显微耳科手术要求患者安静不动，选择静脉注射催眠药及短效的肌松药而不需要完全的肌松。吸入麻醉药具有良好的镇痛、镇静作用，并可产生一定程度的肌松。因术野狭小，即使一滴血也会使手术操作困难，头高10°～15°体位、使用吸入麻醉药时实施控制性低压，可有效减少渗血。中耳及内耳手术时间长，应在全麻下进行。常用静吸复合全麻，对某些原因造成咽鼓管阻塞者应注意吸入氧化亚氮的浓度不超过50%。在关闭中耳前应停止吸入氧化亚氮15分钟以上，并用空气冲洗耳腔。

二、鼻和鼻窦手术

慢性鼻窦炎行引流术的患者常为健康成人，可在局麻下进行。但要注意这样的患者通常有反应性气道疾病，使用某些可增加迷走神经兴奋性的药物可引起气管和支气管痉挛。恶性肿瘤的患者常伴有老年人其他系统的疾患，同时肿瘤可侵袭口腔和鼻腔，给全麻插管造成困难，必要时可行气管切开。鼻黏膜富含血管，术中出血量较大，且不易止血。头抬高15°～20°，使用控制性降压有一定的帮助。还可向鼻黏膜滴用可卡因减少出血。鼻窦手术结束时必须去掉咽后壁填塞的纱布，应在彻底清理咽部，患者清醒，气道反射完全恢复后拔管。

三、喉镜和支气管镜等检查的麻醉

1. 局部麻醉

(1)多数的声带息肉切除、声带活检、声带剥离和其他咽喉部的小手术可在局麻和表面麻醉下完成，可行喉上神经阻滞、舌咽神经阻滞和气管内注射局麻药。但要注意此部位黏膜的血管丰富，局麻药容易吸收入血，用量过大容易引起中毒。

(2)临床上常用支气管镜检查来诊断和治疗支气管和气管病变。在成人进行支气管镜检查时，一般表面麻醉即能满足检查要求。即使有呼吸困难，只要检查过程中尽快缩短操作时间，并给予适当供氧，亦能顺利完成。

2. 全凭静脉麻醉

常用于气管内异物取出：小儿常发生气管内异物，由于小儿常不能很好配合，多采用全凭静脉麻醉，经硬纤支镜通气孔高频喷射通气维持氧供。

(1)手术中占用呼吸道，气道控制难度大。麻醉诱导前应充分给氧，完善表面麻醉，常用1%丁卡因1ml环甲膜注射。

(2)氯胺酮有防止支气管痉挛作用又加深麻醉；异丙酚苏醒快，副作用小，均可酌情用于麻醉的诱导和维持。总之，麻醉不宜过浅，以利于放入支气管镜和减少心血管反应。

(3)在保留自主呼吸的情况下将支气管镜进入一侧肺或叶支气管后，将喷射通气的塑料导管接在支气管镜的侧孔持续给氧，此时应防止呛咳、屏气，同时严密监测SpO_2、BP和ECG，若出现SpO_2下降、心率减慢，应迅速将支气管镜退到主气管供氧，待平稳后再重新插入。

(4)取异物时应“快、稳、化整为零”，尽量在气管镜下吸净深部气道分泌物，确认异物取出后将气管镜退至主气管吸氧，必要时换插气管导管，维持呼吸。由于机械刺激，术后较长时间呛咳，严重者影响通气，应给予持续吸氧。

(5)为防止小儿气管镜检后发生喉水肿，镜检结束后静脉注射地塞米松5～10mg，并要密切观察、及时发现和处理喉水肿。

四、扁桃体摘除术的麻醉

扁桃体摘除术是耳鼻喉科常见的手术，手术虽小但出血和气道梗阻是对患者的严重威胁，应予以足够重视。

1. 成人扁桃体摘除术可在局部浸润麻醉下完

成。因局部血运丰富，局麻药内应加入少许肾上腺素，但切勿注入血管内。局麻后喉反射受到抑制，因出血急剧、量多，也有发生误吸窒息的危险。因此，麻醉前用药必须减少剂量。成人全身麻醉机会较少。

2. 小儿扁桃体摘除术

(1)如果腺体较大又无粘连，可采取挤切方法，挤切法速度快，但痛刺激强，患者难免恐惧。使用氯胺酮 0.2～0.3mg/kg 静脉注射可起到良好的镇痛作用。在此之前止吐药物如托烷司琼等可预防呕吐，术中应注意不要抑制保护性反射。

(2)若腺体小，粘连重时，必须在全麻下进行。应采取一般气管插管全身麻醉，导管以加强型气管导管为主，不易打折，易固定，麻醉多以静吸复合麻醉维持，也可选择全凭静脉麻醉。总之导管固定十分重要，因操作经常将导管拔出，所以要严密监测通气情况。

3. 梗阻性睡眠呼吸暂停

(1)长期上呼吸道梗阻可引起缺氧，导致肺动脉高压。

(2)扁桃体切除术可治疗该症，以减少上呼吸道的梗阻。伴有这种综合征的成人常较肥胖，喉部软组织肥厚，增加了窥喉的困难。

(3)即使术前患者呼吸道通畅，也应考虑进行清醒插管。在特殊情况下可能要行气管造口，以彻底解除梗阻。

(4)小儿梗阻性睡眠呼吸暂停常同时伴有先天性疾病，如下颌骨发育不良(如 Pierre-Robin 或 Treacher-Collins 综合征)，增加了维持气道通畅和插管的困难。

(5)气管导管易被开口器压住或扭曲，因此在放置开口器后要听呼吸音，观察气道峰压。在放置开口器时还可能发生脱管等意外。

(6)扁桃体切除中出血量较大，平均为 4ml/kg。必须认真进行监测，尤其是小儿。

(7)在手术结束时必须彻底清理喉部，拔管时患者应完全清醒。拔管后应将患者置于"扁桃体位"，即一侧头部低于臀部。这有利于血和分泌物从口腔引流，而不进入声门，引起气道梗阻和喉痉挛。

(8)扁桃体切除后的出血常是渗血不是快速出血。这些患者在发现出血前可能已吞入大量的血。行再次手术止血时可引起恶心呕吐、反流和误吸的发生。应选择清醒或快速插管，并有气管切开的准备。备好吸引器，随时清理咽喉部。患者麻醉后应插入胃管吸出胃内的血液或凝块，以减少术后恶心呕吐的发生。

五、全喉或部分喉切除麻醉

喉切除创伤大，范围广。部分患者伴有气道梗阻和喉解剖上的异常，给气管插管带来困难。全麻前先在局麻下气管造口，经造口气管插管，静吸复合麻醉，导管妥善固定，深浅应适宜，防止插入过深。术后更换气管造口专用导管。因这种导管不能与呼吸机相连，故必须拮抗残余肌松，自主呼吸恢复好，并吸尽周围的渗血和分泌物后行换管。

六、阻塞性睡眠呼吸暂停综合征(OSAHS)麻醉

阻塞性睡眠呼吸暂停综合征(obstructive sleep apnea hypopnea syndrome，OSAHS)指患者睡眠时周期性地出现部分或完全的上呼吸道梗阻，而部分的上呼吸道梗阻导致的低通气状态。由于此类患者围手术期潜在有发生上呼吸道梗阻的危险，且多伴有肥胖、高血压或心脏病，故不论所施行的手术是否与矫正 OSAHS 有关，该类患者应被列为麻醉的高危患者。

(一)OSAHS 的病理生理

1. 成人睡眠时由于肌肉松弛，舌后坠，可不同程度地使咽腔变窄。如果咽腔显著变窄，则吸气时因气流迅速通过腭垂、舌根和会厌，而产生鼾声和低通气状态。当咽腔壁肌肉完全失去张力时，咽腔塌陷，由于舌后坠，形成上呼吸道完全梗阻，出现虽用力通气、但无气流通过、无声音的窒息状态。

2. 窒息时间如超过 10 秒，就将引起低氧和高碳酸血症。睡眠结构的紊乱和反复发生的憋醒可致中枢神经系统的损害及自主神经系统功能紊乱，造成深睡不足，白天困倦嗜睡，晨起头痛，记忆力减退，个性和认知改变。

3. 睡眠时反复出现不同程度的低氧和高碳酸血症，可引起肺动脉高压、肺心病、高血压(晨起高血压、晚上临睡前血压较低，单纯的抗高血压药物疗效差，血压波动大)、心绞痛、心律失常，甚至夜间猝死。窒息时呼吸道负压增加，可引起轻度负压性肺水肿。缺氧刺激促红细胞生成素增高，可产生继发性红细胞增多症，使血液黏滞性增高，促发或加重血栓形成。

(二)OSAHS的诊断标准

1. 在睡眠过程中,间断的上呼吸道部分或完全阻塞,周期性发生的睡眠觉醒和低氧血症、高碳酸血症,心血管功能紊乱,白天嗜睡。

具体定义:成人于7h的夜间睡眠过程中,在努力通气的情况下,如呼吸气流停止(较基线水平下降≥90%),持续时间≥10秒/次;或者呼吸气流较基线水平下降≥30%,并伴有脉搏血氧饱和度(SpO_2)下降≥4%且持续时间≥10秒;或者呼吸气流较基线水平下降≥50%并伴有SpO_2下降≥3%或微觉醒,且持续时间≥10秒。当睡眠期间以上呼吸暂停和低通气每小时发作≥5次,即可以诊断OSAHS。

2. 目前多以多导睡眠记录(PSG)的结果作为OSAHS的诊断金标准,尤其是其中的指标:呼吸暂停-低通气指数(AHI),即睡眠中平均每小时呼吸暂停+低通气次数。其病情程度和诊断依据参照表53-1。

表53-1 2009年中华医学会耳鼻咽喉头颈外科学分会OSAHS病情程度和诊断依据表

OSAHS严重程度	AHI(次/h)	最低血氧饱和度SaO_2(%)
轻度	5~15	85~90
中度	>15~30	65~<85
重度	>30	<65

注:AHI为呼吸暂停-低通气指数,即睡眠中平均每小时呼吸暂停+低通气次数

OSAHS需要与中枢型睡眠呼吸暂停、甲状腺功能低下、肢端肥大症等疾病鉴别

(三)OSAHS患者的术前准备

1. 对OSAHS的严重性和其围手术期风险的评估 应根据临床印象(夜间打鼾、频繁体动、多次憋醒、白天嗜睡)和睡眠研究确定存在OSAHS的严重程度、致病原因,以及手术部位、创伤程度和术后镇痛等情况,来确定其围手术期风险,制定详细的麻醉、监测和术后镇痛方案。重度OSAHS患者接受手术,术后若需有效镇痛,必须明确告知患者、家属及手术医师,术后镇痛可能出现呼吸抑制,加重病情。

对于手术当日才进行的术前评估,并做出临床诊断或疑似的高危OSAHS患者,病情允许尽量推迟手术进行睡眠呼吸监测分析,以及接受必要的术前干预治疗。

2. 困难气道的评估

(1)OSAHS患者围手术期的最主要危险:

1)麻醉诱导后:插管困难、通气困难,甚至不能维持有效通气。

2)拔管后:腭咽成形术后咽喉部水肿,立即出现呼吸道部分或完全梗阻。

3)术后镇痛:镇痛药和(或)镇静药可加重原有的OSAHS,导致严重缺氧和高碳酸血症、脑缺氧性损害,甚至死亡。

(2)麻醉前需对OSAHS患者评估:了解有无困难气道;有无颜面部畸形,如小下颌畸形、下颌后缩畸形、舌骨位置异常等;有无上呼吸道解剖异常,如口咽腔狭小、扁桃体腺样体肥大、舌体肥大等,并注意结合Mallampati分级、直接或间接喉镜检查、影像学检查等结果综合判断。

(3)麻醉前准备:

1)精心设计气道处理方案。

2)了解双侧鼻腔的通畅情况。

3)准备好相应的气道管理器具(经鼻异型气管导管、视频喉镜、纤维喉镜、喉罩、特殊气管插管设备、紧急气管切开装置等)。

4)术前会诊充分的解释,让患者理解和配合可能要在清醒镇静状态下完成气管内插管。

3. 重要脏器功能评估 OSAHS患者病情越重,心、脑、肾等重要脏器受累的可能性与严重程度越大,围手术期的潜在危险也越大。应注意对心、脑血管系统(合并高血压、心律失常、冠心病及脑血管疾病等)、呼吸系统(呼吸储备功能下降,右心室肥厚、肺动脉高压等)和肾脏功能等受累的严重程度进行评估,同时进行相应的治疗,使受损器官达到较好的功能状态。

4. 术前用药 OSAHS患者对各类中枢抑制药均较敏感,术前应慎用。成人麻醉前用药可考虑静脉注射东莨菪碱0.3mg或长托宁0.5mg。应在已做好气管插管准备后应用镇静剂(如咪达唑仑或右美托咪定),可给予小剂量且需密切监测SpO_2和通气状态。

(四)OSAHS患者的麻醉

1. OSAHS患者行非OSAHS相关的矫治术 若病情允许可首选区域阻滞(包括局部浸润、外周神经阻滞或椎管内阻滞)如需合并给予镇静药,应严密监测患者的通气和氧合状态。注意区域阻滞复合深度镇静对OSAHS患者带来的危险远高于气管内插管全身麻醉。对于手术创伤大、操作复杂、出血多、伴有大量体液丢失及转移的手术以及对患

者呼吸、循环功能影响大的手术（如心、胸和神经外科手术），仍以选择气管内插管全身麻醉为宜。

2. OSAHS患者行腭垂腭咽成形手术（UPPP）应首选气管内插管全身麻醉。OSAHS患者均应考虑存在困难气道。

（1）清醒镇静经鼻插管：清醒镇静下经鼻气管插管，更安全且术野暴露清除。

1）选择患者感觉通气较好一侧的鼻腔（如两侧通气相同则以左侧为首选），实施完善的表面麻醉（鼻腔、口咽和气管内表面麻醉）。

2）导管应使用管径较细、质地较软的经鼻异型导管。

3）适时的伸屈颈部，旋转导管使导管斜面朝向咽后壁有利于其通过鼻道及减少组织损伤。

4）导管通过后鼻孔后，嘱患者闭口用鼻深呼吸，根据导管内的气流声，分次推进以接近声门，当气流声最大时，表明导管口已对准声门口，随即在吸气期顺势将导管送入气管内。

5）气管导管进入气管内的重要标志之一是导管末端骤然增大的呼气气流，以及患者可能伴随的呛咳反应。此时应立即推注丙泊酚使患者意识消失，连接麻醉机的呼吸回路和 $P_{ET}CO_2$ 监测，如有肺泡平台压力波形出现，即可肯定气管导管位置在气管内，然后方可根据手术需要使用非去极化肌松药。

6）遇经鼻气管插管困难时，应尽早使用纤维光导喉镜或气管镜引导。

7）清醒镇静：建议咪达唑仑（0.5～1mg）分次给药，保持清醒镇静水平，同时可辅助适量芬太尼（1mg/kg）或舒芬太尼（0.1μg/kg）。如患者使用镇静药后出现缺氧、挣扎、牙关紧闭，应立即给予丙泊酚、非去极化肌松药控制患者，同时使用视频喉镜或喉罩引导插管，尽快建立人工通气道，必要时应及时行快速气管造口（切开）术。切忌犹豫不决、抱侥幸心理等待患者苏醒。

（2）快速诱导经口插管

对行非OSAHS矫正手术、且无通气困难和插管困难的OSAHS患者，可行快速诱导经口插管，必要时配合使用先进的辅助插管设备，以确保患者麻醉诱导过程中的安全和舒适。

（3）快速诱导经鼻插管

在有条件且技术熟练的单位，对于行OSAHS矫正术，确保无通气困难的OSAHS患者，在借助纤维支气管镜下可行快速诱导经鼻气管内插管，以保证患者麻醉诱导过程中更安全和舒适。

（五）麻醉管理

1. 麻醉药物　全身麻醉时可选用起效迅速、作用时间短的强效吸入麻醉药（如七氟烷、地氟烷），静脉麻醉药（丙泊酚）和麻醉性镇痛药（瑞芬太尼），辅助中作用时间的非去极化肌松药维持麻醉。手术结束时，要确保患者及时清醒，各项反射恢复正常。

2. 呼吸道管理

（1）深度镇静需要确保呼吸道通畅，潮气量满意。OSAHS患者行OSAHS矫正术时可选择钢丝加强气管导管，但需注意开口器可能挤压气管导管，头部的移位也可能导致气管导管扭曲、移位。特别是气管导管出鼻孔处极易打折梗阻，表现为气道压明显升高，须及时与术者沟通，调整导管位置，共同管理好气道。手术中应持续监测 $P_{ET}CO_2$。

（2）OSAHS患者矫正术后，因麻醉药的残留作用、口腔内的分泌物、创面渗出、出血和水肿，导致拔管后发生气道阻塞的危险性很高，尤其是鼻部手术后局部包裹的患者，更应注意。必要时转ICU待过水肿期后拔管。

（3）拔管指征：①定向力完全恢复、对指令有反应（不可将患者不自主的活动如反射性地抓气管内导管、突然要坐起等误认为患者已完全意识恢复）；②呛咳和吞咽反射恢复；③神经肌肉传导功能完全恢复（$T_4/T_1>0.9$、抬头试验>5秒、VT>8ml/kg、最大吸气峰压<－625pxH$_2$O和 $P_{ET}CO_2$ <45mmHg）。以采用头高位，吸尽咽喉部的分泌物和残留血，且确保手术野无活动性出血后拔管；拔管时应准备好合适的口咽或鼻咽通气道，并做好面罩通气的准备。

3. 循环管理

（1）咽喉部的刺激和手术对交感神经系统影响最大，极易引起血压升高、心率增快及各种心律失常，术前高血压患者更为明显。

（2）气管内插管和咽喉部手术过程中，须保证足够的麻醉深度，必要时给予压宁定或尼卡地平、艾司洛尔等药控制血压和心率。

（3）瑞芬太尼能够有效控制手术创伤诱发的交感兴奋，有利于麻醉和术中血压和心率的平稳。但停止使用瑞芬太尼时，须及时给予患者有效镇痛，以防止麻醉恢复期患者躁动、血压升高和心率增快。

（六）术后保留气管内导管患者

1. 重症OSAHS患者，或轻、中度OSAHS患者但具有明显困难气道表现、接受咽颚成形术或联合正颌外科手术以及手术过程不顺利的患者，术后可能出血或发生气道梗阻的患者，均需保留气管内导管。

2. 带管在ICU或PACU治疗，直至患者完全清醒，并确保没有活动性出血、大量分泌物和上呼吸道水肿等情况下，在侧卧位、半卧位或其他非仰卧位下拔管。拔管后若有可能，应保持半直立体位。

3. OSAHS患者拔管后在PACU平均应停留3h以上。大多数严重并发症发生于术后2h内。如果拔管后出现呼吸道梗阻或低氧血症，在PACU或转入ICU至少应持续监测到最后一个上述不良事件发生后7h时。

4. 对术后返回病房的患者应常规进行24h监测，包括心电图、SpO_2和无创血压等，直至吸空气睡眠时SpO_2持续高于90%。

（秦培娟　唐玉茹）

参考文献

1. 刘进，于布为．麻醉学．北京：人民卫生出版社，2014.
2. 邓小明，姚尚龙，于布为，等．现代麻醉学．第4版．北京：人民卫生出版社，2014.
3. 刘进，邓小明．中国麻醉学指南与专家共识．2014版．北京：人民卫生出版社，2014.

第五十四章 口腔颌面外科手术的麻醉

第一节 口腔、颌面与整形外科手术麻醉特点及围手术期管理

一、口腔、颌面与整形外科手术麻醉特点

(一)麻醉医生远离头部操作

由于口腔、颌面部手术操作在头面部进行，麻醉医师无法近距离观察头面部情况，不利于气管插管全麻的管理。

(二)气管导管的固定要牢靠

口腔、颌面外科手术患者常常合并气道结构异常，且术中头位需多次变换，因此气管导管的固定非常重要，要求能够允许头位随意运动而不会使导管扭曲、折叠、滑脱及接口脱落等。

(三)应重视失血及防治失血性休克

整形外科手术历时较长，加上颌面部与颅内静脉均无静脉瓣，故术中渗血较多且又不易彻底止血，加强循环系统监测尤为重要，遇有重大手术和危重患者时，应在无创监测的基础上进行有创监测，如直接动脉压，中心静脉压和心输出量等。

(四)患者年龄跨度大

应熟悉小儿和老年人的解剖生理特点，选择适当的麻醉方法和监测手段，以保证麻醉和手术的安全。

(五)口腔、颌面及整形外科疾病的影响

口腔颌面部手术麻醉管理的关键在于保证气道通畅、维持确切有效的通气及防止术后气管导管拔出后窒息，所以麻醉的首要任务是设法建立通畅的气道。由于先天畸形或病理变化所致的气道解剖变异，常会发生气道梗阻和插管困难，常常需采用清醒气管插管。

1. 先天性面颌畸形　如小儿唇裂，腭裂，Pierre-Robin 综合征(腭裂、小颌、舌根下坠)；Treacher-Collins 综合征(小颌、颧弓发育不良、小口、后鼻孔闭锁)。

2. 颞下颌关节强直　多因 15 岁以下的儿童由于颞下颌关节领近的急性或慢性炎症扩散，侵袭到下颌关节，以致使上下颌间大量结缔组织增生，最后形成挛缩性瘢痕，导致进行性张口困难，使颞下颌关节强直，最后完全不能开口。

3. 颏-胸、颌-颈粘连　头颈部呈固定位置，头部极度前屈，喉头明显向前移位，气管被瘢痕牵拉向左或向右移位。口周瘢痕挛缩口裂缩小，颈部常被坚硬的瘢痕覆盖而无法行气管造口。这些都给麻醉诱导插管造成极大困难。

4. 口腔颌面部恶性肿瘤

(1)因肿瘤本身或因肿瘤已侵袭到咽、软腭、口底和翼腭韧带，不仅造成张口困难，麻醉后咽肌松弛可完全阻塞咽部气道。

(2)肿瘤若突起生长并已超过口腔中线，还会使喉镜放置困难，有时还容易损伤瘤体造成出血的危险。有的即使喉镜能放入口腔，也常因视线受阻而不能发挥其正常作用。

(3)当腭部肿物往鼻腔侧生长，或凸向口腔侧较大，舌根及口底肿瘤巨大时，气管导管经口腔、鼻腔均已无法进入声门。

(4)恶性肿瘤术后复发，需再次或多次手术时，前次手术造成颌骨区和面颊颈部软组织的大块缺损畸形和皮瓣转移后的瘢痕挛缩，使气管、喉头明显移位，颈部伸展和头部后仰严重受限。

5. 口腔颌面部外伤　由于颌面部血运丰富，伤后出血较多。软腭、咽旁、舌根、口底损伤极易形成血肿。鼻腔损伤血块容易阻塞鼻腔通气道，上颌骨或下颌骨骨折的变形移位可引起脱栓性窒息；口腔内积血及分泌物会流入咽喉腔，被误吸到气管内能继发吸入性窒息；合并颅脑损伤病员，重力关系发生的舌后坠

均能堵塞或缩窄咽喉腔，引起气道阻塞窒息。

二、麻醉选择及应用注意事项

随着麻醉药物和技术的发展，大多数口腔、颌面外科手术选择在全身麻醉下进行，全身麻醉安全性高，病患舒适性好。

（一）气管插管困难

1. 经鼻盲探气管插管术 适应证：经口腔插管有困难的患者，如张口受限、口腔有肿物阻塞，仰头受限，颞下颌关节强直的患者。

经鼻盲探气管插管的方法：

（1）合适的镇静药：过去常用安定、氟哌啶和芬太尼混合液静推，近来常用异丙酚与芬太尼的混合液达到镇静健忘的效果。

（2）完善的表面麻醉：插管前用1%丁卡因1ml加3%麻黄碱1ml混合液麻醉前反复滴鼻，1%丁卡因1ml环甲膜内注射，均可达到较好的表面麻醉的效果，患者可耐受插管不呛咳。

2. 经口腔盲探气管插管 适应证：要求口腔内插管或只能口腔插管，小口畸形，张口受限，口腔内外伤出血；上颌骨较大肿物或部分气道梗阻的患者；不能快速诱导的患者，常采用经口盲探气管插管。

这种插管方法要求表面麻醉完善，口咽部及环甲膜为重点，不需滴鼻。将插管插入至咽部，凭借呼吸音调整导管的位置至呼吸气流最大时插入声门；若导管尖部上提不够可借助管芯将管尖翘起，对准声门在患者吸气时将气管导管插入气管内。

3. 纤维支气管镜辅助气管插管术 适用于绝大多数正常气道和困难气道患者，插管前应进行充分的气道表面麻醉，插管过程中应用纤支镜专用通气管，或助手协助托下颌，能提供更好的视野，有助于提高插管成功率。纤支镜辅助气管插管对操作者要求较高，需要经过充分的训练，才能保证在临床上成功应用。

（二）麻醉中维持气道通畅

1. 对6个月以内的婴儿无牙齿，上下颌间缺乏支架，舌体大而肥厚与上腭紧贴，麻醉诱导中按成人常规托下颌，鼻咽部会与舌体贴合使通气受阻。只有根据具体情况轻柔适度托起一侧下颌或适宜深度放置小儿口咽导气管维持通气。

2. 口腔颌面部手术在气道或气道附近操作，有时会影响气道通畅。

（1）消毒后用无菌巾包裹头部时抬头前屈；小儿唇、腭裂手术肩下垫枕使头部后仰。

（2）置开口器时极易使气管内导管脱出。

（3）某些手术操作需患者头部转向对侧或取侧卧位时，应注意体位变体造成导管折曲。

（4）唇腭裂手术要及时吸除术野出血及咽后壁腔内残留的血液及分泌物，以防血液沿气管导管进入气管内。

3. 保证气道通畅的措施

（1）婴幼儿手术麻醉诱导应力争一次插管成功，并确定双肺呼吸音良好，然后再稳妥固定气管导管。

（2）术中避免反复移动变换头部位置，尽量减少或避免气管内导管对婴幼儿喉头的刺激，因为小儿声门黏膜下组织脆弱疏松，淋巴管丰富，轻微地摩擦损伤即可引起拔管后急性喉水肿。

（3）麻醉期间应密切注意导管脱出或意外割断的情况发生，与术者配合口腔内存留的弧度，使导管在气管内始终保持插入一定深度。脉搏测氧仪和二氧化碳测定仪有助于估计氧合和通气情况。

（三）术后拔管

1. 口腔颌面外科患者手术要完全清醒后才能拔除气管内导管，麻醉医师应制定一套策略来保证拔管时的安全。

2. 评估所有可能对患者拔管后的通气产生不利影响的危险因素（如不正常的精神状态或气体交换、气道水肿、分泌物不能排出和肌松残余作用）。

3. 理想的拔管方法应该是可控的，渐进的，一步一步且可逆的前提下拔除气管导管。对术后颌面部解剖位置改变的患者多需留置口咽通气道，个别需延迟拔管。

第二节 口腔颌面外科常见手术的麻醉

一、先天性唇、腭裂手术的麻醉

（一）麻醉前准备

做好口腔、鼻腔和全身检查，包括体重，营养状态，有无上呼吸道感染和先天性心脏病。应详细掌握血尿常规，电解质情况及胸部X线检查。

唇裂病儿体重>5kg，血红蛋白>100g/L，年龄>10周，白细胞计数<10×10^9/L，才是手术的良机。腭裂手术多在2岁以后，上述各项检查在正常

范围内才可实施。

(二)麻醉处理

1. 唇裂修复术的麻醉

(1)需在全麻下进行，选择经口气管内插管全麻的方法比较安全可靠。因术中创面渗血、分泌物一旦阻塞通气道，就会导致病儿呼吸气流受阻，缺氧、喉痉挛，误吸窒息，甚至心搏骤停。

(2)唇裂修复术病儿体重常小于15kg，术前30分钟肌内注射阿托品0.01～0.03mg/kg，可由父母将患儿抱入手术室行吸入麻醉诱导，入睡后开放静脉，继续静脉给予诱导药物行气管插管。

(3)此法的优点：①诱导迅速，病儿可平稳进入睡眠的麻醉状态，镇痛效果好，心律、血压较稳定；②麻醉用药对呼吸道黏膜无刺激，无肺部并发症，安全性好；③年龄＞2岁的病儿术中可持续泵入异丙酚和瑞芬太尼，术毕拔管后病儿清醒哭闹，各种反射均已恢复，是比较安全可靠的麻醉方法。但偶尔可见体质弱小，用药量偏大，术终尚有呼吸抑制及喉痉挛发生的病例，应予以注意。

2. 腭裂修复术的麻醉

(1)小儿气管导管应选择U形导管，将导管固定在开口器的凹槽下防止导管外脱，以避免脱管窒息的意外发生。

(2)行咽后瓣成形手术操作时，如果麻醉深度不够，容易引起迷走神经反射。故麻醉深度应控制得当，即达到抑制咽喉反射力度。

(3)腭裂咽后瓣修复术出血较多，应重视输血补液问题。小儿血容量少，每公斤体重70～80ml。6个月婴儿失血50ml相当于成人失血400ml，因此准确判定失血量并予等量补充。输血补液速度以不超过每公斤体重每小时20ml为宜，严防肺水肿。体质好的病儿失血量不超过血容量的10%～15%，也可根据具体情况输乳酸林格液10ml/(kg·h)。

3. 唇、腭裂修复术术中管理　术中监测心电图、血压、脉搏、体温和两肺呼吸音。还应采取预防喉水肿的措施，必要时静脉注射地塞米松0.2～0.4mg/kg。

腭裂术后拔管的注意事项：

(1)对腭裂同时合并有扁桃体Ⅱ度以上肿大，咽喉腔深而狭窄，瘦小体弱自控调节能力较差的病儿，应在气管导管拔出前先放置口咽通气管，用以支撑明显变小的咽喉腔通道通畅。

(2)维持腭裂患者术后的呼吸道通畅，要依靠口腔和鼻腔两个通道，切不可忽视任何一方。有时腭裂同时修复鼻畸形后用碘仿纱条包绕胶管以支撑鼻翼，固定支撑鼻翼的橡皮膏不应封闭鼻腔通气道。

(3)随着手术结束时间的临近，麻醉应逐渐减浅，以便确保患者迅速清醒拔管，缩短气管导管留置在气管内的时间。

二、颞下颌关节强直患者的麻醉

(一)麻醉前准备

1. 颞下颌关节强直患者几乎全部需要清醒经鼻气管内插管或行气管造口插管，因此术前必须作好患者细致的解释工作，取得患者的信任与合作，为清醒插管作准备。

2. 对有仰卧位睡眠打鼾甚至憋醒的患者禁用吗啡等抑制呼吸的药物作为麻醉前用药。

3. 选择气管导管内口径大，管壁薄的导管为宜。条件允许时可参考X线片气管口径，选适当口径弹性好的附金属螺旋丝的乳胶导管。

4. 备好气管造口的器械，做好应急准备。

(二)麻醉处理

1. 颞下颌关节强直患者需实施颞下颌关节成形术同时矫正小颌畸形。须在全麻后下颌松弛，无痛状态下才能顺利进行，因此多采取经鼻插管的气管内全身麻醉。

2. 为保证安全应采用清醒插管，但对完全不能张口的患者表麻很难完善，加上患者紧张，肌肉松弛不佳，咽喉反射敏感，故患者异常痛苦。为此，最好选择浅全麻状态下，配合表面麻醉保留自主呼吸行气管内插管。

3. 由于喉头位置高，下颌后缩畸形，插管时导管不易达到声门高度。因此，在导管接近声门附近时应根据呼吸气流声判断导管位置，调节头位及导管位置，以期接近声门口。如估计导管在声门左侧，可将头转向右侧，导管也往右侧旋转。若想抬高导管前端高度可使患者头极度后仰，导管前端可随之抬高，头低导管可往下后方调整。

4. 如患者喉头过高，多次盲探插导管均入食管，可将导管留置在食管内，经另一侧鼻孔再插入更细的导管，沿留在食管导管的表面滑入声门，即所谓双管盲探气管内插管法。亦可采用纤维支气管镜气管内插管。一旦插管成功，麻醉可用全凭静脉复合麻醉维持。

5. 颞下颌关节成形术虽然缓解了关节强直，但下颌后缩畸形不能立即解除，舌后坠仍可能发生，致使拔管意外。因此，拔管时应遵守几条原则：①麻醉必须完全清醒；②口腔及气管导管内分泌物必须彻底吸净，特别对口内有创口的患者；③拔管前静脉注射地塞米松；④拔管前备好口咽通气道；⑤必要时应备好气管造口设备，以防拔管后气道梗阻行紧急气管造口。

三、口腔颌面部恶性肿瘤根治术的麻醉

(一)麻醉前准备

1. 因患者多为中老年人，所以术前对心肺肝肾等功能应作充分了解，以正确判断患者的全身情况和耐受麻醉及手术的能力。

2. 了解张口程度(正常 4～6cm)，口内肿瘤大小，所处的位置是否影响喉镜置入和气管导管能否顺利通过声门；恶性肿瘤复发再次手术时还要了解气管是否有移位，颈部伸展和头后仰是否受限，根据上述情况综合分析判断，以选择适宜的麻醉诱导方法及插管途径。

3. 肿瘤已影响气道通畅，麻醉前慎用镇痛、镇静药以免呼吸抑制。

(二)麻醉处理

1. 口腔颌面部恶性肿瘤联合根治术范围包括：舌(颊部、口底组织)、上或下颌骨切除和颈部淋巴结根治性清扫。

2. 麻醉不但要确保气道通畅，且要下颌松弛，镇痛完善，麻醉深度足够并保持血流动力学平稳。同时防止颈动脉窦反射和自主神经功能紊乱，术后苏醒快。因此，必须采取气管内全麻。

3. 因手术操作涉及口腔，故经口腔插管不仅会影响手术操作，更不便于导管固定，因而采取经鼻腔气管内插管较稳妥。

4. 舌体，口腔颊部，腭部肿物尚未超过中线，张口属正常，头后仰不受限者可行快速诱导插管；舌根部、口底部，软腭部恶性肿物生长已侵袭或已压迫气道、张口轻度受限或癌肿术后复发需再次手术时气管已有移位、头后仰有受限的患者需行浅全麻下，保留自主呼吸经鼻盲探或明视插管。

5. 如舌根及口底巨大肿瘤已阻挡声门而无法实施插管操作时，应先行气管造口然后再经造口插入气管导管。目前多选用静脉复合麻醉，吸入 N_2O-O_2，安氟醚或异氟烷以补不足。术终能尽快清醒。

(三)术中管理

1. 术中监测血压，脉搏，呼吸，心电图，血氧饱和度和尿量。

2. 应注意患者体位和头位变动而影响气管导管通畅和头部血液循环。颌面部和颅内静脉均无静脉瓣，如果头部位置不当，患者头颈、颜面部静脉回流障碍，面部及眼球结膜会发生水肿，颌面部术野渗血增加，血色呈暗红。处理不及时将会使颅内压增高。因此应及时调整头位，使颈部充分舒展，改善头颈部淤血状态。

3. 上、下颌骨病灶切除时，出血多而急剧，为减少出血和维持血流动力平稳，在无禁忌证的情况下可行控制性降压。老年人对低血压耐受性低，因此降压幅度不宜过大，时间不能过长，术野出血要及时补充。

4. 对于双侧颈淋巴结清扫的病例应注意脑静脉血回流及有无颅内压升高，慎防脑水肿引起的昏迷。颈廓清手术偶尔可发生纵隔气肿或胸膜损伤而致张力性气胸，必须予以有效处理。

5. 舌颌颈联合根治术，一侧下颌骨体部切除或下颌骨矩形切除，尤其是下颌骨超半切除术，其口底肌肉组织与颌骨间离断后，舌体会因失去下颌骨的牵拉和支持而容易发生舌后坠，舌及口底组织被切除后损伤的创面水肿及转移皮瓣组织修复部位包扎压迫止血，使舌体的自如活动能力和范围严重受限，咽喉腔间隙明显变窄。临床上观察联合根治术的病例，清醒后拔管仍有窒息发生。而且窒息不一定发生在拔管当时，待数分钟后假道消失就会造成气道梗阻-延迟窒息发生，故可采用延迟拔管方法。

6. 术毕患者清醒并对指令能正确反应，循环稳定，呼吸正常；呼吸频率＞14 次/分，潮气量＞8ml/kg，分钟通气量＞90ml/kg 可拔除气管导管。

四、口腔颌面外伤与急症手术患者的麻醉

(一)麻醉前准备

1. 全面细致的了解病史和临床检查指标，特别是颌面部创面的范围及损伤程度。

2. 了解有无危及生命的气道梗阻或潜在的危险，及时清除口腔、鼻腔内的积血、凝血块、骨折碎片及分泌物、将舌体牵拉于口腔之外。放置口咽或鼻咽通气管等，并应即刻建立通畅的气道。如上述处理气道梗阻仍不能缓解，可采用自制环甲膜喷射通气套管针做应急处理。

具体操作方法：先行环甲膜穿刺表麻，然后置

入长 8cm 带硬质塑料的套管针,(可用 16 号静脉穿刺套管针改制弯成 135°,适宜总气管走行的弧度)穿刺成功后将其塑料外套管留置于总气管内 6cm 深度,退出针芯,接通(喷射)呼吸机供氧。喷射通气压力为 1.25kg/cm²,常频通气后即可开始麻醉诱导。

3. 对外伤时间较长的病例,应特别注意有无严重出血性休克或休克早期表现,包括口腔急症颌骨中枢血管的突发性大出血,急剧、呈喷射状,处理不及时患者很快进入休克状态,甚至发生大出血性心跳停止。因此尽早建立静脉输液通道补充血容量是抢救成功的关键一环。

4. 注意有无合并颅脑、颈椎骨折或脱位、胸腹脏器损伤等,如果有明确诊断可同步处理。

5. 了解患者进食与外伤的时间,创伤后胃内容排空时间显著延长,麻醉诱导插管时应采取相应措施,防止误吸发生。

(二)麻醉处理

1. 对口内及颌面部软组织损伤范围小的,手术可在 1 小时之内完成,患者合作,呼吸道能保持通畅者,可在局麻下实施。

2. 小儿及成人有严重的口腔颌面部创伤,即下列情况之一的均应采取气管内插管全麻方法:

(1)面部挫裂伤合并面神经,腮腺导管断裂;需行显微面神经吻合,腮腺导管吻合。

(2)面部挫裂伤合并上或下颌骨骨折,行骨折固定。

(3)口腔颌面损伤合并气管、食管或颈部大血管损伤,颅脑、脑腹脏器损伤。

(4)头皮及面部器官(耳鼻、口唇)撕脱伤需要行显微血管吻合回植手术者。

3. 麻醉诱导和插管方法选择

(1)婴幼儿舌体肥大,口内组织损伤后由于出血、水肿使原来较小的口腔变得更小,而手术恰在口内操作,因此首选经鼻插管。

(2)婴幼儿气管细,气管导管过细会影响通气,婴幼儿鼻黏膜脆弱血管丰富容易造成鼻出血。因此对舌前 2/3、牙龈、硬腭损伤的病员可经口腔插管并固定于健侧口角部位。

(3)对腭垂、软腭口咽腔深部损伤需行经鼻插管或者口腔插管的患者。插管前用 2%麻黄碱数滴分次点鼻,收缩鼻黏膜血管以扩大鼻腔通道空间,导管前端应涂滑润剂。

(4)只要管径粗细合适,操作动作轻柔,一般不会有鼻黏膜损伤及鼻出血现象。导管选择 F16～20 号,术中充分供氧,有条件监测血氧饱和度,防止通气不足。

4. 4 岁以上患者无异常情况均可采取快速诱导,根据手术操作需要经口或经鼻腔明视插管。估计术毕即刻拔管会发生上呼吸道梗阻窒息者应长时间留置导管,首选经鼻气管内插管。

5. 下列情况应首选清醒插管较为安全:

(1)伤后已发生气道梗阻并有呼吸困难。

(2)颌骨颏孔部骨折常伴有严重错位,不仅造成张口困难,且有口底变窄,声门被后缩的舌根阻挡。

(3)上或下颌骨骨折致口内外相通,致使面罩加压给氧困难。下颌骨骨折连续性中断或有错位时,若经口置入喉镜,骨折断端有切断血管和损伤神经的危险性,应尽量采用盲探经鼻腔插管。

6. 口腔颌面部外伤患者术毕清醒即可拔管。但估计拔管后可能发生急性气道梗阻,又不能强行托下颌骨时,应留置气管导管延迟拔出。

五、术后常见并发症及预防

1. 呼吸道梗阻　常见的术后呼吸道梗阻原因及预防如下:

(1)出血、误吸、喉头水肿或术后解剖位置的改变。手术结束前应用激素预防水肿,术后密切观察,必要时重新气管插管。

(2)口腔内出血,可以造成血液直接误吸入呼吸道或血块阻塞呼吸道。手术后应在没有明显渗血的情况下,吸尽口腔内的血液分泌物后再拔管。

(3)Treacher-Collins 综合征或 Robin 畸形,行咽成形修复术后咽喉腔变窄明显,尤其是年龄小,体质差,适应能力低下的病儿,拔管前应常规放置口咽导管,吸出分泌物,直至咽反射强烈,耐受不住时再拔出。

(4)对舌根及口底组织广泛切除或双侧颈淋巴结清扫患者,术后颈部包扎敷料较多,可在拔管前放置口咽导管协助通气。

(5)口腔颌面部外伤,同时有上或下颌骨骨折,舌及口底,颊黏膜组织严重撕裂伤,出血、软组织水肿明显使口咽腔变窄,舌体程度不同的失去了正常活动能力,应考虑留置导管延迟拔出。

上述手术术后防止气道阻塞的最有效、最安全的措施是预防性气管造口。但是为了颈部转移皮瓣的成活和免遭感染,临床常以延迟拔除气管内导管方法保证呼吸道通畅。待舌及口底黏膜组织水肿减轻，咽喉间隙增大，舌体在口内活动及外伸1.0cm以上，再在引导管协助下试行拔管。

2. 咽痛及咽喉部水肿 口腔、颌面及整形外科手术时间长，气管插管放置时间长，手术操作又在头部，头部位置不稳定，气管插管与气管黏膜总处于摩擦状态，咽喉部水肿和损伤明显，术后患者明显咽痛。因此，口腔、颌面部手术患者术中应常规应用激素，（氢化可的松100mg静滴或地塞米松5～10mg静脉注射），术后应尽早开始雾化吸入可预防术后咽喉部水肿。

（丁泽君）

参考文献

1. 艾登斌．简明麻醉学．北京：人民卫生出版社，2004.
2. 邓小明，姚尚龙，于布为，等．现代麻醉学．第4版．北京：人民卫生出版社，2014.
3. 吴新民．麻醉学高级教程．北京：人民军医出版社，2014.

第五十五章 颈部、胸壁手术的麻醉

第一节 颈部手术麻醉

颈部手术部位有丰富的血管、神经丛、气管及甲状腺，病变的部位常对机体全身功能有影响。

一、颈部手术麻醉特点

(一)对呼吸功能的影响

颈前部巨大肿瘤可压迫气管而致呼吸道部分阻塞，麻醉后由于肌肉的松弛，会加重这种压迫。另外，由于手术操作会对气管产生牵拉、压迫，可影响正常的通气功能，还可诱发喉痉挛及支气管痉挛，甚至引起喉和气管水肿。

(二)对循环功能的影响

颈部大血管多，手术中出血的可能性就大；颈部静脉系统压力低，损伤后有空气进入引起气栓的可能。颈动脉分叉处有颈动脉窦，手术操作刺激此处常会导致严重的反射性的心血管反应。

(三)颈部神经损伤或阻滞后的影响

颈部手术常牵涉颈交感神经节、喉上神经、喉返神经，出现霍纳综合征、声音嘶哑甚至呼吸困难。

二、颈部主要手术的麻醉管理

(一)颈动脉手术的麻醉

1. 颈动脉手术通常选择气管插管全麻。麻醉深度要足够，尤其当操作刺激颈动脉窦时，应警惕反射性的心血管反应，可引起心动过缓和血压下降。治疗包括停止挤压，静脉使用阿托品，必要时可用利多卡因行局部浸润麻醉。

2. 在切开颈部大的静脉时可发生空气栓塞，根据呼气末 CO_2 分压突然下降，并伴有血压下降做出诊断，同时患者应立即给予100%的氧，创口应用液体覆盖。用正压通气可减少气栓。

3. 当手术需要阻断颈动脉，应掌握时间不超过20分钟。并且应监测脑血流量及神经功能的改变。

(二)甲状腺手术的麻醉

1. 甲状腺功能亢进症手术的麻醉

(1)术前准备：甲亢患者术前准备十分重要，作为麻醉医生应重点访视：①控制甲状腺激素（T_3、T_4）于正常水平，可通过服用丙硫氧嘧啶和碘化钾液使腺体变小、变硬；②基础代谢率不高于正常值的20%；③控制心血管症状：术前服用β-受体阻滞药，控制心率，术前心率不超过90次/分。

(2)麻醉选择：气管插管全麻用于甲亢患者较为安全，可以解除术中因清醒而出现的焦虑，常采用静脉（异丙酚、阿片类麻醉药、咪达唑仑）复合吸入麻醉药（恩氟烷、七氟烷、地氟烷、N_2O 等），常规应避免使用能增快心率的药物，如氯胺酮、阿托品。麻醉用药量要大，防止因麻醉过浅而出现心血管的不良反应。

(3)甲状腺危象的处理：①主要对症处理控制心血管的反应，可应用β-受体阻滞药艾司洛尔或钙通道阻滞剂；②降温，常选用体表降温法；③应用大剂量的肾上腺皮质激素；④镇静，可通过静脉注射氟哌利多、咪达唑仑等。

2. 甲状腺肿瘤手术的麻醉　术前应重点评估甲状腺病变对气道的影响，是否累及气管，有无神经和血管压迫，以此来指导麻醉诱导方法的选择。如病变明显累及气道，可采用表麻下清醒纤支镜引导插管。

3. 颈部肿瘤手术麻醉

(1)患颈部肿瘤的患者多为老年人，且长期吸烟和酗酒，常伴有慢性阻塞性肺疾病，高血压，冠状动脉疾病。因吞咽困难，食欲差，通常营养状况较差，甚至有恶病质状态。术前看患者时应注意这些情况，并进行术前气道的检查。

(2)已行放射治疗的患者在进行颈部根治手术时可能发生大出血和气道梗阻。

(3)颈部手术术前应进行直接或间接喉镜检查。如没有气道受压，可行静脉诱导，然后用直接喉镜进行插管。有气道受压时应行清醒插管，在严重气道受压的情况下，在全麻诱导前应在局麻下行气管造口。

(4)应注意在全麻插管后可出现气道梗阻或梗阻加重，因此麻醉诱导前就应给患者吸入纯氧，以保证在气道梗阻时患者有一定的氧代偿能力。

(5)颈部手术恢复期间的问题包括气胸、因颈部伸展受限或血肿而引起的气道不畅以及喉镜检查后出现的发声困难。

第二节 胸壁手术的麻醉

不进入胸腔的手术如乳腺手术、胸壁手术(外伤、结核、肿瘤等)都属于此类。

麻醉选择：根据手术的种类、范围、时间的长短、患者的身体情况、麻醉设备的条件而选择局部麻醉、硬膜外或全身麻醉。如行乳腺手术，表浅的小良性肿瘤可选择局麻；若为乳癌根治或隆胸术，以往常选择硬膜外麻醉，胸2～3向头端置管，注入1%利多卡因、0.25%布比卡因或罗哌卡因，既不抑制呼吸，又可达到满意的麻醉平面，近年来随着人们对麻醉安全和舒适性要求的不断提高，气管内插管全麻已成为主流的麻醉方法。麻醉中密切监测血压、呼吸、脉搏、脉搏血氧饱和度。

(丁泽君)

参考文献

1. 艾登斌. 简明麻醉学. 北京：人民卫生出版社，2004.
2. 邓小明，姚尚龙，于布为，等. 现代麻醉学. 第4版. 北京：人民卫生出版社，2014.

第五十六章 腹部手术的麻醉

腹部及会阴部疾病，临床最为常见，手术及麻醉的数量也最大。与其他手术的麻醉原则一样，最重要的是保证患者安全、无痛及舒适，还要保证手术的最佳操作条件，包括腹腔肌肉松弛良好，抑制腹腔神经反射等。

第一节 腹部疾病的病理生理

一、胃肠疾病的病理生理

1. 胃肠道疾病引起严重病理生理改变的为胃肠道梗阻或穿孔。如幽门梗阻时由于呕吐不能进食，造成脱水及营养障碍，且丢失大量胃酸，可导致碱中毒。

2. 肠梗阻时由于呕吐及大量体液向肠腔渗出，造成严重的水和电解质丢失，血容量减少及血液浓缩等改变。因肠壁通透性增加，肠腔内细菌容易进入门脉及腹腔，造成泛发性腹膜炎，如休克降低单核-吞噬细胞系统功能，更容易引起败血症性休克及代谢性酸中毒，均要求迅速手术以解除病因。

3. 胃肠道穿孔或损伤，胃肠内容物进入腹腔，化学性刺激和细菌感染可引起腹膜炎。溃疡病穿透血管壁还可发生严重出血，导致低血容量性休克。

4. 以上均要求急诊手术及时进行麻醉处理，麻醉的危险性及并发症发生率要明显增高，术前麻醉医生应在短时间内对病情作出全面的估计和准备，以选择适当的麻醉方法及术前用药，确保患者安全和手术的顺利进行。

二、胆道疾病的病理生理

1. 胆道系统的梗阻、感染或出血均需手术处理。

(1)胆总管或肝管梗阻时，胆汁逆流进入血液，能刺激神经系统，使机体出现一系列中毒症状，如皮肤瘙痒、抑郁疲倦、血压下降、心动过缓，甚至昏迷。由于胆管梗阻，胆管内压力升高，胆管扩张，可出现心律失常、血压下降。如胆管内压力超过30mmH_2O(2.9kPa)时胆汁分泌就会停止。若感染并发化脓性阻塞性胆管炎，极易导致严重感染性休克。此时切开胆总管降低胆总管内压力，血压常很快恢复。

(2)胆囊或胆道穿孔或损伤，胆汁进入腹腔可造成化学性或感染性腹膜炎，大量体液(主要来自血浆)渗入腹腔内，严重者可达全身血容量的30%，使病情急剧恶化。此时需大量输血、血浆代用品及液体。

2. 胆道出血常由感染、肿瘤或损伤引起，病情复杂，既有大量出血，又并发黄疸或感染，且止血困难。

3. 胆道有丰富的自主神经分布，牵拉胆囊或胆管可引起反射性冠状动脉痉挛导致心肌缺血缺氧，甚至心搏骤停。胆道内压力增高或作T形管冲洗时注射液体过快也可出现心律失常、血压下降。一般注射阿托品有减轻这种反射的作用。

三、门脉高压症的病理生理

1. 门脉高压症多并有严重肝功能障碍，并导致严重贫血、低蛋白血症和腹水，同时多并发凝血因子的合成障碍、毛细血管脆性增加及血小板减少等因素造成的出血倾向，均增加手术的危险性。

2. 术前必须进行系统治疗，包括休息，高糖、高蛋白及高维生素饮食，输少量新鲜血或人体白蛋白，以改善贫血和低蛋白血症，使血红蛋白达到

80g/L以上，血浆总蛋白和白蛋白分别达到60g/L和30g/L以上，同时输新鲜血还可纠正出血倾向。

3. 肝硬化腹水的患者常伴有水钠潴留而限制钠盐摄入，反复抽吸腹水皆可导致水及电解质紊乱，术前也需纠正。一旦并发大出血需急诊手术时，更要同时补充血容量及电解质，并保护肝脏功能。

四、胰腺疾病的病理生理

1. 胰头癌和十二指肠壶腹癌常要行胰十二指肠切除术，其特点如下：

(1)术前皆有严重梗阻性黄疸、体质衰弱及营养不良，并伴有肝功能障碍。

(2)手术侵袭范围广、时间冗长、术野渗出较多及血浆和细胞外液丢失严重，容易导致循环血容量减少、血液浓缩。必须输血输液，维持循环稳定，保护肝肾功能。

(3)部分胰腺切除，应给予阿托品抑制胰腺外分泌及20万单位抑肽酶静滴抑制蛋白分解酶的分泌。

(4)全胰腺切除还应根据血糖给予胰岛素。

(5)合并糖尿病者，应避免使用乙醚等使血糖升高的麻醉药。

(6)术中可用果糖、山梨糖醇或木糖醇补充糖液，并测试血糖及酮体，使血糖维持在150～200mg/dl(8.4～11.2mmol/L)。必要时给胰岛素。

2. 急性坏死型胰腺炎引起呕吐、肠麻痹、胰腺出血和腹腔内大量渗出。

(1)脂肪组织分解形成的脂肪酸与血中钙离子起皂化作用，引起血清钙偏低，要补充一定量钙剂。

(2)脂肪组织分解还可释放出一种低分子肽类物质，称心肌抑制因子(MDF)，有抑制心肌收缩力的作用，使休克加重。

(3)由于腹膜炎限制膈肌运动，血浆蛋白丢失使血浆胶体渗透压降低，容易导致间质肺水肿发生，使呼吸功能减退，甚至出现呼吸困难综合征。

(4)肾功能障碍也是常见并发症，可用甘露醇或呋塞米进行预防。

五、肝脏疾病的病理生理

肝脏是体内最重要的代谢器官，具有重要的产热功能，是各种药物、毒素等代谢的场所。肝脏肿瘤、损伤及各种原因引起的晚期疾病均可能需肝叶或肝部分切除手术治疗。肝组织的血液丰富，手术中易出血，而止血多较困难，常要阻断肝脏循环，常温下不得超过20分钟，低温麻醉可延长肝脏对缺氧的耐受时间。

第二节 麻醉前准备

一、病情估计

1. 首先应了解腹部疾病的体液改变，腹部手术的患者，尤其是急诊手术的患者，术前常有严重的血容量丢失，除了禁食及不感蒸发失水外，还有术前清洁洗肠、呕吐、腹泻、发热、腹腔内或肠腔内渗出及失血等。

(1)如肠梗阻时体液潴留在肠腔内有时达几升；胆囊穿孔腹膜炎，体液渗出严重者可达全身血容量的30%；急性坏死型胰腺炎的患者体液丢失更为惊人，发病后2小时血浆损失可达33.3%左右，6小时后达39%。

(2)手术创伤及受侵袭的脏器表面水肿等也使大量功能性细胞外液进入第三间隙，所以腹内手术时体液和血液的丢失常造成血容量显著减少。均需要根据血压、脉搏、尿量、血细胞比容及中心静脉压，及时补充液体并纠正电解质及酸碱平衡紊乱。所以麻醉前必须访视患者，复习病历及各项检查结果，正确估计病情。

2. 意识障碍多是病情严重的表现，常因严重高热、脱水、低钾血症、重度黄疸及休克所引起，如表现兴奋、躁动不安及神志淡漠等。接近昏迷者，麻醉和手术的危险性更高。

3. 长期消耗的患者多表现消瘦、脱水、贫血及低蛋白血症，应给予营养疗法，以增强对麻醉和手术的耐受力。

4. 梗阻性黄疸病的黄疸指数超过80单位，手术极为危险。择期手术应争取先用经皮经肝胆管穿刺引流术(PTCD)或胆囊造瘘引流，使黄疸指数控制在80单位以下再行彻底手术较为安全。

5. 门脉高压症患者必须检查肝功能及出凝血时间、凝血酶原时间等与凝血功能有关的检查，并结合临床估计病情。肝功能严重障碍、血清白蛋白明显降低者，手术死亡率极高。术前准备应先改善全身状况，控制腹水的产生，提高血浆白蛋白至25～30mg/L、降低血清胆红素在10～15mg/L以下，凝血酶原活动度高于40%～50%等条件，再行手术为宜。

6. 急诊患者常伴有低血容量及电解质紊乱。根据神志、血压、脉搏及尿量等，首先判断有无休克。并检查血细胞比容、血清钾、钠、氯及动脉血气及pH以判断脱水、电解质及酸碱平衡紊乱的程度。争取在麻醉前开始治疗，低血容量休克一经诊断，应立即输液扩充血容量，尤其是失血性休克更应快速输液，并准备输血。同时必须尽快开始麻醉，绝不能片面强调抗休克而延误病因根治手术。

二、麻醉前用药

有肝功能障碍者禁用吗啡和氯丙嗪等药物。胆道疾病，尤其并发黄疸者，迷走神经过度兴奋，麻醉前必须给予足量阿托品以抑制其兴奋性，防止麻醉中迷走神经反射的产生。有胆绞痛者避免应用吗啡，以免使Oddis括约肌痉挛。精神紧张者可给氟哌啶或安定等安定镇静类药物。休克患者仅在全麻诱导前经静脉注入阿托品0.2～0.5mg即可。

三、麻醉开始前准备

1. 饱胃、上消化道出血及肠梗阻患者或未禁食患者，应先下胃管排除胃内液体及气体，可降低胃内压力，但不能排空固体食物。

2. 脱水、低血容量休克的患者应先开放静脉，输入平衡盐液、羟乙基淀粉或血液。择期手术患者，由于禁食及体感蒸发，至少需入500～1200ml；如术前灌肠，更可丧失水分数升；必要时在麻醉前即开始输液。低钾血症还可在1000ml晶体液中加1.0～3.0g氯化钾滴入。

第三节　一般腹部外科手术的麻醉处理

腹部手术的麻醉选择较为复杂，以往选用连续硬膜外麻醉较多，近来由于手术种类和手术范围不断扩大，全身麻醉已呈增多趋势。全身麻醉患者意识消失，镇痛安全，可使患者不感到痛苦，辅助肌松药也可使腹肌松弛满意，气管内插管还可以供氧和管理呼吸。目前可供全麻诱导和维持的药物对血流动力学的影响及气道刺激较硬膜外麻醉轻微，用于低血容量、休克的患者及侵袭较大的手术，麻醉管理也较为方便。

一、局麻浸润麻醉

该方法简单、方便，对患者血流动力学干扰较小，适用于腹壁、疝气、阑尾炎及输卵管结扎术等简单手术，也可用于严重休克、重度黄疸患者进行胆囊造瘘等急诊手术。

二、硬膜外麻醉

适用于手术侵袭范围不大的胃、肠、胆道、子宫、卵巢等择期手术，但对上腹部手术，往往难以完全阻断自主神经的脊髓上行通路，可能产生牵拉反射，而且对患者的循环、呼吸等方面也会产生一定的影响。另外，术中使用哌替啶、安定等辅助用药应注意血压下降、呼吸抑制等并发症。

三、全身麻醉

广泛用于胃肠、胆道及比较复杂、侵袭范围大或长时间的腹部手术，以及伴有严重脱水，低血容量或休克的急腹症患者。腹部手术并存冠心病、呼吸功能不全的患者曾认为禁用全麻，适合硬膜外麻醉。事实上高位硬膜外麻醉常限制呼吸肌运动，不利通气，且硬膜外麻醉不利于抑制内脏牵拉反射，导致心绞痛，而气管内麻醉可充分供氧，保证通气，改善冠脉血氧及维持呼吸功能。麻醉诱导及维持可选择对循环功能影响很小的药物，如：依托咪酯，羟丁酸钠，咪达唑仑，芬太尼、肌肉松弛药及卤类吸入麻醉药，不但保证患者安全更使手术操作顺利。

四、全麻复合硬膜外麻醉

全身麻醉复合连续硬膜外阻滞应激反应轻，血流动力学平稳，明显减少全麻用药，术后清醒快，而且还可以进行术后PCEA（患者自控硬膜外镇痛）。胸段高位硬膜外阻滞还能改善冠脉血供，可使冠状动脉阻力下降20%～25%，血流量增加18%。研究表明，胸段硬膜外阻滞能降低33%的心肌梗死发生率。因此,全身麻醉复合胸段高位硬膜外阻滞对于冠心病患者实施腹部手术是最佳选择。但是要注意掌握硬膜外用药浓度和用量避免发生严重的低血压。

第四节 腹腔镜检查和手术的麻醉

自20世纪80年代末期开展腹腔镜胆囊切除术以来,腹腔镜手术便以创伤小、术后疼痛轻、恢复快等优点被临床广泛接受并在全球范围内迅速推广。目前已不再局限于上腹部手术,其他许多器官的手术也可在腹腔镜下完成。尽管有些腹腔镜手术可以在腹壁悬吊条件下操作,对麻醉无特殊要求;但多数仍需行二氧化碳(CO_2)气腹和体位改变来满足手术,CO_2气腹和体位改变等因素带来的生理影响使腹腔镜手术的麻醉有了其特殊之处。

一、手术过程对机体的生理影响

(一)对血流动力学的影响

主要表现在麻醉、体位、体内CO_2水平以及增高的腹内压。

1. 气腹压力<1.33kPa(10mmHg)时可压迫腹腔脏器使贮存血液经静脉回流,造成静脉回心血量增加。

2. 随着腹内压进一步升高使下腔静脉受压,则静脉回流受阻,导致心输出量减少,每搏指数和心脏指数明显降低。这种现象在头低位时不太明显,但头高位则出现明显的低血压。

3. 当气腹压力达2kPa(15mmHg)时外周血管阻力增高,使左室后负荷增加致使心肌耗氧量增高,有发生心肌缺血、心肌梗死或充血性心力衰竭的潜在危险。腹内压升高还可引起迷走神经反射使心率减慢。因此气腹压力不应超过2.6kPa(20mmHg)。

4. 还应注意的是向腹腔充气时可引起心律失常,如房室分离、结性心率、窦性心动过缓和停跳,多发于开始充气使腹膜快速张开时,这可能与刺激腹膜牵张感受器,兴奋迷走反射有关。

(二)对呼吸功能的影响

1. 充入腹腔的CO_2经腹膜吸入血,其吸收率30分钟内可达70ml/min,而30~75分钟达90ml/min。该吸收率受气腹压力的影响,当腹毛细血管受压其血流量减少时则CO_2吸收量减少,但当气腹压下降腹膜毛细血管重新开放时CO_2吸收再度增加。

2. 由于腹腔充气膈肌抬高,肺受压造成肺顺应性降低,气道压升高,通气功能下降,使体内CO_2排出减少。这样可以出现高CO_2血症、酸中毒,甚至低氧血症。经腹膜吸收的CO_2一部分经肺排出,而未能排出的CO_2贮留体内骨骼肌和骨内等处,则有持续高CO_2血症的危险。高CO_2刺激中枢神经系统,增加交感活性,导致心肌收缩力增加、心动过速和血压增高。

3. CO_2直接作用又可扩张末梢小动脉,抑制心肌收缩力、诱发心律失常甚至心搏骤停。

(三)对肾脏功能影响

20mmHg(2.7kPa)左右的气腹压,可以增高肾血管阻力、降低肾小球滤过压差、减少心输血量使肾血流减少和肾小球滤过率下降,损害肾功能。

(四)对血气的影响

CO_2气腹时易导致高碳酸血症,临床上用$PETCO_2$监测能够早期发现$P_{ET}CO_2$上升;通常$PETCO_2$可反映动脉血CO_2分压(PCO_2),而且$PCO_2 > P_{ET}CO_2$,但是CO_2气腹时,$PETCO_2$常>PCO_2。对无心肺疾患的患者,CO_2气腹所致的轻度高碳酸血症可能不具有临床意义,但在合并严重心肺疾患、高代谢、严重通气障碍时,极易发生高碳酸血症和酸血症。

(五)其他影响

气腹还可以引起反流、误吸及术后恶心、呕吐。CO_2通过开口的小静脉或气腹针误注入血管可造成CO_2栓塞。由于操作损伤膈肌和胸膜等原因可产生气胸。CO_2经穿刺孔进入皮下或气腹针注气于皮下可出现皮下气肿。此外还有内脏损伤、出血、胆汁漏出、腹腔感染等并发症。当采用头低脚高位时,因上腔静脉回流受阻、脑静脉淤血,颅内压和眼内压升高。

二、麻醉管理

(一)麻醉选择

1. 全麻最为常用。根据上述气腹对机体的影响,选择全身麻醉较为合适,气管内插管人工通气可以充分供O_2,在不增加潮气量的前提下增加呼吸频率造成过度通气可增加 CO_2 排出，气管内插管还可以防止反流造成的误吸。

2. 使用肌松药可以增加肺胸顺应性有利于通气，这样可防止低氧血症和高 CO_2 血症。当然还防止气道压过高，以免肺损伤。麻醉诱导时避免胃充气，以减少穿刺针损伤胃的机会。应用肌松药可使气腹所致的腹腔内压相应降低，既改善了手术野的显露，也可减少气腹的副作用。

3. 吸入麻醉药中异氟烷较为可取，因其抑制心肌和诱发心律失常作用均较轻。氟烷在高 CO_2 血症时易诱发心律失常。N_2O 明显增加术后呕吐的发生率，其应用尚有争议。

（二）术中监测

1. 麻醉期间应加强术中监测，常用监测项目有：无创血压、心电图、脉搏血氧饱和度、气道压力、呼气末 CO_2 分压、末梢神经刺激器和体温等。必要时还可放置导尿管，以减少手术损伤膀胱的机会和改善术野显露，还可监测尿量。

2. 如有心肺功能障碍者，可监测直接动脉压，以便动态观察血压和作血气分析。术中必须监测 $P_{ET}CO_2$ 以便及时调整呼吸，维持正常血气状态，必须监测气道压，及早发现及处理气道压过高。

（三）术后管理

术后进入麻醉恢复室仍需建立基本监护，并可用新斯的明、氟马西尼等拮抗全麻药。待患者意识完全清醒，生命体征平稳后方可送回病房。对那些高风险的手术患者，如伴有 COPD、哮喘、缺血性心脏病、过度肥胖、老年患者等，应格外警惕，做好病房内的术后监护，及时发现可能发生的缺氧和血流动力学变化并有效处理。

（王密周　徐堂文）

参考文献

1. 邓小明，姚尚龙，于布为，等．现代麻醉学．第 4 版．北京：人民卫生出版社，2014.
2. Slinger PD. Progress in Thoracic Anesthesia. Philadelphia: Lippincott Williams &Wilkins, 2004.
3. 王俊科．临床麻醉学．北京：高等教育出版社，2006.
4. 陈孝平．外科学．北京：人民卫生出版社，2002.
5. Valenza F, Vagginelli F, Tiby A, et al. Effects of beach chair position, end-expiratory pressure, and pneumoperitoneum on respiratory function in morbility obese patients during anesthesia and paralysis. Anesthesiology, 2007, 107(5):725-732.
6. Zhang HW, Chen YJ, Cao MH, et al. Laparoscopic cholecystectomy under epidural anesthesia: a retrospective comparison of 100 patients. Am Surg, 2012,78(1): 107-110.

第五十七章　泌尿系手术的麻醉

第一节　泌尿系手术一般特点

1. 泌尿外科的疾病分类

(1)一般泌尿外科的疾病分为泌尿生殖系统畸形(肾和输尿管的先天性畸形、膀胱和尿道的先天性畸形、睾丸下降异常、包茎和包皮过长等)。

(2)泌尿系统的损伤(肾损伤、输尿管损伤、膀胱和尿道损伤等)。

(3)泌尿、生殖系统的感染(上、下尿路感染和泌尿系统结核等)。

(4)泌尿系统梗阻(肾积水、前列腺增生症、急性尿潴留、泌尿系统结石等)。

(5)泌尿生殖系统的肿瘤(肾肿瘤、输尿管肿瘤、前列腺和睾丸肿瘤等)。

(6)肾上腺疾病(肾上腺肿瘤和原发性醛固酮增多症等)。

(7)泌尿生殖系统的其他疾病(肾下垂、精索静脉曲张、鞘膜积液等)。

2. 患者特点　泌尿外科手术中,小儿与老年人均占相当大的比例。其中,小儿以膀胱尿道畸形矫正,老年人以前列腺手术最为常见。因此,在泌尿外科手术过程中,麻醉医师应当具备既掌握小儿麻醉的特点,又熟悉老年人麻醉的能力。

3. 体位　泌尿外科手术常需要取特殊体位,如前列腺手术需要采取截石位,肾上腺手术多采用侧卧位。故麻醉中应重视对呼吸、循环的调整与管理。

第二节　常见泌尿系手术的麻醉

一、膀胱镜检查和输尿管逆行造影的麻醉

施行膀胱镜检查时,除小儿及精神紧张者外,均可采用尿道黏膜表面麻醉。膀胱黏膜的感觉不如尿道敏感,但并有溃疡等病变时,则必需采用其他麻醉方法,尤其排尿频繁的患者,因膀胱容量减小,如无椎管内麻醉,膀胱无法充盈很难进行检查。

(一)常用麻醉方法

1. 表面麻醉　常用0.5%～1.0%丁卡因40～80mg,也可应用2%～8%利多卡因200～400mg。

2. 椎管内麻醉　应用于精神过度紧张及特殊需要者。

3. 全身麻醉　多应用于小儿,现多采用基础或吸入麻醉。

(二)注意事项

膀胱镜检及行输尿管逆行造影时,多在门诊及X线暗室内进行,要求麻醉简便、安全,吸入麻醉用药应不燃、不爆。黏膜表面麻醉绝大部分患者均能完全满足要求,但由于尿道黏膜下的静脉窦极为丰富,容易被器械损伤,使局麻药吸收过快引起中毒,故遇有尿道损伤或出血的患者应慎用或不用。也可改行骶管内麻醉或鞍区麻醉。

二、前列腺手术的麻醉

前列腺手术多系老年人,且常合并有心血管病、糖尿病或慢性阻塞性肺疾病等。有的患者还伴有不同程度的尿路梗阻,使尿路内的液压增加或感染,常可导致肾功能不同程度损害,给手术、麻醉带来困难。

(一)经腹前列腺手术的麻醉

1. 经腹前列腺手术,一般侵袭较大,手术部位较深,前列腺血运丰富并与周围粘连,术中出血较

多。同时术中还常常挤压前列腺，可引起血压下降，另外，还能使腺体内原有的胞浆素原活化，大量进入血液循环，将血液内的胞浆素原转化为胞浆素，从而产生血纤维蛋白溶解现象，使术中、术后渗血增多、血压下降。遇此情况时，除彻底电凝或压迫止血外，可输新鲜血或纤维蛋白原，并给予肾上腺皮质激素。

2. 麻醉选择通常用连续硬膜外麻醉或蛛网膜下腔麻醉即能满足手术的要求。全身情况差或硬膜外阻滞失败者采用气管内插管全身麻醉。手术中密切注意失血量及准备好通畅的静脉通路甚为重要。

(二)经尿道前列腺切除术的麻醉

1. 经尿道前列腺切除术(transurethral re-sectin of prostate，TUR-P)

(1)系指高频电刀经尿道行肥大前列腺或前列腺肿瘤切除的一种手术。具有安全性大，侵袭小、出血少，性功能减退发生率低及恢复快等优点。近几年来，已有逐步取代经腹切除的趋势。值得注意的为较长时间地显露手术视野，必须用透明的不含离子的液体膀胱灌注使其充盈膨胀，因为液体易从创面吸收入血导致水中毒等，即所谓 TUR-P 反应。

(2)由于手术在电切镜下进行，视野小，术者需高度集中精力。麻醉医师应全面观察，早期发现出现的全身反应或局部穿孔等并发症，及时提醒和协同处理，确保患者安全。

2. 麻醉方法首选连续硬膜外-腰麻联合阻滞，穿刺点选择腰 2～3 间隙，向足方向置管 3cm。腰麻用长效局麻药如布比卡因，一般不需要硬膜外用药均可完成手术，很少需要应用气管内全身麻醉。

3. 经尿道前列腺切除术的并发症及处理

(1)水中毒

1)所谓水中毒系指大量的灌洗液经手术创面及切断的前列腺静脉或静脉窦进入血液循环而致血容量急剧增加。发生水中毒时，患者的血压、中心静脉压升高，同时出现恶心、呕吐、躁动及意识恍惚等症状，重者可出现肺及脑水肿。

2)为预防水中毒，术前应尽量减轻前列腺的充血程度，术中需多次开放灌注管，以减低灌注压，尽量缩短手术时间及选择等渗而不导电的非晶体溶液，可减少吸收入血。为早期发现水中毒，麻醉中应严密观察动脉压、脉搏、中心静脉压。

3)水中毒的治疗措施，除适量给镇静药外，应静脉注入呋塞米 20～40mg 或用 5%氯化钠 100～500ml 静滴，也可用 3%氯化钠溶液按下列公式补给，均可收到良好效果。

缺钠量(mmol/L)＝(140－测得的血清钠(mmol/L))×0.6×体重(kg)

(2)膀胱穿孔　多因高频电刀在膀胱内触及侧壁灼伤，或刺激闭孔神经激起大腿内收肌收缩引起电刀穿透膀胱壁。发生率约在 1%左右。患者主要有触电样感，大腿有不自主的抖动随之出现下腹部疼痛，膀胱穿孔的预后与其发现迟早相关。因此麻醉方法的选择，对于能否及时发现膀胱穿孔症状起重要作用，硬膜外麻醉下，因患者意识存在有利于膀胱穿孔出现的症状早期发现，而穿孔后则应及时手术缝合。

(3)体温过低及寒战　与大量温度低的灌洗液有关，可预热灌洗液至 37℃，一旦发生寒战，可静脉或肌内注射哌替啶25～50mg。

(4)溶血　与循环血中进入大量低张灌洗液有关。预防溶血可在灌洗液中加入适量甘氨酸、胱氨酸、大分子的糖或甘露醇、山梨醇等。若发生溶血时除使尿碱化外，应保持充分尿量，必要时可静脉注射呋塞米。

(5)血流动力学改变　术中体位头高头低频繁变动，特别是手术结束由截石位改平卧位，对血流动力影响明显，应间隔一定时间平放双下肢，多次测量血压避免血压骤降，必要时用麻黄碱等提升血压，并以较快速度输液维持血容量。

另外，对渗血、出血应及时输血；对电灼伤及爆炸等情况也应加以预防。

三、后腹腔镜下泌尿外科手术的麻醉处理

1. 后腹腔镜下泌尿外科手术的优点　后腹腔镜多用于肾、肾上腺及上端输尿管的手术，具有创伤小、应激反应轻、术后康复快等优点。

2. 后腹腔镜下泌尿外科手术操作特点

(1)与腹腔镜手术比较，后腹腔镜采用的是人工腔隙，存在一定的创面，CO_2 较易向周围组织弥散及吸收入血液。

(2)后腹腔充气后，由于手术侧卧位对肺部造成压迫，气腹所致压力升高和膈肌上抬可致肺泡萎陷，通气/血流比值失调，可使肺顺应性下降 20%以上。

(3)CO_2 气压过高或者气腹针误入皮下组织，CO_2 可随腹膜后间隙或皮下组织弥散形成患侧肩

背部皮下气肿，CO_2 吸收量显著增加，$PaCO_2$ 迅速升高。

(4)CO_2 吸收过多可引起高碳酸血症和呼吸性酸中毒，严重时出现对循环的明显抑制。

3. 后腹腔镜下泌尿外科手术的麻醉要点

(1)患者的选择：虽然后腹腔镜手术属微创手术，但由于其对呼吸、循环生理的干扰较大，故对于心、肺储备功能较差、高龄的患者，麻醉风险较高，选择此类手术时要慎重。

(2)$P_{ET}CO_2$ 的监测非常重要：如上所述，后腹腔镜下泌外手术相比常规腹腔镜手术，其 CO_2 的吸收量更大，手术体位及气腹对呼吸生理的影响也更大，术中常出现高碳酸血症。因此，进行 $P_{ET}CO_2$ 的监测非常重要，术中应维持 $P_{ET}CO_2$ 在 45mmHg 以下。

四、体外冲击波碎石术的麻醉

1. 此类患者常经历了反复多次的碎石术，如有可能，应参考之前的治疗记录。

2. 患者多不需要进行麻醉，一般只需应用一些镇静止痛药即可，如哌替啶 1～2mg/kg 或苯巴比妥钠 0.1g 肌内注射或口服安定 10～15mg，个别患者可行连续硬膜外麻醉，但穿刺点一定要密封好，以防污染。

注意事项

1. 冲击波有时会引起心律失常，这种心律失常通常是自限性的。如果心律失常持续出现，冲击波应调整发射频率，并针对性使用抗心律失常的药物治疗。

2. 冲击波可能会影响起搏器的程序，术前应听取起搏器技师的建议。

3. 由于遇到空气/水交界面时，冲击波的能量会衰减，因此建议在做硬膜外“阻力消失”试验时，用盐水而非空气。

（王密周）

参考文献

1. 邓小明，姚尚龙，于布为，等．现代麻醉学王俊科．临床麻醉学．北京：高等教育出版社，2006.
2. 刘世江，刘璇，于颖颖等．经皮二氧化碳分压监测在后腹腔镜下泌尿外科手术麻醉中的应用．临床麻醉学杂志，2013(06)：79-81.
3. 韩宝义，朱世明，李秀玲．尿道气化电切术治疗老年前列腺增生 80 例的麻醉体会．局解手术学杂志，2010：19(03) 212，214.
4. Colombo JR Jr，Haber GP，Jelovsek JE，et al. Complications of Laparoscopic Surgery for Urological Cancer：A Single Institution Analysis. J Urol，2007，178(3)：786-791.

第五十八章 骨科手术的麻醉

骨科手术范围包括四肢、脊柱、骨关节、肌肉等位置，手术的目的主要是为了解除疼痛、恢复和改善运动器官的功能，提高生活质量。

第一节 麻醉和手术的要求

一、骨科手术的麻醉特点

(一)骨科手术可见任何年龄

小儿常见先天性疾病；随着生活质量的不断提高，骨关节病、骨折的老年人越来越多，老年患者手术前常有卧床史，易发生肺部感染、深静脉血栓形成等并发症。且患者常常合并有严重的关节炎导致活动受限，由此可能掩盖其他疾患所致的运动耐量减低，评估心血管功能状态可能比较困难。因此，拟行大型手术且伴有严重心血管系统疾病的患者需要有心内科医生的会诊。

(二)骨科手术常需要特殊的体位

1. 骨科手术需要俯卧位时，胸廓受压可造成通气障碍，腹压升高致静脉回流受阻、迫使静脉血逆流到脊椎静脉丛、导致硬膜外静脉充血、加重术中出血，增大了止血难度。因此俯卧位时，应取锁骨和髂骨作为支点，尽量使胸廓与手术台保持空隙，妥善保护眼球及生殖器。

2. 全麻辅助呼吸、控制呼吸时压力不宜过大，以免增加胸腔内压影响静脉回心血量而引起低血压。关节突起部还可能压迫外周神经引起神经麻痹应加以预防。全麻下变动体位时，要注意气管导管有无滑脱、变位或扭曲。更要注意血流动力变化、防止心搏骤停意外。

(三)警惕脂肪栓塞及肺栓塞

1. 骨科手术麻醉期间，应特别注意脂肪栓塞、肺栓塞等可能发生的严重并发症。长管状骨骨折和严重创伤的患者中脂肪栓塞的发生率为1%～5%，骨盆粉碎性骨折者的发生率可高达5%～10%，但小儿少见。

2. 脂肪栓塞

(1)可发生在骨折12小时以后及术中，也可在术后数天发生。主要临床表现为呼吸和中枢神经功能障碍，如呼吸困难、急促。多数患者会出现原因不明的低氧血症、意识不清、神志障碍直至昏迷。

(2)主要病理改变是毛细血管内皮细胞破坏使毛细血管渗透性增加，脂肪从骨髓释放后侵及肺和脑血管，使血浆中游离脂肪酸增加。游离脂肪酸以对肺泡Ⅱ型细胞有毒性作用，释放血管活性物质如组胺、5-羟色胺，使肺毛细血管内膜破坏，肺间质水肿出血导致低氧血症。

(3)缺氧和脑水肿可出现中枢神经系统症状。严重创伤或长骨骨折后的患者出现原因不明的低氧血症、心动过速、发热应考虑到脂肪栓塞的可能。治疗主要是防治低氧血症、保持循环功能稳定。呼吸机辅助呼吸、高压氧疗法、维持体液及离子平衡对其起着重要作用。

3. 肺栓塞

(1)主要发生在全关节置换术后、发生率高达3.5%。血栓主要来自下肢深静脉，多于术后发生，偶有麻醉期间发生。下肢骨折后因活动受限致静脉血瘀滞，深静脉炎及创伤后的应激反应引起血液高凝状态，易形成静脉血栓。

(2)临床表现为剧烈胸痛、咳嗽、发热。有的表现为血压和心率的突然改变，甚至突然死亡。动脉血气检查常有低氧血症，进而出现低CO_2血症，心电图表现为右心扩大、房颤心律。治疗主要是气管内插管辅助呼吸、氧疗法，应用正性肌力药物改善心功能。

（四）控制出血

1. 骨手术创面渗血较多，且又不易止血，失血量可达数千毫升以上，时间愈长出血愈多，如椎体切除术失血量可在5000～6000ml，脊索瘤手术失血量最多可达10 000ml左右，因此术前对此应有充分的准备，准备充足的血源。

2. 四肢手术时常使用止血带以求得术野无血，目前常用气囊充气止血带。

(1)应用止血带时细胞易发生缺氧、酸中毒，漏出性水肿。

(2)放松止血带可出现一过性酸中毒，循环失代偿。

(3)上肢止血带应放在中上1/3处，充气时间不应超过1小时。

(4)下肢止血带应放在尽量靠近腹股沟部位，充气时间不应超过1.5小时，若持续超过2小时可引起神经麻痹，因此上肢每1小时，下肢每1.5小时应松开止血带10～15分钟，需要时可再充气，以免引起神经并发症。

(5)另外，驱血时血压上升，而松开止血带时由于驱血肢体血管床突然扩大及无氧代谢产物经静脉回流到心脏，抑制心肌收缩可出现血压下降，称“止血带休克”。此时应立即抬高肢体，静脉注射缩血管药，待血压平稳后再缓慢松开止血带。还应注意缺血缺氧后再灌注诱发血栓素A2(thromboxaneA2，TXA2)释放对肺的损害。

3. 脊柱手术为减少出血可行控制性低血压，对于那些出血量极大，而非恶性肿瘤的手术，可利用红细胞回收器进行自体血回收，经处理后将洗涤红细胞输回。

4. 手术过程中，至少开放二条以上的静脉通路，术中连续监测动脉血压、中心静脉压和尿量以指导输血输液。

（五）骨粘合剂反应

骨粘合剂置入后，约5%的患者出现血压明显降低甚至心搏骤停，这与液态或气态单体吸收有关。单体有扩张血管和抑制心肌的作用。另一原因当假体置入时，因压力过大，使髓内脂肪、骨髓等进入血液而引起肺栓塞。临床表现为严重心血管反应，低血压，呼吸窘迫，低氧血症。治疗方面主要有吸氧、人工通气、补充血容量及血管活性药物等对症处理措施。

二、麻醉选择

选择麻醉方法应根据手术部位、体位、时间长短、患者的状态、麻醉医师的技术水平、设备条件及外科医师或患者的特殊要求等，选择最熟练、最可靠的麻醉方法。

1. 脊柱手术常取俯卧位、侧卧位及头低位。

(1)腰椎间盘摘除术，腰椎管狭窄减压术可用硬膜外麻醉。

(2)颈椎、胸椎手术都是在全麻下进行，颈椎骨折或脱位患者在意识清醒状态下、由于颈部肌肉痉挛强直的支持，病情比较稳定，一旦全麻诱导使意识消失或使用肌松药失去颈部肌肉支持或移动体位，或使头后仰皆可因颈椎变位压迫脊髓而损伤延髓引起呼吸肌麻痹，甚至突然死亡。因此，宜采用局部黏膜表面麻醉、严禁头后仰情况下清醒气管插管。插管途径可经鼻或经口盲探插管，气管插管困难时，纤维喉镜可以发挥独特的作用。

(3)颈椎关节强直者气管插管方法也可参照上述方法，但可用镇静药使意识消失，以减少患者的紧张和痛苦，同时应注意舌后坠可使气道梗阻。有些手术因呼吸管理困难，如俯卧位手术、呼吸道异常等也应在气管内全麻下进行。

(4)减少术中出血，可行控制性降压或血液稀释。

2. 上肢手术常选用臂丛神经阻滞。下肢选用连续硬膜外麻醉或蛛网膜下腔阻滞，药物往往选用0.5%布比卡因或0.75%罗哌卡因。仅少数肩关节等手术或小儿不能配合者选用全身麻醉，其中髋关节置换术的患者多数合并类风湿关节炎、髋关节强直或肌骨头坏死等疾病，因长期卧床，营养极差。

(1)老年人多有脊柱骨质增生和韧带钙化，硬膜外穿刺困难时可改用全身麻醉。

(2)闭合性复位手术，如关节脱臼或长管状骨闭合性骨折常做手法复位，有时在X线下进行，手术时间暂短，但要求无痛和良好的肌松。成人可用异丙酚2mg/kg复合芬太尼50μg缓慢静脉注射，既能使患者意识消失，又能保持自主呼吸，但要严防注射速度过快而引起呼吸抑制或停止，一旦出现应立即面罩加压供氧。术前应按全麻准备。肩关节复位也可用肌间沟法臂丛麻醉。

(3)小儿可用氯胺酮4～10mg/kg肌内注射或2mg/kg静脉注入，使病儿意识消失又具止痛作用，术前应按全麻准备、术中注意保持气道通畅。开放性整复手术一般只需中度的肌松即可，上肢整复时对肌肉松弛的要求不及下肢整复时严格，骨髓炎及其他骨科手术时则很少需肌肉松弛。

3. 脊髓损伤或压迫致截瘫或神经干损伤引起

肌肉麻痹者，全麻诱导应禁用琥珀胆碱，以免引起高钾血症而造成心律失常，甚至心搏骤停用死亡。经测定麻痹侧静脉血中钾离子浓度明显高于正常侧。另外，失用性肌肉萎缩的患者用琥珀胆碱时血清钾上升虽不如前者明显，但还是选用非去极化肌松药为佳。

第二节　术前病情估计

一、插管条件

1. 脊柱骨折、炎症或肿瘤压迫常合并截瘫、颈髓损伤可引起呼吸肌麻痹而仅存膈肌呼吸。颈椎骨折或脱位严禁头后仰，造成气管插管非常困难。脊柱前曲或侧屈畸形可致胸廓发育畸形，限制肺脏运动使通气功能障碍，严重者可有肺动脉高压，有的病例还合并有其他部位的畸形给麻醉带来困难。

2. 另外，全身类风湿关节炎脊柱强直，头不能后仰，下颌关节受侵而开口受限，造成气管插管困难。

二、特殊服药史

术前长期服用肾上腺皮质激素有消炎、消肿、止痛和改善功能的作用，但可导致肾上腺皮质功能减退或衰竭，术中易出现原因不明的休克虚脱、苏醒延迟或呼吸抑制延长等表现，围手术期应再静脉注入氢化可的松或地塞米松等，防止低血压发生。术前接受过抗凝治疗者，应注意凝血机制方面的改变。

三、并发症

1. 长期卧床者常合并营养不良，心肺代偿功能减退，末梢循环状态较差，常合并坠积性肺炎改变。

2. 高龄者长期卧床因血液浓缩及血流缓慢可引起下肢静脉深静脉血栓形成，活动或输液时血栓脱落栓塞肺动脉可引起致命后果。

3. 脊柱结核患者常合并肺结核、身体明显衰弱。截瘫患者瘫痪部位血管舒缩功能障碍、变动体位时可出现体位性低血压应注意防治。

4. 还应注意老年患者是否合并动脉硬化性心脏病，高血压症或糖尿病等。小儿有无先天心脏病等畸形，熟悉老年人和小儿麻醉特点，做好术前准备。

第三节　骨科特殊手术的麻醉

一、颈椎手术的麻醉

1. 颈椎间盘突出症常见于中年人，以神经根型最常见，其次为脊髓型。手术分前路、后路两种，以前路为主，当前路手术尚不足以解压时需加作后路手术。

2. 颈前路手术的主要麻醉方法为颈神经浅丛阻滞麻醉，常用0.375%的布比卡因或罗哌卡因，后者安全性大。术前应进行气管、食管推移训练。高位颈前路手术常选用气管内全身麻醉、仰卧甲状腺体位，插管时切勿使颈部向后方过伸，以防引起脊髓过伸性损伤。

3. 为方便术野，手术时需将气管、食管等拉向对侧，反复牵拉易引起气管黏膜、喉头水肿，等拔管后出现即时的或迟发的呼吸困难，此时因椎间植骨颈部制动而插管困难，严重者可危及生命。因此，可暂缓拔管，待度过喉水肿的高峰期后再拔管以确保安全。术中要注意监测血压、中心静脉压及尿量，及时补充血容量。

二、脊柱侧弯畸形手术的麻醉

脊柱畸形的矫形术是利用矫正杠撑开矫正侧弯。脊柱畸形患者因脊柱变形使胸廓、肺发育活动受限及胸肺顺应性降低，大部分患者表现为限制性通气功能障碍，也可有混合性通气功能障碍，麻醉及术中需注意监测及处理。

(一)术中脊髓功能的监测和麻醉

1. 该手术治疗中最严重的并发症为截瘫，原因可能是手术直接损伤或过度牵张脊髓。为了尽早发现手术对脊髓的损害，应对脊髓功能进行监测。

(1)躯体感觉皮质诱发电位(somatosensory cortical evoked potential 简称 SCEP)：要求特殊的

设备技术且影响因素较多，如低血压、低体温、麻醉药等。

(2)唤醒试验：简便易行常用于临床，但它只是对脊髓前索的运动功能提供参考，而不能测试脊髓后索的感觉功能，并不适用有严重心理问题或精神迟缓的患者，最理想的监测技术是对运动皮质的电磁刺激法。

2. 手术多采用俯卧位，切口长、范围广、手术时间长，气管内插管全麻常用。必须保证术中唤醒试验顺利进行，麻醉不宜太深，一般认为氧化亚氮-氧-麻醉性镇痛药-中短效肌松药复合麻醉较适用，尽量少用吸入麻醉药。亦可用浅全身麻醉配合硬膜外麻醉，可以减少全麻药物的用量，保证患者不痛，患者安静。

(二)控制性低血压的应用

脊柱畸形矫正手术切口长，取髂骨融合剥离脊椎可达10个椎体以上，创伤大而出血多，为减少出血可行控制性低血压。在保证补足容量的情况下可将平均动脉压控制在8kPa左右，值得注意的是，有人从SCEP观察到脊髓功能对动脉血压变化非常敏感，在脊柱畸形矫正同时存在低血压能加重局部缺血，影响神经功能。因此降压应在脊柱侧弯矫正前停止，使血压维持至术前水平或稍高，以防脊髓缺血。

(三)呼吸功能的维持

脊柱畸形可使胸廓、肺发育、活动受限，胸肺顺应性降低，加之俯卧位，垫枕等因素使通气功能进一步恶化，所以术中应保证通气量充足、避免发生缺氧及二氧化碳蓄积，更为重要的是在手术结束后还要注意保持足够的通气量，防止因残余麻醉药物的影响使通气功能降低。

三、椎体切除术的麻醉

1. 因肿瘤、骨折或退行性变使椎管容积变小，造成脊髓或马尾神经受压，出现程度不同的神经功能障碍等症状，严重者可出现截瘫，手术治疗需要切除椎体。

2. 手术常取侧卧头高位或俯卧位，对呼吸、循环影响很大。

3. 经胸行椎体切除，选用气管内全麻，术中注意心肺功能，手术创伤大、失血多，切除椎体时不能完全控制椎体松质骨出血，尤其是椎管前静脉丛及切除椎体后壁时静脉窦破口的出血更难以控制，这时可行控制性降压减少出血，同时使用血液回收机，补足血容量。胸段椎体切除也可通过胸腔镜完成手术，此时要求双腔气管插管，术中单肺通气。

4. 另外要注意切除椎体时发生的神经反射，如窦神经等，有时会引起严重的低血压甚至心搏骤停，应提高警惕。

四、全髋关节置换术的麻醉

1. 主要对象为老年人，术前常合并高血压、冠心病、肺心病、慢支等老年性疾患，对于手术及各种麻醉的耐受性均明显降低，全麻易发生呼吸系统并发症，故硬膜外麻醉列为首选。以腰2～3或腰3～4间隙穿刺，在老年人局麻药要小剂量分次注射。对无法进行硬膜外穿刺并且肺功能差的患者选择全麻。术中应严格控制麻醉平面，及早扩容。

2. 术中使用骨水泥对血流动力学影响甚大，可出现严重的低血压甚至心搏骤停，所在应注意以下几点：

(1)将骨水泥充分混匀，凝成“面团”时置入以减少单体或其他附加成分的吸收。

(2)髓腔应扩大到假体能用手加压插入、避免猛力捶击。

(3)置入骨水泥前要补足血容量，必要时可在中心静脉压和心功能监测下超量补充。

(4)填入骨水泥前吸入高浓度氧，以提高吸入气的氧分压。

(5)维持麻醉平稳，要保持循环、呼吸系统相对稳定。该手术失血量很大，尤其当修整髋臼、扩大髓腔时出血速度较快、失血量较大，应注意及时给予补充。

(6)对行较长时间的手术、有明确前列腺疾病史或行术后硬膜外镇痛的患者应置入尿管。

五、股骨颈骨折的麻醉

1. 多发生在老年人，手术治疗复位内固定有利于早期活动，避免了因长期卧床而引起的并发症，如肺部感染，血栓形成等。硬膜外麻醉可改善下肢血流，阻断因创伤引起的应激反应而改善血液高凝状态，从而减少深静脉血栓的发生率。老年人各项生理功能均减退，心血管和呼吸的储备功能降低，全麻后易发生低氧血症，肺部的并发症也多，故不为首选。

2. 术中将阻滞平面控制在 T_{10} 以下，保持通气充足，避免低氧血症。由于创伤引起的应激反应可使血液的流变性改变引起高凝状态，所以必要时应监测血细胞比容，进行适当的血液稀释、降低血液黏稠度，防止形成血栓。

六、关节镜手术的麻醉

关节镜手术需无痛和良好的肌松，这样便于下肢内收、外展、屈曲等位置变换，腰段连续硬膜外麻醉联合腰麻（腰 2～3）能充分阻滞腰骶神经、肌肉松弛使关节腔开大，利于窥测关节病变和手术操作。

七、四肢显微外科手术的麻醉

这类手术一般时间较长，操作精细，要求麻醉平稳，镇痛完善；同时应注意复合伤的发展和处理；手术中常用抗凝药。对于此类手术，一般应注意以下几点：

（1）上肢手术可选连续臂丛麻醉，下肢可用连续硬膜外麻醉。对于有复合伤者或不能合作者，应选全麻。

（2）手术中应避免低血压，适度血液稀释。

（3）尽量避免使用缩血管药，避免低体温，以免血管痉挛，影响肢体恢复。

（王密周　闫战秋）

参考文献

1. 邓小明，姚尚龙，于布为，等．现代麻醉学．第 4 版．北京：人民卫生出版社，2014.
2. 徐启明．临床麻醉学．第 2 版．北京：人民卫生出版社，2005.
3. G. Edward Morgan Jr.，Maged S. Mikhail，Michael J. Murray. 摩根临床麻醉学．第 4 版．岳云，吴新民，罗爱伦，译．北京：人民卫生出版社，2007.
4. Reilley TE, Terebuh VD, Gerhardt MA. Regional anesthesia techniques for the lower extremity. Foot Ankle Clin, 2004, 9(2):349-372.

第五十九章　烧伤患者的麻醉

第一节　烧伤患者手术麻醉相关的病理生理

烧伤除了局部组织的破坏外，严重者出现全身一系列病理生理的改变。整个发展过程主要分四期：体液渗出期、急性感染期、创面修复期和康复期。

一、烧伤的病理分期

(一)体液渗出期(休克期)

烧伤后烧伤组织的毛细血管通透性增加，使血管内血浆性液体很快渗入组织间隙或渗出创面，形成组织水肿，渗出液或水疱。在严重烧伤患者非烧伤区组织的毛细血管通透性也增加，进一步增加了血管内液体的丢失，易发生低血容量性休克。

(二)急性感染期

是指烧伤后短期内发生的局部和全身的急性感染，一般在伤后1周内发生。此期应使用大量广谱抗生素，且一定要结合创面分泌物培养菌株之后，有的放矢应用，此期还应进行清创，早期切痂植皮，更应加强感染的控制。

(三)创面修复期(瘢痕形成期)

肉芽组织的出现，机体形成的一道防御线，细菌自创面进入的机会很少。要防止肢体或其关节功能障碍，除功能锻炼外，要及时进行整形手术。

(四)康复期

因烧伤形成的瘢痕，常需多次整形修复。

二、烧伤对机体的影响

(一)对循环的影响

烧伤后烧伤组织的毛细血管通透性增加，使血管内血浆性液体很快渗入组织间隙或渗出创面，Ⅱ、Ⅲ度烧伤在丧失水分的同时热量丧失也明显增加，从体表蒸发每克水分即意味丢失大约0.575千卡的热量。一般而言，体液丧失量与烧伤的面积和深度成正比。在Ⅰ、Ⅱ度烧伤多以血浆丢失为主，血容量不足，心输出量降低，外周血管阻力增加，加重后负荷，进一步恶化心脏功能。

(二)烧伤后代谢增高

因分解代谢期所招致的巨大能量短缺，消耗能量每天可高达4000千卡或更多。主要与烧伤的面积和深度、创面感染的严重程度及开放创面持续时间有关，故营养治疗应给予密切注意，防止负氮平衡。

(三)对呼吸的影响

有严重气道梗阻患者，常有气道烧伤，还可造成气道出血及肺的损伤，易发生ARDS，而气管造口术的指征也应严格掌握，因烧伤患者的病情已很复杂，如再施行气管造口术，常会招致感染等很多严重并发症。

三、烧伤患者围手术期的临床特点

烧伤患者围手术期具有如下临床特点：

(一)静脉通道建立困难

术前常需行静脉切开，为保持通道畅通应妥善固定穿刺针。大面积切痂手术创面暴露大，渗血多，止血困难，尚需加压输液，才能及时得到容量补充。

(二)监测困难

烧伤面积越大，病情越重，麻醉中应该有很多监测指标，但在大面积患者却不能得到，标准化的麻醉监测可能出现困难。

(三)手术麻醉次数多

时间长，多次麻醉则需考虑患者的耐受性、耐药性、变态反应性和患者是否愿意接受多次麻醉等问题。

(四)体温变化大

大面积烧伤患者由于皮肤功能的丧失,体温受环境温度的影响较明显。加之麻醉后血管扩张,体温大量散发以及术中术后输入大量库存血均可使体温下降,小儿患者更加明显。体温过低易导致心律失常,术中一定要注意保温。

第二节　麻醉管理

一、术前估计

麻醉医生除应充分了解严重烧伤患者本身及复合性损伤病理生理变化的基础知识外,还应了解其手术侵袭大,渗血多,术前应配血,术中输血应及时。烧伤后常伴有低血容量、低蛋白血症、贫血和电解质紊乱,术前应积极纠正。禁食时间要长,建议放置胃管。

二、围手术期紧急处理

(一)维持循环稳定

大面积深度烧伤后常出严重烧伤休克。为防止低血压、低灌注和休克,输液和输血是抗休克的主要措施。

(二)维持呼吸道通畅

紧急气管插管或气管切开以解除梗阻和维持呼吸功能稳定。

三、容量治疗

(一)补液原则

烧伤患者早期死亡的主要原因是低血容量性休克和继发肾衰,扩容治疗是低血容量性休克复苏的主要措施,在确定补液量时,要根据患者血压、心率、尿量、及其他有关指标,如末梢循环、血细胞比容等进行调整。

(二)补液类型

输液成分应以晶体、胶体联合应用,对于严重休克者应增加胶体输入比例。同时输入小剂量的多巴胺 2～10μg/kg,扩张肾血管,增加肾血流,保护肾功能。

四、麻醉选择及药物

(一)区域麻醉

小手术及点状植皮的患者,可采用局部麻醉,但应用时要注意剂量,防止局麻药中毒。

(二)辅助镇痛麻醉

应用神经安定镇痛麻醉,能改善末梢循环,但必须在补足血容量的先决条件下。氟哌利多对心律失常有保护作用。

(三)静脉麻醉

采用氯胺酮麻醉时能保持各种生理反射存在,可不需插管。小儿也可肌内注射,效果良好。麻醉过程心血管系统功能较稳定。但可使血压升高及脉搏增快,能增加心肌耗氧量。复合使用地西泮、γ-羟丁酸钠、异丙酚有增加其麻醉效果,减轻精神症状的作用。

(四)气管插管全身麻醉

1. 氟烷吸入麻醉易于控制,但反复应用可引起肝功能障碍,即所谓“氟烷肝炎”,现多用氧化亚氮-氧-七氟醚或异氟烷效果较好。

2. 选用肌松药时应注意,在烧伤 18～60 天内应用琥珀胆碱时要慎重,因此期间患者血中假性胆碱酯酶浓度下降,对该药较敏感,或者诱导时钾离子从细胞内转移至细胞外,使血清中钾离子浓度增高而直接对心肌产生抑制作用,有可能发生心搏骤停。应用阿曲库铵较为安全。

3. 气管插管需选择质地柔软且富弹韧性、可随体位改变而不致扭折的导管,套囊充气压力不可过高,面部有Ⅱ度以上烧伤时,不能用面罩给氧,可采用黏膜表面麻醉后经鼻或口腔明视插管,也可在面部垫以纱布,加压吸氧后插管。

4. 对张口困难及瘢痕挛缩颏-胸粘连患者,可采用经口盲探插管,也可采用经鼻盲探插管,也可采用纤维喉镜引导插管。

五、术中监测

肢体面部烧伤患者测定血压及脉搏均较困难,麻醉时,可凭借心电图观察心率、心律,听心音,测中心静脉压,观察创面渗血和尿量来判断循环情况,有条件时可利用食管或气道超声器观察心排出量、心脏指数及周围血管阻力来观察患者的生命指标,以保证患者安全。

六、术后镇痛

烧伤患者术后往往需要较强的镇痛治疗,用单一阿片类药物静脉镇痛的传统方法副作用较大,目前推荐使用复合非甾体类药物的三阶梯联合镇痛方法。

(王密周)

参考文献

1. 邓小明,姚尚龙,于布为,等. 现代麻醉学. 第4版. 北京:人民卫生出版社,2014.
2. Miller RD ed. Anesthesia. 5th Ed. Philadelphia: Churchill Livingston, 1999.
3. Orgill DP. Excision and skin grafting of thermal burns. N Engl J Med, 2009, 360(9):893-901.

第六十章 产科麻醉

产科麻醉关系到母体和胎儿的安全，风险较大。对于麻醉医师，除了要掌握麻醉方面的专业知识和技能之外，必须要掌握孕产妇在妊娠期的生理改变、病理产科以及麻醉方法和药物对母体及胎儿的影响等方面的知识，尽最大所能地保障母婴的安全。

第一节 围生期孕产妇的解剖生理

(一)心血管系统

妊娠妇女循环血容量逐日增加，心输出量从孕10周开始增加，孕33周达最高峰，比基础状态增加30%～50%，此后逐渐下降，但仍比正常人显著增多。血浆容量的增加大于红细胞的增加，导致妊娠期生理性贫血。

心率增快10～15次/分，疼痛和分娩应激可使其进一步增快。每搏量增加，心输出量明显增加，进入围生期后心输出量可稍回降，于分娩开始再次出现心输出量增加。孕足月时由于增大的子宫使膈肌上移，导致心脏向左移位，心电图也发生改变，并且有发生快速性心律失常的倾向。

仰卧位时增大的子宫压迫下腔静脉导致静脉回流减少，造成仰卧位低血压。血容量增多加重循环系统的负荷，对有心脏疾病的产妇，易诱发肺水肿及心衰等并发症。妊娠期大多数凝血因子及纤维蛋白原明显增多，呈高凝状态，晚期可能导致血栓栓塞。

(二)呼吸系统

妊娠妇女由于增大的子宫导致膈肌上抬，使功能余气量减少15%～20%，妊娠妇女氧储存能力明显减少，补呼气量和余气量约减少20%，潮气量增加40%，而肺总量基本保持不变。妊娠妇女腹式呼吸减弱，胸式呼吸为主，因此麻醉时应注意避免抑制胸式呼吸，麻醉阻滞平面不可过高。妊娠妇女氧耗比非妊娠妇女增加约20%，而氧储存能力的减少使妊娠妇女更容易缺氧，麻醉时应保证充足的氧供。

妊娠妇女潮气量的增加及呼吸频率的增快使得每分通气量增加约50%，动脉$PaCO_2$减少至32mmHg，由于血液中碳酸氢盐代偿性的减少而pH值维持正常。动脉血氧分压轻度增加，氧合血红蛋白离解曲线右移，有利于氧的释放。分娩期间，尤其是第一和第二产程，由于疼痛剧烈，妊娠妇女的每分通气量和氧耗剧增，比非妊娠妇女增加约300%，导致低CO_2血症和pH值升高，导致呼吸性碱中毒，可使血管收缩而影响胎儿血供。宫缩的间歇期疼痛的缓解，低CO_2血症可使妊娠妇女呼吸减弱，引起缺氧，对胎儿不利，而分娩镇痛可有效消除疼痛，减少过度通气及氧耗。

妊娠期间，妊娠妇女呼吸道黏膜的毛细血管处于充血状态，容易出血和水肿。全麻气管插管时操作容易引起黏膜出血，在选择气管导管时，应该选用比非妊娠妇女常规使用气管导管直径更细的型号(如:6.0～7.0mm)，尽量避免经鼻吸痰。因此全麻插管操作务必熟练轻柔，避免反复操作。

(三)消化系统

孕产妇由于孕激素的增加导致胃肠活动减弱，食管下段肌肉松弛，导致胃排空延迟。孕期由于胎盘分泌的促胃酸激素的水平升高，妊娠妇女胃酸分泌增加。增大的子宫使得胃排空能力减弱。分娩的焦虑、疼痛应激也影响胃的排空。有资料显示，分娩妊娠妇女进食后8～24小时行超声检查，结果发现41%的妊娠妇女胃内仍存留固体食物，而对照非妊娠妇女进食后4小时胃就完全排空。因此择期剖宫产必须严格进食，急症均按饱胃处理。

(四)神经系统及内分泌

妊娠期间妊娠妇女对吸入麻醉药的需要量减

少，七氟烷和异氟烷的最低肺泡有效浓度分别比正常降低30%～40%；妊娠妇女硬膜外血管怒张，加上孕期神经系统对局麻药的敏感性增加，使得硬膜外阻滞时对局麻药的需要量减少。

妊娠妇女促甲状腺激素、甲状腺激素分泌增多，基础代谢率增加；血清皮质醇浓度增加；肾素-血管紧张素-醛固酮系统分泌量增加，可抵消大量黄体酮导致的排钠利尿和肾小球滤过滤增高，起防止发生负钠平衡及血容量减少的代偿作用。

第二节 麻醉药对孕产妇及胎儿的影响

绝大多数麻醉药都可以被动扩散的方式通过胎盘。很多因素影响药物的扩散速度，包括药物的浓度差，膜的厚度以及扩散面积，子宫及脐血流速度。药物的因素包括分子量的大小，高脂溶性，低蛋白结合率等。几乎所有的麻醉药、镇痛及镇静药都能迅速通过胎盘，因此用药时必须慎重考虑用药方式、方法、剂量、用药时间以及胎儿和母体的全身情况，对未足月分娩的产妇更应该特别慎重。如果胎儿在药物抑制高峰时娩出，就有可能发生新生儿窒息。而肌松药因低脂溶性不易通过胎盘，对胎儿影响不大。

（一）吸入麻醉药

所有挥发性麻醉药均可导致子宫松弛，该效应与药物剂量相关。氧化亚氮是最常用的吸入麻醉药，吸入70%氧化亚氮20分钟内胎儿抑制较轻，长时间吸入可导致新生儿抑制发生率增加。目前多主张在第一产程宫缩前20～30秒吸入，氧化亚氮与氧吸入浓度各占50%，浓度不超过70%。异氟烷使用最为普遍，浅麻醉时对子宫收缩力、收缩频率和最大张力均无明显抑制，在深麻醉时有较大的抑制，易引起子宫出血。国内外均有七氟烷成功用于剖宫产的报道，对新生儿Apgar评分无明显影响。

（二）静脉麻醉药

1. 硫喷妥钠 多用于诱导。该药脂溶性高，极易通过胎盘。诱导量在≤4mg/kg时，对Apgar评分无影响，新生儿神经行为也无改变，但剂量＞8mg/kg对新生儿可产生明显抑制。

2. 氯胺酮 静脉注射后60～90秒即可通过胎盘，对胎儿影响与用药量有关。母体使用1mg/kg时很少发生胎儿窘迫，大于2mg/kg时胎儿抑制的发生率增高，同时可抑制子宫收缩力。

应用氯胺酮娩出的新生儿其Apgar评分可增加，但新生儿易激动、不安，并可持续至生后1小时。其不良反应主要为血压升高、幻觉和谵妄等精神作用，以及胃内容物的反流误吸等，故禁用于有精神病病史、妊娠期高血压疾病或先兆子痫、子宫破裂的妊娠妇女，而对于有哮喘和轻度低血容量的妊娠妇女具有优势。

3. 丙泊酚 具有诱导迅速、维持时间短、苏醒迅速的优点。该药脂溶性高，极易通过胎盘。常规剂量对母体、胎儿及新生儿没有影响。大剂量使用（＞2.5mg/kg）可抑制新生儿呼吸。

4. 依托咪酯 静脉注射0.2～0.3mg/kg可用于产妇的麻醉诱导，新生儿评分和硫喷妥钠相似。可用于血流动力学不稳定的妊娠妇女。

（三）麻醉性镇痛药

1. 哌替啶 为临床常用于分娩镇痛和麻醉时辅助用药，能很快通过胎盘。

用法：肌内注射50～100mg或静脉25～50mg，有较好的镇痛效果。肌内注射后40～50分钟或静脉注射后5～10分钟达到作用高峰。作用时间：一般为3～4小时。

哌替啶对新生儿有一定的抑制作用，可导致新生儿呼吸抑制、Apgar评分以及神经行为能力评分降低。用于分娩镇痛时，应在胎儿娩出前1小时内或4小时以上给药。若出现呼吸抑制时，可通过脐静脉给予40～100ug纳洛酮对抗。目前临床很少单独应用哌替啶。

2. 芬太尼、阿芬太尼、舒芬太尼 为短效脂溶性镇痛药，由于分布容积小和消除半衰期短，作用时间也短。临床常用剂量的芬太尼类药，在胎儿娩出前静脉注射，可迅速透过胎盘，使新生儿发生呼吸抑制。

目前最常用于硬膜外分娩镇痛，小剂量使用，如芬太尼5～25ug或舒芬太尼2～10ug在产程早期蛛网膜下隙注射，可提供满意的第一产程镇痛，而不产生运动阻滞。对新生儿亦无不良影响。

3. 吗啡 因极易透过胎盘引起新生儿呼吸抑制，因此常规剂量的吗啡就会造成胎儿明显的呼吸抑制，还可引起母体发生体位性低血压、恶心、呕吐、头晕、胃排空延迟。故目前产科已弃用吗啡。

（四）安定类药

1. 地西泮 在分娩过程中可用于镇静和抗焦

虑，容易通过胎盘。静脉注射10mg在30～60秒内或肌内注射10～20mg在3～5分钟内即可进入胎儿。在新生儿的半衰期较长，可导致胎儿出生后镇静、张力减退、发绀以及对应激反应的损害。对新生儿Apgar评分中肌张力评分的影响以及对神经行为的影响与用药量呈正相关。

2. 咪达唑仑　可迅速透过胎盘，但透过量少于地西泮。其抗焦虑、催眠及抗惊厥的效力为安定的1.5～2倍，肌内注射后30分钟血药浓度达峰值，母体内消除半衰期为2～3小时，仅为安定的1/10，故对新生儿影响也小于安定。用量0.6mg/kg时可使氟烷MAC降低30%，多用于剖宫产全麻诱导。对胎儿的影响尚不清楚。

3. 氯丙嗪和异丙嗪　主要用于先兆子痫和子痫患者，以达到解痉、镇静、镇吐及降压的作用。临床上多与哌替啶联合使用。异丙嗪是产科常用的吩噻嗪类药物。

（五）肌松药

肌松药多为高分子量，低脂溶性，在生理PH值时为高度解离，所以均难以通过胎盘。一般情况下只要应用通常剂量，通过胎盘不足10%，对胎儿当无抑制，肌松药不松弛子宫平滑肌。

内倒转、先兆子宫破裂等情况下，为降低子宫肌张力肌松药无效。使用肌松药的指征为：气管插管、子痫和局麻药毒性反应全身抽搐的治疗等。

1. 琥珀胆碱　起效快，作用迅速且时效短。氯琥珀胆碱用于全麻诱导时的剂量为1.0～1.5mg/kg。可导致母体血压增高和胃内压增高，易发生反流和误吸，应予以注意。

2. 新型非去极化肌松药　产科使用的理想肌松药应具有：起效快，持续时间短，极少透过胎盘，新生儿排除迅速等。顺阿曲库铵与米库氯胺是大分子量的季铵离子，脂溶性低，透过胎盘量少。顺阿曲库铵通过非特异性酯酶水解和霍夫曼消除自行降解，不依赖肝肾功能。有报道显示，剖宫产时应用0.3mg/kg，有微量通过胎盘，娩出新生儿Apgar评分正常，只有出生后15分钟时的神经学和适应能力评分(NACS)有45%较差，说明使用阿曲库铵后的新生儿自主肌张力较差，表现为颈部屈肌和伸肌主动收缩力较差，这些对不足月的早产儿应高度重视。

（六）局麻药

局麻药均可透过胎盘作用于胎儿，并影响新生儿的肌张力，使其略有下降。

目前产科麻醉常用的局麻药包括利多卡因、布比卡因、罗哌卡因等。

利多卡因　多用于剖宫产的麻醉。1.5～2%的利多卡因用于硬膜外麻醉，对母婴安全有效。利多卡因心脏毒性小，对母婴影响小，是产科麻醉中最常用的局麻药。

布比卡因　低浓度时有明显的运动-感觉神经阻滞分离的特点。常用于产科蛛网膜下腔阻滞或硬膜外分娩镇痛。布比卡因的心脏毒性大于利多卡因，且布比卡因引起的心搏骤停很难复苏。

罗哌卡因　低浓度时运动-感觉神经阻滞分离的特点更明显。常用于硬膜外分娩镇痛，其对运动神经的影响比布比卡因更小，对母婴安全可靠。罗哌卡因的心脏毒性大于利多卡因，但明显小于布比卡因，且清除速度更快。因此，罗哌卡因的安全剂量明显大于布比卡因。

罗哌卡因和布比卡因低浓度时具有运动-感觉神经分离阻滞的特点，更常用于分娩镇痛。

孕产妇使用局麻药应掌握低浓度、小剂量和速度慢，并酌情添加肾上腺素(1∶20万单位)的原则。孕产妇应用布比卡因其心脏毒性增强，可能与妊娠期间黄体酮增加有关，故应用于硬膜外阻滞最高浓度不能超过0.5%。

（七）血管活性药

去氧肾上腺素和麻黄碱为治疗椎管内麻醉引起的低血压的有效药物。静脉注射5～15mg麻黄碱，或苯福林，初量20～40ug，可追加用量至100ug。对于无复杂情况的妊娠，如妊娠妇女无心动过缓优先选用去氧肾上腺素。

（八）其他有关用药

1. 硫酸镁　镁离子具有：①扩张血管使血压下降；②减少运动神经末梢因神经冲动而释放乙酰胆碱的总量；③过量的镁离子还可以减少运动神经终板对乙酰胆碱的敏感性；④增加脑与子宫血注解量和氧耗量；⑤减弱宫缩力；⑥降低血钙的作用等，故多用于治疗妊娠期高血压疾病、降压、控止抽搐。

非孕时血镁浓度0.75～1.0mmol/L，治疗量的孕产妇的血药浓度接近2～3mmol/L，此时腱反射减弱，血药浓度>3～3.5mmol/L，则可能发生呼吸麻痹，7.5mmol/L时可出现心跳停止。常用量1～2g肌内注射。

应用硫酸镁的孕产妇，需使用肌松药时宜减量。椎管内麻醉时发生低血压的几率也较多。并应注意防止呼吸功能不全。对胎儿的影响主要表现为高镁血症，使Apgar评分中肌张力评分下降，反射迟钝，四肢瘫软，无力甚至呼吸麻痹。

2. 缩宫素 缩宫素能直接兴奋子宫平滑肌，加强其收缩力。小剂量（<2.5u）能增加妊娠末期子宫节律性收缩。大剂量（≥5.0～10.0u）可使子宫平滑肌产生强直性收缩而压迫肌纤维内的血管，达到止血的功效，皮下、肌内注射或静脉给药均可。静脉注射3分钟起效，20分钟达到高峰。静脉注射速度过快有发生血管扩张、低血压、心动过速或心律失常的可能。对胎儿的影响则视子宫胎盘血流灌注量减少程度而定。如伴有低血压、低血容量则可导致胎儿窘迫。

3. 西咪替丁 用于降低胃酸和减少分泌，对胎儿无影响。因肌内注射至少需要1小时才能起效，故不适用于急产者。

第三节 围生期孕产妇的麻醉

一、剖宫产术的麻醉方法

（一）硬膜外麻醉

在一些医院仍是剖宫产麻醉的首选，阻滞平面最好保持在T_6～S_4，偏低则术中镇痛不全和（或）牵拉反应的发生率高，穿刺点可选$L_{2,3}$或$L_{1,2}$间隙，硬膜外留置导管可以根据手术需要延长麻醉时间及便于术后镇痛。

局麻药中添加1∶20万肾上腺素，对母儿均无不良影响。硬膜外麻醉的应用除应遵守前已叙及管理要点外，尤应注意的是局麻药需用量宜比非孕时为少；局麻药毒性反应发生几率较大且可危及母儿；母体低血压会增加胎儿窘迫和新生儿窒息的发生率。

麻醉准备和管理：应全面了解有关麻醉史、妊娠史、用药史及对胎儿所产生的影响，了解产妇的思想状态及对麻醉手术的要求，还要了解孕产妇现存的主要问题及急需处理的问题，并采取相应措施予以处置。若有出血应查明原因及对治疗的反应。

麻醉前常规吸氧，经上肢开放粗大的静脉通道，给予预防性输液。操作完成后，产妇采用向左侧倾斜30°体位，或垫高产妇右髋部，使之左侧倾斜30°，以预防仰卧位低血压的发生。硬膜外给予试探剂量（1.5%利多卡因3～5ml），观察5分钟。麻醉药一般选择1.5%～2%利多卡因或0.5%布比卡因，在紧急剖宫产时可用3%氯普鲁卡因。硬膜外用药剂量可比非妊娠妇女减少1/3。硬膜外麻醉局麻药用量较大，应警惕局麻药中毒等不良反应。具体预防措施包括注药前回抽，给予试验剂量，并选择较为安全的局麻药，如利多卡因、氯普鲁卡因、罗哌卡因、左旋布比卡因等。

（二）硬膜外联合蛛网膜下腔神经阻滞（CSEA）

是目前剖宫产麻醉的最常用方法。该方法结合了脊麻起效快、麻醉效果确切、肌松完善和硬膜外麻醉的灵活性以及便于术后镇痛的优点，减少了局麻药用量和阻滞不全的发生，缩短了单纯硬膜外麻醉的潜伏期。麻醉阻滞平面和血压易于调控，阻滞范围可不超过T_8，可解除宫缩痛而对胎儿呼吸循环无不良影响。

选择$L_{2\sim3}$或$L_{3\sim4}$间隙穿刺，硬膜外穿刺成功后，用笔尖式针芯穿破硬膜，观察有脑脊液流出后缓慢注入10mg左右布比卡因。拔出针芯后置入硬膜外导管备用，需要时从硬膜外给药。注意妊娠妇女的血压波动，麻醉之前一定要开放静脉通道，预防性输液。操作完成后，产妇采用左侧倾斜30°体位，以预防低血压的发生。

（三）全麻

全麻的适应证有：①急产；②需要子宫肌松弛诸如内倒转、肩位牵出、子宫复位、高位产钳；③先兆子宫破裂；④前置胎盘失血和（或）休克；⑤精神病；⑥严重贫血或凝血机制障碍；⑦椎管内麻醉禁忌诸如脊柱畸形、穿刺部位有感染灶等；⑧心肌缺血疾病；⑨孕产妇要求。

全麻相对禁忌证有产妇进饮食或妊娠期高血压疾病患者全身高度水肿、小颌症、张口困难等。

剖宫产全麻较其他全麻有一定的特殊性，如胃内容物反流误吸的风险高，困难气道发生率高，妊娠期药物的需要量减少以及吸入药的诱导时间缩短。故急症剖宫产均应按饱胃处理，严格预防反流误吸的发生。

全麻实施要点：

1. 产妇于诱导前60分钟口服抑酸药或静脉注射阿托品0.5mg。

2. 静脉留置大号穿刺针。

3. 常规监测，包括心电图、血压和脉搏氧饱和度，条件允许监测呼气末二氧化碳，准备吸引器及困难气道处理设备。

4. 可将产妇右侧腹部抬高，保持子宫左侧移位。

5. 高流量给氧去氮3～5分钟。

6. 手术的各项准备措施（如消毒、铺巾）准备好之后开始麻醉诱导，采用快速顺序诱导：静脉注射丙泊酚2～2.5mg/kg加1～1.5mg/kg琥珀胆碱或罗库溴铵1.0mg/kg。如果血流动力学不平稳，也可静脉注射0.2～0.3mg/kg依托咪酯或者1～2mg/kg氯胺酮加1～1.5mg/kg琥珀胆碱或罗库溴铵1.0mg/kg。助手压迫环状软骨直至确定气管插管成功。

7. 吸入50%氧气和50%氧化亚氮及挥发性麻醉药维持麻醉。

8. 调整呼吸参数保证 $PaCO_2$ 在40～45mmHg之间，避免过度通气。

9. 胎儿娩出后立即加深麻醉，可适当提高氧化亚氮的浓度，追加咪达唑仑及阿片类镇痛药。吸入麻醉药浓度仍维持低浓度，以免影响宫缩。

10. 手术结束前可插入胃管，待产妇完全清醒、肌力恢复后拔管。

二、分娩镇痛

分娩痛是分娩时应激状态的主因。镇痛分娩是解除或缓解这种应激的主要手段。镇痛后，有利于解除产妇精神紧张和因交感神经兴奋所致的儿茶酚胺的增加，心脏负荷加重、耗氧量的增加，以及过度通气导致的母儿酸碱失衡等，并可缩短产程有利于母儿内环境的稳定。

目前椎管内阻滞是应用最广泛、最安全有效的分娩镇痛方法。椎管内阻滞的时机目前一般认为在宫口开3cm行椎管内阻滞为佳，因为此时子宫收缩进入活跃期。椎管内阻滞可分为连续硬膜外腔阻滞、蛛网膜下腔阻滞和蛛网膜下腔-硬膜外腔联合阻滞。目前局麻药多选择0.075～0.15%罗哌卡因或0.0625～0.125%布比卡因，再复合一定剂量的阿片类药（如芬太尼1～2μg/ml或舒芬太尼0.5μg/ml）。连续硬膜外镇痛是目前常用的分娩镇痛方法之一。

穿刺点常选择 $L_{2\sim3}$ 或 $L_{3\sim4}$，穿刺成功后先给试验量（1%利多卡因3～5ml），确定成功后接患者自控镇痛泵。首次剂量8～10ml，维持量5～6ml/h，持续输入低浓度的局麻药或低浓度的局麻药复合少量阿片类药。蛛网膜下腔与硬膜外腔联合阻滞（CSE）在分娩镇痛中的应用越来越多，在欧美国家已成为分娩镇痛的标准方法之一。可行走式分娩镇痛在给产妇提供满意的镇痛效果的同时，特别强调最大限度地降低对运动神经的阻滞程度。和布比卡因相比，低浓度的罗哌卡因具有更加显著的运动-感觉神经分离麻醉的特点，因此，罗哌卡因可能更适合用于可行走式分娩镇痛，其浓度一般为0.075%～0.1%，同时复合一定剂量的芬太尼（1～2ug/ml）。

在分娩镇痛开始前，应该做好处理并发症及抢救的准备。阿片类药物的并发症主要包括瘙痒、恶心及呼吸抑制等。椎管内阻滞的并发症包括低血压、全身中毒反应及全脊麻等。

需要指出的是，尽管椎管内阻滞可能对子宫收缩存在一定程度的影响，但并不妨碍椎管内阻滞在分娩镇痛中的广泛应用。临床研究已证明，椎管内阻滞所引起子宫收缩力减弱完全可以用缩宫素来代偿。

三、高危妊娠产科麻醉

（一）妊娠期高血压疾病

妊娠期高血压疾病（简称妊娠期高血压疾病）是妊娠期间特有的疾病，严重威胁母子安全。由于病因不明，无有效的预防方法，尤其是重度妊娠期高血压疾病对母婴危害极大，是孕产妇和围生期新生儿死亡的主要原因之一。其临床特征为妊娠20周后出现高血压、蛋白尿及水肿，严重时可出现抽搐、昏迷，可并发心衰、肾衰、脑血管意外、胎盘早剥或导致弥散性血管内凝血。

妊娠期高血压疾病的基本病理生理改变为全身小动脉痉挛，特别是直径200μm以下的小动脉易发生痉挛。小动脉痉挛导致心、脑、肾、肝重要脏器相应变化和凝血活性的改变。妊娠期高血压疾病的产妇有发生上呼吸道水肿和喉水肿的可能，有可能导致潜在的困难气道，并且常伴有左房压和肺动脉楔压高，血浆胶体渗透压低及毛细血管通透性增加，故水肿的发生率高达3%。

妊娠期高血压疾病患者可发生凝血因子的改变、血小板减少。妊娠期高血压疾病患者常有血液浓缩、血容量不足、全血及血浆黏度增高及高脂血症，可明显影响微循环灌流，促使血管内凝血的发生，可以引起胎盘早剥、胎死宫内、脑出血、肝损害和HELLP综合征等。

在病史评估中，要对患者的血小板和肝功能做重点了解。在麻醉中应注意：①在手术前可能已大量使用硫酸镁、安定类药，吩噻嗪类药、麻醉性镇痛药、β-受体阻滞药等；②麻醉时孕产妇的各重要器官多已处于代偿或失代偿状态并因此而危及胎儿、新生儿；③多行急诊手术等特点。

手术结束妊娠时，椎管内麻醉是首选的麻醉方式，要加强管理确保循环功能相对稳定。下列情况考虑选择全身麻醉：即刻剖宫产无充足时间实施椎管内麻醉；有禁忌证（如凝血障碍、患者拒绝、脊柱畸形等）；严重抽搐、昏迷；胎盘早剥大出血；急性胎儿窘迫等需迅速娩出胎儿时。患者可使用肼屈嗪、硝酸甘油、硝普钠等行控制性降压。若已使用硫酸镁，肌松药量可酌减。除应注意一般管理原则外，防治低血压和缺氧最为重要。娩出之新生儿，均系高危儿，须复苏几率大，可送至ICU监测治疗。

（二）前置胎盘和胎盘早剥

前置胎盘和胎盘早剥是产前出血的主要原因，是妊娠期严重的并发症，对母体和胎儿的影响主要为产前和产后出血及继发病理生理性损害，植入性胎盘产后大出血及产褥期感染。产妇失血过多可致胎儿宫内缺氧，甚至死亡。若大量出血或保守疗法效果不佳，必须紧急终止妊娠。

麻醉前应注意评估循环功能状态和贫血程度。除检查血尿常规生化检查外，应重视血小板计数、纤维蛋白原定量、凝血酶原时间和凝血酶原激活时间，并做弥散性血管内凝血（DIC）过筛试验。高度警惕DIC和急性肾衰竭的发生，应密切监测。

麻醉选择应依病情轻重、胎心情况等综合考虑。若母体有活动性出血，低血容量休克，有明确的凝血功能异常或DIC，全麻是唯一安全的选择。母体情况尚好而胎儿宫内窘迫时，应经吸氧和胎心监护，如若胎心恢复稳定，可选用椎管内阻滞。全麻应快速诱导（注意事项同上），做好输血输液、抗休克治疗准备，开放两条大口径静脉通路或行深静脉穿刺置入单腔或双腔导管，监测中心静脉压，行有创动脉压监测并备好血管活性药物。预防急性肾衰竭，记录尿量，补充血容量，防治DIC。

（三）妊娠合并心脏病

近年来，妊娠合并心脏病妊娠妇女的数量逐渐增多，心脏异常以先天性心脏病和风湿性心脏瓣膜病为主。要了解心脏病的病史，诊断及治疗效果，以及麻醉时的心功能状态，注意心脏用药及其与麻醉用药的相互作用。妊娠合并心脏病妊娠妇女的主要分娩或终止妊娠方式为剖宫产。

绝大多数患者的剖宫产可以选择硬膜外阻滞麻醉。硬膜外阻滞麻醉可有效减轻分娩疼痛，降低妊娠妇女儿茶酚胺水平，降低心肌耗氧量，同时可有效降低心脏的前后负荷。全身麻醉对合并心脏病妊娠妇女影响较大，气管插管反应可导致循环较大波动，引起心肌缺血、肺动脉高压，浅全麻可增加儿茶酚胺水平，使心率和心肌耗氧量增加，诱发心律失常等。

心脏病患者行剖宫产时选择全身麻醉的指征包括：①正在进行抗凝治疗且凝血功能异常；②明显的循环不稳定；③心力衰竭没得到满意控制；④严重瓣膜病、重度肺高压考虑围手术期发生急性心力衰竭可能性较大；⑤诊断不明的心脏病患者行急诊剖宫产术。对于严重心脏病需要实施剖宫产的患者，需要产科、麻醉科、心内科以及儿科医师的密切协作，这对保证心脏病孕产妇和新生儿的安全非常重要。

（四）妊娠合并糖尿病

妊娠合并糖尿病包括糖尿病患者妊娠和妊娠期糖尿病，两者都易发生妊娠高血压和羊水过多，并增加剖宫产率。妊娠期糖尿病妊娠妇女可发生胎儿发育过度（巨大儿）和胎儿肺发育成熟受影响。而糖尿病合并妊娠妊娠妇女，如血糖控制不理想，胎盘功能受累，可导致胎儿宫内发育迟缓。

孕产妇糖尿病酮症酸中毒，胎盘功能不全对胎儿的影响是本病麻醉中需注意的主要问题。实施椎管内麻醉期间，一方面控制好血糖，另一方面要维持血流动力学平稳，以确保胎儿安全。

第四节 HELLP综合征

HELLP综合征（hemolysis，elevated liver enzymes，low platelets）是指重度妊娠期高血压疾病妊娠妇女并发心力衰竭、脑出血、胎盘早剥、凝血异常以及溶血、肝酶升高、血小板减少和急性肾衰竭等严重病症，常危及母儿生命。有大样本报道发病率为9.2%。HELLP综合征产前发病率为70%，产后为30%，大多在产后48小时内出现。

1. 发病机制 红细胞难以通过痉挛的小血管，

因而变形、破碎、溶血，微血管溶血性贫血的特点是周围血涂片中有破碎细胞、分裂细胞和红细胞多染性。血管内皮受损，血管膜暴露，血小板黏附其上并积聚，因而血小板数量下降；重度妊娠高血压疾病患者，肝细胞缺氧，细胞膜受损，肝酶由细胞内释放。肝细胞肿胀，肝细胞膜通透性增加，所以可有肝区疼痛，严重者甚至可致肝被膜下出血及肝破裂的发生。

2. 临床表现　典型的临床表现为乏力、右上腹疼痛不适、恶心和呕吐、头痛，近期出现黄疸、视物模糊。患者常因子痫抽搐、牙龈出血和右上腹或侧腹部严重疼痛及血尿而就诊，也有呕吐或上消化道出血或便血者。还可并发肝出血或肝破裂、DIC、胎盘早剥等。50%伴重度子痫前期，30%伴轻度子痫前期，20%无妊娠期高血压。

3. 诊断　本病诊断的关键是对有上述临床表现的妊娠期高血压疾病患者保持高度警惕。采用美国田纳西大学的实验室诊断标准。完全性HELLP综合征的诊断为：①外周血涂片见变形红细胞，网织红细胞增多，血胆红素升高，≥20μmol/L，乳酸脱氢酶（LDH）>600U/L，以上任何一项异常均提示溶血；②肝酶升高，门冬氨酸氨基转移酶（AST）>70U/L；③血小板<100×10^9/L，根据血小板减少的程度将HELLP综合征分成3型：Ⅰ型，血小板<50×10^9/L；Ⅱ型，血小板$(50\sim100)\times10^9$/L；Ⅲ型，血小板>100×10^9/L。以上三项全部符合可诊断为完全性HELLP综合征。部分性HELLP综合征的诊断为：溶血、肝酶异常或血小板减少这三项指标中任一项或两项异常。

4. 治疗原则　早诊断，对症处理，积极治疗子痫前期或子痫。

（1）积极治疗妊娠期高血压疾病：以解痉、镇静、降压及合理扩容、必要时利尿为治疗原则。硫酸镁和降压治疗可按重度子痫前期治疗，控制好血压和预防抽搐。

（2）肾上腺皮质激素治疗：可用地塞米松10mg或氢化可的松200mg加葡萄糖液静脉滴注。应用皮质激素可使血小板计数、乳酸脱氢酶、肝功能等各项参数改善，尿量增加，平均动脉压下降，并促使胎儿肺成熟。

（3）成分输血：当血小板<50×10^9/L行剖宫产术时，可输注血小板，以减少自发性出血；输注新鲜冰冻血浆，补充部分凝血因子，促进血管内皮恢复，使病情缓解。对产后72h病情无缓解，甚至恶化或伴有多器官功能障碍时可以用血浆置换疗法。

（4）麻醉和终止妊娠时机与分娩方式：因血小板少，有局部出血的风险，剖宫产宜选择局麻或全身麻醉。一项荟萃分析表明，HELLP综合征患者进行期待治疗过程中给予糖皮质激素，虽然可以提高母体的血小板数目，但是没有改善母体的病死率。因此，HELLP综合征患者应该适当地采用阴式分娩或者剖宫产方式来终止妊娠。目前通常认为HELLP综合征是终止妊娠的指征。一旦诊断成立，应该尽快结束分娩，越是保守治疗，预后越差。

第五节　羊水栓塞

羊水栓塞（Amniotic fluid embolism，AFE）是在分娩前后，羊水及其中的有形成分（上皮鳞屑、黏液、毳毛、胎粪、皮脂）进入母血液循环，引起以过敏反应为主的类肺栓塞样表现，并可伴发循环衰竭、凝血功能障碍等一系列症状的综合征。它起病急，无先兆，发病率虽低，但死亡率高。

一、病因

羊水进入母体循环的机制尚不清楚，与以下因素有一定关系：

1. 开放的子宫血管　子宫、宫颈静脉或胎盘附着部位的血窦有裂口存在（如宫颈裂伤、子宫破裂、剖宫产术、前置胎盘、胎盘早剥、羊膜腔穿刺等）。

2. 羊水进入母体血窦的可能　如人工或自然破膜，剖宫产术中。

3. 宫腔压力增高，促使羊水进入母体循环的因素　如宫缩过强或强直性收缩、缩宫素应用不当；破膜后儿头下降或剖宫产急于在宫缩时取胎儿，均可阻挡羊水流出，使宫内压升高。

4. 其他　死胎或宫腔感染时，胎膜强度减弱而渗透性增强；羊水混浊，羊水有形成分增加，导致过敏反应重；孕产妇为过敏体质等。

二、病理生理

1. 羊水进入母体循环后，作为抗原激发机体的反应，释放免疫物质及前列腺素、白三烯、组胺、细胞因子等，使肺血管发生痉挛，引起急性肺动脉高压，同时兴奋迷走神经造成反射性肺血管痉挛和支气管分泌亢进；急性肺动脉高压导致右心衰竭，左心房回心血量锐减，致左心室排血量减少、心源性休克的发生；肺动脉高压、灌流量减少，通气血流比例失调导致急性呼吸衰竭和肺水肿，全身重要器官缺血缺氧，可导致产妇迅速死亡。约75%的产妇猝死于此种情况。

2. 羊水进入母体循环引起凝血功能障碍，导致DIC。血液中纤维蛋白原大量消耗，纤溶系统激活引发纤溶亢进，加重凝血障碍。此外，纤维蛋白降解产物蓄积，羊水本身又抑制子宫收缩，使子宫张力下降，致使子宫血不凝而出血不止。

3. 多器官损伤：DIC等病理变化常使母体多脏器受累，以休克肾、急性肾小管坏死、广泛出血性肝坏死、肺及脾出血等最常见。

三、诊断

羊水栓塞发病迅猛，常来不及做实验室检查患者已经死亡。只要根据临床表现作出初步诊断后，就应立即进行抢救，同时进一步检查以确诊。多数患者在发病时首先出现一些前驱症状，如寒战、烦躁不安、咳嗽、气急、发绀、呕吐等症状。如羊水侵入量少，则症状较轻，有时可自行恢复；如羊水混浊或入量较多时相继出现典型的临床表现。

(一)临床表现

典型羊水栓塞可分为三个时期：

1. 肺动脉高压、休克期、呼吸循环衰竭　根据病情分为暴发型和缓慢型两种。暴发型在前驱症状之后，很快出现呼吸困难、发绀。急性肺水肿时有咳嗽、吐粉红色泡沫痰、心率增快、血压下降甚至消失。少数病例仅尖叫一声后心跳呼吸骤停而死亡。缓慢型的呼吸循环症状较轻，甚至无明显症状，待至产后出血流血不止、血液不凝时才被诊断。

2. 全身出血倾向　部分羊水栓塞患者度过了呼吸循环衰竭期，继而出现DIC，表现为大量阴道流血为主的全身出血倾向，如黏膜、皮肤、针眼出血及血尿等，且血液不凝。还有部分患者无呼吸循环系统症状，起病即以产后不易控制的阴道流血为主要表现，易被误认为子宫收缩乏力引起的产后出血。

3. 肾衰竭或多系统脏器损伤 除心脏外肾脏是最常受累的器官。由于肾脏缺氧，出现少尿、血尿、氮质血症，可因肾衰竭而死亡；脑缺氧时患者可出现烦躁、抽搐和昏迷。

(二)辅助检查

1. 血液沉淀试验　迅速取上腔或下腔静脉血作沉淀试验，血液沉淀后分三层，底层为细胞，中层为棕黄色血浆，上层为羊水碎屑。取上层作涂片染色镜检，如见鳞状上皮细胞、黏液、毳毛等，即可确诊。

2. X线片检查　可见双肺弥漫而散在的点片状浸润阴影，沿肺门周围分布，可伴有肺不张及右心扩大。

3. 心电图　提示右心房、右心室扩大，ST段下降。

4. 凝血功能及DIC的实验诊断　三项筛选试验全部异常，即血小板$<100\times10^9$/L或进行性下降，纤维蛋白原<1.5g/L，凝血酶原时间>15秒或超过对照组3秒以上，即可做出弥散性血管内凝血的诊断。如只有两项异常，应再做纤溶试验，若FDP>20ug/ml或D-二聚体(D-dimer)>400ng/ml，可确诊。如无条件测纤维蛋白原可用简易的血凝结时间观察试验，以>16分钟为阳性。其方法为：取静脉血5ml置试管中观察，如6～10分钟凝结，提示纤维蛋白原值正常；11～15分钟凝结，纤维蛋白原值>1.5g/L；16～30分钟凝结，纤维蛋白原值为1.0～1.5g/L；如>30分钟，纤维蛋白原值<1.0g/L。

5. 尸检　猝死病例唯有通过尸体解剖方可确诊。肺组织切片检查可在微动脉及毛细血管内发现羊水内容物。

四、治疗

羊水栓塞抢救成功的关键在于早诊断、早处理。重点是针对过敏和急性肺动脉高压所致低氧血症及呼吸循环功能衰竭、预防DIC及肾衰竭。可归纳为以下几方面：

1. 吸氧，保持呼吸道通畅，面罩正压供氧或气管插管以保证供氧，必要时行气管切开，保持血氧饱和度在90%以上。

2. 中心静脉压监测，备血，指导输血输液。

3. 及早使用抗过敏药物　地塞米松20mg静脉注射，继用20mg静滴，或氢化可的松200mg静脉注射，其后100～300mg加入液体中静滴。

4. 解除肺动脉高压，改善心功能。

(1)氨茶碱：250mg加入25%葡萄糖液20ml缓

慢推注。具有解除肺血管痉挛，扩张冠状动脉、支气管平滑肌及利尿的作用。

(2)罂粟碱：剂量为30～90mg加入10%葡萄糖液20ml中缓慢静脉推注，必要时肌内或静脉重复注射，每日剂量不超过300mg。对冠状血管和肺、脑血管均有扩张作用，为解除肺动脉高压的首选药物。

(3)阿托品：解除肺血管痉挛，还能抑制支气管的分泌功能，改善微循环。剂量为1～2mg静脉注射，每15～30分钟静脉注射一次，至面部潮红症状好转为止。

(4)毒毛花苷K0.25mg或毛花苷丙0.4mg静脉注射。

(5)酚妥拉明：解除肺血管痉挛，剂量为20mg加入10%葡萄糖液250ml，静脉滴注。

5. 抗休克　羊水栓塞引起的休克比较复杂，与过敏性、肺源性、心源性及DIC等多种因素有关，故处理时必须综合考虑。

(1)扩充血容量：休克时有效血容量不足，应尽早、尽快扩充血容量，但应用不当极易诱发心力衰竭。有条件者最好用肺动脉漂浮导管，测定肺毛细管楔压(PCWP)，边监测心脏负荷边补充血容量。如无条件测量PCWP，可根据中心静脉压指导输液。

(2)纠正酸中毒：最好做动脉血血气及酸碱测定，按失衡情况给药。

(3)调整血管紧张度：血容量虽已补足但血压仍不稳定者，可选用血管活性药物。

(4)与快速利尿剂合用，有利于肺水肿消退。

6. 纠正凝血功能障碍　尽早应用抗凝剂是控制DIC发展的关键。产后羊水栓塞及DIC后期继发性纤溶亢进时，则以补充凝血因子、改善微循环、纠正休克及抗纤溶药物治疗为主。

7. 防治肾衰竭及感染　循环血量补足时仍少尿，应给予利尿药物治疗，无效者常提示急性肾衰竭，应尽早采用血液透析等急救措施。多尿期应注意电解质紊乱。选用对肾脏无损害的大剂量广谱抗生素防治感染。

8. 血浆置换及连续性血液透析治疗　可有效清除这些物质而切断其引发的一系列免疫学反应。

9. 产科处理　及时的产科处理对于抢救成功与否极为重要。羊水栓塞发生于胎儿娩出前，应积极改善呼吸循环功能，防止DIC，抢救休克。如宫口未开或未开全，应行剖宫产术；宫口开全，胎先露位于坐骨棘下者，可行产钳助产。术时及产后应密切注意子宫出血等情况，如有难以控制的产后大出血且血液不凝，应立即行子宫切除术。

第六节　新生儿窒息与复苏

新生儿窒息是指出生时呼吸抑制或无呼吸，需要立即复苏急救。

一、新生儿临床评估

(一)Apgar评分法

Apgar评分法常作为判断新生儿周身情况和有无必要复苏以及复苏效果的评价，应在出生后1分钟及5分钟各进行一次。正确评估1分钟时的Apgar评分数，对新生儿的复苏有指导意义。用五项指标(心率、呼吸、肌张力、神经反射、皮肤色泽)作为窒息程度的判断：0～3分为重度窒息，4～6分为轻度窒息，7～10分为正常。

Apgar评分的不足：出生时严重窒息应立即进行复苏，不应等1分钟评分结果。另外，心率、呼吸和肌张力的评分意义超过Apgar总评分，故该三项的情况是决定复苏的重要指标，见表60-1。每项指标分0分、1分、2分三类，10分为满分。应在出生后1分钟和5分钟和进行一次。评分越低，酸中毒和低氧血症越严重。

表60-1　Apgar评分表

项　目	0分	1分	2分
皮肤色泽	全身发绀或苍白	四肢发绀	全身红
心率	无	<100次/分	>100次/分
神经反射	无反应	有动作，皱眉	哭，反应灵敏
肌张力	松软	四肢屈曲	四肢能活动
呼吸	无	微弱，不规则	良好，哭声响

(二)脉搏氧饱和度

近年来应用脉搏氧饱和度仪监测新生儿的氧合情况，可连续监测新生儿血氧饱和度和脉率。其反应迅速，数据可靠，可评价新生儿呼吸情况及复苏效果。新生儿出生时 SpO_2 较低(64%)，5 分钟后达 82%。如产妇吸氧，新生儿出生时就可达 90%以上，故产妇应常规吸氧。

二、新生儿复苏术

(一)复苏准备

1. 人员　每次分娩时有 1 名熟练掌握新生儿复苏技术的医护人员在场，其职责是照顾新生儿。复苏 1 名严重窒息儿需要儿科医师和助产士(师)各 1 名。多胎分娩的每名新生儿都应有专人负责。复苏小组每个成员需有明确的分工，均应具备熟练的复苏技能。新生儿复苏设备和药品齐全，单独存放，功能良好。

2. 药物及器械　包括氧气源、吸引器、吸引管和吸痰管、新生儿面罩、呼吸囊、喉镜及气管导管，还需准备复苏用药。

3. 复苏环境温度　复苏场所内的区域温度应保持在 37～38℃、湿度保持在 60%～80%。依著者之经验可采用：①室温保持在 27～28℃，因为 23℃是新生儿体温自调范围的最低点；②提升或保持复苏台区域温度在 37～38℃，最好将新生儿置放在自动控温的远红外线保暖床上；③新生儿接受复苏的同时，应迅速擦干体表并应保持处置台面的干燥；④将复苏台放在产房不(或少)通风处。保温措施得当与否，是影响预后的重要因素。

(二)复苏术

出生后立即用几秒钟的时间快速评估 4 项指标：①足月吗？②羊水清吗？③有哭声或呼吸吗？④肌张力好吗？如以上 4 项中有 1 项为“否”，则进行以下初步复苏。

1. 保持气道通畅　一般情况下有 10%～15%产妇的羊水被胎粪所污染。约有 60%新生儿有程度不同的误吸。此时若吸引不力，则可随呼吸的出现使误吸物移向下气道。约有 18%的新生儿，在生后 6～12 小时乃至最初几天发生呼吸困难，其病死率为 20%～35%。故新生儿在生后即或没有明显的窒息，只要有羊水混浊或混有胎粪，就应采用气管内吸引。方法有二：①用喉镜窥喉，明视下把吸引管放入气道内吸引；②气管插管后，经插管吸引。

2. 人工通气　未插气管插管者用简易呼吸器的面罩，以 40～60 次/分的频率(胸外按压时为 30 次/分)，用纯氧间歇正压通气。通气合适的标志：①胸廓自然起伏，双肺呼吸音对称，均匀清楚；②心率明显改善，>100 次/分；③末梢转红；④血气值明显好转。

3. 气管内插管　气管插管的指征有：①需要气管内吸引清除胎粪时；②气囊面罩人工呼吸无效或要延长时；③胸外按压的需要，强调胸外按压前进行气管内插管；④经气管注入药物时；⑤特殊复苏情况，如先天性膈疝或超低出生体重儿。

4. 胸外心脏按压　100%氧充分正压人工呼吸 30 秒后心率<60 次/分，即应在人工呼吸的同时，行体外心脏按压，其效果远比年长儿和成人为佳。具体方法：①双手包绕胸部，双拇指在胸骨体下 1/3 处，余指放于背部或；②单手经左胸包绕，拇指放在胸骨体下 1/3 处，余指放于背部，将胸骨向脊柱方向挤压，深度 2cm，按压与通气比为 3∶1，即 90 次/分按压和 30 次/分呼吸，达到每分钟约 120 个动作。30 秒重新评估心率，如心率仍<60 次/分，除继续胸外按压外，应立即给药。首选药物为肾上腺素，每次 0.1～0.2mg/kg，气管导管内滴入。

5. 复苏用药(见心肺复苏)。

(彭霄艳　丁泽君)

参考文献

1. 艾登斌．简明麻醉学．北京：人民卫生出版社，2004.
2. 国新生儿复苏项目专家组．新生儿复苏指南(2011 年北京修订)．中国围产医学杂志，2011，14(7)：415-419.
3. 邓小明，姚尚龙，于布为，等．现代麻醉学．第 4 版．北京：人民卫生出版社，2014.
4. 张为远．中华围产医学．北京：人民卫生出版社，2012.

第七篇　危重疑难患者麻醉

第六十一章 创伤患者麻醉

创伤目前是年轻人死亡和伤残的首要原因，在所有年龄的死亡病例中居第四位。严重复合创伤病情紧急、危重、复杂，绝大多数需要急诊手术，其中麻醉处理的质量可直接影响治疗效果和预后，麻醉医师不仅要正确、及时处理麻醉问题，更要在心、肺复苏，休克治疗，创伤后呼吸困难综合征或急性肾衰竭的预防和处理等方面做出重要贡献。

第一节 创伤评估

初期评估应遵循ABCDE的步骤，即气道(airway)、呼吸(breathing)、循环(circulation)、功能障碍(disability)和暴露(exposure)。对于严重创伤患者，评估应与复苏同步进行，不能因为评估而延误对患者的复苏。

一、气道和呼吸评估

因为低氧血症直接威胁创伤患者，麻醉医师应首先注意气道情况。建立和维持气道通畅是气道评估的首要步骤。应清除气道中的分泌物、呕吐物和异物。如气道通畅、通气充分，在进行其他复苏措施的同时辅助供氧，并且严密监护。应假定所有多发创伤的患者有颈椎损伤、饱食和低血容量，在气道操作前均应将颈椎初步固定。所有创伤患者的呼吸和气体交换情况应在气管插管后或开始正压通气时进行再评估。

二、循环评估

可根据面色苍白、心率增快、低血压、血细胞比容或血红蛋白下降、患者烦躁、呼吸增快、发绀、低中心静脉压及尿量来进行评估。除症状和体征外，还可根据创伤的部位和性质判断出血量。如骨盆骨折可失血1500～2000ml；一侧股骨骨折可失血800～1200ml；血胸失血可达1000～1500ml；腹腔内出血可达1500～2000ml，如伴有后腹膜血肿及复合创伤，失血甚至可多达3000ml。

三、神经学评估

应询问简单的病史，向患者、患者家属和急救人员询问事故的经过。可采用Glasgow昏迷评分对患者的神经学状态进行评估。由于创伤患者的神经系统病情可快速发生恶化，应动态进行再评估。

第二节 创伤性休克

一、病因

休克(shock)为一种临床综合征，是人体有效循环血量减少、组织灌注不足所引起的代谢障碍、细胞受损的病理过程，常是多种因素共同作用的结果。凡是造成全身氧输送、氧摄取和利用受损的任何因素都可导致休克的发生。常见的病因有：失血、张力性气胸、心脏压塞、心脏损伤、脊髓损伤、气道梗阻或肺损伤、脓毒症等。此外，患者的潜在并发症也可能是休克的重要促发因素，导致氧输送下降，机体的低灌注状态，削弱机体正常的代偿机制。

二、创伤性休克的病理生理

创伤性休克的病理生理主要表现为三方面：微循环障碍、代谢改变、重要脏器继发性损害。

（一）微循环障碍

休克发生后微循环血量锐减，血管内压下降，通过应激反应，体内释放出大量的儿茶酚胺，引起周围小血管及微血管，内脏小血管及微血管的平滑肌包括毛细血管前括约肌强烈收缩，临床表现为皮肤苍白、湿冷，尿量减少至30ml/h以下，此期为休克的早期。如循环血量进一步减少时，组织因灌流量不足而发生缺氧，大量血液潴留于毛细血管内，进一步加重已处于关闭状态的毛细血管网扩大开放范围，从而使回心血量进一步减少。临床表现血压下降，一般认为收缩压低于80mmHg、舒张压低于50mmHg，即休克的失代偿期。如休克状态仍未能得到有效控制，病情进一步发展，微循环内形成大量微血栓，造成所谓的病理性血管内凝血，组织器官由于细胞缺氧损害而发生的自溶导致这些组织血管发生器质性损害，此时已进入休克的晚期即微循环衰竭期(DIC期)。

（二）体液代谢变化

休克时体内儿茶酚胺增多，引起微动静脉吻合支开放，使血流绕过毛细血管加重了组织灌流障碍的程度。此外组胺、激肽、前列腺素、内啡肽、肿瘤坏死因子等体液因子在休克的发展中发挥不同的致病作用。

（三）重要脏器受损

休克持续超过10小时，即可发生内脏器官的不可逆损害。如有两个以上器官发生功能障碍，称为多脏器功能衰竭，这是造成休克死亡的常见原因。

三、创伤性休克的诊断

尽快诊断并尽早治疗对改善创伤性休克的临床转归至关重要。首先要了解患者的外伤或出血史，明确创伤的性质。其次，患者的意识状态改变也非常重要。随着病情的进展，患者的意识可发生正常-焦虑-激动-嗜睡-昏迷的渐进性改变。再次，早期的生命体征对诊断也有帮助。休克患者的早期表现有面色苍白、外周湿冷、脉搏细弱和脉压降低等。

动脉血的碱剩余可用于估计休克的严重程度。血乳酸含量是诊断休克的另一敏感指标，是反映休克严重程度和持续时间的可靠指标。

四、创伤性休克患者的复苏

一旦确定了休克的诊断就应该尽快开始容量复苏治疗，创伤复苏治疗能否取得最终的成功则取决于出血的原因是否得到纠正。但是明确失血原因并控制出血的过程需要花费一定的时间。在这个阶段，复苏的目标在于支持患者的生理功能，而不是一定要使患者的生理功能恢复到正常。

（一）复苏液体的选择

目前可供使用的各种静脉补液都存在各自的优缺点，麻醉医师应该根据临床需要权衡利弊后合理选择使用。

1. 晶体液　输注晶体液，如等张0.9%生理盐水或乳酸林格液，可补充血管内容量和组织间隙容量。输注大量生理盐水(大于30ml/kg)将会导致高氯性酸中毒。晶体液对凝血功能的影响比较复杂，会随着血液稀释的程度而变化。

2. 胶体液　对复苏液体类型的选择取决于液体对凝血功能和代谢率的影响、微循环功能改变、容量分布和器官功能状态。与晶体液相比，胶体液具有更强的血浆容量扩充作用，有助于维持血管内容量，同时减轻重要脏器的组织水肿。

3. 高张溶液　静脉输注高张盐溶液可将细胞内和细胞间的水再分布进入血管内，产生超过本身输注容量的扩容效应。在高张盐溶液中加入胶体液将会进一步增加其扩容效应的程度和持续时间。

（二）容量治疗方案的制订

麻醉医师必须对患者可能需要的液体总量有一个合理的预测，据此制订复苏计划，以使患者在复苏结束时能维持合理的血液成分。根据对最初液体治疗的血流动力学反应，可将创伤患者分为三类：①对液体治疗有反应；②对液体治疗有短暂反应；③对液体治疗无反应。

第一类患者一般无活动性出血，不需要输血。存在进行性、活动性出血的患者将表现为对液体治疗有短暂反应。识别并明确诊断此类患者至关重要，因为有效控制出血的速度与这类患者的临床预后强烈相关。对液体治疗有短暂反应的患者，其出血量不少于一个循环血量，必定需要输血。一旦确诊,一开始就应该尽量控制非血制品的使用,并尽可能维持有效血液成分。对输液无反应的患者,往往是因为活动性出血时间较长,已经耗竭了机体的代偿,或者创伤严重以至于患者在到达急诊室前已存在重度休克。尽管积极诊断和治疗,这类患者的病死率仍相当高,不过也有少量患者能够存活。除了以红细胞和血浆等比例输注并采用上述的容许性低血压复苏策略之外,还必须即刻注重对凝血功能的支持。尽早输注适量的冷沉淀和单采血小板以提供凝血底物。输注碳酸氢钠可暂时逆转代谢性酸中毒,改善心脏功能。

(三)血管活性药物的使用

对低血容量休克使用血管活性药物以代替补充血容量是绝对禁忌的。当血压很低甚至测不到,而又不能及时大量快速补充液体时,为了暂时升高血压,心、脑血流灌注,以预防心搏骤停,可以使用少量血管活性药物。

第三节　麻醉特点及选择

创伤患者的麻醉可根据创伤部位、手术性质和患者情况选用神经阻滞、椎管内阻滞或全麻。麻醉方法的选择决定于:①患者健康状况;②创伤范围和手术方法;③对某些麻醉药物是否存在禁忌;④麻醉医师的经验和理论水平。

椎管内阻滞适用于下肢创伤手术,对有严重低血容量甚至休克患者,应慎用或禁用。全麻适用于各类创伤患者。对一些创伤范围小、失血少、血流动力学平稳的患者,神经阻滞有一定的优点,有利于降低交感张力、减轻应激反应和术后深静脉血栓形成。原则上对循环不稳定、有意识障碍、呼吸困难或凝血差的患者,忌用神经阻滞。

对于稳定的创伤患者,麻醉诱导与一般择期手术患者无明显区别,而对低血容量的多发伤患者则要警惕。休克患者麻醉处理的关键就是小剂量分次给药。

创伤患者由于循环功能不稳定、对麻醉药的耐受力降低,麻醉维持的过程中有发生术中知晓的可能性,尤其是经过积极复苏,患者的血流动力学状态逐渐改善,患者对麻醉药的耐受性有所恢复时。如果不对麻醉深度作相应调整,就更有可能发生术中知晓,应注意预防。

创伤患者应用基本的无创监测,包括心电监测、无创血压、中心体温、脉搏血氧饱和度、呼气末 CO_2 监测及尿量监测等。呼气末 CO_2 监测结合动脉血气分析对判断循环容量状况很有帮助。对于严重创伤或循环不稳定的患者,宜采取有创监测,包括直接动脉穿刺测压、CVP 及肺动脉楔压等。

(崔宏先)

参考文献

1. 邓小明,姚尚龙,于布为,等. 现代麻醉学. 第4版. 北京:人民卫生出版社,2014.
2. Ronald D. Miller. 米勒麻醉学. 第7版. 邓小明,曾因明,译. 北京:北京大学医学出版社,2011.
3. Charles E. Smith. Trauma Anesthesia. Cambridge: Cambridge University Press, 2008.
4. Richard A. Jaffe, Stanley I. Samuels. 斯坦福临床麻醉全书. 第3版. 陈宁,韩建阁,译. 天津:天津科技翻译出版公司,2005.

第六十二章 老年患者的麻醉

第一节 概 述

按照国际规定，65 周岁以上的人确定为老年。在中国，60 周岁以上的公民为老年人。随着社会老龄化的日益加重，中国的老年人越来越多，所占人口比例也越来越高，2011 年我国老年人口比重达 13.7%。2012 年 10 月 23 日，全国老龄委发布消息称，2013 年我国 60 岁以上老年人口突破 2 亿，未来 20 年我国老年人口将进入快速增长期，到 2050 年老年人口将达到全国人口的三分之一。

由于老年人各种细胞器官组织的结构与功能随着年龄的增长逐年老化，因而适应力减退，抵抗力下降，发病率增加。我国老年人易患的疾病依次为肿瘤，高血压与冠心病，慢性支气管炎与肺炎，胆囊病，前列腺肥大，股骨骨折与糖尿病等。而病死率依次为肺炎，脑出血，肺癌，胃癌，急性心肌梗死等。老年疾病的特征是病程长，初期没有明显的症状与体征，不易察觉，症状出现后又呈多样化，同一种疾病在不同的老年人身上差异很大，而且一个老年患者往往同时患几种疾病。

随着社会经济的进步和现代医学的发展，人类的期望寿命大大增加，我国很多大的城市老年麻醉已占麻醉总数的 15%～20%。因此深入探讨衰老的病理生理和药理学变化，了解围手术期的主要危险因素和防治措施，提高麻醉管理技术是做好老年麻醉、保证围手术期安全的重要措施，是麻醉工作者的重任。

第二节 老年患者的生理改变

由于机体受内外环境各种因素的影响，衰老与年龄并不完全同步。同一患者各脏器的衰老程度也不完全相同，个体差异大，一定要具体患者具体评估。

一、循环系统

衰老引起的心血管生理变化对麻醉的影响最大。

1. 心肌间质纤维的增生使心脏顺应性降低，维持心脏收缩的酶和 ATP 逐年减少，致心肌收缩力减弱。80 岁时心排出量可降至为 20 岁人的 1/2。即使是无重度心血管并存疾病的老人，其心输出量和射血分数仍维持在正常范围内，但由于其贮备力不足，遇运动、贫血、发热、术中应激反应等时即可出现心输出量下降，心肌供血不足的症状。

2. 随着年龄的增加，副交感神经张力增高和心脏起搏细胞的减少，导致老年心率较年轻人慢，对药物的反应也较差，而心率的减慢又直接影响心输出量。缺氧和高碳酸血症时老年人的心率减慢更显著，常是导致术中心搏骤停的原因。高位硬膜外阻滞时应高度警惕。

3. 老年人衰老过程中，大血管和小动脉弹性逐渐减少或消失，外周血管阻力增加，是导致血压升高和左心肥厚的主要因素。左室压力/容量曲线变陡，需更大的充盈压力才能保证每博量和心输出量，围手术期输液稍逾量或速度过快易发生急性左心衰、肺水肿。血压过高易致脑出血；血压过低，尤其是舒张压过低（<60mmg）可致冠脉灌注低下，引起心肌缺血，心绞痛等。

二、呼吸系统

1. 随着年龄的增加，肺纤维组织增生，肋间肌萎缩，椎间隙变窄，导致肺的顺应性下降。

2. 从20岁以后时间肺活量每年下降20～30ml，残气量每年增加10～20ml，残气/肺总量之比可由20岁的25%增至70岁时的40%。功能残气量明显增加，解剖无效腔增大，而终末支气管则随肺泡弹性回缩力的降低而早闭。

3. 通气/血流比不均，PaO_2下降，PaO_2每年可降低0.31mmHg。

4. 肺胸廓顺应性减弱，气道阻力增加及小气道功能下降等原因使老年人的通气功能显著下降。

5. 最大通气量（MVV）、用力肺活量（FVC）、一秒率（FEV1.0%）以及反映小气道功能的呼气中段流量（MMEF），最大呼气容积—流量曲线（MEFV）都随年龄明显下降。

6. 肺的气体交换面积减少，肺泡壁毛细血管床总表面积缩小，功能残气量增加。小气道变窄、肺泡萎陷等使老年人换气效率与弥散功能随年龄明显降低。

7. 老年人对短时间缺氧或高CO_2血症的通气代偿反应比较迟钝，且随年龄减退。70岁以上老人对缺氧的通气反应下降40%，对高CO_2血症的通气反应下降40%。

8. 老年人对缺氧和二氧化碳蓄积的耐受性明显减退。老年患者在使用静脉麻醉药如巴比妥、丙泊酚等诱导时容易出现呼吸抑制且时间较长，可能与对化学感受器刺激的反应性下降有关。

因此围手术期呼吸管理尤为重要，稍有不当即可导致重度低氧和高碳酸血症。

三、神经系统

神经系统包括中枢神经系统和外周神经系统，其老化过程是机体衰老的重要组成部分。

1. 大脑皮层随年龄呈进行性萎缩，脑重量逐年减轻，灰质由20岁时占脑重量的4.5%降至80岁时的3.5%，神经元的数量在65岁时比20岁时减少10%～35%，90岁时只剩下1/3。中枢内受体及神经递质也相对应减少，致老年人记忆力减退，反应迟钝。

2. 对中枢神经抑制药物的敏感性增加，如吸入麻醉药的MAC从40岁起每10年下降4%；静脉麻醉药的诱导量随年龄增加而减少，如丙泊酚的诱导量仅为青年人的一半（1mg/kg）。

3. 随着年龄增加，自主神经兴奋性降低，机体对儿茶酚胺及抑制β肾上腺素能兴奋的能力减弱。导致心血管对应激反应的调控能力降低，术中血压、心率易于波动。

四、消化系统与肝脏

随着年龄的增加，消化系统功能逐渐减弱，但与围手术期和麻醉关系最密切的是肝脏的变化。

1. 老年人的胃肠动力减弱及各种消化酶分泌的减少，致消化和吸收功能减弱。胃排空减弱表现为液体排空减慢，而固体食物的排空与青年人相差不大。

2. 老年人胃酸、内因子等分泌减少，影响了铁的吸收和维生素B_{12}的吸收，导致老年人缺铁性贫血。

3. 老年人肝细胞呈退行性变，肝细胞功能及肝血流量亦逐年下降。与麻醉密切相关的是肝微粒体酶系统功能下降，解毒功能降低。经肝生物转化的麻醉药降解减慢，半衰期延长。

4. 缺氧、低血压、输血等均可致肝功能损害，故麻醉管理不但要注意药物的选择，更要注意预防缺氧和维护血流动力学的稳定，保证肝细胞的灌注和供氧。

五、泌尿系统

1. 老年肾脏解剖及功能变化主要包括：肾脏重量减少，皮质减少，血流量减少。皮质血流量减少，对血管扩张剂反应性下降，肾小球滤过滤下降。肾小管功能如排钠、浓缩及稀释和尿酸化功能受损。

2. 血浆肾素浓度和活性至70岁时已下降30%～50%，且常伴有醛固酮的不足，故老人易发生高钾血症。

3. 衰老使肾小管再吸收功能低下，80岁老人尿的浓缩功能较年轻人下降30%。

4. 根据肾功能的改变，在麻醉管理上应注意：

（1）必须加强水电解质平衡的监测，手术时间长或失血过多易致脱水，输液过多又加重心脏负担，不当利尿易致电解质紊乱。

（2）经肾排出的药物半衰期延长，须根据患者的肾功能情况选择麻醉药，避免术后药物残余的潜在危险。

第三节 老年药理学

一、老年人药理学特点

1. 老年人的中枢神经系统对麻醉药表现敏感，有可能发生严重的药物不良反应。其原因很复杂，包括与老龄相关的生理和病理变化，以及环境和遗传等因素。老年人的生理变化未必随年龄增长而平行衰退，即各系统的生理变化并不一定按同样的速度发展。因此，老年人在用药剂量方面存在高度个体差异性，对老年人必须强调减少用药剂量和分次给药。

2. 老年人对麻醉药物的摄取和起效时间与青年人有差异，但无实际临床意义。而药物效应增加及半衰期延长则与麻醉密切相关。

(1)药物效应增加

1)老年人中枢神经和外周受体减少，各靶器官受体部位药物浓度相应增高，使药效增强。

2)由于老年人血浆白蛋白质和量的变化，使血浆内游离型药物增多，迅速分布到靶器官而使药效增强，麻醉药的呼吸循环抑制作用亦比青年人强，吸入麻醉药的MAC也随增龄而逐渐降低。

表62-1 不同年龄吸入麻醉药的MAC(%浓度)

药 名	20～40岁	60岁	>80岁
氟烷	0.84	0.7	0.64
安氟烷	1.68	1.55	1.4
异氟烷	1.28	1.18	0.97
七氟烷	2.2	1.8	1.48
地氟烷	7.25	6.0	4.35

(2)消除半衰期(t1/2β)延长 消除半衰期由该药在体内的稳态分布容积(Vd)和血浆清除率(CI)来计算。Vd增加和减少，均使t1/2β延长。Vd与脂肪组织有关，CI与肝肾功能相关。65岁以后脂肪组织在体内的比重由年轻时20%增至40%。脂溶性麻醉药蓄积增多。老年人血浆清除率减慢导致药物的消除半衰期延长。因此建议老年人药物用量比年轻人减少1/3～1/2。对肝肾功能很差的老年人应尽量选择不经过肝肾代谢的药物。如阿曲库铵及顺阿曲库铵，其经Hoffman消除。

二、麻醉药物用于老年人的特点

(一)苯二氮䓬类药物

1. 小剂量苯二氮䓬类药物即有抗焦虑、镇静和遗忘作用。用于麻醉诱导及维持时常用其较大剂量静脉注射和泵入，该类药物更易抑制老年人的中枢神经系统，与年龄增长影响药物分布、清除率和消除有关。其中，清除率是药代动力学指数中最容易受老龄化影响的因素。

2. 临床麻醉最常用于镇静和诱导的苯二氮䓬类药物为地西泮和咪达唑仑。两种药物都在肝脏代谢，用于老年人的清除率都下降。其中咪达唑仑用于健康老年人的清除率下降程度较小，且其代谢与性别有关，在老年男性才有代谢下降。在同类药物中咪达唑仑的血浆水平下降最迅速，消除半衰期最短，高龄者为5～6小时，比青年人(2.1小时)延长，总清除率也低，当肝灌注下降时清除率更下降。咪达唑仑用于肝病患者，在精神运动方面的恢复要慢于地西泮。高龄患者的血浆白蛋白低，而咪达唑仑蛋白结合率高达96%～98%，作用相对增强，因此用于高龄患者其剂量应减少。

3. 对老年人实际上只需使用小剂量地西泮或咪达唑仑，即可获得抗焦虑或催眠作用。老年人的敏感度改变也许可用受体占位和细胞功能改变来解释。亲和力高的药物从中枢神经系统中消除缓慢，因此，临床作用增强且延长，所需治疗剂量减少。

(二)氯胺酮

1. 临床上对老年危重患者仍常用氯胺酮静脉麻醉，其对心血管系统的抑制作用轻，但对老年冠心患者氯胺酮可诱发心肌缺血改变。老年患者应用氯胺酮后，心率增快和血压升高都将增加心肌氧耗。慢性高血压患者对氯胺酮的心脏兴奋反应增强。低血容量老年患者应用氯胺酮后，对缺血性心脏可产生直接的负性肌力作用，因而容易出现低血压危象。因此，对老年危重患者应用氯胺酮的诱导剂量需要格外谨慎，宜减量分次用药，并加强监测。

2. 老年人氯胺酮药代动力学资料显示，静脉用药起效快，不良反应的发生都在用药15分钟以内。氯胺酮代谢与肝微粒体酶有关，肝摄取率高，而老年人肝血流减少,清除率减慢。老年患者氯胺酮静脉麻醉术后可能发生谵妄,尤其与抗胆碱能药并用时容易发生。

(三)依托咪酯

1. 依托咪酯用于老年患者的麻醉诱导,其主要优点在于血流动力学稳定,但对合并心功能受损的老年患者,也可引起明显的负性肌力作用,有创监测发现收缩压降低,舒张压、平均动脉压、心率和心指数均有下降,心肌血供和氧耗也有减少。依托咪酯诱导剂量使冠脉灌注压和心输出量降低,可因心肌氧需减少而仍能保证足够的灌注。由于依托咪酯对老年人心脏可能产生负性肌力作用,因此用于严重冠心病和脑血管硬化老年患者应极谨慎,诱导剂量应减少。

2. 依托咪酯可保存交感神经自主反射,可解释其稳定血流动力学的特点。但对危重患者应用依托咪酯存在相当的顾虑,主要在于其直接抑制肾上腺皮质功能,减少皮质激素产生,如果对危重患者为求其镇静作用而持续用药时,死亡率将明显增高。

(四)丙泊酚

1. 丙泊酚麻醉诱导和维持的患者,年龄>65岁者可能出现苏醒延迟。老年患者因肝功能和肝血流下降,对丙泊酚的药代动力学也随年龄而改变。老年人分布容积较小,静脉注射丙泊酚后血浆浓度很快升高,而总清除率较低。

2. 丙泊酚的药效学也随年龄而改变,老年患者所需的诱导剂量小,大于1.75mg/kg即可诱发明显的低血压和呼吸暂停。老年患者单次用药诱导后的收缩压下降,其原因包括血管平滑肌舒张和心肌负性肌力作用;另一个重要原因为交感神经抑制,压力感受器调节机制也受损。

3. 丙泊酚用于合并呼吸系统疾患的老年患者,可产生扩张支气管、提高肺顺应性和降低吸气峰压的作用。但因丙泊酚具有明显抑制缺氧通气反射的作用,因此,对老年患者在局麻和区域麻醉中辅用丙泊酚作为镇静剂时,极有可能出现呼吸中枢抑制。

(五)阿片类药

阿片类药可减少气管插管及手术刺激引起咳呛和血流动力学骤变反应、减少全麻药用量和降低吸入麻醉药MAC。同时也为术后镇痛提供一定的基础。阿片类药对心肌收缩性仅产生轻微抑制。

1. 吗啡 老年人的吗啡血浆清除率下降50%。因在外周室镇痛性受体周围的吗啡浓度高,药效增强,易引起老年人通气量减少而导致缺氧的危险。

2. 哌替啶 老年人蛋白结合率下降,使其分布容积增大,同时肝脏代谢率降低,因此,老年人静脉注射哌替啶后清除率下降45%,t1/2β由年轻人的4小时延长至7.5小时。老年患者术中用哌替啶镇痛,术后可能出现谵妄,这与其初级代谢产物去甲哌替啶在肾功能不全时产生蓄积有关。

3. 芬太尼 随年龄增长,诱导EEG慢波所需的剂量明显减少。老年人对芬太尼的血浆清除率下降75%,t1/2β由年轻人的4.5小时延长至15小时。芬太尼引起呼吸抑制与血浆浓度直接相关,如果施行过度通气,芬太尼所致的呼吸抑制可持续5小时。芬太尼的另一副作用是记忆力受损,行为能力减弱。因此,老年患者在芬太尼平衡麻醉后,其精神状态改变的发生率很高。

4. 舒芬太尼 其血浆蛋白结合率很高为92.5%,因蛋白结合率的改变可影响其起效时间。舒芬太尼主要通过肝脏代谢,肝脏摄取率为71%。1994年Helmers等比较外科手术中应用舒芬太尼,老年人组(65~87岁)和成年人组(17~43岁)其消除半衰期、清除率或分布容积无显著性差异。

5. 阿芬太尼 为高糖蛋白结合药物,因pKa值6.5,可弥散的部分较多,因此其剂量的个体差异较大。用于老年患者最肯定的药代动力学区别是其清除率随年龄增长而下降,终末消除半衰期延长。在药效学方面欲达到EEG慢波所需的剂量从20岁至89岁时将减少50%。老年人应用阿芬太尼容易出现肌肉僵直、心动过缓、低血压和术后通气功能抑制等副作用。

6. 瑞芬太尼 有独特的酯结构,消除半衰期短(9.5分钟),中央室和外周室平衡迅速,故起效快,作用维持短。与其他阿片类药的药代动力学比较,更稳定更适宜于静脉输注给药,无蓄积作用,用于老年患者门诊手术有其独特的优点。由于其被非特异组织酯酶迅速代谢,故作用时间及消除率与年龄、性别和肝肾功能无关。药代动力学资料显示其清除率不随年龄而改变。有研究报道用于70岁以上患者,有可能导致严重低血压。

总之,对老年患者应用麻醉药,首先要充分了解老年生理变化以及药代动力学特点,对安全用药有指导性意义。临床上必须谨慎选择相适应的麻醉药及其合理的用药剂量,讲究用药方法(包括单次、分次、持续输注以及注药速度等),加强全面监测。这些都将有助于提高老年患者应用麻醉药的安全性。

第四节 术前评估

全面了解老年人的生理功能衰退，恰当地估计患者对手术及麻醉的耐受力，作好术前准备，对老年患者是十分重要的。单纯高龄并不是手术麻醉的禁忌证，麻醉的风险往往与其并存疾病的多少及严重程度有关。目前难于提出手术禁忌的年龄界线。但对全身情况异常，并发症较多、较重的老人应仔细评估、衡量。

一、总体评估

老年患者术前访视与评估是实施麻醉手术前至关重要的一环，其目的在于评价老年患者对麻醉手术的耐受力及其风险，同时对患者的术前准备提出建议，包括是否需要进一步完善检查、调整用药方案，甚至延迟手术麻醉，在条件允许的情况下尽可能的提高患者对麻醉手术的耐受力。老年患者术前应当根据ASA分级、代谢当量水平、营养状况、气道情况、精神认知状况、言语交流能力、肢体运动状况、是否急症手术、既往病史（脑卒中病史、心脏疾病病史、肺脏病病史、内分泌疾病病史、用药史、既往外科病史等）对患者进行评估。必要时应与多学科医师共同会诊，讨论手术时机、方案以及相应的术前准备。

二、外科手术类型、创伤程度与手术风险评估

手术过程本身可以显期著影响围手术期风险，手术较大的手术包括：重要器官的手术、急症手术、估计失血量大的手术、对生理功能干扰剧烈的手术、新开展的复杂手术和临时改变术式的手术。同类手术在施行急症手术时，急诊手术的不良预后可比择期手术者高3～6倍。

三、术前脏器功能的评估

（一）心功能及心脏疾病评估

判断心功能、掌握心脏血供与氧供状况、了解心脏疾病情况是麻醉前进行心血管条统评价的重要内容。

1. Goldman心脏风险指数是预测老年患者围手术期心脏事件的经典评估指标。改良心脏风险指数(RCRI)简单明了，在老年患者术后重大心血管事的件的预测中具有重要作用，其内容包括：①高风险手术；②心力衰竭病史；③缺血性心脏病病史；④脑血管疾病史；⑤需要胰岛素治疗的糖尿病；⑥血清肌酐浓度＞2.0mg/dL。如果达到或超过3项批标，围手术期重大心脏并发症将显著增高。可以结合Goldman心脏风险指数以及患者全身总体状态进行评估。

2. 老年患者心血管功能除受衰老的影响外，还常受到各种疾病的损害，对疑有心血管疾病的患者应酌情进行动态心电图、心脏超声、冠状动脉造影、心导管等检查，EF＜50%的低心排患者，术前建议进行冠状动脉造影，以明确诊断。

3. 不稳定心绞痛和近期心肌梗死、心力衰竭失代偿期、严重心律失常、严重瓣膜疾病、MET＜4是老年患者围手术期心血管事件的重要危险因素，术前应对合并心脏病的患者进行必要的处理和治疗。

（二）肺功能及呼吸系统疾病评估

1. 老年患者肺泡表面积、肺顺应性以及呼吸中枢对低氧和高二氧化碳的敏感性均下降，因此在围手术期易于发生低氧血症、高二氧化碳血症和酸中毒。术前应做肺功能和血气分析检查。术前肺功能与血气检查结果对老年患者手术麻醉风险评估具有重要意义。若FEV_1≤600ml、FEV_1%≤50%、FRV_1≤27%正常值、VC≤1700ml、FEV_1/VC比率≤32%～58%、PaO_2≤60mmHg或呼气高峰流量(PEFR)≤82L/min，则提示患者存在术后通气不足可能性，易发生术后坠积性肺炎、肺不张，甚至呼吸衰竭。

2. 正常老年人氧分压PaO_2＝104.2－0.27×年龄(mmHg)，故应正确认识老年患者的PaO_2、SpO_2水平，尤其逾80岁老年患者不可苛求术前达到正常水平。

3. 术前合并COPD或哮喘的患者应当仔细询问疾病的类型、持续时间、治疗情况等。患者处于急性呼吸系统感染期间，如感冒、咽炎、扁桃体炎、气管支气管炎或肺炎，建议择期手术推迟到完全治愈1～2周后，因为急性呼吸系统感染可增加围手术期气道反应性，易发生呼吸系统并发症。术前呼吸系统有感染的病例术后并发症的发生率可较无感染者高出4倍。

4. 戒烟至少4周可减少术后肺部并发症，戒烟3～4周可减少伤口愈合相关并发症。老年患者呛咳、吞咽等保护性反射下降，易发生反流误吸性肺炎。择期手术患者应仔细评估风险，权衡利弊，并行必要呼吸功能锻炼。

(三)脑功能及神经系统疾病评估

1. 患有高血压、糖尿病、周围血管疾病的老年患者极易合并脑血管疾病。对于合并或可疑中枢神经系统疾病者应行头部CT、磁共振、脑电图等检查。必要时需术前申请神经科医师会诊。

2. 老年神经系统呈退行性改变，表现在日常生活、活动能力降低，对麻醉药品敏感性增加，发生围手术期谵妄和术后认知功能下降的风险升高。

3. 老年人自主神经反射的反应速度减慢，反应强度减弱，对椎管和周围神经阻滞更加敏感。

4. 高龄、教育水平低、水电解质异常、吸烟、苯二氮䓬类药物应用、抗胆碱药物应用、术前脑功能状态差以及大手术等是影响围手术期谵妄的危险因素，因此在危险因素多的老年患者术前用药应当酌情进行调整。

(四)肝脏、肾脏功能及肝肾疾病评估

1. 轻度肝功能不全的患者对麻醉和手术的耐受力影响不大。中度肝功能不全或濒于失代偿时，麻醉和手术耐受力显著减退，术后容易出现腹水、黄疸、出血、切口裂开、无尿，甚至昏迷等严重并发症。手术前需要经过较长时间的准备，方允许施行择期手术。重度肝功能不全如晚期肝硬化，常并存严生营养不良、消瘦、贫血、低蛋白血症、大量腹水、凝血机制障碍、全身出血或肝性脑病前期脑病等征象，则手术危险性极高。

2. 老年慢性肝症患者常出现凝血机制异常，与其常合并胃肠道功能异常，维生素K吸收不全，致肝脏合Ⅱ、Ⅶ、Ⅸ、Ⅹ因子不足有关，术前必须重视。

3. 由于血浆白蛋白水平对药效学、药代动力学、胶体渗透存在较大影响，应严格执行中大型手术术前低蛋白纠正标准，降低围手术期并发症发生。

4. 老年患者肝脏重细胞数量减少，肝血流相应降低，肝体积的缩小显著损害肝脏功能。肝脏合成蛋白质的能力降低，代谢药物的能力也有不同程度的减少，长时间使用缩血管药物，可导致肝血流减少和供氧不足，严重时可引起肝细胞功能损害。这些因素对原先已有肝病的患者，影响更为显著。

5. 老年患肾小球滤过率降低，肾浓缩功能降低，导致需经肾清除的麻醉药及其代谢产物的消除半衰期延长。麻醉药对循环的抑制，手术创伤和失血，低血压，输血反应和脱水等因素都可导致肾血流减少，并产生肾毒性物质，由此可引起暂时性肾功能减退。

6. 大量使用某些抗生素，大面积烧伤，创伤或并发败血症时，均足以导致肾功能损害。如果原先已存在肾病，则损害将更显著。

7. 对慢性肾衰竭或急性肾病患者，原则上应禁忌施行任何择期手术。近年来，在人工肾透析治疗的前提下，慢性肾衰竭已不再是择期手术的绝对禁忌证，但总体而言，对麻醉和手术析耐力仍差。

(五)胃肠功能及胃肠道系统疾病评估

1. 老年患者常合并有不同程度的肥胖，应当对患者的体重指数、体重变化以及肥胖相关疾病做出相应的评估。

2. 老年人胃肠道血流量降低，胃黏膜有一定程度的萎缩，唾液及胃液分泌减少，胃酸低，胃排空时间延长，肠蠕动减弱。胃内容物误吸是麻醉期间最危险的并发症之一。麻醉前应对患者反流误吸危险做出明确的判断。下列因素如疼痛、近期损伤、禁食时间不足、糖尿病、肥胖或应用麻醉性镇痛药、β肾上腺素能药物或抗胆碱药等，均可延迟胃内容物排空或改变食管下端括约肌张力，增加误吸的机会。食管裂孔疝患者是误吸高危病例，其“胃灼热”症状往往比食管裂孔疝本身更具有意义。

3. 65岁以上的接受中大型手术老年患者围手术期易并发应激性溃疡，建麻醉手术前应仔细询问是否有消化道溃疡病史及近期是否服用可能导致消化道出血的药物，严防围手术期应激性溃疡的发生。

(六)凝血功能评估

1. 术前凝血功能检查，特别是血栓弹力图检查，有助于评估患者凝血功能状态，指导术前药物的使用。

2. 血栓性疾病在老年人群中尤为突出，许多老年患者停用抗凝药物易导致围手术期血栓性疾病的发生，因此停用抗凝药物应当慎重

(七)内分泌功能及内分泌疾病评估

1. 老年人糖耐量降低，应引起重视。合并糖尿病的老年患者应当注意评估其血糖控制是否稳定、对降糖药物的敏感性、是否合并心血管和疾病、周围神经病变程度以及认知功能状态等情况。另外有部分老年患者合并有隐性糖尿病，术前应常规检查血糖水平。

2. 肾上腺功能抑制与使用皮质激素有关。对使用皮质激素治疗的患者，应询问其用药剂量和最后一次用药时间。肾上腺皮质功能抑制不能预测，取决于激素的用药剂量药效和频度，以及激素治疗时间的长短。泼尼松累积量大于0.4g，可发生肾上腺皮质功能抑制，且可延续至停止用药后一年。

3. 甲状腺疾病有甲状腺功能低下和甲状腺功能亢进两类。对控制良好的稳定型的甲状腺机疾病患者，允许施行择期麻醉和手术。控制不良的高风险手术，需推迟手术并给予治疗。

(八)免疫功能及组织免疫疾病评估

老年患者免疫反应受到抑制，使老年人易于受到感染。术前应予重视。免疫反应低下与胸腺的退化和T细胞的功能改变有关。

第五节 麻醉特点及方式

一、术前用药

1. 老年人代谢率低，各器官储备功能下降，对麻药的耐受性减低，术前用药应减少为成人剂量的1/3～2/3。

2. 影响术后认知功能的慎用药物：抗胆碱药物，尤其是东莨菪碱和长托宁；作用于中枢神经系统的药物。

3. 术前使用β受体阻滞剂的患者应当继续服用，但要严密监测心率、血压。

4. 术前使用ACEIs的患者，应当于术前至少10小时停药。

5. 使用植物提取物或中药的患者应当注意测定凝血功能、电解质和肝功。

6. 抗凝药物的使用与停用

(1)发生急性冠脉综合征置入支架洗脱支架后，抗凝药物用药时间至少12个月。择期手术应延期至停用氯吡格雷5～7天后，期间酌情使用GPI-Ib/Ⅲa受体抑制剂；术后应尽早恢复双药物抗血小板治疗。

(2)对于限期手术如肿瘤患者，在术前停用抗血小板药物期间，可以改用短效抗血小板药物(如替罗非班)，或者低分子肝素量行替代治疗。如果有条件，术中采用血栓弹力血流图(TEG)进行血小板功能监测指导出凝血管理；对于急诊手术，应该准备血小板，以应对意外的外科出血。术后应尽早恢复抗血小板治疗。

二、麻醉方法的选择

尽量选用对生理干扰少、安全、便于调节和麻醉效果确切的方法和药物。既往研究认为，全身麻醉与椎管内麻醉对于患者的转归没有差别，但最近的国际共识推荐在能够满足外科麻醉水平的条件下，优选使用神经阻滞技术，包括椎管内麻醉，外周神经阻滞麻醉等方式，以减少老年患者的术后认知功能障碍。对于术前服用抗凝药物的患者，如果没有时间进行抗凝治疗替代转化，可以优选外周神经阻滞技术实施麻醉。如果选用全身麻醉，全凭静脉麻醉在老年患者的术后认知保护方面具有优势，某些特殊手术使用适当浓度的吸入麻醉药具有脏器保护效应。

(一)局部浸润麻醉与区域神经阻滞

这是比较安全的麻醉方法，对老年人的生理干扰小，但只适用于短小手术。老年人的耐药力差，宜用小剂量低浓度的局麻药。老年人血管并发症多，局麻药中应少加或不加肾上腺素。

(二)椎管内麻醉

蛛网膜下腔阻滞较少应用于老年患者，因为其阻滞平面难于控制，易致呼吸抑制和血压波动。

硬膜外阻滞用于老年人优点较多，如不抑制免疫机制，术后呼吸系统并发症和静脉血栓发生率低，而麻醉又较确切、完全。局部麻醉药物优选罗哌卡因。但也应注意以下几点：

1. 老年人骨质增生及椎间隙变窄，常使硬膜外穿刺困难，当直入法不成功时可改为侧入法或旁正中法穿刺，常较易成功。

2. 老年人硬膜外腔静脉丛血管硬化充血，穿刺或置管时易损伤出血，形成硬膜外血肿。当发生硬膜外腔出血时，不宜立即拔针或拔管，应保持引流通畅，并注意观察和及时处理，防止发生截瘫。

3. 老年人硬膜外腔狭窄，椎间孔闭锁，用药量明显减少，药液易于扩散，阻滞范围易过广。60～80岁阻滞1个节段只需1ml，80岁以后更减少，但应注意个体差异。因此老人应以少量多次注药为安全，不宜单次注药。

4. 由于老年人药效学的变化，使局麻药的作用强度和时间延长，老年人硬膜外腔追加药的间隔时间应延长。

5. 老年人高位硬膜外阻滞时更易发生呼吸抑制，应加强监测管理。应选用对呼吸抑制较小的局麻药如罗哌卡因，辅助药物也应减量。

6. 硬膜外腔阻滞时，由于血管扩张，老年人心血管储备不足，常常较年轻人更易发生低血压。围手术期应适当扩容，必要时用升压药纠正低血压，预防心搏骤停。

7. 不推荐给予任何辅助镇静药物，如果需要推荐给予α受体激动剂，如右美托咪定，并注意防止心动过缓和低血压的发生，从小剂量开始可降低不良反应的发生率。

(三)神经阻滞

臂丛神经阻滞是上肢手术的首选麻醉方法。由于老年人呼吸系统病理生理变化及颈短或活动受限，采用腋路法较为安全。肌间沟阻滞则引起气胸或膈神经阻滞的风险更大。

颈丛阻滞，多选用颈浅丛阻滞即可满足手术需要，局麻药中不加肾上腺素。

(四)全身麻醉

随着新一代短效、速效、麻醉药的出现和麻醉机功能和监测技术的不断完善，全麻已逐渐成为当代老年麻醉的主要方法之一。

1. 麻醉诱导

(1)诱导力求平稳，减少气管插管时的应激反应。

(2)老年患者的麻醉诱导原则上以静脉麻醉诱导为主，单次静脉注射、TCI靶控输注等方式均可采用，但应从小剂量逐渐滴定给予，直至达到合适麻醉镇静深度，麻醉镇静深度监测有助于更好地判定麻醉药物的准确用量。

(3)在诱导过程中，需要密切观察患者的循环，呼吸，氧合以及通气等状况，对于早期异常状况应尽早作出诊断并及时处置，避免严重并发症的发生。

(4)老年患者由于循环的脆弱性，麻醉诱导应选择对循环抑制较轻的镇静药物，如依托咪酯。如果给予丙泊酚，应该小量、缓慢、多次静脉推注，或分级靶控输注，以睫毛反射消失或者麻醉深度监测指标过到插管镇静深度作为麻醉诱导的最佳剂量；在此过程中，任何时刻患者的循环发生急剧变化，应先暂时停止给予丙泊酚，经过输液，给予血管活性药物后，循环稳定后再继续给予直至达到插管镇静深度。

(5)慎用即刻进行气管插管以刺激循环的做法。

2. 麻醉维持

(1)原则上应选时效短、脏器毒性轻，麻醉深浅可调性强、术后苏醒快的药物。

(2)老年患者的麻醉药物选择以不损害脏器功能为原则。

(3)针对脆弱脑功能老年患者，影响神经递质的药物如抗胆碱药物东莨菪碱、长托宁等，以及苯二氮䓬类药物应慎用。

(4)针对脆弱肝肾功能的患者，肌松药物最好选择不经过肝肾代谢的药物，如顺阿曲库铵，中长效镇静药物需要在麻醉深度监测指导下给予，以避免停药后药物蓄积效应导致苏醒期延迟。

(5)对于脆弱肺功能以及高龄患者，最好给予短效镇静镇痛药物维持麻醉，以避免中长效麻醉药物残余效应对患者苏醒期呼吸功能的影响。

(6)丙泊酚、右美托咪定、瑞芬太尼、顺阿曲库铵等均可安全用于老年人麻醉维持，但应从小剂量开始，药量应减少1/3～2/3，加强监护，以免药物过量致循环意外。

三、麻醉中管理

(一)输液输血管理

1. 液体类型选择　乳酸林格氏溶液、醋酸林格液体为老年患者围手术期的首选液体类型。人工胶体溶液可以安全使用，如果术前评估为高危肾功能的老年患者，如肾损伤，肾功能不全，甚至因肾衰竭接受肾透析治疗，应该慎用人工胶体溶液。

2. 液体管理策略

(1)老年患者由于全身血容量降低，心肺肾功能减退以及静脉血管张力较差，围手术期容易导致液体输注过负荷，应引起高度重视。

(2)全身麻醉时可预防性连续给予去氧肾上腺素0.5～1.0ug/(kg·min)，或者小剂量去甲肾上腺素0.05～0.1ug/(kg·min)，降低为维持血流动力学平稳而对液体输注的过度依赖，为限制性液体管理方案的实施提供可能，一般腔镜手术术中维持的液体输注量不超过3～5ml/(kg·h)，开放性手术术中维持的液体量不超过5～7ml/(kg·h)。

(3)对于椎管内麻醉，选择单侧腰麻，或者硬膜外麻醉时适当给予麻黄碱有助于防止因交感神经阻滞导致的血流动力学不稳定，由此防止过度输注液体。

(4)如有条件监测 SVV,PPV,LPVI 可施行目标导向液体管理,如果 SVV 或者 PPV 大于 13%,以小容量液体维持,直至再次出现 SVV 或者 PPV 大于 13%,需要重新加快输液速度直至 SVV 或 PPV 低于 13%。

3. 术中输血管理

(1)对于老年患者,异体红细胞,以及血浆、血小板的输注,所导致的近期以及远期风险远超临床预期,因此原则上应该尽量限制异体血的输注。

(2)对于非肿瘤外科手术,自体血液回收与输注有助于降低异体血输注所带来的风险。

(3)对于肿瘤外科手术,术中出现大出血状况时,输血的原则以在维持基本全身氧供需平衡的前提下,尽量降低过多异体血的输注。在输注异体血前,应进行血红蛋白浓度监测,以提供输血的客观证据。

(4)在术中大量出血短暂状况下,容易因过度依赖输注压缩红细胞和晶体、胶体溶液而致稀释性凝血病的发生,新的凝血管理指南推荐输注红细胞与输注新鲜冷冻血浆的比例为 2∶1,在条件允许时进行实时凝血功能监测,如血栓弹力血流图(TEG),或者 Sinoclot 凝血功能监测,将对于降低异体血输注的风险提供指导。

(5)在血容量急剧改变的状况下,患者的血温会出现急剧下降,因此如果有条件应该对输血以及输液进行加温处置,目标是将患者体温维持在 36℃以上。低体温会导致患者凝血酶原的活力降低以及纤维蛋白原合成功能抑制,由此增加患者的出血量以及异体红细胞的输注量。

(二)循环管理

1. 维持血流动力学稳定,保证氧供需平衡。

(1)老年患者心脏功能脆弱,需要稳定的血流动力学指标以确保心脏处于最佳工作效率,即维持较慢心率以及适当心肌灌注压力。

(2)在术中出现心肌缺血时,需要通过分析原因逆转不稳定的血流动力学状态,单纯给予扩冠药物可能使心肌氧供需平衡恶化。在出现术中氧供需平衡异常时,应从肺功能,血红蛋白含量,心脏前负荷,心率以及心脏收缩功能做全面分析。

(3)对于脑功能不良的老年患者,如合并脑卒中以及 TIA 病史,术中除维持全身氧供需平衡外,需要维持患者的血压在平静状态血压的基线水平～+20%范围,以防止潜在围手术期脑低灌注性缺血,甚至急性脑梗死的发生,维持血压可选用去氧肾上腺素,或者去甲肾上腺素。

2. 血管活性药物的选择与应用　术前不伴存心脏收缩功能异常的老年患者,术中常用血管活性药物为缩血管药物,如去氧肾上腺素,甲氧明或者去甲肾上腺素,或者短效 β_1 受体阻滞剂,如艾司洛尔等;对于术前伴存收缩功能异常的老年患者,除使用上述血管活性药物外,可能需要给予正性肌力药物,如多巴胺、多巴酚丁胺、肾上腺素、米力农等。

(三)呼吸管理

对于老年患者,应进行术中肺功能保护,减少术后并发症。

1. 对于术前伴有哮喘病史,近期上呼吸道感染(2～3 周内)等高气道反应性患者,麻醉诱导前可经静脉滴注甲泼尼龙 1～2mg/kg,或者琥珀酸氢化可的松 100～200mg,预防术中支气管痉挛发生。

2. 机械通气患者实施低潮气量+中度 PEEP(5～8cmH$_2$O)策略,低潮气量为标准体重×(6～8)ml/kg;每小时给予连续 3～5 次的手控膨肺,膨肺压力不超过 30cmH$_2$O 也有助于防止术后肺不张的发生。

3. FiO$_2$ 不超过 60%,以防止吸收性肺不张。

4. 呼吸比例 1∶2.0～2.5。

5. 肺部的换气功能的影响不可忽视。衡量老年患者换气功能的指标临床常用的指标为肺氧合指标,如果 PaO$_2$/FiO$_2$ <300mmHg,应分别对患者的通气功能,肺血管阻力以及肺动脉压,心脏功能状态进行分析和处理。

(四)残余肌松效应处理

老年患者由于肝肾功能减退,极易出现肌松残余,格隆溴铵等抗胆碱药物能过血-脑屏障的难易程度,从难到易顺序为:格隆溴铵<阿托品<东莨菪碱<长托宁,因此,在条件允许的情况下,可首选格隆溴铵 10μg/kg,新斯的明 50μg/kg 拮抗。对高龄患者需加强术中肌松状态监测,尽量使用非经肝肾代谢的药物,提倡肌松药物药效的自然衰减,加强麻醉后恢复室(PACU)对此类患者的监护和处置。

(五)苏醒期的管理

老年患者由于术前并存疾病以及自身脏器功能的衰退,苏醒期处置不当,易发生严重并发症。

1. 苏醒期镇痛　在手术结束前 10～20 分钟,应逐渐降低麻醉镇静与镇痛药物的输注速率,在此过程中,应给予适当镇痛药物以防止暴发性疼痛的发生,可给予芬太尼 1～2μg/kg,或舒芬太尼 0.1～0.2μg/kg,或瑞芬太尼 TCI1～2ng/ml,可复合给予曲马多 50mg，或者氟比洛芬酯 50mg，或者帕瑞昔布钠 40mg；脆弱肺功能或者高龄患者应降低阿片类药物剂量以避免其对呼吸的抑制作用。另外，外科伤口局部浸润 1%罗哌卡因 10～20ml 对于减轻患者苏醒期疼痛也十分有效。老年患者苏醒期多模式镇痛有助于提升拔管的成功率。

2. 气管插管拔除　老年患者是否达到拔管制标准需要考虑以下因素：

(1)麻醉镇静镇痛肌松药物的残余效应是否完全消除，在拔管前，观察潮气末二氧化碳波形图可以更好判定镇静、镇痛与肌松有无影响拔管的综合残余效应，规律的呼吸节律和足够呼吸频率能够使 $P_{ET}CO_2$ 达到正常范围 35～45mmHg 才可以拔管。

(2)拔管前应该进行充分的气道吸痰，以及肺复张手法，即在吸气相给予不超过 30cmH$_2$O 加压给氧 3～5 次，以使在胸廓塌陷状态下不张肺泡完全开放。

(3)拔管前可能出现氧合指数难于达到超过 300mmHg 的状况，应该分析原因加以处置，需要考虑的因素应包括：

1)有无通气功能异常。

2)有无麻醉以及外科相关的肺不张，气胸以及血胸，肺血流显著降低等情况。

3)心脏是否处于最佳工作状态，有无术中过度输液导致的肺淤血状况，有无严重低血容量或者低血红蛋白血症存在。应进行病因分析并处置，难于短时间治疗的严重心脏并发症需要将患者送到 ICU 做进一步诊断与处置。

3. 老年患者苏醒延迟可能原因：老年患者苏醒延迟比较常见。

(1)术中镇静过度：没有进行麻醉深度监测，需要等待直至镇静效应消退。

(2)低体温：术中没有进行体温监测以及很好的保温，导致低体温状态。如果存在低于 36℃的状况，需尽快给予复温处置。

(3)中枢神经系统并发症：有无术中导致潜在脑损伤或者急性脑卒中的可能。

(4)循环不稳定：特别是低于患者术前基础血压水平 20%～30%以上的低血压存在，需要进行病因分析，并提升血压。

(5)术前合并代谢及内分泌疾病诱发的术后苏醒延迟，特别是术前合并糖尿病行急诊手术的老年患者，更应注意代谢及内分泌疾病相关苏醒延迟的病因诊断，以便做出及时处置。

(6)二氧化碳潴留：二氧化碳气腹以及老年患者肺功能衰退和可能合并的呼吸系疾病，均可能在拔管期间出现严重二氧化碳潴留，甚至二氧化碳昏迷。在通气不足的状态下，$P_{ET}CO_2$ 不能准确反映 $PaCO_2$。

血气分析以及电解质、血糖检查对于快速诊断苏醒延迟病因可提供帮助。

（姜　敏）

参考文献

1. Frederick E. 老年麻醉学 . 左明章，田鸣译 . 北京：人民卫生出版社 . 2010.
2. 邓小明，姚尚龙，于布为，等 . 现代麻醉学 . 第 4 版 . 北京：人民卫生出版社，2014.
3. Ronald D. Miller. 米勒麻醉学 . 第 7 版 . 邓小明，曾因明，译 . 北京：北京大学医学出版社，2011.
4. 吴新民 . 麻醉学高级教程 . 北京：人民军医出版社 . 2014.
5. 中华医学会麻醉学分会 . 2014 版中国麻醉学指南与专家共识 . 北京：人民卫生出版社 . 2014.

第六十三章 小儿麻醉

第一节 小儿生理和药理

一、解剖生理

(一)呼吸生理

婴儿呼吸节律不规则,各种形式的呼吸均可出现。胸廓不稳定,肋骨呈水平位,膈肌位置高,腹部较膨隆,呼吸肌肌力薄弱,纵隔在胸腔所占位置大,容易引起呼吸抑制。而头大、颈短、舌体大、鼻腔、喉及上呼吸道狭窄,唾液及呼吸道分泌物较多,均有引起呼吸道阻塞的倾向。婴儿有效肺泡面积/kg是成人的1/3,耗氧量/kg是成人的2倍,说明换气效率不佳,故小儿麻醉时应特别重视呼吸的管理。

(二)循环生理

胎儿期左右心室流出道阻力相同,泵血量亦相同。新生儿期自胎儿循环进入自行循环,心血管系统有重大变化。由于外周阻力增加,左心室及主动脉壁增厚,因此新生儿心脏每搏量减少,心肌顺应性较低,心输出量借以增加心率来代偿。当心动过缓时心输出量相应降低。婴儿脉搏较快,6月以下婴儿,麻醉期间如脉搏慢于100次/分,应注意有无缺氧、迷走神经反射或深麻醉,应减浅麻醉,纠正缺氧,用阿托品治疗,必要时暂停手术。小儿血容量按照公斤体重计算,比成人大,但因体重低,血容量绝对值很小,手术时稍有出血,血容量明显降低。

(三)神经系统

新生儿已有传导痛觉的神经末梢,外周神经与脊髓背角有交通支,中枢神经系髓鞘已发育完全,故新生儿应和成人一样,手术时要采取完善的麻醉镇痛措施。

(四)体温调节

与成人相比,婴儿和儿童体表面积与体重的比例大,容易散热,故体温易下降。3个月以下的婴儿无寒战反应,寒冷时不能通过寒战代偿。故新生儿麻醉时应采取保温措施。

(五)内分泌系统

新生儿,尤其是早产儿和低体重儿,糖原储备少,易发生低血糖。

二、小儿药理

小儿药理学的主要内容包括药代学,机体对药物的影响,药效学及药物对机体的影响。这些方面均受年龄影响,尤其是在出生后的数周。

药代学描述的是药物进入机体后分布的生理过程。药代学两个主要方面是决定药物到达和离开效应部位的速度和数量。它们由药物独特的药代学参数综合决定,包括分布容积,分布清除,蛋白结合,代谢和排泄。由于小儿细胞外液较多,脂肪中水与油脂的比值较成人高,水溶性药物的分布容积会更大。如果清除率不变,分布容积越大,达到所需血浆浓度的负荷量就越大,半衰期越长。一般而言,儿童的清除率更快,因为流经肝脏血液的比例较高。但在新生儿中,一些通过肝脏代谢为无活性产物的麻醉药物的作用时间会比预期的要长。静脉麻醉药物主要通过肾脏排泄。新生儿肾小球滤过率低,约为成人的30%,影响药物的排泄。随着年龄增长,肾小球滤过率和肾小管分泌逐渐增加达到8～12个月的正常水平。

许多静脉麻醉药物的药效学区别还没有得到很好的研究。但是,新生儿对作用于中枢神经系统的药物更敏感,这可能因为脑部单纯扩散有年龄依赖性,且新生儿和小型婴儿中枢神经系统血供丰富。

小儿吸入麻醉药最低肺泡气浓度随年龄而改

变，早产儿麻醉药需要量比足月新生儿低，新生儿比3个月婴儿低，而婴儿则比年长儿和成人麻醉药需要量大。小儿呼吸频率快，心脏指数高，大部分心排出量分布至血管丰富的器官，加上血气分配系数随年龄而有改变，故小儿对吸入麻醉药的吸收快，麻醉诱导迅速，但同时也易于过量。

第二节　术前评估与准备

对手术患儿进行术前访视和术前准备比对术前用药更重要。麻醉医师应评估小儿的病情、择期手术的必要性和患儿及家长的心理状况。对患儿不当的麻醉前处理会增加患儿的分离恐惧，使术后不合作状态儿率增高，导致术后治疗更加困难。麻醉医师应把麻醉操作过程、手术的必要性和可能出现的问题对家长进行解释和交流，因为家长的紧张情绪可传递给患儿。需要向儿童保证在其清醒时会尽可能地采取措施以减轻其疼痛。患儿和家属获得的信息越多，越容易缓解手术和住院的压力。

术前病史应重点了解患儿当前病情及治疗、目前用药、过敏史和家族史。应注意患儿体重，并与预计体重比较，可了解患儿发育营养情况，有无体重过低或超重。体格检查的重点应放在心血管系统、呼吸系统、神经功能及其他反应功能的体征上，还要注意有无发热、贫血、脱水等情况。如有脱水，应在麻醉前纠正。

婴幼儿比成人代谢率高，体表面积与体重之比较大，比成人更容易脱水。因此，禁饮禁食标准应与成人不同。大量研究发现，儿童在麻醉诱导前2～3小时引用的清液其胃残余容积或pH与标准禁食相比并无差别。现代小儿麻醉的趋势，是允许口服清流质直到麻醉前2～3小时，而对母乳喂养的婴儿，禁食时间为麻醉前3～4小时；非母乳喂养者，术前禁食时间与固体食物相似，应在6小时以上。

第三节　术 前 用 药

小儿术前用药的基本目的与成人类似。术前用药应根据小儿的生理状况、预计的手术时间、麻醉诱导方式等制订个体化方案。

6个月以下的婴儿尚不知恐惧，麻醉前用药不是必需的。10～12个月的小儿离开父母会有明显的恐惧感，术前用药很有必要。口服咪达唑仑(0.25～0.33mg/kg)是最常用的麻醉前用药方案；不能配合口服用药的小儿，可采用氯胺酮(2～4mg/kg)加用阿托品(0.02mg/kg)和咪达唑仑(0.05mg/kg)肌内注射。

第四节　麻醉特点及选择

全身麻醉是小儿最常用的麻醉方法，除小手术可在开放法、面罩紧闭法或静脉麻醉下完成外，较大手术均应在气管内麻醉进行。此外，区域麻醉在国内应用也较多，但也应做好全麻准备。

一、全身麻醉

(一)常用药物

氟烷、安氟醚或异氟烷配合氧化亚氮、七氟醚、肌松药为常用。

1. 氟烷　氟烷具有无刺激性，不燃烧爆炸，全麻药效强，早期抑制咽喉反射，使呼吸道分泌物减少，便于呼吸管理等优点，很适于小儿麻醉的诱导和维持。对小儿短小手术和诊断性检查、吸入麻醉诱导、气道管理困难和哮喘病儿，氟烷是很好的麻醉药。肥胖小儿、使用酶诱导药、近期接受过氟烷麻醉以及前次麻醉后出现黄疸、发热的小儿，应相对禁忌使用氟烷。

2. 安氟醚和异氟烷　两药血/气分配系数低，因此麻醉诱导及苏醒快，且麻醉深度易调节。安氟醚及异氟烷具有强化非去极化肌松药的神经肌肉阻滞作用，因此，麻醉时肌松药用量可以减少。安氟醚是强支气管扩张剂，很适宜于哮喘患者的麻醉。安氟醚有时可出现癫痫样发作，故癫痫病儿禁用安氟醚，但可用异氟烷。安氟醚、异氟烷均产生与剂量有关的呼吸抑制，麻醉时必须进行辅助呼吸。安氟醚、异氟烷浅麻醉时血压维持良好，但异氟烷深麻醉时血压明显下降，此时应减浅麻醉，降低吸入浓度，如仍有低血压，提示血容量不足，应加快输液治疗。停用安氟醚、异氟烷后，病儿很快苏醒，术后恶心呕吐少见。

3. 七氟醚 血/气分配系数仅0.63，是现有吸入全麻药中最低者，因此诱导及苏醒迅速。七氟醚气味比异氟烷好，对呼吸道无刺激性，易为小儿所接受。七氟醚很适合小儿麻醉诱导及维持，其麻醉深度易于控制，合用肾上腺素不诱发心律失常。七氟醚对呼吸有抑制作用，能增强非去极化肌松药的作用。目前认为对肝肾功能不全、颅内高压、恶性高热易感病儿、肥胖小儿均应慎用或不用。

4. 氯胺酮 氯胺酮镇痛作用好，不仅静脉注射效果良好，肌内注射也有效，氯胺酮对各器官毒性作用小，广泛应用于小儿麻醉，静脉注射2mg/kg，注射后60～90秒入睡，维持10～15分钟。肌内注射5～7mg/kg，2～8分钟入睡，维持20～30分钟。氯胺酮适应于浅表小手术、烧伤换药、诊断性操做麻醉以及全麻诱导。氯胺酮诱导后暂时性心血管兴奋作用，使血压药增高、脉搏加快、中心静脉压外周血管阻力也增加。氯胺酮麻醉时喉反射抑制，饱胃病儿不能用氯胺酮。休克及低心排量小儿用氯胺酮后，由于其负性心肌肌力作用，可引起血压更下降，甚至心跳停止，故休克病儿不宜用氯胺酮麻醉。氯胺酮麻醉后恶心呕吐发生率高，术后苏醒较晚。

5. 肌松药 与成人相同，小儿全麻时也应用肌松药。常用肌松药有琥珀胆碱、泮库溴铵、维库溴铵及哌库溴铵。

(二)气管内麻醉及喉罩通气道的应用

气管插管可维持呼吸道通畅，减少呼吸道无效腔，便于呼吸管理，是小儿全麻中最常用的方法。一般均用静脉快速诱导插管，也可用吸入麻醉慢诱导或清醒插管。6岁以下小儿，气管导管不带气囊，6岁以上小儿为避免控制呼吸时漏气，可以应用带气囊导管。

气管内插管需较深的麻醉，导管套囊长期充气可压迫气管黏膜，插管时可引起血压及眼压升高，插管后有喉痛、喉水肿等问题。为了既保持呼吸道通畅，又不产生上述问题，可应用喉罩通气道，经明视法或盲探法将喉罩插至咽喉部，覆盖声门部位，充气后在喉的周围形成一个密封圈，既可让病儿自主呼吸，又可施行正压通气。与气管插管比较，喉罩刺激小，不引起呛咳。插入和拔出时心血管系统反应小，术后很少引起喉痛，不会发生喉水肿。喉罩适用于施行眼耳鼻喉及颈部短小手术，可免除气管插管后遗症的顾虑。对需要反复施行麻醉的病儿用喉罩可保持呼吸道通畅而避免反复气管内插管。但肠梗阻、饱食、俯卧位小儿禁用。

(三)全麻装置

小儿施行全麻，需有适合不同小儿年龄的麻醉器械及装置，包括麻醉面罩、血压表袖带、气管导管、咽喉镜、呼吸囊等均应有不同规格，以适应从新生儿到儿童的不同需要。应用小儿全麻装置时要考虑气道无效腔、阻力、管道的顺应性、吸入气湿化以及病儿潮气量与储气囊容积的比例等因素。婴幼儿潮气量低，装置中不宜用呼吸活瓣。体重＞15kg的小儿可以应用成人紧闭式麻醉机施行麻醉，但必须行控制呼吸，同时用小儿螺纹管及750ml呼吸囊。对体重＜15kg的小儿均应用无重复吸入T形管装置。

二、区域麻醉

正常清醒状态下的儿童不能充分配合局部麻醉的实施，因此，小儿区域麻醉绝大多数是在全麻状态下进行。随着神经刺激仪和超声技术的广泛应用，区域麻醉的神经并发症也很少发生。一般中等和短小手术选择基础麻醉加局麻。较大儿童的下腹部、会阴部及下肢手术，可选用硬膜外阻滞，蛛网膜下腔阻滞或骶管阻滞。

1. 硬膜外阻滞 适应证要比成人严，除学龄前儿童能合作者外，均先应用基础麻醉以保证穿刺的安全。利多卡因用药，按8～10mg/kg计算，浓度为0.7%～1.5%。

2. 骶管阻滞 小儿骶管腔容积很小，从骶管腔给药，麻醉药可向胸腰部硬膜外腔扩散，婴幼儿按1ml/kg剂量用药，麻醉平面可达$T_{4\sim6}$脊神经。新生儿及婴儿经骶管阻滞可行上腹部手术，基础麻醉后，用侧位法，用药同硬膜外麻醉。

3. 蛛网膜下腔阻滞 适用于手术时间较短的下腹部和下肢手术。宜用于5岁以上的合作病儿，或先用基础麻醉，然后穿刺。一般在$L_{3\sim4}$或$L_{4\sim5}$间隙穿刺，常用局麻药有丁卡因、布比卡因、左旋布比卡因及罗哌卡因。小儿脊麻后头痛、尿潴留很少见，是其特点。

4. 外周神经阻滞 年龄较大病儿的上肢手术，多选用臂丛神经阻滞，安全可靠，优点较全麻为多。在基础麻醉配合下，施行穿刺，穿刺入路以腋路法为最多用。剂量为利多卡因 8～10mg/kg，稀释成1%溶液注入。除臂丛神经阻滞外，下肢手术可用坐骨神经阻滞，对腹股沟手术可应用髂腹股沟下神经阻滞。

第五节　特殊病情的麻醉

一、先天性膈疝

膈疝多在胚胎第 10 周左右发生，影响肺发育，使肺内动脉明显减少。新生儿开始呼吸时吞咽的空气可进入胸腔内的胃肠道，加重对肺叶的压迫，使动脉氧分压降低及二氧化碳分压升高，发生酸中毒。如果将疝内容物复位使被压缩的肺叶扩张，病情可能好转。倘因肺发育不全，不能满足最低限度的气体交换，加重全身缺氧和酸中毒，最后可因缺氧致死。

麻醉前应经鼻置入胃管排除胃内积气，降低胸腔内压力以减少腹腔脏器对肺的压迫。尽早清醒插管辅助呼吸，中度肺发育不全患儿经吸入高浓度氧及辅助呼吸后，缺氧及高二氧化碳血症可得到改善，面罩加压通气可使胃肠道充气，加重对肺的压迫。

患儿进入手术室后，应立即气管插管后行正压通气，以改善气体交换。维持麻醉首选七氟醚或其他吸入麻醉药，可辅以芬太尼或瑞芬太尼静滴。腹腔内脏还纳后致腹内压明显增加，压迫膈肌影响呼吸，应于患儿完全清醒及呼吸功能恢复正常后方可拔管。腹腔脏器还纳后刻压迫下腔静脉，故不宜用下肢输液。

二、气管食管瘘与先天性食管闭锁

气管食管瘘有 5 种以上的类型，多数类型表现为因食管闭锁而不能吞咽。吸引管不能插入胃内是这类疾病的特征性诊断试验。新生儿可因胃与气管通过食管在远端瘘管相连或食管近端与气管相连而出现吸入性肺炎。麻醉前应进行超声心动图检查以查明是否存在右位主动脉弓和先天性心脏病。

麻醉安全的主要问题包括吸入性肺炎的评估、因空气经瘘管进入胃而导致胃过度膨胀、因瘘管太大而不能进行机械通气、与其他异常相关的问题，特别是动脉导管未闭和其他先天性心脏病以及手术后加强医疗。

患儿应禁食，食管放置吸引管以引流唾液。患儿应头高仰卧位。如有肺炎，应进行治疗，延期手术。通常选择清醒插管，保证气管导管尖端越过瘘管的开口，气管导管先插入右主支气管，然后缓慢退出导管直到听到左肺呼吸音为止。术中应避免高浓度的 FiO_2，首选空气/氧气/阿片和低剂量挥发性的药物维持麻醉。手术结束后，如患儿自主呼吸恢复满意，清醒后可以拔管，但气管软化或瘘口部管壁缺损者可发生气管塌陷，应留置导管至 24～48 小时后试验拔管，如果塌陷仍未恢复，继续留置 3～7 天。

三、上呼吸道感染

上呼吸道感染引起呼吸道敏感性和分泌物增加，可能增加喉痉挛、支气管痉挛和手术期间低氧的发生率。对于上呼吸道感染的儿童是否可实施手术及麻醉取决于很多因素，需要进行仔细的术前评估，包括详细的病史和体格检查。需行肺部听诊以排除下呼吸道受累的可能，如果诊断有疑问可考虑行胸片检查。此外，还要评估是否有发热、呼吸困难、咳嗽、咳痰、鼻塞、嗜睡和喘鸣等。

不加区分地推迟上呼吸道感染小儿的手术虽可避免并发症的发生，但会增加患儿父母的负担。反之，也不应当出于经济或社会方面的原因而将患儿置于危险之中。如果患儿出现上呼吸道感染而且逐渐加重，就取消手术；有啰音和咳痰的患儿也应当取消手术；如果患儿病情平稳、不发热而且上呼吸道感染已有数天，通常可以考虑实施麻醉。

第六节　小儿术后镇痛

由于疼痛是一种主观感觉，个体差异及其明显。而小儿疼痛程度的影响因素多，所以小儿疼痛治疗时应对疼痛反复评价，随时调整治疗方案。

一、小儿疼痛的评估

对疼痛的正确评估将有助于对疼痛的正确治疗。疼痛的测定手段在不同的年龄、不同发育阶段和不同的环境下各不相同。3岁以下的儿童，由于大多不能叙述疼痛的部位、性质及其程度，疼痛评估时必须依靠他们的行为改变和生命体征变化。父母可以通过观察其孩子是否出现特定的举止来确定小儿是否疼痛。当小儿能准确叙述所经历的疼痛时，对疼痛的评估就非常准确了。

二、小儿术后镇痛方法

由于疼痛在脊髓水平的叠加放大效应的存在，术后镇痛应从术前与术中开始。小儿术后镇痛的主要方法是局部麻醉镇痛与采用各种镇痛药物，自控镇痛技术已应用于7岁小儿。采用长效局麻药物行区域神经阻滞或手术区域直接局部浸润的方法简单易行，是缓解小儿术后疼痛极为有效的方法。

总之，镇痛方法可根据医院及操作者的情况自行决定。应该强调的是，为解除手术与疼痛对小儿的精神刺激，应提倡小儿术后镇痛复合镇静。

(崔宏先)

参考文献

1. 邓小明，姚尚龙，于布为，等．现代麻醉学．第4版．北京：人民卫生出版社，2014.
2. Ronald D. Miller. 米勒麻醉学．第6版．曾因明，邓小明，译．北京：北京大学医学出版社，2006.
3. 姚尚龙，于布为．小儿麻醉学．北京：人民卫生出版社，2006.
4. Richard A. Jaffe, Stanley I. Samuels. 斯坦福临床麻醉全书．第3版．陈宁，韩建阁，译．天津：天津科技翻译出版公司，2005.
5. 王英伟，连庆泉．小儿麻醉学进展．上海：世界图书出版公司，2011.

第六十四章　手术室外麻醉

为了明确疾病的诊断、部位及范围，对患者实行诊断性检查，有些在检查的同时，还可能需要治疗操作。其中有些检查或治疗可能给患者带来一定的痛苦和危险，从而要求在诊治期间进行严格监护，并处理各种意外情况，麻醉医师到手术室外场所进行麻醉的机会日益增加。但需要明确的是，无论在手术室内还是手术室外，麻醉的基本原则都是确保患者生命安全、舒适及各种操作的顺利进行。麻醉医师通过对患者充分的术前评估、恰当麻醉选择，以及严密全面的监测，不仅可做到患者完全镇静，更能维护生命体征的平稳和及时、有效处理意外并发症。

第一节　麻醉的基本配备及分类

一、基本配备

手术室外麻醉中和麻醉后的监测项目以保证患者安全为标准，一般应满足以下条件：①在麻醉过程中，需有一名合格的麻醉医师；②在所有形式的麻醉过程中，对患者的呼吸、循环进行持续的监测；③麻醉仪器应与手术室一样方便使用，连续心电监护和 SpO_2 监测，每隔 5 分钟测血压、心率，全麻时应连续监测 E_TCO_2，必要时行直接动脉压监测。小儿和危重患者应监测体温；④放射期间，所有工作人员都要离开放射室，应该通过玻璃窗或闭路电视在放射室外连续观察患者和监护仪，也可以用麦克风或电子听诊器监测患者的呼吸音。

二、手术室外麻醉的分类

手术室外麻醉主要包括以下三个方面：①利用内镜进行的检查或手术的麻醉，如支气管镜、食管镜、胃肠镜等；②放射学诊断性检查及操作的麻醉，如血管造影检查、CT、MRI 检查等；③手术室外其他操作的麻醉，如电休克治疗等。

第二节　麻醉特点及处理原则

一、麻醉特点

(一)麻醉方法多样

成人大多数诊断性检查均可在表面麻醉、局部浸润麻醉，或辅以安定、氟哌利多等完成。而少儿和情绪特别紧张的成人，则必须辅于清醒镇静或全麻，以保证检查的顺利进行。

(二)工作环境特殊

1. 利用内镜进行的检查多在暗室中进行。能见度差，给麻醉操作和观察患者造成很多不便，有时会影响麻醉和急救的顺利进行。

2. 放射性检查时(包括血管造影、CT、MRI 检查等)，放射线照射增加，对造血细胞或性腺细胞产生损害，故必须重视防护。

3. 放射性检查时，麻醉医师不能与患者同处一室需要通过观察窗或闭路电视观察患者和麻醉监护设备。

4. 检查中注意体位对呼吸循环的干扰。患者难以忍受某种体位，可影响检查结果，甚至引起呼吸道阻塞等意外。医生应予以预防处理。

5. 暗室可被吸入麻醉药严重污染。

(三)造影剂不良反应

造影剂引起的不良反应包括以下两类：

1. 心血管反应 造影剂本身的毒副作用表现为心肌收缩力抑制如心排出量减少、动脉压降低、心率减慢和心肌缺血等。这与造影剂的浓度、电解质含量和渗透压相关，还与造影剂的容积和注射速度有关。大量快速输入造影剂，血容量将骤然升高，甚至可诱发肺水肿；主动脉造影时，大量造影剂进入冠状动脉，可直接抑制心肌收缩力而导致低血压和心动过缓；脑血管造影时，快速注入造影剂可引起迷走神经反射而致低血压和心动过缓。

2. 药物反应 造影剂与某些药物之间存在相互作用。如使用洋地黄治疗的患者，泛影葡胺可导致洋地黄样的心律失常。醋碘苯酸钠可增强巴比妥类睡眠作用而引起苏醒延迟。

(四)操作技术危险

1. 食管镜、胃镜、肠镜等检查操作有可能造成脏器穿孔意外。

2. 心导管置入或动脉穿刺有可能引起血管壁损伤而严重出血。也可引起气栓、严重心律失常和感染等意外。

3. 加压注射造影剂时可能导致动脉瘤破裂。

二、麻醉处理原则

1. 解除患者痛苦和不适，维持患者生命体征平稳。

2. 麻醉前尽可能消除患者紧张和激动的心理，对病理生理改变及其并发症和并存疾病要有足够的了解和估计，并认真做好麻醉前准备工作。

3. 尽可能避免能影响检查结果正确性的干扰因素。

4. 麻醉药、麻醉器械及麻醉方法要适应诊断性检查的环境。

第三节 常见诊断性检查及介入性诊断治疗的麻醉

一、支气管镜检查的麻醉

支气管镜检查主要有诊断性和治疗性两大类。诊断性检查主要用于疾病的组织活检、病因诊断，治疗方面可行肺局部冲洗、注药、冷冻、加温、清除异物等。

支气管镜检查的麻醉注意事项包括：

1. 不论采用局麻或者全麻，术前应强调禁食。术前用药成人肌内注射足量阿托品；小儿除给阿托品外，镇静镇痛药以不抑制呼吸为原则，并应保持呼吸道通畅。

2. 成人均可在表面麻醉下完成检查。小儿患者则需全身麻醉加表面麻醉。可小量氯胺酮静脉或肌内注射，镜检前环甲膜注射1%丁卡因1ml气管内表面麻醉，同时于气管镜侧管高频喷射通气供氧，以避免缺氧发生。当麻醉转浅时，小量氯胺酮静脉注射。镜检过程中一旦出现严重缺氧，应将支气管镜退到总气管，充分供氧，待情况改善后再继续镜检，否则有可能引起心搏骤停。

3. 术中多数发生窦性心动过速，但有时可出现窦性心动过缓，甚至心搏骤停，多系在严重缺氧基础上出现迷走神经反射所引起。镜检过程中，除密切观察呼吸、唇色外，必须行心电图监测，以便及早发现心律失常，及时处理。

4. 患者喉水肿发生率较高。成人轻至中度喉水肿时，仅表现疼痛不适和声嘶，经过治疗，尚无危险。小儿喉头细小，且组织疏松，淋巴丰富，镜检后较易出现喉水肿，且易继发阻塞窒息意外，故应积极防治。

5. 呕吐易见于急症饱胃病例，有误吸、窒息危险，必须从预防为主，避免发生。

6. 纵隔气肿多因支气管镜损伤气管的后壁所引起，可导致严重皮下气肿，甚至循环骤停，虽属少见，但后果严重，处理也较困难。

二、胃、肠镜检查的麻醉

胃、肠镜检查有以下优点：①内镜可以直接观察到病变；②对可疑病变可通过内镜活检以明确诊断；③内镜检查一般损伤小，疼痛轻。患者的全身情况大多属良好，病情也较少紧急，镜检对呼吸、循环功能的影响也轻微或无。

胃、肠镜检查的麻醉注意事项包括：

1. 麻醉前准备按全麻处理，术前禁食。小儿用足量阿托品肌内注射。

2. 成人可采用表面麻醉和(或)丙泊酚1～1.5mg/kg静脉注射，待患者睫毛反射消失后开始镜检，检查中根据患者情况追加丙泊酚30～50mg。小儿在肌内注射氯胺酮2～4mg/kg后施行镜检。

3. 胃镜检查可能发生心脏意外，主要有心绞痛、心律失常，甚至心搏骤停。

4. 幼儿行胃镜检查时，常压迫气管后壁，使食管突向气管而引起呼吸道梗阻。一旦出现呼吸困难时，应立即退出胃镜，待缺氧改善后，再继续镜检，否则有可能导致心搏骤停的危险。

5. 操作可造成食管、胃黏膜擦伤、穿孔和继发性纵隔炎，甚至死亡。

三、脑血管造影检查的麻醉

脑血管造影是注射造影剂到颈内动脉以观察脑部解剖异常情况，一般血管造影不需要进行麻醉，介入放射操作为解除患者不适，可选用镇静或全麻，由于患者禁食和造影剂的渗透性利尿作用，麻醉中根据患者情况，充分补充液体，必要时留置导尿。

脑血管造影术的麻醉注意事项包括：

1. 脑血管造影检查注射造影剂时需麻醉医师离开造影室，远离患者，因此全麻下脑血管造影患者需要气管内插管或喉罩，喉罩一般不用于需正压过度通气降低 ICP 的患者。

2. 气管插管过度通气能使脑血管收缩，帮助降低脑血流和颅内压，在没有颅内压升高的患者，过度通气和脑血管收缩可减慢造影剂通过脑的时间，增加脑血管内造影剂的浓度，使异常血管显示更加清晰。

3. 脑血管造影患者可发生心动过速或心动过缓，颅内出血能引起心电图显著改变，包括 T 波倒置、T 波宽大、出现 U 波，同时伴心动过缓。

4. 脑血管造影后的神经并发症时有发生，可暂时存在或永久存在。神经并发症常见于老年患者和有卒中、脑缺血病史、高血压、糖尿病和肾功能不全的患者，操作时间长、造影剂用量大及应用较粗的动脉内导管也增加神经并发症。

四、心导管检查的麻醉

心导管检查是经动脉或静脉放置导管到心脏或大血管可以检查心脏的解剖、心室的功能、压力和血管的结构。右心导管检查主要用于诊断先天性心脏病，左心导管检查主要用于诊断后天性心脏病和大血管病变。心导管造影检查、血管成形术、动脉粥样硬化斑块切除、瓣膜成形术及危重患者多需要全身麻醉。

心导管检查的麻醉注意事项包括：

1. 成人心导管检查通常在局麻下进行，但适当镇静和镇痛对患者有益，为此常用药物有芬太尼和咪达唑仑，有时加用丙泊酚。

2. 心导管检查中可以给氧，但检查肺循环血流动力学时，必须维持呼吸循环在相对稳定的状态。

3. 在检查中经常发生室性或室上性心律失常，要监护并及时处理心肌缺血和心律失常，需备用除颤仪和复苏药物。

4. 检查过程中可发生心脏压塞，其有特征性的血流动力学改变，透视下纵隔增宽、心脏运动减弱，心脏超声检查可以确诊，而且能指导心包穿刺。

5. 小儿心导管检查除常规监测外，还应进行血气分析，监测代谢性酸中毒情况，对病情严重的患儿，即使是轻度的代谢性酸中毒也要进行处理，可能还需要使用正性肌力药物。

6. 小儿尤其在全身麻醉时常见低体温，操作期间需要加温，吸入的气体也应加温湿化。新生儿可能会发生低钙血症和低血糖。

五、CT、MRI 检查的麻醉

CT、MRI 检查虽然无痛，但为了取得高质量的图像，在扫描时需要患者保持安静不动。另外扫描过程中会产生噪声，也会产生热量，患者有可能会发生幽闭恐惧或被惊吓，儿童和部分成人需要镇静才能耐受检查。施行麻醉的目的是保证患者安静不动，同时要注意呼吸循环系统的平稳。

CT、MRI 检查的麻醉注意事项包括：

1. CT、MRI 检查时与造影剂有关的不良后果的发生率高，主要由于在检查时难以接近患者。

2. MRI 检查时禁忌铁磁性物品进入检查室。

3. 氯胺酮有大量唾液分泌，并有不可预见的不自主运动，可能会影响扫描质量，依托咪酯也有类似情况，所以一般不单独用于 CT、MRI 检查的麻醉。丙泊酚是较为理想的麻醉药，具有起效快、维持时间短、苏醒迅速平稳的优点。

4. 脑立体定向时，为减少操作时损伤邻近结构，在头部外周放置透射线的固定架，在插入固定架钢针时，常用局麻加深度镇静或全麻，一旦固定完毕，患者可以放置在基架上，确保位置精确不动，但基架可使麻醉医师难以接近患者及控制气道，可选用最小的镇静加局麻，患者常能耐受并配合手术。

5. 小儿常需要镇静或全麻。操作期间由于对位和扫描仪机架移动可引起麻醉环路的扭曲或脱开，全麻或镇静时，要注意气道管理和氧合情况，急诊患者口服或鼻胃管用造影剂时要考虑患者饱胃情况的存在。

6. 由于扫描室温度一般低于25℃，小儿全麻时要注意监测体温。

六、电休克治疗的麻醉

电休克治疗(electric shock treatment，ECT)是对中枢神经系统进行程序化的电刺激引发癫痫发作，用以替代药物诱发癫痫发作治疗一些严重的情感障碍和抑郁症。适应证包括严重的抑郁症尤其是有妄想或精神运动迟钝的患者、急性精神分裂症、急性躁狂症和木僵症、复发的抑郁症或精神分裂症患者抗抑郁治疗无效者。

电休克治疗的麻醉注意事项包括：

1. 绝大多所接受ECT治疗的患者都在服用三环类抗抑郁药，单胺氧化酶抑制剂或碳酸锂，苯二氮䓬类等，也可能正在服用治疗并发症的药物。

(1)三环类药物：其有抗组胺、抗胆碱能和镇静作用，能使心脏的传导减慢，与中枢性抗胆碱能药物阿托品合用，会增加术后谵妄的发生率。

(2)单胺氧化酶抑制剂：它的拟交感作用能导致严重的高血压危象，这些患者如发生低血压，须小量谨慎地使用拟交感药物。单胺氧化酶抑制剂会抑制肝微粒体酶的活性，还会与阿片类药物发生相互作用产生过度的抑制。单胺氧化酶抑制剂与巴比妥类有协同作用，应减少诱导剂量。单胺氧化酶抑制剂与哌替啶合用时可能会导致严重的甚至是致命性的兴奋现象，所以麻醉时禁用哌替啶。

(3)碳酸锂：它可使ECG发生改变、肌松药作用时间延长，当锂浓度超过治疗浓度时，会延长苯二氮䓬类和巴比妥类药物的时效。服用锂剂的患者在ECT治疗后的认知障碍的发生率较高。

2. 术前评估还应注意伴发的神经和心血管疾病、骨质疏松症和其他导致骨质脆弱的疾病以及患者可能服用的药物。存在近期心肌梗死、充血性心衰、瓣膜性心脏病或胸主动脉瘤等心脏或心血管疾病，可能在电休克治疗前需要治疗或心脏科医师会诊，以免病情恶化。

3. 嗜铬细胞瘤患者高血压危象的危险增加，不应进行电休克治疗；起搏器和植入性电复律除颤器一般不受电休克的影响，但在治疗前应请心脏科医师会诊；颅内肿瘤患者有引起颅内压升高和脑疝的可能，需待手术后进行；近期心血管意外患者只能在急性发作3个月后进行；视网膜脱离患者可致眼内压升高；其他的禁忌证还包括：妊娠、长骨骨折、血栓性静脉炎、急性或严重肺部疾病、治疗妊娠患者需严密观察胎儿情况。在电休克治疗的患者中常发现有食管反流和裂孔疝，治疗前应用枸橼酸钠、抗组胺药或甲氧氯普胺可能有益。

4. 为了防止发生精神和躯体的伤害，在ECT治疗时必须使用麻醉和肌松药。患者苏醒后仍然需要监护，直至达到离开复苏室的标准。部分患者在ECT后可发生氧饱和度下降，常规鼻导管给氧直至完全清醒。

(刘显珍　吴承先)

参考文献

1. 邓小明，姚尚龙，于布为，等．现代麻醉学．第4版．北京：人民卫生出版社，2014.
2. Bryson EO, Frost EA. Anesthesia in remote locations: radiology and beyond, international anesthesiology clinics: CT and MRI. Int Anesthesiol Clin, 2009, 47(2): 11-19.
3. Miller RD (ed). Anesthesia. 7th ed. London: Churchill Livingstone, 2009.
4. Awad IT, Chung F. Factors affecting recovery and discharge following ambulatory surgery. Can J Anaesth, 2006, 53(9): 858-872.
5. Eikaas H, Raeder J. Total intravenous anaesthesia techniques for ambulatory surgery. Curr Opin Anaesthesiol, 2009, 22(6): 725-729.
6. Longnecher DE, Tinker JH, Morgan GE Jr (eds). Principles and Practice of Anesthesiology. 2nd Ed. St. Louis: Mosby, 1998.

第六十五章　日间手术的麻醉

第一节　日间手术的理论基础

1984年,美国麻醉医师学会门诊麻醉分会的成立以及毕业后的门诊麻醉专科训练制度的建立,标志着日间手术麻醉正式发展的开始。近年来,随着医学技术的发展,外科微创技术的成熟,新出现的快速短效的麻醉镇静药、镇痛药、肌肉松弛药以及麻醉技术的发展,使更多的患者可进行更广泛的日间手术。麻醉药不再影响患者的正常活动,绝大多数的手术患者可在术后24小时内回家。日间手术具有以下的优点:①不需要依赖医院的床位,使择期手术的安排具有弹性;②治疗及时,减短等候手术的时间;③缩短患者与家庭分离的负担,减轻思想负担,尤其对小儿而言,减轻了精神创伤;④所需费用减少,并发症的发生率和死亡率低;⑤减少医源性交叉感染的机会。

第二节　日间手术种类与患者选择

目前,多种手术可以在门诊行日间手术。原则上日间手术的病种应该选择创伤小、对生理影响少、术后不会发生严重并发症的手术。因此,能在3小时内完成,且估计术中失血少于500ml,无手术和麻醉后并发症的手术均可在门诊进行。接受日间手术的患者和手术的范围不断地扩大,患者的病情越来越复杂,术前评估和术前准备方面应该更加重视,以减少不必要的住院和推迟手术。

一、日间手术种类

目前日间门诊开展的常见日间手术种类见表65-1。

表65-1　目前已在门诊开展的日间手术

专　科	手术类型
口腔科	拔牙术、牙体修复术
眼科	内眼及外眼各种手术及检查
耳鼻喉科	腺样体切除术、鼻窦炎根治术、乳突切除术、鼓膜切开术、息肉切除术、扁桃体切除手术、鼓室成形术、气管异物取出术
妇产科	子宫颈活检术、扩张、诊刮及人流术、宫腔镜探查及手术、腹腔镜探查及手术、输卵管结扎术、卵巢小囊肿切除术
普外科	活组织检查术、内镜手术、痔切除术、疝修补术、腹腔镜手术、静脉曲张手术、乳腺良性肿瘤切除术
骨科	前交叉修补术、关节镜手术、腕管松解术、神经节术
皮肤科	切除损伤皮肤及皮肤整形术
疼痛科	化学性交感神经阻断术、硬膜外阻滞注射神经阻滞药、神经阻滞治疗术
整形科	唇裂修补术、乳房整形术、耳成形术、切痂术、鼻中隔成形术、瘢痕切除整形术
泌尿外科	膀胱及尿路检查、包皮环切术、膀胱镜检查、碎石术、睾丸切除术、前列腺活检术、输精管吻合术

二、日间手术的适应证

1. 全身健康状况属 ASAⅠ～Ⅱ级，如为Ⅲ～Ⅳ级患者，需在术前病情得到良好控制达 3 个月及以上。

2. 择期手术时间不宜超过 3 小时。

3. 患者术后一般不会发生出血、呼吸道阻塞、排尿困难或软组织肿胀压迫气管和肢体血运等并发症的手术。

4. 适于早期起床活动的手术。

5. 患者年龄不宜过高。高龄患者术后容易发生心脑血管意外、呼吸道感染、排尿障碍或暂时性精神障碍，故不宜作为适应对象。对新生儿或婴幼儿则以表浅手术为主。

三、日间手术的禁忌证

1. 严重未得到控制、有潜在危及生命的疾病的患者，如糖尿病，不稳定型心绞痛，有症状的哮喘等。

2. 病理性肥胖伴有呼吸系统或血流动力学改变的患者。

3. 口服单胺氧化酶抑制剂、急性药物滥用的患者。

4. 孕龄不足 36 周的早产婴儿。

5. 明显上呼吸道感染症状的患儿。

6. 在手术当晚没有家人照顾的患者。

第三节 麻醉前评估与准备

一、麻醉前评估

麻醉前评估的目的是确认患者目前的健康状况是否需要进一步的诊治，以确定选择的麻醉方法。麻醉前评估需要从病史、体检、实验室检查三方面进行。对儿童常规要求的实验室检查：监测血常规、尿常规、生化常规、出凝血常规、胸部 X 线片等；成人加做心电图。若患者有高血压、糖尿病等慢性疾病，需要检查血压、血糖和电解质。如果患者有无法解释的血红蛋白低于 100g/L，应作进一步检查，减少围手术期并发症的发生率。椎管内麻醉或神经阻滞患者，术前应检查血常规和凝血常规。

二、麻醉前准备

1. 为减少术中误吸的危险，常规要求患者在术前至少禁食 6～8 小时。

2. 门诊患者使用术前药物的主要指征与住院患者相同，包括解除焦虑、镇静、镇痛、遗忘、减低迷走神经张力、预防术后的呕吐和吸入性肺炎等并发症。

(1)抗焦虑和镇静药：最常用的药物是巴比妥类和苯二氮䓬类药物。目前苯二氮䓬类药是最常用的药物。入手术室时出现明显焦虑，常用静脉注射咪达唑仑 1～3mg。静脉使用苯二氮䓬类药物时都应该常规吸氧。

(2)镇痛药：目前包括阿片类镇痛药及非阿片类镇痛药。阿片类药物作为术前用药能提供镇静，还可以在术前镇痛。哌替啶对在手术室或是麻醉恢复室内发生的寒战有效；儿童口服经黏膜枸橼酸芬太尼能减少焦虑，加强镇静。另外儿童可以在术前经直肠给布洛芬。

(3)预防恶心和呕吐的药物：包括以下几种：①丁酰苯类药物：以氟哌利多为代表。不管是儿童还是成人，小剂量的氟哌利多(10μg/kg)都有很好的止吐效果；②吩噻嗪类：以异丙嗪为代表。常用剂量是 0.5～1.0mg/kg。但异丙嗪能导致低血压和恢复期的昏睡状态，故能延迟离院时间，还可能产生锥体外系症状；③胃动力药：甲氧氯普胺(甲氧氯普胺)和多潘利酮(多潘立酮)都能增加胃和小肠动力和食管括约肌的张力。甲氧氯普胺 20mg 静脉注射能有效预防术后呕吐；④抗胆碱能药物：术前使用东莨菪碱能有效减少术后恶心和呕吐的发生，但必须在术前 8 小时使用，而且较多的不良反应，包括口干、嗜睡、散瞳和神志模糊，因此不宜用于 60 岁以上的患者；⑤抗组胺药物：苯海拉明是作用于呕吐中枢和前庭传导路的抗组胺类药物。

(4)预防误吸：对于有明显的误吸危险的患者，术前应使用 H-2 受体拮抗剂及质子泵抑制剂，如法莫替丁和奥美拉唑。

第四节　麻醉选择与麻醉管理

日间手术麻醉应遵循安全、有效、简单、舒适与节约的原则，麻醉方法各有其优缺点，目前尚无统一理想的麻醉方法。目前包括区域阻滞麻醉、术中镇静、全身麻醉。

一、区域麻醉

区域麻醉与局部麻醉在门诊手术中已经使用很久，区域麻醉可以避免全麻的很多并发症，减少术后护理的工作量，减少术后恢复时间，在手术后早期提供有效的镇痛。包括硬膜外麻醉、腰麻、骶管阻滞、颈丛、臂丛及其他周围神经阻滞。

（一）腰麻

腰麻操作简单，起效快，效果确切，恢复较快，但是麻醉后头痛（PDPH）和背痛发生率高，这是非住院手术患者及麻醉医师醉关切的问题。因此，腰麻在日间手术中应用不多，只适应于下腹部、下肢及会阴部的某些手术。

（二）硬膜外麻醉

硬膜外麻醉起效较慢，其主要优点是可以随着手术时间的延长而延长麻醉时间。硬膜外麻醉所需要的操作时间比脊麻长，但硬膜外麻醉的操作可以在手术室外进行，而且可以避免硬膜穿刺后头痛。在日间手术麻醉中使用腰麻联合硬膜外麻醉时，先在蛛网膜下腔注入小剂量的局麻醉药产生低位的感觉阻滞，术中根据需要由硬膜外导管加入局麻药。优点是既有脊麻效果确切、起效时间短的特点，又能够随意延长麻醉时间。

（三）骶管阻滞

骶管阻滞常用于儿童的脐以下的手术或与全麻联合应用。可以使用0.175%～0.25%的布比卡因0.5～1.0ml/kg。儿童常在全麻后再进行骶管阻滞，注射局麻药后，可适当减浅全麻的深度。由于骶管阻滞对全身情况干扰轻，控制术后疼痛的效果较好，患儿可以提前活动，能更早离开医院。

（四）外周神经阻滞

上肢手术可以采用臂丛神经阻滞，腿部手术可以用股神经、闭孔神经、股外侧皮神经和坐骨神经阻滞，术后的镇痛效果良好，患者也乐于接受。足部手术采用踝部阻滞、腘部坐骨神经阻滞能提供有效的术后镇痛。

二、术中镇静

对不适合作门诊全麻的患者，可以在局部麻醉或区域阻滞辅以轻型镇静药物。儿童通常联合使用多种药物以达到镇静。包括口服咪达唑仑、苯巴比妥以及合用口服哌替啶和异丙嗪、经黏膜枸橼酸芬太尼。氯胺酮能提供镇静镇痛和遗忘，可以通过静脉、肌内注射给药。一般肌内注射4～6mg/kg。成人最常用静脉输注法，最常用的药物为丙泊酚，速度为4～6mg/(kg·h)。但在辅助镇静药物的同时需密切观察和管理患者的呼吸。

三、全身麻醉

全身麻醉在国内外是最常用的日间手术麻醉方法。全身麻醉的诱导使用快速起效的静脉麻醉药，现在中短时效的静脉麻醉药、吸入麻醉药、肌松药和镇痛药越来越多，使短小手术更加安全、更易于为门诊患者接受。丙泊酚的半衰期短，不仅可作为全麻诱导，也可维持麻醉。用于麻醉维持时，其恢复非常迅速而且并发症较少，患者感受较舒适，其对呼吸和循环的抑制除与药量和给药速度有关外，病情稳定者多可耐受。地氟醚和七氟醚是新型的吸入全麻药，血气分布系数低，摄取和消除迅速，门诊麻醉使用方便，易于调节麻醉深度，更适合日间手术麻醉使用，是目前日间手术理想的全麻药。随着新的中效的肌松药顺阿曲库铵、维库溴铵、美维库铵的出现，即使在短小手术中肌松也能迅速恢复。麻醉诱导前常使用阿片类镇痛药减少插管时的自主神经反应，麻醉维持中使用镇痛药以减少或消除术中的疼痛刺激引起的自主神经反应。手术中使用阿片类药物，芬太尼是最常用的药物。

第五节　出院标准

决定患者能否安全离开医院的标准包括：①生命体征情况；②意识与活动情况；③疼痛程度与部

位;④恶心及呕吐;⑤伤口出血情况。可以用下列表 65-2 的评分系统来评价和证实患者是否可以离院。一般情况下,如果评分超过 9 分,同时患者有家属配送,就可以离开医院。

推迟离院的原因常是持续的术后疼痛、恶心呕吐以及心血管功能不稳定。严重的术后疼痛常与长时间手术有关,手术时间长还会引起患者在 PACU 或是第二阶段恢复室内的停留时间延长。在术前需判断术后发生严重疼痛的可能,酌情进行预防性镇痛处理。

接受区域阻滞麻醉的患者在离院时必须符合全麻后患者离院的标准,还必须恢复感觉、运动、本体感觉以及交感神经功能。而且椎管内阻滞的患者还要确定运动功能已经完全恢复。由于残留的交感神经阻滞会导致尿潴留,患者在离院之前必须恢复排尿能力。

表 65-2 改良麻醉后离院评分系统

生命体征	疼痛	意识与运动功能	手术出血	恶心和呕吐
2=术前数值变化 20%范围内	2=轻微	2=步态稳定/没有头晕	2=轻微	2=轻微
1=术前数值变化 20%~40%	1=中等	1=需要帮助	1=中等	1=中等
0=变化超出术前值的 40%	0=严重	0=不能行走/头晕	0=严重	0=严重

(刘显珍)

参考文献

1. 邓小明,姚尚龙,于布为,等. 现代麻醉学. 第 4 版. 北京:人民卫生出版社,2014.
2. Miller RD (ed). Anesthesia. 7th ed. London: Churchill Livingstone, 2009.
3. Awad IT, Chung F. Factors affecting recovery and discharge following ambulatory surgery. Can J Anaesth, 2006, 53(9): 858-872.
4. Eikaas H, Raeder J. Total intravenous anaesthesia techniques for ambulatory surgery. Curr Opin Anaesthesiol, 2009, 22(6): 725-729.
5. Longnecher DE, Tinker JH, Morgan GE Jr (eds). Principles and Practice of Anesthesiology. 2nd Ed. St. Louis: Mosby, 1998.

第六十六章 休克患者麻醉处理

机体在创伤、失血、感染、中毒、烧伤、窒息、过敏、心脏泵功能衰竭或者强烈的神经刺激下，出现以组织灌流不足和细胞代谢障碍为主的病理生理变化，通称为休克。组织灌流不足若得不到及时纠正，可导致多器官功能衰竭。

第一节 休克的概述

血容量、心排出量和血管张力是维持有效循环血量的三个主要影响因素，可按以上三个影响因素，将休克分为低血容量性休克、心源性休克、分布性休克和阻塞性休克。

一、休克的分型

(一)低血容量性休克

1. 低血容量性休克在临床上最为常见，主要因创伤、失血或脱水引起急性循环血量不足，引起器官灌注不足，功能受损害。

2. 无明显出血时，血浆丢失过多也可引起与失血症状类似的低血容量性休克，如严重烧伤导致的休克。

3. 体液或电解质丢失过多也可引起低血容量性休克，如呕吐腹泻、肠梗阻及腹膜炎可使有效循环血量减少导致低血容量性休克。

4. 在低血容量性休克早期应迅速恢复有效血容量，患者合并严重创伤时，如不及时纠正，休克加重。

(二)心源性休克

1. 心源性休克是因心功能极度减退，心输出量明显下降引起严重的急性周围循环衰竭的一种综合征。

2. 急性心肌梗死是其最常见病因，严重心肌炎、心肌病、心脏压塞或严重心律失常均可导致心源性休克，死亡率极高。

3. 心排血功能衰竭，心输出量下降导致血压明显降低，重要脏器严重缺血缺氧，导致全身性微循环功能障碍。

4. 心肌梗死患者术中的顽固性低血压大多对输液治疗无效，可通过心电图动态变化确诊，及时建立有创监测并观察病情变化。

(三)阻塞性休克

1. 阻塞性休克主要是由循环血流的机械梗阻所致，其病因包括张力性气胸、腹腔间隙综合征、正压通气、呼气末正压、肺栓塞、空气栓塞、主动脉夹层分离、肺动脉高压、心脏压塞或缩窄型心包炎等。

2. 心脏压塞是阻塞性休克最常见的原因，主要临床表现为血压骤降、心动过速、呼吸困难和发绀。

3. 临床治疗以病因治疗为主，患者一旦发生阻塞性休克，常危及生命，须紧急处理。

(四)分布性休克

1. 分布性休克的基本机制为血管收缩舒张功能异常，感染性休克是临床上最常见的分布性休克。

2. 感染性休克可致血液重新分布，以体循环阻力减低为主要表现。

(1)感染性休克患者多器官均受累，低血压、心动过速和体温变化是其早期临床表现，后期常发展为多器官功能障碍综合征。

(2)首先积极控制感染，尽早清除感染灶，合理选用有效抗生素，维持有效灌注压，必要时可联合应用血管活性药。

3. 神经节阻断、脊髓休克等神经性损伤或麻醉药物过量等可导致容量血管扩张，循环血量相对不足，体循环阻力可在正常范围。

二、休克的病理生理机制

(一)休克时微循环障碍的基本环节

休克时持续的低灌流状态导致重要器官的功能、代谢紊乱,引起细胞膜功能失常,细胞代谢障碍,最终导致细胞死亡。

1. 灌注不足　组织器官的血液灌流首先取决于灌注压,灌注压受血容量、心输出量和外周血管阻力这三个因素的影响。血容量锐减、心输出量明显下降以及外周血管阻力突然降低导致灌注压降低从而引起休克。

2. 流通不畅　休克直接因素如内毒素、过敏或间接因素如缺氧、酸中毒、儿茶酚胺增多、补体增多等引起的体液因子释放损害微血管,使其舒缩功能紊乱、内皮细胞受损、通透性增加、动-静脉短路开放以及微血流血液流变学异常,使组织微循环流通不畅,回心血量进行性减少而引起休克。

(二)休克时微循环变化的分期及其机制

根据休克发展过程中微循环的变化规律,以典型的失血性休克为例,休克时微循环的改变大致可分为如下三个时期。

1. 微循环缺血期

(1)微循环缺血期是休克发展的早期阶段,主要特征是微循环缺血。表现为小血管持续痉挛,真毛细血管网大量关闭,微循环少灌少流,灌少于流,组织呈缺血缺氧状态。

(2)临床表现为面色苍白、四肢冰冷、尿量减少、体温下降、呼吸浅促、心率加快、脉搏细速、脉压减小及冷汗淋漓,可伴有烦躁不安。

(3)组织器官微循环障碍发生在血压明显下降之前,脉压缩小是休克的早期表现。

(4)该期为休克的可逆期,如能尽早纠正休克,及时补充血容量,则患者较易恢复健康,否则休克将继续加重而进入休克期。

2. 微循环淤血期　如休克病因未能及时纠正,病情进展,交感-肾上腺髓质系统长期过度兴奋,组织持续缺血缺氧,休克将发展到微循环淤血期。

(1)该期主要特征是微循环淤血,表现为微血管大量开放,血液淤滞,微血管通透性升高,微循环处于灌注大于流出的状态。

(2)该期微循环中血管自律运动现象消失,终末血管床对儿茶酚胺的反应逐渐下降。微动脉和毛细血管前括约肌的收缩功能减退,血液大量涌入真毛细血管网,微循环静脉端血流缓慢,血黏度增加。

(3)该期的临床表现主要与微循环淤血,有效循环血量显著减少有关。皮肤出现发绀或花斑、厥冷,肾脏出现少尿或无尿,心音低钝、脉搏细弱频速,心输出量进行性减少,动脉血压进行性降低。

(4)临床治疗上应针对该期微循环淤滞的发生机制,及时纠正酸中毒以提高血管对活性药物的反应;充分输液以扩充血容量;使用血管活性药物改善微循环。

3. 微循环衰竭期　休克期持续一段时间后,便进展至微循环衰竭期,该期即使积极补充血容量和抗休克治疗,患者休克状态仍难以纠正。失代偿期时脏器的微循环淤滞更加严重,并且出现组织器官的功能障碍。

该期特征是微循环衰竭,表现为微血管的反应性明显降低,出现弛缓性麻痹扩张,毛细血管内血流停滞,出现不灌不流状态,甚至有微血栓形成。

本期的临床表现主要为循环衰竭、DIC 以及重要器官功能不全或衰竭。

(1)血压进一步下降,甚至难以测出。

(2)可出现微血管病性溶血性贫血。

(3)全身多部位出血,如皮肤出血点、瘀斑、呕血、便血及其他器官出血。

(4)序贯性出现多系统器官衰竭,病情迅速恶化甚至死亡。

休克发展到 DIC 或生命重要器官功能衰竭对临床治疗带来极大的困难。

第二节　麻醉前准备与用药

休克患者实施麻醉前,必须充分了解患者的全身情况,在短时间充分完善麻醉前准备,依照患者全身情况、休克类型和程度进行个体化处理。

1. 若为抢救性手术,尽快抢救患者,不应过分强调改善术前情况而贻误手术时机。

(1)麻醉医师应迅速了解患者基本病情、既往史、各系统的并发症和麻醉相关的其他情况。

(2)术前开放快速输血通路,充分扩容,严重休克患者应同时开放两条以上输液通路,行中心静脉穿刺置管,测定中心静脉压。

(3)严重危及生命的紧急情况，如颜面部创伤或上呼吸道烧伤导致的呼吸道梗阻，应立即局麻下行紧急气管切开术。

(4)上消化道大量出血时，应先安置三腔二囊管压迫止血。

(5)胸部创伤合并严重张力性气胸时，立即安放胸腔闭式引流。

(6)急性心脏压塞时，立即施行心包穿刺减压引流。

2. 非抢救性手术麻醉医师术前应详细了解患者病情及治疗经过和既往史，初步纠正患者休克状态，做好抢救准备后再开始麻醉。

(一)低血容量休克的准备

1. 补充血容量

(1)开放2～3条静脉通路，严重者行深静脉穿刺置管，积极抗休克。

(2)同时监测中心静脉压，术前查血型、交叉配血，急查血常规和凝血常规，充分了解红细胞、血红蛋白、白细胞计数和分类、血细胞比容及出凝血时间等，若有条件可行血气分析检查。

(3)估计出血量，备好充足抢救用血量。通过输血补液纠正血容量，使收缩压>90mmHg，积极改善休克状态，争取尽早实施手术，解除休克原因。

(4)在纠正病因的同时必须进行液体复苏，可以选择晶体溶液(如生理盐水和等张平衡盐溶液)和胶体溶液(羟乙基淀粉)。为保证组织氧供，血红蛋白降至70g/L时应考虑输血。

(5)对于有活动性出血的患者、老年人以及有心肌梗死风险者，血红蛋白保持在较高水平更为合理，大量失血时应注意补充凝血因子。

(6)未控制出血的失血性休克是低血容量休克的一种特殊状态和类型。对出血未控制的失血性休克患者，应早期采用控制性复苏，收缩压维持在80～90mmHg，以保证重要脏器的基本灌注，并尽快止血。出血控制后再进行积极容量复苏。但对于合并颅脑损伤的多发伤患者、老年患者及高血压患者应避免控制性复苏。

2. 血管活性药物的应用

(1)对低血容量休克的治疗原则为提升血压，首先采取扩容治疗，低血容量休克患者一般不常规使用血管活性药，血管活性药会进一步加重器官灌注不足和缺氧。

(2)临床上，通常仅对在足够的液体复苏后仍存在低血压或者尚未开始输液的严重低血压患者，才考虑应用血管活性药和正性肌力药。扩容已满意而血压仍不能有效回升时，可静脉滴注小剂量多巴胺2.5～10μg/(kg·min)以提升血压。

(3)若扩容后血压虽已恢复，但四肢仍冰凉、苍白、花斑、尿少及血乳酸增高，提示组织灌注仍然不足，休克尚未解除，可静滴小剂量多巴胺改善微循环和组织灌注。

(4)必须在严密监测心率、血压、中心静脉压、肺动脉楔压、心排量及尿量下应用血管活性药物，合理控制滴速，防止血压骤升骤降。

3. 保护脏器功能

(1)开始治疗休克时就应重视保护脏器功能，保证呼吸道通畅，必要时人工呼吸或呼吸机治疗。

(2)留置导尿管，观察尿量，预防急性肾衰，以尽快纠正低血容量。

(3)切忌滥用缩血管药升压加重器官灌注不足和缺氧。

(4)在血容量未补足前，也禁忌使用利尿药，以防血容量进一步减少。

(5)保护心肺功能，用CVP或PCWP指导补液，防止输注过多、过快。

(6)一旦出现肺水肿或心衰，按心源性休克处理。

(7)纠正缺氧、电解质紊乱、酸碱失衡等预防心律失常。

(二)感染性休克的准备

1. 维持循环稳定　补液治疗，注意纠正酸碱失衡；在血容量基本补足后可适量应用正性变力药和血管活性药。

2. 控制感染　尽早应用广谱抗生素，必要时手术彻底清除感染病灶。

3. 维护呼吸功能　保持呼吸道通畅，吸氧；有急性呼吸窘迫综合征倾向时，尽早开始机械通气施行IPPV及PEEP，以改善氧合。

4. 激素治疗　对近期已用过激素，或抗休克综合治疗效果不理想者，可应用大剂量激素治疗，如泼尼松龙30mg/(kg·24h)，连用48h；或地塞米松3mg/kg，每4～6小时一次，连用48h。

5. 凝血障碍处理　全身感染时易并发凝血酶原时间延长、部分凝血活酶时间延长及血小板减少等凝血功能异常。一般通过控制感染后可自动纠正，但为预防DIC，尽早输新鲜冷冻血浆及血小板，改善凝血功能。

(三)心源性休克的准备

心源性休克的发病突然、病情危急，应抓紧麻醉前 2～3h 的全面准备，力争初步纠正休克。

1. 一般处理　绝对卧床休息，有效镇痛，因急性心肌梗死所致者给予吗啡 3～5mg 静脉注射。建立有效的静脉通道，必要时深静脉置管。监测尿量、心电、血压和血氧饱和度。持续吸氧，4～6L/min，必要时行气管插管或气管切开，人工呼吸机辅助通气。

2. 补充血容量　首选低分子右旋糖酐 250～500ml 静滴或 0.9%氯化钠液 500ml 静滴，尽量在血流动力学监测下补液，外周静脉充盈不良，口渴，尿量＜30ml/h，尿比重＞1.02 或中心静脉压＜6mmHg，提示血容量不足。

3. 血管活性药物的应用　首选多巴胺或与间羟胺合用，再根据血流动力学选择血管扩张剂。

(1)肺充血而心输出量正常，肺毛细血管嵌顿压＞18mmHg 时，应用静脉扩张剂如硝酸甘油，并适当利尿。

(2)心输出量低且周围灌注不足，但无肺充血，肺毛细血管嵌顿压＜18mmHg，肢端湿冷时，应用动脉扩张剂如酚妥拉明。

(3)心输出量低且有肺充血及外周血管痉挛，肺毛细血管嵌顿压 18mmHg 而肢端湿冷时，应用硝普钠。应用血管扩张药必须严防血压过低，特别是并存脑血管硬化和冠状动脉硬化的患者。

4. 正性肌力药物的应用

(1)洋地黄制剂：在急性心肌梗死后的 24h 内尽可能避免应用洋地黄制剂，在休克治疗无明显改善的情况下可酌情静脉注射毛花苷丙 0.2～0.4mg。

(2)拟交感胺类药物：可选用多巴胺、多巴酚丁胺及多培沙明等。

(3)双异吡啶类药物：米力农 2～8mg 或氨力农 0.5～2mg/kg 静滴。

5. 其他处理

(1)激素应用：休克 4～6h 内尽早使用糖皮质激素，如氢化可的松 100～200mg 或地塞米松 10～20mg，必要时每 4～6h 重复 1 次直至病情改善。

(2)纠正酸中毒：应用 5%碳酸氢钠。

(3)机械性辅助循环：经积极治疗后休克未改善者，可选用左室辅助泵、主动脉内气囊反搏、体外反搏等机械性辅助循环。

(4)心肌保护：磷酸肌酸 2～4g/d，必要时使用血管紧张素转换酶抑制剂等。

对充血性心衰、心源性休克患者必须做好围手术期的各种监测准备。麻醉前用药的选择取决于休克程度，一般应酌减剂量。对并存休克者，避免用镇静药，仅用小剂量阿托品。外周循环已衰竭，宜常规静脉注射用药。

第三节　麻醉药与麻醉方法的选择

在满足手术要求的前提下，尽量选用对患者血流动力学影响小、对循环抑制轻的麻醉方式。麻醉过程保持呼吸道通畅，保证有效的通气量和氧供。注意休克患者对麻药耐受性较差，减少麻醉药的用量，避免加重休克。

一、局部麻醉和神经阻滞

1. 适用于高危休克患者，对全身影响最小，但局麻药的耐受量亦相应减小，需严格控制单位时间用药量。

2. 休克患者多存在低蛋白血症，局麻药的耐受量相应减小，易于发生局麻药中毒，需严格控制用药量。

3. 上肢手术可选用臂丛神经阻滞，下肢手术可在腰丛和坐骨神经阻滞下完成手术。

二、椎管内麻醉

1. 在休克未得到纠正前，绝对禁忌施行椎管内麻醉。无论硬膜外麻醉还是蛛网膜下腔麻醉均产生交感神经阻滞，引起血管扩张，回心血量减少，心排量下降，外周血管阻力减小。交感神经阻滞范围主要决定于注药部位和药量。处于代偿阶段的休克患者，其动脉血压在很大程度上依赖于血管收缩，椎管内麻醉使阻滞区域血管扩张可导致严重低血压。

2. 待血容量得到一定补充，病情转稳定后，方可考虑采用连续硬膜外麻醉，并需遵循下列处理原则：

(1)穿刺置管成功后暂不注药，改为平卧位开始静脉输液扩容后，分次小量试探性注射局麻药，密切观察血压和脉搏的变化。

(2)如血压明显下降,提示血容量仍然不足,停止注药,继续输血补液,情况紧急时先应用适量麻黄碱提升血压。

(3)严格控制麻醉平面在可满足手术需要的最低水平。待循环纠正后再小量分次追加,尽量控制最小而有效的阻滞范围,以确保安全。

三、全身麻醉

(一)吸入麻醉药

1. 注意掌握麻醉深度,严禁任何阶段的深麻醉。几乎所有的吸入麻醉药可通过抑制心肌收缩力、改变外周血管张力和影响自主神经活动抑制循环,影响程度与吸入浓度有关。

2. 低氧血症加重吸入性麻醉药对休克患者的循环抑制。在吸入性麻醉药中氟烷和安氟醚心肌抑制明显,尤其氟烷降低心排量和心肌收缩力,同时抑制颈动脉窦压力感受器反射,易导致低血压。异氟烷、地氟烷和七氟烷降主要是通过外周血管扩张使血压降低。

3. 氧化亚氮心肌抑制作用最轻,但麻醉作用弱,常与其他药物配伍应用。吸入麻醉药造成的低血压可通过降低吸入麻醉药的浓度,加快液体输注速度,正性肌力药物或血管收缩药快速纠正。

4. 休克患者对麻醉药耐受能力降低,低血容量时皮肤和胃肠道血管收缩,心脑肾等重要脏器血流量相对增加,少量的麻醉药即可使患者进入麻醉状态。

5. 由于多数吸入麻醉药有剂量依赖的循环抑制作用,休克患者麻醉时可小量联合应用,如氧化亚氮-氧-肌松药,辅以小量七氟烷或异氟烷,麻醉作用协同而循环抑制减轻。

(二)静脉麻醉药

麻醉诱导可用氯胺酮、羟丁酸钠、咪达唑仑、乙托咪酯等,但注意适当减量,缓慢分次注射,随时注意血压和脉搏的变化。

1. 硫喷妥钠极易导致血压剧降,应避免使用。

2. 氯胺酮应用后血压升高,心率加快,这一特点使氯胺酮在休克患者麻醉中占有重要地位。

3. 乙托咪酯对循环影响较小,对心肌收缩力和交感反应无明显抑制作用,适用于低血容量和循环状态不稳定的休克患者。

4. 苯二氮䓬类药物具有抗焦虑和遗忘作用,可与镇痛药联合应用于休克患者麻醉诱导和维持。浅麻醉时小量应用咪达唑仑可避免患者术中知晓。

5. 舒芬太尼和芬太尼对循环影响小,不抑制心肌功能,也无组胺释放作用。

(三)肌肉松弛药

休克患者全身低灌注状态差和肝肾功能不全使药物代谢速率降低,肌松药应适当减量。

1. 琥珀胆碱是目前起效最快的肌肉松弛药,1～2mg/kg 静脉注射,1 分钟即可提供满意肌松,是休克患者快速诱导插管的常用药物,但合并大范围软组织损伤、严重烧伤或截瘫患者可因高钾血症导致心搏骤停。

2. 罗库溴铵作用快,维持时间较短,适用于快速诱导插管。

3. 中短效药物维库溴铵循环稳定,无组胺释放作用。

4. 顺阿曲库铵不依赖肝肾代谢,无药物蓄积,几乎无组胺释放作用。

5. 哌库溴铵不阻断交感神经节,无组胺释放作用,均可用于休克患者。

第四节　休克患者麻醉监测

对休克患者实施监测的原则是:早期先观察患者意识、皮肤颜色、脉搏、呼吸、心电图和尿量等,同时开放静脉完善各项检验和补充血容量,尽早纠正休克。待紧急情况缓解,各项治疗措施开始后,要完善各项特殊监测,综合评估,制定正确处理方案。

(一)血流动力监测

1. 中心静脉压(CVP)　能反映静脉回心血量情况,结合动脉压及尿量,对血流动力、血容量及心脏泵功能的现状可做出初步判断。但用于心衰患者,往往不能反映瞬间的血流动力变化,CVP 难以及时反映左心功能情况,对整体心功能迅速变化的反应迟缓,敏感程度也低,尤其在休克治疗和麻醉处理患者时常不能及时反馈治疗效果,此时应放置肺动脉导管监测肺动脉楔压。

2. 直接动脉压　可连续动态监测,即使血压很低,也能正确测知,同时可很方便地采集动脉血样,了解血气变化。动脉血压是诊断治疗休克的的重要指标。动脉血压的高低直接决定重要器官的血液灌注，休克早期血压尚未下降前脉压的变化也有助于临床医生判断病情。

3. 肺动脉楔压（PCWP） 肺动脉楔压能反映左房充盈压，可判断左心房功能，对指导输液扩容、正确使用正性变力药和血管扩张药、评估心脏功能等关键问题有重要意义。正常值为1.60～2.40kPa（12～18mmHg）。当其值＞2.67kPa（20mmHg）时，提示左心功能轻度减退，应限液治疗；其值＞3.33～4.0kPa(25～30mmHg)时，提示左心功能严重不全，有肺水肿发生的可能；其值＜1.07kPa（8mmHg)时，伴心输出量的降低，周围循环障碍，提示血容量不足。

4. 心排出量 可反映整个循环系统的功能状况，包括心脏机械做功和血流动力学。心源性休克患者经治疗后，若心排出量增加，提示处理正确有效。在麻醉过程中心排出量常用于危重患者和血流动力学不稳定者的监测以指导患者的治疗和观察病情进展。

5. 外周血管阻力（SVR） 主要是小动脉和微动脉处的血流阻力，通过治疗若SVR下降，同时心排出量和尿量增多，可提示心脏后负荷减轻，心泵功能改善。

（二）呼吸功能监测

1. 通气功能 肺通气功能是衡量空气进入肺泡及废气从肺泡排出过程的动态指标。常用的分析指标有静息通气量、肺泡通气量、最大通气量、时间肺活量及一些流速指标。

2. 通气/灌流比值 每分钟肺泡通气量与每分钟肺血流量的比值，正常成人安静状态为0.84。若增大，表示无效腔量增加；若减小，提示肺内分流加大。

3. 肺泡-动脉血氧分压差 肺泡-动脉氧分压差指肺泡氧分压与动脉血氧分压之间存在一个差值，是判断肺换气功能正常与否的一个依据。用于判断肺的换气功能，能较PaO_2更为敏感地反映肺部氧摄取状况，有助于了解肺部病变的进展情况。其正常值于吸入空气时，为0.53～3.3kPa；吸入纯氧时为3.3～10kPa。若增大，反应肺泡弥散功能异常或动静脉短路增加；超过13.3kPa，提示严重通气异常。

4. PaO_2 动脉血氧分压（PaO_2）的高低主要取决于吸入气体的氧分压和呼吸的功能状态，正常范围：PaO_2=(100－0.3×年龄±5)mmHg。

5. $PaCO_2$ 又称动脉血二氧化碳分压，指物理溶解的二氧化碳所产生的张力。参考值35～45mmHg。衡量肺泡通气情况，反映酸碱平衡中呼吸因素的重要指标。

6. 动-静脉血氧分压差 能较敏感地反映组织灌注、摄氧及利用氧的能力。若动-静脉血氧分压差增大，说明组织灌流改善，摄氧和氧利用能力增高。若动-静脉血氧分压差缩小，提示组织灌流减少，摄氧及氧利用能力下降。

（三）生化监测

1. 酸碱监测 测定pH、BE、$PaCO_2$、HCO_3^-，判断酸碱失衡情况，及时纠正。

2. 血乳酸 当微循环灌流不足，组织处于无氧代谢时，乳酸值上升；待微循环改善，乳酸值降低。乳酸值持续增高，提示微循环灌流仍不足，存在持续无氧代谢，血乳酸对判断休克预后有实用价值。

3. 电解质 监测K^+、Na^+、Cl^-、Mg^{2+}和Ca^{2+}。判断电解质失衡情况，一旦发现有失衡，及时纠正。

（四）微循环监测

通过临床观察口唇颜色、皮肤毛细血管充盈时间、血压和脉率，并前后比较，判断微循环灌流情况。

（五）尿量

尿量是反映肾脏灌注的可靠指标，可间接反映全身循环状况。休克患者监测尿量要求计量准确，便于随时准确的了解尿量变化，判断疗效。

（六）体温

体温升高或降低均不利于休克患者。体温监测电极可放置在腋窝、鼻咽腔、食管或直肠。休克患者外周血管收缩，核心温度与皮肤温度相差比较大。食管温度接近心脏温度，经鼻咽腔较为方便，但测量的体温低于食管和直肠的温度。

（七）红细胞计数和血细胞比容

血红蛋白是血液携氧的主要载体，在大量失血和大量快速补液导致血液过度稀释可影响组织氧合。休克患者维持血细胞比容不低于25%～30%，以保证组织供氧。

（八）凝血功能监测

休克时定时检查凝血酶原时间、血小板、纤维蛋白原、部分凝血活酶时间、凝血酶时间、纤维蛋白降解产物及D-二聚体等，监测凝血功能，及时发现DIC。

第五节　麻醉管理

一、维持血压、支持心功能

1. 休克患者在麻醉前行有创监测是非常有必要的，可在诱导过程密切观察患者生命体征变化。

(1)对于循环状态不稳定的患者，先浅麻醉使患者意识消失，辅助肌肉松弛药实施麻醉诱导气管插管，手术过程中根据循环情况调节麻醉深度。

(2)休克患者对镇静、镇痛、肌松和其他麻醉药耐量很差，可采用少量试探性给药法，使用最小有效剂量满足手术的需要，尽量减少药物对休克患者的不利影响。

(3)麻醉过程继续抗休克治疗，维持动脉压接近正常。

2. 多数休克患者的低血压低心排可以通过调节麻醉深度和补液来得到纠正。血管收缩药应用有可能加重休克患者的代谢紊乱，只在有绝对适应证和极紧急情况下应用。

(1)休克持续时间过长，确诊血管舒缩功能明显减退，在扩容和纠正酸中毒的基础上可静脉滴注适量血管收缩药。

(2)感染性休克高排低阻时，可静滴小剂量多巴胺以保护肾功能。

(3)突然大量失血，血压骤降至6.7kPa以下时，可单次注射一次升压药，加快输液输血。

3. 休克患者麻醉期间容易出现心律失常，诱发原因包括血儿茶酚胺升高、低血容量、低氧血症、酸碱和电解质紊乱、心肌缺血和麻醉药物作用。发生心律失常时，应首先明确诱因并予治疗。

二、加强呼吸管理

1. 全麻患者应用肌松剂控制通气，保证患者充分供氧，减少患者呼吸作功，降低机体氧耗。

(1)通气时吸氧浓度应高于40%，以保证组织氧合。

(2)同时避免长时间吸入高浓度氧导致肺不张、氧中毒，围手术期可根据动脉血气分析调节吸氧浓度和呼吸参数。

(3)严重低氧血症可采用呼气末正压通气来纠正。注意潮气量过大、气道压力过高、呼气末正压过高及吸气相延长均可影响休克患者动脉血压。

2. 非全麻手术面罩吸氧可提供较高的吸入氧浓度。面罩吸氧时氧流量5L/min以上时，可提供40%～60%的吸氧浓度，带储气囊的吸氧面罩还可进一步提高吸氧浓度。

3. 术前胃肠减压不能完全使胃内容物排空，胃管使食管下段开放，更容易发生反流。

(1)对于饱胃患者全麻诱导，可根据麻醉医生的个人习惯和紧急气道处理能力选择清醒气管内插管或快诱导配合环状软骨加压。

(2)麻醉苏醒期同样有反流误吸风险，患者循环稳定，咳嗽吞咽反射恢复后方可拔除气管导管。

三、应用血管扩张药的指征

晚期休克时，低血容量可致心衰，心输出量降低，外周血管总阻力以及CVP升高，此时则以应用血管扩张药为适宜，但要同时补充血容量。任何原因引起的休克，如出现肺动脉高压或左心衰竭，在补充血容量的同时，也是用血管扩张药的指征。

四、纠正酸中毒

微循环得到有效改善和维持正常的肾功能时才能彻底纠正酸中毒。5% $NaHCO_3$ 是临床上最常用碱性药物，纠正其酸中毒时需要依据血清钾下降程度适当补钾。

五、保持安定

当患者变换体位时，搬动要小心，以免体位改变对血压的影响。平卧位时，下肢应略抬高以利于静脉血回流。如有呼吸困难可将头部和躯干抬高一点，以利于呼吸。

六、改善微循环

是微动脉和微静脉之间的血液循环，是血液与组织细胞进行物质交换的场所。微循环的基本功能是进行血液和组织液之间的物质交换。正常情况下，微循环的血流量与组织器官的代谢水平相适应，保证各组织器官的血液灌流量并调节回心血量。

如果微循环发生障碍，将会直接影响各器官的生理功能。

1. 肾上腺皮质激素有增强心肌收缩力、稳定细胞膜的通透性、保护溶酶体的作用，并有轻度α受体阻滞作用，有利于改善休克状态。

2. 在补足血容量的前提下，应用酚妥拉明等血管扩张药以解除微血管痉挛。

七、常见并发症及处理

（一）手术野广泛渗血

休克患者手术中难以控制的广泛渗血是休克死亡的原因之一。正常生理状态下，血小板计数＞50×10^9/L，纤维蛋白原＞1g/L时可维持正常凝血功能状态。

休克晚期患者出现伤口广泛渗血，实验室检查：血小板＜50×10^9/L、纤维蛋白原＜1.5g/L、INR＞1.25、血清FDP＞20mg/L、3P试验阳性。以上五项中有至少三项阳性者应高度怀疑发生弥散性血管内凝血（DIC）。

1. DIC原因

（1）长时间微循环低灌注与血液成分外渗，血液浓缩，血液流速缓慢，血小板与红细胞聚集。

（2）严重酸中毒导致广泛血管内皮伤损，使凝血系统激活。

（3）休克后期内毒素血症，促进DIC发生。

2. DIC广泛渗血的治疗：

（1）治疗原发病　尽早明确并去除原发病是治疗DIC的关键措施。

（2）改善微循环

1）扩容：休克早期可用低分子右旋糖酐，扩容同时抗血栓形成。

2）解除血管痉挛：选用作用平缓的血管扩张药。

3）纠正水电解质与酸碱平衡紊乱：酸中毒可以应用5%碳酸氢钠纠正。

4）吸氧：保持呼吸道通畅，改善组织缺氧。

（3）针对性治疗

1）对输入大量库存血引起的凝血功能紊乱，输注浓缩血小板与新鲜冰冻血浆治疗。

2）对于原发性纤溶，应选用对羧基苄胺抗纤维蛋白溶解药物治疗。

3）DIC诊断一经确立，补充已消耗的凝血因子同时进行肝素治疗。首次肝素4000～6000U静脉注射，每4～6小时给药一次，保持凝血时间在15～30分钟内。当凝血酶原时间恢复正常或缩短5秒以上，即可停用肝素。DIC期间，纤维蛋白过度溶解是继发的，不宜用抗纤溶药治疗。

（二）休克后呼吸功能不全

低氧血症是休克后呼吸功能不全主要表现。休克后急性肺损伤时肺血管通透性增加，气体交换障碍，出现肺水肿。肺泡内积液可减低肺顺应性，阻碍通气，可发展为呼吸窘迫综合征（ARDS）。

1. 休克后呼吸功能不全原因

（1）休克后全身炎性反应损伤肺毛细血管内皮和肺泡上皮，血管通透性增高，进而出现肺水肿、肺透明膜形成和肺不张。

（2）休克时组织低灌注、感染、误吸、胸部创伤及微栓损害也可造成肺泡-毛细血管损伤。

（3）休克时心功能不全或大量液体复苏以及血浆胶体渗透压降低也可引起肺水肿。肺水肿及肺不张影响气体交换功能，加重通气/血流比例失调，增加肺内分流导致低氧血症，使患者出现呼吸频率加快和呼吸困难。

2. 治疗原则包括积极治疗原发病，机械通气氧疗，维持体液平衡治疗肺水肿。

（1）合并感染时优先选择广谱抗生素，然后依据血培养结果调整抗生素。

（2）机械通气是治疗ARDS的主要方法，应用CPAP、PEEP通气避免肺泡在呼气相萎陷。适当的气道正压可增加肺顺应性减少呼吸做功、增加肺容量减少分流、缓解低氧血症。

（3）适当提高吸入氧浓度可改善低氧血症，但尽可能维持较低吸氧浓度，氧中毒同样会造成的肺损害。

与休克后ARDS治疗相比，预防较容易。ARDS患者确诊前的主要生理改变有：心脏代偿功能不足、低血容量、组织灌注不足和肺血管收缩增强。及时补充血容量，改善心功能，提高组织灌注和维持氧供需平衡，减轻肺充血，缓解肺血管收缩状态，可减少ARDS发生。

（王奕皓）

参考文献

1. 罗自强. 麻醉生理学. 第3版. 北京：人民卫生出版社，2011.

2. 王建枝. 病理生理学. 第8版. 北京：人民卫生出版

社,2013.
3. 盛卓人．实用临床麻醉学．第4版．北京:科学出版社,2009年．
4. 戴体俊．2014年麻醉药理学进展．北京:人民卫生出版社,2014.
5. Cecconi M, De Backer D, Antonelli M, et al. Consensus on circulatory shock and hemodynamic monitoring. Task force of the European Society of Intensive Care Medicine Intensive Care Med . Intensive Care Med, 2014, 40(12): 1795-1815.

第六十七章 呼吸系统疾病患者的麻醉

呼吸系统疾病的患者需手术时，其麻醉处理具有特殊要求，需作全面评估。呼吸道慢性病变常导致呼吸功能减退，而麻醉和手术创伤可进一步影响呼吸功能，术中和术后呼吸系统并发症也相应增多。

第一节 呼吸系统疾病病理生理概述

一、慢性阻塞性肺疾病

慢性阻塞性肺疾病(chronic obstructive pulmonary disease，COPD)是一种慢性呼吸系统疾病，患病人数多，病死率高。COPD患者在急性发作期过后，临床症状虽缓解，但其肺功能仍在继续恶化。COPD患者心肺代偿功能差，对缺氧、失血、输液过量及麻醉药耐受性差。

1. COPD病程较长，经常并发感染致急性发作。临床表现为气促、咳嗽、咳痰及桶状胸，肺部听诊有干湿性啰音或哮鸣音。

2. 急性发作期可见到大量中性粒细胞，严重者为化脓性炎症，黏膜充血、水肿、变性坏死和溃疡形成，基底部肉芽组织和机化纤维组织增生导致气道管腔狭窄。炎症导致气道壁的损伤和修复过程反复循环发生，气道壁的结构重塑，胶原含量增加及瘢痕形成。

3. 肺气肿的病理改变可见肺过度膨胀，弹性减退，外观灰白或苍白，表面可见多个大小不一的大泡，细支气管壁有炎症细胞浸润，管壁黏液腺及杯状细胞增生肥大，纤毛上皮破损，纤毛减少。中心气道及周围气道(内径＜2mm)慢性炎症，管壁黏液增多，分泌物增加。

4. 在周围气道损伤修复过程中胶原增生，瘢痕形成，管腔狭窄，使周围气道阻力增加，形成阻塞性通气功能障碍，通气量、用力肺活量(FVC)、一秒量(FEV_1)、一秒率(FEV_1/FVC)和最大呼气峰流速(PEF)明显降低。

5. 周围气道阻塞的部位和程度不同，肺泡内气体进出的时间不一致，气流分布不均，而有些肺泡毛细血管纤维化致血流减少，但通气可正常，造成通气/血流比例失调，影响换气功能。

6. 支气管炎症的反复发作使肺组织纤维化，肺毛细血管腔闭塞，导致肺动脉高压。

二、限制性通气障碍疾病

限制性通气功能障碍主要的病理生理特点是胸廓或肺组织扩张受限，肺顺应性降低。限制性通气功能障碍按病因可分为内源性及外源性限制性通气功能障碍。

1. 内源性限制性通气功能障碍主要是肺间质纤维化、炎性实变、硅沉着病和肺泡蛋白沉积症等疾病导致功能性肺泡及呼吸膜的增厚，引起肺泡的充盈、萎陷及气体交换困难。

2. 外源性限制性通气功能障碍主要是因肋骨骨折、胸骨成形术后、脊柱胸廓畸形、神经肌肉疾病及过度肥胖等疾病使胸廓的顺应性降低、外力压迫或膈肌功能减退而导致的有效肺泡容积减小，使气体交换影响。

第二节　麻醉前准备和麻醉选择与管理

呼吸系统疾病患者往往并存呼吸功能减退，心肺代偿功能较差。麻醉医师术前应充分了解有关病史及治疗情况，评估病情严重程度，做好充分术前准备，合理的选择麻醉方式，减少围手术期的并发症。

一、麻醉前准备

麻醉前应改善患者呼吸功能，提高心肺代偿能力。对于支气管痉挛、呼吸道感染、心源性肺水肿、胸腔积液和胸壁损伤等可逆病变，手术前要尽可能纠正。对于肺气肿、肺部肿瘤、脊柱侧弯、脊椎损伤和肺间质纤维化等不可逆病变，积极有效的术前准备可预防术中和术后并发症，降低麻醉风险。

（一）一般准备

1. 吸烟患者术前应戒烟6～12周。术前禁烟两周以上可以减少气道分泌物和改善通气功能。

2. 胸式呼吸已不能有效增加肺通气量的患者应锻炼腹式呼吸，正确的呼吸锻炼可促进痰液的排出，增加肺活量，预防术后肺部并发症。

3. 大量胸腔积液可影响患者的功能余气量，术前应行胸腔穿刺抽液或放置引流管。

4. 张力性气胸者麻醉前进行胸腔闭式引流。

（二）解除气道痉挛

1. 支气管痉挛多发生于支气管哮喘和慢性支气管炎，在痉挛未解除时，应视为择期手术禁忌。

2. β_2-受体激动剂、激素、抗胆碱能药物以及肥大细胞稳定药物是临床常用的支气管扩张剂。

3. β_2-受体激动剂或抗胆碱能药物雾化吸入疗效确切，术前患者应坚持用药至术晨。

（三）抗感染和祛痰治疗

1. 急性上呼吸道感染是择期手术禁忌证。急性上呼吸道感染患者术后容易导致感染加重、肺不张及低氧血症等并发症。

2. 慢性呼吸道疾病

（1）抗感染：术前3天常规应用抗生素防止肺部感染。肺部感染合理应用抗生素治疗是关键，在没有致病菌培养结果时可根据经验用药，对于感染较重的患者选用广谱抗生素。

（2）祛痰：黏液溶解药溴已新在体内的有效代谢产物氨溴索，可促进黏痰的溶解，降低痰液与纤毛的黏着力，促进排痰。雾化吸入湿化气道，体位引流和拍背也有利于排痰。

二、麻醉前用药

1. 阿片类药物和苯二氮䓬类药物均抑制呼吸中枢，应该谨慎应用，对于情绪紧张，肺功能损害不严重的患者可以适量应用，严重呼吸功能不全的患者避免应用。

2. 抗胆碱能药物可减少气道分泌物，但可增加痰液黏稠度，排痰困难，综合权衡患者具体情况决定是否使用。

3. H_2受体拮抗剂能诱发支气管痉挛不宜应用。

4. 使用支气管扩张剂者应持续用药至术晨。

三、麻醉方法的选择

1. 局麻和神经阻滞保留自主呼吸和咳嗽反射，对呼吸功能影响很小，对于呼吸系统疾患的患者应用较为安全。

2. 下腹部、下肢手术可选用椎管内阻滞，可提供较好的镇痛和肌松。

（1）蛛网膜下腔麻醉：对血流动力学影响较大，麻醉平面较难控制，平面过高可抑制呼吸，较少选用。

（2）硬膜外麻醉：避免影响呼吸肌功能和阻滞肺交感神经丛诱发哮喘，硬膜外麻醉阻滞平面应控制在T_6水平以下。

3. 患者呼吸功能储备下降时应实施全身麻醉，插管全麻便于术中管理，保证氧供。

（1）吸入麻醉药具有支气管扩张作用，对支气管痉挛有一定防治。

（2）全麻时吸入干燥气体，不利于排出分泌物，吸入麻醉药减少纤毛运动。

（3）气管导管刺激气道，气管内插管影响肺内气体的分布和交换。

（4）在全麻时尽量避免麻醉装置增加气道阻力和无效腔，选用型号合适的低压高容充气套囊气管导管。

四、麻醉药物的选择

（一）吸入麻醉药

1. 氟烷对呼吸道无刺激，效能强、诱导及苏醒迅速，可扩张支气管平滑肌，并可增加心肌对儿茶酚胺的敏感性，可诱发心律失常。

2. 七氟醚、安氟醚和异氟烷不增加气道分泌物，有扩张支气管的作用，增加肺顺应性。

3. 氧化亚氮麻醉效能较低，不引起呼吸抑制，但须与吸入药物合用。

（二）静脉麻醉药

1. 硫喷妥钠明显抑制交感神经，使迷走神经相对占优势，容易出现喉痉挛和支气管痉挛，不用于支气管哮喘患者。

2. 丙泊酚有呼吸抑制作用，可抑制喉反射，很少出现喉痉挛，可用于哮喘患者。

3. 氯胺酮增加交感神经兴奋性，扩张支气管，可用于哮喘患者，但可致分泌物增加。氯胺酮还可增加肺动脉压力，有肺动脉高压者禁用。

（三）肌松药

1. 慢性支气管炎和哮喘的患者避免使用组胺释放较强的药物肌松药，如氯琥珀胆碱、筒箭毒、阿曲库铵和美维松。

2. 维库溴铵、罗库溴铵及顺阿曲库铵几乎无组胺释放作用，均可应用。

（四）麻醉性镇痛药

1. 吗啡、哌他佐辛可释放组胺而引起支气管痉挛，诱发哮喘，支气管痉挛患者应避免使用。

2. 舒芬太尼无组胺释放作用可在围手术期安全应用于慢性支气管炎和哮喘的患者。

五、麻醉管理

在麻醉期间加强呼吸循环的监测，保持呼吸道通畅，防止缺氧和二氧化碳蓄积；维持循环稳定，避免血压波动，预防心律失常；合理输血输液，及时纠正酸碱平衡失调及电解质紊乱。

（一）椎管内麻醉的管理

1. 上胸段硬膜外麻醉可使呼吸储备功能降低，通气不足。肥胖患者硬膜外腔隙缩小，硬膜外阻滞的药量应减少。

2. 硬膜外阻滞时采用低浓度、小剂量局麻药及控制阻滞平面在 T_6 以下时对呼吸功能的影响较小，阻滞平面在 T_6 以上时，应备好麻醉机，做好面罩吸氧辅助呼吸通气的准备。

3. 阿片类药物、巴比妥类和苯二氮䓬类药物均对呼吸有不同程度的抑制作用，应用时要严密监护。

4. 肺心病、阻塞性肺气肿患者呼吸中枢对高二氧化碳的反应性降低，主要通过低氧刺激外周化学感受器维持呼吸功能，术中应低流量吸氧；术中应尽量维持循环平稳，避免加重呼吸功能不全。

（二）全麻的管理

麻醉过程中根据患者疾病种类、病情变化及对药物的反应作出判断，选择合适的处理方法。

1. COPD、呼吸道感染和过敏性鼻炎患者的气道也具有高反应性，围手术期有发生气道痉挛可能。

（1）该类患者施行全身麻醉诱导时避免交感兴奋和呛咳，达到足够麻醉深度后进行气管插管。静脉注射利多卡因（1～2mg/kg）可预防支气管痉挛，利多卡因可以减轻气道对刺激物的反射。

（2）全身麻醉前应用 β_2-受体激动剂对支气管痉挛有一定的预防作用。麻醉性镇痛药吗啡和哌他佐辛促进组胺释放，应避免使用。

（3）氯琥珀胆碱、筒箭毒、阿曲库铵和美维松可促使组胺释放，阻断 M_2 受体，引起支气管痉挛，可以选用维库溴铵和罗库溴铵。

（4）肌松剂拮抗剂新斯的明可增加气道分泌物，诱发支气管痉挛，应尽量避免应用。

（5）患者自主呼吸恢复，潮气量充足时，可选择深麻醉下拔管。

（6）如术中发生支气管痉挛，首选消除刺激因素，立即停用可能诱发的药物。加深麻醉，同时予 β_2 受体激动剂（如沙丁胺醇气雾剂）送至患者呼吸回路，应用茶碱类药物、二羟丙茶碱或糖皮质激素治疗，及时纠正缺氧和二氧化碳蓄积。

2. 严重 COPD 的患者心肺功能差，麻醉过程中维持血流动力学稳定的同时有效地抑制应激反应，必要时加用 PEEP，吸呼比（I：E）宜为 1：2.5～3，术中要彻底清除呼吸道分泌物。

3. 对于阻塞性呼吸睡眠暂停综合征患者多主张清醒插管，尤其是保护性反射已严重消退的重症患者。该病患者拔管后诱发呼吸暂停的潜在危险因素仍存在，因此麻醉完全恢复后再拔管。

4. 为避免限制性通气障碍患者术后通气不足，尽量少用抑制呼吸的药物。限制性通气障碍患者的肺顺应性差，术中正压通气的气道压力可能会引起肺部气压伤或气胸。

第三节　支气管哮喘患者的麻醉

支气管哮喘是一种与气道高反应性相关的由多种细胞和细胞组分参与的气道慢性炎症性疾病，可表现为可逆性气流受限，反复发作的喘息、气促、胸闷和（或）咳嗽等症状，多在夜间和清晨发作，多数患者经治疗后缓解。该病患者术前均已有不同程度肺功能障碍，术后肺部并发症发生率可高于正常人3倍，故术前和麻醉过程中应采取积极有效的预防措施。

一、病情特点

（一）病因

1. 哮喘与多基因遗传有关，哮喘患者亲属患病率明显高于群体患病率。

2. 多数哮喘患者属于过敏体质，自身有过敏性鼻炎或特应性皮炎，或者对常见的经空气传播的螨虫、花粉、宠物、霉菌等变应原和坚果、牛奶、花生、海鲜类等食物过敏。

3. 哮喘的发病机制目前还不完全清楚，主要病理改变为广泛性小气道狭窄，黏膜水肿，气管内黏稠痰栓蓄积，气道阻力增加，呼气流速减慢，造成气道阻塞性通气不足。

（二）临床表现

1. 哮喘患者的常见症状是发作性的喘息、气急、胸闷或咳嗽等症状，少数患者还可能以胸痛为主要表现，严重者被迫采取坐位或呈端坐呼吸，干咳或咳大量白色泡沫痰，甚至出现发绀。

2. 哮喘症状可在数分钟内发作，经数小时至数天，用支气管舒张剂或自行缓解，在缓解数小时后可再次发作。

3. 夜间及凌晨发作和加重是哮喘的一个重要特征。

4. 支气管哮喘患者因长期反复发作，最后可能归转为哮喘持续状态，常并发肺炎或肺心病。

（三）发作期体征

1. 胸部呈过度充气状态，胸廓膨隆，叩诊呈过清音，肺界下降，心界缩小。

2. 多数有广泛的呼气相为主的哮鸣音，呼气延长，吸气三凹征明显。

3. 严重哮喘发作时常有呼吸费力、大汗淋漓、发绀、胸腹反常运动、心率增快及奇脉等体征，缓解期可无异常体征。

（四）实验室检查

1. 部分患者支气管哮喘发作时可有嗜酸性粒细胞增高，但多数不明显，如并发感染可有白细胞数增高。

2. 哮喘严重发作时可有低氧血症，由于过度通气可使 $PaCO_2$ 下降，pH 值上升，表现呼吸性碱中毒。

3. 如病情进展，气道阻塞严重，可有缺氧合并 CO_2 潴留，$PaCO_2$ 上升，表现呼吸性酸中毒。如缺氧明显，可合并代谢性酸中毒。

（五）胸部X线检查

哮喘发作时可见两肺透亮度增加，呈过度充气状态。如并发呼吸道感染，可见肺纹理增加及炎症性浸润阴影，缓解期哮喘多无明显异常

（六）肺功能有不同程度受损

1. 哮喘发作时呼气流速受限，表现为第一秒用力呼气量（FEV_1）、一秒率（$FEV_1/FVC\%$）、最大呼气中期流速（MMER）以及呼气峰值流量（PEFR）均减少。

2. 功能残气量（FRC）、残气量（RV）和肺总量（TLC）均增高。

（七）临床治疗

目前尚无特效的治疗办法，但坚持长期规范化治疗可良好控制哮喘症状，减少复发。

1. 长期抗感染治疗是基础的治疗，首选吸入激素。应急缓解症状的首选药物是吸入 β_2 激动剂。

2. 规律吸入激素后病情控制不理想者，宜加用吸入长效 β_2 激动剂、茶碱或白三烯调节剂。

3. 重症哮喘患者经过上述治疗仍长期反复发作时，可考虑给予大剂量激素，待症状完全控制、肺功能恢复最佳水平和 PEF 波动率正常后 2～4 天后，渐减少激素用量。

二、麻醉前准备

近年来支气管哮喘不良预后的报道很多且死亡率很高，因此围手术期对支气管哮喘患者必须引起重视。

1. 深入了解哮喘的发病机制，对哮喘及气道高反应性患者正确估计和处理，对于保障患者生命安

全至关重要。

2. 麻醉前应全面了解哮喘患者的治疗史和对药物的反应，根据病情和手术方式选择合理的麻醉方法和麻醉用药。

3. 围手术期严密监测呼吸功能，术前合理用药积极预防哮喘发作。

4. 对于中、重度持续哮喘患者，术前进行最大气流率或一秒钟用力呼气量（FEV_1）监测有助于评估患者的身体状况。

三、麻醉前用药

1. 麻醉性镇痛药抑制呼吸，尽量避免使用。

2. 抗胆碱能药物可降低迷走神经张力，使支气管扩张，并减少气道分泌物，可用于急性哮喘发作，但不主张作为第一线药物，其支扩作用弱于 β_2 激动剂。

3. 阿托品一般不作为治疗急性哮喘的药物，术前应用可影响黏液清除。

4. 抗组胺药有镇静作用和抗组胺作用，术前可常规应用。

5. 支气管扩张药如色甘酸钠作为预防用药可一直用至麻醉诱导前。

6. 长期应用激素治疗，应继续应用至术晨，以防出现肾上腺皮质功能减退症。

四、麻醉选择

（一）局部麻醉

1. 局部浸润、神经阻滞和硬膜外阻滞对患者生理干扰小，较安全。手术过程中可保留自主呼吸，对肺功能影响也小。但对于支气管哮喘患者，一般只适用于手术时间短、患者能耐受手术强制体位、阻滞效果完善及术中血流动力平稳的患者，但禁用于肺功能显著减退患者。

2. 无症状的哮喘患者选用椎管内麻醉，术中呼吸系并发症并未见降低，但对于有症状的哮喘患者选用椎管内麻醉是有益的。同时注意高位硬膜外可阻滞胸交感神经，副交感神经呈相对兴奋，从而可诱发哮喘发作。

（二）全身麻醉

适用于大多数支气管哮喘患者，但应重视麻醉药物的选择和麻醉技巧的合理掌握。

1. 为降低气道反应性，应尽量减少应用气管内插管，采用喉罩可比气管导管更利于降低气道反应性。

2. 是对于哮喘发作频繁或较难控制的患者，于施行头颈部、胸部及上腹部手术时，仍以选用气管内插管全麻最为安全。

五、麻醉管理

（一）麻醉诱导

1. 硫喷妥钠　有组胺释放作用，可引起强烈的支气管痉挛。硫喷妥钠还可通过抑制交感神经使副交感神经相对占优势，可引起支气管痉挛。故哮喘及气道高反应性患者不宜使用。

2. 氯胺酮　通过抑制气道神经反射弧，降低平滑肌细胞钙离子浓度，直接松弛平滑肌。

（1）氯胺酮有拟交感作用，可增加内源性儿茶酚胺活性，促使支气管扩张，哮喘和气道高反应性患者的麻醉诱导。

（2）氯胺酮有增加呼吸道分泌物的作用，使用前应常规使用抗胆碱类药物。

（3）注意氯胺酮有呼吸抑制的副作用。

3. γ-羟丁酸钠　可抑制交感神经，副交感神经兴奋性相对增强，使气道反应性增加，气管插管或支气管镜检的刺激后可诱发支气管痉挛。

4. 苯二氮䓬类药物及乙托咪酯　用于麻醉诱导，其抑制气道反射的作用较弱，不能保证避免气管插管刺激引起的支气管痉挛。

5. 丙泊酚　可直接松弛离体气道平滑肌。丙泊酚诱导时哮喘发生率明显低于巴比妥类及乙托咪酯。

（二）气管内插管

麻醉诱导气管插管的刺激强度较大，易诱发支气管痉挛及哮喘发作，通常与麻醉深度过浅有关，未能完全抑制气道反射。因此，临床上可采用措施预防气管插管导致的支气管痉挛。

1. 静吸复合诱导后插管，在静脉麻醉药的基础上通过吸入麻醉剂以适当加深麻醉，气道反应被充分抑制后再插管，能有效预防支气管痉挛的发生。

2. 利多卡因具有抑制应激反应的作用，插管前静脉应用利多卡因 1～2mg/kg，能减轻插管刺激引起的反射性支气管痉挛。但注意气管内局部应用利多卡因可促使气道高反应性患者发生支气管痉挛。

3. 心功能明显低下的患者静脉滴注利多卡因

1～3mg/kg，以代替吸入麻醉气体加深麻醉后行气管插管，可适当减轻大剂量应用麻醉剂对循环系统的抑制作用。

（三）肌松药的应用

1. 筒箭毒、阿曲库铵和米库氯铵具有组胺释放作用，使支气管平滑肌收缩，引起支气管哮喘急性发作，故禁用。

2. 琥珀胆碱可引起组胺释放，同时可增强气道平滑肌张力，主要通过兴奋副交感神经所致。但琥珀胆碱引起支气管痉挛仅有少数个案报告。

3. 非去极化肌松药中，维库溴铵和泮库溴铵组胺的组胺释放最小；顺阿曲库铵的组胺释放程度较轻微。

4. 新斯的明和其他胆碱酯酶抑制剂拮抗非去极化肌药残余作用时，理论上可诱发支气管痉挛，而当其和阿托品联合应用时，并不改变气道阻力。

六、麻醉维持

1. 为防止支气管痉挛急性发作，在气管插管前先吸入麻醉药5～10分钟。吸入麻醉药可以直接弥散进入气管壁内，故可快速作用于气道平滑肌，引起支气管扩张。插管前静脉注射利多卡因及麻醉性镇痛药，可能减轻气道反应性。吸痰及拔除气管导管时，尽量保持一定的麻醉深度，以免剧烈呛咳等诱发哮喘。

2. 七氟醚、安氟醚或异氟烷可扩张支气管，具有保护气道的作用，可适用于哮喘和哮喘持续状态的患者麻醉维持。

3. 鉴别术中气道阻力增高的原因，除可能为支气管哮喘发作外，还有应注意有无分泌物或胃液误吸，气管导管机械性梗阻，麻醉过浅时手术刺激引起气管支气管反射，气管导管过深，肺栓塞或肺水肿，张力性气胸，药物过敏，输血过敏等非哮喘性诱因。

4. 麻醉期间支气管痉挛的处理

（1）首先要快速明确诊断，去除诱因，提高吸入麻醉药的浓度，加深麻醉。

（2）若仍不能缓解，可吸入β_2-受体激动剂，同时保证有效氧供以避免缺氧。

（3）对严重支气管痉挛者可静脉快速注射糖皮质激素（氢化可的松），伴低血压时可给予麻黄碱，紧急时应用注射肾上腺素，少量分次静脉注射，每次0.1mg，每隔1～3分钟重复1次。

（4）麻醉中一般不使用氨茶碱，因其可引起心律失常，尤其是吸入麻醉、缺氧和高碳酸血症时更为明显。应用上述治疗缺氧改善后，仍有较明显的支气管痉挛，可以少量分次缓慢静脉注射（每次＜50mg）并严密观察心电图。

第四节　慢性肺源性心脏病患者的麻醉

一、麻醉前准备

深入了解慢性肺源性心脏病（肺心病）患者病理生理特点，麻醉前应详细了解患者病史、体格检查、化验室检查、治疗史及对药物的反应，特别注意近期肺部感染情况，每日痰量和痰的性质，正确评估患者心肺代偿功能和麻醉手术的耐受力，根据患者病情和手术方式制订合理的麻醉方案。

1. 纠正缺氧和二氧化碳潴留

（1）氧疗　目的在于提高动脉氧分压，扩张肺动脉及肺小动脉，减小肺血管阻力，有助于改善右心功能。①缺氧不伴二氧化碳潴留（Ⅰ型呼衰）的氧疗应给予高流量吸氧（＞35%），使PaO_2提高到8kPa（60mmHg）或SaO_2达90%以上，吸高浓度氧时间不宜过长，以免发生氧中毒；②缺氧伴二氧化碳潴留（Ⅱ型呼衰）的氧疗应予以低流量持续吸氧，氧疗可采用双腔鼻管、鼻导管或面罩进行吸氧，以1～2L/min的氧流量吸入。

（2）呼吸兴奋剂　呼吸兴奋剂包括尼可刹米、洛贝林及多沙普仑等。嗜睡患者可静脉缓慢推注，密切观察患者的睫毛反应、意识状态、呼吸频率和动脉血气的变化，以便调节剂量。

2. 积极控制肺部感染　肺部感染是肺心病急性加重常见的原因，减少痰量，可显著减轻肺血管阻力和改善通气功能。在应用抗生素之前做痰培养及药物敏感实验，找到感染病原菌作为选用抗生素的依据。

3. 扩张支气管

（1）为改善通气功能，应清除口咽部分泌物，防止胃内容物反流至气管，经常变换体位，鼓励用力咳嗽以利排痰解痉平喘，保持呼吸道通畅。

(2)对心衰患者可应用氨茶碱,但氨茶碱需经肝脏清除,当肝淤血时清除能力减退,故应减少剂量。

(3)久病体弱、无力咳痰者,咳嗽时用手轻拍患者背部协助排痰。同时应用扩张支气管药物改善通气,常用β-肾上腺素能受体激动药,如特布他林、舒二羟丙茶碱、硫酸沙丁胺醇或异丙东莨菪碱气雾吸入等。

4. 心力衰竭　肺心病心力衰竭的治疗与其他类型心力衰竭不同,因为肺心病患者通常在积极控制感染、改善呼吸功能后心力衰竭便能得到改善。但只有在顽固性充血性心力衰竭,经上述综合治疗无显效的情况下,方可酌情使用利尿、正性肌力药。

(1)利尿药　消除水肿,减少血容量和减轻右心负荷,对肺心病具有较好治疗效果,但必须小量、间歇用药。

(2)正性肌力药　用药前纠正缺氧,防治低钾血症,以免发生洋地黄药物毒性反应。

5. 脑水肿　肺心病因严重低氧血症和高碳酸血症常合并肺性脑病,临床上出现神经精神症状和颅内高压、脑水肿等表现。应尽快降低颅内压,减轻脑水肿,并控制其神经精神症状。

(1)脱水药　选用20%甘露醇快速静脉滴注,1～2次/天。

(2)皮质激素　必须与有效抗生素及保护胃黏膜药物配合使用,以免发生呼吸道感染恶化和诱发上消化道出血。待肺性脑病症状缓解,脑水肿减轻后,可减量而至停用。

6. 麻醉前用药　麻醉性镇痛药抑制呼吸,尽量避免使用。抗胆碱药可抑制呼吸道腺体分泌,不利于分泌物的咳出或清除,故不宜在治疗中使用;作为麻醉前用药可在麻醉诱导前采取静脉注射的方式给药。抗组胺药、支气管扩张药可一直用至麻醉诱导前。长期应用激素治疗,应继续应用至术晨。

二、麻醉选择

(一)局部麻醉

对心肺功能影响小,可适用于手术时间较短的肢体表浅性手术,术中确保阻滞效果完善及血流动力平稳。

(二)硬膜外麻醉

仅限于下腹部或下肢手术,麻醉中呼吸和循环的监护和管理,避用呼吸抑制性辅助药。中上腹部或胸壁手术阻滞平面较高,有导致呼吸和循环抑制风险,对于心肺功能不全的肺心病患者应慎用。

(三)蛛网膜下腔麻醉

由于对血流动力学影响较大,麻醉平面较难控制,平面过高可抑制呼吸,较少选用。

(四)全身麻醉

插管全麻便于术中管理,保证氧供,用于心肺功能不全的肺心病患者,但应重视麻醉药物的选择和麻醉过程中循环和呼吸功能的维持。

三、麻醉处理

(一)麻醉诱导

1. 硫喷妥钠明显抑制交感神经,对心肌有直接抑制作用应避免使用。

2. 氯胺酮增加交感神经兴奋性,有扩张支气管作用,但可致分泌物增加。且氯胺酮可升高肺动脉压,肺心病患者禁用。

3. 舒芬太尼无组胺释放作用可应用于肺心病患者的麻醉诱导。

4. 乙托咪酯具有起效快,催眠作用强的作用,可使患者安静舒适入睡,对心血管系统无明显抑制并可轻度扩张冠状血管,也适用于肺心病患者的麻醉诱导,剂量为0.1～0.4mg/kg。

5. 七氟醚、安氟醚和异氟烷不增加气道分泌物,有扩张支气管的作用,降低肺顺应性。

6. 肌松剂　避免使用氯琥珀胆碱、筒箭毒、阿曲库铵和美维松组等胺释放较强的药物肌松药。维库溴铵、罗库溴铵及顺阿曲库铵几乎无组胺释放作用,均可应用。

(二)麻醉维持和管理

1. 七氟醚、安氟醚和异氟烷不增加气道分泌物,有扩张支气管的作用,提高肺顺应性,可复合无组胺释放的非去极化肌松药麻醉维持。

2. 对于严重心功能不全的患者应限制液体输入量,控制麻醉深度,有效地抑制应激反应,同时避免血流动力学波动过大。

3. 术中调节呼吸参数,避免气道压过高造成气压伤,必要时加用PEEP,吸呼比宜为1∶2.5～3,术中要彻底清除呼吸道分泌物。

4. 麻醉过程中严密监护血压、脉搏、血氧饱和度、心电图和尿量。

(1)有创动脉压:可持续监测血流动力情况,便于随时采集动脉血气分析,了解肺心病患者术中呼吸功能和电解质酸碱平衡情况。

(2)中心静脉压:有助于判断右心功能,结合尿量监测指导术中补液。若中心静脉压过低,提示右心充盈压不足,应适当输入适量补液恢复血容量。中心静脉压若突然增高,提示右房压增加,可能是右心功能不全所致,尚需排除低氧血症和低通气使肺血管阻力增高的情况。

(王奕皓)

参考文献

1. 葛均波. 内科学. 第8版. 北京:人民卫生出版社,2013.
2. 杨宝峰. 药理学. 第8版. 北京:人民卫生出版社,2013.
3. 盛卓人. 实用临床麻醉学. 第4版. 北京:科学出版社,2009.
4. Vestbo J, Hurd SS, Agusti AG, et al. Global strategy for the diagnosis, management, and prevention of chronic obstructive pulmonary disease: GOLD executive summary. Am J Respir Crit Care Med,2013,187(4):347-365.

第六十八章 高血压患者的麻醉

目前我国高血压患病率约为 24%，并逐渐年轻化，合并高血压的手术患者也不断增加。围手术期高血压可诱发或加重心肌缺血、导致脑卒中、增加手术出血以及肾脏衰竭等并发症。

第一节 概 述

一、高血压定义与分级

高血压的定义为在未使用降压药物的情况下，非同日 3 次测量血压，收缩压≥140mmHg 和(或)舒张压≥90mmHg，90%～95%为原发性高血压，余为继发性高血压。根据血压升高水平将高血压分为 1～3 级(表 68-1)。

表 68-1 血压的分级(mmHg)

类 别	收缩压(mmHg)		舒张压(mmHg)
正常血压	<120	和	<80
正常高值	120～139	和(或)	80～89
高血压			
1 级(轻度)	140～159	和(或)	90～99
2 级(中度)	160～179	和(或)	100～109
3 级(重度)	≥180	和(或)	≥110
单纯收缩期高血压	≥140	和	<90

注：当收缩压和舒张压分属于不同分级时，以较高的级别作为标准

二、术前高血压的常见诱因

(一)原发性高血压

原发性高血压占 90%～95%，主要受遗传易感性和环境因素的影响，另外肥胖、服用特殊药物、睡眠呼吸暂停低通气综合征等也可引起原发性高血压。

(二)继发性高血压

继发性高血压占 5%～10%，血压升高仅是某种疾病的临床表现之一。引起继发性高血压的常见的疾病包括血管疾病、颅脑疾病、肾脏疾病、内分泌疾病以及妊娠期高血压。

(三)精神因素

临床上很多患者对麻醉和手术有恐惧心理，入手术室后测量血压偏高，回病房或适度镇静后血压恢复正常。

(四)其他病理生理状态

导致高血压的其他常见原因还包括：①升压药物使用不当；②输液过量；③尿潴留；④肠胀气；⑤寒冷与低温；⑥术后咳嗽、恶心呕吐及术后疼痛等。

第二节　麻醉前准备与评估

一、麻醉前准备

对于高血压患者术前访视应重点了解高血压的病程、进展情况和降压药物治疗的情况，争取麻醉前有效控制血压水平，降低围手术期并发症。

1. 择期手术前应系统的降压治疗，通常在血压得到有效控制后行择期手术，同时改善受损器官功能。择期手术控制血压的目标：中青年患者血压<130/85mmHg，老年患者<140/90mmHg，高血压合并糖尿病患者血压<130/80mmHg。高血压合并慢性肾脏患者血压<130/80mmHg，甚至<125/75mmHg，同时避免过度降压导致心肌缺血或脑缺血。

2. 行急诊手术患者在术前准备时适当控制血压。如血压>180/110mmHg在严密监测下行控制性降压，血压维持至140/90mmHg左右。如患者病情复杂，应请心血管内科医师会诊指导处理。

二、麻醉危险性的估计

1. 病程　麻醉风险主要取决于高血压病程和重要脏器受累情况。另外，恶性高血压麻醉风险很大，虽病程短但早期就可出现心、脑及肾并发症。

2. 高血压分级　一般手术并不增加1、2级高血压（BP<180/110mmHg）患者围手术期心血管并发症发生的风险。但对于3级高血压（BP≥180/110mmHg）患者在围手术期较容易发生心肌缺血、心力衰竭及脑血管意外。

3. 重要脏器功能损害情况　高血压合并重要脏器功能损害者，麻醉风险显著增加。术前应充分了解高血压患者有无心绞痛、心力衰竭、高血压脑病和糖尿病等并发症。

4. 手术种类

（1）低危手术：内镜检查，白内障手术，乳腺手术及浅表手术等。

（2）中危手术：头颈部手术，腹腔或胸腔手术，矫形外科手术和前列腺手术等。

（3）高危手术：急诊大手术，尤其是高龄患者，大血管手术，长时间手术（>4h）和出血较多手术等。

术前应全面检查明确高血压是原发性还是继发性，要注意是否为嗜铬细胞瘤。对于伴有严重器官损害的患者，术前应完善术前检查，权衡手术与麻醉的耐受性，并积极处理。

三、麻醉前抗高血压药物的应用

1. 利尿剂　是传统抗高血压药物，可降低血管平滑肌对缩血管物质的反应性，术中不利于血压的控制，利尿药还可能导致围手术期水电解质紊乱，建议术前2～3天停用利尿药。同时围手术期要严密监测血钾，一旦有低钾血症应及时纠正。

2. 血管紧张素转化酶抑制剂（ACEI）和血管紧张素Ⅱ受体阻滞剂（ARB）　是高血压患者应用最广泛药物，两类药物可减少蛋白尿和改善慢性心衰转归。ACEI和ARB类药物可能会加重手术引起的体液丢失，术中易引起低血压。ACEⅠ类药物作用平缓，手术前可适当调整。ARB类药物氯沙坦及代谢产物能抑制血管紧张素Ⅱ受体和血管紧张素Ⅰ受体，建议手术当天停用。

3. β受体阻滞剂　是临床应用较普遍的术前降压药，β受体阻滞剂可减少房颤的发生，降低非心脏手术心血管并发症的发生率。术前应服用β受体阻滞剂至手术当天，防止术中心率的反跳。

4. 钙通道阻滞剂　治疗剂量的钙通道阻滞剂对血流动力学影响不明显，可改善心肌氧供/需平衡。钙通道阻滞剂可增强吸入麻醉药、静脉麻醉药、肌松药和镇痛药的作用，应持续服用到术晨。

5. 中枢性抗高血压药　若术前突然停用可乐定可增加血浆儿茶酚胺浓度，血压严重反跳，甚至可诱发高血压危象。可乐定还降低术中麻醉药药量，可持续服用到术晨。

6. 其他　利血平可消耗外周交感神经末梢的儿茶酚胺。应用该药的患者对麻醉药的心血管抑制非常明显，术中可能发生难以纠正的低血压和慢性心律失常。术中低血压时，间接作用的拟交感神经药物如麻黄碱和多巴胺则升压不明显，直接作用的拟交感神经药物如肾上腺素、去甲肾上腺素，可引起血压骤升。可应用甲氧明小剂量分次给药缓慢升血压至满意水平。长期服用利血平的患者，最好术前7天停药换用其他降压物。

第三节 麻醉管理

一、麻醉前用药

高血压患者术前应充分镇静缓解紧张情绪。术前访视时消除患者顾虑，术前保证有良好的睡眠。患者入室开放静脉通路，常规监护后可给予咪达唑仑镇静。术前服用利血平或普萘洛尔的患者，麻醉诱导前给予阿托品，防止麻醉过程中发生心动过缓。

二、麻醉选择

高血压患者应根据病情和手术种类，选择对血流动力学影响最小的麻醉方法和药物，麻醉过程中保证完善的镇静、镇痛效果，降低应激反应。

(一)局部麻醉

1. 选用局部浸润麻醉或神经阻滞时局麻药中不宜加用肾上腺素，尽量阻滞充分，必要时予镇静。

2. 重度高血压患者颈丛阻滞时可引起血压升高，不宜选择。

3. 蛛网膜下隙阻滞可引起血压剧烈波动，重度高血压患者一般不宜用。

4. 连续硬膜外阻滞对血流动力学的影响较缓和，但应控制好麻醉平面，避免阻滞范围较广泛导致血压严重下降。

(二)全身麻醉

高血压患者目前大多采用静吸复合全麻。

1. 吸入麻醉药降低血压，其中异氟烷扩血管同时有心肌保护作用。

2. 静脉麻醉药

(1)氯胺酮可升高血压，增加心率，高血压患者应避免使用。

(2)丙泊酚具有剂量依赖性的心肌抑制和血管扩张作用，使用时避免血压骤降。

(3)咪达唑仑可轻度扩张全身血管，降低心排出量，对心率影响较小。

(4)芬太尼不抑制心肌收缩力，对心血管系统影响较轻。芬太尼和舒芬太尼可降低交感神经活性，有效地抑制气管插管的应激反应。

(三)联合麻醉

1. 硬膜外阻滞的优缺点　硬膜外阻滞可阻断手术伤害性刺激，镇痛效果充分，可以提供较完善的术后镇痛。但手中探查时可发生牵拉痛、鼓肠、呃逆、恶心和呕吐等；硬膜外麻醉平面过高时可明显抑制呼吸循环功能。

2. 全身麻醉的优缺点　全身麻醉时患者意识消失，患者舒适更容易接受。术中应用肌松剂，机械通气保证有效通气，同时满足手术要求。但全身麻醉浅时不能有效阻断伤害性刺激，增加全麻药物同时增加其不良反应。

胸、腹及下肢手术可联合应用全身麻醉和硬膜外阻滞，显著减少麻醉药物用量和不良反应，使麻醉更完善。

三、麻醉管理

全身麻醉诱导置入喉镜、气管插管及拔管时易引起应激反应，导致血压升高。在麻醉深度足够的情况下插管，尽可能减小置入喉镜的刺激。麻醉过程中减轻应激反应的方法有：

1. 吸入强效麻醉药5～10分钟，加深麻醉。

2. 单次应用阿片类药物(阿芬太尼15～25μg/kg；瑞芬太尼0.5～1μg/kg；芬太尼2.5～5μg/kg及舒芬太尼0.25～0.5μg/kg)。

3. 尼卡地平10～20μg/kg静脉注射，或艾司洛尔0.2～1mg/kg，或乌拉地尔0.25～0.5mg/kg。

4. 右美托咪定1μg/kg插管前10～15分钟静脉泵注。

5. 利多卡因1～1.5mg/kg静脉或气管内使用。

6. 硝酸甘油静脉0.2～0.4μg/kg注射，同时防止心肌缺血。

浅麻醉下拔除气管导管时易引起血压升高，手术结束后患者尚未完全清醒前实施术后镇痛，同时可在一定深度麻醉下拔管。

第四节　高血压急症

高血压急症是指在某些诱因作用下，原发性或继发性高血压患者，血压突然显著升高(大于180/120mmHg)，同时伴有进行性心、脑、肾等重要靶器官功能不全的表现。

高血压急症需作紧急处理，否则严重危及患者生命。采取逐步控制性降压，防止血压急骤下降，使重要器官的血液灌注明显降低。初始阶段(数分钟到1小时内)平均动脉压的降低幅度不超过治疗前水平的25%，在之后的2～6小时内将血压降至160/100mmHg左右。若患者可耐受，病情稳定的情况下，在以后24～48小时逐步降压至正常水平。制定具体的降压方案时需充分考虑患者的年龄、病程、血压升高的程度及靶器官损害(表68-2)。

表68-2　高血压急症静脉注射或肌内注射用降压药

降压药	剂量	起效	持续	不良反应
硝普钠	0.25～10mg/(kg·min)IV	立即	1～2分钟	恶心、呕吐、肌颤、出汗
硝酸甘油	5～100μg/min IV	2～5分钟	5～10分钟	头痛、呕吐
酚妥拉明	2.5～5mgIV 0.5～1mg/minIV	1～2分钟	10～30分钟	心动过速、头痛、潮红
尼卡地平	0.5～10mg/(kg·min)IV	5～10分钟	1～4h	心动过速、头痛、潮红
艾司洛尔	250～500ug/kgIV 此后50～300ug/(kg·min)IV	1～2分钟	10～20分钟	低血压、恶心
乌拉地尔	10～50mgIV 6～24mg/h	5分钟	2～8h	头晕、恶心、疲倦
地尔硫䓬	10mgIV,5～15mg/(kg·min)IV	5分钟	30分钟	低血压、心动过缓
二氮嗪	200～400mgIV累计不超过600mg	1分钟	1～2h	血糖过高、水钠潴留
拉贝洛尔	20～100mgIV 0.5～2mg/minIV 24h不超过300mg	5～10分钟	3～6h	恶心、呕吐、头麻、支气管痉挛、传导阻滞、体位性低血压
依那普利拉	1.25～5mg IV,6h一次	15～30分钟	6～12h	高肾素状态血压陡降、变异度较大
肼屈嗪	10～20mg IV 10～40mg IM	10～20分钟 20～30分钟	1～4h 4～6h	心动过速、潮红、头痛、呕吐、心绞痛加重
非诺多泮	0.03～1.6mg/(kg·min)IV	<5分钟	30分钟	心动过速、头痛、恶心、潮红

一旦发生高血压急症时常用控制性降压方法：

(一)血管扩张药

1. 硝酸甘油降压同时可有效预防、治疗心肌缺血。

2. 硝普钠降压起效快、停药后血压容易反跳，大剂量使用时避免代谢性酸中毒和硫氰酸中毒。

3. 心率较快的患者可以选择艾司洛尔，但支气管疾病患者禁用。

4. 尼卡地平降压同时改善脑血流量，适用于颅脑手术，也可应用于支气管疾病患者。

5. 拉贝洛尔降压同时可维持生命器官的血流量，可用于肾衰竭或妊娠高血压急症。

6. 乌拉地尔的降压作用具有自限性，较大剂量使用时也不产生过度低血压。

(二)吸入麻醉药

吸入麻醉药物舒张血管平滑肌同时对心肌有较强的抑制作用，使血压下降。异氟烷抑制心肌作用较轻，可以保证组织灌注，适用于术中短时间降压。如需较长时间降压，可与其他降压药联合使用。

(王奕皓)

参考文献

1. James PA, Oparil S, Carter BL, et al. 2014 evidence-based guideline for the management of high blood pressure in adults: report from the panel members appointed

to the Eighth Joint National Committee. JAMA，2014，311(5)：507-520.
2. 葛均波．内科学．第8版．北京：人民卫生出版社，2013.
3. 杨宝峰．药理学．第8版．北京：人民卫生出版社，2013.
4. 盛卓人．实用临床麻醉学．第4版．北京：科学出版社，2009.
5. 中华医学会麻醉学分会．中国麻醉学指南与专家共识．2014版．北京：人民卫生出版社，2014.

第六十九章　心脏病患者非心脏手术麻醉

第一节　概　　述

目前全球疾病谱已从贫困相关转为生活方式相关，我国心血管疾病患者人数已超过2.7亿，高血压的患病率已高达18.8%。心脑血管疾病已成为我国首要死亡原因，占我国死亡总数的43.8%，其中冠心病占17%。，成为中国人群的重要死亡原因，而且发病年龄提前，青壮年人群的患病水平不断升高。随着医学的进步，平均寿命的延长，预计未来心脏患者进行非心脏手术的机会将会倍增，且以冠状动脉粥样硬化性心脏病为主。

心脏患者施行非心脏手术，麻醉和手术的并发症及死亡率显著高于无心脏病者。麻醉和手术的危险性及结局，不仅取决于心脏病变本身的性质、程度和心功能状态，而且还取决于非心脏病变对呼吸、循环和肝肾功能的影响，手术创伤的大小，麻醉和手术者的技术水平，术中、术后监测条件，以及对出现各种异常情况及时判断和处理能力。心功能欠佳患者进行非心脏手术其危险性在相当程度上大于心脏患者进行心脏手术。由于麻醉和手术可进一步改变心脏功能和血流动力学，从而加重了心血管功能负担。所有麻醉药与麻醉辅助用药在一定程度上均会改变心血管功能，且往往在术后不能立即恢复。因此，麻醉医师必须掌握心脏病变的基本病理生理，有关心脏和循环的代偿情况，术前评估、准备，具有能充分评估并及时处理各项早兆、危象及术中监测、术后管理的能力。

第二节　术前评估与准备

心脏患者施行非心脏手术的术前评估是降低围手术期心血管事件并发症和死亡率的重要步骤，理想的术前评估与治疗，不仅可提高围手术期的治疗效果，而且对患者的长期治疗也有一定的帮助。

一、心血管风险评估

(一)临床多因素分析

1. 年龄因素　新生儿麻醉危险性比成人高7倍，儿童比成人高3倍，70岁以上比成人高10倍，大于80岁均为高危麻醉。

2. 非心脏手术的危险因素

(1)高度危险因素：对高危因素患者，除急症外均需先行内科治疗，待心功能改善后再行择期手术。

1)近期心肌梗死病史(心肌梗死后7～30天)，围手术期再梗率20%～30%。不稳定心绞痛，围手术期心肌梗死率28%。

2)充血性心力衰竭失代偿，EF<35%。

3)严重心律失常(高度房室传导阻滞、室上性心动过速心室率未得到控制、有症状的室性心律失常、房颤房扑伴过快的心率)。

4)严重瓣膜病变。

(2)中度危险因素。

1)稳定型心绞痛。

2)有陈旧性心肌梗死病史或只有病理性Q波。

3)曾有充血性心衰史或目前存在代偿性心衰。

4)需胰岛素治疗的糖尿病。

(3)低度危险因素

1)75岁以下老年。

2)心电图异常(左心室肥厚、束支传导阻滞、ST-T异常)，但心功能良好EF>50%。

3)非窦性节律(房颤)。

4)有脑血管意外史。

5)高血压未得到控制。

(二)体能状态的评估:代谢当量MET评估

表69-1 不同体力活动时的能量需要(METs)

体力活动	METs
休息	1.00
户内行走	1.75
吃、穿洗漱	2.75
平地行走100～200m	2.75
轻体力活动(如用吸尘器清洁房间等)	3.50
整理园林(如拔草、锄草等)	4.50
性生活	5.25
上楼或登山	5.50
参加娱乐活动(如跳舞、高尔夫、保龄球、双打网球、投掷垒球、足球)	6.0
参加剧烈体育活动(如游泳、单打网球、足球、篮球)	7.5
重体力活动(如搬运重家具、擦洗地板)	8.0
短跑	8.0

1MET是休息时的氧消耗,如40岁男性、体重60kg,分钟氧耗约相当于3.5ml/kg,依此为基础单位,对不同的体力活动就可计算出不同的MET。良好的体能状态,体能活动一般可大于7METS;中等体能状态为4～7METS。若METS小于4则提示患者体能状态差。

通过患者活动情况,对低氧的耐受能力,可以用来衡量患者的心功能。1～4 METS属于高危患者,4～7METS可耐受中等手术,7METS可耐受大手术。

(三)呼吸功能与麻醉危险性评估

1. 可耐受胸腹大手术的呼吸参数

(1)最大通气量MVV>预计值的50%。

(2)一秒率时间肺活量FEV_1>预计值的50%。

(3)肺活量VC>预计值的50%。

(4)残气量/肺总量<50%。

(5)血气PaO_2>70mmHg,$PaCO_2$<50mmHg。

2. 不宜行择期手术的呼吸参数 需先行内科治疗,改善呼吸功能。

(1)最大通气量MVV<预计值的50%。

(2)肺活量VC<2L。

(3)残气量/肺总量>60%。

(4)一秒率时间肺活量FEV_1<预计值的50%。

(5)血气PaO_2<60mmHg,$PaCO_2$>60mmHg。

(四)纽约心脏病协会四级分类法与手术耐受性评估

纽约心脏病协会(NYHA)四级分类法,对心脏患者心功能进行分级:

表69-2 NYHA心功能分功能状态

级别	功能状态	客观评价
Ⅰ	患者有心脏病,体力活动不受限,一般的体力活动后无过度疲劳感,无心悸、呼吸困难或心绞痛(心功能代偿期)	A级,无心血管病的客观证据
Ⅱ	患者有心脏病,体力活动稍受限制,休息时觉舒适,一般的体力活动会引起疲劳、心悸、呼吸困难或心绞痛(Ⅰ度或轻度心衰)	B级,有轻度心血管病变的客观证据
Ⅲ	患者有心脏病,体力活动明显受限,休息时尚感舒适,但轻的体力活动就引起疲劳、心悸、呼吸困难或心绞痛(Ⅱ度或中度心衰)	C级,有中度心血管病变的客观证据
Ⅳ	患者有心脏病,已完全丧失体力活动的能力,休息时仍可存在心力衰竭症状或心绞痛,任何体力活动都会使症状加重(Ⅲ度或重度心衰)	D级,有重度心血管病变的客观证据

若心功能为Ⅰ-Ⅱ级患者进行一般麻醉与手术安全性应有保障。Ⅳ级患者则属高危患者,麻醉和手术的危险性很大。Ⅲ级患者经术前准备与积极治疗,可使心功能获得改善,增加安全性。

(五)Goldman心脏危险指数评分

Goldman等在临床实际工作中把患者术前各项相关危险因素与手术期间发生心脏并发症及结局相互联系起来,依据各项因素对结局影响程度的大小分别用数量值表示,从而对心脏患者尤其是冠心病患者行非心脏手术提供了术前评估指标,并可用于预示围手术期患者的危险性、心脏并发症和死亡率。

表 69-3　Goldman's 多因素心脏危险指数

	项目内容记分	
病史	心肌梗死<6 月	10
	年龄>70 岁	5
体检	第三心音、颈静脉怒张等心衰症	11
	主动脉瓣狭窄	3
心电图	非窦性节律，术前有房性期前收缩	7
	持续室性期前收缩>5 次/分	7
一般内科情况差	PaO_2<60mmHg，$PaCO_2$>50mmHg，k^+<3mmol/L，Bun>18mmol/L，Cr>260mmol/L，SGOT 升高，慢性肝病征及非心脏原因卧床腹内、胸外或主动脉外科急诊手术	3 3 4
	总计	53分

表 69-4　心功能分级与心脏危险因素积分对围手术期心脏并发症及心脏原因死亡的关系

心功能分级	总分数	心因死亡(%)	危及生命的并发症*(%)
Ⅰ	0～5	0.2	0.7
Ⅱ	6～12	2.0	5.0
Ⅲ	13～25	2.0	11.0
Ⅳ	≥26	56.0	22.0

* 非致命心肌梗死、充血性心衰和室速

二、对手术种类造成心脏危险性的评价

心脏事件是指充血性心力衰竭或心源性死亡或心肌梗死。据手术种类分为高度危险(心脏事件发生率>5%)、中度危险(心脏事件发生率>1%，<5%)、低度危险(心脏事件发生率<1%)。

表 69-5　手术种类与危险程度分级

高危 (心脏事件发生率>5%)	中危 (心脏事件发率>1%，<5%)	低危 (心脏事件发生率<1%)
急诊大手术，尤其老年人	胸腹腔内手术	内镜手术
主动脉、大血管及外周血管手术	颈动脉内膜剥脱术	活检手术
伴大量失血和液体丢失的手术	头颈手术	白内障手术
	骨科手术	乳腺手术
	前列腺手术	

三、无创性与有创性检查评价

1. 常规心电图　心脏患者术前常规心电图检查可以正常，但多数患者存在不同程度的异常，如节律改变、传导异常和心肌缺血表现等，不仅可作为术前准备与治疗的依据，而且有助于术中、术后处理，有助于鉴别因代谢电解质紊乱以及其他系统病变引起心电图改变。

2. 运动试验心电图　心电图运动试验可判断冠状动脉病变，部分冠心病患者常规心电图虽可以正常，但通过运动试验心电图就会显示异常。

(1)运动试验心电图阳性定义为：ST 段压低大于 1mm 伴典型心前区疼痛或 ST 段压低大于 2mm，常可帮助临床冠心病的诊断。

(2)运动增加心率、每搏容量、心肌收缩力和血压，共同引起心肌耗氧量增加。因此，可作为围手术期患者对应激反应承受能力的估计。最大心率与收缩压乘积(RPP)可粗略反映患者围手术期的耐受程度。

(3)术前运动试验心电图阳性者，术后心肌梗死发生率高。在心电图平板运动试验，若患者不能达到最大预计心率的 85%即出现明显 ST 段压低，围手术期心脏并发症发生率高达 24.3%。而患者

运动可达预计心率，且无ST段改变者，心脏并发症发生机会仅6.6%。

(4)心电图运动试验时出现ST段压低，反映心内膜下心肌缺血，而ST段升高则提示跨壁心肌缺血或原心肌梗死区室壁运动异常。血压下降常表示存在严重心脏病应即终止试验。

(5)运动试验阴性并不能完全排除冠心病的可能，尤其是存在典型冠心病病史者。若患者存在左心室肥厚、二尖瓣脱垂、预激综合征以及服用洋地黄类药等常会出现假阳性。若患者无法达到预计心率，运动耐受差，血压下降，以及服用β-受体阻滞剂会引起判断困难和假阴性。

(6)运动试验虽然有价值，但在危重患者、血管外科患者由于无法达到必要的运动量而使应用受限。

3. 动态心电图　连续心电图监测不仅用于术前24小时动态心电图检查判断是否存在潜在的心肌缺血、心率变化和有否心律失常。且可应用于术中和术后连续监测。24小时动态心电图检查无心肌缺血和心律异常发现，围手术期发生心脏并发症机会不多。对于运动受限患者，休息时心电图正常，采用动态心电图检查有其价值。因为此项检查可了解患者心肌有否静止缺血，一旦存在可及早进行药物处理。一般认为此项检查心肌缺血敏感性可达92%，特殊性88%，阴性预示值99%，由于是非创伤性检查应用范围广。

4. 超声心动图　可了解室壁运动情况、心肌收缩和室壁厚度、有无室壁瘤和收缩时共济失调、瓣膜功能是否良好、跨瓣压差程度以及左心室射血分数等。若左心室射血分数小于35%常提示心功能差，围手术期心肌梗死发生率增高，充血性心衰机会也增多。围手术期采用经食管超声多普勒，可动态连续监测上述指标，及早发现心肌缺血、心功能不全，且可评估外科手术效果。

5. 冠状动脉造影　冠状动脉造影是判断冠状动脉病变的金标准，可观察到冠状动脉精确的解剖结构，冠状动脉粥样硬化的部位与程度。同样可进行左心室造影，了解左心室收缩功能，射血分数和左心室舒张末充盈压。

进行冠状动脉造影指征有：

(1)药物难以控制的心绞痛或休息时也有严重的心绞痛发作。

(2)近期心绞痛症状加重。

(3)运动试验心电图阳性。

(4)超声心动图应激试验有异常，提示缺血。

通过冠状动脉造影可判断患者是否需作冠状动脉旁路手术。

四、围手术期治疗

1. 非心脏手术前冠脉血运重建　如果有血运重建的适应证，非心脏手术前可行血运重建。如果仅为减少围手术期心脏事件，不推荐非心脏手术前常规冠脉血运重建。

2. 既往支架植入患者择期非心脏手术的时机

(1)对于球囊扩张及植入裸金属支架(BMS)的患者，择期非心脏手术应分别延迟14天和30天。

(2)对植入药物洗脱支架(DES)的患者，择期非心脏手术最好延迟365天。如果药物涂层支架植入后手术延迟的风险大于预期缺血或支架内血栓形成的风险，择期非心脏手术可考虑延迟180天。

(3)对于围手术期需要停止双联抗血小板药物的患者，裸金属支架植入30天内、药物洗脱支架植入12个月之内不推荐择期非心脏手术。

(4)对于围手术期需要停用阿司匹林的患者，不推荐球囊扩张后14天内择期非心脏手术。

3. 围手术期β受体阻滞剂使用

(1)长期服用β受体阻滞剂的手术患者可继续服用。

(2)术后可根据临床情况使用β受体阻滞剂。

(3)对于心肌缺血中高危的患者，围手术期开始服用β受体阻滞剂是合理的。

(4)对于有3项或3项以上RCRI危险因素(糖尿病、心力衰竭、冠心病、肾功能不全及脑血管意外)的患者，术前开始使用β受体阻滞剂有可能是合理的。

(5)对于有长期使用β受体阻滞剂适应证但无其他RCRI危险因素的患者，围手术期开始使用β受体阻滞剂降低围手术期风险的获益尚不明确。

(6)对于术前开始使用β受体阻滞剂的患者，应提前评估安全性和耐受性，不推荐手术当天开始使用β受体阻滞剂。

4. 围手术期他汀的使用　近期服用他汀的择期手术患者应继续服用。血管手术患者围手术期开始服用他汀是合理的。对于手术风险升高、根据GDMT有使用他汀的适应证的患者，可以考虑在围手术期开始使用他汀。

5. α_2受体激动剂　不推荐非心脏手术患者使用α_2受体激动剂预防心脏事件。

6. 血管紧张素转换酶抑制剂 围手术期继续使用血管紧张素转换酶抑制剂和血管紧张素受体阻滞剂是合理的。如果术前已停止使用血管紧张素转换酶抑制剂和血管紧张素受体阻滞剂，临床条件允许的话术后应尽快重新开始服用。

7. 抗血小板药物

(1)对于植入药物洗脱支架或裸金属支架后初始4～6周但需要行紧急非心脏手术的患者，应继续双联抗血小板治疗，除非出血的相对风险超过预防支架内血栓形成的获益。

(2)对于植入冠脉支架但必须停止P2Y12血小板受体阻滞剂才可以手术的患者，在可能的情况下推荐继续使用阿司匹林，术后应尽快开始P2Y12血小板受体阻滞剂治疗。

(3)对于未植入冠脉支架且非心脏手术不紧急的患者，当可能增加心脏事件的风险超过出血增加风险时，推荐继续服用阿司匹林。

(4)对于未植入冠脉支架的患者，择期非心脏手术前开始或继续服用阿司匹林没有获益，除非缺血事件的风险超过外科出血的风险。

8. 植入心脏电子设备患者的管理 对于围手术期计划暂停心律治疗的植入型心律转复除颤器患者，暂停期间应持续心电监测，体外除颤仪随时可用，在停止心电监测和出院前，应保证植入型心律转复除颤器重新开始激活工作。

第三节 麻醉选择与管理

一、麻醉前用药

麻醉前用药的主要目的是解除患者对手术的焦虑、紧张情绪，做好术前对患者的解释工作。一般术前用药以略重为宜。高血压、冠心病患者应酌量增加手术前用药量。阿托品可由常规改成选择性应用，冠心病、高血压以及存在房颤的患者原则上不使用。成人可用吗啡0.1～0.15mg/kg，东莨菪碱0.3mg肌内注射作为术前用药。

二、术前准备和监测

心脏患者进行非心脏手术，术中和术后监测应该依据患者心脏病变状况、手术类型、创伤大小及时间、急诊或择期手术、监测装备、技术水平、有否进入ICU供术后监测治疗而采取不同的监测项目。

1. 一般心脏病患者心功能良好，进行中、低危择期手术，常规监测可采用非创伤性测血压、脉搏、血氧饱和度以及连续心电图监测心率、心律。

2. 较重患者或一般心脏病患者施行大手术，术中预计血流动力学波动较大时，除上述监测外应经皮作动脉和中心静脉置管直接连续监测动脉压和中心静脉压，并插入导尿管监测尿量和进行体温监测。

3. 严重心功能不全或心脏病变严重，特别是左、右侧心脏功能可能不一致时，除上述监测外，应作肺动脉压、肺毛细血管楔压和心排出量的监测，从而对血流动力学的评判具有较全面的依据，有利于调整麻醉和指导临床治疗用药。

4. 所有患者均应随时按需作血气、pH、血液生化和电解质测定。备好各种抢救药物及装备，建立良好的静脉通路。

5. 通过很好的训练，经食管超声心动图(TEE)监测是一个比较有用的监测技术，可监测心室大小改变、收缩效能、新旧心肌异常活动区和急性、慢性瓣膜病变。目前认为用TEE可较ECG和血压监测更早地发现心肌缺血。

三、麻醉原则与选择

(一)麻醉原则

无论先天性或后天性心脏病，麻醉时首先应该避免心肌缺氧，保持心肌氧供需之间的平衡。麻醉实施时应特别注意以下问题：

1. 心动过速不仅增加心肌氧耗，且会使心肌氧供减少，对有病变心脏不利，应力求预防和积极针对病因处理。

2. 避免心律失常，心律失常可使心排出量降低，并使心肌氧需增加。

3. 保持适当的前负荷是维持血流动力学稳定的基础。血压显著的升高或下降均应避免。因此，升压药与降压药的应用要及时，并注意适应证和用法用量。

4. 避免缺氧和二氧化碳蓄积，或$PaCO_2$长时间低于30mmHg。

5. 及时纠正电解质和酸碱紊乱。

6. 避免输血、输液过多引起心脏前负荷增加造成氧供需失平衡和肺间质体液潴留过多影响气体交换，同时也要防止输血、输液不足造成低循环动力。

7. 加强监测，及早处理循环功能不全的先兆和各种并发症。

8. 尽可能缩短手术时间并减少手术创伤。

心脏患者手术麻醉选择应依据手术部位、类型、手术大小以及对血流动力学影响等全面考虑。不论选用何种麻醉方式，虽不会影响患者结局但均应达到：①止痛完善；②不明显影响心血管系统的代偿能力；③对心肌收缩力无明显的抑制；④保持循环稳定，各重要脏器如心、肺、脑、肝、肾的血流量不低于正常生理限度；⑤不促使心律失常和增加心肌氧耗量。

（二）麻醉方式选择

1. 神经阻滞麻醉　符合上述原则的神经阻滞麻醉，仅能完成体表，肢体小手术。注意局麻药的用量和用法，局麻药中不宜加入肾上腺素。心脏患者手术，若不适当地选用局麻而对完成手术有困难时，会陡增心脏负担和危险性。

2. 椎管内阻滞　心脏患者进行非心脏外科手术，椎管内阻滞是否优于全麻一直有争论。连续硬膜外阻滞应分次小量经导管注入局麻药液，阻滞范围应适当控制，术中加强管理，适当补充液体，维持血流动力学相对稳定。术后可保留导管进行镇痛，效果确切，尤其对危重患者有利，对减少心、肺并发症有利。

3. 全身麻醉　心脏病患者进行非心脏手术，全麻是最常采用的麻醉方法。对病情严重、心功能储备差、手术复杂、术中会引起显著的血流动力学不稳定以及预计手术时间长的患者均主张采用气管内全麻。全麻诱导前应充分给氧，理想的全麻诱导应该是迅速，平稳而无兴奋，对交感和副交感神经系统不发生过分的兴奋或抑制，尽量减小对血流动力学影响。因此要注意由于气管插管所造成强烈应激反应的不良后果，可根据病情选用咪达唑仑、依托咪酯，丙泊酚和氯胺酮等。肌松药可选用中短效非去极化肌松药。麻醉维持大多采用吸入与静脉复合应用的方式。阿片类镇痛药如芬太尼、舒芬太尼镇痛作用强，对血流动力学影响小，无组胺释放，广泛用于心脏患者的麻醉。

4. 联合麻醉　在硬膜外阻滞基础上加用全麻而形成的联合麻醉近年来已广泛应用于临床。由于此种联合麻醉技术会增加手术期间处理的复杂性，因此对麻醉医师的技术与经验要求较高。心脏病患者进行胸腹部手术，采用联合麻醉只要配合恰当，用药合理，并注意容量调整，确有优点可取。对缓和术中应激反应，稳定心率和血流动力学有益，且术后可保留硬膜外导管供术后镇痛，可降低危重患者术后呼吸和循环系统并发症。在高血压和冠心病患者采用联合麻醉，虽然麻醉和手术期间低血压机会增多，但血压波动尤其是高血压机会少见，只要及时补充、调整容量，采用血管活性药预防和处理，麻醉管理一般并不困难。联合麻醉，术后采用硬膜外镇痛，患者苏醒质量好，可早期拔管，心肌缺血，心律失常和高血压机会也少。联合麻醉术中，术后血流动力学不稳定和心肌缺血明显减少。

第四节　各类心脏病患者非心脏手术麻醉的特点

心脏病患者由于病变种类和性质不同，其病理生理和血流动力学改变也各不相同。因此，应根据病史、体检和相关检查结果，对心肺功能做出正确的评估，并充分做好术前准备，掌握该类患者的麻醉原则。

一、先天性心脏病

1. 掌握危险性指标，心肺受损有较大危险性的临界指标包括：

（1）慢性缺氧（$SaO_2<75\%$）。

（2）肺循环/体循环血流比＞2.0。

（3）左或右心室流出道压力差＞50mmHg。

（4）重度肺动脉高压。

（5）红细胞增多，HCT＞60％。

2. 临床症状较轻的先天性心脏病患者，手术与麻醉的耐受较好，但对下列情况应予高度重视：

（1）肺动脉高压。

（2）严重的主动脉瓣或瓣下狭窄及未根治的法洛四联症。

（3）近期有过充血性心力衰竭、心律失常、晕厥和运动量减少等。

3. 通常发绀型比非发绀型麻醉和手术风险性大：

(1)左向右分流性疾病(动脉导管、室间隔或房间隔缺损)心功能良好，无严重肺动脉高压，麻醉处理和正常人相似。

(2)右向左分流的患者如法洛四联症等，当肺血管阻力增加或外周血管阻力降低均可加重右向左的分流而使发绀加重。因此，对此类患者气管内麻醉的气道压力不宜持续过高，椎管内麻醉要预防血压下降，全身麻醉药物可选用氯胺酮等，如血压过度下降可选用血管活性药物。

(3)左心室流出道梗阻的患者，麻醉期间应注意维持冠状动脉灌注压和心肌正性肌力的平衡，保待氧供和氧需平衡，维待外周血管阻力以保持足够的冠状动脉灌注压，较浅的静脉复合麻醉有益于此类患者。

二、瓣膜性心脏病

此类患者麻醉和手术的风险性取决于充血性心力衰竭、肺动脉高压、瓣膜病变性质与程度，以及有无心律失常和风湿活动的存在。

1. 重度二尖瓣狭窄患者，心功能较差并多伴有房颤，在未做二尖瓣扩张或瓣膜置换术前不宜施行一般择期手术。

2. 瓣膜性心脏病患者行非心脏手术麻醉前，须注意患者应用利尿药与强心药的情况，并给予相应的调整与处理。

3. 瓣膜性心脏病患者行非心脏手术麻醉的要点见表 69-6，可作为麻醉期间的管理目标。联合瓣膜病变患者则根据病变性质、主次、程度综合考虑。

表 69-6　瓣膜性心脏病患者行非心脏手术实施麻醉要点

病　变	心率(/min)	节律	前负荷	外周血管阻力	心肌变(肌)力	避　免
主动脉瓣狭窄	70～85	窦性	增加	不变或增加	不变或减弱	心动过速、低血压
主动脉瓣关闭不全	85～100	窦性	不变或增加	不变或降低	不变	心动过缓
二尖瓣狭窄	65～80	稳定	不变或增加	不变或增加	不变	心动过速、肺血管收缩
二尖瓣关闭不全	85～95	稳定	不变	降低	不变或减弱	心肌抑制

三、冠状动脉粥样硬化性心脏病

合并冠心病为心脏病患者非心脏手术最多见的情况，术前应根据患者心脏的情况以及心肺功能的代偿情况预测手术与麻醉的危险性，并决定手术与麻醉的方式。

1. 下列情况围手术期心脏病并发症与病死率显著增加：

(1)多次发生心肌梗死。

(2)有心力衰竭的症状与体征。

(3)左心室舒张末压>18mmHg。

(4)心脏指数<2.2L/(min·m²)。

(5)左心室射血分数<40%。

(6)左心室造影显示多部位心室运动障碍。

(7)全身情况差。

2. 心肌梗死后择期手术应延迟至梗死后 6 个月；病情危及生命的急诊手术，必须全面监测血流动力学，尽可能维持循环稳定、调整应激反应、并且保持心肌氧供需平衡；估计可切除的恶性肿瘤，如患者属低危，一般在梗死后 4～6 周可考虑手术，高危患者须在心导管、超声心动图或心脏核素检查后决定是否预先行经皮冠脉成形术，或同时做冠状动脉旁路移植术。

3. 围手术期判断心肌缺血的临床评估方法及优缺点比较，见表 69-7。

表 69-7　围手术期心肌缺血的临床估计方法

	心　电　图	经食管超声心动图	肺动脉楔压
缺血表现	ST-T 段改变	室壁运动顺应性改变	顺应性改变(高)
其他用处	心脏节律、传导	容量、收缩性、CO	CO、压力、阻力
创伤程度	低	中	高

续表

	心 电 图	经食管超声心动图	肺动脉楔压
局限性	束支或其他传导阻滞	食管病变、技术因素	瓣膜病变、严重
对缺血敏感性	中	高	低
对缺血特殊性	高	中	低
结果分析	容易、可自动	困难、不能自动	中
使用范围	围手术期	术中	围手术期

4. 醉期间的药物治疗：麻醉期间除采用阿片类及其他麻醉药维持适宜的麻醉深度外，还须合理应用血管活性药物以稳定血流动力学，避免心肌缺血、心肌梗死等危及生命(表 69-8)。

表 69-8 麻醉期间急性心肌缺血的药物治疗

药 物	规格、配方	常 用 剂 量
硝酸酯类		
硝酸甘油(nitroglycerin)	5mg/ml、50mg/250ml	33～300ug/min
硝酸异山梨酯(硝酸异山梨酯)(isosorbide dinitrate)	10mg/10ml、50mg/250ml	33～100ug/min
β受体阻断药		
艾司洛尔(esmolol)	100mg/10ml、10mg/ml	10～100mg 静脉注射，50～200ug/(kg・min)泵入
美托洛尔(美托洛尔)(metoprolol)	5mg/5ml	0.5～5mg，静脉注射
贝洛尔(柳胺苄心定)(lebetalol)	50mg/10ml、5mg/ml	5～25mg，静脉注射
钙通道阻滞药		
地尔硫唑(diltiazem)	5mg/ml、1mg/ml	5～15ml，静脉注射；5～15ug/(kg・min)泵入
尼卡地平(佩尔地平)(nicardipine)	10mg/ml	100～200ug，静脉注射；1～3mg/h 泵入
硝苯地平(硝苯地平)	10mg/片	10mg，舌下含服
*抗血栓形成、抗凝		
肝素(heparin)	1000U/ml、100U/ml	2000～5000U，静脉注射

注：*使 PT 为正常的 1.5～2 倍

5. 围手术期应力争达到的主要目标：

(1)预防或减轻交感神经系统的活动增强，以降低心肌的耗氧量。吸入麻醉药和β受体阻滞药能够预防应激反应和儿茶酚胺释放。若患者手术前应用β受体阻滞药，则术中应继续使用并维持至术后。

(2)维持适宜的冠状动脉灌注压。可通过补充液体、应用去氧肾上腺素或降低吸入麻醉药的浓度维持适当的舒张压以保障冠状动脉的灌注。

四、慢性缩窄性心包炎

麻醉期间要避免动脉压降低、心率减慢和心肌抑制，尤其在诱导期。病情严重者应先解除缩窄的心包才能进行择期手术。

五、肥厚性阻塞性心肌病

1. 患者在麻醉期间保持窦性节律十分重要。

2. 必须保持心室充盈压高于正常范围，并避免使用增强心肌收缩力的药物。

3. 可采用对外周阻力影响较小的吸入麻醉药加深麻醉，分次小量应用β受体阻滞药和(或)去氧肾上腺素提升动脉血压，达到预防和治疗左心流出道阻塞的目的。

4. 一般不宜采用椎管内麻醉，因其可引起血管扩张、血压下降。

六、心脏传导阻滞

1. 术前安装心脏起搏器的适应证：

(1)完全性房室传导阻滞，当停搏期>3.0秒或基本节律<40次/分。

(2)房室结功能不全，心动过缓已引起临床症状。

(3)急性心肌梗死后持续进行性Ⅱ度房室传导阻滞或完全性房室传导阻滞。

(4)Ⅱ度房室传导阻滞伴有临床症状。

(5)有症状的双束支传导阻滞等。

2. 单纯双束支传导阻滞，患者无症状，一般不必安装临时起搏器，麻醉选择与处理并无困难。

七、预激综合征

1. 诊断　主要依靠心电图，其特征为：

(1)PR间期缩短至0.12秒以下。

(2)QRS时间延长达0.11s以上。

(3)QRS波起始部粗钝，与其余部分形成顿挫，及所谓的预激波或δ波。

(4)继发性ST-T波改变。

(5)不同的预激综合征患者可仅表现为上述部分特征。

2. 治疗　不需特殊治疗。手术前不给阿托品。伴发室上性心动过速时，治疗同一般室上性阵发性心动过速。可以采用：

(1)刺激迷走神经。

(2)维拉帕米(维拉帕米)、普萘洛尔、普鲁卡因胺或胺碘酮缓慢静推。

(3)可用美托洛尔等β受体阻滞药长期口服预防室上性阵发性心动过速发作。

(4)药物不能控制，心脏电生理检查确定旁路不应期短或房颤发作时心率达200次/分左右时，可用射频、激光或冷冻法消融，或手术切断旁路。

(姜　敏)

参考文献

1. Frederick E. 老年麻醉学. 左明章，田鸣，译. 北京：人民卫生出版社，2010.
2. Frederick A. Hensley Jr, Donald E. Martin, Glenn P Gravlee. 实用心血管麻醉技术. 第4版. 李立环，译. 北京：科学出版社，2011.
3. 卿恩明，赵晓琴. 临床麻醉系列丛书-胸心血管手术麻醉分册. 北京：北京大学医学出版社. 2010.
4. 邓小明，姚尚龙，于布为，等. 现代麻醉学. 第4版. 北京：人民卫生出版社，2014.
5. Ronald D. Miller. 米勒麻醉学. 第7版. 邓小明，曾因明，译. 北京：北京大学医学出版社，2011.
6. Joel A. Kaplan, David L. Reich, Carol L, et al. 卡普兰心脏麻醉学. 岳云，于布为，姚尚龙，译. 北京：人民卫生出版社，2008.
7. 吴新民. 麻醉学高级教程. 北京：人民军医出版社. 2014.

第七十章 肝功能障碍患者的麻醉

第一节 肝脏生理基础

肝脏是机体维持生命活动、进行物质代谢和能量代谢的重要器官，也是对有毒物质和药物进行生物转化和排除的主要器官，具有多方面复杂的功能。肝脏的主要功能：

1. 调节中间代谢途径，参与蛋白质、脂肪、糖类的代谢过程。

2. 生成除凝血因子Ⅲ、Ⅳ、Ⅷ外的大多数凝血因子。

3. 是外源性物质生物转化的最主要器官。

4. 生成胆汁，参与消化。

5. 是人体最大的网状内皮器官，巨噬细胞约占肝脏的10%。

6. 合成白蛋白，在氮的代谢中起到关键作用。其中，与临床麻醉密切相关的主要有蛋白质代谢、纤维蛋白溶解作用、凝血、药物生物转化和解毒功能。

第二节 肝功能障碍

一、肝功能障碍的概念和分级

1. 肝功能障碍 肝功能障碍是指某些病因严重损伤肝细胞时，引起肝脏形态结构破坏并使其合成、分泌、代谢、解毒、免疫等功能严重障碍，出现黄疸、出血倾向、严重感染、肝肾综合征、肝性脑病等临床表现的病理过程或者临床综合征。

2. 肝功能障碍分级 Child-Pugh分级标准是目前临床上常用的用以对肝硬化患者的肝脏储备功能进行量化评估的分级标准。该标准将患者5个指标（包括一般状况、腹水、血清胆红素、血清白蛋白及凝血酶原时间）的不同状态分为三个层次，分别记以1分，2分和3分，并将5个指标计分进行相加，总和最低分为5分，最高分为15分，从而根据该总和的多少将肝脏储备功能分为A、B、C三级，预示着三种不同严重程度的肝脏损害（分数越高，肝脏储备功能越差）。

但由于患者的一般状况常不易计分，随后Pugh提出用肝性脑病的有无及其程度代替一般状况，即如今临床常用的Child-Pugh改良分级法，其具体分级标准见表70-1。

表70-1 改良Child-Pugh肝功能分级

项　目	1	2	3
血清胆红素(mg/dl)	<2.0	2.0～3.0	>3.0
血清白蛋白(g/dl)	>3.5	2.8～3.5	<2.8
PT(s)	<4	4～6	>6
腹水	无	轻	中
肝性脑病	无	1～2度	3～4度

注：PT. 凝血酶原时间

分级：A级5～6分，B级7～9分，C级10～15分

二、肝功能障碍的主要病理生理变化

肝脏具有极其复杂的生理生化功能，肝功能障碍患者的病理生理变化是全身性和多方面的。

1. 肝硬化和门脉高压　肝硬化不断进展最终导致门脉高压，门脉高压表明肝脏正常生理储备衰竭。

临床主要表现为恶心、呕吐、腹部不适、黄疸、脾大、腹水、食管静脉曲张和肝性脑病。

2. 心血管功能异常

(1)肝硬化和门脉高压诱发高动力循环状态，以高心输出量、低外周血管阻力为特征，可能与NO、胰高血糖素和前列腺素水平升高有关。

(2)内源性血管扩张剂使心血管系统对儿茶酚胺的敏感性降低，因此对儿茶酚胺及其他缩血管药物的反应性降低。

(3)血管舒张和门静脉-全身静脉循环分流可减少有效血容量，导致醛固酮水平增加和刺激抗利尿激素的分泌，增加全身液体总量，加重腹腔积液和全身性水肿。

3. 肝肾综合征　严重肝功能障碍的患者，当其有大量腹水时，由于有效循环血容量不足等因素，导致肾血流(尤其是肾皮质区域)明显减少，肾缺血和肾小球滤过率降低，可出现肾前性衰竭和急性肾小管坏死(ATN)，最终出现急性肾衰竭(AFR)，也称为肝肾综合征。

临床主要表现为：肾小球滤过率(GFR)有规律的降低、自发性少尿或无尿、氮质血症、稀释性低钠血症，尿比重正常或偏高。

4. 肺功能不全　晚期肝脏疾病常常引起肺功能不全。严重肝功能损害导致广泛的肺内动静脉分流，这是引起低氧血症的最常见原因。另外，内源性血管扩张剂的增多，红细胞2,3-二磷酸甘油酸酯水平的增加，腹水和胸腔积液导致的通气血流比例失调也是导致低氧血症的原因。

5. 凝血功能障碍　终末期肝病患者常有凝血功能障碍。原因主要有维生素K依赖性凝血因子合成不足，血小板减少和血小板功能紊乱，纤溶系统的激活导致血纤维蛋白原异常。

6. 中枢神经系统功能障碍　50%～70%的肝硬化患者晚期会出现肝性脑病，可能的主要原因为肝胆功能异常、肝血流量减少、门静脉血液经肝外侧支循环分流。多种肠道衍生的化学物质，包括硫醇、酚、血氨、短链脂肪酸和锰等增高，它们在肝性脑病的发病机制中起重要作用。

7. 胃肠道并发症　常要关注的是胃肠道出血。肝硬化和门脉高压症的患者很容易出现食管或胃底静脉曲张和门脉高压性胃病。几乎1/3的与肝硬化相关的死亡是由胃和食管曲张静脉破裂引起。

8. 内分泌代谢异常　由于肝脏生成、处理和代谢许多内分泌物质，晚期肝病可造成一些内分泌异常。其中约有40%～50%的急性肝功能障碍患者可能发生严重的低血糖事件，其原因可能为大量肝细胞坏死，肝细胞内糖原丢失，糖原合成、释放和糖异生障碍。此外，胰岛素灭活减少也是其中的重要原因。

第三节　术前评估与准备

一、术前评估

1. 详细、全面了解病史，特别是要掌握肝脏疾病及其合并疾病病史。通过对临床表现，对血常规、肝肾功能、电解质、凝血功能、心血管功能状态等详细检查与分析，初步评估肝脏功能，准确评估患者的手术风险，制定相应的麻醉预案。

2. 对肝功能状态评估。参照Child-Pugh肝功能分级。

二、术前准备

1. 增加营养，进高蛋白、高糖类、低脂肪饮食，口服多种维生素，适当补充葡萄糖，术前积极纠正患者水、电解质及酸碱平衡。

2. 改善凝血障碍，口服维生素K_3或静脉注射维生素K_1促进凝血因子合成。

3. 纠正低蛋白血症，必要时输注适量血浆或清蛋白。

4. 纠正贫血，必要时可少量多次输新鲜红细胞；并根据手术范围和失血情况备好术中用血。

5. 腹水患者必要时于术前 24～48h 行腹腔穿刺，放出适量腹腔积液，改善呼吸功能，但量不宜过多，以一次量一般不超过 3000ml 为原则。

6. 术前 1～2d 给予广谱抗生素治疗，以抑制肠道细菌，减少术后感染。

7. 备好术中用血。

8. 麻醉前用药量宜小。

三、麻醉前用药

1. 巴比妥类药对肝细胞功能都有不同程度的影响。且几乎全部在肝内代谢，因此，巴比妥类药物在应慎用于肝脏患者。

2. 由于吩噻嗪类药物，特别是氯丙嗪，可使胆道动力减弱，微胆管通透性增加，蛋白分子渗入胆汁，使黏稠度增大，发生胆汁淤积性黄疸，应避免使用。

3. 吗啡虽然对肝血流量无明显影响，但其主要在肝内解毒，肝功能障碍的患者给予小量吗啡就可能导致长时间昏睡，故也应减量或避免使用。

4. 地西泮代谢与肝脏有关，作为麻醉前用药剂量应减少，如肝病患者已经出现精神症状则应避免使用。

5. 阿托品和东莨菪碱采用临床常用剂量时对肝脏代谢和血流量均无明显影响，可常规作为全麻的术前用药。

第四节 麻醉选择与管理

一、麻醉方法的选择

1. 局部麻醉与神经阻滞麻醉

(1)局部小手术、不合并凝血功能障碍患者的手术，应尽可能选择局部麻醉或区域神经阻滞麻醉。

(2)局部麻醉或区域神经阻滞麻醉复合小剂量短效镇静药，以减少交感神经兴奋引起的肝血流下降。

(3)局部麻醉很难满足较大手术的要求，局麻药量过多或效果不佳及内脏牵拉反应时，均可出现躁动不安，手术操作困难还易导致出血，增加肝脏耗氧量，因此应酌情选用。

2. 椎管内麻醉

(1)硬脊膜外腔阻滞能使肌肉产生良好的松弛，对肝脏无明显影响。麻醉平面控制得当，并不使肝血流量减少。

(2)只要手术允许，肝功能代偿良好，循环稳定，凝血功能和血小板计数检查正常的肝病患者，均可采用硬膜外麻醉。

(3)若肝功能障碍伴有循环功能不全或估计患者已不能耐受硬膜外阻滞对血流动力学的干扰，或患者有凝血功能障碍为防止出血和血肿形成时，均应避免使用连续硬膜外麻醉，以全身麻醉为宜。

3. 全身麻醉 对于全身情况较差以及颅脑、脊柱，心胸等手术或不宜选择硬膜外阻滞的腹部手术应选全身麻醉。全身麻醉时应首先要考虑到麻醉药物与肝脏的相互作用。尽可能选用对肝毒性较低、非经肝脏代谢、作用时间短的短效麻醉药物。

4. 硬膜外复合全身麻醉 硬膜外复合全身麻醉在肝功能障碍患者中的应用有许多的优点。

(1)硬膜外复合全身麻醉的优点是患者舒适度高。

(2)减少全麻药和硬膜外麻醉用药的剂量。

(3)有利于控制应激反应，避免高血压和心动过速。

(4)阻断心交感神经，缓解心肌缺血。

(5)术后苏醒快。

(6)提供硬膜外镇痛。

对于合并凝血功能障碍的患者，由于可能增加硬膜外血肿的发生，故不宜选择硬膜外复合全身麻醉。

二、肝功能障碍对麻醉药物代谢的影响

肝脏出现疾病时由于蛋白结合力的改变、血清白蛋白及其他药物结合蛋白水平的降低、腹水及全身水含量增加所致分布容积的改变，以及肝细胞功能异常所导致的代谢减弱，均可显著影响药物代谢及药代动力学。

1. 镇静催眠药

(1)硫喷妥钠在肝病患者体内的代谢和清除受

到显著影响，但可能与其体内分布容积广泛有关，其清除半衰期无明显改变。

(2)氯胺酮、依托咪酯、丙泊酚等虽在肝内降解或代谢，但对肝功能和肝血流影响很小，都可选用，但必须掌握注速缓慢、剂量减少和防止血压下降的原则。

(3)丙泊酚是新型、快速、短时效静脉全麻药，不仅无明显的肝脏损害作用，而且由于其本身是一种外源性抗氧化药，对肝脏缺血再灌注损伤有一定的保护作用。因此，可作为肝脏严重损害患者手术麻醉的诱导和维持药物，但在使用中要注意其对血流动力学的影响可能会加重肝脏功能的损害。

2. 麻醉性镇痛药物　麻醉性镇痛药物首选瑞芬太尼。瑞芬太尼具有时效短、镇痛作用强的特点，其主要由红细胞和骨骼肌中的非特异性酯酶代谢，而其他阿片类药物的代谢主要在肝脏中进行，与肝血流相关。但在使用瑞芬太尼时也应注意其对血流动力学的影响和停药后痛阈减低的问题。

3. 吸入麻醉药　在低氧条件下，重复吸入氟烷、甲氧氟烷能够导致肝细胞损伤。安氟醚、异氟烷、七氟烷小部分在体内代谢，大部分以原型经肺排出，对肝功能影响不大，以七氟烷最轻。

4. 肌松药

(1)去极化肌松药琥珀胆碱由血浆胆碱酯酶代谢，肝脏是胆碱酯酶合成的主要器官，肝功能不全时合成减少，可致作用时间延长。

(2)由于分布体积和神经肌肉受体增加，肝功能损害患者显示对非去极化肌松药抵抗效应，但清除时间仍然延长，所给予诱导量可适当加大，维持量仍然要小。

(3)阿曲库铵经过霍夫曼消除，应用于肝功能障碍的患者较为合适。但严重肝功能损害患者静吸复合麻醉时，肌肉松弛药应适当减量。

三、麻醉管理

1. 呼吸管理　肝功能不全时，肝细胞对低氧血症尤为敏感；二氧化碳蓄积可使肝血流下降1/2左右，尤其可致肝细胞损害显著加重，甚至肝性脑病。因此，术中应注重呼吸管理、严防缺氧和二氧化碳蓄积。当然，呼吸管理还要注意控制呼吸的压力，因为胸内压力升高也可降低肝血流量。

2. 维持血流动力稳定　对肝功能衰竭患者必须避免低血压。即使仅短时间血压降低，也足以加重肝细胞损害，甚或诱发肝性脑病。因此，术中开放足够的静脉通路，及时补液输血；避免使用血管收缩药，防止肝血流进一步减少；需大量输血时，强调采用新鲜血，适量补钙和碳酸氢钠。

3. 腹水处理　放腹水速度过快，将导致血压剧降，甚至休克或心搏骤停。因此，应缓慢有控制地、根据当时的血压变化决定放腹水的速度；同时迅速补充血容量，以胶体溶液为主，但需避免逾量。

4. 纠正电解质紊乱和补充血糖　肝功能衰竭患者手术前常并存明显的电解质失衡和低血糖症，因此，术前、术中应积极提高患者血糖和纠正电解质紊乱。手术刺激常使血糖升高和肝糖原严重消耗，容易发生酸中毒。所以，麻醉前即应给10%葡萄糖或葡萄糖胰岛素氯化钾溶液(GIK)，以补充糖原，维持手术中循环功能稳定。

5. 加强监测　观察手术过程中尿量、体温、血糖变化以及电解质、酸碱平衡和凝血功能状态。相对复杂的大手术，最好使用有创监测。动脉置管可测直接动脉压，中心静脉置管可测CVP和快速给药、指导补液；漂浮导管置管监测肺动脉压可以指导液体治疗和血管活性药物使用。

6. 注意操作　肝硬化合并食管静脉曲张患者，气管插管要动作轻柔，对腹内压高和有误吸危险的患者，提倡快诱导、注意胃内容物反流。

7. 术中注意保肝　可用10%葡萄糖溶液500ml+维生素C 5g+维生素K 120mg+醋酸去氨加压素0.3ug/kg静滴。

8. 补液　术中补液应注意补充胶体液，根据患者情况给予白蛋白、血浆、冷沉淀或红细胞；维持有效血容量和平稳的血压；过多出血和输血会增加围手术期的病残率。术中应用小剂量多巴胺可能通过直接扩张肾血管和抗醛固酮效应有助于增加尿量。

9. 积极防治术中并发症　如出血性休克、渗血不止、心律失常和酸碱失衡、术后苏醒延迟和肝性脑病等。

第五节 术后的管理

1. 手术结束后,仍应密切观察患者的病情,观察生命体征,掌握好拔管时机。相对复杂的手术,术后可能会发生肺水肿,保留气管内插管可能会更好。

2. 注意对尿量、体温、血糖、电解质、酸碱状态和凝血功能等监测;根据监测结果,及时纠正、维持水、电解质和酸碱平衡。

3. 保证充足的氧供,防止发生低氧血症。

4. 观察黄疸、腹腔积液情况变化;继续保肝治疗,加强营养支持,保证热量和能量。防治随时可能发生的肝功能衰竭。

5. 手术后长时间意识未能恢复,应考虑急性肝衰竭、肝性脑病,合并血氨水平升高应给予精氨酸处理。

6. 术后疼痛会限制患者呼吸,导致通气不足;还会增强炎性反应,导致术后恢复和伤口愈合延迟。但镇痛药物种类和量的选择,要注意参考肝脏对药物清除能力的改变。应用硬膜外患者自控镇痛(PCEA)更为理想,但不适用于凝血功能障碍患者。

(王密周)

参考文献

1. 邓小明,姚尚龙,于布为,等. 现代麻醉学. 第4版. 北京:人民卫生出版社,2014.
2. Ronald D. Miller. 米勒麻醉学. 第7版. 邓小明,曾因明,译. 北京:北京大学医学出版社,2011.
3. G. Edward Morgan Jr., Maged S. Mikhail, Michael J. Murray. 摩根临床麻醉学. 第4版. 岳云,吴新民,罗爱伦,译. 北京:人民卫生出版社,2007.
4. 郭曲练,姚尚龙. 临床麻醉学. 第3版. 北京:人民卫生出版社,2011.
5. Gines P, Cardenas A, Arroyo V, et al. Management of cirrhosis and ascites. N Engl J Med, 2004, 350(16): 1646-1654.
6. Merritt WT. Perioperative concerns in acuete liver failure. Intanesthesiol Clin, 2006, 44(4): 37-57.

第七十一章 肾功能障碍患者的麻醉

第一节 肾脏的生理基础

1. 分泌尿液，排出代谢废物、毒物和药物

(1)尿的生成，通过肾小球的滤过，肾小管与集合管的重吸收和分泌作用来完成，并受神经与体液因素等的调节。

(2)葡萄糖、氨基酸、维生素、多肽类物质和少量蛋白质，在近曲小管几乎被全部回收，肌酐、尿素、尿酸及其他代谢产物，经过选择，或部分吸收，或完全排出。

(3)肾小管尚可分泌排出药物及毒物，如酚磺酞、对氨马尿酸、青霉素类、头孢菌素类等。

(4)药物若与蛋白质结合，则可通过肾小球滤过而排出。

2. 维持水、电解质和体内酸碱平衡

(1)肾脏调节人体水及渗透压平衡的部位主要在肾小管。在近曲小管中，葡萄糖及氨基酸被完全回收，碳酸氢根回收70%～80%，水及钠的回收约65%～70%。

(2)滤液进入髓袢后进一步被浓缩，约25%氯化钠和15%水被回吸收。远曲及集合小管不透水，但能吸收部分钠盐。

(3)肾脏调节酸碱平衡反应缓慢，它的途径是通过以下方式完成：①排泄 H^+，重新合成 HCO_3^-，主要在远端肾单位完成；②排出酸性阴离子，如 SO_4^{2-}、PO_4^{3-} 等；③重吸收滤过的 HCO_3^-。

3. 内分泌功能 肾脏还能分泌激素，如肾素、前列腺素、激肽类物质，1,25-二羟维生素 D_3 及促红细胞生成素等。这些激素与维持体液内环境稳定、骨代谢和红细胞生成有关。

第二节 肾功能不全对麻醉的影响

一、肾功能不全患者的功能代谢变化

1. 尿的变化 早期表现为多尿、夜尿多，晚期可发生少尿或无尿。低渗尿或等渗尿。蛋白尿、血尿或脓尿。

2. 氮质血症 血浆尿素氮(BUN)受肾外因素影响，直到肾小球滤过率(GFR)降至25%以下时，BUN才会明显升高。血清肌酐浓度和清除率是整体肾功能和GFR的更好的指标。

3. 水、电解质和酸碱平衡紊乱 主要存在水钠潴留、高钾血症、高镁血症、高磷血症、低钙血症。早期的代谢性酸中毒是非阴离子间隙改变造成的，随着肾衰竭的发展，后期表现为高阴离子间隙性酸中毒。

4. 肾性高血压 钠水潴留，肾素分泌增多，肾脏降压物质生成减少等原因导致。

5. 肾性骨营养不良 由于钙磷代谢障碍，继发性甲状旁腺功能亢进，VitD_3活化障碍和酸中毒引起的。

6. 出血倾向 体内有毒物质蓄积抑制血小板功能，临床常表现为皮下瘀斑和黏膜出血。

7. 肾性贫血 促红细胞生成素减少，有毒物质抑制骨髓造血功能，出血等造成。

二、麻醉药药理学改变

脂溶性和在非离子状态下是弱电解质的药物，被肾小管大量再吸收，容易在体内蓄积。但因这些药物经过生物转化后失去活性，所以是无害的。多

数麻醉药物、巴比妥类药物、苯二氮䓬类药物、吩噻嗪类药物、氯胺酮和局部麻醉药属于此类。

非脂溶性或在生理pH范围内高度离子化的药物，以不变的形式在尿中清除，它们的作用时间在肾功能受损患者会延长。这类药物包括肌肉松弛药、胆碱酯酶抑制剂、噻嗪类利尿药、地高辛和许多抗生素。

第三节 术前风险评估与准备

一、术前病情评估

1. 充分了解患者的全身状况、肾功能检查结果和肾功能障碍的严重程度。

2. 肾小球滤过功能与肾血流量是临床上了解肾功能的重要指标之一。肾小球滤过率(GFR)是反映肾小球滤过功能的客观指标，在临床上常被用于评价肾功能的损害程度。

(1)肾功能正常时血尿素氮/血肌酐(BUN/Cr)通常为10/1。当BUN＞8.9mmol/L时，即可诊断为氮质血症。

(2)当发生氮质血症且BUN/Cr增高时，常说明此氮质血症系肾前因素引起。

(3)氮质血症伴BUN/Cr下降时，多为肾脏本身实质性病变所致。

3. 对有肾功能障碍的患者，术前必须考虑肾功能障碍的严重程度，以指导围手术期麻醉用药及水电、酸碱失衡的调节。

二、麻醉前准备

麻醉前准备的基本原则是保护肾功能、维持正常的肾血流、肾小球滤过率、水电解质平衡，改善患者的营养状况，使患者在体格和精神两方面均处于可能达到的最佳状态，以增强患者对麻醉和手术的耐受力，提高患者在麻醉、手术中的安全性，降低术中、术后医源性肾脏并发症。

1. 改善患者的营养状况 如纠正严重贫血、低蛋白血症等。对于营养底物的供给应尽可能经胃肠道途径，既可保护胃肠道功能，又可减少全胃肠外营养的相关并发症。只有当胃肠道内营养支持不足以维持机体能量供给时，才考虑部分或完全胃肠外营养支持。

2. 控制心律失常，纠正血容量不足及贫血，改善心功能。

3. 调节水电解质的平衡 严重肾功能障碍使水与钠的调节逐渐减退而终于丧失，只能依靠摄入来调整。如果处理不当则易发生水肿或脱水。

(1)如果每日尿钠大于60mmol/L，并已控制血压和水肿，补液时可酌量加含钠液体。

(2)血钾可因使用利尿药、激素、呕吐或用含钾偏低的透析液而下降，补钾务必小心缓慢地进行。术前血钾如超过7mmol/L，应尽力使之降至5mmol/L以下，可静脉注射高渗葡萄糖、胰岛素，或加用钙剂和碳酸氢钠，乃至采用透析。

(3)纠正酸中毒忌碳酸氢钠逾量，以免液体过多和造成细胞内脱水。

4. 积极的药物支持治疗 如有水钠潴留时，使用心房利钠肽可以扩张入球小动脉，收缩出球小动脉，提高肾小球滤过压，在不增加肾血流量的情况下增加肾小球滤过率，从而改善肾功能。其他如多种生长因子如表皮生长因子、转化生长因子、胰岛素样生长因子、肝细胞生长因子等的应用可有助于受损肾小管上皮细胞的再生和修复，从而改善肾小管功能。

5. 肾脏替代治疗 对慢性肾衰竭或急性肾衰竭的患者，在术前或术中配合使用肾脏替代治疗，如血液净化技术，可明显提高患者对手术和麻醉的耐受力。

第四节 麻醉选择与管理

一、麻醉用药对肾功能的影响

麻醉药对肾功能的影响可直接通过影响肾小管对钠的主动转运，也可通过循环功能间接影响肾血流动力学和肾小管功能，通常以间接作用较为重要。

(一)基础用药

常用术前药阿托品和东莨菪碱很少影响肾功

能。阿托品有部分以原形经肾排除；而东莨菪碱则更少，仅有1%，因此更适用于重危肾病者。

（二）吸入麻醉药

吸入麻醉药对中枢神经系统作用的消退依赖肺排泄，所以，肾功能受损并不会改变机体对这些麻醉药的反应。

1. 吸入麻醉药引起短暂的、可逆的肾功能抑制，原因多为肾外因素，如降低肾血流量、自身调节功能丧失和神经内分泌反应等。

2. 目前常用的安氟醚、异氟烷、七氟醚以及地氟醚都能用于肾功能不全患者。

3. 地氟烷和七氟烷是两种新型吸入麻醉药，地氟烷具有高度稳定性，很难被钠石灰和肝降解，长时间吸入对肾功能无影响；七氟烷稳定性差，钠石灰可以导致其分解，并在肝进行生物转化，长时间吸入血浆无机氟化物浓度升高，但是，在人类还没有发现七氟烷损害肾功能的证据。

（三）静脉麻醉药

1. 静脉麻醉药中，巴比妥类药物明显减少肾小球滤过率（20%～30%）和尿量（20%～50%）。

2. 硫喷妥钠对肾功能有一过性轻微抑制，若其剂量过大或注射速度过快，可因心输出量下降、血压降低，继而肾血流量降低、肾小球滤过率和尿量减少，应慎用于心血管功能减退的患者，禁用于肾功能不全的患者。

3. 氯胺酮有短暂的交感神经兴奋作用，使血压升高，肾血管明显收缩，肾血流量相应减少。

4. 丙泊酚不会对肾功能产生不利的影响。

5. 依托咪酯药代动力学无明显变化，低蛋白血症时，药效延长。

6. 苯二氮䓬类药物半衰期长，容易产生蓄积。

（四）麻醉性镇痛药

1. 吗啡减少肾血流9%，降低肾小球滤过率17%。应用于肾衰竭患者易导致代谢产物蓄积而抑制呼吸。哌替啶的代谢产物去甲哌替啶对肾有毒性作用，因此，这两种药物对肾衰竭的患者应谨慎使用。

2. 尽管肾衰竭患者血浆蛋白结合率降低可能会影响芬太尼类阿片类药物的游离部分，但不会影响其临床药理作用。与芬太尼一样，舒芬太尼的药代动力学无改变。瑞芬太尼的药代动力学和药效动力学都不受肾功能受损的影响。

3. 即使在终末期肾病患者体内，瑞芬太尼作用时间也很短暂。虽然其主要代谢产物GR90291在肾脏清除，但它的活性仅有瑞芬太尼的1/4000，因此可以安全地在这类患者中使用。

（五）肌松药

1. 去极化肌松药琥珀胆碱可以用于肾功能不全患者，但因其可导致血钾升高，故尿毒症高钾血症的患者应禁用。

2. 非去极化肌松剂在肾衰患者作用时间可能延长。

（1）阿曲库铵经过霍夫曼消除，形成无活性产物，不依赖肾排泄，霍夫曼消除占整个顺阿曲库铵清除的77%，所以肾衰竭对其作用时间的影响很小，可作为首选药物。

（2）维库溴铵经由肾消除，清除半衰期延长。

（3）罗库溴铵的清除半衰期延长是由于分布容积增加而清除率不变。

二、麻醉方法的选择

麻醉方法选择的原则是保证无痛、肌肉松弛、术中平稳及并发症少。

1. 椎管内麻醉　本身对肾功能无影响，因阻滞交感神经节前纤维，外周血管扩张可出现低血压，肾脏血流量下降；局麻药可用利多卡因、罗哌卡因、布比卡因，不宜加肾上腺素，以免影响肾脏的血供。另外还要避免局麻药过量所致的毒性反应。

2. 全身麻醉　对肾小球滤过率、肾血流量有一过性抑制，术中正压通气过大会导致回心血量减少，肾小球滤过率下降。

（1）麻醉诱导：静脉麻醉药可选择丙泊酚及依托咪酯，也可选用硫喷妥纳，麻醉性镇痛药可选择舒芬太尼、芬太尼等，咪达唑仑也可使用。

（2）麻醉的维持：多选择静吸复合麻醉。吸入麻醉药可采用异氟烷、七氟烷、地氟烷、氧化亚氮。非去极化肌松药阿曲库铵是首选，维库溴铵、罗库溴铵也可使用。机械通气宜轻度过度通气，保持二氧化碳分压（$PaCO_2$）于4.3～4.7kPa（32～35mmHg）。术毕一般不用肌松药拮抗剂，宜继续进行辅助或控制呼吸，直至自主呼吸回复。为防止术后肺部感染，推荐尽早拔出气管导管。

三、麻醉管理需注意的问题

麻醉中充分镇痛，避免所有可能导致肾功能进一步恶化的情况，如低血压，交感神经活力亢进、血管收缩药或利尿药的使用等。忌将测血压的袖套缚在可能作透析的动静脉瘘的上肢，以免血管梗死。

1. 慎选麻醉药物 肾衰患者由于血浆蛋白低和贫血，特别是同时并存其他脏器功能不全的危重患者对麻醉药的耐受较差，因此，选用麻醉药应以对循环、代谢影响最小、可控性佳、时效短的药物为原则。

2. 保证肾的血液灌注 肾功能不全患者多伴有高血压，术中既要控制高血压，又应避免发生低血压，尿毒症患者常并存心、脑、肝等重要器官损害，对低血压的耐受性很差，因此术中一般宜维持血压在较高水平。

3. 保持血浆中电解质的平衡 术中密切监测患者的水、电解质状况，适当补液与利尿。肾功能不全的患者排泄游离水和浓缩尿液的能力均下降，既有发生体液过多，也有发生体液丢失的危险。

4. 注意尿量 预防性使用利尿剂，增加肾小球滤过率(GFR)，阻止肾损害的进一步发生。

5. 注意出血量 纠正贫血，失血过多输入新鲜血液。尿毒症患者常有血小板质量缺陷，使毛细管脆性增加，凝血酶原的生成抑制。因此，患者常有贫血和出血倾向，输血时要给新鲜血。

第五节 麻醉及围手术期的肾保护

1. 维持循环血量和携氧能力来维持肾足够的氧供是至关重要的肾保护策略。因此，应强调维持血流动力学的稳定，谨防血压下降而影响肾血流灌注。硬膜外阻滞平面不宜超过 T_5，以控制在 T_{10} 以下为宜，局麻药中禁用肾上腺素。全身麻醉机械通气潮气量不宜过大，避免因心排出量减少而致肾灌流下降。

2. 合理的输液是肾保护的重要措施。超量补液是肾功能不全患者的大忌，易诱发 ARDS 乃至多脏器功能衰竭。在维持灌注的前提下欠量补液，则危害较小，但要防止因灌注不足和缺氧导致的肾小管坏死而诱发急性肾衰竭。

3. 避免缺氧，避免使用肾毒性药物。小剂量多巴胺被认为具有肾保护作用，按 1～3ug/(kg·min) 静脉滴注最为有效，若剂量超过 10ug/(kg·min)，其扩张血管的作用则转为血管收缩，反致肾血流减少。甘露醇被认为具有肾保护作用。

第六节 术后管理

1. 大多数肾功能障碍的患者全麻术后都可以拔除气管导管送入术后恢复室观察，需要送入 ICU 的比例较低。送入 ICU 的患者通常是因为败血症或液体超负荷。

2. 采用椎管内麻醉者术后应重视脊神经损伤、硬膜外腔血肿和麻醉后头痛等并发症。终末期肾脏疾病患者均有不同程度出血倾向，应及时发现严重的硬膜外腔血肿，并早期给予积极的处理。

3. 术后患者常会有轻至中度的疼痛，可加重高血压等并发症，对于合并有心肌缺血的糖尿病患者尤其危险，应通过硬膜外或静脉给予阿片类药物镇痛，同时给予抗高血压药控制血压，以免发生急性心血管事件。非甾体抗炎药及 COX-2 抑制剂对肾功能有害，应慎用于此类患者。

(王密周)

参考文献

1. 邓小明，姚尚龙，于布为，等．现代麻醉学．第 4 版．北京：人民卫生出版社，2014.
2. Miller RD. Anesthesia. 5th ed. 北京：科学出版社，2001.
3. Kor DJ, Bron MJ, Iscimen R, et al. Perioperative station therapy and renal outcome after major vascular surgery: Apropensity based analysis. J Cardiothorac Vasc Anesth, 2008, 22(2): 210-216.
4. Wang H, Zhang L, Lv J. Prevention of the progression of chronic kidney disease: Practice in China. Kidney Int Suppl, 2005, 67(94): S63-67.
5. Bellomo R, Boneventre J, Macias W, et al. Management of early acute renal failure: focus on post-injury prevention. Curr Opin Crit Care, 2005, 11(6): 542-547.

第七十二章 糖尿病患者的麻醉

糖尿病是因胰岛素分泌绝对或相对不足引起的一组以高血糖为特征的代谢性疾病。长期高血糖可导致眼、肾、心脏、血管及神经的慢性损害和功能障碍。麻醉和手术可能促使病情恶化,增加手术危险性和死亡率。麻醉前应充分了解病情,做好术前评估和准备,选择适当的麻醉方法和麻醉用药,保证麻醉过程安全平稳。

第一节 糖尿病概述

麻醉和手术可加重糖尿病患者病情,而术前血糖控制不佳或病情较重的患者有发生心脑血管意外、糖尿病性酮症酸中毒和循环衰竭的可能。充分了解糖尿病对机体的影响和患者治疗情况,对糖尿病患者的麻醉及围手术期管理十分必要。

一、糖尿病的诊断

2014 年 ADA 糖尿病诊疗指南中糖尿病的诊断:糖化血红蛋白 A1c≥6.5%,或空腹血糖(FPG)≥7.0mmol/L,空腹定义为至少 8 小时无热量摄入;或口服糖耐量试验(OGTT)2 小时血糖≥11.1mmol/L,按世界卫生组织(WHO)的标准,用相当于 75g 无水葡萄糖溶于水作为糖负荷;或有高血糖典型症状或高血糖危象的患者,随机血糖≥11.1mmol/L。如无明确的高血糖,结果应重复检测确认。

二、糖尿病分类

根据病因学证据将糖尿病分 4 大类,即 1 型糖尿病、2 型糖尿病、妊娠糖尿病和特殊类型糖尿病。

1. 1 型糖尿病(胰岛素依赖型糖尿病)　约占 10%,多数在 30 岁前发病。该类患者胰岛 B 细胞受破坏,引起胰岛素绝对缺乏。1 型糖尿病起病急,代谢紊乱症状明显,患者需注射胰岛素以控制血糖,容易发生酮症酸中毒。

2. 2 型糖尿病(非胰岛素依赖性糖尿病)　约占 90%,多在成年后发病,多数患者体重超重或肥胖。该类患者起病隐匿、缓慢,以胰岛素抵抗为主伴胰岛素分泌不足,或胰岛素分泌不足为主伴或不伴胰岛素抵抗。该病通常具有遗传倾向,容易发生非酮症高渗性昏迷。多数患者早期通过饮食控制或口服降糖药物可控制血糖。

3. 妊娠期糖尿病　指妊娠期初次发现任何程度的葡萄糖耐量减低或糖尿病,原来已患有糖尿病而后合并妊娠者不属于该类型。部分患者在产后糖耐量恢复正常,但在产后 5～10 年仍有发生糖尿病可能性。

4. 其他:继发于胰腺疾病如胰腺手术切除、胰腺囊性纤维化或慢性胰腺炎等均可引起胰岛素分泌不足。其他内分泌疾病如胰高血糖素瘤、嗜铬细胞瘤或糖皮质激素分泌过量的患者,胰岛素的作用可被抑制。

三、围手术期糖尿病对机体的影响

糖尿病患者胰岛素分泌绝对或相对性不足,导致血糖升高,脂肪和蛋白质代谢紊乱,从而引发机体一系列代谢紊乱。围手术期糖尿病对机体的影响有:

1. 高血糖抑制白细胞功能和趋向性,增加术后感染风险。

2. 高血糖导致手术切口愈合延迟,机体脱水,电解质紊乱,甚至出现高渗性昏迷。

3. 对中枢神经系统和末梢神经的影响

(1)高血糖减弱中枢神经系统对低氧通气的反应,增加中枢神经系统对一些药物的敏感性。

(2)高血糖使脊髓在缺氧状态下更易受损害。

(3)糖尿病可增加心脏自主神经紊乱患者发生体位性低血压、无痛性心肌缺血和心源性猝死的风险。

(4)糖尿病引发的自主神经疾病可导致胃肠蠕动减弱和膀胱张力下降,容易引起麻醉期间反流误吸和尿潴留。

(5)糖尿病外周神经疾病可引起麻木、疼痛和感觉障碍,围手术期可发生疼痛加重、运动障碍及压疮。

4. 糖尿病可引起非酮症高渗性昏迷或糖尿病酮症酸中毒,高渗增加微循环黏滞度,易形成血栓。高血糖可引起动脉粥样硬化,还可以引起尿糖增多,形成高渗尿液,导致机体脱水,使尿路感染风险增加。

第二节 麻醉前准备与处理

手术应激可引起患者血糖水平增高,术前禁饮食、肠道准备及降糖治疗可能诱发患者血糖水平下降。围手术期高血糖、低血糖和血糖波动可增加手术患者的并发症和死亡率。术前合理血糖管理有利于保证患者麻醉过程的平稳和安全。

一、麻醉前评估

1. 术前应充分了解患者当前治疗方案、血糖控制情况及是否合并糖尿病并发症。

2. 对于合并糖尿病酮症酸中毒和非酮症高渗性昏迷的患者,应推迟择期手术。

3. 术前血糖控制良好,应激性血糖升高的患者可行择期手术。应根据伤口愈合不良风险、感染风险及糖尿病并发症情况对血糖长期控制欠佳者综合评估,选择最佳手术时机。糖化血红蛋白水平>8.5%者建议考虑推迟择期手术。手术前控制血糖,使空腹时≤180mg/dl(10mmol/L),随机或餐后2小时≤216mg/dl(12mmol/L)。

4. 注意围手术期血糖波动的因素,糖皮质激素(地塞米松)、缩血管药物、生长抑素和免疫抑制剂可升高血糖。肝肾功能不全、心衰、恶性肿瘤和严重感染可使患者血糖降低。

二、麻醉前准备

1. 口服降糖药和非胰岛素注射剂者手术当日应停用。

(1)最好术前24小时停用格列奈类和磺脲类药物,以免引起低血糖。

(2)使用静脉造影剂或肾功能不全患者术前24~48小时停用二甲双胍类药物,换用常规胰岛素控制血糖。

2. 住院前已使用胰岛素的患者

(1)手术当日继续使用中长效胰岛素,停用早餐前短效胰岛素,具体剂量调整见表72-1。

(2)注意减少不必要的禁食时间,降低对常规血糖控制的干扰。

表72-1 术前皮下注射胰岛素剂量调整

胰岛素剂型	给药频率	术前一日	手术日
长效胰岛素	Qd	不变	早晨常规剂量的50%~100%
中效胰岛素	Bid	不变 如晚间用药,给予常规剂量的75%	早晨常规剂量的50%~75%
中效/短效混合胰岛素	Bid	不变	更换为中效胰岛素,予早晨中效成分剂量的50%~75%
短效或速效胰岛素	Tid(三前)	不变	停用
胰岛素泵		不变	泵速调整为睡眠基础速率

3. 手术时间长、术后当日仍无法进食、术前完全依赖皮下短效胰岛素治疗及医院缺少管理皮下胰岛素泵的专业人员时手术当日可以彻底停用胰岛素原方案,密切监测血糖水平,必要时术前持续静脉输注胰岛素控制血糖。

第三节　麻醉管理

对糖尿病患者进行麻醉选择应结合手术类型和病情，选用对血糖影响较少的药物和对代谢影响最轻微的麻醉方法。

一、麻醉的选择

(一)神经阻滞和椎管内麻醉

麻醉有创性操作时做到严格无菌，以防感染；注意关注重症糖尿患者脱水、周围神经病变及动脉硬化等并发症对麻醉的影响；对于患者情绪紧张，可适当给予镇静药，术中完善麻醉效果尽量避免应激引起的反应性血糖升高；局麻药加用肾上腺素可引起局部组织坏死和血糖升高，应避免使用；注意分次小量使用局麻药，防止椎管内麻醉平面过广导致明显的血压下降。

(二)全麻

全身麻醉有利于术中对呼吸及循环系统的管理，但对血糖的影响较大。尽量选用苏醒快、对交感神经影响小、不引起儿茶酚胺增高的药物，如氧化亚氮、安氟醚和异氟烷对血糖基本无影响。糖尿病患者喉镜显露声门困难率高，术前充分估计气管插管的难易性，达到足够麻醉深度后插管，减轻插管应激反应。麻醉过程避免缺氧、二氧化碳蓄积、低血压及误吸。

二、麻醉管理

对于糖尿病患者，麻醉过程中血糖管理的重点在于控制高血糖，同时避免出现低血糖，术中要严密监测血糖。

(一)术中血糖的监测与控制目标

1. 动脉或静脉血气分析是术中血糖监测的金标准。

(1)在低血压、组织低灌注、贫血以及代谢异常时，指血血糖准确性降低。正常情况下，动脉血糖较毛细血血糖约高0.3mmol/L。

(2)术中每1～2小时监测一次，对于重危患者、大手术或静脉输注胰岛素者，应每隔30～60分钟测一次血糖。

(3)体外循环手术中，心脏停搏、降温及复温期间血糖波较动大，应每15分钟监测一次。

(4)对于术后静脉注射胰岛素的患者应至少1小时监测一次。

2. 麻醉过程血糖控制目标

(1)一般情况下，术中和术后血糖控制在7.8～10.0mmol/L较为合适。

(2)若为整形手术，适当控制血糖至6.0～8.0mmol/L以减少术后伤口感染。在PACU过渡期间血糖达到4.0～12.0mmol/L范围可转回病房。

(二)麻醉过程中血糖的管理

1. 术中高血糖的处理

(1)围手术期患者的胰岛素敏感性下降，血糖可略升高，术中除了除低血糖外一般输注无糖液体。

(2)若糖尿病患者术中需要输注含糖液体，应按糖(g)∶胰岛素(U)=4∶1的比例加用胰岛素。

(3)胰岛素是术中控制高血糖的唯一药物，血糖＞10.0mmol/L应选用胰岛素控制血糖。静脉应用胰岛素起效快且方便，是术中首选用药方式，表72-2为围手术期静脉应用胰岛素剂量参考方案。

(4)应激性高血糖患者可选择单次或间断给药，当血糖仍持续升高时应持续输注胰岛素，可降低血糖波动性。

表72-2　围手术期静脉胰岛素剂量参考方案

初始血糖(mg/dl)	负荷静推量(U)	持续静脉输注速度(U/h)	血糖不降或升高	2h血糖降低＞50%
181～220	2～4	1.5～3	泵速增加25%～50%	泵速减少50%
221～300	4～6	2～4	同上	同上
＞300	6～8	3～5	泵速增加50%～100%	同上

2. 术中低血糖的处理

(1)麻醉过程中低血糖可能引起生命危险，控制高血糖的同时避免出现低血糖。当血糖≤2.8mmol/L时，会有认知功能障碍，若血糖长时间

≤2.2mmol/L 可导致死亡。

(2)脑损伤患者难以耐受血糖低于 5.6mmol/L 状态,低血糖可增加围手术期死亡率。

(3)长期控制不佳的糖尿病患者在血糖水平正常时也可能发生低血糖反应。实施全麻的患者低血糖症状被掩盖,风险很高。

(4)静脉输注胰岛素患者术中血糖≤5.6mmol/L 时应重新调整药物方案。血糖≤3.9mmol/L 时立即停用胰岛素,并适量补充葡萄糖。清醒患者立即口服 10～25g 可快速吸收的碳水化合物;全麻患者静脉推注 50%葡萄糖 20～50ml;静脉通路不畅时可肌内注射 1mg 胰高血糖素,之后静滴 5%或 10%葡萄糖,每隔 5～15 分钟监测一次直至血糖≥5.6mmol/L。

三、并发症的防治

(一)酮症酸中毒

因胰岛素不足明显加重或升糖激素不适当升高,糖代谢不充分,脂肪、蛋白质代谢增高所导致的高血糖、高血酮、酮尿、脱水、电解质紊乱及代谢性酸中毒等。其表现为对胰岛素不敏感,血糖≥16.8mmol/L,尿酮体阳性,血酮增高,脱水,低钠低氯,血钾治疗过程中降低。其中脱水与低钾是术中心律失常和低血压的主要原因,故必须紧急治疗和严密监测血糖、血钾和 pH。其治疗包括:

1. 补充水和电解质　用生理盐水或复方氯化钠溶液 1000～2000ml 在 2～4h 内输注。

2. 给予胰岛素控制血糖　先静脉注射小剂量胰岛素 10U,继以静脉输注使血糖降至 8.4mmol/L。

3. 合理纠正酸中毒　一般先不输用碱性药物,积极使用胰岛素治疗。当 pH 低于 7.1 或出现循环功能不稳定时,给予碳酸氢钠纠正 pH 至 7.2 即可。

4. 在应用胰岛素和液体治疗过程中,纠正低钾和低磷,防止明显的肌张力减弱和器官功能不全。

(二)高渗性非酮症糖尿病昏迷

多发生于非胰岛素依赖的老年患者,当血糖≥33mmol/L 时,可出现明显的利尿、脱水现象,使血钠、血钾和血容量均下降,引起代谢性酸中毒,血液浓缩,尿素氮增高及血浆渗透压升高,可导致脑细胞脱水,中枢神经系统功能不全,记忆减退,最后出现意识障碍或昏迷。此时脂肪和糖代谢正常,无明显的酮症酸中毒。Ⅱ型糖尿患者合并创伤、感染时可诱发高渗性非酮症高血糖昏迷,应予及时诊断和有效的治疗,降低死亡率。

治疗方法

1. 充分补液,恢复血容量,纠正脱水和高渗状态。一般最初 1 小时补生理盐水 1000ml,然后根据血压和血钠考虑补液种类,同时防止补液逾量。

2. 补充胰岛素控制血糖,应注意观察病情和监测血糖。

3. 及时纠正水电解质代谢紊乱。

(王奕皓)

参考文献

1. American Diabetes Association. Executive Summary: Standards of Medical Care in Diabetes-2014. Diabetes Care, 2014, 37(Suppl 1): S5-S13.
2. 杨宝峰. 药理学. 第 8 版. 北京:人民卫生出版社,2013 年.
3. 邓小明,姚尚龙,于布为,等. 现代麻醉学. 第 4 版. 北京:人民卫生出版社,2014.
4. 盛卓人. 实用临床麻醉学. 第 4 版. 北京:科学出版社,2009 年.
5. 中华医学会麻醉学分会. 中国麻醉学指南与专家共识. 北京:人民卫生出版社,2014 年.

第七十三章　癫痫患者的麻醉

第一节　癫痫患者的特点

癫痫是由各种原因导致的慢性脑功能失调所引起的一种临床综合征。WHO癫痫术语委员会提出"癫痫是由不同原因引起的脑的慢性疾病，其特征是由于大脑神经元过度放电所引起的具有各种临床和实验室表现的反复发作"。

一、癫痫的分类

1. 大发作型　表现发作性、全身性、强直性肌肉收缩，具有生命威胁。持续不断的癫痫大发作，可能诱发急性循环衰竭。

2. 小发作型或精神运动发作型　表现一过性意识消失，不伴抽搐。

3. 局部发作型　表现机体的某一部位阵发性肌肉挛缩。

二、癫痫发作的诱因

1. 脑的炎症、肿瘤、外伤、血管病、寄生虫病及中毒性脑病。

2. 妊娠毒血症后期。

3. 术前恐惧、焦虑、激动、失眠或劳累、围手术期高热、缺氧、低血糖、低钙血症、低镁血症。

4. 强烈的感觉刺激等。

三、临床表现

癫痫的典型发作主要是意识突然丧失伴有强直性和阵挛性肌肉抽搐。

四、癫痫的治疗

（一）药物治疗

1. 常用于抗癫痫的药物有苯巴比妥类和苯妥英钠等，多数为肝代谢酶促进剂，需长期不间断地服用，由此可能产生某些副作用，如：困倦、眩晕、复视、共济失调、眼球震颤等，在麻醉前可能不表现出来或没被察觉，但麻醉手术后，由于肝脏代谢功能减退，上述症状就会充分显露，甚至出现危急情况，对原先已有肝病或肝功能不全的患者尤其危险。

2. 由于机体对某些吸入麻醉药的摄取将增强，同时其代谢显著减慢，故有导致麻醉药体内蓄积中毒的危险，表现为苏醒延迟、苏醒后困倦、眩晕、迷睡，严重者可能出现急性黄色肝萎缩、肝小叶中心坏死、中毒性肝炎等，严重者可致患者死亡。

（二）癫痫的手术治疗

大部分癫痫患者的发作都可以通过合理的药物治疗而得到完全或基本控制，但仍有20%左右的患者药物无法控制，即所谓的"顽固性癫痫"。这些"顽固性癫痫"需要依靠手术处理，主要的手术方式有以下几种：

1. 发作为局灶性的顽固性癫痫，经CT、MRI、EEG证实，癫痫放电为局灶性，且不在大脑主要功能区，经抗癫痫药物治疗（3～4年）未能控制，发作频繁的顽固性局限性癫痫，可行致痫灶切除术。

2. 具有一侧大脑半球萎缩的婴儿脑性偏瘫引起的顽固性癫痫可行大脑半球切除术。

3. 顽固性颞叶癫痫可行颞叶前部切除术。

4. 全身顽固性癫痫，为阻止发作的播散，把癫痫放电局限在患侧半球，使全身发作转为局限性发作而易于控制，可作大脑联合纤维切开术。

5. 对于药物不能控制的顽固性癫痫而又合并严重精神和行为障碍者，可行脑立体定向毁损术，以此破坏脑深部结构，阻断癫痫放电的传导通路。

第二节 癫痫患者的麻醉处理

一、麻醉前准备

癫痫不是择期手术的禁忌证。癫痫大发作时，患者容易遭遇外伤或灼伤，有时需要紧急手术处理，此时，关键是在围手术期避免癫痫大发作。否则不仅妨碍手术进行，而且有唾液分泌剧增及胃内容物反流，将导致误吸、窒息等意外。

麻醉前准备的原则是：避免诱发大发作的各种因素、应用抗惊厥药治疗以控制其发作。具体准备事项如下：

1. 稳定情绪，做好安慰、解释工作，术前数天开始按需加用镇静药。

2. 应用抗癫痫药，持续用至癫痫症状得到控制，但手术前1～2天开始需暂停用药。

3. 麻醉前药物，在术前停用抗癫痫药时，可常规给巴比妥类及抗胆碱药，紧张者可加用安定和小量氯丙嗪。

二、麻醉处理方式

(一)阻滞麻醉

在抗癫痫药和麻醉前用药充分发挥作用的前提下，可选用阻滞麻醉，但需强调阻滞完善，避免任何精神紧张、疼痛和不适；防止局麻药过量和误注血管内引起局麻药中毒。

(二)全身麻醉

长期频发癫痫的患者常伴有精神和性格异常，以选用气管内插管复合全麻为宜。

1. 选用全麻药的原则是：单纯中枢抑制型的全麻药均可用，如硫喷妥钠、咪达唑仑、七氟醚、异氟烷等。

2. 对中枢抑制伴中枢兴奋型的全麻药，由于剂量过大常诱发惊厥，故应慎用或不用，如氯胺酮、羟丁酸钠、普鲁卡因、安氟醚、N_2O等。

3. 肌松药的选择：苯妥英钠等抗癫痫药物与非去极化肌松药之间有协同作用，故使用非去极化肌松药时应当减量。

三、麻醉处理

(一)癫痫患者行非癫痫病灶切除手术的麻醉

癫痫患者行非癫痫病灶切除手术的麻醉等同于其他类型的手术。对发作已基本控制的合作患者可依手术部位及方式选用神经阻滞麻醉，用药量及注意事项基本上同于非癫痫患者；对于发作频繁术中有可能诱发癫痫者应在全麻下手术，选用中枢抑制较强的静脉或吸入麻醉剂。慎用氯胺酮、羟丁酸钠、安氟醚等。

(二)癫痫患者行癫痫病灶切除或联络通路切断手术的麻醉

术前准备及术前用药同前，其特殊用药原则为：

1. 保留癫痫灶的活性，不消除也不激活病灶的活性。

2. 为手术提供最佳状态。

(1)局麻＋安定镇痛麻醉：用于合作者发作基本控制的患者行立体定向和颅内电极植入等放射学检查手术时，常用药物如氟哌利多(0.1mg/kg)＋芬太尼(0.5～0.75μg/kg)＋局麻，也可采用镇静剂量的咪达唑仑(0.1mg/kg)或异丙酚(0.5～1mg/kg)辅助阿芬太尼，均可以获得患者良好的合作以及精确的皮层下脑电分析，术中可维持良好呼吸。

(2)全身麻醉：局麻虽不影响脑电监测，但其受患者的体位、合作程度、呼吸道的管理、术中可能诱发癫痫等原因不被普遍采用。

四、麻醉注意事项

全麻在药物选择上应注意药物对癫痫病灶的影响。研究表明，阿片类药物可以引起癫痫患者大脑边缘系统的癫痫样电活动，但这种电活动是否具有足够的持续时间和强度以致构成临床危险信号尚不清楚。因此，应用大剂量阿片类药物时，应当合用巴比妥类或苯二氮䓬类抗惊厥药，或复合吸入七氟醚。

此外，低二氧化碳血症易诱发癫痫发作，故一般主张维持适度的血二氧化碳浓度，不宜实施过度通气。

（王密周）

参考文献

1. 邓小明，姚尚龙，于布为，等．现代麻醉学．第4版．北京：人民卫生出版社，2014.
2. Miller RD ed. Anesthesia. 5th Ed. Philadelphia: Churchill Livingston, 1999.
3. 黄宇光，罗爱伦．21世纪医师丛书—麻醉科分册．北京：中国协和医科大学出版社，2000.
4. 赵俊．新编麻醉学．北京：人民军医出版社，2000.

第七十四章 重症肌无力患者麻醉

重症肌无力(myasthenia gravis,MG)是一种由乙酰胆碱受体(acetylcholine receptor,AChR)抗体介导、细胞免疫依赖、补体系统参与,主要累及神经-肌肉接头突触后膜AChR的自身免疫性疾病。主要临床表现为骨骼肌极易疲劳,活动后症状加重,休息和应用胆碱酯酶抑制剂治疗后症状明显减轻。

一、主要病理生理

1. 运动神经末梢与骨骼肌的连接部位形成神经肌肉接头。

2. 神经肌肉接头可分为三部分:运动神经末梢及其末端的接头前膜;肌纤维的终板膜即接头后膜;介于接头前后膜之间的神经下间隙。

3. 正常情况下,当运动神经兴奋传至末梢时,轴突末端释放乙酰胆碱(ACh),作用于突触后膜上的乙酰胆碱受体(AChR),改变其离子通道,引起膜的电位变化使肌膜去极化,进而触发了兴奋-收缩耦联,引起肌纤维收缩。

4. MG患者神经-肌肉接头突触后膜上AChR数目大量减少,可能的机制为患者体内产生乙酰胆碱受体抗体,在补体参与下与乙酰胆碱受体发生应答,使80%的肌肉乙酰胆碱受体达到饱和,经由补体介导的细胞膜溶解作用使乙酰胆碱受体大量破坏,导致突触后膜传导障碍而产生肌无力。

5. 在80%～90%重症肌无力患者外周血中可检测到乙酰胆碱受体特异性抗体,而在其他肌无力中一般不易检出,因此对诊断本病有特征性意义。

二、临床表现

1. 该病起病缓慢,症状呈波动性;早晨较轻,劳动后和傍晚加重,休息后好转;肌肉麻痹最初首先从眼外肌受累开始,其次是面肌、咬肌、咽喉肌、颈肌、肩胛带肌和髋部的屈肌,严重时累及呼吸肌。

2. 主要表现为眼球运动受限、眼睑下垂、斜视、复视等,当全身肌肉受累时,表现为全身肌肉极度疲乏,进食、吞咽、呼吸、翻身均困难。腱反射多存在;无感觉障碍;脑脊液正常;疲劳试验和新斯的明试验阳性;感染或外伤等因素,易诱发肌无力危象,甚至导致呼吸衰竭或死亡。

3. 根据临床症状,通常将MG分为以下几个亚型:成年型重症肌无力、儿童型重症肌无力、少年型重症肌无力。

三、治疗

1. 目前治疗方法主要有5大类,即抗胆碱酯酶药物、肾上腺皮质激素、血浆置换、胸腺切除和其他免疫抑制药。

2. 当对药物治疗无效时,应及早考虑手术。外科手术治疗重症肌无力必须配合应用抗乙酰胆碱药治疗,待临床症状稳定后方可手术。胸腺切除术可使肌无力明显改善,但其疗效常需延迟至术后数月或数年才能产生。

3. 血浆置换价格昂贵,仅适用于新生儿、重症肌无力危象和个别的术前准备。肾上腺皮质激素在开始使用时有可能加重肌无力,值得注意。

四、麻醉处理要点

(一)麻醉前准备

充分的术前准备是降低重症肌无力患者术后并发症和死亡率的重要环节。

1. 了解肌无力的程度及其对药物治疗的反应

合理调整抗胆碱酯酶药物的剂量,其原则为以最小有效量的抗胆碱酯酶药维持足够的通气量和咳嗽、吞咽能力。如果停药1～3天而症状不明显加重则更好。如果停药后病情加重,应迅速给予抗胆碱酯酶药,观察对药物的反应性,这对判断术中和术后用药有很大的价值。

2. 完善术前检查　胸部CT或MRI、纵隔气体造影能明确有无胸腺肿瘤及其范围和性质；ECG及MCG能了解心脏功能及肌力情况；免疫学如免疫球蛋白IgA、IgG、IgM检查能确定抗体蛋白的类型；血清AChR-Ab效价测定及血清磷酸激酶(CPK)测定能明确病源及肌肉代谢情况；测定肺功能及X线胸片等有助于了解肺功能。肺功能明显低下、咳嗽、吞咽能力不良者宜延缓手术。

3. 支持治疗　MG患者术前应有足够的休息及适当的营养，以增强体质，加强抗病菌能力；对吞咽困难或发呛者宜鼻饲，防止发生吸入性肺炎。

4. 麻醉前用药　以小剂量、能镇静而又不抑制呼吸为原则。病情较轻者可适用苯巴比妥或安定类药物；病情重者镇静药宜减量或不用。吗啡和抗胆碱酯酶药物间有协同作用，不宜使用。为抑制呼吸道分泌及预防抗胆碱酯酶药副作用应常规用阿托品或东莨菪碱，但剂量宜小，以免过量造成呼吸道分泌物黏稠或掩盖胆碱能危象的表现。

(二)麻醉选择和管理

1. 药物的选择

(1)硫喷妥钠、丙泊酚、氯胺酮对神经肌肉传导的影响很轻，可酌情复合应用。特别是丙泊酚，由于其诱导迅速、作用时间短、苏醒快的特点，是MG患者较为理想的药物。MG患者通常对非去极化肌松药敏感，在一些患者即使只用很小剂量非去极化肌松药也可以导致几乎完全麻痹。如术中必须使用肌松药，应选择短效非去极化药物，并且应该以相当于0.1～0.2倍的95%有效剂量的小剂量递增给药，直至获得满意的神经肌肉阻滞效应。近几年随着肌松拮抗剂sugammadex在临床中的应用，可能罗库溴铵将成为MG患者较为理想的肌松药。MG对去极化肌松药表现为耐药或早期II相阻滞。若选用琥珀胆碱，应注意脱敏感阻滞而引起的延迟性呼吸抑制。所以，对MG患者最好不用肌松药。

(2)吸入麻醉药已成功应用于MG患者的麻醉。MG患者由于神经肌肉接头处的安全域受损，在不使用肌松药的情况下，吸入麻醉药通常能提供满足大多数外科手术操作所需的肌肉松弛。吸入麻醉药的神经肌接头阻滞强度依为异氟烷＞七氟烷＞恩氟烷＞地氟烷＞氟烷＞氧化亚氮，高浓度吸入可加重肌无力的程度，若与静脉麻醉药复合应用，浓度可明显降低。麻醉性镇痛药与静脉麻醉药、肌松药复合应用，则呼吸抑制作用明显，应慎用。

(3)一些抗生素(如链霉素、新霉素、庆大霉素、肠黏菌素等)可阻碍乙酰胆碱释放，有神经肌接头阻滞作用，可加重肌无力，应注意。有些抗心律失常药物(如奎尼丁、普鲁卡因胺等)可抑制肌纤维的兴奋传导，减少节后神经末梢释放乙酰胆碱，如果再用肌松药，肌无力症状可趋恶化。降压药胍乙啶、六羟季胺和单胺氧化酶抑制剂均可增强非去极化肌松药的作用，故慎用。利尿药呋塞咪促使血钾降低，可加重肌无力。此外，低钠、低钙和高镁也可干扰乙酰胆碱的释放。

2. 麻醉方法的选择和管理　麻醉选择以尽可能不影响神经肌肉传导及呼吸功能为原则。对于非开胸手术，可采用局麻或椎管内麻醉。胸腺手术一般取胸骨正中切口，有损伤胸膜的可能，为确保安全以选用气管插管全麻为妥。对于伴有呼吸道压迫症状的胸腺瘤患者，最好选择表面麻醉后清醒气管内插管，以免快速诱导后气管塌陷造成呼吸危象。麻醉维持如以吸入麻醉为主，其吸入浓度应根据患者血流动力学状况、麻醉深度和骨骼肌松弛情况予以调整。术毕静脉注射抗胆碱酯酶药物新斯的明和阿托品拮抗，但是神经肌肉功能的恢复延长。

(三)术后处理

术后拔除气管导管必须具备下列指征：神志完全清醒，自主呼吸恢复，潮气量满意，咳嗽、吞咽反射恢复。

对于术前存在以下情况的患者，术后不必急于拔除气管内插管，可带管送入术后恢复室或ICU病房：①病程在6年以上；②合并与MG无关的慢性阻塞性肺疾病；③术前溴吡斯的明剂量48小时内超过750mg；④术前肺活量低于2.9L。

MG患者术后处理的重点在于排痰及呼吸支持，应持续监测呼吸功能，间断行血气分析。胸腺切除术后可使患者对胆碱酯酶抑制药的敏感性发生变化，术后这类药物用量不足或过量均可引起危象发生，故应注意。

(四)重症肌无力危象的处理

MG危象是指MG患者本身病情加重或治疗不当引起咽喉肌和呼吸肌严重麻痹所致的呼吸困难状态，MG危象分肌无力危象、胆碱能危象和反拗性危象三种类型。处理的原则是首先保持呼吸道通畅和人工呼吸支持，然后再仔细鉴别危象性质，采取进一步的处理。

(1)因MG危象患者的呼吸道分泌物较多，宜采用气管切开，利于吸痰。

(2)用依酚氯铵试验鉴别MG危象的类型:将10mg依酚氯铵稀释到1mg/ml,注射2～10mg,如1分钟内肌力增强,呼吸改善者为肌无力危象;如症状加重伴肌束震颤者为胆碱能危象;无反应者为反拗性危象。

(3)肌无力危象者立即给予新斯的明1mg肌内注射,也可小心静脉注射溴吡斯的明1～2mg。为预防毒蕈碱样反应,应用此类药物前先静脉注射阿托品0.5～1mg。如症状不能控制则加用类固醇激素,采用短期大剂量疗法,停用激素应逐渐减量,以防症状反跳。

(4)胆碱能危象是由于使用胆碱酯酶抑制剂过量,神经肌肉接头部位乙酰胆碱积聚过多,突触后膜持续去极化,复极过程受阻,影响下一次神经兴奋向肌肉传导,从而导致呼吸肌麻痹。除肌无力外,还表现毒蕈碱样中毒症状(如恶心、呕吐、腹泻、大汗、瞳孔缩小、分泌物增加等)和烟碱样反应(如肌肉跳动、无力以及中枢反应如意识模糊、惊厥甚至昏迷)。一旦发生立即停用胆碱酯酶抑制剂,静脉注射阿托品1～2mg,每30分钟一次,直至出现轻度阿托品样中毒。解磷定能恢复胆碱酯酶的活性,并对抗胆碱酯酶抑制剂的烟碱样作用,故可同时静滴,直至肌肉松弛,肌力恢复。

(5)反拗性危象的治疗主要是对症治疗,纠正通气不足。

无论何种危象,在治疗过程中都应注意改善患者的全身情况,若有水、电解质紊乱或酸碱失衡,尤其低钾血症,应采取措施及时纠正。

(史文文 王明玲)

参考文献

1. Baraka A. Onset of neuromuscular block in myasthenia patients. Br J Anaesth, 1992, 69(2):227-228.
2. Abel M, Eisenkraft JB. Anesthetic implications of myasthenia gravis. Mt Sinai J Med, 2002, 69(1-2):31-37.
3. Sungur Ulke Z, Yavru A, Camci E, et al. Rocuronium and sugammadex in patients with myasthenia gravis undergoing thymectomy. Acta Anaesthesiol Scand, 2013, 57(6):745-748.
4. de Boer HD, Shields MO, Booij LH. Reversal of neuromuscular blockade with sugammadex in patients with myasthenia gravis: a case series of 21 patients and review of the literature. Eur J Anaesthesiol, 2014, 31(12):715-721.
5. Rangasamy V, Kumar K, Rai A, et al. Sevoflurane and thoracic epidural anesthesia for trans-sternal thymectomy in a child with juvenile myasthenia gravis. J Anaesthesiol Clin Pharmacol, 2014, 30(2):276-278.

第七十五章 血液病患者麻醉

第一节 血液病概述

一、血液病概述

血液病即血液系统疾病，是指原发于血液系统或疾病主要累及血液和造血器官的疾病，以血液、造血器官以及出凝血机制异常的病理变化为其主要特征。传统上将血液系统疾病分为原发性和继发性两大类，不管是原发性还是继发性的血液系统疾病，由于血液、造血器官以及出凝血异常的存在，其他各个组织器官均可受累，从而出现一系列的病理生理变化。

二、常见血液系统疾病的种类

（一）红细胞疾病

主要包括红细胞增多症和各种原因所致的急、慢性贫血。

1. 红细胞增多症　以红细胞数目、血红蛋白、血细胞比容和血液总容量显著地超过正常水平为特点。本症可分为原发性与继发性两大类。原发性的即真性红细胞增多症，继发性的主要是由组织缺氧所引起的。

2. 缺铁性贫血　缺铁性贫血是体内铁的储存不能满足正常红细胞生成的需要而发生的贫血。

3. 巨幼细胞性贫血　巨幼细胞性贫血是由于脱氧核糖核酸（DNA）合成障碍所引起的一种贫血，主要系体内缺乏维生素 B_{12} 或叶酸所致，亦可因遗传性或药物等获得性 DNA 合成障碍引起。

4. 溶血性贫血　溶血性贫血系指红细胞破坏加速，而骨髓造血功能代偿不足时发生的一类贫血。

（二）粒细胞疾病

主要有粒细胞增多症、粒细胞缺乏症、中性粒细胞分叶功能不全、惰性白细胞综合征及类白血病反应等。

（三）单核细胞和巨噬细胞疾病

包括恶性组织细胞病、炎症性组织细胞增多症等。

（四）淋巴细胞和浆细胞性疾病

1. 淋巴瘤　淋巴瘤是起源于淋巴造血系统的恶性肿瘤，主要表现为无痛性淋巴结肿大、肝脾肿大，全身各组织器官均可受累，伴发热、盗汗、消瘦、瘙痒等全身症状。主要包括霍奇金病和非霍奇金淋巴瘤。

2. 急、慢性淋巴细胞白血病　淋巴细胞白血病是一种淋巴细胞克隆性增殖的肿瘤性疾病，淋巴细胞在骨髓、淋巴结、血液、脾脏、肝脏及其他器官聚集。

3. 多发性骨髓瘤　多发性骨髓瘤是一种恶性浆细胞病，其特征为骨髓浆细胞异常增生伴有单克隆免疫球蛋白或轻链（M 蛋白）过度生成，极少数患者可以是不产生 M 蛋白的未分泌型多发性骨髓瘤。多发性骨髓瘤常伴有多发性溶骨性损害、高钙血症、贫血、肾脏损害等。

（五）造血干细胞疾病

1. 再生障碍性贫血　简称再障，是由多种原因引起的骨髓造血干细胞缺陷、造血微环境损伤以及免疫机制改变，导致骨髓造血功能衰竭，出现以全血细胞减少为主要表现的疾病。

2. 阵发性睡眠性血红蛋白尿症　是一种由于1个或几个造血干细胞经获得性体细胞 PIG-A 基因突变造成的非恶性的克隆性疾病，临床上主要表现为慢性血管内溶血，造血功能衰竭和反复血栓形成。

3. 骨髓增生异常综合征（MDS）　是一组起源于造血髓系定向干细胞或多能干细胞的异质性克

隆性疾患，主要特征是无效造血和高危演变为急性髓系白血病。MDS分为五型：①难治性贫血；②难治性贫血伴环状铁粒幼细胞增多；③难治性贫血伴原始细胞增多；④转变中的难治性贫血伴原始细胞增多；⑤慢性粒一单核细胞白血病。

4. 急性髓细胞白血病 是一类造血干细胞的恶性克隆性疾病，分为M_0～M_7八个亚型。

5. 骨髓增殖性疾病 是一组造血干细胞肿瘤增生性疾病，在骨髓细胞普遍增生的基础上有一个系列细胞尤其突出，呈持续不断的过度增殖。临床上根据增生为主细胞系列的不同分为4种：①真性红细胞增多症；②慢性粒细胞性白血病；③原发性血小板增多症；④原发性骨髓纤维化症。

(六)脾功能亢进

是一种综合征，临床表现为脾大，红细胞计数、白细胞计数或血小板可以单一或同时减少而骨髓造血细胞相应增生，血细胞减少可出现贫血、感染和出血倾向。脾切除后血象正常或接近正常，症状缓解。

(七)出血性及血栓性疾病

1. 血管性紫癜 是血管壁或血管周围组织有缺陷引起皮肤和黏膜出血的一类疾病，一般无血小板缺陷及凝血功能障碍。主要包括遗传性出血性毛细血管扩张症、家族性单纯性紫癜、过敏性紫癜、药物性紫癜、感染性紫癜等。

2. 血小板减少性紫癜 是一种以血小板减少为特征的出血性疾病，主要表现为皮肤及脏器的出血性倾向以及血小板显著减少，可分为特发性血小板减少性紫癜、继发性血小板减少性紫癜和血栓性血小板减少性紫癜。

3. 凝血功能障碍性疾病 是指凝血因子缺乏或功能异常所致的出血性疾病。可分为遗传性和获得性两大类。获得性凝血功能障碍较为常见，患者往往有多种凝血因子缺乏，临床上除出血外尚伴有原发病的症状及体征。此类疾病包括了血友病、维生素K缺乏症、血管性血友病、弥散性血管内凝血等。

4. 弥散性血管内凝血(DIC) 不是一种独立的疾病，而是许多疾病在进展过程中产生凝血功能障碍的最终共同途径，是一种临床病理综合征。在DIC已被启动的患者中，引起多器官功能障碍综合征将是死亡的主要原因。

5. 血栓性疾病 血栓形成和血栓栓塞两种病理过程所引起的疾病，临床上称为血栓性疾病。血栓性疾病危害巨大，临床主要以预防为主，治疗主要是抗凝治疗和溶栓治疗。

三、血液系统疾病常见的临床表现

血液系统疾病种类繁多，临床表现复杂多样，涉及的常见的临床症状主要有贫血、出血、发热和肝、脾、淋巴结肿大。

(一)贫血

贫血是血液系统疾病最常见的临床症状。前述的各种贫血性疾病均以贫血为共同表现，造血干细胞疾病也常以贫血为首发症状。其他系统和器官的疾病如肝肾疾病、严重感染和恶性肿瘤等均可引起贫血。贫血引起的症状常与组织器官慢性缺氧及缺氧导致的代偿有关。贫血最常见的体征是皮肤、黏膜苍白，严重的贫血可引起活动后乏力、心悸和气促，长期严重贫血可引起贫血性心脏病。

(二)出血

出血多由机体凝血功能障碍所引发，可表现为自发性出血或受伤出血后止血困难。毛细血管异常、血小板数量和(或)质量异常、凝血机制障碍等均可引起出血。

(三)发热

发热是血液系统疾病的常见症状，常常是白血病、淋巴瘤、恶性组织细胞病等疾病的首发表现。发热可因免疫功能异常引起的病原体感染所致，也可能是血液系统疾病本身引起的非感染性发热。

(四)肝、脾、淋巴结肿大

肝、脾、淋巴结肿大是血液系统疾病的常见体征，多见于造血系统肿瘤的浸润或骨髓病变引起的髓外造血。

四、血液系统疾病的治疗

(一)病因治疗

针对致病因素的治疗，使患者脱离致病因素的作用。由于疾病的病因难以确定，只能针对可能的病因予以处理。

(二)维持血液成分及其功能正常

1. 补充治疗 例如补充铁剂治疗缺铁性贫血，补充维生素B_{12}和(或)叶酸治疗营养性巨幼细胞性贫血，补充维生素K促进肝脏合成依赖维生素K的凝血因子等。

2. 造血细胞因子的应用 如应用促红细胞生

成素治疗肾性贫血，使用粒系集落刺激因子促进造血系统恶性肿瘤化疗后粒细胞减少等。

3. 脾切除　去除体内最大的单核-吞噬细胞系统的器官，减少血细胞的破坏，从而延长血细胞的寿命。脾切除对遗传性球形细胞增多症所致的溶血性贫血有确切的疗效。

4. 成分输血治疗　如严重贫血时输注红细胞，血小板减少影响凝血功能时补充血小板，血友病A有活动性出血时补充凝血因子Ⅷ等。

5. 抗生素的应用　白细胞减少有严重感染时予以有效的抗感染治疗。

(三)去除异常血液成分和抑制异常功能

1. 抗肿瘤化学治疗　是对造血系统恶性肿瘤的主要治疗方法。

2. 放射治疗　使用放射线杀灭白血病或淋巴瘤细胞。

3. 诱导分化　全反式维A酸、三氧化二砷能诱导早幼粒白血病细胞凋亡并分化成正常的成熟粒细胞。

4. 治疗性血液成分单采　通过血细胞分离器选择性地去除血液中的某一成分，可用以治疗骨髓增殖性疾病、白血病等。用血浆置换技术可治疗巨球蛋白血症、某些自身免疫病等。

5. 免疫治疗　用于免疫机制介导的血液病，如原发性再障、自身免疫性溶血性贫血等。免疫治疗包括应用肾上腺皮质激素、抗胸腺细胞球蛋白及环孢素等。

6. 抗凝及溶栓治疗　如DIC时应用肝素抗凝，血小板过多时使用双嘧达莫等药物。对于血栓性疾病，采用尿激酶、链激酶、组织纤溶酶原激活物等溶栓治疗使血管再通。

(四)造血干细胞移植术

造血干细胞移植术通过植入健康的造血干细胞，重建造血与免疫系统。造血干细胞移植术是可能根治造血系统恶性肿瘤和遗传性疾病的综合性治疗方法。

(五)基因治疗和分子靶向治疗法

是血液系统恶性肿瘤治疗的新方向。以伊马替尼和美罗华为代表的分子靶向治疗药物分别在慢性粒细胞性白血病、急、慢性淋巴细胞白血病、霍奇金病和非霍奇金淋巴瘤的治疗中展现出良好的前景。

第二节　麻醉前评估与准备

一、麻醉前病情估计

麻醉前应全面了解病史、职业史、家族史并作必要的化验和体格检查，包括全血细胞计数、血红蛋白量测定、血细胞形态学观察等。明确诊断患者发病原因，了解有关治疗用药和输血情况，并进一步对麻醉前用药，麻醉选择及用药方法等进行估计，对术中可能出现的问题，需要预判和提前交叉配血，以便完善术前准备，减少并发症。由于血液病伴有严重贫血、出血、恶性肿瘤等，常易并发心力衰竭、脑出血、肺水肿等严重并发症，往往更增加麻醉的危险性，均应妥善估计并周密做好术前准备。

(一)贫血

1. 贫血　红细胞过度破坏和(或)各种原因引起的急慢性失血，均可造成循环血液成分中红细胞计数和血红蛋白量低于正常，引起贫血。应根据检查结果判断贫血原因，原因难以确定者应作骨髓穿刺涂片检查，判断其是否为造血功能障碍。

2. 贫血对各系统的影响　贫血可造成红细胞携氧能力下降，使组织器官缺氧。对呼吸、循环、泌尿、消化系统等均可产生诸多不利影响，麻醉前应予评估各系统功能，重点评估患者有无心肌缺血、心衰，有无静息或活动后气促，有无肾功能改变，是否并发感染等。

3. 贫血患者术前准备

(1)对贫血原因应作出判断：根据检查结果判定患者是缺铁性贫血、巨幼细胞性贫血、溶血性贫血还是其他原因所致的继发性贫血。

(2)贫血患者的术前准备和治疗：贫血患者红细胞渗透性脆性增强，术前应进行贫血治疗，提高血红蛋白浓度有利于手术麻醉。①缺铁性贫血：可口服铁剂，如硫酸亚铁或注射右旋糖酐铁；②补充造血成分：如维生素B_{12}、B_6、叶酸等。丙酸睾酮可通过刺激肾脏分泌促红细胞生成素，必要时可考虑给予；③术前加强营养：饮食中选用含铁丰富的食品，以改善增强患者术前一般情况；④对严重贫血者术前应输血，如成分输血、输红细胞悬液等，以改进患者术前情况，提高手术麻醉耐受力。

(二)白细胞减少与白血病

白细胞减少或白细胞功能异常(白血病)结果会造成人体防御功能破坏,外科手术涉及的主要问题是抗感染能力减弱。

1. 白细胞减少 术前检查如白细胞减少,尤其粒细胞减少,原则上不做手术,如进行手术多数是急诊手术,如急性阑尾炎,异位妊娠,急性胆囊炎,消化道穿孔、肠梗阻或软组织脓肿等,术前应在病情允许的情况下作好充分准备,对病情充分估计,尽量避免意外情况的发生。①术前检查白细胞总数、分类,了解既往白细胞数及骨髓检查结果;②了解既往病史,了解患者对白细胞减少的治疗及反应,是否应用肾上腺皮质激素,术前即应用糖皮质激素的,可静脉注射氢化可的松 100~200mg;③术前需成分输血以增强免疫力,术中失血过多时应及时输新鲜血或冷沉淀物。

2. 白血病 白血病是血液系统中的恶性病,特点为白细胞及其前身细胞在骨髓或其他组织中呈现异常的弥漫性浸润性增生,周围血液中白细胞的质与量均异常。此类患者除急症非手术治疗不可,一般不宜手术,其围手术期的处理原则与白细胞减少基本相同,如治疗性脾脏切除术,术前应备有新鲜血、冷沉淀物等,术中出血多时及时输注。

(三)出血性疾病

血管壁功能异常、血小板异常、凝血因子异常均可导致出血性疾病,麻醉前应对止血功能等方面做好充分估计。通过病史和体格检查寻找出血性疾病的原因,特别要注意发病年龄、出血诱因、出血部位、伴随症状及家族史等。如果可能,应针对可能的病因进行对因治疗并进行再次评估。

(四)血栓性疾病

血栓性疾病或估计有血栓形成高风险的患者多在术前已开始抗凝治疗,应注意监测患者凝血功能,具体麻醉评估及麻醉选择详见本章第五节。

二、麻醉前准备和麻醉前用药

(一)麻醉前准备

1. 全面了解患者病情,并进行仔细的体格检查、实验室检查及血细胞形态学观察,术前宜行无创性血氧饱和度监测。

2. 2岁以内的婴幼儿和ASA分级Ⅲ~Ⅳ级患者更易发生低氧血症,应进行术前病因治疗及全身支持疗法,如缺铁性贫血患者口服硫酸亚铁或输注右旋糖酐铁,必要时输红细胞悬液或小量输血。

3. 对有出凝血障碍的患者宜根据实验室检查结果酌情输注单采血小板或新鲜冰冻血浆、冷沉淀物以补充血小板或凝血因子以及纤维蛋白原。

4. 其他辅助治疗、肌苷、辅酶A、叶酸等可提高骨髓造血功能,非急症手术可于术前2周每日服用甲泼尼龙 40~60mg,以减少出血和血液输注。

(二)麻醉前用药

1. 术前经过血液病治疗,一般情况尚佳的患者麻醉前可按常规用药。

2. 有脑出血征,周身情况衰竭或出血严重者,宜免用吗啡类麻醉性镇痛药物,可口服地西泮 10~15mg 或苯巴比妥钠 0.1~0.2g,麻醉前 30 分钟给药。

3. 麻醉前用药尽量采用口服或静脉注射,避免肌肉或皮下注射,以防皮下血肿,对血友病患者尤需注意。

第三节 麻醉选择

一、麻醉方法的选择

1. 有出凝血障碍者不宜选用局部麻醉或神经阻滞麻醉,虽然经术前充分准备,椎管内麻醉引起组织损伤出血危险很小,但在目前复杂的医疗环境下,除非禁忌,仍以选择全身麻醉为宜。

2. 若行椎管内麻醉,应严格无菌术,选用细穿刺针操作轻柔,避免反复多次穿刺,以免造成感染、局部渗血或血肿形成。

3. 若选用全身麻醉,气管内插管时应注意保护口咽部黏膜,遇有气管黏膜出血须及时处理,以免术中形成血块未被发现,术毕拔管后血块阻塞气管造成窒息。

二、麻醉药物的选择

1. 长期严重贫血的患者手术麻醉时易产生肾上腺皮质功能不全,麻醉前应补充肾上腺皮质激素,可防止肾上腺皮质功能不全及麻醉药物的变态反应，以增强对麻醉的耐受性和安全性。

2. 某些血液病除全血细胞减少外，可有不同程度低血容量，因贫血血浆假性胆碱酯酶浓度低，静脉大量快速用药后易发生低血压影响心输出量。全身麻醉用药可选用咪达唑仑、芬太尼或氯胺酮及依托咪酯、维库溴铵或顺阿曲库铵诱导，药物宜小剂量分次给予，以维持插管时的血流动力学稳定。

3. 麻醉维持若应用吸入麻醉，异氟烷或七氟烷均可选择，若复合应用氧化亚氮，则应行 SpO_2 及呼气末 CO_2 监测，以免发生低血氧症。若应用全凭静脉麻醉或静吸复合全麻，芬太尼及其衍生物舒芬太尼、瑞芬太尼，异丙酚及维库溴铵或顺阿曲库铵均可安全选择。吩噻嗪类药对凝血机制有影响，应不用或慎用。

4. 术中应避免任何原因所致的缺氧、酸中毒，以免使血管扩张，微循环淤血增加创面渗血，对血液病患者一切用药均应少于一般外科手术用药。

第四节　常见血液病患者麻醉

血液系统疾病患者因其病理生理改变，围手术期麻醉处理常有特殊要求，需做全面的术前评估与准备。作为麻醉医生，应该了解患者主要的病理生理改变和治疗情况，做好完善的术前准备。

一、血友病

1. 血友病是一组因遗传性凝血活酶生成障碍引起的出血性疾病，以出血及出血压迫症状为主要临床表现。实验室检查可见Ⅷ因子促凝活性水平低下、APTT 明显延长，而 PT 及血小板计数多在正常水平。

2. 血友病的出血多为自发性或轻度外伤后出血不止，常表现为负重关节或肌肉群反复出血，严重者颅内出血。出血后血肿压迫邻近组织器官可出现相应的症状，压迫周围神经时可致局部疼痛、麻木及肌肉萎缩。

3. 对于未纠正的凝血障碍应视为手术禁忌，围手术期应充分准备。术前应予补充新鲜冰冻血浆和(或)冷沉淀以补充凝血因子Ⅷ，使之达到足以纠正凝血障碍的水平，防止术中止血困难和出血过多。因Ⅷ因子半衰期较短，术后宜继续输注，以维持到创口愈合为佳。

4. 未诊断治疗的血友病患者术中可出现严重出血和止血困难。通常对于明确诊断的血友病患者麻醉选择应禁用椎管内麻醉，选择神经阻滞也应谨慎，若无特殊禁忌，应选择全身麻醉为宜。全麻前应输入凝血因子，维持正常的Ⅷ因子水平，全身麻醉气管插管操作要轻柔，避免口唇、牙龈、舌体及口咽部黏膜损伤，插管困难时切忌暴力插管，应选择其他插管方法，尽量使损伤最小化，以维持气道的通畅。

二、镰状细胞贫血

1. 镰状红细胞变形性差，在毛细血管易遭破坏而发生溶血，从而使微循环血流淤滞甚至血管阻塞，引起组织缺氧，影响器官功能，可累及呼吸、消化、泌尿等多系统。本病常可因感染、脱水及酸中毒等诱发，危害较大，目前尚无特殊治疗，主要以预防感染为主，防止组织缺氧。

2. 术前评估应着重了解患者有无血管阻塞症状及后遗症，有无发热、感染、脱水等并发症，评估各器官功能，尤其是肺功能。对严重贫血患者应予输血，使血细胞比容达到 35%以上，以降低血液黏滞度，增加血液的携氧能力，降低镰变。

3. 根据手术的种类，麻醉可选择全身麻醉、椎管内麻醉或神经阻滞麻醉。因为低氧、低温、酸中毒是诱发红细胞镰变的主要因素，围手术期应注意避免和预防。

4. 术中应维持适当的室温，提供充足的吸入氧浓度，维持围手术期血流动力学平稳，避免血压心率的剧烈波动，维持正常的血容量和心排出量。

5. 建议动态监测血气分析，维持患者正常的酸碱平衡状态，防止酸中毒。术毕充分吸痰膨肺，预防低氧血症，降低肺不张的发生率。

6. 术后充分氧疗，尽量早期活动，避免肢体血流不畅和血栓形成。

三、淋巴瘤

1. 淋巴瘤是起源于淋巴结和(或)淋巴组织的恶性肿瘤，可发生于身体的任何部位，表现为淋巴结肿大和相应器官的压迫症状，常伴发热等全身症状。

2. 淋巴瘤患者术前主要评估肿瘤压迫对邻近器官功能的影响以及对麻醉的影响，比如肿瘤压迫气管引起呼吸困难和肺不张，压迫上腔静脉导致上腔静脉压迫综合征，可导致气管插管困难，肿瘤侵及椎体造成骨质破坏，可导致脊髓压迫症状，影响椎管内麻醉等。

3. 鉴于淋巴瘤的肿瘤压迫症状，麻醉医师应做好充分的术前准备和麻醉选择。

4. 对于预计气管插管困难者，应做好困难气道的准备，如纤维支气管镜、可视喉镜等以避免出现紧急气道后慌乱，对于术前预计极可能的困难气道，最好选择清醒气管插管，做好充分的表面麻醉，以纤支镜引导插管较为可靠。气管插管失败并面罩或喉罩通气不能时应有紧急建立有创气道的人员和设备。

第五节　不同抗凝治疗方法下的麻醉选择

由于预防静脉血栓医学在近几年的较大进展，越来越多的患者得益于抗凝治疗应用，临床麻醉中也越来越多面临这样的患者。从麻醉医生角度出发，对抗凝患者应行完善的术前评估，谨慎选择麻醉方法。

一、溶栓治疗患者的麻醉

1. 溶栓药物可溶解凝血块。现在临床常用的溶栓药物有外源性纤溶酶原激活因子和内源性纤溶酶原激活因子。溶栓患者还常应用肝素以维持较基础值长1.5～2.0倍的活化部分凝血活酶时间(APTT)。

2. 溶栓治疗的患者具有大量出血的危险，溶栓治疗的进展造成溶栓药物应用的增多，这需要更高的警惕性。

(1)对正在接受纤溶或溶栓治疗的患者，除非在极其特殊的情况下，均应避免腰麻或硬膜外麻醉。没有数据明确应在停药后多长时间才能进行椎管内穿刺操作。

(2)对已进行了椎管阻滞的溶栓治疗患者，应按一定间隔持续进行神经学监测，其间隔不能大于2小时。如果在纤溶或溶栓治疗同时进行椎管阻滞及硬膜外持续输注，则输注药应限制在引起最小感觉和运动神经阻滞的剂量，以便于神经功能的评估。对已置入硬膜外导管的患者意外接受纤溶或溶栓治疗的，如何拔管尚无明确的意见。

(3)纤维蛋白原水平的测定或许可以帮助决定导管的拔出或保留。在溶栓治疗前要仔细询问近期有无腰穿史，如10天内进行过腰穿，应避免应用溶栓治疗。

二、肝素治疗患者的麻醉

大量临床试验表明，椎管内麻醉在术中进行肝素化抗凝是可行的，但有以下几点需要注意：

1. 患者不能同时进行其他的抗凝治疗，对接受标准化肝素治疗患者，同时应用影响凝血机制其他成分的药物会增加出血并发症的危险性，这些药物包括抗血小板药物、低分子量肝素(LMWH)和口服抗凝药物。

2. 应在置管1小时后再应用肝素。

3. 拔除硬膜外导管应在最后一次肝素用药后2～4个小时并测定了患者的凝血状态后进行，拔管1个小时后才可重新肝素化。

4. 为了早期检查运动阻滞以监测术后患者，应选择使感觉与运动阻滞程度最小的局麻药，以便提高脊髓血肿的早期发现。

5. 尽管穿刺过程中发生出血或穿刺困难会增加危险性，但还没有数据支持因此而取消手术。应直接与外科医生交流，评估继续进行手术的得失。

三、接受低分子量肝素(LMWH)治疗患者的麻醉

1. LMWH有许多种，并且它们有各自的药代动力学特征。LMWH抗凝效果呈明显的剂量依赖性。因为LMWH生物利用度高，半衰期长(较普通肝素长2～3倍)，一般患者只需每天皮下注射一次即可取得满意的效果，并且很少影响血小板功能。APTT不能特异地衡量抗凝血因子Xa的活性，因而APTT不能用于监测应用LMWH抗凝治疗的患者。

2. 美国区域阻滞麻醉协会(ASRA)推荐：

(1)在LMWH治疗同时结合应用抗血小板药物或口服抗凝药物会增加脊髓血肿的危险性，同时应用影响止血的药物，例如抗血小板药物、标准肝素或者右旋糖酐都会额外增加围手术期出血并发

症包括脊髓出血的危险性。

(2)穿刺和置管的过程中出血并不一定要推迟手术。但这种情况下如需要 LMWH 治疗，则应在手术结束 24 小时后开始。创伤性的穿刺和置管意味着脊髓血肿危险性的增高，所以建议与外科医生共同讨论这种情况。

(3)对于术前按照欧洲方案给予 LMWH 预防用药(40mg/d)的患者来说，单次蛛网膜下腔给药是最安全的椎管阻滞操作，但穿刺应在最后一次 LMWH 给药后至少 10～12h 进行。对普遍的手术患者来说，若术前 2h 给予 LMWH，则椎管阻滞操作应被避免，否则穿刺时正是抗凝活性的高峰期。应用欧洲的给药方案时硬膜外导管可被安全的留置，但应在距最后一次 LMWH 给药最少 10～12h 后拔管，并且应在拔管至少 2h 后给予下一次 LMWH。

(4)如果选择美国的一天两次给药方案(30mg/12h)，在术中充分止血的前提下，不管麻醉操作如何，LMWH 的首次给药均应不早于术后 24 小时，但这种方案会增加脊髓血肿发生的危险性，同时应在 LMWH 首次预防给药前拔管。如要进行持续的硬膜外给药，可在手术的第二天拔管，并且拔管 2 小时后才能给予首次剂量的 LMWH。

四、口服抗凝药患者的区域阻滞麻醉

1. 口服抗凝药如华法林等通过间接抑制依赖维生素 K 的凝血因子合成而起抗凝作用。因此只有在大量无活性的凝血因子合成后，口服抗凝药效果才能显现。蛋白 C 和凝血因子Ⅶ的半衰期最短为 6～8h，故华法林治疗后 24～36h，凝血酶原时间(PT)可延长 1.5～2.0 倍。但因为凝血因子Ⅱ和Ⅹ的半衰期较长，因此一般在 4～6 天后口服抗凝药的效果才明显。如果在最初 2～3 天给予高剂量(15～30mg)华法林，48～72 小时内将能达到理想的效果。华法林的抗凝效果将持续 4～6 天，但可通过输注新鲜冰冻血浆或静脉注射维生素 K 来拮抗其抗凝作用。

2. 长期口服抗凝药的患者，必须停止抗凝治疗(在计划麻醉操作前 4～5 天为理想)，并应测定 PT-INR 值，PT-INR 值为 1.5 或更小才可进行椎管阻滞操作。

3. 对于术前开始接受华法林治疗的患者，如果第一次给药在至少 24 小时之前，或第二次服药已经完成，那么应在椎管阻滞操作前检查 PT-INR。

4. 在硬膜外持续给药镇痛的过程中给予患者低剂量华法林治疗时应每天监测其 PT-INR 值，如果术后超过 36 小时给予首次剂量的华法林，则拔管前也要检查 PT-INR 值。当 INR 小于 1.5 时，才可拔出硬膜外导管。

五、接受抗血小板药物治疗患者的麻醉

1. 抗血小板药物主要是通过抑制血小板的附着、激活和聚集起作用，包括 NSAIDs(如阿司匹林)、硫酸吡啶衍生物(氯苄噻啶和氯吡格雷)和血小板 GPⅡb/Ⅲa 拮抗剂(阿昔单抗，依替巴肽，替罗非班)。

2. 许多研究表明，NSAIDs 不会明显增加硬膜外或腰麻患者脊髓血肿发生的危险性，单独应用 NSAIDs 不会产生干扰椎管阻滞操作的危险。但目前没有一个完全可被接受的试验可被用来指导抗血小板治疗，术前对患者进行仔细地评估来辨别引起出血的体质改变仍是十分关键的，这些改变包括容易淤血、不易止血的病史、女性以及高龄。

3. 基于药品说明书和手术综述建议，硫酸吡啶类药物治疗到椎管内阻滞的提倡间隔时间是：氯苄噻啶 14 天，氯吡格雷 7 天。

4. 血小板 GPⅡb/Ⅲa 抑制剂对血小板的凝集有较大的影响，给药后血小板功能恢复之前应避免进行椎管操作。如在椎管操作的手术后应用 GPⅡb/Ⅲa 抑制剂，则应对患者进行仔细的神经学监测。

5. 同时应用其他的影响凝血机制的药物，例如口服抗凝药、普通肝素及 LMWH 都会增加出血并发症发生的危险性，椎管内麻醉应慎之又慎，除非禁忌，应选择全麻为宜。

六、接受中草药治疗患者的麻醉

1. 中草药本身并不会显著增加硬膜外或腰麻患者脊髓血肿发生的危险性。由于有数量可观的手术患者很可能在术前或术后应用其他类型药物，因此这项观察显得非常重要。

2. 中草药的单独应用不会产生危险以至于影响椎管阻滞操作。现有数据不支持强制中断服用中草药或取消正在服药的手术病例。

3. 中草药与其他抗凝药联合应用的资料缺乏。但是，同时应用其他影响抗凝机制的药物如口服抗凝药或肝素，会增加出血并发症的危险性。

4. 尚无完全可被接受的试验来判定术前服用中草药的患者止血功能是否充分。这种情况下椎管阻滞操作时间与服用中草药剂量、术后监测或硬膜外导管拔出的时间的关系均没有特别的要求。

七、新的抗凝药物与麻醉

1. 作用于凝血系统的不同阶段的新抗血栓药，如抑制血小板凝集、阻碍凝血因子或不断增强纤维蛋白溶解。研究较透彻的是血小板特异性受体拮抗剂和直接凝血酶抑制剂。许多这些抗血栓药物有较长的半衰期，不输入成分血其作用难以逆转。

2. 凝血酶抑制剂

(1)重组水蛭素衍生物，包括地西卢定、来匹卢定和比伐卢定，同时抑制游离的和已与凝血块结合的凝血酶，左旋精氨酸衍生物阿加曲班也有相似的作用机制。

(2)尽管没有应用凝血酶抑制剂的患者椎管麻醉后脊髓血肿的病例报告，但已有自发性颅内出血的报告。由于可获得的信息有限，尚无法确定有关危险性判定和患者处理意见。

(3)根据药理学数据，应在用药8～10小时后进行椎管穿刺或硬膜外置管、拔管；在椎管穿刺或硬膜外置管、拔管后至少2～4小时才能再重新应用水蛭素。

(4)对于肾功能受损的患者，水蛭素排泄减慢导致出血的危险性增加，应引起注意。

3. 磺达肝癸钠

(1)磺达肝癸钠通过抑制凝血因子Xa而产生抗血栓的作用。FDA批准磺达肝癸钠时附带的警示与LMWH及肝素相似。

(2)为了避免出血并发症，第一次给药应在手术后6小时。

(3)总体上来说，应用磺达肝癸钠的患者采用椎管内麻醉是可行的，但由于缺少留置硬膜外导管的临床经验，不推荐采用连续硬膜外麻醉。

(4)在获得进一步临床经验以前，椎管操作只能在现有临床试验情况下进行(仅用于有创穿刺和不留置硬膜外导管)，如果不可行，可考虑选择其他的预防方法。

4. 麻醉是一个高风险职业，硬膜外阻滞是麻醉中高纠纷方法。

(1)硬膜外麻醉在一些非抗凝患者都有可能发生硬膜外血肿，抗凝患者出现血肿可能性更大。

(2)在目前医疗环境下，对抗凝患者进行麻醉选择时，我们要考虑：是停止抗凝采用硬膜外麻醉，患者冒发生深静脉血栓及肺栓塞的危险；或是继续抗凝采用全身麻醉，患者冒出现肺部感染及心血管并发症的危险；还是抗凝同时采用硬膜外麻醉，患者冒椎管内出血的危险。

(3)大量文献证明，对抗凝患者的椎管内麻醉，要掌握好这个方法对患者的巨大好处与巨大危险的尺度，首先是决定是否应用这个方法，要对每个患者的危险/获益程度个体化衡量；其次是在应用时必须严格按规范处理，才能减少硬膜外血肿发生的危险。

(杨洪光)

参考文献

1. Miller RD. Miller's Anesthesia. 7th Edition. Philadelphia: Churchill Livingstone, 2009.
2. 邓小明，姚尚龙，于布为，等. 现代麻醉学. 第4版. 北京：人民卫生出版社，2014.
3. 艾登斌. 简明麻醉学. 北京：人民卫生出版社，2004.
4. 廖锦华，李雅兰，胡冬华. 几种血液病患者麻醉新进展. 国际麻醉学与复苏杂志，2010，31(5)：470-473.
5. 胡弋，葛衡江. 麻醉对凝血功能的影响. 国际麻醉学与复苏杂志，2007，28(5)：406-407.
6. Englbrecht JS, Pogatzki-Zahn EM, Zahn P. Spinal and epidural anesthesia in patients with hemorrhagic diathesis: Decisions on the brink of minimum evidence?. Anaethesist, 2011, 60(12): 1126-1134.
7. 吴新民，王俊科，庄心良，等. 椎管内阻滞并发症防治专家共识. 中华医学杂志，2008，88(45)：3169-3176.
8. 陆再英，钟南山. 内科学. 第7版. 北京：人民卫生出版社，2008.

第七十六章 内分泌疾病患者麻醉

第一节 甲亢患者的麻醉

一、手术时机选择

基础代谢率已下降并稳定在±20%范围内；临床症状缓解或消失，情绪稳定；体重已稳定，或由减转增；心脏收缩期杂音减轻，心率减慢，静止时，心率100次/分钟以下，最好能控制在80次/分钟以下为宜；脉压相对缩小，房颤患者心率大于100次/分钟，经过治疗有明显好转；心力衰竭后心脏代偿功能好转；不合并呼吸道感染；甲状腺功能试验：如T3、T4、TSH在正常范围。

如果甲状腺功能亢进未得到控制，除非急症手术，手术应绝对后延。

二、麻醉前准备

1. 甲亢患者非甲状腺手术前，应使临床症状得到有效控制，甲状腺功能恢复正常或基本正常，强调全面的准备，包括抗甲状腺药物治疗、β-受体阻滞剂、放射性核素碘治疗、消除紧张、适当休息、补充营养和热量、精神治疗等。抗甲状腺药物和β-受体阻滞剂应持续应用到术日晨，充分的准备，尽可能使甲状腺功能恢复正常，可减少麻醉危险性和并发症，降低死亡率。

2. 甲状腺功能虽可控制接近正常，但一般仍存在精神紧张和情绪不稳，因此麻醉前仍应重视充分的精神准备，术前数天开始给合适量的镇静药，包括巴比妥类、溴剂、苯二氮䓬类或吩噻嗪类药，但应控制剂量，避免呼吸抑制。对气管移位、气管受压或有入睡后因呼吸困难导致"憋醒"史者，应引起重视，需避免用任何术前睡眠药；镇静药的剂量也以不导致入睡为原则，需适当减少。

3. 术前药中不宜使用阿托品，因可引起心动过速，并阻碍体表散热而引起体温上升，可选用东莨菪碱或长托宁。

三、麻醉选择

1. 对于轻症甲亢患者，术前准备较好、甲状腺较小且无气管压迫症状和能合作者，可以在颈丛阻滞麻醉下进行手术，但应注意严密监护，特别是术中伍用阿片类药物者，必须严密监测呼吸功能，备好抢救药物和插管器械。

2. 症状严重和甲状腺较大的患者，特别是术前精神紧张、情绪不稳定、甲亢未完全控制、胸骨后甲状腺肿和有气管压迫或移位的患者，以采用全麻为安全。

3. 全麻维持原则　避免应用兴奋交感神经系统的药物，维持足够的麻醉深度，抑制手术刺激引起的过强应激反应。

N_2O-静脉麻醉药-肌松药方法显然不能产生所需的麻醉效应；为消除手术刺激引起的交感神经系统兴奋反应，使心肌对儿茶酚胺的敏感性降低，宜间断加用低浓度异氟烷或七氟烷吸入辅助。瑞芬太尼-异丙酚-肌松药静脉麻醉能较好抑制术中应激反应，是较适宜的选择。

4. 选用适宜的肌松药具有重要性。泮库溴铵具有潜在的心率增快及肾上腺素活性增高的作用，故不适用，目前常选用对心血管副作用小的阿曲库铵(或顺阿曲库铵)和维库溴铵。对预计插管困难者，诱导也可选用去极化肌松药琥珀胆碱。因甲亢患者常并存肌肉软弱无力，且有重症肌无力的倾向，因此肌松药的剂量宜适当减少，最好在肌松监测下使用。此外，在术终拮抗非去极化肌松药残余作用时，应注意抗胆碱酯酶药可能诱发心动过缓。

四、麻醉管理

1. 术中应密切监测心血管系统和体温，甲亢患者由于心排出量增加，代谢率增高，故对挥发性麻醉药的摄取量也相应加大；如果术中出现体温升高，MAC也需增高。因此，为维持肺泡内和脑内麻醉药正常效应和分压，其吸入麻醉药浓度需较正常甲状腺功能患者增高。

2. 甲亢患者可能存在慢性的低血容量和血管扩张，在麻醉诱导时容易发生明显的低血压，故诱导前需行适当的扩容处理。麻醉维持需要足够的深度，避免刺激产生心动过速、高血压和室性心律失常。术前使用β-受体阻滞剂者，术中检查气管时应警惕发生支气管痉挛或心动过缓，一旦发生需及时处理。

3. 对甲亢患者的麻醉维持期，以始终保持交感肾上腺活性降低为原则，但一般不易满意做到。如果出现低血压，应考虑甲亢患者对儿茶酚胺可能会产生过度的循环反应，故以选用小剂量直接作用于血管的纯α-受体兴奋药比麻黄碱为好，因麻黄碱有释放儿茶酚胺的作用。

4. 甲亢患者围手术期的潜在最大危险是甲状腺危象，多发生于手术后6～18h，也可能发生于手术进行中，需与恶性高热、嗜铬细胞瘤及麻醉过浅进行鉴别。甲状腺危象系甲状腺激素突然大量释放入血液循环所致，多与术前准备不充分有关，发生率占的甲亢患者的1%～8%。甲亢患者手术中因误用拟交感神经药而表现过度循环反应，可能是引起甲状腺危象的一个诱因。

（1）临床表现：突发高热、短期内体温超过40℃、伴不安、出汗、心动过速、心律失常、恶心、呕吐、血压波动等，可发展为充血性心衰、脱水、休克、谵妄、昏迷，其中30%可致死亡。

（2）处理：针对促发因素、甲状腺功能的活跃程度和全身并发症，进行及时的支持和对症处理，包括：氧治疗；静脉输注冷液体；补充电解质和营养物质；应用快速洋地黄控制严重的房颤并心室率增快或者心力衰竭；应用物理方法降低体温；针对甲状腺功能活跃程度，采用碘化钠、氢化可的松、艾司洛尔和丙硫氧嘧啶治疗。

5. 甲状腺手术麻醉期间可因甲状腺肿大直接压迫气管、气管软化症、喉返神经损伤和喉水肿等造成严重呼吸道梗阻而发生急性窒息，严重者可导致死亡，所以，防治呼吸道梗阻是至关重要的问题。

第二节　嗜铬细胞瘤患者的麻醉

1. 嗜铬细胞瘤是机体嗜铬性组织内生长出来的一种分泌大量儿茶酚胺的肿瘤，约有90%发生于肾上腺髓质，其余发生于交感神经节或副交感神经节等部位。

（1）由于肿瘤细胞大量分泌肾上腺素和去甲肾上腺素，临床上可引起阵发性高血压、心律失常及代谢异常等一系列症状，麻醉处理比较困难，手术麻醉的危险性较大，死亡率较高。

（2）对于一部分临床上无任何症状的病例，在进行其他手术时，由于手术麻醉的刺激，使肿瘤突然释放大量激素，可引起高血压、心力衰竭，甚至死亡。对于此类患者，应在思想上提高警惕引起重视。

2. 麻醉前对于病史要有全面的了解，进行必要的检查，如血中儿茶酚胺和其他代谢产物的测定，做酚妥拉明抑制试验，组胺激发试验等。

3. 高血压患者，年龄较轻或合并代谢方面的改变，或有基础代谢和血糖增高，而无甲亢或糖尿病的其他症状者，应考虑这一肿瘤的可能性。有些患者，术前可误诊为高血压病，有些患者高血压症状较轻，而表现为代谢方面的改变和血糖、基础代谢升高、低热而误诊为糖尿病、甲亢等。凡遇有麻醉手术时难以解释的急剧血压升高和剧烈波动，均应想到是否有嗜铬细胞瘤的存在。

一、麻醉前准备

（一）α和β肾上腺素能受体阻滞药的应用

1. 术前应用α和β肾上腺素能阻滞剂的目的：控制高血压、心动过速和心律失常；扩张血管、纠正低血容量；防止麻醉诱导、手术刺激时发生高血压危象；预防肿瘤切除后的低血压，使循环系统功能维持稳定。

2. 对于术前诊断明确，有剧烈频繁的高血压和低血压发作，或伴有其他紧急情况如妊娠临产或外科急诊手术等患者，可以酚妥拉明 5～10mg 静脉点滴，视病情可持续用药数日至数周。用药期间应严密观察血压变化，如血压较低，应减量或停用。

3. 一般β-肾上腺素能受体阻滞药在麻醉前应用较少，部分心动过速患者，在使用α肾上腺素能受体阻滞药后，因血压下降，可使心率减慢。心动过速、心律失常的患者，可应用普萘洛尔，一般给 10～20mg，每日三次，术前连服三日。α和β-肾上腺素能受体阻滞药的应用剂量及持续时间应根据血压及心率变化而定，并随时调整。

(二)纠正低血容量

嗜铬细胞瘤患者，由于大量释放儿茶酚胺，周围血管收缩，引起慢性血浆容量和全血容量不足，在肿瘤切除后可发生低血压，单独使用去甲肾上腺素等药物，血压仍难以恢复稳定状态，因此术前应适当扩容，必要时可输入血浆代用品、血浆或全血。

二、麻醉选择

嗜铬细胞瘤手术的麻醉方法选择和处理，对于手术顺利进行有较大的影响，处理不当常可影响手术的施行和患者的安全。麻醉中应进行有效的循环功能监测，如有创桡动脉压监测和 CVP 监测，此外应尽量避免使用兴奋交感神经、释放儿茶酚胺的麻醉药，选择全麻时，无论麻醉诱导与维持，均应保证足够的麻醉深度。

(一)全身麻醉

全麻应力求平稳，保持血压基本稳定，维持呼吸道通畅，根据手术进度随时调整麻醉深浅，加强循环和呼吸的管理，避免缺氧和二氧化碳的蓄积，特别要注意诱导期、肿瘤分离操作期和肿瘤切除术后三个不同时期可能发生的高血压危象、心力衰竭、严重心律失常、低血压、低血糖及休克。

1. 全麻诱导

(1)诱导期易诱发高血压危象，因此麻醉诱导必须平稳，常用药物包括丙泊酚、咪达唑仑、舒芬太尼、维库溴铵等，用药剂量和注射速度根据患者的具体情况适当掌握。

(2)麻醉诱导前可静脉注射利多卡因 1～1.5mg/kg，以减轻气管插管的心血管反应。必要时也可加用降压药、β-受体阻滞剂等抑制插管时心血管不良反应的药物，确保诱导平稳。

2. 全麻维持

(1)选用吸入麻醉剂维持，也可用静脉复合麻醉。原则上应根据病情及时加深或减浅麻醉。

(2)肿瘤切除后，立即减浅麻醉，及时恢复交感神经张力，对防止低血压和休克有益。

(二)硬膜外阻滞或硬膜外阻滞复合全麻

1. 硬膜外阻滞适用于腹部肿瘤定位比较明确的合作患者，具有交感神经阻滞的作用，并对肾上腺释放儿茶酚胺不影响。由于有止痛完全、肌松良好、术后恢复快等优点，如能适当合并应用安定、镇静、镇痛药物，可取得较好的效果。

2. 需要注意的是，硬膜外阻滞可能会加重肿瘤切除后的血压下降，给麻醉管理带来较大困难。

3. 现临床多采用硬膜外阻滞复合全麻，两者可以互相取长补短，使患者术中循环更平稳，血压波动小，术后恢复快。

三、麻醉管理

嗜铬细胞瘤患者在手术麻醉期间的主要变化或危险是急剧的血流动力学改变，血压急升骤降和心律失常。此外，还应注意全麻或硬膜外阻滞时的呼吸管理，防止发生缺氧和二氧化碳蓄积。麻醉前应建立两个以上通畅的静脉通路，安置好动脉压、中心静脉压、尿量、心电图的监测，准备好预先配置的酚妥拉明 1mg/ml，去甲肾上腺素 0.1mg/ml，其他如艾司洛尔、利多卡因、多巴胺、毛花苷丙等。

(一)高血压危象

1. 收缩压高于 250mmHg 持续 1 分钟以上即可称为高血压危象。

2. 一般常发生于全麻诱导、肌震颤、气管插管、咳嗽、腹压增高、改变体位、挤压肿瘤、手术探查、分离肿瘤及缺氧和二氧化碳蓄积等情况。

3. 一旦发生高血压，应立即分析与排除诱因，同时启动降压药输注泵。多采用酚妥拉明 1～5mg 静脉注射，继之以 1～10μg/(kg·min)持续泵入直至血压明显改善，根据监测结果调整剂量，使血压维持在理想水平。除酚妥拉明外，也可使用硝普钠或硝酸甘油，若有反射性心率增快，可选择艾司洛尔或拉贝洛尔对症处理。

(二)心律失常

1. 由于血内儿茶酚胺浓度过高、血压剧烈波动,再加上麻醉药、缺氧、二氧化碳蓄积等因素而加剧,首先要消除儿茶酚胺的作用和各种增加心肌应激性的不利因素。

2. 先静脉注射酚妥拉明降低血压,然后再根据情况考虑应用艾司洛尔、利多卡因等抗心律失常药,同时加强呼吸管理,纠正缺氧和二氧化碳蓄积。

(三)低血压

1. 在结扎肿瘤血管或切除肿瘤后体内内源性儿茶酚胺大幅度骤降,周围血管张力减弱,再加上血容量不足,麻醉药或硬膜外阻滞的影响,心脏代偿功能不全,肾上腺素能阻滞药作用等因素的影响,可发生低血压。

2. 可参照动脉压和中心静脉压的变化,针对原因,补充血容量,一般应于手术开始前即输入乳酸钠林格液、葡萄糖液或术中根据血容量成分输血。

3. 对心功能正常的患者,可以采用逾量输血输液,一般可比手术失血量多500～1000ml,这样可以少用或不用升压药。

4. 对心功能欠佳的患者,若发生急剧的血压下降,可以在补充血容量的同时应用去甲肾上腺素1mg加入5%葡萄糖液250ml中静脉滴入或使用微量泵泵注,根据血压水平调节药物输注速率。

5. 对于对升压药反应欠佳的顽固性低血压,给予肾上腺皮质激素往往可以改善,使血压恢复到正常水平。

(四)肿瘤切除后的低血糖

1. 嗜铬细胞瘤切除后,发生严重低血糖已有报道,但至今仍未受到足够重视。

(1)嗜铬细胞瘤分泌大量儿茶酚胺引起糖原分解,脂肪分解,使游离脂肪酸增加,促使肝糖原的生成,并抑制胰岛β细胞分泌胰岛素导致血糖升高。

(2)α-肾上腺素能兴奋可抑制胰岛素的分泌,而β-肾上腺素能兴奋引起胰岛素的分泌,手术前准备应用α-肾上腺素能受体阻滞药,由于不断进行糖原和脂肪分解,不致发生低血糖。

(3)嗜铬细胞瘤切除术后过多的儿茶酚胺急剧减少,糖原和脂肪分解随之下降,而胰岛素的分泌却急剧升高,导致严重低血糖休克的发生。

2. 低血糖的发生多在手术切除肿瘤后3h左右,此时患者多因麻醉剂、镇痛剂、手术创伤后和肾上腺素能受体阻滞剂的影响仍持续存在,患者尚处于神志障碍状态,造成发现低血糖的很大困难。

3. 对嗜铬细胞瘤切除术的患者宜自麻醉手术期间开始监测血糖,以及时防治术后低血糖,维持糖代谢内稳态的相对恒定。

第三节 皮质醇增多症患者的麻醉

皮质醇增多症又称库欣综合征,是由于肾上腺皮质功能亢进,皮质激素分泌过多所发生的一系列机体病理改变,其中分泌增多的主要是皮质醇,故又称皮质醇症。病变由肾上腺皮质肿瘤、垂体或其他器官分泌过多的促肾上腺皮质激素,或类似促肾上腺皮质激素的活性物质,引起肾上腺皮质增生而发生皮质醇症。

一、麻醉特点

(一)青壮年多

患者多有向心性肥胖、高血压、血糖升高和糖尿;有出血倾向,有低钾血症、高钠血症等症状。除术前已定位明确的肿瘤外,要进行双侧肾上腺探查术。取上腹部横切口,或经两侧腰部切口。后者术中要变换体位,患者体胖,术野往往暴露困难,易发生出血及胸膜破裂。

(二)对麻醉的要求高

1. 患者体胖要求肌肉松弛,镇痛完善。

2. 患者体重很大,但对麻药的耐受性很低,用量要酌情减少,以免对呼吸、循环产生抑制。

3. 手术中一旦肿瘤被切除,立即出现肾上腺皮质功能的不足,术前、术中及术后一段时间内应作补充治疗。

4. 长期高血压及伴有动脉硬化或心脏代偿功能较差,因而患者对低血压的耐受性极差,处理也困难,麻醉中要注意维护循环的稳定。

5. 术中有可能发生气胸。一旦发生气胸,对于全麻者处理相对简单,而对于行硬膜外麻醉者处理则较为复杂,常需外科干预和改变麻醉方式。

6. 注意控制血糖和维持水、电解质和酸碱平衡。

二、麻醉前准备

(一)全身性准备

1. 皮质醇增多症的患者由于代谢和电解质紊乱，对于手术耐受性差，而肾上腺的切除又可使功能亢进突然转为功能不足，机体很难适应这种变化，术前应纠正代谢紊乱，治疗并发症。

2. 低钾血症可加重患者的肌肉软瘫，并可引起心律失常，应适当补充钾，必要时可用螺内酯等保钾利尿药，促进水钠排出和保钾，同时有利于血压的控制。

3. 血糖升高或糖尿病，需进行饮食控制，必要时用胰岛素来治疗。患者对胰岛素常不敏感，应在密切监测下，适当增加胰岛素用量，但应注意在肾上腺切除后出现低血糖，所以一般情况下不主张用胰岛素。

4. 对病情严重，肌肉软弱无力，骨质疏松等蛋白质分解亢进，有负氮平衡时，需要用丙酸睾酮以促进蛋白质合成。

(二)皮质激素的补充

此类患者原来体内有高浓度的皮质醇，一旦切除肿瘤或增生的腺体全切或大部全切除后，体内糖皮质激素水平骤降，如不及时补充，则可以发生肾上腺皮质功能不足危象。因此，术前、术后应补充肾上腺皮质激素。

三、麻醉前用药

皮质醇增多症患者对镇静镇痛药耐受性较差，虽肥胖但不能按每公斤体重常规剂量给药。术前用药镇静、催眠及镇痛药应减量，一般用量仅及正常人的1/3～1/2即可，病情严重者可完全免用。肥胖患者不宜使用吗啡类镇痛药，以免引起呼吸抑制或呼吸暂停。

四、麻醉选择

由于皮质醇增多症患者对手术麻醉的应激能力低，耐受性差，因此对麻醉药物用量比正常患者相对要小，使麻醉对肾上腺皮质功能、心血管、呼吸的影响尽可能小。除满足手术基本要求外，应针对病情、手术特点，保证呼吸道通畅，进行必要的呼吸管理，维持血压平稳。

(一)全身麻醉

除依托咪酯对肾上腺皮质功能有抑制作用外，其他常用静脉和吸入麻醉药对肾上腺皮质功能均无明显影响，但患者对各种全麻药及肌松药的需要量均减少。腹腔镜手术除非有特殊禁忌，均应选用全麻。

(二)硬膜外阻滞

1. 硬膜外阻滞对肾上腺皮质功能干扰小，麻醉并发症少，患者恢复较快。但手术部位较深，常有牵拉反应等引起患者不适，多需静脉辅助用药，此时应严密监测患者呼吸和循环状况，必要时可复合全身麻醉。

2. 对于有精神症状、硬膜外穿刺部位有感染、合并心血管系统疾患不易维持循环稳定者、呼吸功能明显降低的患者，不宜应用硬膜外麻醉。

五、麻醉管理

(一)呼吸管理

1. 皮质醇增多症患者面颊肥胖，颈部短粗，肌力减弱，在全麻诱导插管前或麻醉终了拔管后容易出现呼吸道梗阻、发绀，托下颌有一定困难，应适当采用通气导管等措施维持呼吸道通畅。

2. 可能在气管插管时发生插管困难，应做好困难插管的准备，如纤维支气管镜等，必要时可尝试保留气道反射的清醒镇静插管。

3. 麻醉后易因呕吐误吸而发生肺部感染等呼吸系统并发症，此类患者呼吸储备及代偿功能差，对缺氧耐受性低，再加体位的影响，手术时胸膜破裂发生气胸，全麻过深或硬膜外阻滞平面过高等，均可进一步影响患者的通气，麻醉中应严密观察患者通气状态，维持呼吸道通畅，进行辅助呼吸等呼吸管理。

(二)循环管理

1. 此类患者对失血的耐受性很差，虽出血量不多，容易发生血压下降，再加上麻醉的影响，术中体位的变动等因素可发生低血压甚至休克，术中应及时补充血容量。

2. 对于肾上腺皮质功能不全或肾上腺切除的患者，术中可以出现急性肾上腺皮质功能不全的症状，原因不明的低血压、休克、心动过速、发绀、高热等，除采用一般抗休克治疗外，应静滴氢化可的松 100～300mg 或甲泼尼龙 40～80mg。如出现顽固性低血压休克，需增加激素用量，并给予升压药支持循环功能。

（三）控制血糖

1. 皮质醇增多症患者常并存继发性糖尿病，术中血糖若＜16.7mmol/L 可不予特殊处理，肾上腺切除后随着糖皮质激素的分泌减少血糖会自然下降。部分患者肾上腺切除后如未及时补充皮质激素和葡萄糖，可发生低血糖，甚至引起患者苏醒延迟。故术中不同阶段均应严密监测血糖浓度，及时对症处理。

2. 该类患者常伴有低钾血症，术前未纠正者，术中应继续补钾。宜监测血气分析和尿量，根据结果酌情给予。

第四节 原发性醛固酮增多症患者的麻醉

1. 原发性醛固酮增多症是由于肾上腺皮质分泌的醛固酮过多所引起的综合征。其病因多为肾上腺皮质腺瘤所致，少数由肾上腺皮质增生或恶性肿瘤所引起。

2. 醛固酮是皮质分泌的盐皮质激素，分泌过多时引起电解质的代谢紊乱，即钠潴留、钾排泄。临床症状有高血压、低钾血症、阵发性四肢及面部肌肉麻痹、碱中毒、烦渴、多尿等。

3. 手术切除是解决病因的最有效的方法。麻醉要求与库欣综合征相同。

一、麻醉前准备与麻醉前用药

1. 主要目的在于纠正电解质紊乱，使血钾恢复正常，术前除补钾外，主要用螺内酯抗醛固酮治疗。

2. 对血压特别高、血钠高、代谢紊乱比较明显的患者，宜用低盐饮食，纠正细胞外液及血容量过多，必要时可选用直接扩血管的降压药，但一般不宜使用利血平类使体内儿茶酚胺耗损的药物，以免在手术时发生血压突然严重下降。麻醉前用药的原则同库欣综合征。

二、麻醉选择

可以根据具体病情、手术选用全身麻醉或硬膜外麻醉，对于麻醉前血钾已纠正，血压基本正常，无明显心、肾功能障碍的患者，可按照一般麻醉药选择原则，采用全身或硬膜外阻滞。

（一）全身麻醉

除氯胺酮可促进醛固酮的分泌，不宜用于该类患者的麻醉外，其他各种麻醉药均可应用，应根据患者实际情况进行选择。低钾血症和肌无力麻痹可延长非去极化肌松药的作用时间，应予减量应用。

（二）硬膜外麻醉

硬膜外麻醉适用于一般情况良好的患者。对于预计术中呼吸管理较困难、心血管代偿功能差的患者以全麻更为安全。

三、麻醉管理

1. 主要是注意循环系统的变化，维持循环功能稳定。麻醉前曾有心律失常或心肌病变者应进一步行心电图监测。

2. 对于此类患者，麻醉手术期间应注意血压的波动，特别是使用硬膜外阻滞时，由于周围血管扩张，回心血量减少，心室舒张末期缺乏充足的血液充盈，使心排出量减低，出现低血压。这种情况多发生在首次剂量的高峰时间，应尽快补充血容量，合理使用升压药。

3. 在进行肾上腺探查时也可以引起血压波动，多为一过性，探查完毕，血压会逐渐恢复。

4. 对于高龄、高血压合并动脉硬化的患者，心血管代偿功能差，硬膜外阻滞常导致血压剧降，应慎重处理。若肿瘤切除后出现明显低血压，应先补足血容量，必要时应用升压药。若效果不佳，应考虑是否有肾上腺皮质功能不足，静脉注射甲泼尼龙或氢化可的松。

5. 部分患者术前低钾血症难以纠正，术中易出现心律失常。术中应加强监测，继续补钾。

（杨洪光）

参考文献

1. Miller RD. Miller's Anesthesia. 7th Edition. Philadel-

phia: Churchill Livingstone, 2009.
2. 邓小明,姚尚龙,于布为,等. 现代麻醉学. 第4版. 北京:人民卫生出版社,2014.
3. 杭燕南,王祥瑞,薛张纲,等. 当代麻醉学. 第2版. 上海:上海科学技术出版社,2013.
4. 艾登斌. 简明麻醉学. 北京:人民卫生出版社,2004.
5. Domi R, Sula H. Cushing syndrome and the anesthesiologist, two case reports. Indian J Endocrinol Metab, 2011, 15(3):209-213.
6. Jugovac I, Antapli M, Markan S. Anesthesia and pheochromocytoma. Int Anesthesiol Clin, 2011, 49(2): 57-61.

第七十七章　器官移植麻醉

第一节　总　论

随着医学科学的发展，人体移植器官的设想已成现实而应用于临床。随着科学研究的进展，器官移植手术有了较快的发展，其中肾移植应用最早，效果也较好。心脏移植的病例也逐年增加，成活率也较高。肝脏移植、心肺联合移植的病例也在增多，成活率也在提高。

一、影响移植术成败的主要因素

(一)感染

如细菌感染、真菌感染及二重感染等，与无菌操作不严格，广谱抗生素及免疫抑制治疗有关。

(二)排斥反应

包括超急性排斥反应，移植物抗宿主反应或急性排斥反应，经免疫冲击治疗无效后，只能取出移植物，并等待再次移植。排斥反应往往危及生命。

(三)供体器官的质量

1. 供体器官切下前必须保证良好的循环灌注，并尽量缩短热缺血和冷缺血时间；离体器官需要合理冷冻保存。

2. 供体器官的质量将决定患者术后的生活质量，也是移植成功与否的先决条件。确保供体器官的功能，需要手术与麻醉医师密切合作。

3. 移植器官的成活率主要与抗感染及免疫抑制剂治疗的疗效有密切关系。在常见的肾、肝、心脏等器官移植中，手术技术与麻醉方法已基本定型。只要保证移植器官在恢复循环后有良好的血供和氧合，各种麻醉方法均可选用，基本上不致影响移植器官的存活率。

二、器官移植术的麻醉面临的主要问题

(一)全身情况低下

1. 由于存在一个或多个器官功能衰竭，患者面临一系列病理生理功能紊乱，ASA 分级多为Ⅳ～Ⅴ级。

2. 患者有长期器官疾病的损害，原脏器的功能已基本消失，并发症较多，全身情况很差，有的甚至威胁着患者的生命。

3. 对各种麻醉方法、麻醉药物的耐受性较差，麻醉管理有特殊要求。

(二)感染与排斥反应

由于排斥反应可发生于器官移植的任何过程，为防止这类反应，术前、术中及术后全程需采用免疫抑制治疗，由此可使患者抵抗力下降，极易并发感染。麻醉过程中对麻醉用具、器械、用药、输血输液等一切操作，都应严格进行无菌操作和处理。

(三)移植器官功能

及时恢复移植器官的功能是手术成败的关键，除与供体器官缺血时间，特别是热缺血时间以及器官的保存方式有关外，与手术及麻醉处理均有一定关系。另外，由于供体短缺而移植需求大，供体选择标准有扩大的趋势，这也在一定程度上增加了手术和麻醉的风险。

三、麻醉处理原则

(一)麻醉前准备

1. 全面了解病史及评估患者全身各器官的功能状态，认真估计手术耐受性，客观评定 ASA 分级

并参与手术前讨论，了解供体情况及其血型，组织相容性。根据上述具体情况，做好各项术前准备。

2. 强调各种麻醉用具均应灭菌处理。

3. 麻醉选择应以既能保障患者安全，又有利于手术操作为原则。

（二）麻醉期用药

1. 麻醉期间用药的选择应以对移植器官无毒副作用为原则。

2. 麻醉医师必须掌握移植术中的各类特殊药物的用药方法和血管活性药物的用法用量，不论何时必须保证移植器官的灌注。

（三）免疫抑制药的应用

根据各类器官移植的具体要求及手术医师的意见，麻醉医师应按时、定量给患者注射免疫抑制药。

（四）术中管理

1. 术中管理要求保持循环稳定，氧合良好，输液、电解质与酸碱平衡及麻醉经过平稳，并详细、准确记录手术全过程的各重要步骤与时间。

2. 全面了解手术各期的主要特点，采取积极的麻醉配合措施，是保证移植手术顺利进行的前提。选用全麻时，应以麻醉性镇痛药为主，吸入麻醉药为辅。如选用硬膜外阻滞，应避免循环、呼吸剧烈波动，并充分给氧。

（五）术中监测

应包括直接桡动脉压、CVP、体温、SpO_2、ECG、血气分析、电解质测定及各种特殊监测，详细记录各项监测结果，重点注意体温、循环及酸碱平衡的变化。

四、术后处理要点

1. 保持周围环境消毒及空气灭菌。

2. 积极持续施行抗感染及免疫抑制治疗。

3. 采用气管内插管全麻术后保留气管内插管者，早期应用呼吸机控制或辅助呼吸，患者清醒后，尽早拔除气管导管。

4. 加强各项监测，纠正水、电解质和酸碱平衡紊乱，及时诊断和防治排斥反应。

5. 积极术后镇痛，防治呼吸系统并发症，促进早日康复。

6. 尽快恢复移植器官的功能，缩短初期无功能的时间。

第二节　肾移植麻醉

1. 对于终末期肾脏疾病的患者，以手术植入一个健康的肾脏来治疗肾衰竭的方法，称为肾脏移植。与透析相比，肾移植不仅可明显提高肾衰竭患者的成活率，而且能减少并发症、改善患者生活质量。

2. 原则上任何不可逆转的肾衰竭，经一般治疗无明显效果，血尿素氮持续在35.7mmol/L以上，血肌酐707～884μmol/L以上，肌酐清除率低于5～10ml/min，需依靠透析治疗来维持生命者，均是肾移植的适应证。

一、麻醉前评估

全面了解病史及全身各器官的功能状态，认真估计手术耐受性，客观评定ASA分级并参与手术前讨论。

（一）年龄

年龄为20～60岁，其中以40～45岁的病死率较高。

（二）一般情况

肾衰常并存低蛋白血症，胃肠功能紊乱，严重水肿，水、电解质、酸碱失衡，凝血障碍及贫血，术前应重点衡量其严重程度，并采取相应治疗措施。

（三）其他并存疾病

如并存心血管、肺、脑等疾病患者，肾移植的危险性倍增。

（四）免疫抑制状态与感染

为防止排斥反应，术前即需开始免疫抑制治疗，但免疫抑制治疗使患者易并发感染，且可直接影响肾移植术的实施。术前并存呼吸道、胃肠道、泌尿系感染、骨髓炎、消化道疾患如肝炎、胰腺炎或胃溃疡，以及近期发生的动静脉瘘管局部感染等，都将直接影响肾移植的实施。

二、麻醉前准备与麻醉前用药

（一）充分透析

术前规律透析，改善氮质血症，纠正水、电解质和酸碱平衡紊乱，使得患者术前的病情得到不同程度的改善，以利于实施麻醉和术中管理。肾移植术前一般需加透析一次，使血钾降至5mmol/L以下，血清肌酐降到353～618μmol/L之间。

(二)纠正严重贫血

肾衰竭患者特别是晚期尿毒症患者血红蛋白较低，术前可应用叶酸、多种维生素及促红细胞生成素改善贫血，必要时间断输新鲜血液，尽量使血红蛋白升至70g/L以上。

(三)控制高血压和改善心功能

慢性肾衰竭合并高血压患者术前2周应进行抗高血压基础治疗，严重高血压患者不宜停药。心功能不全失代偿患者手术危险大，术前应积极治疗，除减轻心脏前后负荷外，还应加强心肌收缩力，宜用洋地黄治疗。

(四)供肾要求

1. 供肾质量不仅是移植成功的先决条件，也决定患者术后的生活质量。确保供体器官的功能，需要手术者与麻醉医师密切合作。

2. 在供肾取出前要保证肾脏有良好的循环灌注，尽量缩短热缺血和冷缺血时间；离体肾需要合理冷冻保存；重建循环后要使移植肾有良好的循环灌注并及时恢复肾功能，这些都是手术成败的关键。

(五)禁食

肾衰竭患者特别是晚期尿毒症患者胃排空时间延长(300～700分钟)，并且整个消化系统都存在问题，因此慢性肾衰竭患者肾移植前禁食时间至少20小时以上。

(六)保护动静脉瘘

测血压袖套及静脉输注通道均应置于非静脉瘘一侧的上肢。术前宜置持续导尿管，保留2～3天。

(七)麻醉前用药

根据患者全身状况酌情给予，对于精神紧张、焦虑者可给予适当的镇静药物，但应避免对呼吸和循环的抑制。

三、麻醉选择

(一)麻醉药物的选择

麻醉药物选择的原则是药物不经肾脏排泄或很少经肾排泄，对肾没有直接毒性，代谢产物无肾毒性，不减少肾血流量和肾小球滤过率。

1. 吸入麻醉药　体内无机氟可引起肾小管损害导致多尿性肾衰竭，血浆无机氟浓度在50μmol/L以内，对肾功能影响很小，可选用异氟烷、七氟烷。

2. 静脉麻醉药　首选异丙酚和芬太尼，可用咪达唑仑、依托咪酯、舒芬太尼、瑞芬太尼等。

3. 肌肉松弛药　肌肉松弛药的血清蛋白结合率不高，因而蛋白结合率在肾衰竭患者中的改变不会明显影响肌松药作用，但影响肌松药的药代动力学，因此肌松药作用时间可能延长。首选阿曲库铵、顺阿曲库铵、罗库溴铵或维库溴铵，慎用琥珀胆碱。

4. 局麻药　可用利多卡因、布比卡因、罗哌卡因或左布比卡因，均不宜加肾上腺素，以防导致恶性高血压。另外还要避免局麻药过量所致的毒性反应。

5. 术后镇痛药　可用芬太尼、吗啡、哌替啶、布桂嗪或曲马多，也可用硬膜外PCA等。

(二)麻醉方法的选择

1. 全身麻醉　国外大多数医院一般都选择全身麻醉，目前国内很多医院也采用全麻。因为全身麻醉能确保呼吸道通畅，供氧充分，并可提供良好的镇痛、镇静和肌松条件，效果确切。但全身麻醉对麻醉机、监测设施及麻醉医师的水平要求较高，同时对全身生理干扰较大，长时间机械通气也增加术后肺部并发症的风险。

2. 椎管内麻醉

(1)目前是国内肾移植术的主要麻醉方法，连续硬膜外麻醉或腰硬联合麻醉可提供良好的镇痛和肌松，麻醉用药品种较少，对机体生理干扰较小。

(2)特别适合慢性肾衰竭合并心衰以及肺部疾患的肾移植患者。硬膜外麻醉术后肺部并发症较全身麻醉少，麻醉费用低廉，能提供较满意的术后镇痛，同时对改善或维持移植肾功能起到重要作用。

(3)不能确保麻醉效果，遇病情突变或麻醉效果欠佳，麻醉管理较为被动，宜立即改为气管插管静吸复合麻醉。

(4)有凝血功能障碍或伴有严重贫血、低血容量或肾衰竭未经透析治疗的急症肾移植术患者均不宜选用椎管内麻醉。

四、麻醉实施

(一)全身麻醉

1. 全麻诱导

(1)采用静脉快速诱导气管插管，插管时应保持血流动力学平稳，平均动脉压不低于100mmHg，不高于基础血压20%，患者无呛咳、无躁动。

(2)插管期间脉搏血氧饱和度不应低于95%，呼气末二氧化碳分压在正常范围内。

(3)为减轻气管插管时的应激反应，除常规麻醉诱导用药外，可行气管表面麻醉。

(4)诱导期避免血压下降的方法有：纠正术前低血容量，使中心静脉压维持在正常范围内；诱导药物分次给予，给药速度不宜太快，用药剂量不宜过大。

(5)肾移植由于手术特点及患者病理生理改变，所有患者均应作饱胃处理，注意预防反流误吸。

2. 全麻维持

(1)全麻维持一般多采用静吸复合全麻，常用的药物有异氟烷、七氟烷、芬太尼、舒芬太尼、瑞芬太尼、异丙酚等。

(2)肌松药采用阿曲库铵、顺阿曲库铵或维库溴铵。

(3)麻醉深度的调控、呼吸和循环指标的控制、与手术步骤的配合等，必须有机地结合在一起考虑，并进行综合处理。

(4)血压的维持与术中髂内外动脉的分离、髂总血管的阻断、移植肾与受体血管的吻合和开放有关。

(5)肾血管阻断前宜适当加深麻醉以抵消因髂总血管的阻断引起的血压升高；另外，移植肾血管开放前宜加快输液和减浅麻醉并辅以适当的血管活性药物以防因移植肾血管开放后引起血压下降。

(6)有时移植肾血供恢复后，供肾肾素释放，可引起血压升高。对轻度高血压可予观察，必要时加深麻醉，对严重高血压者，可使用硝普钠行控制性降压。

(二)连续硬膜外麻醉

1. 穿刺点　多采用两点穿刺，上管穿刺点选择：$T_{11\sim12}$或T_{12}和L_1间隙，向头侧置管；下管穿刺点选择：$L_{2\sim3}$或$L_{3\sim4}$间隙，向尾侧置管。

2. 麻醉平面　手术部位主要包括皮肤切口、髂窝部血管分离和吻合、供肾输尿管与受体膀胱吻合等，因此，麻醉平面应覆盖下腹部和盆腔。上限T_{10}以上，不超过T_6，下限至S_5。

3. 局麻药浓度　上管麻醉平面需满足肌松，局麻药需用较高浓度：如2%利多卡因、0.75%罗哌卡因等，但均不应加肾上腺素。下管麻醉平面只需满足镇痛，宜用较低浓度。两管结合应用可降低局麻药用量，减少局麻药中毒发生率。术中可适量使用咪达唑仑或右美托咪定进行镇静，常规面罩吸氧，并加强呼吸功能监测，以防缺氧造成肾损害。

(三)腰硬联合麻醉

1. T_{12}和L_1间隙穿刺，向头侧置管，然后于$L_{3\sim4}$间隙行针内针蛛网膜下腔注射腰麻药，余同硬膜外麻醉。

2. 此法起效迅速，肌松完善且麻醉药用量更少，显著提高了麻醉可靠性，缺点是对循环影响较大，可能会发生低血压。若发生低血压应及时处理，以免影响肾灌注。

五、术中管理

术中管理应注意下述几点：

1. 机械通气宜轻度过度通气，使二氧化碳分压($PaCO_2$)维持在32～36mmHg之间。

2. 术中血压宜维持在术前或稍高水平，特别是在血管吻合完毕开放血流前，不宜低于术前血压的85%。必要时可静脉滴注多巴胺，以使移植肾有足够的灌注压。

3. 应根据患者具体情况和术中状态综合考虑补液问题。补液时应注意晶体液与胶体液的比例。术中扩容首选晶体液，晶体液常用平衡盐溶液，失血过多时需输注胶体液，必要时可输注新鲜血液。避免过多补液，注意通过密切监测中心静脉压来加强术中输液的控制。

4. 移植肾血供恢复后，应重新记录尿量。如尿量偏少，可静脉注射呋塞米、甘露醇或钙通道阻滞药维拉帕米。

5. 术中应行血气分析以指导纠正电解质和酸碱平衡紊乱。密切监测血清钾，尽量不用或少用含钾液体。如遇高钾血症时应立即处理，可给予葡萄糖酸钙或碱性药物如5%碳酸氢钠，后者还有助于移植肾的功能改善。

6. 移植肾血管吻合开放前，依次给予甲泼尼龙6～8mg/kg静脉注射，呋塞米100mg缓慢静脉滴注以及环磷酰胺200mg静脉滴注。血压偏低时可给予多巴胺静脉滴注，使血压维持在较术前血压略高的水平。

7. 麻醉中常规监测心电图、血压、心率、脉搏血氧饱和度、中心静脉压、呼气末二氧化碳分压、血气分析、电解质、尿量等。术中宜维持较高的CVP以降低术后发生器官衰竭的可能。

六、术后处理

1. 术后患者宜送至重症监护室(ICU)的无菌隔离室,并由专人护理,注意预防感染,必要时可使用强效广谱抗生素。术后早期应持续吸氧,以防低氧血症。密切监测患者生命体征,定期检查血常规、血生化和肾功能。

2. 免疫抑制剂治疗　术后应当立即给予免疫抑制治疗,可常规应用“免疫三联”(环孢素(CsA)+硫唑嘌呤(Aza)+甲泼尼龙(MP))。

3. 观察移植肾功能的恢复　多数情况下,移植肾在恢复循环后1小时内受者即开始排尿。注意记录出入量,维持血浆胶体渗透压在正常范围,必要时给予白蛋白。密切观察移植肾功能的恢复,若早期仍无功能,应及时施行血液透析治疗。注意防止酸碱失衡及电解质紊乱,尽量维持血压高于正常水平以利于肾灌注。

4. 术后镇痛　根据具体情况选用硬膜外患者自控镇痛(PCEA)或者静脉患者自控镇痛(PCIA)。

第三节　肝移植麻醉

1. 终末期肝病是导致死亡的主要原因之一。通常用手术方式植入一个健康的肝脏,以获得肝功能的良好恢复,称为肝移植术。肝移植术是目前治疗终末期肝脏疾病唯一有效的方法。

2. 可以认为,所有进行性及不可逆性肝病在常规治疗无效时都是肝移植的适应证。在我国,肝脏的原发性恶性肿瘤目前仍是主要的适应证之一,随着肝移植在我国的迅速发展和临床进步,越来越多的终末期良性肝病如各种类型的肝硬化、慢性活动性肝炎、病毒性肝炎、药源性肝病、代谢性肝病、卟啉症等将成为肝移植的主要适应证。

一、麻醉前评估

由于肝脏具有各种复杂的功能,终末期肝脏疾病可累及全身众多的系统、器官,在术前准备期间,必须对受者进行全面的肝病学和手术评估,完善全面的术前评估和准备是理想麻醉必不可少的前提。

(一)全身状况

终末期肝病患者一般全身状况较差,多数患者伴有黄疸、腹水、贫血及出凝血功能障碍,对手术及麻醉的耐受性较差。

(二)心血管系统

肝脏疾病患者的心血管功能通常难以评价。肝功能不全可致右心功能不全,循环代偿能力差。因门静脉高压致侧支循环丰富,再加出凝血障碍,术中极易出现出血不止和大量失血。对于肝硬化患者,术前应做超声心动图,以对其心脏功能作出正确判断。对于家族性高胆固醇血症患者,应对其心脏贮备功能和冠脉血流情况作出充分的评估。

(三)呼吸系统

在终末期肝病患者,低氧血症较为常见,急性呼吸窘迫综合征(ARDS)在晚期肝病的并发症中最为凶险。怀疑由脓毒血症引起时须做支气管灌洗和病变肺段的拭子培养,明确病原菌,并相应治疗。

(四)凝血功能

肝病患者常并存凝血异常和出血倾向。一般认为,输血治疗在手术室进行,术前不必为纠正潜在性的凝血功能异常而输血。手术开始前适当补充维生素K和新鲜冰冻血浆可减少术中失血。

(五)肾功能

肾功能可影响肝移植患者的生存率。研究发现接受肝移植的患者如术前、术中或术后发生肾衰竭,其1年生存率远远低于肾功能正常患者。如有迹象表明终末期肝病患者存在不可逆的肾功能损害,则可考虑行肝肾联合移植。对接受肝移植的患者,监测术前血清肌酐水平能很好地预计手术成功率。

(六)代谢

1. 接受肝移植的患者均存在不同程度的代谢紊乱和酸碱失衡,有些肝移植的患者还存在潜在的遗传代谢缺乏,可能影响多器官功能,因此术前对这些相关器官的功能应作出充分的评估。

2. 术前肝功能不良的严重程度将直接影响术后患者的恢复。Child根据肝脏疾病时可能异常的临床和生化参数评分,把手术危险性分为三级,后来 Pugh 等在此基础上进行了修改。其分类方法见表 77-1。

表 77-1 肝脏疾病患者接受手术的危险性 Child-Pugh 分级

临床或生化改变	根据异常程度评分		
	1	2	3
肝性脑病	无	1～2 期	3～4 期
腹水	无	轻到中度	重度
胆红素(mg/L)			
非原发性胆汁性肝硬化	<20	20～30	>30
原发性胆汁性肝硬化	<40	40～100	>100
白蛋白(g/L)	>35	28～35	<28
凝血酶原时间(延长秒数)	<4	4～6	>6
营养不良状况	轻度	中度	严重

分级:A,5～6 分,手术危险性小;B,7～9 分,手术危险性中;C,>9 分,手术危险性大

虽然这种分级不够全面,但对肝病患者接受手术时的预后判断具有指导意义。一般需肝移植治疗的患者多属 B 或 C 级。

二、麻醉前准备与麻醉前用药

(一)麻醉前准备

麻醉前积极纠正低血压和心律失常,改善心功;纠正低氧血症、过度通气和肺水肿;治疗肝功能衰竭,纠正酸中毒,补充肝源性凝血因子,降低血氨水平等。

(二)麻醉前用药

麻醉前用药应注意以下方面:对饱胃患者应用雷尼替丁或质子泵抑制剂;术前有脑病并发症者应禁用苯二氮䓬类药物;凝血功能障碍的患者应禁止肌内注射等。

三、麻醉选择

(一)麻醉药物的选择

麻醉药物选择的原则是药物不经肝脏代谢或很少经肝代谢,对肝没有直接毒性,代谢产物无肝毒性。药物选择还要考虑肝病的类型,因为不同的肝病导致不同类型的肝脏功能障碍。

1. 吸入麻醉药 吸入麻醉药以异氟烷最为常用。七氟烷因在肝脏代谢增加肝脏负担,很少使用。应避免应用 N_2O,因其易于产生肠腔胀气,无肝期前可能增加肠腔淤血和循环不良。

2. 静脉麻醉药 咪达唑仑、芬太尼或舒芬太尼或瑞芬太尼、异丙酚或依托咪酯等均可安全应用于肝移植手术。

3. 肌肉松弛药 首选阿曲库铵、顺阿曲库铵,两者均不经过肝脏降解和肾脏清除,通过霍夫曼(Hoffmann)清除,有利于肝移植手术,可采用连续输注或间断给药。

4. 局麻药 可用利多卡因、布比卡因、罗哌卡因或左布比卡因,均不宜加肾上腺素,以防导致恶性高血压。另外还要避免局麻药过量所致的毒性反应。

5. 术后镇痛药 可用芬太尼、舒芬太尼、吗啡等,也可用硬膜外 PCA 等。

(二)麻醉方法的选择

1. 全身麻醉 目前国内外大多数医院都采用全麻。因为全身麻醉能确保呼吸道通畅,供氧充分,提供良好的镇痛、镇静和肌松条件,对术中急骤的血流动力学更易管理,且能满足各种手术条件,效果确切。但全身麻醉对麻醉机、监测设施及麻醉医师的水平要求较高,同时对全身生理干扰较大,长时间机械通气也增加术后肺部并发症的风险。

2. 静吸复合麻醉联合硬膜外阻滞 对于术前无明显凝血功能障碍的患者,可于 $T_{7\sim8}$ 间隙行硬膜外穿刺置管,行硬膜外阻滞联合静吸麻醉。该方法不仅可以减少全身麻醉药用量,使麻醉中血流动力学更稳定,术后还可通过硬膜外导管进行镇痛治疗。但肝移植患者围手术期都可能发生严重凝血功能障碍,有发生硬膜外血肿风险,应慎重选择。

四、麻醉实施

(一)全身麻醉

1. 全麻诱导

(1)肝移植患者大多排队等候肝源,有足够的

时间使胃排空，可采用静脉快速麻醉诱导，以迅速起效，对循环无明显抑制的药物为首选。

(2)患者一般情况较好时，可用芬太尼或舒芬太尼、异丙酚或依托咪酯，阿曲库铵或顺阿曲库铵快诱导插入气管导管。

(3)为减轻气管插管时的应激反应，可通过喉麻管注入1%丁卡因1～2ml行气管表面麻醉。

(4)麻醉诱导前适量补液，纠正低血容量，诱导时给药速度不宜太快，以防出现严重低血压。出现低血压时可以用去氧肾上腺素维持。

2. 全麻维持

(1)麻醉维持以吸入挥发性麻醉药和空氧混合气较为常用，常联用阿片类药物行平衡麻醉，可以保持术中血流动力学稳定。

(2)麻醉深度调控、肌肉松弛度监测、呼吸和循环指标的控制、与手术步骤的配合等，必须有机地结合在一起考虑，并进行综合处理。

(3)常用的药物有异氟烷、芬太尼、舒芬太尼、瑞芬太尼、异丙酚等，肌松药多采用阿曲库铵或顺阿曲库铵。

(二)全麻联合硬膜外阻滞

1. 经完善的术前准备，凝血功能正常的患者可于T_{7-8}间隙行硬膜外穿刺置管，行硬膜外阻滞联合全麻。麻醉平面应尽量覆盖手术区域。

2. 实施全麻细节同上。因肝移植患者围手术期都可能发生严重凝血功能障碍，有发生硬膜外血肿风险，穿刺置管和拔管时机均应严格掌握。

五、术中管理

肝移植手术分为三个阶段，无肝前期有血流供应；无肝期时肝脏被切除，此时有静脉-静脉旁路形成；第三阶段为新肝期，此时移植肝已被再灌注，手术结束。每一阶段，麻醉者都应调整各器官功能，预防并发症。

1. 无肝前期

(1)此期内，对患者的管理重点应放在凝血功能状况的评价上，运用血栓弹性描记仪监测凝血功能，观察手术野的出血情况，并采集血液标本送实验室检测参数。

(2)当大量腹水被吸出或大曲张静脉离断时，会造成大量的失液和失血，从而需要输血和输液管理。手术搬动肝脏时，由于暂时阻断静脉回流，可致低血压。

(3)在此期，除非有过多的失血，不应过度纠正凝血功能障碍。

2. 无肝期

(1)此期全肝被切除，肝动脉、门静脉、肝脏上下的下腔静脉也被切开。

(2)此时血流动力学发生剧烈变化

1)静脉回流减少，心输出量降低，内脏和下腔静脉压力增加，肾灌注压降低，体循环动脉压降低。

2)现在，在很多肝脏移植中心会在无肝期使用静脉-静脉转流技术。静脉-静脉转流技术的优点在于，它能够增加血流动力学的稳定性、维持正常的肾灌注压、减少小肠淤血和减少出血；它的缺点是可使体温进一步降低和增加空气栓塞及血栓形成的风险。无肝期内应采取积极的保温措施，尽量避免低温对各系统的影响。

3)经常进行实验室检测，及时纠正水、电解质及酸碱平衡紊乱，重视容量管理和凝血功能监测，及时评估并积极处理。

3. 新肝期

(1)移植肝门静脉开放作为此期开始的标志。

(2)新肝期肝移植血管开放后，常发生剧烈的血流动力学波动，可能会出现严重低血压、高钾血症、严重酸中毒、体温过低和凝血功能障碍，有时甚至出现心搏骤停。

(3)再灌注综合征是指肝门静脉再灌注5分钟内体循环血压下降超过30%，肺动脉压力升高并持续1分钟以上，其特征为平均动脉压、全身血管阻力及心肌收缩力降低，而肺血管阻力和肺毛细血管充盈压却升高。

(4)预防再灌注综合征的方法

1)在进入新肝期前纠正低钙血症，提高碱剩余。

2)适当增加血容量和提高平均动脉压。

3)纠正和预防低体温。

4)进行供肝冲洗或通过肝下腔静脉放出一定量供肝和门静脉内的血液。

5)维持$PaCO_2$在正常水平。

6)尽量减少无肝期时间。

(5)再灌注综合征的治疗通常应用去氧肾上腺素和肾上腺素治疗，药物应从小剂量开始，逐渐增加剂量，使平均动脉压维持在一定水平，同时增强心肌收缩力。

(6)随着移植肝的再灌注和血流动力学的稳定，肝脏呈现粉红色表示灌注良好。

(7)在此期内，凝血障碍应被很好地纠正，以使手术能够得到良好的止血。如血栓弹性描记仪检测出纤溶亢进，可用氨基己酸拮抗；如检测出有肝素，用鱼精蛋白拮抗。

六、术后处理

1. 肝移植手术结束后，应将患者带管送入ICU。在ICU对患者的生命体征进行严密观察，包括心电图、直接动脉压、中心静脉压、心率、血气及水、电解质、酸碱平衡状况、体温、尿量、腹腔引流量及颜色等的改变。

2. 呼吸系统的支持　严密消毒隔离，若患者血流动力学稳定，无明显的呼吸功能障碍，一般24小时内可拔除气管导管。如果术前患者有明显的全身衰竭，气管插管时间可以适当延长。应加强雾化吸入及插管护理，以防严重肺部并发症的发生。

3. 镇痛　可经静脉内应用阿片制剂或曲马多行PCIA，如已放硬膜外导管，可经硬膜外行PCEA。

4. 肾功能的维护　终末期肝病患者常伴有肾功能不全，要注意尿量的观察。应使尿量保持在1～2ml/(kg・h)以上。根据中心静脉压指导输液，及时补足血容量，必要时可应用多巴胺以增加肾的血流灌注，也可以给予呋塞米。新肝功能不全可持续滴注前列腺素E1以改善肝功能，同时也可使肾血管扩张。

5. 抗感染治疗　肝移植手术创伤大，加之患者术前一般情况均较差，手术后感染是影响肝移植效果的重要因素之一。严格做到消毒隔离及各种无菌操作，定时将痰液及引流液进行培养并做药敏试验，针对性使用抗生素。

6. 加强营养支持　终末期肝病患者常伴营养不良，术后机体处于高代谢状态和负氮平衡，每天消耗大量蛋白，需及时补充。手术结束72小时后可开始静脉内营养，并逐渐过渡到肠内营养，可根据情况给予流质饮食，直至恢复正常饮食。

7. 免疫抑制治疗　肝移植术前及术后近期使用抗CD25单克隆抗体，术中及术后近期大剂量糖皮质激素冲击，常规使用CsA(FK506)+MMF(或Sirolimus,Aza)+糖皮质激素三联联合用药。

(杨洪光)

参考文献

1. Miller RD. Miller's Anesthesia. 7th Edition. Philadelphia: Churchill Livingstone, 2009.
2. 邓小明，姚尚龙，于布为，等．现代麻醉学．第4版．北京：人民卫生出版社，2014.
3. 杭燕南，王祥瑞，薛张纲，等．当代麻醉学．第2版．上海：上海科学技术出版社，2013.
4. 艾登斌．简明麻醉学．北京：人民卫生出版社，2004.
5. 夏穗生．中华器官移植医学．南京：江苏科学技术出版社，2008.
6. Baxi V, Jain A, Dasgupta D. Anaesthesia for renal transplantation: an update. Indian J Anaesth, 2009, 53(2): 139-147.
7. Ozier Y, Klinck JR. Anesthetic management of hepatic transplantation. Current Opinion in Anesthesiology, 2008, 21(3): 391-400.

第七十八章 机器人手术的麻醉

第一节 机器人手术的发展历史

20世纪医学科学对人类文明的重要贡献之一是以腹腔镜技术为代表的微创外科的形成与发展。进入21世纪，以“达芬奇”为代表的手术机器人系统应用于临床，其全新的理念和技术优势被认为是外科发展史上的又一次革命。

1999年1月和2月，由Intuitive Surgical公司制造的“达芬奇”(DA-Vinci)和由Computer Motion公司制造的“宙斯”(Zeus)机器人手术系统分别获得欧洲CE市场认证，标志着真正“手术机器人”的产生。

一、两种机器人的异同点

1. 这两套系统都包括高质量的图像传送显示器，医师手控的计算机辅助手术器械，能翻译和传送外科医师手部动作的网络以及支撑移动该系统机械臂的活动支架。

2. 在手术中，医师都是坐在控制台上，观察患者体腔内三维图像，利用操作手柄控制分别“扶镜”和执行手术操作的三只机械臂完成外科手术。

3.“宙斯”的“扶镜”手是声控的，而“达芬奇”的手术器械头端增加“手腕关节”，扩大了活动范围和灵活性。

因而继于2000年7月11日通过了美国FDA市场认证后，“达芬奇”成为世界上首套可以正式在医院手术室腹腔手术中使用的机器人手术系统。

二、达芬奇手术机器人的组成

由Intuitive Surgical公司开发的达芬奇系统使用的技术使外科医生可以到达肉眼看不到的外科手术点，这样他们就可以比传统的外科手术更精确地进行工作。价值1百万美元的达芬奇系统由三个主要部件组成：

1. 外科医生控制台　主刀医生坐在控制台中，位于手术室无菌区之外，使用双手(通过操作两个主控制器)及脚(通过脚踏板)来控制器械和一个三维高清内镜。正如在立体目镜中看到的那样，手术器械尖端与外科医生的双手同步运动。

2. 床旁机械臂系统　床旁机械臂系统(Patient Cart)是外科手术机器人的操作部件，其主要功能是为器械臂和摄像臂提供支撑。助手医生在无菌区内的床旁机械臂系统边工作，负责更换器械和内镜，协助主刀医生完成手术。为了确保患者安全，助手医生比主刀医生对于床旁机械臂系统的运动具有更高优先控制权。

3. 成像系统　成像系统(Video Cart)内装有外科手术机器人的核心处理器以及图像处理设备，在手术过程中位于无菌区外，可由巡回护士操作，并可放置各类辅助手术设备。外科手术机器人的内镜为高分辨率三维(3D)镜头，对手术视野具有10倍以上的放大倍数，能为主刀医生带来患者体腔内三维立体高清影像，使主刀医生较普通腹腔镜手术更能把握操作距离，更能辨认解剖结构，提升了手术精确度。

三、手术机器人的特点

尽管称为机器人手术，但操作意图和指令是由医师发出的，外科操作则以腹腔镜技术为基础。仍然需要人造气腹创造手术空间，腹壁打孔建立手术器械通道，手术方式仍需遵循传统外科手术原则，但手术机器人有以下特点：

1. 手术机器人的最大优点是能消除外科医师

不同程度存在的操作时手的颤抖而使手术解剖更加精细和平稳，这对于高精度的手术，如心脏和脑部手术以及长时间的复杂手术尤其重要。从而使得外科介入对患者创伤再次微小化。

2. 机器人手术可最大限度减小手术切口、降低手术创伤，是目前微创外科学最前沿的技术。

3. 手术者不需要站在手术台上，而是坐在远离手术台的机器人控制台上，实现了外科医师们"坐在沙发上开刀的梦想。

4. 手术器械不是由手术者直接操作，而是由机器人的机械手臂，按手术者遥控的指令实施切割、分离、止血、结扎、缝合等外科操作动作。

5. 通过计算机处理提供给手术者的不再是电视屏幕那样的二维图像，而是清晰明亮放大了20倍的的三维空间，手术者感觉好像置身于患者的腹腔，几乎没有视野死角。

6. 所谓智能化器械比常规的腹腔镜器械的关节灵活，可以提供几乎可与人手相媲美的手的旋转、弯曲等动作，这在重要脏器和血管、神经的分离和处理时，提供了精确性的保证。

7. 使用计算机控制台从稍远的地方进行手术开创了远程手术的概念，就是让医生从离患者很远的地方来进行精密的手术。如果医生离患者几十厘米远的计算机台旁远程控制机器人手臂，那么下一步将是从离得更远的位置来进行手术。

远程手术的主要障碍就是医生手的移动和机器人手臂做出的反应之间的时间延迟，机器人手术有望应用于远程急救医学，实现战争、地震等极端环境下的摇控手术。

第二节　术前评估与准备

达芬奇机器人手术本身对麻醉选择影响不大，主要是达芬奇手术时需行二氧化碳气腹以及特殊体位，以充分暴露操作空间。而某些患者对长时间二氧化碳气腹或者特殊体位不能耐受，需特别注意。

(一)术前合并某些心脏病的患者

行腹腔手术时，心脏病患者应考虑腹腔内压增高和体位改变对血流动力学的影响。CO_2气腹多数情况下使心排出量下降，外周血管阻力增加，尤其是快速建立人工气腹时的充气期，对于一些心功能较差的心脏病患者可能无法耐受。该类患者的手术方法需慎重选择，开腹手术比机器人手术对血流动力学影响较小，可能更适合此类患者。

(二)术前合并肺部疾病的患者

比如肺纤维化、慢性阻塞性肺疾病的患者等，术前肺功能较差，血气分析显示CO_2分压较高或者是血氧分压低，此类患者行长时间CO_2气腹时更易致CO_2潴留，术中可致严重酸中毒，对于此类患者首选对肺功能影响较小的开腹手术。

(三)青光眼和颅内高压的患者

CO_2气腹及头低位均会使眼内压及颅内压增高，使青光眼及颅内高压患者原有病情加重，严重者导致失明甚至脑卒中。此类患者不适合行CO_2气腹及头低位的机器人手术。术前对于一些拟行机器人手术的患者需注意询问病史，警惕某些存在眼科疾患的患者，必要时请眼科会诊，以协助诊断、加强评估。

(四)过度肥胖的患者

过度肥胖($BMI>30kg/m^2$)本身也是腹腔镜手术的相对禁忌证。肥胖一方面会影响机器人手术区域的暴露和手术操作，另一方面长时间的CO_2气腹及头低位会使患者呼吸循环系统在术中出现失代偿状态，对于该类患者手术方法选择应更慎重。

另外，对于一些特殊的患者，比如：曾经接受过腹腔或者是胸腔手术的患者，腹腔或者胸腔可能存在组织粘连；一些恶性肿瘤侵犯周围组织，导致分离困难等。这些机器人手术也可能存在困难，影响手术效果。当然，这些应该是外科医师着重注意的手术适应证。麻醉医师在术前评估时也应对手术难度有所了解，以选择适合的麻醉方法。

第三节　麻醉特点与管理

(一)麻醉选择

麻醉方法一般采用气管插管全身麻醉。但可以联合使用区域阻滞麻醉技术，虽然机器人手术切口较小，但术中对于病变部位的探查以及手术操作仍有不小的刺激。无论选用全身麻醉或是联合区域阻滞麻醉，都要做到严密监护，麻醉深度适当，保障患者的生命安全。

(二)麻醉管理

麻醉管理与一般手术的全身麻醉基本相同，但也有其特点：

1. 机器人手术要求术中绝对无体动反应，稍稍的体动可能会影响机器人的操作，导致神经、血管的损伤。

术中可以采用连续输注的方式使用中短效的肌肉松弛药物，保证手术期间无体动反应。大型手术、老年患者、合并疾病影响神经肌肉阻滞效果的，需要监测患者肌肉松弛深度，避免肌松药不合理使用和术后肌松残余效应。

2. 围手术期应特别注意迷走神经反射，要做好随时应用阿托品的准备。

尤其是建立气腹时，更易形成迷走反射使心率降低。另外妇科手术时，有时需子宫体注射垂体后叶素，应及时应用血管活性药物或者是阿托品，严重者可出现心搏骤停。

3. 术中应注意调节潮气量及呼吸频率，使 $PaCO_2$ 维持在正常范围内。

尤其是对于一些合并肺部疾患的患者，二氧化碳气腹时应根据患者呼气末二氧化碳($P_{ET}CO_2$)和气道压，调节潮气量及呼吸频率，必要时暂停手术，待 $PaCO_2$ 恢复至正常范围后继续手术。

4. 机器人手术中的液体补充不仅要考虑禁食、麻醉的因素，也要注意气腹、体位对循环血量的影响。

气腹本身会导致外周血管阻力增加，下腔静脉回心血流量减少，心排出量降低，而停气腹后，会导致血液再分布，影响血流动力学稳定。

对于长时间头低位的前列腺、妇科手术，术中输液尤其是晶体液不能过度，以免引起患者头面部肿胀以及喉头、气道水肿，导致术毕拔管困难。

5. 术中除常规监测无创血压、心电图、SpO_2、$P_{ET}CO_2$等，对于时间较长、特殊体位的患者应行中心静脉置管、有创血压监测以及体温监测。

机器人辅助心脏手术中要常规食管超声心动图监测，其作用是监测导管放置位置是否准确，以及评价手术效果、心肌功能状态等。

机器人冠脉旁路移植术，尤其是非停跳手术，需要放置肺动脉漂浮导管，实施评价心肌功能状态和机体的氧供耗水平，并且可以指导血管活性药物的正确使用，以及术后心功能的实时监测。

6. 长时间手术以及高碳酸血症可能会影响对麻醉深度的判断，因此，对于此类手术有条件的情况下可行脑电双频指数监测麻醉镇静深度，实现精确麻醉，保证术后的快速恢复。

7. 麻醉医师在整个麻醉管理过程中，应时刻注意患者的体位情况。

摆放截石位、侧卧位、折刀位等特殊体位时，应注意对患者受压部位的保护，避免长时间的压迫导致缺血损伤、神经病变。比如：机器人辅助前列腺癌根治术保持过度屈氏体位和截石位会导致腓总神经的压迫损伤；机器人辅助胸腺切除术要求位于上方的上肢尽可能远离躯体可能会导致臂丛神经损伤等。

变换体位时，尤其头高位与头低位变换速度尽量缓慢，避免患者生命体征急剧变化。另外，各种体位变换时，应注意保护气管导管，避免气管导管移动损伤气道，或者是气管导管脱出气道。

8. 由于机器人手术时间长、特殊体位，下肢血流缓慢甚至不畅，可能会导致下肢深静脉血栓形成，严重者危及生命。

预防措施有：下肢使用弹力袜或者是连续间断的机械压迫，促进下肢血液回流，对于一些血栓形成的高危患者，围手术期应用低分子肝素，术后早期被动肢体活动。

(三)麻醉恢复

术毕不应急于拔管，应等到 $PaCO_2$ 平稳在正常范围内一段时间后再拔管。另外，某些长时间头低足高位的手术，比如：机器人辅助前列腺癌根治术或者妇科机器人辅助盆腔淋巴结清扫术等，会使患者头面部组织水肿，气管和声门也可能受累，因此，术毕应及时恢复平卧位，或者是头略高位，待患者组织水肿消除、呼吸功能恢复正常后，方可拔除气管导管。

第四节 机器人手术麻醉发展方向

越来越多的医院引进达芬奇机器人并逐步开展手术治疗，但机器人手术过程中，手术操作熟练度不仅与操作者手术经验有关，也跟手术者操作机器人的熟练程度有关。

未来的机器人手术已经向小型化、智能化的方向发展，随着单孔腔镜机器人手术的应用，以及其与自然孔道腔镜手术的联合应用结合新型的三维超声定位技术，以及机器人手术在儿童中的扩大应用，机器人不仅给外科学带来变革，也推动了临床麻醉实践的进步。

麻醉医师在围手术期要做到更细致、更精确，机器人手术中麻醉医师不仅要对患者的身体状况做到准确的评估，也要对要实施的手术和手术操作者的操作水平有一定的了解，综合评估患者对该手术是否耐受，保证患者手术麻醉安全、舒适和优质转归。

（刘军超）

参考文献

1. WU Yangchun, CHENG Liming. Progress of Surgical Robot in Minimal Invasive Surgery. 外科研究与新技术 . 2013, 2(2): 119-122.
2. 隋波，王维，马涛 . 达芬奇机器人肝胆胃肠手术麻醉研究 . 军医进修学院学报，2011，32(9): 931-933.
3. Haas S, Haese A, Goetz AE, et al. Haemodynamics and cardiac function during robotic-assisted laparoscopic prostatectomy in steep Trendelenburg position. Int J Med Robot, 2011, 7(4): 408-413.
4. Tekelioglu UY, Erdem A, Demirhan A, et al. The prolonged effect of pneumoperitoneum on cardiac autonomic functions during laparoscopic surgery; are we aware? . Eur Rev Med Pharmacol Sci, 2013, 17(7): 895-902.
5. 李冠华，隋波，田雷 . 达芬奇机器人手术中气腹、体位对老年冠心病个台风天患者心电图 QT 离散度的影响 . 中华临床医师杂志，2013，7(20): 9344-9346.
6. Kaouk JH, Khalifeh A, Laydner H, et al. Transvaginal hybrid natural orifice transluminal surgery robotic donor nephrectomy: first clinical application. Urology, 2012, 80(6): 1171-1175.
7. Darlong V, Kunhabdulla N, Pandey R, et al. Hemodynamic changes during robotic radical prostatectomy. Saudi J Anaesth, 2012, 6(3): 213-218.
8. Vidovszky TJ, Smith W, Ghosh J, et al. Robotic cholecystectomy: learning curve, advantages, and limitations. J Surg Res, 2006, 136(2): 172-178.

第七十九章　肥胖患者麻醉

近年来，随着经济发展，饮食结构改变，我国的肥胖人数日益增多。肥胖对人类的健康危害很大，其引起的相关疾病患病率逐年增加，如心血管疾病、糖尿病、关节炎、胆石症和肿瘤等。肥胖可引起呼吸、循环等系统一系列病理生理改变，使心肺储备、机体代偿及应激能力下降，从而使麻醉处理难度及危险性增加，容易发生麻醉意外，且手术及术后并发症、病死率增加。

第一节　肥胖患者的麻醉特点

1. 肥胖患者呼吸储备功能相对低下，功能余气量(FRC)减少，患者手术和麻醉需取仰卧位，麻醉后功能余气量进一步减少，故加大通气量、有效的控制呼吸对肥胖患者围手术期低氧血症的预防是很有必要的。

2. 肥胖患者患高血压的风险高，循环血量、心排出量随着体重和氧耗量的增加而增加，心排出量的增加主要靠增加每搏量来实现，而心率正常或稍低。肥胖人每搏量增加显著降低了心血管储备功能，增加围手术期的风险。

3. 肥胖患者常并发非胰岛素依赖性糖尿病，另外很多患者血脂增高，极易导致重要器官的小血管硬化，尤其是冠心病的发生，增加围手术期血压波动的风险。

4. 肥胖患者腹内压增高，禁食状态下的肥胖患者仍有高容量和高酸性的胃液，麻醉诱导期误吸及吸入性肺炎的发生率均高于非肥胖患者。

第二节　麻醉前准备与处理

一、麻醉前访视

肥胖患者麻醉前评估除详细了解病史及体检外，应着重了解呼吸和循环系统的问题以及注重插管困难度的评估与准备。

1. 肥胖患者麻醉无论选择何种麻醉方法，都要进行插管困难度的评估与准备，因为即使行非全身麻醉时，也有可能出现呼吸道并发症需要紧急插管，充分的插管困难度评估与准备对于肥胖患者的围手术期安全具有举足轻重的作用。评估内容包括头后仰度、枕寰关节活动度、颞下颌关节活动度、舌体大小、张口度等，有无颈部、口腔、咽喉部手术史。

2. 了解患者呼吸道通畅程度，询问与麻醉和手术有关的上呼吸道梗阻、气道暴露困难史及睡眠时有无气道阻塞的症状(有无夜间打鼾、呼吸暂停、睡眠中觉醒以及日间嗜睡等)，以明确患者是否伴有OSAS及其严重程度。术前力求要明确诊断和全面评估，必要时可暂缓手术，做必要的检查或请相关科室会诊，以保障患者围手术期的安全。

3. 肺功能检查、动脉血气检查以及屏气试验等，以判断患者的肺功能及其储备能力。术前动脉血气基础值的测定有助于判断患者的CO_2清除能力，有利于指导术中和术后的通气治疗以及术后对拔管困难度的预测。

4. 详细询问患者有无高血压、肺动脉高压、心肌缺血等的病史或症状。常规心电图检查有助于发现心室肥厚、心肌缺血等，但漏诊率高达60%以上。必要时可建议患者行动态心电图、心脏彩超等检查。肺动脉高压最常见的表现为：呼吸困难、乏力和晕厥。这些都反映患者运动时 CO_2 不能相应增加。心脏彩超发现三尖瓣反流是诊断肺动脉高压最有价值的指标。胸片检查也有利于发现可能存在的肺疾患和肺动脉膨出征象。严重肺动脉高压的患者需进行肺动脉压监测。

5. 询问患者入院前6个月内及住院期间的用药史，尤其应关注是否服用减肥药物以及采用其他减肥治疗措施等。部分新型减肥药具有一定的拟交感作用和(或)内源性儿茶酚胺耗竭作用，使患者在麻醉诱导和维持中循环功能的变化难以预料，出现严重低血压或高血压的可能性增加，对麻黄碱等常用血管活性药物的反应性明显降低。麻醉医生对这类药物的药理学特性应十分了解，术中使用血管活性药物可考虑使用去氧肾上腺素等受体作用更单纯而明确的药物。必要时可暂时推迟手术时间，以进行进一步的检查和内科治疗。

6. 必须了解空腹血糖、糖耐量；如果发现有糖尿病或酮血症时，应该在手术前给予治疗。此外还应询问患者是否有食管反流症状。

7. 告知患者围手术期呼吸系统相关并发症的发生风险。包括清醒插管，术后拔管延迟，呼吸机辅助呼吸，甚至气管切开的可能性。

二、麻醉前用药

1. 肥胖尤其是重度肥胖对各类中枢抑制药物敏感，术前应用镇静药物、麻醉性镇痛药物发生上呼吸道梗阻的可能性增加，术前应慎用。已有研究表明盐酸右美托咪定可安全用于肥胖患者清醒气管插管达到镇静镇痛的要求，但其负荷剂量要根据患者去脂体重来计算，否则，易出现低血压、心动过缓等不良事件。

2. 术前应给予足量的抗胆碱药物，比如阿托品、东莨菪碱或者是长托宁，尤其是需要清醒插管的患者。

3. 肥胖患者易发生胃内容物反流，因此麻醉前应给抑酸药(H_2-受体阻滞药)，以减少胃液，提高胃液的pH。但常规应用可能会增加术后感染的风险。术后伤口感染发生率高，需预防性使用抗生素。

4. 病态肥胖是术后急性肺栓塞的一个独立的危险因素，建议围手术期应用低剂量的肝素到术后完全活动，以减少深静脉血栓及肺栓塞的发生。

三、麻醉前准备

除进行常规麻醉设施准备外，任何用于肥胖患者的术中、术后管理设备都必须适合于肥胖患者的特点。呼吸机、麻醉机、气管导管等设备的型号必须适当。

此外，应特别准备气管插管困难所需的用具，如氧气面罩、口咽通气道、鼻咽通气道、导管芯、枪式喷雾器、多种型号的喉罩、各种型号的咽喉镜片及纤维支气管镜等。

第三节　麻醉方式选择

对于麻醉医师来说，肥胖患者麻醉最困难的问题是气道管理。肥胖患者全麻和手术后易发生呼吸功能紊乱已很明确，而且肺膨胀不全的发生率明显高于非肥胖者，术后24小时内常无显著改善。因此对于肥胖患者的麻醉选择主要从以下几方面进行考虑：

1. 如果能满足手术需要，椎管内麻醉、神经阻滞麻醉应作为首选。椎管内麻醉时穿刺难度较大，腰麻时麻醉平面也难以预测和控制，大剂量的椎管内阻滞药物会引起患者较广的交感神经阻滞，并且带来呼吸管理的一些问题，故腰麻药量应减少；近年来由于采用周围神经刺激仪辅助定位，提高了神经阻滞的成功率和麻醉效果。

2. 硬膜外阻滞复合气管插管采用浅的全身麻醉行上腹部手术，对重度肥胖者甚为适应，不仅可减少术中辅助药的用量，而且硬膜外阻滞还可用于术后镇痛，对预防和减少术后肺部并发症有益。

3. 某些手术，比如脑科手术、口腔、耳鼻喉手术等不适合神经阻滞及椎管内麻醉的手术必须选用全身麻醉时，麻醉实施前应充分评估面罩通气、气管插管困难度，抬高上半身和头部，即斜坡位可改善直接喉镜的窥喉视野，提高插管的成功率，可采用充分表麻下纤维气管镜或清醒气管插管。

第四节 围手术期的麻醉管理

一、围手术期监测

1. 肥胖患者无论行全身麻醉或者是椎管内麻醉或神经阻滞麻醉时，均应常规监测心电图、SpO_2，无创血压，当过度肥胖患者上臂周径过大使无创血压无法测量时，应选择有创动脉血压监测。

2. 全身麻醉患者，除了上述常规监测外，应监测呼气末 CO_2，较长时间手术、或者手术较大时，应监测血气分析、有条件者可行 Bis、肌松监测，调节麻醉深度，避免药物过度蓄积。

3. 对于某些较大手术或合并心脏疾病的患者，可行中心静脉置管监测中心静脉压，另外 PCWP 监测便于术中和术后液体管理。

4. 术后仍应密切监护，根据手术大小、患者恢复情况确定术后监护时间，询问患者有无呼吸困难，及早发现呼吸道并发症并及时处理。

二、围手术期麻醉处理

(一)区域阻滞麻醉

1. 肥胖患者区域阻滞麻醉时，药量应酌减。需行蛛网膜下腔阻滞时，用药量大概是正常人用量的2/3，注药后密切关注麻醉阻滞平面，及时调节，避免麻醉平面过高。阻滞平面超过 T_5 水平，则可产生呼吸抑制，对伴有呼吸系统疾病的肥胖患者，影响更大。高平面阻滞时，可能导致心血管功能抑制，这种抑制可能在牵拉腹膜时突然加重，患者同时也会出现打哈欠等其他症状。

2. 肥胖者的腹内压较高，下腔静脉血易被驱向硬膜外腔静脉系统致硬膜外腔静脉丛怒张，硬膜外穿刺时易致硬膜外腔出血。术后应及时观察和随访患者下肢活动情况，避免出现硬膜外血肿引起的严重后果。

3. 肥胖患者因 V/Q 的失调、体位对肺容量的影响，易发生低氧血症。因此无论采用何种麻醉方法，麻醉期间均应吸氧。

(二)全身麻醉

1. 麻醉诱导和气管插管　清醒插管还是诱导后插管应详细评估、慎重考虑后作出选择，主要取决于事先估计的困难程度及麻醉医生的技术水平。对面罩通气困难、预计插管困难的患者应选择清醒气管插管。插管前应充分吸氧、应用适量抗胆碱类药，镇静镇痛药物应慎用，在完善表面麻醉下进行气管插管。纤维支气管镜引导下完成插管更容易被患者接受。

如果选择全麻诱导下插管，应预先吸氧去氮充分氧合，将患者的头、颈部适当垫高，呈头高斜坡状，使下颌明显高于患者的胸骨水平，诱导后置入口咽或者鼻咽通气道，保持呼吸道通畅。肥胖患者氧的储备量较少，因此对肥胖患者施行快速气管插管操作应尽量在 2 分钟内完成。气管插管操作时，应采用呼气末 CO_2 分压监测，可早期发现导管误入食管。

2. 麻醉维持　吸入麻醉药七氟醚和地氟醚的血中溶解度较低，这可加速麻醉药的摄取和分布以及在停药后更快地恢复。由于挥发性麻醉药很少在脂肪组织中分布，并在停药后能很快排出体内，故病态肥胖患者非常适合使用挥发性麻醉药。

阿片类及巴比妥类静脉麻醉药可积存于脂肪而延长药效，如肥胖患者的硫苯妥钠消除半衰期较非肥胖者延长 5 倍。但芬太尼消除半衰期在肥胖患者与非肥胖患者之间并无差异。肌松剂以阿曲库铵较为理想，如阿曲库铵 1mg/kg 的作用时间在肥胖患者与非肥胖患者相似。应用肌松药最好持续监测神经-肌阻滞程度，尽量使用最低有效剂量，以避免术后神经-肌阻滞残余效应。

3. 麻醉恢复与转归　肥胖患者全麻术后拔管或者是带管送 ICU 需要根据术前评估状态、手术因素、术毕恢复情况等综合评估，权衡利弊，保证患者安全。

(1)术后拔管：对于决定术后拔管的患者，应注意肥胖特别是阻塞性睡眠呼吸暂停(OSA)的患者拔管后发生气道阻塞的危险性显著增高。患者自主呼吸时产生明显的气道内负压，因而负压性肺水肿的发生率也显著增加，这种负压性肺水肿的患者通常需要重新插管。因此，拔管时患者应处于完全清醒的状态并且排除肌松残余的可能，拔管时应常规准备口咽通气道或鼻咽通气道，并做好重新插管以及紧急气道处理的准备。

（2）术毕带管送 ICU：肥胖患者行口腔、咽喉部、颈部手术后，口腔、咽喉部及颈部的组织、气道水肿会使患者出现呼吸困难，再次插管困难度增加，该类患者术后应带管送重症监护室，甚至较大手术行气管切开度过危险期。另外肥胖患者行其他部位手术后，呼吸、循环功能影响较大者，也应送 ICU 改善呼吸循环状态稳定后再拔管。

（3）术后镇痛：利于患者咳嗽及深呼吸，并可有效地改善低氧血症，预防肺部并发症。采用 PCA 经静脉给予阿片类药物，通常情况下是安全、有效的，但对伴有低通气综合征（OHS）的患者有较大的危险。如果手术前已放置硬膜外导管，可经硬膜外导管给局部麻醉药或含阿片类药物的局部麻醉药镇痛。肥胖患者硬膜外镇痛所需的局部麻醉药或阿片类药物的剂量与正常体重患者所需用量相似。由于肥胖患者呼吸道管理困难，而硬膜外阿片类药物镇痛可能出现延迟性呼吸抑制，故更需要在严密监护下进行。

4. 术后并发症及其预防　肥胖患者应着重预防可能出现的并发症，并做到严密监护，及时处理。

（1）低氧血症：肥胖患者术后易发生低氧血症，腹部手术后低氧血症可持续 3～4 天，故术后 4～5 天内应持续氧疗，并进行 SpO_2 监测。如循环稳定，协助患者取半卧位或坐位可改善肺功能，减轻低氧血症。

（2）肺部并发症：施行上腹部或胸部手术的肥胖患者，伴有呼吸系统疾病的肥胖患者，伴有 OHS 或匹克威克综合征的患者，术后容易发生呼吸系统并发症。对这些患者术后最好是有选择地送入 ICU，以便早期发现病情变化，积极进行预防及治疗，如吸入湿化气体、尽早进行胸部理疗、合理供氧以及在护理人员帮助下早期活动等。

（3）深静脉血栓：肥胖患者下腔静脉受腹部脂肪压迫及活动量减少致使术后深静脉血栓发生率增加。应积极采取预防深静脉血栓形成的措施，比如：手术中即开始用弹力绷带包扎双下肢 1 周，术后应早期离床活动或早期腿部理疗，合理补液以及围手术期低分子肝素的应用等。

（刘军超）

参考文献

1. 于布为，王俊科，邓小明，等．阻塞性睡眠呼吸暂停低通气综合征患者围手术期管理专家共识，2014.
2. 中华医学会内分泌学分会肥胖学组．中国成人肥胖症防治专家共识．中华内分泌代谢杂志，2011，27（9）：711-717.
3. Seet E，Yousaf F，Gupta S，et al. Use of manometry for laryngeal maskairway reduces postoperative pharyngolaryngeal adverse events：a prospective，randomized trial. Anesthesiology，2010，112(3)：652-657.
4. Ahmad S，Nagle A，Mccarthy RJ，et al. Postoperative hypoxemia in morbidly obese patients with and without obstructive sleep apnea undergoing laparoscopic bariatric surgery. Anesth Analg，2008，107(1)：138-143.
5. Gallagher SF，Haines KL，Osterlund LG，et al. Postoperative hypoxemia：common，undetected，and unsuspected after bariatric surgery. J Surg Res，2010，159(2)：622-626.
6. Cakmakkaya OS，Kaya G，Altintas F，et al. Restoration of pulmonary compliance after laparoscopic surgery using a simple alveolar recruitment maneuver. J Clin Anesth，2009，21(6)：422-426.
7. Brodsky JB，Lemmens HJ，Brock-Utne JG，et al. Morbid obesity and tracheal intubation. Anesth Analg，2002，94(3)：732-736.
8. Cadi P，Guenoun T，Journois D，et al. Pressure-controlled ventilation improves oxygenation during laparoscopic obesity surgery compared with volume-controlled ventilation. Br J Anaesth，2008，100(5)：709-716.

第八十章 围手术期并发症

一、术后急性高血压

1. 诊断标准　术后急性高血压是指术后出现的血压明显升高，其特点是术后早期发生(通常2小时之内)、持续时间不长(一般＜6小时，也可持续24～48小时)。术后高血压目前并无统一的诊断标准，不同病人群体需要治疗的血压界限也不同。通常非心脏手术患者BP＞160/90mmHg或MBP＞110mmHg，或者MA(SB)P、DBP较基础值升高＞20%时应予治疗；心脏手术患者BP＞140/90mmHg或MAP＞105mmHg时应予治疗。

2. 危险因素和预防

(1)在患者方面，高龄、术前合并高血压和心血管疾病者容易发生术后高血压。

(2)在手术方面，接受心脏手术、头颈部手术及大血管手术患者容易发生术后高血压。

(3)在麻醉管理方面，镇痛不足、血管内容量过多、麻醉苏醒、药物副作用、术后低体温寒战缺氧、高碳酸血症等均可导致术后高血压。

(4)预防应针对相应的危险因素，包括术前控制高血压，术中充分镇痛、维持体温正常和恰当的血管内容量，术后避免缺氧、二氧化碳蓄积并及时控制升高的血压等。

3. 治疗

(1)术后高血压的治疗应个体化，目标血压值及降压速度取决于患者年龄、基础血压、手术种类及终末器官受影响的情况。

(2)心脏或颅内手术后患者，嗜铬细胞瘤或自主神经高反应患者，以及合并高血压脑病或脑卒中的患者应缓慢降压，颅内压增高的患者应谨慎降压，高龄及基础血压较高患者的目标血压值应适当升高。

二、心肌缺血损伤和心肌梗死

1. 定义与诊断　心肌缺血是导致患者术后死亡的重要原因。

(1)传统的观念是关注围手术期心肌梗死的发生，即心肌缺血所导致的心肌坏死，其诊断依据是肌钙蛋白升高伴心肌缺血的临床表现或心电图改变。

(2)事实上很多心肌缺血并未导致心肌坏死发生但仍然伴随预后恶化，因此最近提出了围手术期“心肌缺血损伤”的概念，即因缺血而引起的心肌损伤而不论是否导致坏死，其诊断依据术后出现的超出正常水平的肌钙蛋白升高，但要除外非心肌缺血原因(如肺栓塞、脓毒症、电转复)导致的心肌损伤。

(3)值得注意的是，心肌损伤的患者中只有一小部分合并心肌缺血的临床症状或心电图表现。

2. 预防　所有针对冠心病治疗的原则均应在围手术期得到严格的遵循。

(1)双抗血小板治疗(阿司匹林/氟吡格雷)在支架植入后的停药的患者，围手术期使用他汀类药物可减少术后房颤和心肌梗死发生率。

(2)良好的围手术期麻醉管理是减少术后心肌缺血/心肌梗死的根本保证。

3. 治疗

(1)大部分围手术期心肌缺血/心肌梗死患者均缺乏特征性的临床表现，高度关注、及时发现是保证患者得到及时治疗、从而最大限度改善预后的关键。建议高危患者术后前3天应每日监测肌钙蛋白水平，以便及时发现心肌损伤/心肌梗死的发生。

(2)围手术期心肌梗死应遵循心内科的治疗原则。包括：吸氧、优化血红蛋白水平、给予阿司匹林和(或)吗啡；血流动力稳定的患者可考虑给予β-受体阻滞剂，血流动力不稳定的患者应首先处理低血压和心律失常，循环稳定后再考虑给予β-受体阻滞剂；必要时考虑血管造影、介入治疗。

三、短暂脑缺血发作和脑卒中

1. 定义与诊断

(1)脑卒中的定义是指由于脑血管原因引起的局灶性或广泛性神经功能缺陷，持续时间超过24小时或24小时内病患死亡。

(2)脑卒中又分为缺血性脑卒中和出血性脑卒中。短暂性脑缺血发作(TIA)是指影像学检查没有急性梗死证据的短暂神经事件。围手术期脑卒中或TIA是指从术中至术后30天内发生的脑卒中或TIA。其中围手术期脑卒中主要为缺血性脑卒中，出血性脑卒中仅占不到1%。

(3)围手术期脑卒中或TIA的诊断主要依据临床症状、体征和影像学检查结果。围手术期患者突然出现头痛、眩晕、言语不清、中枢性面瘫、偏侧肢体无力、偏身感觉障碍、共济失调等，提示脑卒中或TIA，及时进行影像学检查有助于早期发现和治疗。

2. 危险因素　危险因素可分为患者自身因素、手术种类和围手术期管理三类。

(1)患者自身的危险因素包括：高龄(＞70岁)、女性、脑卒中史或TIA史、颈动脉狭窄(特别是有症状者)、升主动脉粥样硬化(心脏手术患者)、高血压、糖尿病、肾功能不全、吸烟、COPD、周围血管病、心房纤颤、左室收缩功能障碍(LVEF＜40%)、术前突然停用抗血栓药物等。

(2)在手术种类方面：开放性心脏手术、颈部大手术风险大，非心脏、非神经手术风险较低。

(3)在围手术期管理方面：长时间手术、全身麻醉、剧烈血压波动、剧烈血糖波动、心房纤颤等可能会增加神经并发症发生。

3. 预防

(1)对于近期脑卒中(＜3个月)患者，择期手术应推迟至3个月之后，同时给予改善危险因素的治疗；急诊手术应小心维持血压稳定，并监测脑缺血的发生情况(TCD、EEG、诱发电位)。

(2)对于颈动脉狭窄患者，如果狭窄＞70%并有症状，应先行再血管化手术(支架置入/动脉内膜剥脱术)，再行择期手术。

(3)对于术前存在房颤的患者，术前停用抗凝药物(如华法林)治疗后应给予低分子肝素过渡；围手术期应继续使用抗心律失常药物或控制心率药物，并注意纠正术后电解质和液体平衡紊乱；术后应尽早恢复抗凝治疗。

(4)健康患者可很好耐受基础水平降低25%～35%的血压。但对于合并严重颈内动脉狭窄/闭塞的患者，低血压可能导致脑梗死，此类患者围手术期血压降低不应超过基础血压的20%。

(5)原则上应避免高血糖，危重患者推荐将血糖水平维持在7.8～10mmol/L水平。

(6)他汀类药物具有抗炎和斑块稳定作用。因此高危患者围手术期应持续他汀类药物治疗。

(7)对于术前长期使用β-受体阻滞剂的患者不建议围手术期大剂量使用，否则可能增加脑卒中发生率和死亡率。

(8)其他应注意的围手术期管理包括避免过高度通气、维持体温正常、维持足够的血红蛋白水平等。

4. 治疗　原则上TIA和脑卒中一旦发生均应进行神经内科专科处理。

四、肺部并发症

1. 定义与诊断　术后肺部并发症是指发生于呼吸系统的、可能对手术患者预后造成不良影响、需要医学干预的情况。术后肺部并发症可以是短暂、自限性、临床影响较小的情况，如轻微的肺不张、支气管痉挛、气管支气管炎；也可以是比较严重的情况，如肺炎、COPD急性加重、气胸、急性呼吸衰竭。术后急性呼吸衰竭通常是指拔除气管插管后需要再插管或机械通气超过48小时的情况。

2. 危险因素　危险因素可分为患者相关因素、手术相关因素和围手术期管理三方面。

(1)患者相关危险因素：包括高龄、ASA分级≥Ⅱ级、充血性心力衰竭、COPD、哮喘、机体功能依赖、肥胖、营养不良、神志损害、胸部检查异常等。

(2)在手术相关危险因素方面：手术部位是最重要的危险因素，原则上切口距横膈越近、手术对呼吸肌和横膈的功能干扰就越大。因此术后肺部并发症更多发生率在胸部手术、长时间手术和急诊手术患者。

(3)在围手术期管理方面：采用全身麻醉、术中大量输血输液会增加术后肺部并发症的发生。

3. 预防

(1)预防应从术前开始：吸烟患者术前应停止吸烟，COPD和哮喘患者应尽可能采用支气管扩张剂、抗生素、糖皮质激素等改善肺部状况和肺功能，营养不良患者术前应通过肠道或肠道外途径改善养状态，高危患者术前应进行2周以上的吸气肌肉训练，这些措施都有助于减少术后肺并发症发生。

(2)在术中管理方面：有研究显示采用椎管内麻醉可能有助于减少术后肺部并发症发生，但关于这一点还有争论。全身麻醉期间采用短效肌松药可通过减少术后肌松残留而减少肺部并发症的发生。研究发现单肺通气患者采用保护性通气(小潮气量和适度PEEP)减轻了炎症反应、改善了氧合，但未减少肺炎发生率。荟萃分析发现术中采用目标导向性液体治疗减少了上腹部和大血管手术后肺部并发症的发生。抑制炎症反应可能有助于减少肺部并发症。研究发现术前单次给予甲泼尼龙(10mg/kg)减少了术后肺部并发症，但有待进一步研究证实。

(3)在术后管理方面：有效镇痛可保障患者有效咳痰而减少肺部并发症，此时硬膜外镇痛可能更有优势。研究显示胃管的存在会增加反流、误吸和肺炎发生，因此条件允许时应尽早拔除胃管。术后深吸气训练、间断正压呼吸(IPPV)和持续气道正压(CPAP)的作用仍有待进一步证实。

4. 治疗　治疗应根据特定并发症及其严重程度而确定。

(1)肺不张患者可在充分镇痛后鼓励患者咳嗽、深呼吸，必要时间断正压通气。

(2)胸腔积液患者可在补充白蛋白基础上给予无创通气。

(3)神志不清、难以合作患者或无创通气效果不佳患者应气管插管有创通气治疗。

(4)无论采用何种通气方法，均应同时纠正导致呼吸衰竭的基础病因。

五、术后谵妄

1. 术后谵妄的定义与诊断

(1)谵妄具有以下特征：意识水平紊乱伴有注意力难以集中或认知功能改变，并且不能用先前存在的或进展的痴呆解释。以上紊乱通常在短时间(几小时到几天)内发生，且病情在一天之内有波动。术后谵妄是指患者在经历外科手术后出现的谵妄。通常把手术当天尤其是手术结束至出PACU这段时间发生的谵妄称为苏醒期谵妄，而术后第一天及以后发生的谵妄称为术后谵妄。

(2)谵妄的发生率与手术类型有关：通常小手术和日间手术谵妄的发生率低。接受大手术的外科患者中以髋部骨折患者和主动脉手术患者术后谵妄发生率较高。此外，心血管手术后谵妄的发生也较高。

(3)术后谵妄的诊断：通常使用CAM-ICU评估用于不能说话的危重患者谵妄诊断。使用CAM-ICU评估谵妄为两个步骤：首先进行镇静深度评估，推荐使用Richmond躁动镇静分级(RASS)。处于深度镇静或不能唤醒状态的患者不能进行谵妄评估；如果患者能够唤醒，则继续进行一下步CAM-ICU评估。CAM-ICU评估谵妄四个方面的特征：

1)急性发生的精神状态改变或波动。

2)注意力不集中。

3)思维无序。

4)意识水平改变。

患者必须同时出现特征1)、2)和3)或4)才能诊断谵妄。

2. 术后谵妄的预防

(1)围手术期老年患者应尽可能避免使用抗胆碱能药物。

(2)麻醉方式：有多项研究比较椎管内麻醉与全身麻醉的作用，荟萃分析未发现两种麻醉方法对术后谵妄发生率的影响存在差异。

(3)老年患者术中建议进行麻醉深度监测，避免麻醉或镇静过深。

(4)完善的镇痛可减少谵妄的发生，老年患者建议开展术后神经阻滞镇痛，术后多模式镇痛可减少术后谵妄的发生。

(5)在阿片类药物中哌替啶较为特殊，研究证实它有明确的增加谵妄发生的作用，可能与其抗胆碱能特性有关，不建议用于谵妄高危患者的术后镇痛；其他阿片类药物之间则未发现明显差异。

(6)由于谵妄通常是由多种易感因素和多种促发因素共同作用的结果，预防谵妄也应针对多种危险因素进行干预。药物预防方面可使用氟哌啶醇、非典型抗精神病药物、胆碱酯酶抑制剂、右美托咪定等，但要注意其不良反应。

3. 术后谵妄的治疗

(1)非药物治疗：包括去除危险因素和支持治疗。遇到谵妄患者时，医生应尽快详细了解现病史、合并疾病和药物、手术治疗情况，识别危险因素。应尽可能纠正可逆的促发因素，对于不能纠正的易感因素也应尽可能予以改善，支持治疗的内容包括保持气道通畅、防止跌落和意外损伤、维持通气正常和循环稳定、保障输液和营养、预防发生并发症等。需要注意的是针对危险因素的治疗(如抗感染治疗)有时并不能很快缓解谵妄症状。因此去除诱因的同时仍应密切观察患者,以防患者突然发生躁动伤及自身或他人。

(2)药物治疗:药物治疗仅适用于患者跳动症状严重、如不及时控制症状有可能危及患者自身安全(如意外拔管、拔除输液通路或引流管等)或医务人员安全的情况。

1)抗精神病药物:氟哌啶醇是目前用于谵妄治疗的首选药物。可口服给药,但生物利用度较低,需要适当增加剂量。也可经静脉、肌肉或皮下注射给药。经静脉给药可减少锥体外系副作用的发生,但有可能引起剂量相关的QT间期延长,后者增加发生尖端扭转型室性心律失常的风险。剂量超过20mg或者合并心脏疾病时QT间期延长的风险增大。

非典型抗精神病药物(如奥氮平利培酮、喹硫平等)在控制谵妄症状方面同样有效,引起的锥体外系副作用少。但最近FDA警告长期使用非典型抗精神病药物治疗老年患者行为异常会导致死亡率增加。术后谵妄的持续时间通常较短(多为1～4天),因此谵妄症状控制后可持续用药2～3天停药。

2)苯二氮䓬类药物:对于谵妄高危患者,该类药物的使用会导致谵妄发生风险增加。对于普通的谵妄患者,该类药物的使用往往会使患者意识混乱加重、躁动加剧。因此不推荐常规用于谵妄患者的治疗。但对于因酒精戒断或苯二氮䓬类戒断而产生谵妄的患者,该类药物是首选治疗。此时氟哌啶醇仅作为辅助药物用于控制诸如幻觉、好斗等精神症状。

3)右美托咪定:初步的证据支持将右美托咪定用于谵妄患者治疗。

(姜　敏)

参考文献

1. Frederick E. 老年麻醉学．左明章,田鸣,译．北京:人民卫生出版社,2010.
2. 邓小明,姚尚龙,于布为,等．现代麻醉学．第4版．北京:人民卫生出版社:2014.
3. Ronald D. Miller. 米勒麻醉学．第7版．邓小明,曾因明,译．北京:北京大学医学出版社,2011.
4. 吴新民．麻醉学高级教程．北京:人民军医出版社．2014.

第八十一章 手术患者体位

手术体位是指根据手术部位及手术方式决定的患者术中的卧位。随着麻醉学的发展和技术的提升，医生可触及的手术范围不断扩展，外科手术技术对手术体位的要求也越来越趋向于精细化、标准化。手术体位的安置应兼顾手术的需求、患者的舒适度以及躯体摆放的安全性，同时还应注意尽量对患者产生最小的生理影响。但任何手术体位都有可能带来与体位相关的危险性和并发症。正确规范的安置手术体位，不仅需要手术团队成员的协力合作，更需要对医务人员进行规范化的培训，使之掌握一定的手术体位安置相关知识，以规避各种体位相关并发症的发生。

第一节 手术体位对患者生理功能影响

手术体位包括患者的姿势、体位垫的使用、手术床的操作三个部分组成。机体对于体位改变的生理反应主要是对重力改变的反应。手术体位的摆放是以满足手术的需要同时兼顾到对患者的最低影响。但是即便如此，体位改变后机体还是需要通过一系列复杂调节机制来确保功能运行的平衡。手术体位的迅速改变，全身血液的再分布，会充分调动机体的代偿机制来适应各种变化。血管壁的通透性、血管周围组织的压力、血液运行的流速等在因麻醉引起的肌肉松弛状态下，均会导致循环系统的变化，如回心血量、中心静脉压、心输出量、平均动脉压等的变化。在膀胱截石位和仰卧位的体位变化中，因下肢的平放或抬高，就会直接造成回心血量的迅速变化进而引起血压的变化。俯卧位的摆放中，患者腹部受压，可压迫下腔静脉，使其静脉回流受阻，这不仅使心排出量降低而影响血流动力学稳定，更重要的是下半身的静脉血通过椎旁静脉网经奇静脉回流，使脊柱手术的手术野严重淤血，出血、渗血明显增加，延长手术时间。

手术体位摆放后，在麻醉的作用下胸廓和膈肌的活动会受到限制，膈肌上升使胸廓容积减少，辅助呼吸肌的有效性减退，肺泡受压萎缩，呼吸道无效腔、阻力和顺应性改变，肺内血容量改变或肺血管系淤血以及肺通气和灌流比例变化。体位对呼吸系统的影响主要来自两方面：重力和机械性障碍。仰卧位时，腹式呼吸相对减弱，胸式呼吸增强。膈肌向头侧移位，近背侧的膈肌移位更明显，使下肺的通气量增加。正常人俯卧位时，气体更容易分布到上侧肺泡，而血液分布正好相反，影响气体交换。

手术体位的摆放同样也可以影响到中枢神经系统的功能，主要是对脑血流量的影响。颅脑手术通常采取术中头高30°左右的体位，主要是为了借助体位的作用促进脑静脉的回流从而起到降低颅内压的目的。而有些研究结果也表明，在采取头低30°并向左或向右转、仰卧头屈曲时，颅内压会显著增高。体位改变对脑血流的影响主要取决于平均动脉压和脑血管阻力变化。一般情况下，可通过调节脑血管阻力使脑血流维持在稳定水平。正常人具有自身调节能力，在体位改变时只要平均动脉压能维持在60mmHg以上，脑血流可维持正常水平。麻醉期间仰卧位时，只要维持平均动脉压能高于60mmHg，脑血流仍可维持正常。因此，手术体位与颅内压的相关性显而易见，在安置体位时应特别注意。

一、仰卧位对生理的影响

手术患者摆放水平仰卧位时，重力对循环系统影响较轻。体位改变时，较心脏水平每垂直升高或降低2.5cm，血管内压力降低或升高2mmHg，这就是在血流灌注的重要生命器官（心脏、脑）水平放置换能器的原因。平卧位中的头低斜坡位（Trendelenburg position）可增高脑静脉压和颅内压，使中心血容量增加，激动压力感受器，导致周围血管舒张。头高或头低位变化时，腹内脏器亦相对于膈肌运动，从而影响自主通气的效果。

二、侧卧位对生理的影响

侧卧位时，由于肺血流灌注直接受重力影响，相对而言，下侧肺的灌注量较大，而上侧肺较小。下位胸壁下方近腋窝端垫一软垫，以充分抬高胸廓，减轻肩头对臂丛神经和血管的压迫。骨盆和下肢约束固定，下位下肢静脉回流减少。侧卧位摆放后，患者通气时上位肺顺应性较佳，因此上位肺血流不足，而通气过多；下位肺血流过多，而致通气不足。

三、俯卧位对生理的影响

俯卧位时，可使腹内脏器受压，进而压迫肠系膜和椎旁血管，从而导致术野静脉渗血增多。同时，腹内脏器受压，使膈肌上移，从而对肺通气产生一定影响。因此，俯卧位摆放时，尤其应注意肩部垫物和骨盆垫物使腹部呈悬空的状态，从而抑制功能余气量减少和静脉回流受阻。

四、坐位对生理的影响

坐位时，主要表现为循环系统的影响。因重力性作用使胸腔内血液向胸腔外转移、分布，心脏前负荷降低，从而影响心脏充盈及搏出，以致心脏做功参数降低，伴发动脉压降低。

第二节　体位安置

手术体位的安置，首先要符合手术的要求，但又不能过分妨碍患者的生理功能。安置体位应着重注意各种衬垫物和支撑物的放置位置和支撑点，着力点和固定点要满足手术和患者的要求，在此前提下，保证着力点应不妨碍患者的呼吸，不能影响静脉回流，不能导致软组织受异常压迫和牵拉。正确的手术体位安置是顺利完成手术的前提，是手术团队共同协作确保患者安全的专项技能之一，不同的手术常需要不同的手术体位，同一手术体位又适用于多种手术。既要达到手术野易于暴露、方便手术操作以提高手术成功率为目的，又要全面考虑患者的生理代偿功能。常见的手术体位包括仰卧位、俯卧位、侧卧位、膀胱截石位、坐位等。

一、手术体位的安置原则

1. 参加人员　体位的安置由手术医师、麻醉医师、巡回护士共同完成，国外有的医院由专职体位技师来完成。

2. 保证患者安全舒适　骨隆突处衬软垫，以防压伤；在摩擦较大的部位衬以海绵垫、油纱或防压疮垫，以减少剪切力。

3. 充分暴露手术野　保持手术体位固定，防止术中移位影响手术，便于手术医师操作，从而减少损伤和缩短手术时间。

4. 不影响患者呼吸　俯卧位时应在胸腹部下放置枕垫，枕垫间需留一定空间，使呼吸运动不受限，确保呼吸通畅。

5. 不影响患者血液循环　患者处于侧卧或俯卧时，可导致回心血量下降；因此，安置手术体位时应保持静脉血液回流良好，避免外周血液回流受阻，肢体固定时要加衬垫，不可过紧。

6. 不压迫患者外周神经　上肢外展不得超过90°，以免损伤臂丛神经；截石位时保护下肢腓总神经，防止受压；俯卧位时小腿垫高，使足尖自然下垂。

7. 不过度牵拉患者肌肉骨骼　保持患者功能位，如麻醉后患者肌肉缺乏反射性保护，长时间颈伸仰卧位或颈部过度后仰可能会导致颈部疼痛；不可过分牵引四肢，以防脱位或骨折。

8. 防止发生体位相关并发症　在安置体位时，麻醉医师应做好相应准备；移位时应动作轻缓，用力协调一致，防止体位性低血压或血压骤然升高以及颈椎脱位等严重意外发生。

二、摆放体位前的评估要点

1. 患者的意识、年龄、身高、体重、营养及肢体活动程度。

2. 患者是否存在特殊体格。

3. 受压部位皮肤状况及压疮风险。

4. 曾接受手术的时间、部位、名称及并发症。

5. 是否存在特殊状态：体内是否装有义眼、人工关节、心脏起搏器、金属植入物等；是否处于月经期等。

6. 既往史：是否有心血管疾病、糖尿病、周围神经疾病、免疫系统疾病、眼部疾病等。

7. 术前化验检查：血常规、血生化检查、传染性疾病筛查等。

三、体位摆放的关注点

1. 严格核对手术部位、侧别，摆放体位前、后两次安全核查。

2. 对压疮风险高危患者做好身体受压部位的防护，防止压疮发生。

3. 床垫应平整，搬动患者时，避免拖拉，皮肤不可直接接触软垫，一切操作均做到稳、准、轻。

4. 突然改变体位，可诱发急性循环功能不全和血压骤降甚至猝死。改变体位动作要缓慢，注意血压变化。

5. 摆放体位后应再次检查患者肢体有无受压、皮肤有无接触金属物，以免引起电灼伤。

6. 注意保持各关节的功能位，注意保持各管道通畅。

7. 术中定时观察体位的维持及器官、组织受压情况，并及时做好记录。

8. 术毕检查受压部位皮肤及器官组织有无受压情况。

四、关节功能位

手术体位的安置应兼顾患者的躯体舒适度和肢体的功能位置等问题。关节功能位是指能使肢体发挥最大功能的位置。它是依据该部位功能的需要而综合考虑得出的一种位置。手术体位的安置应了解各关节的功能位置，才能正确摆放肢体位置，从而避免各种体位相关并发症的发生。各关节的功能位置包括以下内容：①肩关节：外展45°，前屈30°，外旋15°；②肘关节：屈曲90°；体力劳动者，可维持在屈曲60°～70°；③腕关节：背伸20°～30°；④髋关节：前屈曲15°～20°，外展10°～20°，外旋5°～10°；⑤膝关节：屈曲5°左右；⑥踝关节：0°。女性的踝关节功能位，可跖屈5°～10°。

五、标准手术体位

标准手术体位的提出是对传统手术体位摆放的改进。标准手术体位的确定更加符合人体生理，更注重摆放细节的规范、安全，更利于不同职业经历人员的统一培训与掌握，尤其是在摆放相同体位或变换体位时，标准体位的摆放能更快确保体位安置的实现。标准手术体位主要包括仰卧位、侧卧位、俯卧位三种，其他手术体位都是在标准手术体位基础上演变而来。

六、常见手术体位安置方法

（一）仰卧位

标准仰卧位的摆放要点是上肢外展不得超过90°，上肢不需外展者将其固定于体侧并安装护手板，以利于保护上肢及各种管道。头部抬高3～5cm，肩部适当抬高，使颈椎处于水平位置。上臂摆放位置包括反掌位，手掌向前；旋前位，手掌向后。仰卧位时，上肢远端关节应高于近端关节，不同术式双臂有不同安置方法。膝关节下应垫半圆形软垫。足后部应垫软垫，足跟悬空（图81-1）。

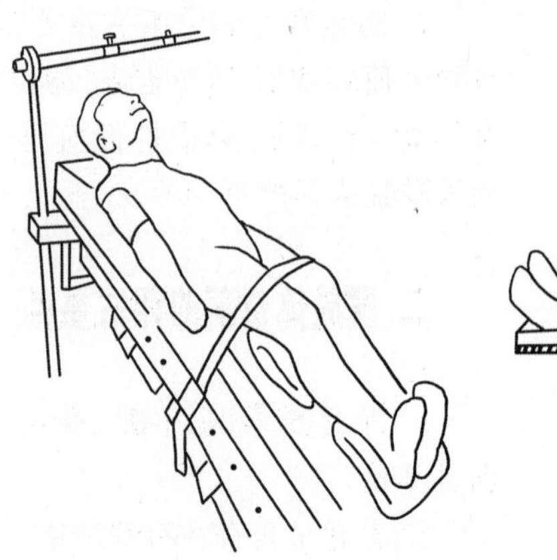

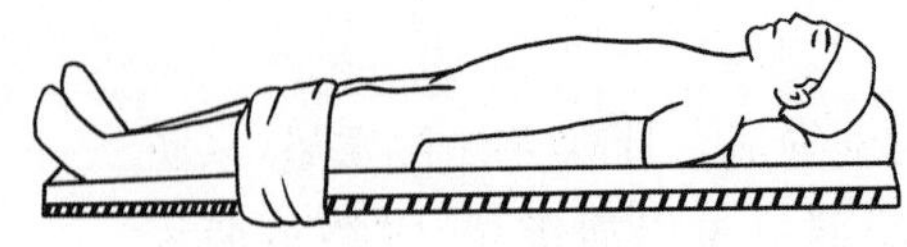

图81-1 仰卧位

1. 仰卧位

(1)患者评估：观察患者肢体活动度，询问有无颈椎疾病、眼部疾病等，评估术中压疮风险。

(2)安置要点

1)手术医师、麻醉医师、巡回护士三方安全核查，确保手术方式、侧别正确。

2)全麻患者粘贴眼贴，闭合眼睑。

3)固定各种管道确保管路畅通。

4)双上肢伸直，掌心向后，用中单包裹固定于躯干两侧。

5)膝髋关节保持功能体位，悬空足跟：膝下垫厚长软垫，使膝与髋关节适度屈曲；足后部垫薄长软垫，防止足跟受压；膝上5cm处覆盖治疗巾，用约束带固定，松紧适宜。

6)颈部过伸仰卧位：肩下垫高，支撑颈部，枕部枕头圈，颈部处于过伸位。

7)头高脚低位、头低脚高位应注意肩部与足底部的支撑，减少剪切力。

2. 下肢牵引复位仰卧位

(1)患者评估：评估患者肢体活动度、受压皮肤部位状况等风险。

(2)安置要点

1)手术医生、麻醉医生、巡回护士三方安全核查，确保手术方式、侧别正确。

2)安装下肢牵引架

3)全麻患者粘贴眼贴，闭合眼睑。在臀部、骶尾部等骨隆突处贴减压贴。

4)固定各种管道确保管路畅通。

5)患者身体下移，使臀部与床背板下缘平齐；双足套棉制脚套；枕部置头圈，使头与颈椎保持水平位。

6)安装牵引床。男性患者注意保护阴囊，避免导尿管受压。

7)安置下肢；将双足固定于牵引靴内，松紧适宜，避免足趾与足跟受压；健侧下肢行内旋位固定(或放于支腿架上)；患侧下肢在牵引下行骨折端复位，射线透视复位满意后固定患肢。

8)固定上肢；一侧上肢伸直，掌心向内，用中单包 裹固定于躯干一侧；一侧上肢外展，掌心向上，用包布包裹固定于托手架上，远端关节应高于近端关节，外展角度小于90°，防止臂丛神经损伤(图81-2)。

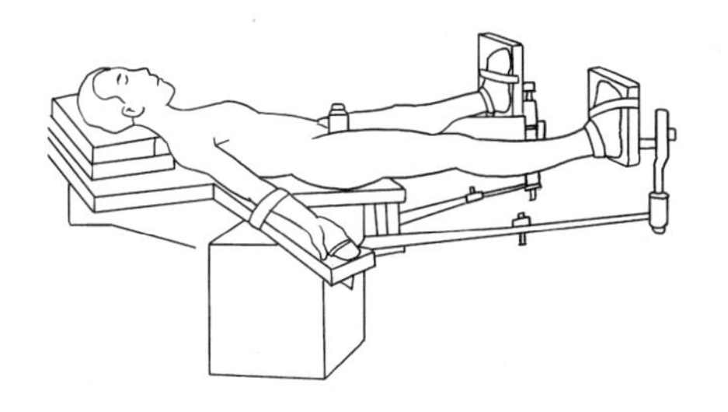
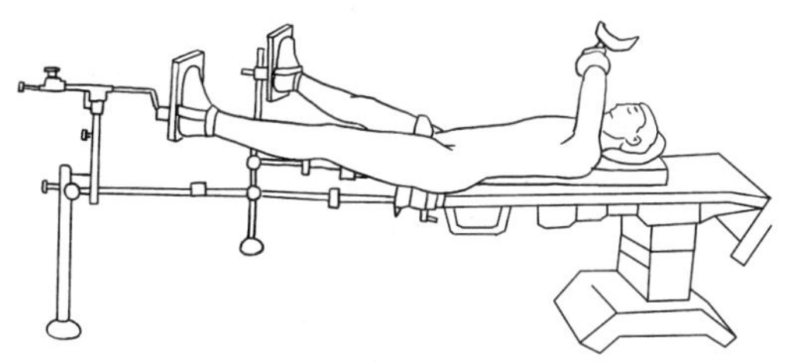

图81-2 下肢牵引复位仰卧位

(二)俯卧位

标准俯卧位的摆放要点是双髋双膝关节屈曲20°，膝关节及小腿下垫软垫。头部置于有槽啫喱头垫上，踝部背曲，足趾悬空。胸腹部用模块式俯卧位垫支撑，双手臂置于有软垫的可调节托手架上，肩肘呈90°，双上肢远端关节低于近端关节(图81-3)。

1. 患者评估 评估患者心肺功能、肢体活动度、受压部位皮肤状况，询问既往有无眼部疾病等情况。

2. 安置要点

(1)手术医生、麻醉医生、巡回护士三方安全核查，确保手术方式、侧别正确。

(2)铺置俯卧位体位垫于手术床面。全麻患者闭合眼睑。在面部、前胸、双膝等骨隆突处做好皮肤保护。

(3)固定各种管道确保管路畅通。

(4)翻卧患者于体位垫上。注意人员站位、工作划分明确。沿身体纵轴同步翻动，将患者安置在体位垫上；头部俯卧于高分子头垫上，避免眼部受压；双膝部置于凹形垫上，足背置于足背垫上，双足自然下垂，防止足趾受压。腘窝上方5cm处用约束带固定下肢。

(5)固定上肢；胸腰椎手术双上臂屈曲内收于托手架上。颈椎手术双上臂伸直放于躯干两侧。

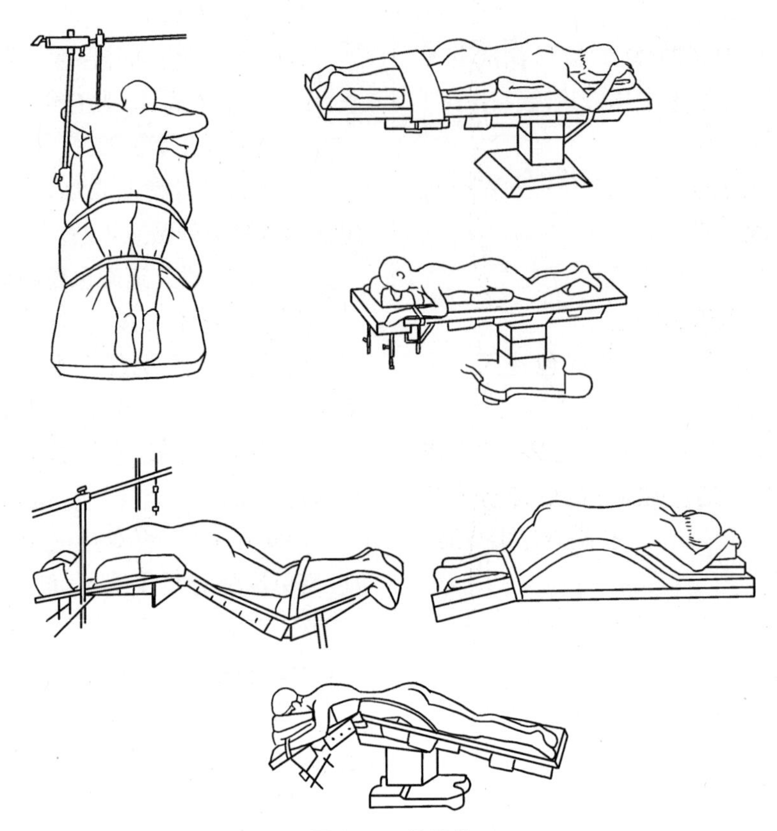

图 81-3　俯卧位

(6)切口消毒前再次确认体位放置的规范性。

(三)膀胱截石位

膀胱截石位是适应手术需要采取的一种强迫姿势,为妇产科、泌尿外科、胃肠外科等手术常用的手术体位。特点是在腹部和会阴部同时进行手术,对手术视野尤其是盆腔深部结构暴露充分,有利于辨认相关结构,不会损伤附近重要组织(图 81-4)。

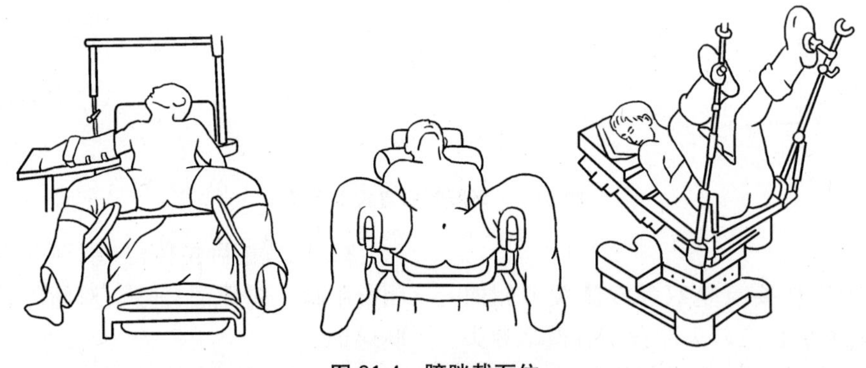

图 81-4　膀胱截石位

1. 患者评估　评估患者心肺功能、肢体活动度、有无骨关节疾病、眼部疾病、受压皮肤状况等,评估压疮风险、深静脉血栓风险等。

2. 安置要点

(1)手术医师、麻醉医师、巡回护士三方安全核查,确保手术方式、侧别正确。

(2)固定好各种管道确保管路畅通。全麻患者闭合眼睑。保护受压点皮肤。双下肢着弹力袜。

(3)将患者平行下移;使坐骨结节超出背板下缘 5cm;枕下置头圈,使头与颈椎保持水平位。

(4)固定上肢;一侧上肢伸直,掌心向内,用中单包裹固定于躯干一侧;一侧上肢外展,掌心向上,用包布包裹固定于托手架上,远端关节应高于近端关节,外展角度小于 90°,防止臂丛神经损伤。

(5)安装腿架;将患者一侧下肢缓慢抬高并固定于腿架上,3～5 分钟后,再固定另一侧腿。腘窝下方垫薄软垫，避免腓总神经受压；腿托应支撑在小腿肌肉丰富部位并与小腿平行；注意双腿外展角度和腿架高度，避免拉伤肌肉；骶尾部垫高约 10cm，腰部垫薄软垫。

(6)手术结束，安装手术床下板，放平双腿；托住一条腿的足跟连同膝盖缓慢抬起并放平，3～5 分钟后，观察生命体征平稳后，同法放平另一侧腿，避免血压骤降。

(四)侧卧位

标准侧卧位的摆放要点是双下肢屈髋屈膝 70°，呈跑步状。头、颈、胸下方放置整体侧卧位垫，双上肢置于垫有软垫的可调节托手架上，外展不超过 90°，双手臂呈抱球状，骨盆处用前后挡板固定。侧卧位根据手术专科的需求可分为四种侧卧位，分别是骨科侧卧位、神经外科侧卧位、肾脏手术侧卧位、胸科手术侧卧位(图 81-5)。

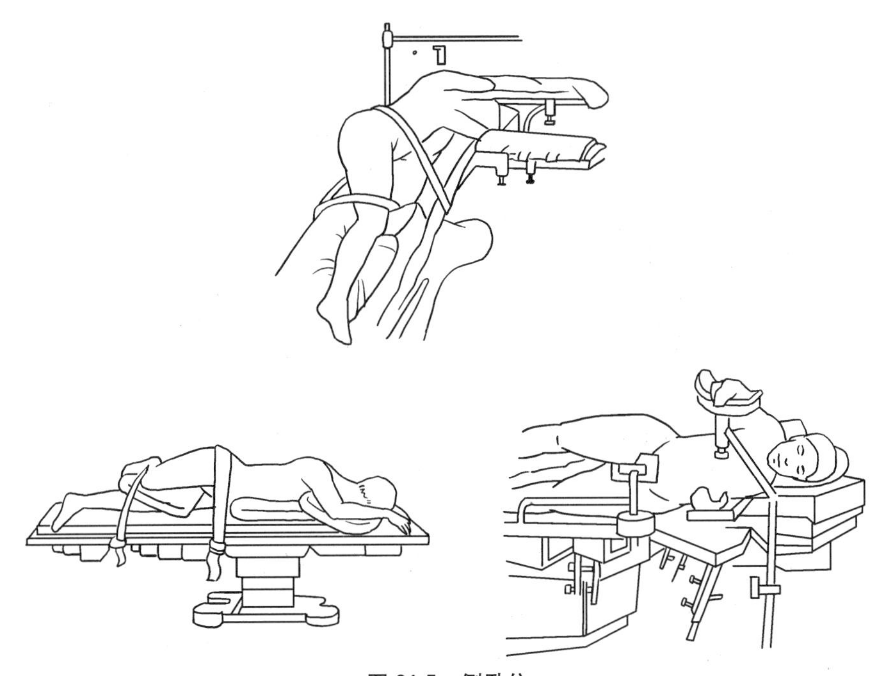

图 81-5　侧卧位

1. 患者评估　评估患者肢体活动度、受压点皮肤状况等风险。

2. 安置要点

(1)手术医生、麻醉医生、巡回护士三方安全核查，确保手术方式、侧别正确。

(2)固定好各种管道确保管路畅通。全麻患者闭合眼睑。保护受压点皮肤。

(3)患者轴线翻身后达到侧卧角度。头偏向健侧，头与颈椎保持水平位，耳下垫大圈式头垫，避免下侧眼睛受压。

(4)安置侧卧位翻身垫，或者于患者腋下、髂嵴等处放置软垫，于髂前上棘和腰骶部垫软垫用腰托架固定。

(5)固定上肢：双侧上臂放于高低两个支手架上。上侧上臂放置不高于肩关节，下侧上臂远端关节应高于近端关节，双上臂呈“抱球状”。注意肘后尺神经保护。

(6)固定下肢：双下肢为“跑步状”，双侧下肢屈髋屈膝 70°。如为肾脏或其他腰部手术应为上侧下肢伸直，下侧下肢屈髋屈膝。下侧足踝处垫软垫，膝上 5cm 处用约束带固定，双下肢分开放置，避免上侧下肢重量压迫在下侧下肢上。

(五)坐位

根据患者的身高调节坐位位置。患者坐起前，髂前上棘与床坐板前端平齐，患者坐起后肩部超过背板为宜，避免背板上升后患者头部相对过低；上好“五种专用带”：①两腿弹性绷带：包扎时先将腿部抬高以驱血回心。绷带松紧适宜。过松起不到驱血作用，过紧则影响下肢血液循环；②胸带：为宽约 5cm 的棉布带，缚扎以牢靠固定又不影响呼吸为宜；③腹带：固定于两侧的髂部。固定时稍松，因患者坐起后腹部与床板之间的距离增加，腹带张力随之增加，以坐起后一手指穿过为宜；④膝部约束带：膝下垫膝枕；⑤束手带：患者坐起，头架固定后，双手自然摆放与胸前的腿上。腿上垫一软枕，约束带相互交叉固定，逐渐升高背板至 90°，同时将手术床后倾 15°，升高坐板和下肢板至 10°～15°，防止患者向下滑移，头架固定(图 81-6)。

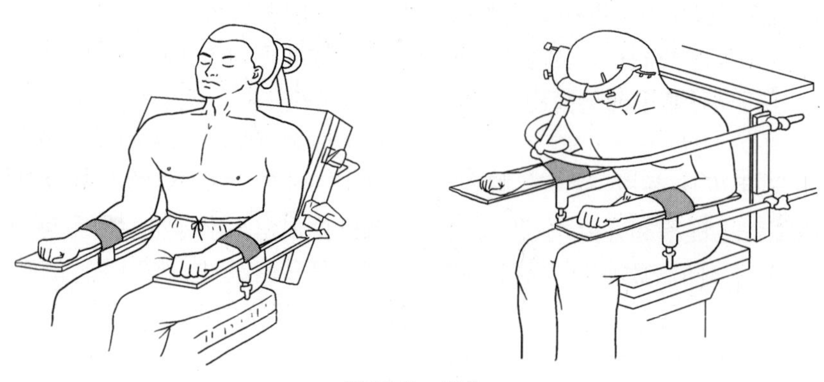

图 81-6　坐位

第三节　手术体位并发症

手术体位的特殊性在于因手术需求患者摆放的姿势不容改变、持续时间长、被动制动等特点，因此如手术体位安置不当极易引起体位相关并发症的发生。不恰当的手术体位，不仅影响手术进展，还会妨碍患者正常的呼吸循环，甚至造成肢体受压、神经损伤和压疮等并发症。美国麻醉医师协会的数据显示，由于手术体位不当导致的神经损伤占总投诉的 16%，另据报道由于忽视手术体位而导致的术中压疮发生率可高达 4.7%～66.3%。手术成员应全面了解手术体位安置的相关知识，确保患者手术体位安全的前提下顺利完成手术过程。常见手术体位相关并发症见以下内容。

一、压疮

(一)形成手术压疮的风险

1. 压力性损伤　重力将患者向下拉，而手术台给患者一个向上的推力，这两个力在患者的支持面形成很大的压力，压力会影响肌肉、脂肪和骨骼。当做用于骨骼时，皮肤内外的压力会使毛细血管被压闭，使代谢物质的输出被阻断，从而导致压迫性损伤。

2. 剪切力的危害　剪切力是由重力、支撑力和摩擦力的共同作用下形成的，会导致皮下深层组织移位和大面积缺血，使皮下组织被不断牵拉，一旦超过 30 分钟就会造成皮下移位的组织和血管坏死，当患者合并受到压力和剪切力时，达到 1 小时就会使受累的组织形成损伤。手术体位中的头高脚低位、头低脚高位、手术床的的左倾位、右倾位等是合并压力与剪切力的常见体位。在调整手术床时，应尤其注意手术床和体位的角度，应采取一定的身体支撑措施以减少剪切力的作用。

(二)手术压疮好发部位

仰卧位导致的手术压疮多见于骶尾部和足跟；俯卧位则为胸骨部和前额、下颌；侧卧位多见于耳廓、侧胸、肋弓、股骨大转子；截石位则多见于骶尾部、肩部等。最常见的手术压疮多发生于骶尾部。

二、周围神经损伤

手术中周围神经损伤的五个主要原因是牵拉、压迫、缺血、机体代谢功能紊乱以及外科手术损伤。研究表明，压力和压迫时间需达到一定阈值才有可能导致神经损伤并伴有临床症状。此外，代谢性疾病如糖尿病，营养性疾病如恶性贫血，酒精性神经炎，动脉硬化，药物、重金属接触史等都是发生手术期间神经病变的常见原因。因此合并此类疾病的手术患者应格外注意体位的保护。常见的周围神经损伤包括臂丛神经损伤、桡神经损伤、坐骨神经损伤、腓总神经损伤、尺神经损伤等。手术体位摆放与周围神经损伤的相关原因有以下几个方面：

(一)臂丛神经损伤

俯卧位时，头处于背伸侧屈时头与肩的角度扩大；仰卧位时托手架使上肢过度外展或术者站位不当均可使臂丛神经受牵拉而损伤；双上肢约束于躯干两侧时上肢滑脱于手术台边处于外展后伸位或上肢悬吊外展超过 90°，也可致臂丛神经损伤。

(二)桡神经损伤

外展的上臂推向支架挤压桡神经、长时间过度外旋可致桡神经损伤。上臂使用止血带时，因袖带捆绑位置不当或时间压力不规范时易造成桡神经损伤。

（三）坐骨神经损伤

侧卧位一侧臀部受压，易挤压下侧沿梨状窝走行的坐骨神经；截石位时，由于大腿和小腿外旋过度，膝关节外伸，坐骨神经也可受牵拉而受损。

（四）腓总神经损伤

截石位时腘窝弯曲的金属支架紧靠腓骨，可致腓总神经损伤。平卧位时下肢约束带固定位置不规范，可压迫腓总神经。

（五）尺神经损伤

平卧位或侧卧位摆放时，上臂肘后尺神经沟处嵌压在硬物上未及时发现，导致尺神经受压；俯卧位时，双上臂放于患者头部两侧，因上臂屈曲角度过小，导致尺神经牵拉过度也可造成术后尺神经的损伤。

三、生殖器官压伤

摆置体位时应注意女性的乳房，避免挤压损伤。使用骨盆固定器时，要注意男性外生殖器不能与体位垫直接接触，避免压迫。尤其在俯卧位摆放时更应注意男性生殖器的保护。

四、眼部损伤

多见于全麻脊柱手术。俯卧位头圈、头托放置不当或大小不合适均可导致擦伤角膜或眼球受压致使眼内压过高造成眼部损伤，严重者可造成失明。但是，俯卧位这种特殊体位，本身可因为重力作用使眼部静脉回流阻力增加，即便术中未对眼部有直接的压迫，随着手术时间的延长诱发眼部损伤的风险也会随之加大。尤其是术前合并有眼部疾病的患者，如青光眼、视网膜病变、高度近视的手术患者，俯卧位术后发生眼部损伤的几率更大。因此加强对手术特殊体位患者的术前评估非常重要。

五、局限性脱发

仰卧位手术时间过长，术中未定时更换着力点，可引起受压点皮肤缺血缺氧，尤其是皮肤较薄弱的区域，如头枕部可引起脱发情况。

六、体位性低血压

腔镜手术的大量开展，对手术体位的安置提出了更高的要求。如腔镜手术中经常采取的头低足高位，可使患者腹内压增加后抬高膈肌，如合并术中体位变化迅速，可引起回心血量骤减，造成体位性低血压的发生。

七、循环系统并发症

患者在麻醉后循环代偿功能减弱，如果突然改变体位可诱发急性循环功能不全和血压骤降。多见于血容量不足、心功能不全、贫血的虚弱患者。

八、呼吸系统并发症

手术体位的安置，可造成腹腔内容物对横膈膜的挤压，可引起通气不足加重呼吸困难。尤其是目前腔镜手术的大量开展，腔镜手术体位的摆放结合术中二氧化碳的使用，使胸廓和膈肌的活动叠加受到限制，从而易发生肺通气不足的情况。

九、脊髓的损伤

手术患者在麻醉状态下，肌肉松弛，脊柱和各大、小关节均处于无反射保护状态。在体位摆放过程中，躯干未呈轴性翻身，极易造成脊髓的再次损伤。

十、下肢深静脉血栓

摆放头高脚低位时，可导致下肢的血液淤滞、血流缓慢；截石位的下肢摆放过低，低于心脏水平时，使下肢的静脉回流阻力增加，下肢血流减慢；手术时间较长，体位长时间制动，无相关防血栓措施的实施等情况均是造成下肢深静脉血栓形成的危险因素。如上述提及的手术体位用于腹腔镜手术的开展时，因腹腔内气腹压力的持续存在，会进一步提高下肢静脉的回流阻力，从而增加下肢深静脉血栓形成的风险。

第四节 不同手术体位常见并发症

一、仰卧位并发症

1. 体位性低血压 头高位的最常见并发症。

2. 局限性脱发 应使用头垫，避免头枕部受压时间过长。

3. 压疮 常出现于足跟部、肘后部、骶尾部。

4. 臂丛神经损伤 上臂过度外展或正中胸骨切开时第1肋骨骨折均可引起臂丛神经损伤。

5. 桡神经损伤 桡神经在手术床边角与肱骨内侧面之间受到挤压而出现损伤，表现为腕下垂。

6. 尺神经损伤 尺神经走行于肱骨内髁的尺神经沟中，在此位置尺神经易被挤压而引起损伤，表现为小指和环指感觉丧失。

7. 骨筋膜室综合征 较少见。见于全身性低血压时；下肢抬高时，下肢血流灌注受损；必须筋膜切开减压，抑制组织压升高。

二、侧卧位并发症

1. 眼部和(或)耳部损伤 避免挤压。

2. 颈部损伤 颈部屈曲为一危险因素，尤其关节炎患者。

3. 肩胛上神经损伤 下侧肩胛部接近腋窝处垫以软垫，防止神经损伤。神经损伤的临床表现为弥漫性肩痛。

4. 肺不张。

5. 上侧股骨关节无菌性坏死 约束带迫使股骨头移向髋臼，阻塞营养动脉。

6. 腓总神经损伤 腓总神经走行于腓骨小头表层，易被软垫挤压而损伤。症状为足背感觉消失，足下垂。

三、俯卧位并发症

1. 眼、耳部损伤 头垫、头托放置位置不当或消毒液的化学性刺激，对眼部或耳廓等人体薄弱部位有不同程度的压迫或刺激，在术后或麻醉苏醒后发生不同种类、程度的损伤。

2. 视觉缺失 非眼科手术术后视觉缺失的原因为视觉通路氧供受损，包括缺血性视神经病变、视网膜动脉阻塞和大脑皮质性视觉缺失。脊柱手术术后失明的原因除与眼部受直接挤压可能相关外，还可能包括术中贫血(血红蛋白<8g/dl)或术中低血压等。俯卧位头部静脉淤血也可能是原因之一。

3. 颈部损伤 颈椎患者，其颈部最好置于矢状面之上，头部扭转可减少颈动脉和椎动脉血供。

4. 臂丛神经、尺神经损伤 上臂过度外展放于头部两侧，或者颈部肩带过度牵拉均可造成臂丛神经的损伤；俯卧位时，双上臂屈曲角度过小，使尺神经过度牵拉或尺神经沟处衬垫过硬均可造成尺神经损伤。

5. 生殖器损伤 应避免体位垫直接压迫在女性乳房及男性生殖器上。

四、膀胱截石位并发症

1. 眼部损伤 多见于头低脚高位时。体位使眼部静脉回流阻力增大，眼压升高，手术体位安置时间过长，易诱发眼部并发症的发生。

2. 腓总神经损伤 下肢外展过度造成小腿外侧受压在支腿架侧壁上，直接压力造成腓总神经的受压。

3. 循环系统并发症 多见于下肢的抬高或放平速度过快，造成回心血量增加或减少过速，引起循环系统不稳定。

4. 肌肉、韧带的损伤 在麻醉状态下，患者的机体反射消失，双下肢外展角度过大，可引起下肢肌肉韧带组织的过度牵拉而发生相应症状。

5. 下肢深静脉血栓 截石位的下肢摆放过低，低于心脏水平时，下肢的静脉回流阻力增加，血流减慢。当进行气腹操作时，腹腔压力可以进一步增加下肢静脉回流的阻力，随着手术时间的延长，下肢深静脉血栓形成的风险相应增加。

五、坐位并发症

1. 空气栓塞 坐位时，因体位性重力的作用使颅腔接近负压，如创面存在开放血管，极易发生空气栓塞情况。

2. 循环系统不稳定　由平卧位改换坐位后，平均动脉压、右房压均降低；胸腔血液容积、心脏指数、每搏容量指数也会有不同程度的降低；全身血管阻力指数也会增加。

3. 神经损伤　坐位可造成坐骨神经的压力性损伤；坐位下，也可因颅腔积气对部分脑组织、脑神经起到压迫作用，从而发生脑神经损伤的相应症状。

（宗　倩　丁　宝）

参考文献

1. 朱丹，周力．手术室护理学．北京：人民卫生出版社，2008.
2. 魏革，刘淑君．手术室护理学．第2版．北京：人民军医出版社，2005.
3. 蒋良，马正良，董媛媛．妇科腹腔镜手术对患者眼内压的影响．临床麻醉学杂志，2009，25(11)：948-949.
4. 方福云，李亚梅，秦晓渝．全麻俯卧位脊柱手术患者眼部并发症的预防处理．当代护士，2014，01(02)：93-94.
5. 卫生部，总后勤部卫生部．临床护理实践指南(2011版)．北京：人民卫生出版社，2011.
6. 孙玉梅，张雪．手术压疮的护理研究与预防进展．护士进修杂志，2013，28(04)：305-307.
7. 高威．手术体位摆放与压疮防护．北京：人民卫生出版社，2009.
8. 潘红霞，孙敏，周承秀．在坐位下施行手术的利弊权衡及应注意的问题．中国医学创新，2013，10(11)：159-160.

第八十二章 麻醉后恢复室

第一节 麻醉后恢复室发展史

近年来随着疑难危重高龄患者实施复杂手术的增加和现代患者医疗需求的改变,全麻在麻醉方法上所占比重日益增加。但手术结束后数小时内,全麻药物的作用并未完全消失,患者的主要生理功能和各种保护性生理反射也未完全恢复,存在发生呼吸道梗阻、通气不足、恶心呕吐、误吸或循环功能不稳定等各种并发症的危险。据统计,术后24小时内出现死亡的病例,若通过严密监测,有50%应可以避免。可见必要的术后监测和积极的治疗甚为重要,这也是提高手术成功率的重要保障。

麻醉后恢复室(post anesthesia care unit, PACU)最早出现于1801年英国纽卡斯尔医院(Newcastle Infirmary),共设10张病床,主要收治身患重疾或大手术后麻醉恢复期的患者。20世纪30年代,美国的部分医院也逐渐建立PACU,但直到第二次世界大战期间PACU的数量才开始迅速增加,并逐渐成为医院外科治疗的必要部门。我国的PACU始建于20世纪50年代末,但真正广泛建立和发展是从20世纪90年代以后才开始,其在临床工作中的重要性也日益突出,现已经成为三甲医院评选和麻醉质量控制的重要标准之一。

第二节 麻醉后恢复室日常工作

一、PACU的建制

PACU由麻醉科进行管理,应配置至少一名专职高年资主治医师分管负责,PACU床位与医师比例为5∶1,大型综和性三甲医院可配置一名副主任医师或主任医师专职负责。

PACU可设护士长或者护理组长管理。患者的日常监测及治疗主要由护士执行,麻醉恢复室护士应具有较丰富的临床经验和应急能力,了解麻醉相关知识,能识别围手术期患者常见的并发症和潜在的风险,掌握各种监护设备、呼吸机及除颤仪等抢救设施的使用方法,能熟练配合麻醉医师行气管插管和心肺复苏。通常病情平稳的患者床护比为2～3∶1,但对危重患者,床护比为1∶1,以确保患者安全。

另可配护工负责清洁卫生工作。

二、PACU收治标准

手术后患者是否需要进入麻醉后恢复室接受监护并没有绝对严格的标准,它受多种因素如手术室的总体规模和日手术例数,尤其是单一手术间的日手术例数,以及麻醉后恢复室的规模和接受患者的能力的影响。但具有以下几种情况的患者必须经过麻醉后恢复室的监护处理后方可回普通病房:

1. 全麻后自主呼吸未完全恢复或肌张力差的患者,或因某些原因导致延迟拔除气管导管者。

2. 凡术后意识未清醒的患者,无论是全身麻醉还是椎管内麻醉、神经阻滞麻醉辅助镇静,即使患者自主呼吸恢复也应送入麻醉后恢复室,待意识清醒,各种保护性生理反射和定向力恢复后再转送至普通病房。

3. 凡各种神经阻滞发生意外情况,手术后需要继续监测治疗者。

三、患者进入 PACU 的转运和交接

患者从手术室转运至 PACU 时应由其麻醉医师、手术医师及巡回护士陪同，在转运过程中应注意患者保暖，密切监护病情，防止躁动、各种导管脱出及呼吸道梗阻等。

患者转运时应使用能够调节头位的推车或有轮病床，对血容量不足的患者可采取头低位，呼吸功能或心功能不全患者可采取头高位或半坐位，呕吐或上呼吸道出血危险的患者可采取侧卧位。所有可能存在低氧血症的患者在转运时均应吸氧，病情不稳定的患者应带气管导管转运，必要时转运途中使用便携式监护仪监护 HR、SpO_2、ECG 和 BP。

患者到达 PACU 时，PACU 医务人员立即接收患者，给予吸氧，监测 HR、SpO_2、ECG 和 BP 及呼吸、体温等，将患者妥善固定，以免摔伤、坠床或擅自拔除导管。

麻醉医师、巡回护士应与 PACU 医务人员进行当面交接，交接如下内容：

1. 患者姓名、年龄、既往史、诊断、麻醉方式和麻醉中情况、手术方法和手术中的意外情况等。

2. 术中输血及输液情况、失血量及尿量等。

3. 麻醉与手术中生命体征（血压、心电图、脉搏氧饱和度、呼吸等）情况，术中特殊病情变化等。

4. 所用麻醉药物，术后镇痛药配方、术中采取的治疗措施。

5. 各种导管情况：如动静脉通路、气管导管、胃肠道减压管、胸腔或腹腔引流管、导尿管等。

6. 估计术后可能发生的并发症以及患者在麻醉恢复期间需要进行的后续治疗和注意事项。

四、PACU 患者的监护与治疗内容

（一）PACU 患者的监护内容

PACU 患者应常规监测 T、P、R、BP、SpO_2、ECG、意识状态、疼痛、有无恶心呕吐、出入量及气道通畅程度，部分患者需要监测 E_TCO_2 和有创压力，必要时可监测肌松等，至少每 15 分钟记录一次，危重患者随时记录病情变化。2013 年 ASA 更新的“麻醉后监护实践指南”对上述内容循证评价如下：

1. 呼吸功能　应该定期评价和监测气道通畅程度、呼吸频率和 SpO_2。

2. 意识状态　应定期评价患者意识状态，目前可应用数种评分系统进行意识状态的评价。

3. 心血管功能　常规监测脉搏、血压和 ECG，这样可发现心血管并发症，从而减少不良后果。对某些普通患者可能并无必要常规监测 ECG。

4. 神经肌肉功能　神经肌肉功能的评估主要靠体格检查，有时可以用神经肌肉监测。

5. 体温　应常规评价患者体温。

6. 疼痛　应常规评价和监测患者的疼痛，采取合适的方式镇痛，以提高患者的舒适度与满意度。

7. 恶心呕吐　应常规评价和监测患者恶心呕吐，可及时发现并发症，避免误吸，减少不良后果。

8. 液体量　围手术期常规评价患者水化状态和液体管理可减少不良后果。

9. 尿量和尿排空　目前认为尿量的评价可发现并发症，并可减少不良后果，但是除了某些特殊的患者，麻醉恢复早期及恢复期患者尿量的评价没有必要作为常规。

10. 引流量和出血量　应常规评价和监测引流量和出血量，它可及时发现有无术后出血等手术相关并发症，减少不良后果。

（二）PACU 患者的有关治疗及其评价

PACU 患者的治疗或药物干预是 PACU 日常工作的重点内容之一，以下内容要特别注意：

1. 给氧　有研究表明 PACU 患者中呼吸系统并发症发生率为 2.2%，常见的并发症包括氧合和通气不足、上呼吸道梗阻、喉痉挛和误吸。患者给氧可减少低氧血症发生率，但由于补充给氧会掩盖和延迟发现 SpO_2 所反映的通气不足，因此是否给氧应根据每个患者的情况而采取个体化方案。

2. 维持患者正常体温

（1）低体温：术后患者常出现低体温，这可引起血管收缩，进而继发血压升高、心肌收缩力增加和组织低灌注，使心脏复极改变，诱发心律失常，可造成凝血功能异常，使多种药物的代谢减慢，增加刀口的感染率，采用加温毯及对输入液体加温可纠正术后低体温，并可提高患者舒适度和满意度。

（2）高体温：术后高体温可能由感染、甲亢、输血输液反应所引起，也有可能是恶性高热，应仔细分析并去除病因。对症治疗只应用于高热有潜在危险的情况，可使用物理降温的方法。

3. 药物治疗减少寒战　患者寒战的常见原因是低体温，应该通过加温治疗低体温，当加温干预无效或非低体温引起的寒战可采取药物治疗，目前常用的有哌替啶，当哌替啶属于禁忌或无效时，可

考虑应用其他阿片受体激动剂或激动剂—拮抗剂，其中具有代表性的药物是布托啡诺，它是一种混合性阿片受体激动拮抗剂，主要激动κ受体，具有明显区别于其他纯阿片受体激动剂的药理学特性，表现为：与μ受体低亲和力及部分拮抗作用可抑制恶心呕吐等胃肠道反应，与κ受体中度亲和力而产生中等镇痛与抗寒战效应，与δ受体亲和力低，而很少发生纯阿片类产生的烦躁不安和焦虑作用，具有良好的镇痛、镇静、抗寒战作用而被用于临床，而且有对呼吸循环抑制小、不良反应轻微等优点，故适合全麻苏醒期使用。

4. 维持血流动力学稳定　血流动力学并发症在PACU的发生率约为1.2%，低血压、高血压、心律失常和肺水肿较为常见。而高血压又是其中发生率最高的，常见于高血压患者，某些手术如颈动脉、甲状腺手术、血管和胸腔内操作也易导致术后高血压，其他引起术后高血压的原因有：疼痛、膀胱膨胀、导尿管刺激、液体过量、低氧血症、高碳酸血症、低温、颅内压增高等。针对此类患者应该首先核对血压测定的正确性，再复习病史和手术过程，排除可纠正的原因，再采取相应的药物治疗，常用药物有：β受体阻滞剂如拉贝洛尔、艾司洛尔；钙通道阻滞剂如维拉帕米；硝酸酯类药物如硝酸甘油，但需要特别注意的是由于硝酸甘油是强效动静脉扩张药，应注意最初静脉滴注速度为25μg/min，使用过程中要密切观察血压变化，避免矫枉过正。

5. 术后恶心呕吐（postoperative nausea and vomiting，PONV）的预防和治疗　PONV常见于全麻患者，区域阻滞麻醉的患者较少见。目前认为成人患者发生PONV的危险因素包括女性、肥胖、既往有PONV史、非吸烟、有晕动史以及年龄<50岁。某些类型手术如：斜视矫正、腹部、腔镜、乳腺和神经手术以及手术时间较长也可增加PONV的风险。与麻醉相关的因素有：应用吸入麻醉药、新斯的明、术后应用阿片类药物、麻醉持续时间等。PONV可导致术后患者焦虑不安、痛苦、伤口裂开等并发症，因此预防和治疗PONV是PACU常规工作中的主要内容之一。

PONV的中高危患者应有选择性地使用药物预防。常用药物有抗组胺药如异丙嗪；5-HT_3拮抗剂如多拉司琼、托烷司琼等，其中雷莫司琼可有效地预防PONV，并减少治疗性止吐药的应用；镇静安定类如氟哌利多和氟哌啶醇；甲氧氯普胺；东莨菪碱和地塞米松等。

预防PONV除使用上述药物外，还应与以下措施联合使用：丙泊酚诱导和维持、全凭静脉麻醉、适当的液体治疗和围手术期给氧。如果接受过预防治疗的患者出现PONV，治疗应先用5-HT_3拮抗剂。对此类患者，解救治疗包括应用不同种类的药物，而不是单一的、先前给予的药物。

总之，有指征的情况下应该使用止吐药物来预防和治疗PONV，同时此类患者应将其头偏向一侧，避免发生呕吐后误吸。

6. 镇静药、麻醉性镇痛药和肌松药的拮抗　对麻醉药物的及时有效拮抗，有助于减少麻醉相关并发症并能够提高患者的舒适度和满意度。但镇静药、麻醉性镇痛药的拮抗剂使用后应延长监护时间，以确保患者不会再次出现呼吸和循环抑制。

（1）苯二氮䓬类药物的拮抗：目前氟马西尼仍然是拮抗苯二氮䓬类的最有效药物，但不应常规使用，可以用于拮抗某些患者的呼吸抑制与镇静。

（2）阿片类药物的拮抗：阿片类药物的拮抗剂（纳洛酮）不应常规使用，但是可用于拮抗某些患者的呼吸抑制与镇静，使用后应高度警惕快速拮抗阿片类药物的作用可能引起患者出现疼痛、高血压、心动过速或者肺水肿。

（3）肌松药的拮抗：PACU应备肌松药拮抗剂。有指征的情况下，应该给予特异性拮抗剂来逆转残余神经肌肉阻滞作用。

总之，在处理危重患者时，PACU医师应该随时与患者主治医师和麻醉医师保持联系；当出现难以控制的病情恶化时，应及时请示麻醉科主任到场处理患者；必要时邀请相应专科住院总医师或高年资医师会诊。

五、PACU的患者的转出与交接

应根据患者的病情决定其转出后的去向，普通患者从PACU转运至普通病房时，需由1名麻醉科医务人员与1名手术医师共同护送。危重患者转至病房监护室或ICU途中，应由麻醉医师、手术医师、PACU护士共同护送，提前备好电梯，携带氧气袋、简易呼吸器及抢救药物，并且转送途中要求需用便携式监护仪监测ECG、SpO_2和BP，必要时监测E_TCO_2和直接动脉压，向病房值班护士或ICU医师与护士详细交代病情，并移交病历，包括监护和治疗记录。

在转运途中应该注意观察病情，防止患者躁动、恶心呕吐、呼吸抑制、坠床、各种导管脱出等，另外护送人员还应考虑到电梯停电或故障、转运车损坏等意外情况，针对意外情况及时处理，安慰患者，使患者保持安静状态，缩短转运时间，尽快将患者送至病房。

第三节　麻醉后恢复室离室标准及去向

PACU 麻醉医师应及时动态地评估患者的病情决定患者离室后的去向，病情稳定的普通患者：日间手术患者出院，住院患者转入病房；危重患者则转入 ICU 病房。

一、住院手术患者的离室标准

1. 病情稳定、恢复良好且达到离室标准的患者可送回普通病房　目前一般根据 Aldrete 评分（表 82-1）或者 Steward 评分（表 82-2）来判定患者是否可以离开 PACU 回普通病房。

表 82-1　Aldrete 评分

评估指标	分值
氧合	
吸空气 SpO_2＞92％	2
吸空气 SpO_2＞90％	1
吸空气 SpO_2＜90％	0
呼吸	
能自由地深呼吸和咳嗽	2
呼吸困难、通气浅或受限	1
呼吸暂停	0
循环	
血压变化不超过麻醉前水平的 20％	2
血压变化为麻醉前水平的 20％～49％	1
血压变化超过麻醉前水平的 50％	0
意识	
完全清醒	2
呼喊能唤醒	1
不易唤醒	0
活动度	
按指令四肢活动	2
按指令双个肢体活动	1
无法按指令活动肢体	0

注：Aldrete 评分表是氧饱和度、呼吸、循环、意识及活动度一系列量化分值的总和。如果患者要转往其他的加强监护病房，则不需要达到所有的标准。患者离开 PACU 时总评分达到 10 分较为理想，但至少达到 9 分

表 82-2　Steward 评分

评估指标	分值
清醒程度	
完全清醒	2
对刺激有反应	1
对刺激无反应	0
呼吸道通畅程度	
可按医师吩咐咳嗽	2
不用支持可以维持呼吸道通畅	1
呼吸道需要予以支持	0
肢体活动度	
肢体能作有意识的活动	2
肢体无意识活动	1
肢体无活动	0

注：综合评定≥4 分患者方可离开 PACU

2. 具体标准包括

（1）神志清楚，能正确定向，平卧抬头时间＞10 秒。

（2）肌肉张力恢复正常，无急性麻醉或手术并发症。

（3）血压、心率改变不超过术前静息值 20％，且维持稳定 30 分钟以上；心电图正常，无明显的心律失常和 ST-T 改变。

（4）呼吸道通畅，保护性吞咽、咳嗽反射恢复，能自行排除呼吸道分泌物，呼吸平静无困难，皮肤黏膜颜色红润，吸空气下 SpO_2 不低于 92％或术前水平。

（5）椎管内麻醉患者出现感觉和运动阻滞消退的征象，且感觉阻滞平面不高于 T_{10} 水平。

（6）若患者在恢复室用过麻醉镇痛药者，应待药物作用高峰过后再转回原病室。

3. 患者病情不稳定或者发生了严重并发症经过及时救治后病情恢复稳定但需要进一步诊治的患者，需要转入 ICU。

二、日间手术患者的离室标准

1. 日间手术患者的离室标准评分标准同住院手术患者，如评分达标，在家人陪伴下将患者安全运送至家中。

2. 具体标准包括

(1)神志清楚。

(2)活动能力:步态稳定,无头晕,能完成与年龄相符的动作,使用拐杖患者能正确使用双拐。

(3)血压、心率改变不超过术前静息值20%。

(4)呼吸道通畅,保护性吞咽、咳嗽反射恢复,通气功能正常,呼吸频率在12～30次/分,能自行咳嗽,排除呼吸道分泌物。

(5)无术后疼痛、恶心呕吐,外科出血轻微。

(6)自理能力:能喝流食和自行排尿。

3. 日间手术患者离室时,PACU医师和患者家属进需行书面交接并签字,PACU医师依据患者具体情况向至少一名患者家属交代术后注意事项,并强调24小时内不得签署法律文书,不得进行开车或机械操作等存在危险性的工作或行为。

(王巧萍)

参考文献

1. 邓小明,姚尚龙,于布为,等. 现代麻醉学. 第4版. 北京:人民卫生出版社:2014.
2. G. Edward Morgan Jr., Maged S. Mikhail, Michael J. Murray. 摩根临床麻醉学. 第4版. 岳云,吴新民,罗爱伦,译. 北京:人民卫生出版社,2007.
3. Ronald D. Miller. 米勒麻醉学. 第7版. 邓小明,曾因明,译. 北京:北京大学医学出版社,2011.
4. Wilton C. Levine. 麻省总医院临床麻醉手册. 第8版. 黄宇光,王俊科,于布为,译. 北京:科学出版社,2014.
5. 李希明,赵振宏,姚慧,等. 恢复室危重患者的处理. 长春:吉林科学技术出版社,2009.
6. 钟廷惠,刘小平,布托啡诺预防全麻术后寒战的临床观察. 西部医学,2013,25(7):1052-1054.

第八篇　心肺脑复苏

第八十三章 心搏骤停的原因及诊断

心搏骤停(cardiac arrest)是指心脏因急性原因突然丧失有效的排血功能而致循环和呼吸功能停顿,全身组织缺血缺氧的临床死亡状态。临床上表现为意识消失、脉搏消失、呼吸停止,如未能得到及时而有效的复苏,则不可避免地导致死亡。但严重心脏病或其他慢性病终末期发生的心跳停止不属于此范围,也不是心肺复苏的主要对象。

一、心搏骤停的原因

引起心搏骤停的原因,可以是原发的,也可以是继发的。原发的心搏骤停病因包括有冠状动脉缺血、心肌炎,各种严重意外如溺水、触电、窒息、药物中毒或不良反应等。继发性心搏骤停包括:心导管刺激应激性增高的心内膜所引起的室颤,或麻醉药过量、牵拉内脏引起的迷走反射,严重酸碱平衡失调、电解质紊乱以及休克等。从病理生理角度,以下4个方面可引起心搏骤停。

(一)肺氧合不足

各种原因引起的气道阻塞,通气困难;硬膜外麻醉或蛛网膜下腔麻醉平面较高,影响呼吸;肌肉松弛药的残余作用;麻醉性镇痛药和镇静催眠药的呼吸抑制;因慢性阻塞性肺病、哮喘等疾患导致气体交换障碍等。以上均可引起氧合不足,造成低氧血症,使心肌缺氧、心肌收缩力减弱、心律失常,严重时可引起心搏骤停。

(二)心泵功能不足

机体内环境的异常变化、使用有心肌抑制作用的药物、心肌本身病变、冠脉血流量减少及心律失常等是导致心肌收缩功能减低的常见原因。

(三)氧携带不足

低血容量、贫血、一氧化碳中毒及失血性休克等皆可使机体因氧携带不足而缺氧,导致心功能不全,心排出量过低,进而引起心搏骤停。

(四)中枢神经系统损伤

中枢神经系统损伤包括原发性脑干损伤或因脑疝所致的继发性脑干损伤;动脉瘤破裂、高血压脑出血导致的颅内血肿;因栓子脱落或血压低、血流慢导致脑血栓形成脑梗死等。由于以上病变直接或间接影响到呼吸、循环中枢,可直接引起心搏骤停,呼吸停止。

二、心搏骤停的诊断

心搏骤停的类型,根据ECG表现可以分为以下4种形式:

1. 心室纤维性颤动(ventricular fibrillation, VF) 此时心肌纤维失去了协调一致的有力收缩,而呈现极不规律的快速颤动,心脏不能有效地排出血液。ECG显示QRS波群消失,代之以不规则的连续的室颤波。心室肌张力弱,蠕动幅度小者,ECG表现为不规则的锯齿状小波,称为“细颤”;心室肌张力强,蠕动幅度大者,ECG表现为较大的锯齿状波,称为“粗颤”。

2. 无脉性室性心动过速(pulseless ventricular tachycardia,VT) ECG表现为比较有规律的心室心肌的快速心电活动,但心脏无排血功能,触不到动脉搏动。

3. 无脉性心电活动(pulseless electric activity, PEA) 包括心肌电-机械分离(electro-mechanical dissociation,EMD)、室性自搏心律、室性逸搏心律等。心肌存在比较规律的生物电活动,但无泵血功能,血压及心音均不能测及。

4. 心搏完全停止(asystole) 是指测不到心室肌的心电活动,心室肌丧失收缩/舒张功能,而心房或可有心电活动,心电图表现为直线或偶见P波。

无论何种类型的心搏骤停,其临床表现和引起的后果基本是相同的,即全身有效血液循环停止,组织细胞失去血液灌注导致缺血缺氧。临床一旦发现心搏骤停，立即施行心肺复苏，如不能迅速恢复有效血液循环，心、脑器官将发生不可逆性损害。

对心搏骤停的诊断必须迅速、果断，有心电图或直接动脉压监测者，可立即确诊，对于没有此类监测的患者，传统观点认为，符合以下四点即可以诊断为心搏骤停：①原来清醒的患者神志突然丧失，呼之不应；②摸不到大动脉（颈动脉和股动脉）搏动，测不到血压，心音消失；③自主呼吸停止或呈喘息样呼吸；④瞳孔散大，对光反射消失。但是短时间内完成上述检查是比较困难的，2010 年 AHA 心肺复苏指南中强调早期识别，不再将检查是否有大动脉搏动作为诊断心搏骤停的必要条件，也将“看、听、感”作为判断呼吸是否存在的方法从传统的复苏指南中删除。

对于全麻患者，在全身麻醉药和肌松药的作用下，以上①、③两点已经失去意义，用过缩瞳药（如吗啡、氯丙嗪等）或扩瞳药（如东莨菪碱、阿托品等）后，瞳孔征象也不可靠，故在全麻患者中以②为主，结合 ECG 表现做出诊断，一旦发生，应沉着处理，切忌慌乱地反复量血压、听心音、或寻找仪器记录心电图等，这样势必浪费抢救时间，丧失复苏的机会。应注意鉴别诊断，强调早期快速识别和诊断，在复苏过程中，瞳孔由大变小是心肺复苏有效的参考标志之一。

（辛　艳）

参考文献

邓小明，姚尚龙，于布为，等．现代麻醉学．第 4 版．北京：人民卫生出版社；2014.

第八十四章 心肺复苏

凡发现无意识、呼吸、无脉搏的患者，即表明发生了心搏骤停，发现后应立即开始心肺复苏。对心搏骤停迅速采取的一切有效抢救措施，称为心肺复苏(CPR)。心肺复苏的首要问题是争取时间，有报道心肺复苏若能在心搏骤停后 4 分钟内进行，则脑复苏成功率可达 32%，而心肺复苏延迟至 4 分钟以上才进行者，成功率仅 17%。对于心搏骤停的患者，复苏工作不仅是要恢复和维持呼吸和循环功能，还应使其他器官功能得到恢复，尤其是中枢神经系统功能的恢复，心肺复苏已经演变成为心肺脑复苏(cardio pulmonary cerebral resuscitation，CPCR)。

心肺复苏分为 3 个阶段，即基本生命支持(basic life support，BLS)、高级生命支持(advanced cardiovascular life support，ACLS)和复苏后治疗或心搏骤停后治疗(post-cardiac arrest care，PCAC)。BLS 指在发病现场的应急抢救阶段，主要是指心肺复苏，是挽救患者生命的基础。ACLS 是指在具有较好的技术和设备条件下对患者进行治疗，在生存链中起关键作用。维持循环功能稳定，对引起心搏骤停的病因和并发症进行治疗，称为复苏后治疗。

2010 年美国 AHA 公布的成人生存链包括：立即识别心搏骤停并启动应急系统；尽早实行心肺复苏，并着重于心脏按压；快速除颤；有效的高级生命支持；综合的心搏骤停后治疗。其中基本生命支持程序将 A-B-C(开放气道、人工呼吸、心脏按压)更改为 C-A-B(心脏按压、开放气道、人工呼吸)，强调了胸外按压、循环支持的重要性。

第一节 基本生命支持

一、循环支持

(一)心脏按压

心脏按压是指直接或间接施压于心脏，使心脏维持充盈和搏出功能，并诱发心脏自律搏动恢复的措施。在胸壁外施压对心脏间接按压的方法，称为胸外心脏按压；切开胸壁直接挤压心脏者，称为开胸心脏按压或胸内心脏按压。

1. 胸外心脏按压(external chest compression，ECC) 胸外按压时的循环动力学机制主要有以下两个：①心泵机制是指按压胸骨的压力传导到心脏，引起心脏压力升高(房室瓣关闭)，向肺动脉和主动脉射血，而在胸外按压的间期胸腔扩张引起胸腔压力降低有利于血液回流；②胸泵机制是指按压胸骨的压力引起胸腔压力增高，促进血液流出胸腔(由于瓣膜的作用血液不能回流入静脉)，而心脏仅作为一个被动的管道。值得注意的是，不同个体，甚至同一个体不同阶段的血流动力学机制可能不同。ECC 时心输出量减少至正常的 10%～33%，几乎所有的血流都流向膈肌以上的脏器，腹腔脏器和下肢的血流明显降低，仅为正常时的 5%。心肌灌注为正常的 20%～50%，而脑灌注保持正常的 50%～90%。

(1)胸外心脏按压的操作方法

1)合适的体位：将患者仰卧于硬板或平地上，头部与心脏处于同一平面，两下肢抬高，以利静脉回流和增加心排出量。

2)按压部位：急救者站或跪于患者的一侧，以一手掌根部置于胸骨中、下 1/3 交界处，手掌与患者胸骨纵轴平行以免直接按压肋骨，另一手掌交叉重叠在该手背上。

3)急救者肘关节伸直，借助双臂和躯体重量向脊柱方向垂直下压。

4)成人按压深度至少为胸部前后径 1/3 或至少 5cm，按压应有力而迅速，每次按压后应使胸廓完全恢复原位，但手掌不离开胸骨，待胸骨回复到原来位置后再次下压，如此反复进行。

5)成人按压频率至少为100次/分，无论单人还是双人行CPR，按压通气比均为30∶2，直至人工气道建立，人工气道建立后可每6～8秒进行一次人工通气或8～10次/分钟，期间不中断心脏按压，双人以上实施心脏按压时，建议每2分钟交换一次按压职责，以免因疲劳而影响按压的质量。

6)在儿童可用单手按压，婴儿因心脏位置高、胸廓小，可以两手抱胸，以两拇指尖按压胸骨中部，压胸幅度在儿童约为5cm，婴儿约为4cm，推荐频率至少100次/分。

2010年美国AHA心肺复苏指南强调实施高质量胸外按压，包括以足够的速率和幅度进行按压，保证每次按压后胸廓回弹，除将A-B-C更改为C-A-B外，将按压频率由每分钟大约100次修改为至少100次，按压幅度由胸骨下陷约4～5cm修改为至少约5cm。

(2)临床上心脏按压有效的标志是：①大动脉处可触及搏动；②肤色由苍白或发绀转为红润；③可测得血压；④散大的瞳孔开始缩小。肋骨骨折是常见的胸外心脏按压并发症。骨折的肋骨可以损伤内脏导致穿孔、破裂、出血等，尤其以肝脾、肺等易受损伤，应注意尽量防范。

2. 开胸心脏按压(open chest cardiac compression，OCC) 有研究表明，开胸心脏按压较胸外心脏按压可以更好的维持血流动力学稳定，心排血指数可达正常的52%，冠脉血流可达正常的50%以上，脑血流量可达正常的60%以上。

(1)OCC指征

1)心搏骤停的时间较长或ECC效果不佳(表现为摸不到大动脉搏动持续10分钟以上)。

2)估计存在胸内情况，如胸内出血、胸部穿透伤、胸部挤压伤、连枷胸、张力性气胸、心脏压塞和心脏外伤等。

3)胸廓或脊柱畸形伴心脏移位者。

4)多次胸外除颤无效的顽固VF或VT，需针对原因进行处理者，例如肺动脉大块栓塞便于碎栓或取栓、意外低温便于直接心脏复温和除颤。

5)在手术中发生的心跳停止，尤其是已经开胸者。若存在二尖瓣狭窄或梗阻(如黏液瘤脱落)，只有在去除狭窄或梗阻后心脏方有复苏的可能。腹部大出血一时不易控制者，在膈肌上临时阻断主动脉行OCC是急救的有效措施。

(2)OCC操作要点

1)在ECC支持下，尽快行皮肤消毒(为争取时间可不必过分拘泥于严格的无菌操作)。

2)立即气管插管，切开左胸第4～5肋间隙，前起胸骨左缘旁开两指，后止于腋中线。

3)以右手伸进胸腔，拇指及鱼际在前，余四指在后，在心包外按压心脏左、右心室，也可伸入两手，一手在前，一手在后按压。

4)伺机在膈神经前纵形切开心包后作心脏按压，便于直接观察心脏色泽，感觉心肌张力和选取左心尖无血管区穿刺至心腔内注药。

5)伺机进行电除颤。

6)心跳恢复后可不必严格缝合心包，须仔细止血，待心律、血压稳定后关胸并作胸腔闭式引流。

3. 其他循环支持方法

(1)体外膜肺氧合(extra-corporeal menbrane oxygenation，ECMO)：ECMO是将静脉血引出到氧合器，进行气体交换后再通过动力泵输送到各器官组织，是体外循环技术临床应用的延伸。其中，将静脉血氧合后再泵入另一静脉，成为V-V转流，适用于单纯肺功能衰竭者；将静脉血氧合后泵入动脉系统，称为V-A转流，适用于心肺功能衰竭者。如果长时间心脏停搏(>3小时)，则应开胸行左右心房插管，将血液引入氧合器气体交换后，再泵入动脉系统，称为A-A-A转流。ECMO对血液抗凝要求较低，可以使用长达1～2周或更长时间，操作较为简便，心肺替代功能强，越来越多得应用于心肺复苏和症状患者的抢救。

(2)插入式腹部反搏术(interposed abdominal counterpulsation，IAC)

1)IAC是一种有利于心搏骤停患者恢复循环的手法操作，进行标准CPR的同时，加用IAC可提高患者复苏成功率。

2)操作方法：在进行胸外心脏按压与人工呼吸的同时，另一急救者在胸外心脏按压的舒张期进行腹部按压，将手掌置于腹中线、剑突与脐中点，另一手覆盖于此手上，按压频率与胸外心脏按压频率相等，按压压力为13.3±2.66kPa(100±20mmHg)。

3)机制：①提高主动脉舒张压及冠状动脉灌注压；②增加静脉回流，强化胸泵机制；③按压胸部或腹部任一部位均可对胸腔内压和腹腔内压起到同样的增强效果。

二、呼吸支持

(一)保持呼吸道通畅

1. 呼吸道通畅是施行人工呼吸的首要条件。心搏骤停患者肌肉失去张力，仰卧时舌与会厌易后坠造成气道阻塞，舌肌连于下颌骨，当将下颌骨向上抬起时，舌根即可离开咽后壁而使气道开放。

2. 常用手法有：①仰头－抬颏法，适用于无头颈外伤的患者。②托下颌法，适用于有颈椎或脊髓损伤的患者。

3. 口腔、咽喉部及气管内异物也是造成呼吸道梗阻的常见原因，为排出呼吸道内异物或口腔内的分泌物、血液、呕吐物等，在应用上述手法的基础上，应使用吸引器予以吸除，如无此设备，可将头部后仰并转向一侧，以利分泌物流出。固体异物或大块异物，可用手指抠出，亦可用器械把异物取出。

4. 如果具备气管插管条件，应立即施行气管内插管。气管内插管可以保证呼吸道通畅，便于清除气道内分泌物，提供更有效肺泡通气。

5. 对于面部、口腔或咽喉部严重损伤不宜行气管内插管时，可立即行气管切开或环甲膜穿刺置管，保证呼吸道通畅和有效通气。

6. 需要注意的是，无论采用哪种方法建立人工气道，都不能停止或中断胸外心脏按压，建立人工气道的时间力求不超过 10 秒，以免影响心脏按压。

(二)人工通气

以人工的方式进行肺泡通气代替患者的自主呼吸，称为人工呼吸。人工呼吸包括徒手人工呼吸、简易呼吸器人工呼吸和机械通气等方法。

1. 徒手人工呼吸法　徒手人工呼吸主要适用于缺乏器械的现场复苏。常用方法是口对口、口对鼻、口对面罩人工呼吸。

(1)操作方法：首先保持呼吸道通畅，将患者头部后仰，一手按住患者前额，另一手托颈部。吸气后，将口唇包紧患者的口部(对婴儿或儿童则包住口鼻)，吹气的同时，为防止吹入气经鼻逸出，可用按前额的手捏住患者鼻孔，当见到患者胸廓起伏时证明吹气有效。

(2)呼吸参数：潮气量约为 500～600ml，每次吹气时间应长于 1 秒。吹气完毕，放松口鼻，任胸廓自然回缩呼气。每 30 次胸外心脏按压进行 2 次人工呼吸，呼吸频率为 8～10 次/分钟。

(3)注意事项：人工呼吸时尽量避免中断按压，但也应避免过度通气。过度通气可以增加胸内压影响静脉回流，降低心排出量，也易导致胃胀气、反流误吸等并发症。对急救人员而言可能因口唇和手指直接接触患者的呼出气、唾液、分泌物和血液，有感染到某些传染性疾病(如肝炎、艾滋病、肺结核)的风险。应注意防护，在人口呼吸时垫一块纱布或手帕，戴一次性手套。

2. 简易呼吸器人工呼吸　面罩-呼吸囊人工呼吸器由面罩、呼吸活瓣和呼吸囊组成，是最常用的简易呼吸器。使用时将面罩扣于患者口鼻，挤压呼吸囊将气体吹入患者肺内，松开呼吸囊，气体随胸肺弹性回缩排出。简易呼吸器也可以与人工气道相连进行人工通气，呼吸囊侧管可以连接氧气，提高吸入氧浓度。

3. 机械通气　进行机械通气首先建立人工气道，利用呼吸机辅助或替代患者自主呼吸，是高级生命支持和复苏后治疗中的一项重要措施。机械通气能够改善患者通气和氧合功能，纠正低氧血症和高碳酸血症，降低患者呼吸做功和耗氧量。但应注意机械通气为正压通气，可以增加胸内压，减少静脉回心血量，尤其对于心肺复苏患者这种作用更加明显。因此呼吸参数设定时，潮气量不宜超过 8ml/kg，频率以 8～10 次/分钟为宜，避免气道压过高和过度通气。

三、尽早进行电除颤

以一定量电流冲击心脏终止室颤的方法，称为电除颤，是目前治疗室颤和无脉性室速最有效的方法。院外发生心搏骤停者，多数先有室性心动过速，很快转为室颤，应尽早实施电除颤，延迟除颤可以降低复苏成功率。室颤后 4 分钟内，CPR8 分钟内除颤可明显改善预后。如发病超过 5 分钟，则应先进行 CPR2 分钟再除颤。发生室颤数分钟内可发展为心脏静止，则复苏更加困难。

胸外电除颤时，一电极置于胸骨右缘第 2 肋间，另一电极板置于左胸壁心尖部，电极板涂抹导电糊或垫盐水纱布，紧贴于胸壁。成人胸外电除颤双相除颤仪能量为 120～200J，后续除颤可选用除颤仪最大能量，单相除颤仪为 360J。小儿初始能量为 2J/kg，再次除颤至少为 4J/kg，最大不超过 10J/kg 或成人最大剂量。胸内除颤成人为 10～40J，小儿为 5～20J，除颤后立即行心脏按压和人工呼吸。治疗成人房颤，双相波能量为120～200J，房扑为50～100J。小儿室上性心动过速能量为0.5～1J/kg，最大不超过2J/kg。

四、基本生命支持实施流程

BLS主要包括胸外按压、气道、呼吸、除颤四个部分，初始BLS实施步骤包括：①评估患者反应，检查呼吸是否正常，如无反应且无呼吸或呼吸异常（仅喘息），则呼叫帮助；②启动应急反应系统，如有可能，获得除颤仪；③检查患者脉搏；④如果10秒内没有明确感受到脉搏，则按C-A-B的顺序开始进行5个周期的按压和人工呼吸（比例为30∶2）；⑤获得除颤仪后马上连接使用，尽可能缩短电击前后的胸外按压中断，每次电击后立即从胸外按压开始继续CPR。

第二节 高级生命支持

高级生命支持（advanced cardiovascular life support，ACLS）是专业人员使用复苏器械，设备和药物进行治疗的复苏阶段。2010年美国AHA心肺复苏指南指出，高级生命支持的重点为进一步强调实施高质量的心肺复苏，最好通过监护生理参数来指导心肺复苏，包括足够的氧供和早期除颤，同时评估和治疗可能的导致心搏骤停的病因，虽然仍然建议给药和高级气道置入等操作，但这些措施不能造成胸外按压的明显中断，也不能延误电击除颤。

一、维持有效肺泡通气

心搏骤停初期，血液内还储存了一定量的氧，心脏按压建立的人工循环可以输送氧至组织器官，一旦血液中的氧于数分钟内耗尽后，就需及早进行人工呼吸，保证氧供并将体内产生的CO_2排出体外。一般认为，ACLS时建立人工气道的最佳选择是气管内插管，但应注意插管后行正压通气可以增高胸内压，减少回心血量，降低心排出量，因此复苏期间通气量可适当减少，潮气量和呼吸频率适当降低，维持气道压低于30cmH_2O，避免过度通气。2010美国AHA心肺复苏指南建议在围停搏期对插管患者描记二氧化碳波形图进行定量分析，目的包括确认气管插管位置、根据呼气末二氧化碳值监测心肺复苏质量以及检测是否恢复自主呼吸。如$P_{ET}CO_2$ <10mmHg，则应设法改善心肺复苏质量。

二、恢复和维持自主循环

高质量CPR、药物治疗和规范的复苏程序非常重要：①对于室颤（VF）和无脉性室速（VT）患者应迅速除颤，除颤后立即行CPR 2分钟，建立给药通路（IV或IO）。CPR 2分钟后再次检查心律，如仍为VF/VT，则再次除颤，并继续CPR 2分钟；通过IV/IO给予肾上腺素（每3～5分钟可重复给予），同时建立人工气道，监测$P_{ET}CO_2$。再次除颤，CPR 2分钟后，仍为VF/VT，可继续除颤并继续CPR 2分钟，可考虑应用抗心律失常药物如胺碘酮治疗，并针对病因治疗。如此反复，直至自主心跳恢复；②对于心脏静止或无脉性电活动，则应立即CPR，建立给药通路，给予肾上腺素，每3～5分钟可重复给予，同时建立人工气道，监测$P_{ET}CO_2$。CPR 2分钟后检查心律，如为VF/VT，则立即除颤，如无改善则重行此循环，直至自主循环恢复。

三、高级生命支持药物治疗

（一）给药途径

1. 经静脉给药　及早建立通畅的给药和输液通路是CPR的必要措施，复苏期间用药必须迅速、准确，首选给药途径为经静脉（IV）或骨髓腔（IO）注射。尽管周围静脉给药比中心静脉给药循环时间长，但建立周围静脉通道不需要中断CPR，因此对于静脉通路尚未建立的心搏骤停患者，在ECC时就应积极开放外周静脉。通过外周静脉通路给药后，可静脉推注20ml液体，并抬高患者手或足10～20秒，以促使药物到达靶点。在情况允许时，可做颈内或锁骨下静脉穿刺置管至中心静脉，经中心静脉给药，同时也便于监测CVP和掌握输液量。

2. 经骨髓腔给药　如建立静脉通路困难者可经骨髓腔给药，方法是用专用骨髓穿刺针在胫骨前、粗隆下1～3cm处垂直刺入胫骨，穿过皮质进入骨髓腔有阻力消失感，回抽可见骨髓说明穿刺成功。

3. 经气管给药　对于不能迅速建立静脉及骨

髓腔通路的患者，如果已行气管插管，可经气管插管给药。肾上腺素、阿托品和利多卡因可经此通路注入，将上述药物常规剂量的2～2.5倍用生理盐水稀释至10ml，经气管插管迅速注入，随后立即行人工通气，使药物弥散到支气管，经黏膜或肺泡上皮吸收入血。与静脉注药相比，起效时间略慢，药效相似，维持时间较长，但应注意碳酸氢钠、氯化钙不能经气管内给药。一般不主张行心内注射给药，心内注射可能穿透左肺下叶，甚至误伤冠状动脉，导致张力性气胸或心脏压塞。

（二）复苏常用药物

1. 肾上腺素　心肺复苏首选药物，通过兴奋α、β受体，使外周血管阻力增高，但不增加冠脉和脑血管的压力，增加心肌和脑灌注。另外肾上腺素可以增强心肌收缩力，使室颤由细颤转为粗颤，提高电除颤成功率。推荐剂量为静脉注射肾上腺素0.5～1.0mg，或0.01～0.02mg/kg，必要时3～5分钟重复静脉注射。有人主张心肺复苏期间应用大剂量（0.1～0.2mg/kg）肾上腺素，但有研究表明，大剂量肾上腺素虽然可以使心脏复跳率增加，但并未提高患者的存活率。

2. 利多卡因　利多卡因可以提高心肌纤颤阈值，用于治疗室性期前收缩和阵发性室性心动过速。常用剂量为：单次静脉注射为1～1.5mg/kg，5～10分钟后可重复应用，重复用量为0.5～0.75mg/kg。窦性心律恢复后可以2～4mg/min的速度连续静脉输注。

3. 胺碘酮　胺碘酮具有Na^+、K^+、Ca^{2+}通道阻滞作用，还可以拮抗α、β肾上腺素能受体。对于CPR、电除颤或血管加压素治疗无效的室颤和无脉性室速，以及复发性、血流动力学不稳定的室速，可以选择胺碘酮治疗。常用剂量为：初始单次剂量为300mg，必要时可以重复注射150mg。维持用量为10～30μg/(kg・min)，6小时后减半。需注意，胺碘酮快速输注可能导致低血压，切勿同时给予可延长QT间期的其他药物（如普鲁卡因胺）。

4. 阿托品　阿托品阻滞心肌M_2胆碱能受体可以拮抗乙酰胆碱或迷走神经兴奋作用，增强窦房结的自律性和房室传导，提高心率。2010年AHA心肺复苏指南中不推荐在心脏静止和无脉性心电活动患者中常规使用阿托品。阿托品是治疗严重心动过缓引起的心绞痛、心力衰竭、低血压等的一线用药。用法为阿托品0.5mg iv，3～5分钟可重复应用，最大总量为3mg，如用于有机磷中毒患者时，可能需要更大的剂量。

5. 去甲肾上腺素　对$β_1$受体作用弱，主要通过兴奋$α_1$受体，收缩外周血管升高血压，并反射性兴奋迷走神经降低心率。在CPR期间，主要用于自主心跳恢复后维持血压的稳定。常用剂量为：5～20μg单次静脉注射，0.04～0.4μg/(kg・min)连续静脉泵注。须注意去甲肾上腺素外渗可以导致局部组织坏死，可以引起肾血管痉挛导致肾缺血，长期大量应用可发生急性左心衰竭、肺水肿、心内膜下心肌梗死等，如要停药，应逐渐减量直至完全停药。

6. 多巴胺　多巴胺既能兴奋多巴胺受体，也可兴奋β受体和$α_1$受体。用量为1～3μg/(kg・min)时，主要兴奋多巴胺受体，增加肾血流和肾小球滤过率，增加尿量。用量为3～10μg/(kg・min)时，主要表现为兴奋$β_1$、$β_2$受体，增快心率、增强心肌收缩力、增加心排出量，降低全身血管阻力和肺血管阻力。用量大于10μg/(kg・min)时，兴奋α、$β_1$、$β_2$受体，使全身血管阻力增加、肾血管收缩、心动过速或心律失常，心排出量因后负荷增加而降低。CPR中，多巴胺常用于治疗恢复自主循环后的心动过缓和低血压状态。常用剂量为：1～2mg单次静脉注射，连续静脉泵注为5～20μg/(kg・min)。

7. 多巴酚丁胺　多巴酚丁胺正性肌力作用强，复苏期间主要用于改善恢复自主心跳的心肌收缩力，在增加每搏输出量的同时，可反射性扩张外周血管，用药后动脉压一般保持不变，与多巴胺合用可明显改善心功能和血压。常用剂量为2～20μg/(kg・min)。

8. 碳酸氢钠　不属于一线用药，不主张常规应用。CPR期间，机体酸中毒的严重程度与心搏骤停的时间长短和CPR的效果有关。盲目输入碳酸氢钠可因解离生成CO_2弥散至脑组织导致更严重的酸中毒。对于已存在严重酸中毒、高钾血症、三环类或巴比妥类药物过量可以考虑给予碳酸氢钠，剂量根据血气结果计算：$NaHCO_3$(mmol)＝BE×0.25×体重(kg)。如无血气分析，可首次给予1mmol/kg，每10分钟重复给予0.5mmol/kg。

9. 腺苷　属于治疗稳定窄波群室上速的一线药物，可以有效终止涉及房室结或窦房结的折返性室上速。腺苷不能用于纠正药物或毒物诱发的心动过速或Ⅱ°、Ⅲ°心脏传导阻滞。用法为首剂量

6mg,1～3s 内快速推注,必要时可在 1～2 分钟后重复应用。

10. 血管加压素 大剂量血管加压素可以作用于血管平滑肌 V_1 受体,产生非肾上腺素样的血管收缩作用,使外周血管阻力增加。一次用量为 40U IV 或 IO,可重复应用。临床研究表明,血管加压素和肾上腺素在患者存活率和出院率方面比较,无显著差异。但也有研究认为,血管加压素在长时间或困难复苏患者中,维持血流动力学作用优于肾上腺素。

四、复苏相关监测

在进行心肺复苏的同时,应立即建立相关监测,以判断病情和指导用药。

1. 心电图(ECG) 心电图可以鉴别心室停顿、电-机械分离和室颤或无脉性室性心动过速,指导实施电除颤,并可以明确其他类型的心律失常,为治疗提供依据。

2. 呼气末二氧化碳($P_{ET}CO_2$) CPR 期间,体内 CO_2 的排出主要取决于心排出量和肺灌注量。当心排出量和肺灌注很低时,$P_{ET}CO_2$ 很低(<10mmHg);当心排出量和肺灌注改善时,$P_{ET}CO_2$ 升高(>20mmHg);当自主循环恢复时,$P_{ET}CO_2$ 突然升高,可>40mmHg。这表明在肺泡通气不变时,$P_{ET}CO_2$ 与心排出量有良好的相关性。持续监测 $P_{ET}CO_2$ 可以判断胸外心脏按压的效果,如 CPR 期间 $P_{ET}CO_2$>20mmHg 表明复苏有效。但应用碳酸氢钠则影响其可靠性。

3. 动脉血压(ABP) ABP 可以实时评价心脏按压的有效性,评估冠脉灌注情况,指导应用肾上腺素或血管加压素。ABP<20mmHg,很难恢复自主心跳。

4. 中心静脉压(CVP) CVP 是胸腔内上、下腔静脉或平均右心房的压力。正常值为 6～10mmHg,小于 4mmHg 表示右心充盈不佳或容量不足,高于 12mmHg 表示右心功能不全或输液超负荷。连续观察 CVP 的动态改变比单次测定的 CVP 数值更有临床指导意义。

5. 脉搏氧饱和度(SpO_2) CPR 期间,末梢血流灌注差,很难监测 SpO_2,自主循环恢复,末梢灌注改善后,才能监测到 SpO_2。因此,CPR 期间如能监测到 SpO_2,说明复苏有效。

6. 中心静脉血氧饱和度($S_{CV}O_2$) $S_{CV}O_2$ 可以反映组织氧平衡,CPR 期间持续监测 $S_{CV}O_2$ 有助于判断心肌氧供是否充足,自主循环能否恢复。$S_{CV}O_2$ 正常值为 70%～80%,CPR 期间如果使 $S_{CV}O_2$ 大于 40%,则有恢复自主心跳的可能,随着 $S_{CV}O_2$ 升高,恢复自主心跳的几率增大;如果已经升高的 $S_{CV}O_2$ 突然或逐渐降低,则提示可能再次发生心搏骤停。

第三节 复苏后治疗

发生心搏骤停的患者恢复自主循环后,应立即转运到 ICU 或其他有条件的医疗单位,进行复苏后治疗(post-cardiac arrest care,PCAC)。PCAC 的主要内容包括:维持血流动力学平稳,改善组织器官灌注和氧供,预防和治疗多器官功能障碍或衰竭,寻找并治疗导致心搏骤停的病因。

一、呼吸系统

保证呼吸道或人工气道通畅、维持有效的人工呼吸、保证氧合非常重要。对于自主呼吸恢复者,常规吸氧,监测患者的呼吸频率、SpO_2 和 $P_{ET}CO_2$。但应避免长时间吸入纯氧,以最低吸入氧浓度达到 S_PO_2>96%为宜。对于自主呼吸尚未恢复或通气氧合功能障碍者,应进行机械通气治疗,并根据血气分析结果调整呼吸机参数,以维持 PaO_2 为 100mmHg 左右,$PaCO_2$ 为 40～45mmHg 或 $P_{ET}CO_2$ 为 35～40mmHg。应避免气道压过高、潮气量过大,以免导致肺损伤、脑缺血及影响心功能。传统观点认为轻度过度通气有利于缓解颅内高压,但有研究表明,$PaCO_2$ 降低 1mmHg,可因脑血管收缩使脑血流降低 2.5%～4%,因此 2010 年 AHA 心肺复苏指南仍推荐维持正常通气功能。

二、循环系统

发生心搏骤停的患者,可因组织缺血缺氧、血管壁通透性增加,体液向组织内转移,导致血容量相对不足；另外心肌缺血再灌注损伤，可引起心肌功能障碍，因此即使自主循环恢复，也常出现血流动力学不稳定。PCAC期间，应加强生命体征的监测，可建立有创监测，如直接动脉压、CVP、尿量等，有条件者可行食管心脏超声或放置Swan-Ganz导管，全面评价患者循环状态。适当补液、结合血管活性药物、正性肌力药和强心药的应用，维持平均动脉压≥65mmHg，$S_{CV}O_2$≥70%，同时考虑病因治疗。

三、中枢神经系统

脑的重量仅占体重的2%，脑血流量却为心排出量的15%，其静息耗氧量约占机体总耗氧量的15%～20%，同时脑的氧贮备少，由于这些解剖生理上的特性，决定了脑遭受缺血缺氧后较其他脏器更为易损。一般认为，常温下脑细胞遭受4～6分钟完全性缺血缺氧，即可造成不可逆性损害，但如存在微小灌注，则脑细胞的生存时限可明显延长。大脑完全缺血后，可出现多发性、局灶性脑组织缺血的形态学改变。当自主循环恢复、脑组织再灌注后，上述缺血性改变仍继续发展，相继发生脑充血、脑水肿及持续性低灌注状态，最终导致细胞变性和坏死，此为脑缺血/再灌注损害。

（一）脑复苏措施

脑复苏的内容包括：尽量缩短脑循环停止的绝对时间；确定有效的治疗措施，为脑复苏创造良好的生理环境；在降低颅内压、降低脑代谢和改善脑循环的基础上，采取特异性脑复苏措施阻止或打断病理生理进程，促进脑功能恢复。

1. 一般治疗

（1）增加脑血流（CBF）：脑灌注压（CPP）＝平均动脉压（MAP）－颅内压（ICP）。正常情况下，脑血流（CBF）存在自身调节机制，即当平均动脉压在60～150mmHg范围内，CBF可保持稳定。但在脑缺血后，患者脑血流的自身机制受损，此时CBF更多地依赖于CPP。

1）提高平均动脉压：脑复苏后积极防治低血压有助于脑血流的改善，因此有研究主张通过补充血容量或应用血管活性药物维持血压于缺血前水平或稍高于缺血前水平。

2）降低颅内压：以往认为过度通气降低$PaCO_2$可收缩脑血管，降低颅内压，但近年来研究发现脑缺血后降低$PaCO_2$，会因脑血管过度收缩而减少脑血供，故目前主张脑复苏患者$PaCO_2$应维持在接近正常的水平。脱水、低温和肾上腺皮质激素的应用是目前防治急性脑水肿、降低颅内压的有效措施。常用的脱水药物包括袢利尿剂（如呋塞米）或渗透性利尿剂（如20%甘露醇）。血浆白蛋白既有利于维持血浆胶体渗透压，也有利尿作用，也是脑复苏时的常用药物。

（2）改善脑微循环：适度的血液稀释，可降低血液黏滞度，改善脑微循环。但过度血液稀释不利于血液携氧，应维持血细胞比容（Hct）在0.30～0.35的范围内。

（3）控制血糖：血糖增高可增加乳酸产生，加重脑缺血性损害。对于应激反应、糖皮质激素等原因导致的高血糖，可应用胰岛素控制血糖在8～10mmol/L，但要注意避免低血糖的发生。

2. 控制性低温治疗

低温在脑复苏中的应用，在国内外尚存在分歧。低温是指体温低于35℃，又分为浅低温（35～32℃），中低温（32～28℃），深低温（28～20℃）和超低温（<20℃），低温脑复苏的机制包括降低脑代谢率、脑血流量，降低颅内压，这对于防治复苏后脑水肿和颅内高压有利。

（1）适应证：对于心搏骤停>4分钟，自主循环恢复但仍处于昏迷的患者或患者出现体温快速升高或肌张力增高，且经过治疗后循环稳定者，应尽早开始低温治疗。对于心搏骤停时间不超过4分钟者，其神经系统功能可自行恢复，无低温脑复苏的必要；对于循环停止时间过长，中枢神经系统严重缺氧软瘫者，已失去低温脑复苏的指征。

（2）降温时机：降温时机对脑功能恢复的影响目前尚不清楚。有经验表明，脑缺氧后3小时内开始降温，其降低颅内压、减轻脑水肿的作用最为明显，8小时后效果明显减弱，因此临床应用低温治疗应越早开始越好。

（3）降温方式：体表降温是目前比较常用的降温方式。将降温毯或冰袋置于体表大血管部位，一般可在2小时内将体温降至目标温度。降温过程分为诱导和维持两个阶段，诱导是指由降温开始至体温达到目标温度，维持是指将体温维持于目标温度。诱导期应在最短时间内完成，但应尽量减少寒战反应。维持期间应使用食管温度计、膀胱温度计、血温或鼓膜温度监测患者核心温度。

(4)降温幅度及时间：降温幅度存在个体差异，多数患者浅低温即可，少部分病例需达到中度低温，应降至以最小剂量镇静药即可抑制肌痉挛，且呼吸、循环功能稳定的温度。体温低于 30℃可出现严重心律失常，低于 28℃室颤发生率增加，因此对于中度低温患者，应加强监测。低温治疗应持续到患者神志恢复，然后逐渐在 2～3 天内复温，镇静药的使用应持续到患者体温恢复正常。2010 年 AHA 心肺复苏指南推荐，院外因室颤发生的心搏骤停，经 CPR 已经恢复自主循环但仍处于昏迷的成人，应进行浅低温治疗 12～24 小时。

3. 药物治疗

(1)钙通道阻滞剂(calcium entry blocker, CEB)：脑缺血缺氧后，细胞膜通透性和离子泵功能发生改变，大量 Ca^{2+} 堆积在细胞内，细胞内 Ca^{2+} 超载可导致脑细胞死亡。CEB 可以稳定钙离子通道，阻断 Ca^{2+} 内流，防止因细胞内 Ca^{2+} 升高导致的磷脂酶激活、氧自由基释放等负性反应。

(2)氧自由基清除剂(free radical seavenger, FRS)：缺氧再灌注过程中，自由基大量增加，与细胞内的 Ca^{2+} 及多种不饱和脂肪酸起反应，导致细胞膜和线粒体的损害。应用自由基清除剂可使自由基灭活，阻断上述病理生理过程，但其临床应用仍在研究之中。

(3)肾上腺皮质激素：肾上腺皮质激素的临床应用目前尚有争议。虽然理论上肾上腺皮质激素可以缓解神经胶质细胞水肿，但是否对已经形成的脑水肿有作用尚不明确。目前肾上腺皮质激素仅作为辅助措施，一般主张尽早用药，3～4 天后全部停药，以免引起不良反应。

(二)脑复苏结局

脑复苏的最终结局可分为 5 个等级：

1 级：脑及总体情况优良。清醒、健康，思维清晰，能从事工作和正常生活，可能有轻度神经及精神障碍。

2 级：轻度脑和总体残疾。清醒，可自理生活，能在有保护的环境下参加工作，或伴有其他系统的中度功能残疾，不能参加竞争性工作。

3 级：中度脑和总体残疾。清醒，但有脑功能障碍，生活不能自理，轻者可行走，重者痴呆或瘫痪。

4 级：植物状态(或大脑死亡)。昏迷，无神志，对外界无反应，可自动睁眼或发声，无大脑反应，角弓反张状。

5 级：脑死亡。无呼吸，无任何反射，脑电图呈平线。

全脑(包括脑干)的所有功能不可逆性丧失，特别是脑干功能丧失称为脑死亡。顽固昏迷患者中，有些丧失了大脑皮质功能，但仍存在脑干功能，可以自主呼吸，称为植物状态。目前国际上尚缺乏统一的脑死亡诊断标准，我国 2002 年制定的《中国脑死亡诊断标准》(草案)中，诊断脑死亡必须具备以下四项：①意识完全丧失(深昏迷)，且无任何自主动作；②对疼痛刺激无任何体动反应，包括去皮层状态和去皮质状态，但患者的脊髓反射仍可能存在；③脑干反射消失，包括瞳孔对光反射、角膜反射、眼前庭反射、及咳嗽反射等；④自主呼吸完全停止，当 $PaCO_2$ 升高到 50mmHg(或 60mmHg)并持续 3 分钟，自主呼吸仍未恢复。脑死亡诊断标准只适用于除外低温、低血压、代谢或内分泌异常、神经肌肉阻滞药物等引起的脑功能障碍者。符合上述标准，即可临床诊断为脑死亡，6 小时后应重复进行临床评估，观察期至少 12 小时以上。脑电图(EEG)平坦是否作为诊断脑死亡的必要条件仍有争议。大多数观点认为 EEG 在脑死亡的诊断中不是必需的，如对临床检查结果有疑问行确认性实验室检查时，常选择脑血管造影，EEG，经颅多普勒等。

四、防治多器官功能障碍(MODS)或衰竭(MOF)

引起 MODS 最主要的原因是缺血再灌注损伤。心搏骤停后综合征是指包括代谢性酸中毒、心排出量降低、肝肾功能障碍、急性肺损伤或急性呼吸窘迫综合征等一系列的临床表现。机体单一器官的功能障碍或衰竭，会影响到其他器官功能的恢复。因此为防治 MODS，首先应保证呼吸和循环功能的稳定，改善组织器官的灌注。常需监测直接动脉压、CVP、尿量等，有条件者可放置 Swan-Ganz 导管，以准确评估心血管功能状态，并指导临床治疗。对于复苏后脑水肿的患者，一方面积极利尿，减少血管外液；另一方面还应输入足够胶体液，维持血浆胶体渗透压，保持血管内液不低于正常，同时密切监测并调节尿量，血、尿渗透压及电解质浓度，预防肾衰竭。

(辛 艳)

参考文献

1. 邓小明，姚尚龙，于布为等．现代麻醉学．第4版．北京：人民卫生出版社，2014.
2. 美国心脏协会．健康从业人员心血管急救手册（2010版）．第3版．杭州：浙江大学出版社，2011.
3. 美国心脏协会．医务人员基础生命支持．杭州：浙江大学出版社，2011.
4. 吴新民．麻醉学高级教程．北京：人民军医出版社，2014.
5. Omg ME, Ng FS, Amushis P, et al. Comparison of chest compression only and standard cardiopulmonary resuscitaion for out-of-hospital cardiac arrest in Singapore. Resuscitation, 2008, 78(2):119-126.
6. Abella BS, Sandbo N, Vassilatos P, et al. Chest compression rates during cardiopulmonary resuscitation are suboptimal: a prospective study during in-hospital cardiac arrest. Circulation, 2005, 111(4):428-434.

第九篇　疼痛治疗

第八十五章 疼痛治疗概论

第一节 疼痛概述

疼痛是临床上最常见的症状之一，是机体受到伤害性刺激时产生的感受性反应，是引起机体防御和保护的生理机制。尽管疼痛对于每个人而言普通平常，但是难以用语言来准确描述。人的一生都或多或少地经历疼痛的困扰，或轻微而短暂，或剧烈而持久。客观而言，疼痛可以为机体提供特殊的报警信号，引起机体一系列防御性保护反应；但另一方面，疼痛作为报警也有其局限性(如癌症等出现疼痛时，已为时太晚)。而某些长期的剧烈疼痛，对机体已成为一种难以忍受的折磨。由于疼痛常造成躯体和精神的痛苦，甚至威胁人的生命，所以，疼痛是基础与临床医学共同研究的重要课题。

近年来有关疼痛的基础和临床研究有了很大的进展，在形态、生理、生化、药理、病理生理、心理、伦理和社会等各学科发展的基础上，在临床麻醉、外科、内科、神经科、风湿免疫科、皮肤科等多学科共同协作努力下，通过中医及西医学医疗科研工作者的共同努力，疼痛治疗取得了很大成就。特别是疼痛的临床诊治工作，从诊断、鉴别诊断、治疗的适应证和应用范围、治疗的药物和方法、并发症的防治等各方面都积累了丰富的经验。

一、疼痛的概念

现代医学所提出的疼痛的定义是：疼痛是一种不愉快的感觉和情感体验，起源于实际的或潜在的组织损伤。实际或潜在的组织损伤会导致疼痛，但不应忽视不愉快的感觉和情感体验。这就体现了疼痛的特异之处，他不是一种独立的感觉，而是与其他伤害性感觉混合在一起，并常常伴有自主神经活动、运动反应、心理和情绪反应等。

二、疼痛的分类

全身各部位、各器官系统均有可能发生疼痛，这些疼痛的原因是多方面的，包括创伤、炎症、神经病变等。不同部位的疼痛和不同疾病的疼痛，其疼痛性质也不相同。为了便于对疼痛的流行病学、病因、预后和治疗效果等各方面的研究和便于临床的正确诊断，对疼痛进行分类和建立统一合理的分类方法是必要的。我们临床上所讲的疼痛的分类是要结合具体患者，根据患者病因及病情的主要特点，从解剖学及生理学的角度进行综合的分类。

(一)按疼痛发生的部位分类

1. 根据疼痛所在的躯体部位分类　可分为头痛、颌面部痛(或头、颜面及脑神经痛)、颈部痛、肩及上肢痛、胸痛、腹痛、腰及骶部痛、下肢痛、盆部痛、肛门及会阴痛等。每个部位的疼痛又包含各种疼痛性疾病或综合征。

2. 根据疼痛部位的组织器官、系统分类　可分为躯体痛、牵涉痛和中枢痛。

(1)躯体痛：伤害性刺激使皮肤、骨骼肌、骨膜、关节等处的痛觉感受器兴奋，产生痛觉信号传入中枢而产生的疼痛，多为局部性，疼痛剧烈，又可分为浅表痛和深部痛。

浅表痛是由刺激皮肤引起的；深部痛是由刺激肌肉、肌腱、骨膜和关节而引起的，定位模糊，反应迟钝。

(2)牵涉痛：是内脏器官炎症或损伤时，常在邻近或远离该器官的某些特定的看起来毫无关联的体表区域产生疼痛，是临床上一种普遍而重要的现象，为深部痛。内脏痛的牵涉部位大多恒定，如阑尾炎会有牵涉性右下腹痛及麦氏点明显压痛。熟悉这些牵涉痛点的位置可有助于内脏器官病变的位置。

(3)中枢痛：主要是指脊髓、脑干、丘脑和大脑皮质等神经中枢的病变所致的疼痛，如脑出血及脊髓空洞症等引起的疼痛。

(二)按疼痛的性质分类

1. 刺痛　又称锐痛或快痛，痛觉产生迅速，消失也快，常伴有受刺激的肢体产生保护性反射，且无明显情绪反应。

2. 灼痛　又称慢痛或钝痛，痛觉产生迟缓，消失也慢，多伴有心血管和呼吸系统的变化及带有强烈的感情色彩。

3. 酸痛　其主观体验难以准确描述，感觉定位差，很难确定疼痛发源部位。

(三)按疼痛的原因分类

1. 创伤性疼痛　主要是指皮肤、肌肉、韧带、筋膜、骨骼的损伤引起的疼痛，如骨折等。

2. 炎性疼痛　由于化学或生物源性的炎性介质所致的疼痛。如类风湿关节炎等。

3. 神经病理性疼痛　由于神经末梢至中枢神经任何部位的神经病变或损害，出现痛觉过敏、异常，如带状疱疹后遗神经痛等。

4. 癌性疼痛　由于肿瘤压迫、浸润周围器官、神经引起的疼痛，常见于肝癌、胰腺癌、恶性骨转移癌等。

5. 精神及心理疼痛　是由于心理障碍引起的疼痛，大多无确切躯体病变和阳性体征，但仍旧诉说有周身或多处顽固痛，可伴有其他心理障碍表现，如失眠、多梦等。

(四)按疼痛持续时间分类

根据疼痛持续时间可分为急性痛和慢性痛。前者是指持续时间小于1个月，而后者持续时间大于1个月。

三、疼痛生理简述

(一)痛觉感受器和致痛物质

痛觉感受器是一种游离神经末梢，它可能是一种化学或机械感受器。致痛物质有钾离子、氢离子、组胺、5-羟色胺、缓激肽和前列腺素等。在各种伤害性刺激作用下，受破坏的局部组织释放某些致痛物质，作用于游离神经末梢，产生传入冲动至中枢系统而引起痛觉。

(二)痛觉的传入神经纤维

痛觉信息自感受器发出后，在周围神经中沿着两种不同类型的纤维向中枢传导。一种是有髓鞘的Aδ类纤维，传导速度较快；另一种是无髓鞘的C类纤维，传导速度较慢。皮肤受到伤害性刺激后，可先后出现两种不同性质的痛觉，即先很快感到一种尖锐而定位精确的锐痛，去除刺激后即消失。继而是弥漫的灼性钝痛，程度较剧，去除刺激后仍可持续一小段时间后消失，并可伴有情绪反应。前者称快痛或第一疼痛，后者称慢痛或第二疼痛。快痛是由Aδ类纤维传导的，而慢痛则是由C纤维所传导。就一般情况而言，肌、骨膜、关节和血管壁等组织受刺激时所产生的深部痛以慢痛为主。

(三)痛觉冲动在中枢内的传导途径

痛觉的中枢传导通路比较复杂，大致可分为两种。①传导快痛的新脊髓丘脑束：痛觉传入纤维进入脊髓后，在灰质后角更换神经元即第二神经元，并发出纤维经前联合交叉至对侧，再经脊髓丘脑束上行，终止于丘脑的腹后外侧核，由此处的第三神经元发出纤维抵达大脑中央回的感觉区。它具有较精确的定位分析能力；②传导慢痛的旧脊髓丘脑束和旁中央上行系统：均起于脊髓后角，分布较弥散，与疼痛时强烈情绪反应有关。旧脊丘束位于新脊丘束内侧，终止于丘脑的内侧核群或髓板内核群，最后投射于脑的边缘系统和大脑皮质第二体表感觉区。旁中央上行系统包含脊髓网状束和脊髓中脑纤维，沿途在脑干网状结构和中脑的核群换元，最终也终止于丘脑。

(四)内脏痛与牵涉痛

内脏痛多属慢痛，其特点是对针刺、切割、烧灼等刺激不敏感，但对机械牵拉、缺血、痉挛、炎症和化学刺激则产生疼痛。其传入神经主要是交感神经干的传入纤维，经后根进入脊髓，然后和躯体神经基本上走着同一上行途径。但食管、气管的疼痛是通过迷走神经传入；部分来自盆腔脏器的疼痛则通过副交感神经传入。有内脏疾病往往引起身体体表某部位发生疼痛或痛觉过敏，这种现象称牵涉痛。例如心肌缺血可引起心前区、左肩和左上臂疼痛。牵涉痛的部位与患病内脏部位存在一定解剖关系，它们都受同一脊髓节段的后根神经所支配。该部位的躯体和内脏的痛觉传入纤维进入同一节段的脊髓后角内，并和同一感觉神经元发生突触联系，称为汇聚现象。牵涉痛的发生可能和汇聚现象有关。因传入大脑皮质的冲动经常来自皮肤，由于汇聚现象，往往对内脏伤害性刺激也误认为来自皮肤。

(五)闸门控制学说

在脊髓后角胶样物质中，有着小型胶质神经元，其作用类似闸门，可抑制疼痛的传导。传导触觉的 Aβ 纤维(直径约 10～12μm)是粗纤维，传导痛觉的 Aδ 纤维和 C 纤维(直径分别为 4～8μm 和 1～2μm)是细纤维。它们会聚于脊髓后角传递神经元，然后向脑上行。自粗纤维传入的冲动在兴奋传递细胞的同时也通过其侧支兴奋小型胶质细胞，关闭闸门，抑制了传递细胞，故痛觉不易向中枢传导。相反，自细纤维传入的冲动在兴奋传递细胞的同时抑制小型胶质细胞，使闸门开放，易化传递细胞的活动，并发放冲动增多，便传递至脑而产生痛觉。

下行控制也参与闸门控制，而且是很重要的一环。由脑干内侧的网状结构发出与痛觉有关的下行抑制通路，主要通过缝际核产生 5-羟色胺；通过网状核产生脑啡肽和内啡肽，使脊髓后角的传入信号减弱，对闸门进行控制。下行控制作用常被用来解释高级神经活动如注意、期待、情绪、暗示等对痛感受的影响。可以设想，正是粗、细两类纤维传入活动的相对平衡和中枢的功能状态决定了疼痛的发生。

第二节　疼痛的测定与评估

评估是疼痛处理的关键一步，评估不仅可以识别疼痛的存在，还有助于疼痛治疗效果的评价。在评估过程中，使用评估工具便于患者描述疼痛。伤害性刺激作用于人体后，使之产生疼痛，至于疼痛的性质，主要根据患者的陈述，这取决于其自身的感受、心理因素、文化水平以及表达能力，如烧灼样疼痛、刀割样疼痛、隐痛、跳痛、串痛、针刺样疼痛等。对疼痛的强度、范围及持续时间进行准确的定量评定不仅直接关系到患者的诊断分级和治疗方法的选择，而且尚与病情观察、治疗效果评定、疼痛学研究等密切相关。遗憾的是，由于疼痛是主观的精神性活动，旁观者无法直接察觉到，所以只能依靠间接方法进行评定。尽管已经提出多种定量测定疼痛的方法，但都带有一定的主观性而缺乏客观指标，故迄今尚无一种行之有效的客观疼痛评定方法。本节仅介绍国内外常用的几种测量方法。

一、视觉模拟评分法(visual analogue scale, VAS)

视觉模拟评分法，即一把 100mm 的标尺，一端为“最剧烈的疼痛”，另一端为“无痛”。患者根据自己所感受的疼痛程度，在标尺上某一点作一记号，以表示疼痛的强度及心理上的冲击，从起点至记号处的距离长度也就是疼痛的量。虽此评分法较多地用于衡量疼痛强度，但也可作为多方位的疼痛评估。

应用时患者在刻度上用笔标出疼痛的程度分值，亦有使用游标尺、算盘珠替代者。VAS 是一种简单有效的测量方法，但不适合于文化程度较低或认知损害者。

视觉模拟评分法亦可用于评估疼痛的缓解情况，在线的一端标上“疼痛无缓解”，而另一端标上“疼痛完全缓解”，疼痛的缓解也就是初次疼痛评分减去治疗后的疼痛评分，此方法称为疼痛缓解的视觉模拟评分法(VAP)与用视觉模拟评分法评估的疼痛强度相比，VAP 更具优势，如所有患者的基线相同，且和原来的疼痛程度无关；没有必要去假设标尺的不同部位的判别是否相等，患者表达比较自然等。

众多临床研究证明，在疼痛评估中视觉模拟评分法具有以下优点：①能有效测定疼痛强度，视觉模拟评分法与其他疼痛强度监测法之间的相关性良好；②大多数患者认为视觉模拟评分法易于理解和使用，甚至少儿亦能够使用；③评分分布均匀；④评分可随时重复进行；⑤与疼痛口述评分法相比，采用视觉模拟评分法评估疼痛治疗效果更为满意；⑥能对疼痛疾患的昼夜变化、疼痛疾患间的区别及治疗作用的时间、过程提供满意的结果。

与其他疼痛评分法相比，视觉模拟评分法的缺点如下：①患者在标尺上做标记时非常随意，从而易导致标记值与脑中其对疼痛的评分不一致；②需要测量标尺的长度以得出一个疼痛评分值，不仅耗费时间而且有可能发生测量错误；③不宜在老年人应用，因为其感知直线和准确标定坐标位置的能力较差；④图形的复制和印刷有可能造成直线扭曲以及比例的失误，从而影响测量结果。由于以上原因，在成人和老年人，视觉模拟评分法不是最佳的疼痛评估方法，但在儿童是有用的评分方法。

二、语言描绘评分法(verbal rating scales,VRS)

语言描绘评分法是一种评价疼痛强度和变化的方法,最早由 Keele 描述,特点是需列举一些词语,让患者从中选择来形容疼痛程度的关键词,由于医生在问诊时常需列举诸如烧灼痛、锐利痛和痉挛痛等一些关键词,以帮助诊断,而患者又通常使用许多类似词语向医生描述其不适感,所以语言描绘评分法能迅速被医生和患者所接受。

疼痛文献治疗中有许多不同的语言描绘评分法,包括 4 级评分、5 级评分、6 级评分、12 级评分和 15 级评分,这些词通常按从疼痛最轻到最强的顺序排列,最轻程度疼痛的描绘常被评估为 0 分,以后每级增加 1 分,因此每个形容疼痛的形容词都有相应的评分,以便定量分析疼痛。这样,患者的总疼痛程度评分就是最适合其疼痛水平有关的形容词所代表的数字。临床研究证实,应用语言描绘评分法进行疼痛评估具有许多优点:①易于管理和评分;②结果可靠和有效;③评分结果与疼痛的强度密切相关,但与影响疼痛主观因素的相关性差;④对疼痛病情的变化十分敏感;⑤能较好地反映疼痛的多方面特性;目前,语言描绘评分法已成为定量测定疼痛感觉最为流行的方法。

语言描绘评分法也可用于疼痛缓解的评级法,在 Dundee 提出的方法中,采用的词汇有:优、良、中等、差、可疑、没有。在 Huskisson 提出的方法中采用的词汇有:无、轻微、中等、完全缓解。

语言描绘评分法也有下列一些缺点:①大多数评分是以疼痛的剧烈程度来划分等级,而且等级的划分常常是取决于患者自身的经验,而非自发的临床疼痛;②在急性或慢性疼痛患者中,疼痛强度级别的划分可能不同,观察者往往需根据具体情况,让患者自己把描绘词划分级别,以达到疼痛级别划分的个体化,此过程相当耗时;③在采用不同的语言描绘评分法时,由于所选择的描绘词不同和字数不同,因而它们的结果难以相互比较;④该方法的次序性度量仅能为疼痛感觉程度提供级别次序,而非疼痛程度变化的数字表达;⑤对细微的感觉变化不敏感,并且易受情感变化的影响。由研究表明,患者疼痛的感觉、情感的变化及其评估疼痛的语言等均与焦虑的程度有关。

值得注意的是,病情的诊断也可能对语言描绘评分法的评分结果造成影响,例如与良性疾病患者相比,恶性肿瘤患者常倾向于降低疼痛强度的水平,并趋于选择更富感情色彩的形容词来描绘疼痛。另外,慢性疼痛患者常常使用多个形容词来描绘它们的疼痛感受,如烧灼痛、抽痛、刺痛等,已证实患者的情感性痛苦越发明显,治疗失败的危险性越高。

三、数字疼痛分级法(numerical rating scale,NRS)

一种数字直观的表达方法,常用于测定疼痛的强度,其优点是较 VAS 方法更为直观。该法最早由 Budzynski 和 Melzack 等提出,目前临床应用广泛,是术后疼痛机构诊治大量患者时最易使用的方法。临床常用的有如下两种:

1. 11 点数字评分法(the 11-point numeric rating scale,NRS-11) 此方法要求患者用 0 到 10 这 11 个点来描述疼痛的强度。0 表示无疼痛,疼痛较强时增加点数,10 表示最剧烈的疼痛。此是临床上最简单最常使用的测量主观疼痛的方法,容易被患者理解和接受,可以口述也可以记录,结果较为可靠。

2. 101 点数字评分法(the 101-point numeric rating scale,NRS-101) 与 11 点数字评分法相似,在 1 根直尺上有从 0 至 100 共 101 个点,0 表示无痛,100 表示最剧烈的疼痛,由于可供选择的点增多,从而使疼痛的评分更加数据化,结果更为可靠。

四、行为疼痛测定法(behavioral rating scale,BRS)

1. 六点行为评分法(the 6-point behavioral rating scale,BRS-6) 六点行为评分法是由 Budzynski 等人推出,目前临床上多用于测定头痛和其他疼痛,也用于对疼痛患者的对比性研究,该方法将疼痛分为 6 级:①无疼痛;②有疼痛,但易被忽视;③有疼痛,无法忽视,不干扰日常生活;④有疼痛,无法忽视,干扰注意力;⑤有疼痛,无法忽视,所有日常活动均受影响,但能完成基本生理需求如进食和排便等;⑥存在剧烈疼痛,无法忽视,需休息或卧床休息。

此方法的特点在于将行为改变列入评分范围。患者回答时以疼痛及时行为的影响来表达疼痛强度。患者的回答贴近个人的生活,有一定的客观性。每级定为 1 分,从 0 分(无疼痛)到 5 分(剧烈疼痛,无法从事正常工作和生活),都容易与患者的描述相关联，便于患者理解。此方法也用于患者出院后随访。患者将疼痛复发后的感受及影响以记日记的方式记录下来，便于医生分析病情。

2. 疼痛日记评分法(pain diary scale，PDS)　疼痛日记评分法(PDS)也是临床上常用的测定疼痛的方法。由患者、患者亲属或护士记录每天各时间段(每4小时或2小时，或1小时或0.5小时)与疼痛有关的活动，其活动方式为坐位、行走、卧位。在疼痛日记表内注明某时间段内某种活动方式，使用的药物名称和剂量。疼痛强度用0～10的数字量级来表示，睡眠过程按无疼痛记分(0分)。此方法具有：①比较真实可靠；②便于比较疗法，方法简单；③便于发现患者的行为与疼痛，疼痛与药物用量之间的关系等特点。

第三节　疼痛治疗范围

疼痛治疗并不包括所有疼痛，内科疾病引起的疼痛症状只能作辅助治疗，而“急腹症”的疼痛、“警告性头痛”则应列为单纯镇痛治疗的禁忌证。我们认为疼痛治疗的范围主要包括有以下几个方面：

1. 慢性疼痛性疾病，如：颈椎病、肩周炎、腱鞘炎、腰腿痛等。

2. 神经痛与神经炎，如三叉神经痛、舌咽神经痛、蝶腭神经痛、枕大或枕小神经痛、臂丛神经痛、肋间神经痛、坐骨神经痛、带状疱疹后神经痛、神经损伤后疼痛、残肢痛、幻肢痛、糖尿病性神经痛、复杂的局部疼痛综合征。

3. 自主神经功能障碍引起的疼痛，如交感神经营养不良、雷诺病等。

4. 血运不良引起的疼痛，如血栓闭塞性脉管炎、肌肉痉挛性疼、血栓性静脉炎、红斑性肢痛症、反射性交感神经萎缩症等。

5. 创伤后疼痛，如交通事故后全身痛、手术后疼痛、骨折引起的疼痛、脊椎手术失败综合征等。

6. 癌性疼痛，包括良、恶性肿瘤引起的疼痛。

7. 内脏性疼痛，如急性胰腺炎、泌尿系与胆系结石、心绞痛等。

8. 非疼痛性疾病：神经衰弱、顽固性呃逆(打嗝)、面神经炎、面神经麻痹、面肌痉挛、过敏性鼻炎、痛风症、不定陈述综合征、肢端感觉异常征等。

9. 各种诊疗性镇痛：如分娩镇痛、人工流产镇痛、内镜检查镇痛等。

10. 脊柱源性疼痛：颈或腰椎间盘突出症、颈椎病、寰枢关节半脱位、颈源性头痛头晕、退行性腰椎病、腰椎管狭窄、腰椎后关节功能紊乱等。

11. 此外，尚有原因不明性疼痛。

第四节　疼痛的常用治疗方法

一、全身药物治疗

全身用药治疗简易方便，可经口腔、直肠、肌肉或静脉给药，但由于是全身用药，其副作用也较多。

1. 用药原则

(1)根据慢性疼痛的类型选择药物类型，严重疼痛选用中枢性镇痛药，轻、中度疼痛选用外周镇痛药。

(2)预防性给药：临床上惯用的在疼痛出现后再使用镇痛药的方法并不理想，应该采取定时给药，即以预防为主，而不是疼痛发生后再控制。

(3)所用药物的作用时间应与疼痛周期相对应。

(4)选择适当的给药途径，确保起效迅速，患者安全、舒适。

(5)应详细了解所用药物的药理特性，治疗中不宜随便更换药物，可先试增加剂量，以达满意镇痛，但不要超过最大剂量，确实无效再更换另一种药物。

(6)按符合药代动力学的固定时间间隔给药，以取得最好的治疗效果，避免或减少在用药间歇期出现疼痛。

(7)适当处理药物副作用或尽量选用副作用小的药物。

(8)长期疼痛治疗若出现耐药或时效缩短，可随时适当增加剂量。

(9)在慢性疼痛的长期全身用药治疗中，改变剂量应缓慢，以免发生不良撤药反应或药物过量并发症。

(10)在疼痛治疗中不应使用安慰剂。

2. 常用药物

(1)非甾体类药物(NSAIDs)：包括吡唑酮类

(氨基比林、安替比林)、水杨酸类(阿司匹林、二氟苯水杨酸)、醋酸类(吲哚美辛、甲苯酰吡咯醋酸钠、双氯芬酸二乙胺乳膏)、丙酸类(布洛芬、苯氧苯丙酸、萘普生、酮咯酸)、氨茴酸类(甲氯灭酸、甲灭酸)对氨基酚衍生物(对乙酰氨基酚)及COX-Ⅱ选择性抑制剂(罗非昔布)等。此类药物具有中度镇痛作用,对中度的慢性疼痛,如肌肉痛、关节痛、运动痛、神经痛、产后和术后痛、风湿性疼痛的效果较好。

(2)中枢性镇痛药:包括弱阿片类药物和强阿片类药物,常用药物有:

1)双氢可待因和对乙酰氨基酚的复合制剂,适用于对作用于外周神经的镇痛药无效的中等强度以上的疼痛。

2)硫酸吗啡控释片,为强效中枢镇痛药,作用时间维持12小时,本品对呼吸有抑制作用,长期应用可产生耐受性及成瘾性,主要用于晚期癌症患者的重度疼痛。

3)芬太尼透皮贴剂,为强效阿片类药物,作用持续为72小时,对呼吸有抑制作用,可出现局部皮肤过敏反应,反复使用可产生药物依赖性,多用于治疗慢性顽固性癌痛。

4)曲马多,该药是人工合成的,作用于μ-阿片类受体,曲马多可用于治疗中等至严重的疼痛。有研究表明,曲马多对去甲肾上腺素和血清张力素系统的作用以及减轻痛感的作用,可以减轻抑郁症和焦虑症的痛苦。

(3)甾体类抗炎免疫药:即天然或合成的糖皮质激素类药物,有强大的抗炎作用和一定的免疫抑制作用。用于疼痛治疗能减轻疼痛部位的充血、水肿,阻止炎性介质对组织的刺激,减少炎症引起的局部瘢痕和粘连,从而缓解疼痛。常用药物有醋酸泼尼松、复方倍他米松和曲安奈德等。

(4)钙代谢调节药:如纳米钙:为碳酸钙咀嚼片,用于预防和治疗钙缺乏症如骨质疏松、手足搐搦症、佝偻病及妊娠、哺乳期妇女、绝经期妇女钙的补充;阿法骨化醇:为钙吸收调节剂,用于治疗骨质疏松症、肾性骨病、甲状旁腺功能亢进症、甲减及佝偻病、骨软化症等。

(5)B族维生素类:维生素是维持机体正常代谢的必要物质,它既参与许多物质的代谢,也是体内许多酶的组成部分。缺乏时易引起疾病。特别是疼痛患者常处于应激状态,使机体对维生素的消耗和需求都相应增多,需及时补充。常用药物有:甲钴胺,即维生素B_{12}口服制剂,其他有维生素B_1、B_6等,均可用于各种神经性疼痛的辅助治疗。

(6)三环类抗抑郁药:阿米替林、氟西汀、帕罗西汀等具有抗组胺作用所致的镇静效果,细胞膜稳定药如苯妥英钠、卡马西平、利多卡因等不仅适用于痛觉超敏患者锐痛、灼痛、电击样痛的治疗,而且亦可用于慢性神经病源性疼痛的综合治疗。

(7)中成药制剂:如火把花根,具有抑制病理性免疫反应、抗炎、镇痛作用,主要用于强直性脊柱炎、类风湿关节炎、慢性肾炎、脉管炎、系统性红斑狼疮、银屑病等。

二、神经阻滞疗法

常用的药物有局部麻醉药、糖皮质激素和神经破坏药。局麻药具有诊断和治疗作用,注射神经破坏药之前,先给少量局麻药可判断穿刺针的位置是否正确,治疗性神经阻滞则以用时效长的布比卡因和罗哌卡因为好。糖皮质激素对于炎症反应有明显的抑制作用,可改善病变组织的渗出和水肿,从而使疼痛症状减轻。

局麻药中是否加入糖皮质激素的问题,一般认为在有慢性炎症的情况下适量应用有好处,否则无必要。此类药物中,复方倍他米松、泼尼松龙、曲安奈德是较好的选择,局部注射用,每周一次。周围神经炎局部注射常加用维生素B_6或B_{12}。

神经破坏药多用80%～100%无水和5%～10%酚甘油溶液,可使神经产生退行性变,感觉消失有时运动神经也受累,隔一定时间神经再生,疼痛恢复。常用的阻滞方法为:

1. 痛点阻滞　用0.5%～1%利多卡因或0.125%～0.25%布比卡因等局麻药及醋酸泼尼松龙12.5～25mg,行局部压痛点阻滞,适用于腱鞘炎、肱骨外上髁炎、肩周炎及肋软骨炎等引起的局部疼痛,每周1次,4～6次为一疗程。

2. 周围神经阻滞　头颈部、躯干和四肢的疼痛可根据神经分布阻滞相应的神经干及其分支。如三叉神经痛应阻滞三叉神经;胸壁和上腹部的疼痛可阻滞肋间神经;肩周炎作肩胛上神经阻滞;枕部神经痛施行枕神经阻滞;慢性腰背痛和腹壁神经痛可施行椎旁脊神经根阻滞。

3. 交感神经阻滞　包括星状神经节、腹腔神经节和腰交感神经节阻滞,主要适应证有:①交感神经功能障碍引起得疼痛性疾病,如反射性交感神经营养不良、灼痛等;②由血管痉挛和血运障碍引起的疾病，如雷诺病、血栓闭塞性脉管炎、血栓栓塞、肢体缺血性溃疡坏死等；③内脏原因引起的疼痛，如急性胰腺炎、内脏癌痛、肠痉挛、心绞痛等；④躯体疼痛兼有交感神经因素者，如乳癌疼痛，除躯体神经阻滞外，还应合并星状神经节阻滞，膀胱癌和支气管肺癌疼痛应同时阻滞躯体神经和交感神经才能取得良好的镇痛效果。

(1)星状神经节阻滞：星状神经节支配区域包括头面、颈肩、上肢、心脏、大血管、气管、支气管、胸和胸壁。临床上取C_6或C_7横突基底部为星状神经节阻滞的部位，阻滞成功的标志是注药侧出现霍纳(horner)综合征。一般不宜同时进行双侧星状神经节阻滞。

(2)腹腔神经节阻滞：腹腔神经丛支配肝、脾、胆囊、胃、胰腺、肾上腺、输尿管、肾、小肠、升结肠与降结肠等脏器。上述部位的疼痛常采用椎旁径路阻滞腹腔神经丛。阻滞后内脏血管扩张，常有不同程度的血压下降，尤其是老年人和血容量不足者，需特别注意血压的变化。

(3)腰交感神经阻滞：腰交感神经支配膀胱、子宫、卵巢、睾丸、前列腺、横结肠、直肠、下肢和足等。经椎旁入路穿刺，注射局麻药 15～20ml 可得到满意的镇痛效果，由于穿刺径路与椎间孔和大血管靠近，所以阻滞中应防止误入蛛网膜下隙和血管的可能。

三、针刀疗法

针刀疗法是朱汉章将中医传统疗法与现代手术疗法结合在一起的一种医疗技术。该疗法具有见效快、损伤小、操作简单、患者痛苦小、花钱少等优点，是疼痛临床常用的治疗方法之一。

针刀疗法具有针刺效应，可像针灸针一样用来刺激穴位。因针体较粗，故刺激作用更强。其顶端刀刃锐利，故快速进皮时没有明显痛感，因针体坚韧又有针柄，故运针更容易，但不宜行捻转手法。小针刀又具手术效应。其刀刃可像手术刀一样对病变组织进行不切开皮肤的治疗，如松解粘连组织，切断挛缩肌纤维或筋膜，切碎瘢痕或钙化组织或痛性硬结，切削磨平刺激神经引起疼痛的骨刺。针刀还具有针刺和手术的综合效应，如果在一个患者身上同时存在敏感穴位和病变组织，就需要利用小针刀的针刺效应刺激穴位，并利用其手术效应对病变组织施行手术治疗，使其两种效应综合发挥，受到更好的治疗效果。

其适应证为：软组织炎症、滑膜炎、各种腱鞘炎、韧带炎引起的痛、麻和功能障碍，脊柱的某些病变，四肢关节的退行性或损伤性病变，神经卡压综合征，缺血性骨坏死，某些有体表反应点的内脏疾患，骨干骨折的畸形愈合，其他如肌性斜颈、痔疮、血管球瘤等。

其禁忌证为：发热，全身感染，施术部位和周围有感染灶，严重内脏疾病发作期，施术部位有难以避开的重要血管、神经或内脏，出血倾向、凝血功能不全，定性、定位诊断不明确者，体质虚弱、高血压、糖尿病、冠心病患者慎用。

四、物理疗法

常用的物理疗法有：

1. 电疗法　经皮肤用电流刺激末梢神经，对浅层组织的局部性疼痛有相当好的止痛作用，包括静电疗法、直流电疗法、离子导入疗法等。对神经损伤、慢性炎症、骨关节和软组织创伤引起的疼痛也有较好的效果。硬膜外置入电极或切开椎板埋入电极刺激脊髓的方法对癌痛有相当好的效果，成功率接近 75%。

2. 光疗法　包括红外线疗法、可见光疗法、紫外线疗法、激光疗法等，如疼痛临床中常采用的激光作用方式有两种：散光照射，即用激光的原光束或聚焦后的光束，多次照射病变部位达到治疗目的，其优点是不损害皮肤、无痛苦、有消炎、消肿、止痛、止痒、抑制渗出、调节神经状态、恢复血管功能、降低变态反应和刺激结缔组织生长等作用；穴位光针治疗，即用激光发出的原光束或聚焦后的光束在经络穴位上照射。各种适于针灸的疾病均可采用此法。其优点是不损害皮肤、无痛、无感染、方法简单。

3. 声疗法　如超声疗法、超声药物透入疗法等。

4. 磁疗法　用磁作用于人体来治疗疼痛，包括静磁场疗法、脉动磁场疗法、低频磁场疗法、中频电磁场疗法、高频电磁场疗法等。

5. 其他　如水疗法、超声波疗法、冷冻治疗、传导热疗法等。

五、针灸疗法

针灸疗法是祖国医学的重要组成部分，具有疏通经络、调节气血、平衡阴阳、扶正祛邪、祛风散寒、舒筋活血、消炎止痛的作用。

1. 镇痛机制

(1)中枢神经系统的镇痛作用：通过针刺深部组织的提插、捻转等手法，刺激了很多感受器、神经末梢和神经干，加强了传入的粗纤维活动，减弱了传入的细纤维的活动。这些刺激信息在经过脊髓以上的中枢核群以及人体的大脑皮质时，均会发生一系列的相互制约和影响，最后达到镇痛的效应。

(2)疏通经络及其调整作用：根据祖国医学不通则痛的理论，经络循行不畅是引起疼痛的原因，针刺后疏通经络是治疗疼痛的重要法则，经络还与自主神经有密切关系，针刺后自主神经功能可以得到稳定，从而达到调整机体内环境的作用。

(3)中枢神经递质和体液因素在针刺镇痛中的作用：针刺后中枢性5-羟色胺和乙酰胆碱增多，可能对针刺镇痛起加强作用。

2. 选穴原则与配穴方法

(1)选穴原则

1)近部选穴：又称局部选穴，就是在病痛的肢体、脏器、五官部位，就近选取腧穴进行针灸治疗，如头痛取百会和风池，膝痛取膝眼、膝关等。

2)远部取穴：又称远道取穴，就是在疼痛部位的远距离取穴治疗，如“头面之疾寻至阴，腿脚有疾风府寻，心胸有疾少府泻，脐腹有疾曲泉针”就是范例。

(2)配穴方法：在经穴主治纲要和选穴原则之基础上，根据不同疼痛治疗需要选择具有协调作用的2个以上穴位加以配伍应用。常用配穴方法有：

1)远近配穴：如胃病足三里配中脘。

2)左右配穴：如胃痛双内关、双足三里。

3)上下配穴：合谷配内庭治疗牙痛。

4)表里配穴：也称阴阳配穴，如取胃经的足三里配脾经的至阴治疗消化不良。

5)前后配穴：称为偶刺，如胃痛时前取梁门后区胃仓。

6)链锁配穴：是在相同的一侧肢体同时取2～3个穴位，上下相连，互相配合。如上肢痛，取肩玉、曲池、合谷。

3. 操作方法

(1)针刺方法：由于穴位所在部位和病情需要不同，所以针刺角度也就不一样。一般分三种刺法。

1)直刺：就是手持针体垂直刺入。凡在肌肉比较丰厚的穴位都可采取直刺。

2)斜刺：就是手持针体倾斜刺入。适用于肌肉薄或靠近内脏的地方如头部、脸上、胸部等处的穴位。

3)横刺：也叫沿皮刺，就是手持针体沿着皮下横刺。多用于头面部及某些有主要脏器所在部位。

(2)进针方法：也叫下针，最常用的方法是捻入法。就是用右手拿住针柄，针尖对准穴位，轻轻地触着皮肤稍用一点压力，使针尖扎进表皮，然后再将针慢慢往下捻。这种捻入法，必须依靠左手配合进行。

(3)针刺的感觉：当针扎入穴位达到一定的深度时，患者往往产生酸、胀、麻、或沉重等感觉，同时医生指下也有一种沉紧感觉，这就是中医所说的“得气”。有的患者或穴位不一定“得气”，也有效果。

(4)出针法：出针也叫起针，左手用消毒干棉球压在针旁皮肤上，右手缓缓捻动针柄将针退出，不可猛拔。随即用干棉球在针过的穴位上轻轻揉按几下，以防止针孔出血。

4. 注意事项

(1)针灸局部有皮肤病、肿瘤、或明显感染、炎症者应禁忌使用。

(2)妊娠妇女的腰部、腰骶部及其一些能引起剧烈针感的腧穴，如合谷、三阴交、至阴等穴应禁针。

(3)过饥、过饱、醉酒、劳累过度时或身体虚弱者，应注意少针或缓针。

(4)位于重要脏器及大血管附近的腧穴，应斜刺或浅刺，以免发生事故。

(5)针刺后应注意患者的情况，特别要防止异常现象的发生，一旦出现晕针、滞针、弯针、折针、血肿、气胸等，应采取紧急措施。

(6)起针时应核对所针穴位及针数，以免将针遗留于患者身上。

六、生物细胞镇痛

生物细胞镇痛主要指蛛网膜下腔细胞移植治疗顽固性疼痛。即将活组织细胞移植入受体者的中枢神经系统，通过移植细胞持续分泌神经活性物质，降低疼痛敏感性，提高痛阈从而产生良好的镇痛效应。其优点是：没有明显耐受性，更没有神经损伤的顾虑，因而是一种接近于生理的、有效的镇痛方法。

1. 镇痛机制　关于蛛网膜下腔移植肾上腺髓质或嗜铬细胞的镇痛机制，目前尚不完全清楚。早在70年代，人们就发现作为内源性阿片肽之一的脑啡肽，可作用于阿片δ和μ受体，产生明显的镇痛作用。而椎管内应用肾上腺素能α受体激动剂也具有一定的镇痛作用，并且二者有较为密切的联系。其证据为：①纳洛酮可拮抗α_2受体激动剂的作用；②α_2受体激动剂与阿片制剂在抗伤害作用之间存在交叉耐药性；③α_2受体兴奋可产生内源性阿片物质；④α_2受体激动剂和阿片制剂在脊髓痛觉整合中有协同作用，因此亚镇痛剂量的吗啡和可乐定在鞘内应用时可获得显著的镇痛效果。而在体外培养的肾上腺髓质嗜铬细胞恰恰能分泌以这两种物质为主的多种神经活性物质，因此推测蛛网膜下腔移植肾上腺髓质碎片或嗜铬细胞之所以产生镇痛效应，可能是通过移植细胞在椎管内不断分泌儿茶酚胺和脑啡肽且二者协同作用所致。另外，嗜铬细胞还分泌与镇痛相关的多种神经活性物质，如β-内啡肽、神经肽Y，血管活性肠肽以及生长抑素等，这些物质可能共同参与了椎管内疼痛调控。

2. 实验和临床研究　1986年，Sagen等人将大鼠肾上腺髓质组织碎片分离培养后移植入同种异体蛛网膜下腔，通过甩尾实验、爪掌刺激实验和热板实验，于对照组比较证实此方法可显著提高痛阈，减轻由伤害性刺激引起的伤害性反应。同时证明应用纳洛酮可翻转此效应，因此提示该方法的抗伤害效应可能是移植的嗜铬细胞含有并释放阿片肽所致。1990年该研究小组应用大鼠关节炎模型研究证实了肾上腺髓质细胞移植能够减轻慢性疼痛症状并使体重增加。1993年Hama等人采用神经痛行为动物模型验证髓质细胞移植的抗伤害作用，表明肾上腺髓质细胞移植对减轻神经痛是有效的。国内学者李金元等人采用压迫性坐骨神经痛模型证实：蛛网膜下腔移植异体嗜铬细胞能显著提高大鼠抗热、电痛效应，以及消除自发痛行为，并能增强宿主对外源阿片制剂的敏感性。1998年Yu等人应用中枢痛模型进行异种嗜铬细胞移植也获得了相似的结果。

1993年Winnie等人首次将异体的肾上腺髓质经培养和活性测定后植入5例晚期癌痛患者的蛛网膜下腔，取得了可观的镇痛效果。并且，脑脊液检查显示，植入后3/5患者脑啡肽含量增加，4/5患者儿茶酚胺含量增加。1999年国内学者付志俭等人首先在国内将蛛网膜下腔嗜铬细胞移植应用于临床。选择了晚期癌痛患者10例，分成两组。试验组经蛛网膜下腔注入体外培养3天的嗜铬细胞悬液2ml，对照组注入同体积细胞培养液。移植前、后监测患者疼痛程度缓解情况和阿片制剂日摄量变化以及脑脊液相关活性物质的水平。结果证实嗜铬细胞移植后可显著缓解癌痛患者的疼痛程度，减少阿片制剂日摄量。因此，蛛网膜下腔嗜铬细胞移植能够有效地缓解晚期癌痛充分肯定了生物细胞镇痛的有效性和可行性。

3. 展望　生物细胞移植为顽固性疼痛的治疗提供了一个独特的、有效的途径。尽管其镇痛机制的研究还有待深入，临床应用也存在供体来源的限制、伦理道德的考虑、培养技术的提高和免疫排斥的顾虑等许多问题，但生物细胞镇痛方法确实为疼痛治疗尤其是顽固性疼痛的治疗开创了一个新天地。

（范金鑫　车润平）

参考文献

1. 韩嵩博，柳晨，李水清，等．CT引导下射频治疗慢性疼痛的进展．中国介入影像与治疗学，2012，9(9)：701-703.
2. 李晓，闵苏．D-丝氨酸在慢性疼痛中的作用研究进展．国际麻醉学与复苏杂志，2012，33(11)：773-776.
3. 倪云成，廖潜，胡蓉，等．老年人常见慢性疼痛的评估和诊治．中华老年医学杂志，2014，33(8)：834-838.
4. Xiaobin Yi，于普林．老年人慢性疼痛的诊疗特点和挑战．中华老年医学杂志，2014，33(8)：826-828.
5. 闻洁曦，邢国刚．慢性疼痛与抑郁关系的研究进展．中国疼痛医学杂志，2012，18(7)：436-440.
6. 刘瀛瀛，王宁，罗非．慢性疼痛预测指标的研究进展．中国疼痛医学杂志，2014，20(8)：580-583.
7. 付森，罗芳．脉冲射频治疗慢性疼痛的实验与临床研究进展．中国疼痛医学杂志，2012，18(8)：450-454.

第八十六章　术后疼痛的治疗

术后痛多为较强的急性疼痛，此系机体对疾病本身和手术创伤所致的一种复杂的生理反应，它表现为心理和行为上一种不愉快的经历。这种急性疼痛会影响全身各系统的功能，特别伴有心、脑、肺等重要脏器病变和老、弱、婴幼儿及代谢紊乱者。以往，患者往往将术后切口疼痛视为术后一种不可避免的经历，术后疼痛也未引起外科医师和麻醉医师的足够重视。如今，临床手术麻醉和术后镇痛是一个不可分割的整体，不仅要保证患者安全舒适地度过手术期，也要认识到完善的术后镇痛是提高他们生活质量的重要环节。完善的术后镇痛可降低患者术后并发症的发病率和死亡率。

第一节　术后痛的机制

一、神经末梢疼痛

（一）组织损伤

组织和神经末梢损伤后，炎症使血小板和局部肥大细胞释放化学介质，刺激痛觉神经终末感受器而致痛。这些介质包括缓激肽、K^+、5-HT、组胺、前列腺素、白三烯等。

1. 组织损伤部位的变化

（1）缓激肽：激肽系统的激活最终产生缓激肽（bradykinin），后者可引起细动脉扩张、内皮细胞收缩、细静脉通透性增加，以及血管以外的平滑肌收缩。缓激肽可致痛，痛觉纤维的游离终末有缓激肽B2受体，缓激肽可激活此受体而兴奋痛觉纤维。缓激肽很快被血浆和组织内的激肽酶灭活，其作用主要局限在血管通透性增加的早期。

（2）K^+：组织损伤后，细胞内 K^+ 外流，局部 K^+ 浓度升高，使此处的神经纤维去极化、兴奋。

（3）5-HT：主要在哺乳动物消化道胃腺、肠腺上皮细胞之间的嗜银细胞内、血小板、中枢神经组织、受损伤的组织细胞。由于炎症引起局部循环障碍，促使血小板凝集，同时释放5-HT。此系一种致痛物质，于神经纤维游离终末的 $5\text{-}HT_3$ 受体结合，兴奋痛觉神经纤维。

（4）组胺：组胺主要存在于肥大细胞和嗜碱性粒细胞的颗粒中，也存在于血小板中，具有极大的扩张血管、增加血管通透性及致痛作用，并能诱发瘙痒。作用时间短，容易被组胺酶灭活。

（5）前列腺素（PG）和白三烯（LT）：伴随组织损伤的细胞内 Ca^{2+} 浓度升高可激活细胞内的信息传递链，Ca^{2+} 与细胞内的钙调蛋白结合而激活细胞上的磷脂酶 A_2，促使与细胞膜上的磷脂质结合，生成脂的花生四烯酸，花生四烯酸在环氧化酶作用下生成前列腺素，在脂质氧合酶作用下生成花生四烯酸。PG和 PGE_2 和 PGL_2 有增强致痛、扩张血管及增加血管通透性的作用。

2. 化学介质　有炎性细胞释放的化学介质主要有细胞分裂素、PG、5-HT、刺激痛觉神经终末感受器而致痛。

3. 神经肽　轴索反射释放神经肽，痛觉神经纤维在末梢有分枝，多数游离终末作为痛觉感受器而起作用。若刺激其中一个，冲动可在向脊髓传导途中的末梢分枝处进入其他分支逆向传导而释放神经肽（P物质、VIP、CGRP）即轴索反射。这些神经肽扩张血管及增加血管通透性，因而可加重炎性反应。

4. 去甲肾上腺素和PG　交感神经终末释放去甲肾上腺素、PG，当末梢神经损伤或炎症时，交感神经纤维释放的去甲肾上腺素直接作用于一次性向心性神经元而致痛。

5. 神经生长因子　神经鞘细胞和纤维肉芽细胞释放神经生长因子，有促神经肽生成，调节受体和膜通道蛋白合成的作用。同时,能增强对外部刺激的敏感性而形成痛觉过敏。

(二)神经损伤

手术操作引起的神经损伤可造成末梢神经的切断、压迫或牵拉。在靠近神经损伤部位的远端沿髓鞘发生变性(非特异性),一旦损伤血液-神经屏障,其细胞碎片被巨噬细胞吞噬。其后,在损伤神经一侧形成新芽。此时,开始形成手术瘢痕,由于痛觉神经感受器和轴索的过敏而产生异常兴奋。

(三)外周敏化

外周敏化的机制可能主要和外周神经的下述改变有关:损伤神经持续异位放电;第二信使系统和钾、钠、氯、钙等相关的离子通道改变,尤其是Nav1.1、Nav1.8、CL^-和Ca^{2+} $\alpha_2\delta$通道的改变;受损神经末梢出芽,交感神经轴突长入脊髓背根神经节;炎性介质大量释放,致敏伤害感受器。

二、中枢性痛觉过敏机制

(一)中枢性痛觉过敏

1. 组织损伤后,持续的自发痛、痛觉过敏、异常性疼痛等形成末梢神经过敏反应。最近,认为这与中枢神经系统过敏也有较大关系,即损伤和持续的伤害性刺激可以诱发脊髓后角和其他中枢性痛觉传导通路内的神经细胞发生过敏反应。其结果,使脊髓后角细胞的自发性冲动(放电)增加,痛阈降低,对向心性传入刺激的反应增大,末梢感觉过敏范围扩大。如果反复刺激向心性纤维,脊髓后角细胞的活动增加,自发性冲动也延长。

2. 手术引起的中枢性过敏反应是由手术操作造成的直接组织损伤与神经损伤和继发于组织损伤后炎症反应传入的结果。炎症引起的各种化学介质的释放及由此产生的高阈值性感觉神经过敏反应,将一直持续到伤愈。这些因素的共同作用形成中枢神经系统的过敏反应。

(二)中枢敏化(central sensitization)

1. 在组织损伤后,对正常的无伤害性刺激反应增强(触诱发痛),不仅对来自损伤区的机械和热刺激反应过强(原发性痛觉过敏),而且对来自损伤区周围的未损伤区的机械刺激发生过强反应(继发性痛觉过敏,secondary hyperalgesia)。这些改变均是损伤后脊髓背角神经元兴奋性增强所致,亦即中枢敏化。

2. 由于手术造成的组织损伤、炎症反应和神经损伤形成伤害性传入刺激,引起脊髓后角细胞释放兴奋性氨基酸(EAA),EAA反复刺激AMPA/Kainate受体,引起神经细胞膜的去极化而解除Mg^{2+}对NMDA受体的阻断,EAA激活NMDA受体,提高神经元的兴奋性,使细胞内信息传递系统发生改变,从而产生中枢神经系统结构、功能的改变。

3. 中枢敏化可发生于脊髓及其以上中枢神经系统,如前扣带回和前腹侧区,它很大程度上是在外周敏化基础上形成的。持续外周刺激导致传入神经纤维不断释放谷氨酸和神经肽,激活脊髓背角AMPA及NMDA受体,使其参与激活第二信使系统,引起活性依赖的背角投射神经元对继发伤害性传入的兴奋性增加。上述反应称之为"上发条",是中枢敏化的触发机制。

第二节　术后疼痛对机体的影响

一、术后疼痛对心血管系统的影响

1. 围手术期伤害性刺激引起急性疼痛,导致机体产生应激反应,释放一系列的内源性活性物质,影响心血管系统功能。疼痛可导致患者术后血压增高,心率增快,甚至心律失常。心肌耗氧量增加,心肌氧供需失衡。

2. 术后急性疼痛引起机体释放的内源性物质包括:①交感神经末梢和肾上腺髓质释放儿茶酚胺;②肾上腺皮质释放的醛固酮和皮质醇;③下丘脑释放的抗利尿激素;④激活肾素-血管紧张素系统。这些激素将直接作用于心肌和血管平滑肌,并且通过使体内水钠潴留间接地增加了心血管系统的负担。

3. 术后痛可出现心电图T波及ST段的变化,尤以冠心病患者更应予以注意,脉搏增快常见于浅表痛,深部痛则脉搏徐缓,其变化程度与疼痛强度有关,剧痛可引起心搏骤停。血压的变化基本与脉搏变化一致,高血压患者因疼痛而使血压骤升,脉搏增快,反之,强烈的深部疼痛常使血压下降甚至发生休克。

二、术后疼痛对呼吸系统的影响

1. 疼痛常导致患者呼吸功能减退，延缓术后呼吸功能的恢复。

2. 在胸腹部手术的患者，疼痛引起的肌肉张力增加可以造成患者的总肺顺应性下降，通气功能下降，这些改变可能促使患者术后发生肺不张，结果使患者发生缺氧和二氧化碳蓄积。

3. 在大手术或高危患者，术后疼痛可能导致功能残气量的明显减少（仅为术前的25%～50%），早期缺氧和二氧化碳蓄积可刺激每分通气量代偿性增加，但长时间的呼吸功能增加可能导致呼吸功能衰竭。

4. 某些患者由于低通气状态而发生肺实变和肺炎等，导致患者通气/血流比例异常。在高危患者和术前呼吸功能减退的患者，疼痛常导致患者缺氧和二氧化碳蓄积。

三、术后疼痛对内分泌系统功能的影响

1. 术后疼痛引起合成代谢类激素水平下降，多种分解代谢类激素释放增加，产生相应的病理生理改变。

2. 除了一些促进分解代谢的激素（如儿茶酚胺、皮质醇、血管紧张素Ⅱ和抗利尿激素）外，应激反应的结果尚可引起促肾上腺皮质激素、生长激素和高血糖素的增加。

3. 应激反应还导致促使合成代谢激素（如雄性激素和胰岛素）水平的降低。

4. 肾上腺素、皮质醇和高血糖素水平的升高通过促使糖原分解和降低胰岛素的作用，最终导致高血糖、蛋白质和脂质分解代谢增强，也使得术后患者发生负氮平衡，不利于机体的康复。

5. 醛固酮、皮质醇和抗利尿激素使得机体潴钠排钾，从而影响体液和电解质的重吸收，这亦可引起外周和肺血管外肺水的增加。

6. 内源性儿茶酚胺使外周伤害感受末梢更为敏感，是患者处于一种疼痛→儿茶酚胺释放→疼痛的不良循环状态之中。

四、术后疼痛对胃肠道和泌尿系统的影响

1. 研究表明，疼痛引起的交感神经系统兴奋可能反射性抑制胃肠道功能，胃肠道功能出现紊乱，导致肠麻痹、恶心呕吐，甚至胃肠道的细菌和毒素进入血液循环，诱发内毒素血症和败血症。

2. 平滑肌张力降低，而括约肌张力增高，临床上患者表现为术后胃肠绞痛，腹胀、恶心、呕吐等不良反应，膀胱平滑肌张力下降导致术后患者尿潴留，增加了相应的并发症（如与导尿有关的泌尿系感染等）的发生率。

五、术后疼痛对机体免疫机制的影响

1. 疼痛与免疫关系复杂，免疫在疼痛的发生发展中发挥重要作用，而疼痛对免疫功能也有一定的影响。

2. 术后疼痛应激反应可导致淋巴细胞减少，白细胞增多，网状内皮细胞处于抑制状态，单核细胞活性下降。这些因素使得术后患者对病原体的抵抗力减弱，术后感染和其他并发症的发生率大大增多。

3. 肿瘤患者术后疼痛等应激反应的结果可能使体内杀伤性T细胞的功能减弱、数量减少。

4. 应激引起的内源性儿茶酚胺，糖皮质激素和前列腺素的增加都可造成机体免疫机制的改变，甚至导致残余的肿瘤细胞的术后扩散等。

六、术后疼痛对凝血机制的影响

1. 术后疼痛应激引起血液血黏度、血小板功能、血液凝固系统、抗凝系统和纤溶系统发生改变。

2. 主要表现为血小板黏附能力增强，纤溶系统活性下降，机体处于高凝状态，这对临床上某些有心血管或脑血管疾患或已有凝血机制异常的患者尤为不利，甚至可能引起术后致命的并发症或血栓形成造成的心脏或脑血管意外等。

3. 在经历血管手术的患者，凝血机制的改变可能影响手术效果，如手术部位血管床的血栓形成等，术后制动的患者极易发生静脉血栓。

七、其他影响

1. 疼痛尚可使手术部位的肌张力增加，不利于术后患者早期下床活动。因而，可能影响机体的恢复过程。同时疼痛刺激能使患者出现失眠、焦虑，甚至一种无助的感觉，这种心理因素加之上述疼痛

的不利影响，无疑延缓了患者术后的康复过程。

2. 手术创伤越大，术后伴随应激反应的不良影响也越大，胸腔和腹腔手术可诱发较大的神经内分泌反应。术后长期疼痛(持续1年以上)同时也是行为改变的危险因素。

3. 完善的术后镇痛的临床意义

(1)消除或减轻患者痛苦和不适，使医疗技术更为人道。

(2)减轻由疼痛带来的焦虑、恐惧、失眠，有助于康复。

(3)减少各种并发症。

(4)通过减少并发症、加速康复。

(5)有可能减少某些慢性疼痛的发生。

第三节　术后镇痛的方法与途径

1. 术后镇痛是设法减轻或消除因手术创伤引起的患者急性疼痛。

2. 一般原则

(1)根据手术部位和性质，对估计术后痛较为剧烈的患者，在麻醉药物作用未完全消失前，应主动预防给药。

(2)应首先采用非麻醉性镇痛药和镇静药联合应用，尽量避免或少用麻醉性镇痛药。

(3)应从最小剂量开始，肌肉途径给药，一般不从静脉途径给药。

(4)应用镇痛药物前，应观察和检查手术局部情况，以明确疼痛的发生原因。

(5)应用镇痛药物，其用药间隔时间应尽量延长，以减少用药次数，用药时间应短，通常镇痛药物的应用不应超过48h。

一、口服用药镇痛

1. 一般认为对手术后中、重度急性疼痛的患者不宜采用口服镇痛药物。口服给药难以筛选给药剂量，且起效慢，而且需要患者胃肠道功能正常才能奏效。

2. 习惯上对住院患者都采用注射给药，然后再酌情经口服追加。

3. 非阿片类和阿片类镇痛药均可采用单独口服或口服和注射联合用药的方式。

4. 常用口服镇痛药物包括对乙酰氨基酚、布洛芬、双氯芬酸、美洛昔康、塞来昔布、可待因、曲马多、羟考酮、氢吗啡酮，以及对乙酰氨基酚与曲马多或羟考酮的口服复合制剂或上述药物的控释剂、缓释剂。

5. 虽然新的给药途径(如皮肤或口腔黏膜给药)已逐步应用于临床，但经口服途径给药，目前仍较常用。

二、静脉注射镇痛

1. 单次间断静脉内注射麻醉性镇痛药时，血药浓度易于维持恒定，起效迅速。然而，与肌内注射比较，由于药物在体内快速重新分布，单次静脉注射后作用时间较短，故需反复给药。

2. 常用药物有氟比洛芬酯、酮咯酸、氯诺昔康、哌替啶、吗啡、芬太尼和舒芬太尼。

3. 连续静脉泵注血药浓度也很少波动，连续泵注前一般需注射一次负荷量的药物，如今患者自控镇痛方法的应用，更发挥了静脉持续镇痛的优势。

三、肌内注射镇痛

1. 与口服给药相比，肌内注射镇痛药物起效快，易于迅速产生峰作用。其特点在于：注射部位疼痛，患者对肌内注射的恐惧，血药浓度的波动影响镇痛效果。

2. 注射部位的药物吸收取决于药物的脂溶性以及局部组织的血液灌注量。

3. 肌内注射吗啡或哌替啶之后，患者血浆药物浓度的差别可达3～5倍，药物的峰作用时间4～108分钟不等。这些因素可导致某些患者镇痛不全或并发症的发生。

4. 当肌内注射大剂量的阿片类镇痛药(如吗啡)后，血药浓度波动可分别产生镇痛、镇静及镇痛不全等效应。尽管如此，肌内注射药物在术后镇痛中应用仍较广泛。

四、皮下注射镇痛

1. 术后应用皮下注射镇痛药镇痛能起到良好的镇痛效果。

2. 安依痛，为苯基哌啶类药，镇痛作用开始快而维持时间短，皮下注射 10～20mg 5 分钟起效，维持 2h。其副作用与哌替啶相似，有呼吸抑制作用，成瘾性较轻。

3. 美沙酮为人工合成的镇痛药，属二苯甲烷类，其化学结构中有左旋体及右旋体，前者较后者效力强 8～50 倍，常用其消旋体，强度为吗啡的 2 倍。皮下注射 10 分钟后可在血浆中出现，85%与血浆蛋白结合，反复给药可有蓄积作用，血浆半衰期为 2h。其镇痛效应较强，甚至超过吗啡，其剂量 7.5～10mg 镇痛效能与哌替啶 100mg 相当，持续时间长达 4～6h。

五、神经阻滞镇痛

1. 肋间神经阻滞　胸腹部手术后的疼痛可以通过阻滞支配切口区域及其相邻的上下各一条肋间神经而达到有效的镇痛。肋间神经阻滞不能阻断来自内脏或腹膜的深部疼痛。为解除深部疼痛还需配合应用镇痛药。肋间神经阻滞后，患者能进行深呼吸，并能有效地咳嗽排痰。

2. 臂丛神经阻滞　臂丛神经阻滞对上肢术后痛很有效，可置管分次或连续注射，尤其在断肢再植手术后应用，即可镇痛又可解除血管痉挛，效果满意，操作简便。

3. 椎旁阻滞　除头部外，身体其他部位疼痛均可采用椎旁神经阻滞来解除。此法可阻滞除迷走神经以外的所有(包括来自内脏的)疼痛感觉纤维。必须按操作规程进行，否则可将局麻药误注蛛网膜下隙，胸段有发生气胸的危险，为保证患者的安全，应备好抢救复苏设备。

六、椎管内注药镇痛

1. 硬膜外间隙给药

(1)经硬膜外间隙给药镇痛的优点是副作用少，效果确切。

(2)药物注入硬膜外间隙后可能以椎旁阻滞、经根蛛网膜绒毛阻滞脊神经根以及通过硬膜进入蛛网膜下腔等方式产生脊髓麻醉作用。

(3)硬膜外间隙镇痛的给药方式有连续硬膜外间隙注药和间断分次硬膜外间隙注药两种方法。常用的局麻药以罗哌卡因、布比卡因和左旋布比卡因为主，自控镇痛泵的出现，使连续硬膜外间隙注药镇痛变得更加方便和安全。

(4)硬膜外间隙镇痛的药代动力学

1)亲水性阿片类镇痛药吗啡无论应用于硬膜外或蛛网膜下腔均通过脊髓产生镇痛作用，被视为椎管内注药的标准用药，硬膜外给药后约 90 分钟左右，脑脊液中的吗啡浓度达高峰值，仅有少量脂溶性非离子化的成分存留于硬膜外腔，而脑脊液中高浓度的吗啡易于向头侧扩散，从而产生平面广泛的镇痛作用。

2)采用硬膜外吗啡镇痛时，决定镇痛平面的主要因素不是药物注射部位的高低，而是吗啡的用量。

3)硬膜外单次注药首选吗啡，腹部手术后推荐剂量 1.5～2mg，低于该剂量时镇痛效应降低，剂量增加时不良反应发生率增加，而镇痛效应无明显增强。

4)亲脂性药物如芬太尼起效快(5 分钟)，维持时间短(2～4h)，趋向于产生节段性镇痛作用，这可能是由于亲脂性药物与脊髓上的脂质结合。所以当选用亲脂性药物时，硬膜外穿刺置管位置应选择相应的手术切口神经分布的区域。

(5)镇痛方法

1)一般术前或麻醉前给患者置入硬膜外导管，并给予试验剂量以确定硬膜外导管位置，术中亦可开始连续注药。

2)最常用的药物是吗啡(0.1mg/ml)或布比卡因(1mg/ml)的溶液，或芬太尼(10μg/ml)加上布比卡因(1mg/ml)术中开始微量泵连续硬膜外给药(4～6ml/h)。

3)如手术需 3～4h 以上，则术中连续硬膜外给药可以在术后产生满意的镇痛作用，如短小手术(1～2h)则需先单次硬膜外注射上述溶液 5～10ml 以缩短镇痛作用的起效时间。也可以先单次硬膜外注射 0.5%布比卡因或芬太尼(50～100μg)或吗啡(2～5mg)。

(6)并发症及处理

1)常见副作用主要与所用药物种类有关，和阿片类药物相关的有瘙痒、眩晕和尿潴留；和局麻药有关的有低血压、感觉改变及尿潴留。

2)大部分副作用可通过减慢输注速度、改变药物种类及药物剂量来缓解。必要时给予抗组胺药物、小剂量纳洛酮拮抗及导尿处理。

3)硬膜外镇痛的严重并发症包括　意外的蛛网膜下腔注药、呼吸抑制、硬膜外血肿或感染。为减少这些并发症的发生，应注意以下几点：

①采用低浓度的局麻药(如0.1%布比卡因)与阿片类镇痛药合用。

②每日检查硬膜外导管的置入部位,一旦疑有与硬膜外导管有关的感染征象,立即拔除导管,终止镇痛。

③术中需肝素化的患者,置入导管应在肝素化至少一小时前进行。

④应每小时观察患者的呼吸频率和镇静状态,对于年老、体弱的患者,应特别注意呼吸抑制的危险。

2. 蛛网膜下腔镇痛

(1)蛛网膜下腔给药镇痛一般以阿片类药物和局部麻醉药为主。可采用单次注射给药或放置导管持续给药。

(2)单次蛛网膜下腔注射阿片类镇痛药可提供长时间的镇痛作用,其起效时间与所给药物的脂溶性呈正相关,而作用时间长短取决于药物的亲水成分。

(3)单次注药的缺点在于,药物剂量难以筛选,需反复给药增加了感染的机会,同时需较长时间的监测。

(4)持续蛛网膜下腔给药镇痛效果彻底、对血流动力学影响很小的优点,但对无菌操作要求更为严格。

(5)蛛网膜下腔镇痛常见的并发症有:呼吸抑制、尿潴留、皮肤瘙痒以及恶心、呕吐等。与硬膜外镇痛时相似,但发生率较高。

七、患者自控镇痛术

1. 患者自控镇痛(patient controlled analgesia,PCA)　PCA是一种由患者根据自身疼痛的剧烈程度而自己控制给予(医师)预设剂量镇痛药液的镇痛方法,有效的把电脑技术与连续给药的优点结合在了一起。传统的给患者镇静镇痛法由医护人员给予适量的镇静镇痛药物,此方法的给药量和时间往往与患者主观要求不同步,患者的不适和痛苦往往难以得到及时的用药处理。

2. PCA分类　患者自控镇痛法满足了患者的要求。根据给药途径和参数设定不同,分为经静脉患者自控镇痛(patient controlled intravenousanalgesia,PCIA)、患者自控硬膜外镇痛(patient controlled epidural analgesia,PCEA)、经皮患者自控镇痛(patient controlled subcutaneous analgesia,PCSA)、神经丛患者自控镇痛(patient controlled nerveanalgesia,PCNA)等。

3. PCA的基本原理

(1)只有患者才知道自己疼痛和不适应的严重程度,患者根据疼痛的严重程度,通过按压PCA泵上的键扭即可自行注射一定剂量的镇静药或阿片类药物以达到镇痛目的。

(2)为了预防过量,这种注射装置设计了一个特别锁定装置,首次给药发挥作用后的一定时间,患者才能给下一次剂量。换言之,PCA仪在单位时间内给药的次数和时间是有限度的,所以不会发生药物过量。

(3)医生根据患者的具体情况,调整镇痛药的剂量。新型PCA泵能够连续给药,并能记录单次给药时间、次数、启动尚未给药的次数以及单位时间内给药的总量等。

(4)与传统的给药方式比较,PCA的优点:围手术期镇静镇痛效果好,用药总量少,不易药物过量,较少引起呼吸抑制,患者可根据自己疼痛不适的严重程度调整PCA泵给药剂量,使患者有一种参与感,对PCA治疗易于接受。

4. PCA的药代动力学基础　传统的肌内注射给药是一种难以预测药效的给药方法,不同患者肌内注射标准剂量阿片类药物后最大血药浓度可相差5倍以上,达到峰浓度的时间可相差7倍之多。与之比较,PCA可维持较为稳定的血药浓度,患者根据体验自行用药以获得满意的镇痛效果。

5. 不同类型PCA的特点

(1)不同类型PCA的特点在于单次给药量、锁定时间和选用药物有所不同。

(2)经静脉患者自控镇痛(PCIA)常用药物有吗啡、芬太尼、非甾体抗炎药等,操作简单、起效快、疗效好、适应证广。缺点是用药针对性差,对全身影响较大。

(3)患者自控硬膜外镇痛(PCEA)适合胸背以下区域性疼痛的治疗,常采用局麻药与阿片类镇痛药联合应用,以提高疗效,减少药物的毒性反应。但其操作技术和无菌要求较高。

(4)经皮患者自控镇痛(PCSA)适用于没有静脉通路或在家进行疼痛治疗的患者,常用药物是吗啡。

(5)神经丛患者自控镇痛(PCNA)目前此方法应用越来越多,外周神经阻滞镇痛可用于臂丛神经阻滞、股神经阻滞等。特别适合于四肢手术后的镇痛。

(6)目前 PCA 应用范围较为广泛，主要用于手术后疼痛治疗、分娩镇痛的治疗、烧伤和创伤疼痛的治疗、神经性疼痛的治疗、心绞痛的治疗、癌痛的治疗等。

6. 副作用的诊断和预防　PCA 有关的呼吸抑制发生率为 0.5%，其他的副作用有恶心、呕吐、心悸等，但发生率低于间断肌内注射给药或近似。

7. PCA 的管理

(1)急性术后疼痛能引起机体的应激反应，加剧组织分解代谢，严重影响患者术后康复和生存质量。

(2)PCA 镇痛疗效的满意与否与 PCA 整个运作过程关系密切，合理管理显得非常重要，这正是急性疼痛服务小组(APS)工作的重要内容。

(3)PCA 使用过程中的常见问题包括：①源于患者的问题：如对阿片类药物心存恐惧，不理解或不会正确使用 PCA 泵，以及错误操作等；②仪器或管路故障；③源于操作者(医护人员)的问题。

(4)以麻醉医师为主体、护士辅助管理的术后镇痛管理模式在术后镇痛的管理上完善和规范，术后镇痛效果确切，患者总满意度高。然而，还有许多影响术后镇痛效果的因素，需要麻醉医师、手术医生和护士的共同配合才能达到高质量的 APS。

八、超前镇痛

1. 超前镇痛目前的定义为阻止外周损伤冲动向中枢的传递及传导的一种镇痛治疗方法，并不特指在“切皮前”所给予的镇痛，而应指在围手术期通过减少有害刺激传入所导致的外周和中枢敏感化，以抑制神经可塑性变化，从而达到创伤后镇痛和减少镇痛药用量的目的。

2. 对术前已有炎症和疼痛的患者，术前应给予镇痛和抗炎措施当无疑问，至于术前无痛的一般手术患者，术前即给予镇痛措施，难言比麻醉药或术中给予的麻醉性镇痛药的镇痛性更强，是否更有助于抑制外周和中枢敏化，是否比手术结束前或手术后患者尚未感到疼痛时即开始给予镇痛药，能有更好的阿片作用，仍存在大量争论和互相矛盾的报道。

九、多模式镇痛

多模式镇痛是指联合应用作用机制不同的镇痛药物或不同的镇痛方法实施镇痛。由于其作用机制不同而互补，镇痛作用可相加或协同；同时每种药物的剂量减少，副作用相应降低，从而达到最大的效应/副作用比。

1. 镇痛药物的联合应用　阿片类药物或曲马多与对乙酰氨基酚联合应用；对乙酰氨基酚和阿司匹林联合应用；阿片类或曲马多与阿司匹林联合应用；阿片类与局麻药联合用于 PCEA；氯胺酮、可乐定等也可以与阿片类药物联合应用。

2. 镇痛方法的联合应用　主要指局部麻醉药(切口浸润、区域阻滞或神经干阻滞)与全身性镇痛药(阿片类或曲马多或阿司匹林)的联合应用。患者镇痛药的需要量明显降低，疼痛评分减低，药物的不良反应发生率低。

第四节　术后镇痛发展趋势

一、基于疼痛机制的新进展

1. 不同患者对疼痛的敏感度不同，而且个体差异巨大。对疼痛反应低的患者过度使用阿片类镇痛药可能增加术后的发病率和死亡率。

2. 已有研究在术前采用伤害性温度(热)或电刺激和心理社会学测试方法来尝试测定患者对疼痛的敏感性，说明术前测试患者对疼痛的敏感性是可行的。

3. 在将来，遗传药理学在改善镇痛疗效方面应该大有作为。从基因学角度就可以做到在术前给临床医师提供患者对疼痛反应性强弱的依据、或可能影响镇痛药物药代动力学的特异基因型。人们期望能够实现基于基因学的个体化镇痛治疗，也就是通过术前测定患者的基因型来决定术后镇痛药及其剂量的选择。

二、急性疼痛药物的研究趋势

1. 尽管科研方面不断取得新进展，但仍未能够找到革命性的喷他佐辛药来取代吗啡和阿司匹林所代表的阿片类镇痛药及非甾体抗炎药在疼痛治疗中的地位。

2. 为了充分发挥局麻药在术后镇痛中的价值，人们正试图将局麻药的作用时间从数小时延长至3～4d。

3. 研究发现在伤害性感受器和外周阿片类手术上存在钠离子通道，这为今后研究拮抗伤害性感受的新药物提供了线索，从作用机制可以预测，这类药物在具备镇痛的同时，也将在一定程度上减少甚至避免药物相关的运动和中枢神经系统的副作用。

三、给药方法和途径的改进

1. 新型患者自控镇痛给药方法不断出现。包括患者自控区域镇痛，患者自控鼻内镇痛，患者自控经肺镇痛等。其中，自控区域镇痛又有切口自控区域镇痛、关节内自控区域镇痛、神经周围自控区域镇痛等多种形式。

2. 如今随着门诊手术的快速发展，充分的术后镇痛是门诊手术得以顺利进行的先决条件。如果患者选择合适的镇痛方式及合适的后续管理，那么这些镇痛技术在家庭环境中是有效、可行且安全的。在将来，更简单合理的镇痛方法将向外周发展，即镇痛药物或方法作用于手术切口及周围组织。

四、术后急性疼痛治疗观念及管理

1. 近20多年来，术后镇痛的实施普及和发展迅速，然后术后镇痛不全的情况较为普遍。单模式镇痛效果存在很大的差异，不能有效控制疼痛，不良反应多。因此，多模式镇痛方案成为近十多年来急性术后疼痛治疗的新理念。

2. 在具体临床工作中，多模式镇痛主要体现

(1)以循证医学为基础，尽可能使用非阿片类镇痛药，即阿司匹林，环氧化酶-2抑制剂。

(2)合理联合用药，减少阿片类相关不良反应，促进患者尽早恢复，尽快恢复日常生活的正常功能，如活动能力、肠功能、工作能力等。

3. 在多模式镇痛的实践中具有更好的镇痛效果及更少的不良反应，并已得到国际疼痛研究会的认可和倡用。然而，多模式镇痛也存在操作复杂繁琐，费时较多，费用较高，仍然存在一定的不良反应等缺点，尤其是镇痛成本的增加往往是外科医师和患者所不能接受的。

4. 随着许多新理论、新疗法和防治策略在术后疼痛中的应用，术后镇痛方案也日趋多样化。

5. 目前大部分术后镇痛模式未达到最大镇痛效果，现认为与多种因素有关：惧怕镇痛药所产生的副作用而给药不充分；药代动力学及药效学研究还不够深入，个体差异使药理学特征也不同；缺乏系统的、及时评估术后疼痛以指导术后镇痛管理。

6. 术后镇痛的发展方向　不断探索镇痛机制的新理论、新策略；继续研究各类镇痛药物的药代动力学和药效学的差异以及联合用药方法；制定不同手术、不同个体的最佳镇痛方法；完善和加强术后疼痛的评估和管理；平衡镇痛效果与镇痛费用等，从而使术后镇痛工作得到健康、持续的发展。

（朱玉昌　张　林）

参考文献

1. 邓小明，姚尚龙，于布为等. 现代麻醉学. 第4版. 北京：人民卫生出版社，2014.
2. 徐建国. 成人手术术后疼痛处理专家共识(2009). 中华医学会麻醉学分会.
3. Hariharan S, Moseley H, Kumar A, et al. The effect of preemptive analgesia in postoperative pain relief-a prospective double-blind randomized study. Pain Medicine, 2009, 10(1): 49-53.
4. Vadivelu N, Mitra S, Narayan D. Recent advances in postoperative pain management. Yale J Biol Med, 2010, 83(1): 11-25.
5. Wu CL, Raja SN. Treatment of acute postoperative pain. Lancet, 2011, 377(9784): 2215-2225.
6. Kissin I. The development of new analgesics over the past 50 years: a lack of real breakthrough drugs. Anesth Analg, 2010, 110(3): 780-789.
7. Dahl JB, Mathiesen O, Kehlet H. An expert opinion on postoperative pain management, with special reference to new developments. Expert Opin Pharmacother, 2010, 11(15): 2459-2470.

第八十七章 慢性疼痛治疗

第一节 慢性疼痛概述

一、慢性疼痛的概念

首次出现或再次出现的疼痛，持续时间达1个月者称作慢性疼痛。因此急性疾病或损伤在治愈后1个月仍存在疼痛，就考虑是慢性痛。这种时间标准在慢性疼痛的定义上不仅是语义，而且对开始有效地治疗有着重要的临床意义。例如单纯的腕关节骨折，其疼痛一般持续一周，最多10天，若在损伤后4周仍存在疼痛，很可能是发生了反射性交感神经萎缩症，现在叫做复杂性区域疼痛综合征，需要进行及时有效的治疗，若延迟疼痛的症状治疗，该过程将成为不可逆的病理过程。

慢性疼痛本身则是一种疾病，其在病因学、病理解剖学、病理生理学、症状学、生物学、心理学等方面与急性疼痛之间有着显著的差异，两者的诊断和治疗也存在明显的区别。所以认识这些差异和区别，不仅有助于取得良好的治疗效果，而且可以减少医源性并发症的发生。

二、慢性疼痛的分类

根据人体系统解剖结构，将疼痛大致分为头面部疼痛、颈肩部及上肢痛、胸背部疼痛、腰臀部疼痛、下肢疼痛及全身性疾病疼痛等。

(一)头面部疼痛

头面部痛是指整个头面部的疼痛，包括额、颞、顶、枕部和颜面部，甚至牵涉颈部，也称之为广义的头痛，它是临床上最常见的疼痛之一。狭义的头痛是指头颅上半部及眉弓以上至枕部以上的疼痛。头面部痛可能是一过性症状，或是其他疾病的伴随症状，但也可能是一种独立的疾病。

1. 偏头痛　该病是一种发作性疾病，反复发作，间歇期无任何症状，多数患者有家族史。疼痛程度、发作频率及持续时间因人而异，疼痛一般为单侧，少数患者为两侧。典型发作有视觉异常及自主神经功能改变，如恶心、呕吐等先兆症状，称为“先兆性偏头痛”，有人称其为“呕吐性头痛”，有些患者则无先兆症状。

2. 紧张型头痛　紧张型头痛系由多种精神因素所致的持久性头部肌肉收缩性头痛，又称肌收缩性头痛、应激性头痛、迟发性头痛及心因性头痛。许多流行病学调查结果显示紧张型头痛的发病率高于或近似于偏头痛。紧张型头痛发病无显著性别差异，一般以30岁左右发病较多，起病缓慢，患者记不清具体发病时间。

3. 丛集性头痛　丛集性头痛以前被称为“周期性偏头痛性神经痛”、“组胺性头痛”、“偏头痛性睫状神经痛”，它是一种偏头痛的变异，即血管性偏头痛。其特点是头痛发作有一个短暂的丛集发作期，伴有自主神经症状如结膜充血和流泪。该病总的发病率为0.04%～0.08%。男性发病多于女性，男女之比为5∶1。丛集性头痛可于任何年龄发病但首次发病常在20～40岁。

4. 三叉神经痛　三叉神经痛(trigeminal neuralgia)又称痛性痉挛或痛性抽搐(tic douloureux)。是三叉神经一支或多支分布区的典型神经痛。其疼痛特点有：发作性疼痛，每次发作持续时间为若干秒或数分钟，而间歇期无痛或仅有轻微钝痛，面部可有触发点(trigger point)或触发带(trigger zone)，疼痛局限于一侧三叉神经区，不超过中线，一般无感觉减退或过敏。

临床习惯上把三叉神经痛分为原发性和继发性两类。原发性三叉神经痛或称特发性三叉神经痛，原来是指无明显病因的三叉神经痛。随着电子显微镜技术的发展及显微外科的进步，人们对该病因及发病机制有了进一步的了解。以往所谓“原发性”三叉神经痛，常常是三叉神经受血管压迫所致，也有三叉神经本身的损害。而继发性三叉神经痛主要由多发性硬化和脑肿瘤所致。

三叉神经痛是一种老年性疾病，青年人发病很少见。发病高峰在50～70岁，男女发病率无明显差异，本病与遗传因素关系不大，与人类种族无关。

5. 舌咽神经痛　舌咽神经痛是舌咽神经分布区的典型神经痛，由哈里斯于1921年首先提出并描述此病。因该病常有迷走神经参与，故有人也称其为迷走舌咽神经痛。舌咽神经痛的疼痛特点与三叉神经痛相似，两者偶可并发，但其发病率只有三叉神经痛的1/100。中老年发病率高，男女发病无差别。左侧发病高于右侧，偶有两侧同时发病者。

（二）颈肩部及上肢疼痛

1. 寰枢关节半脱位　寰枢关节半脱位又称寰枢椎半脱位，是指因外伤、劳损、受凉等原因引起的寰枢关节位置改变致侧齿间隙左右相差大于3mm，出现头晕、头痛和枕部不适等寰枢关节紊乱综合征的表现。

2. 颈椎病　又名颈椎综合征、颈肩综合征、颈肩手综合征。主要由于颈椎长期劳损、骨质增生，或椎间盘脱出、韧带增厚，致使颈椎脊髓、神经根或椎动脉受压，出现一系列功能障碍的临床综合征，所以颈椎病是颈椎退行性脊柱病的简称。若颈椎仅有骨质增生和椎间隙变窄，而无神经、椎动脉等软组织受压的症状则不叫颈椎病，仅叫颈椎退行性关节炎或骨性关节炎。颈椎病是年龄较大者的常见病，40岁以上者占80%，男女之比为3∶1。

根据受压部位及所表现的临床症状的不同，可将颈椎病分为以下六种类型：

（1）颈型颈椎病（肌肉韧带关节囊型）：由于颈椎退变，使椎间盘纤维环、韧带、关节囊及骨膜等神经末梢受刺激而产生颈部疼痛及反射性颈部肌肉痉挛。疼痛多由于睡眠时头颈部的位置不当、受寒或体力活动时颈部突然扭转而诱发。故疼痛常在清晨睡眠后出现，一般呈持续性酸痛或钻痛，头颈部活动时加重。体格检查可见头向患侧倾斜，颈椎生理前凸变直，颈肌紧张及活动受限。患部常有明显的压痛点，如肌腱附着点、筋膜、韧带及颈椎棘突等。一般无神经功能障碍的表现。X线检查显示轻度或中度颈椎退变。

（2）神经根型颈椎病：突出的症状为颈部神经根性针钻痛或刀割样疼痛，可由颈神经根部呈电击样向肩、上臂及前臂乃至手部放射，咳嗽、打喷嚏、用力、上肢伸展、头颈过伸或过屈等活动常可诱发并加剧疼痛，其部位多局限于一侧的单根或少数几根的神经根分布区内。多数患者还有患侧上肢沉重无力，麻木或蚁行感等感觉异常。发作期常见患者颈部强直、活动受限，重者头部处于强迫位；病变棘间隙、棘旁及患侧锁骨上窝等部有明显的压痛点，但其中最有诊断意义的是相应颈椎横突尖部有放射性压痛。压顶试验、臂丛神经牵拉试验等常为阳性。部分患者也可有患侧上肢感觉、运动障碍，但一般较轻。病程较长者，除有上述体征外，可发生受累神经支配区的肌肉萎缩。X线检查显示颈椎生理前凸变浅、消失甚至反曲，病变椎间隙变窄，钩椎关节骨刺形成，椎间孔变小，偶有椎体滑脱等改变。

（3）脊髓型颈椎病：主要症状为缓慢进行性的双下肢麻木、发冷、疼痛、走路不稳、踩棉感、发抖及肌无力等。病变的好发部位为下颈段脊髓，相当于颈$_5$～颈$_6$（$C_{5\sim6}$）和颈$_6$～颈$_7$（$C_{6\sim7}$）椎间隙水平，约占90%，且主要损害脊髓腹侧的正中偏某一侧。颈椎活动受限，颈部棘间隙、棘旁及横突尖部常有压痛点，叩顶试验、椎间孔挤压试验、臂丛神经牵拉试验常阳性，可出现受累神经支配区的感觉、运动、肌力、肌张力的异常及病理反射。X线片：颈椎平片大多有颈椎病的特征性改变，尤其较常见椎体后缘唇样骨赘及椎管前后径缩小，下颈椎的最小前后径在12～14mm以下；CT或MRI可清楚显示颈髓受压的情况和部位。

（4）椎动脉型颈椎病：椎动脉型颈椎病又称椎动脉压迫综合征，是椎动脉及椎动脉交感神经丛受损而产生的一种综合征，最主要的原因是颈椎退行性变。呈发作性头痛，持续数分钟、数小时乃至更长，偶尔也可为持续性痛伴阵发性加剧，主要位于一侧的颈枕顶部；在头部过度旋转或伸屈时诱发或加重眩晕，发作的持续时间长短不一，可极为短暂，仅数秒钟消失，也可长达数小时或更久；在发作期间常有耳鸣和听力减退，某些长期发作的患者甚至可出现渐进性耳聋的现象，常被误认为梅尼埃病，但自发性眼球震颤及Romberg征罕见；还可出现发作性视力减弱及发作性意识障碍等。

（5）交感神经型颈椎病：是颈椎发生退变而使颈部交感神经受到直接或反射性刺激所致。其症状表现极为复杂，且累及的范围也特别广泛，可包括患侧的上半部躯干、头部及上肢，即交感神经分布的所谓"上象限"区。常见的症状有疼痛和感觉异常、腺体分泌改变和营养障碍，以及内脏功能紊乱等，并且这些症状往往彼此掺杂发作。

(6)混合型颈椎病：上述两型或两型以上症状体征并存者可诊断为混合型颈椎病。

3. 肩关节周围炎　肩关节周围炎简称肩周炎，是由肩关节周围肌肉、肌腱、滑囊和关节囊等软组织的慢性炎症、粘连引起的以肩关节周围疼痛、活动障碍为主要症状的症候群。主要与肩关节退行性病变、肩部的慢性劳损、急性外伤、受凉、感染及活动减少有关。

4. 肱骨外上髁炎　肱骨外上髁炎俗称"网球肘"，是肱骨外上髁部伸肌总腱处的慢性损伤性肌筋膜炎。发病缓慢，早期肘关节外侧酸困不适，以后发展为持续性钝痛，有时伴有烧灼感，举臂、持物、伸肘腕关节或旋转前臂，可诱发或加重疼痛，病情严重者疼痛可波及前臂，上臂甚至肩背部。

5. 肱二头肌腱桡骨滑囊炎　肱二头肌腱桡骨滑囊炎是由于肱桡关节过度频繁地屈伸、旋转或外伤所引起的该关节滑囊的磨损、闭锁和肿胀，表现为肘下外侧的酸胀、疼痛。发病时肘关节外下侧酸软，肿胀，疼痛，夜间及休息时尤重，患者常自主或被动活动肘关节。

6. 腕管综合征　腕管综合征是由于腕管内压力增高，正中神经在腕部受到压迫而造成鱼际肌无力和手部正中神经支配区的疼痛、麻木及进行性的鱼际肌萎缩的综合征。发病时桡侧三个半手指疼痛或麻木，感觉减退和鱼际肌萎缩三大症状中的一个或一个以上，且夜间痛明显。上述症状只限于腕部以下的正中神经分布区，腕以上虽有放射痛，但客观检查无阳性发现。

7. 屈指肌腱狭窄性腱鞘炎　屈指肌腱狭窄性腱鞘炎，又称"扳机指"或"弹响指"。多见于手工劳动者的右手拇指、中指和环指。起病缓慢，初期掌指关节掌面酸痛，活动不灵，以后疼痛逐渐加重，产生摩擦音，再发展则出现弹响，严重者指间关节不能伸直，即所谓"交锁征"。

(三)胸背部疼痛

1. 肋间神经痛　肋间神经痛是指各种原因引起的沿肋间神经分布区的神经性疼痛。可有一个或多个肋间神经受累，临床上分为原发性和继发性两类。疼痛多为持续性，或阵发性加重，疼痛性质为刀割样、针刺样或烧灼样剧痛。咳嗽、喷嚏、深吸气时疼痛加重，患者有束带感，有时疼痛向肩背部放射。

2. 肋软骨炎　肋软骨炎又称胸壁综合征，是前胸部疼痛最常见的原因。由于疼痛部位在前胸部，并可能放射到肩及上肢，故此很容易和心绞痛相混淆。发病时表现前胸部疼痛，多为酸胀痛，位置比较表浅，有时疼痛可向肩及上肢放射。起病急剧或缓慢，疼痛时轻时重，为持续性疼痛，病程一般较长，有反复发作的趋势。疼痛可因翻身、咳嗽、喷嚏、深呼吸及上肢活动加重，睡眠时可因体位改变而疼醒。

3. 胸背肌筋膜疼痛综合征　胸背肌筋膜疼痛综合征是由于受凉、劳累等原因引起的胸背部对称性疼痛，一般有明显的压痛点，疼痛较局限、有扳机点、牵涉性疼痛、肌肉痉挛、僵硬、运动受限，偶尔有自主神经功能障碍，常受天气变化、情绪等的影响。

(四)腰臀部疼痛

1. 第3腰椎横突综合征　是附着在第3腰椎横突的肌肉、筋膜、韧带以及跨越其前后的神经发生炎症、粘连或肌痂等而产生的一系列临床症候群。症状轻者表现为一侧或两侧腰部酸胀、疼痛、乏力，休息后缓解，劳累及受凉、潮湿时症状加重；症状重者呈持续性疼痛，可向臀部、大腿后侧和内侧，个别患者可放射至小腿，腰部前屈和向健侧屈时症状加重。

2. 腰椎间盘突出症　腰椎间盘突出症是引起腰腿痛的主要原因之一，发病率约占门诊就诊腰腿痛患者的15%，男性多于女性，约80%发生在青壮年期。常见于腰$_4$～腰$_5$($L_{4\sim5}$)椎间盘突出，腰$_3$～腰$_4$($L_{3\sim4}$)椎间盘、腰$_5$～骶$_1$(L_5～S_1)椎间盘次之。发病时出现腰痛、下肢疼痛、间歇性跛行及患肢发凉等症状。

3. 梨状肌综合征　由于梨状肌本身及其与坐骨神经之间位置关系存在解剖变异，所以当受到某些因素的影响时可引起梨状肌水肿、肥厚、变性或挛缩等压迫坐骨神经而产生的一系列症状称为梨状肌综合征。发病时有下肢放射痛的臀部疼痛，疼痛向下肢后外侧放射，不易较长时间保持坐位，小腿的后外侧和足底部感觉异常或麻木(腓总神经支配区)。多存在腓总神经支配区的感觉障碍，既往常有臀部外伤史，跑步等特定运动时疼痛增强，且发病时间较长时出现臀大肌萎缩。

4. 臀上皮神经痛　臀上皮神经痛多是因用力

或姿势不当弯腰等动作时损伤臀上皮神经导致其充血、水肿或出血所致，慢性损伤导致神经轴突和髓鞘的变态反应也可引起臀上皮神经痛。发病时臀部突然出现针刺或撕裂样弥漫性疼痛，或为酸痛，疼痛有时向大腿后外侧放射，一般不过膝关节。腰部前屈、旋转时以及起立、下蹲时均可加重疼痛。在髂嵴中部入臀点有明显的压痛，向大腿后外侧放射，一般不过膝关节。病程长者可触及梭形硬条索，亦有压痛放射痛，有时症状累及窦椎神经，引起背痛和坐骨神经痛。

5. 脊神经后支炎　脊神经后支炎又称为脊神经后支卡压综合征，是脊神经后支及其分出的内、外侧支走行于骨纤维孔、骨纤维管或穿胸腰筋膜裂隙时，因腰部活动度大而被拉伤；或因骨质增生、韧带骨化，使孔道变形变窄而压迫血管神经，出现腰骶部疼痛及不适，相应椎旁及小关节处压痛并向臀及股后侧放射，腰腿痛的范围不过膝关节，有部分患者的症状可达小腿，但直腿抬高试验阴性，可与腰椎间盘突出症鉴别。

(五)下肢疼痛

1. 股神经痛　股神经痛主要以该神经支配区的放射性疼痛为特点，病因尚不明确，可能因寒、潮、劳累、感染等诱发，也可因外伤而引起，部分患者可继发于腰椎病变或髋部病变。发病时腹股沟区或股前区疼痛，疼痛多向会阴部、股前内侧、小腿内侧甚至足内侧放射，查体可见股动脉外侧压痛，直腿伸髋试验阳性，屈髋、屈膝无力。

2. 股外侧皮神经痛　股外侧皮神经痛多发于中年以上男性，男性与女性之比为 3∶1，原因不清楚，可因受寒、潮、外伤而诱发，也可继发于腰部骨性疾病。

3. 股骨头缺血性坏死　股骨头缺血性坏死(avascular necrosis of femoral head，ANFH)是由于创伤、饮酒、长期应用糖皮质激素等病因破坏了股骨头的血运所造成的最终结果，是临床上常见的疼痛性疾病之一。

4. 骨性膝关节炎　骨性膝关节炎(ostooarthritis)系由于老年或其他原因引起的关节软骨的非炎症性退行性变，并伴有关节边缘骨赘形成的一种疾病。

5. 跟痛症　跟痛症是指跟骨结节周围慢性劳损所引起的疼痛，常伴有跟骨结节部骨刺。本病发病年龄多在 40 岁以上。

(六)全身性疾病

1. 类风湿关节炎　类风湿关节炎是一种病因未明、以关节组织慢性炎症性病变为主要表现的全身性疾病。病变主要累及关节的滑膜，常以手足小关节起病，多呈对称性，关节和关节外的表现广泛且多变，最终导致关节结构破坏，功能丧失。

2. 风湿性多肌痛　风湿性多肌痛是以颈、肩胛部和骨盆肌肉的严重疼痛、僵硬为特点的综合征。发病年龄在 50 岁以上，病因不清。

3. 强直性脊柱炎　强直性脊柱炎(ankylosing spondylitis，AS)是一种原因不明的全身性炎性疾病，主要侵犯中轴骨，尤其侵犯骶髂关节，椎旁小关节、肌肉、韧带的附着点。

4. 不定陈述综合征　全身倦怠、以疲劳、出汗、头痛、肩痛、心悸、气短、胸痛、失眠、冷寒及胃肠道功能障碍等为主诉，无固定躯体症状，且又缺乏相一致的器质性病变的体征，称为不定陈诉。具有一系列不定陈诉为主诉的症状，称为不定陈诉综合征(unidentified complaints syndrome，UCS)。自主神经功能紊乱可作为不定陈诉综合征之一。

5. 带状疱疹后遗神经痛　带状疱疹后遗神经痛(postherpetic neuralgia，PHN)是指带状疱疹的皮损已完全治愈，但仍有持续性、剧烈的、非常顽固的和难治性疼痛。

6. 中枢性疼痛综合征　中枢性疼痛综合征(central pain syndrome，CPS)指的是由于原发于神经系统的疾病所引起的疼痛，其主要损害或病理改变在脊髓、脑干及大脑半球。在 CPS 中，中枢神经系统可以在任何水平发生部分的或完全性的躯体感觉神经通路的中断，特别是脊髓丘脑束，由此产生的这种病理性变化便可导致疼痛。

第二节　慢性疼痛的诊断

一、明确诊断的重要性

诊断是患者就诊过程中的重要内容，也是治疗的前提，治疗效果的好坏，往往取决于诊断的正确与否。因此，明确诊断就显得尤其重要。

二、明确诊断的内容

明确诊断,包括以下九个方面的内容:

(一)明确疼痛的原因及病变的性质

明确引起疼痛的病因,是来源于肿瘤、损伤、炎症,还是畸形;如果是肿瘤,要进一步辨别其性质是良性的还是恶性的;炎症要辨别是感染性的还是无菌性的;损伤要辨别是急性外伤还是慢性疲劳性损伤。

(二)明确病变的组织或器官

明确引起疼痛的病变是在肌肉、筋膜、韧带、滑囊、关节、骨骼、神经、血管、内脏的哪一处或几处。

(三)明确病变的部位和深浅

明确引起疼痛的部位在皮肤表面的投影,深浅是指病变的层次。具体到病变部位应做到"一片之中找一点,一点之中找深浅",只有对病变进行准确地平面定位和立体定位,才能使治疗真正在病变处或病变组织发挥作用,取得好的效果。

(四)明确病程的急缓

明确引起疼痛的急缓程度,病程急缓程度不同,治疗方法也不尽相同。对急性软组织病变,神经阻滞疗法、局部外用涂擦剂、贴敷剂效果较好,但小针刀疗法效果较差,故一般不选用;慢性软组织病变,尤其是粘连、瘢痕和钙化,神经阻滞配合小针刀疗法效果特别好。

(五)明确患者的一般情况以及是否合并其他影响治疗的疾病

明确患者的一般情况及基础病史,患者的自身条件是决定治疗方案的又一重要因素,治疗时应因人而异。如年老、体弱、合并生命器官功能障碍的患者,对阻滞和针刀治疗的耐受性差,应严格掌握适应证,减少麻醉药的用量,治疗时患者应取卧位,治疗后适当延长观察时间,严密观察各种生命体征。

(六)明确患者的精神状态、性格特点

明确患者的精神状态,观察疼痛患者是否合并的精神障碍,如焦虑或抑郁。在慢性疼痛患者中,临床上可诊断为抑郁症的发生率是30%~60%。一般急性疼痛常合并焦虑,慢性疼痛则在焦虑的基础上继发抑郁,甚至抑郁成为主要的精神障碍。据统计,抑郁症在慢性疼痛人群中发生率是普通人群的3倍以上,高于慢性内科疾病患者。

(七)明确疾病的病理生理改变

明确疼痛疾病的病理改变,如颈椎病椎体的倾斜偏转方向和移位程度,寰枢椎半脱位齿状突的偏转方向,腰椎间盘突出的位置及方向、有无钙化等。

(八)明确是不是疼痛科治疗的适应证

明确诊断,全面查体,若不是疼痛科治疗的适应证,应建议患者到相应的科室就诊。

(九)估计治疗效果和预后

明确以上八个方面的问题后,可对治疗效果和预后做出较为准确的估计。好的效果和预后要告诉患者本人,使其建立信心;治疗后可能出现的不良反应也应让患者知道,以免出现疼痛加重等不良反应时患者紧张;不好的效果和预后,仅告诉家属,但对患者要做出合乎情理的解释,不要让患者失去信心。

第三节 慢性疼痛的治疗

一、慢性疼痛的诊治原则

慢性疼痛总的诊治原则是:明确诊断,综合治疗,安全有效。

(一)明确诊断

一个完善的临床诊断除了能准确反映疾病名称、性质外,还要反映患者机体的全面状态,临床诊断一般可分为四类,即:病因诊断、病理解剖学诊断、病理生理学诊断和症状诊断。

1. 病因诊断　病因诊断是依据致病因素所提出的诊断,致病因素大体可分为内因和外因两方面。病因诊断是最理想的临床诊断。

2. 病理解剖学诊断　病理解剖学诊断又称病理形态学诊断,其内容包括病变部位、范围、器官和组织以至细胞水平的病变性质。但是并不意味着在临床上每个患者都需进行病理形态学检查,临床上的病理解剖诊断多是通过询问病史、体格检查、实验室检查以及特殊检查等间接方法得出的,如前列腺癌转移所致的疼痛及右乳腺腺癌转移所致的骨痛综合征,通过病史、体检和X线检查即可做出病理解剖学诊断。当以上方法不能明确诊断时,采用各种内镜、取活检标本作病理组织学检查,以明确诊断。

3. 病理生理学诊断　病理生理学诊断是以各系统器官功能的改变以及机体与周围环境相互关系的改变为基础的，由于检测手段的完善，可以检测到体内微量物质的水平，从而使许多机体功能的改变得到了进一步的认识，如慢性神经痛患者脑脊液中阿片肽浓度的改变等。

4. 症状诊断　症状诊断是根据尚未查明原因的症状或体征提出的诊断，如上肢烧灼性痛、下肢麻木性痛和头项部爆裂样痛等。症状诊断由于原因暂时未明，故临床一般又称印象或初步诊断。此类诊断只是提供诊断方向，待原因查明时再做修正。

（二）综合治疗

1. 治疗目的　努力使慢性疼痛患者的身心经过治疗后都能恢复到正常状态。

2. 治疗方法　临床常用的疼痛治疗方法有神经阻滞疗法、小针刀疗法、手法矫治、药物疗法、理疗、针灸、枝川疗法、椎间孔镜手术疗法等。

对不同疾病或同一疾病发展的不同阶段，采用不同的治疗方法组合，发挥多种方法的各自优势，以取得最佳疗效和最小不良反应。如腰椎间盘突出症，早期大部分患者经3个月严格、系统的保守治疗可获痊愈；保守治疗无效者可试行胶原酶溶盘术；而对溶盘后的残留症状，则应根据不同情况区别对待，若因神经根粘连所致，应行椎间孔内外口的针刀松解术，若是脊神经后支综合征，则应行脊神经后支阻滞和（或）小针刀松解术；而对合并骨性椎管狭窄、椎间盘钙化及出现马尾神经综合征的腰椎间盘突出症患者则不应盲目地为其行保守治疗或胶原酶溶盘术，而应建议其立即选择椎间孔镜手术治疗或骨科手术治疗；针灸、理疗、中药汽疗、药物等疗法可以贯穿整个治疗过程。同时应特别注意患者的精神障碍如抑郁和（或）焦虑，特别是抑郁的治疗。常用的方法有药物治疗和心理治疗，药物治疗中可用选择性5-羟色胺再摄取抑制剂，如帕罗西汀。

（三）安全有效

在治疗过程中一定要遵循安全有效的原则。要做到安全有效，必须注意以下几点：

1. 诊断明确，严防误诊误治。

2. 配备一支高素质的技术梯队，具有扎实的基础理论知识、熟练的操作技术和丰富的急救复苏经验。

3. 治疗前准备充分，急救药品及器械应准备齐全，随时可用。

4. 严格执行各项操作规则，尤其注意无菌技术。

5. 密切观察患者对治疗的反应。治疗中，严密观察患者的面色、末梢循环情况、神志状态；治疗后，要将患者留在观察室或治疗室观察15～20分钟，无异常反应方可让其离开。

6. 消化性溃疡、骨质疏松症、结核、糖尿病及感染的慢性疼痛患者禁用糖皮质激素；合并骨质疏松症的肩周炎患者在行手法松解时，切忌粗暴和用力过猛，以防发生骨折；高血压和冠心病患者应慎用特异性COX-Ⅱ抑制剂。

7. 采用由简到繁、由易到难的治疗步骤。如三叉神经痛，先选用末梢神经（眶上神经、眶下神经、颏神经）阻滞，无效时再用神经主干（上颌神经、下颌神经）阻滞及半月神经节阻滞，最后考虑三叉神经射频毁损术。切不可在主客观条件不具备的条件下，盲目地追求高、精、尖操作。

二、治疗的注意事项

（一）患者准备

治疗前应明确诊断、准确评估病情，根据病情选择合理的治疗方案。

1. 治疗前医生一定要充分了解患者的病情、一般情况及药物过敏史等，常规检查急救设备与药品是否齐备。无论简单还是复杂的操作，随时警惕患者对治疗的不良反应，一旦发生意外情况，可以做到及时抢救。

2. 门诊患者在治疗前可只查血常规，住院患者要系统检查血常规、大小便常规及乙肝六项、肝肾功等；对40岁以上的患者，应检查血糖、血脂、心电图等。

3. 治疗前患者不宜过饱，宜食半量。对椎管内阻滞、胶原酶溶盘患者，最好禁饮食，以减少恶心、呕吐及溶盘术后腹胀等反应，必要时在治疗过程中给患者适当输液，维持循环稳定。

4. 尽量不用术前药，以免影响穿刺定位时患者的主观感觉。若治疗时需在短时间内注入较多量局麻药，为降低其毒性反应的发生率，术前可适当给予安定5～10mg口服或肌内注射。

5. 治疗前必须向患者及其家属做必要的解释，以解除患者的疑虑，树立对治疗的信心。对于穿刺注药后可能发生的情况，特别是神经破坏药的不良反应和胶原酶溶盘术的并发症，必须向患者家属交代清楚，征得其同意，签字后方可实施。

6. 为防止腰椎间盘突出症患者应用胶原酶溶盘时可能出现的紧张、焦虑情绪，提前向患者及其家属做必要的解释，并且治疗前应指导患者练习在床上解大小便，以防治疗后发生尿潴留和大便干结。

7. 治疗前应预先告知患者穿刺过程中如何配合，防止患者在穿刺或有异感时突然移动身体造成穿刺针折断、损伤血管等不良后果。

(二)器械及药物准备

1. 准备各种型号的注射器、针头、针刀、蛛网膜下隙穿刺针、硬膜外间隙 Touhy's 穿刺针和硬膜外导管、治疗包、记号笔和尺子等。

2. 备静脉输液器、输液架、牙垫、开口器、口咽通气道、各种型号的面罩及各种型号的气管内导管、麻醉咽喉镜、全身麻醉机、氧气筒、吸引器、心电监护仪、除颤器等。

3. 备消毒用品，包括碘酊、酒精、苯扎溴铵、消毒的镊子、钳子以及消毒灭菌棉签、棉球、纱布、布巾、手套等。

4. 局麻药如利多卡因、布比卡因等；B 族维生素类如维生素 B_6、B_{12}；肾上腺皮质激素如泼尼松龙、复方倍他米松等；神经破坏药如无水乙醇、酚甘油等；5%～10%葡萄糖、生理盐水及注射用水等。

5. 急救药品包括肾上腺素、阿托品、多巴胺、去甲肾上腺素、去氧肾上腺素、甲氧明、麻黄碱、苯海拉明、地塞米松、安定、硫喷妥钠以及中枢兴奋药等。

6. 此外，还应备特殊器械，如微量泵、自控注药装置等。

(三)治疗后的处理

由于疼痛性质、程度、治疗经过的不同，加之病程长、病情好转慢，慢性疼痛患者多有不同程度的心理变化。因此，对疼痛患者的护理及对并发症的及时处理就显得尤为重要。

1. 对疼痛患者的护理

(1)常规护理：护理人员应体谅患者的心情，给予热情周到的服务，进行护理查体，掌握患者的生命体征，指导患者的饮食、起居、用药，并观察药效及副作用，发现问题及时通知医生。特别要重视对患者的心理护理。因疼痛患者的病程、疼痛性质、程度、年龄及治疗经过有很大差异，职业、文化水平、社会经历、性格特点也有明显差异，心理问题特别复杂。病程长、疼痛反复发作、久治不愈者、老年人，多以忧郁、焦虑、失望为主；病程短、青壮年、未接受过治疗者，怕治疗中发生意外，怕出现并发症，怕医务人员责任心不强等，多以恐惧害怕、紧张心理为主。通过安慰、鼓励、启发、疏导、暗示等方法，消除患者的不良心理反应，树立战胜疾病的信心。

(2)治疗后护理：加强治疗后巡视，密切观察生命体征变化及有无并发症发生；如有治疗后疼痛，解释说明由于药物刺激而导致的暂时性疼痛现象；加强饮食护理，根据患者具体情况可给予富有营养、易消化食物，多吃含粗纤维的蔬菜水果；加强皮肤护理，防止压疮；指导患者功能锻炼。

2. 常见不良反应及并发症的处理

(1)局麻药的不良反应：主要表现为中毒反应和过敏反应。局麻药过敏反应发生率低，多见于普鲁卡因，一旦发生，应吸氧、开放静脉，静脉注射肾上腺素 30～50μg，必要时 5～10 分钟重复注射及各种对症处理。中毒反应主要原因是单位时间内血药浓度超过阈值，常发生于药量过大、误入血管、血管丰富部位阻滞、患者缺氧、肝功障碍等时。对轻度反应，头晕、恶心者应嘱其卧床休息，仅需吸氧处理。严重者应及时对症处理，包括吸氧、镇静、维持呼吸道通畅、建立人工呼吸和保护脑细胞功能等。

(2)NSAIDs 的不良反应：NSAIDs 有解热镇痛及非特异性抗炎作用。由于前列腺素 E(Prostaglandin E，PGE)的合成减少，上消化道黏膜自我保护功能减弱，可产生恶心、反酸、食欲减退、胃痛，严重者出现胃溃疡或出血。出现不良反应者，应在减量的同时服用胃黏膜保护剂，如果胶铋等。对严重不良反应如胃出血，应及时停药并做对症处理。

(3)糖皮质激素的不良反应：在长期大量应用糖皮质激素后，有些患者出现类肾上腺皮质功能亢进综合征。表现有满月脸、水牛背、向心性肥胖、多毛等症状，停药后症状可自行消失，糖皮质激素可抑制机体防御功能，诱发感染，长期应用还可引起骨质疏松、肌肉萎缩、股骨头缺血坏死等，因此，应严格掌握适应证，在控制症状后逐渐减量，防止发生反跳现象和停药症状。

(4)晕针：在疼痛治疗中，由于患者精神过度紧张，对疼痛刺激敏感，加之患者体弱多病或患者高龄等多方面的原因，造成晕针现象。如患者在治疗过程中或治疗停止后，突然出现的表情淡漠、面色苍白、晕倒、血压下降、心率增快等症状，则是发生了晕针现象。因此在治疗中，对精神过度紧张的患者要做好思想工作，最好采取卧位治疗；对老年体弱患者，行硬膜外间隙注药后，不要急早坐起和站立，以免发生体位性低血压；医生操作时，尽量让患者目光避开，以免诱发晕针。一旦发生晕针现象，立即停止治疗，让患者平卧，保持呼吸道通畅，吸氧，重者开放静脉通道，对症处理。

(5)感染：在疼痛治疗过程中虽然进行了严格的消毒，但仍有发生感染的可能。尤其是门诊治疗的患者，大多数治疗后不使用抗生素，也在一定程度上增加了感染率。因此，在治疗中应严格无菌操作。做硬膜外间隙注药、关节腔注药，半月神经节阻滞及深部重要区域的治疗时应住院，以便观察病情变化。一旦出现感染，除全身应用抗生素外，对于表浅的化脓性感染可切开引流，对大关节腔感染及化脓性脑脊膜炎，可以将合适剂量的抗生素直接注入关节腔及蛛网膜下隙中。

(6)张力性气胸：由于在治疗时损伤肺组织，造成肺裂伤口与胸膜腔相通且形成活瓣。随着患者的呼吸运动，胸腔内空气不断增加，压力增高而形成。常见于星状神经节阻滞、肋间神经阻滞、前斜角肌间隙臂丛神经阻滞及肩胛骨内侧缘痛点阻滞等。操作者必须熟悉治疗部位的解剖结构，正确掌握进针角度和深浅，不能盲目进针。已发生气胸者应迅速排出胸膜腔内气体，降低胸腔内压力，以解除肺和纵隔的压迫。可行胸腔闭式引流及对症处理。

(7)神经损伤：主要是由于在治疗过程中穿刺针或小针刀直接损伤神经而造成，药物直接注射于神经组织内也可损伤神经。在神经干周围的操作一定要谨慎，不要刻意寻找异感，在运用小针刀治疗时一定要把握好操作要领，熟悉解剖关系，做到准确无误。大多数因神经阻滞所致的神经损伤都能逐渐恢复，而小针刀所致的较大神经的神经干损伤则不易恢复。需服用B族维生素类药物，静脉注射神经营养药物，对症治疗，针灸、推拿、理疗，功能训练及交感神经节阻滞以增加血液循环及改善神经组织的营养状态，促使神经功能恢复。

(8)血管损伤：在疼痛治疗过程中，血管损伤的现象仍有发生，尤其是血管丰富的部位；在操作者技术不熟练的情况下，亦易发生血管损伤导致血肿。为避免血管损伤，操作者一定要熟练掌握治疗部位的解剖，表浅部位血管损伤后压迫止血最有效；仔细询问病史，必要时做血常规检查，避免凝血机制不正常而造成血肿；治疗后，要严密观察病情，及时发现异常情况及早处理并发症，以免造成更大损伤。

(9)全脊髓麻醉：治疗过程中误将大量含低浓度局麻药的镇痛液注入蛛网膜下腔，注药后数分钟内，患者突然意识消失、低血压、呼吸停止，稍后出现发绀。在注药过程中应小心谨慎，仔细观察，一旦发生全脊髓麻醉，应立即面罩加压给氧，呼吸停止者行气管插管、机控呼吸，开放静脉，加快输液，保证呼吸循环系统稳定，直到药物作用消失，自主呼吸恢复。

(10)硬膜外间隙广泛阻滞：硬膜外间隙广泛阻滞也偶有发生，如枕大神经阻滞，颈椎棘间、椎旁痛点阻滞，星状神经节阻滞，腰椎棘间、椎旁痛点阻滞及硬膜外间隙镇痛液注射等。注药后，20～30分钟出现多节段神经阻滞(12～16节段)，患者出现感觉消失、呼吸困难、血压低，肌肉麻痹，一般意识存在，为硬膜外和硬膜下广泛阻滞。一旦发生，应立即给氧，开放静脉，保证呼吸循环系统稳定。

第四节　常见慢性疼痛的诊治

一、头面部疼痛

(一)偏头痛

1. 病因与病理生理　确切的病因及病理生理尚不清楚，但近年来的观点认为主要是血管和神经两方面的因素。

(1)血管及神经功能异常：Wolf根据多年有关偏头痛的研究结果，提出偏头痛的分期与血管功能异常有关。头痛前期为脑血管收缩，头痛期为血管扩张，延迟性头痛如头皮压痛、动脉周围水肿、疼痛性质为持久性钝痛。继此之后的后期头痛为持续性，可能是头颈部肌肉持续性收缩的结果。近来用多普勒观察偏头痛发作期间脑血流的变化和上述结果是一致的，但有人观察到无先兆症状的偏头痛脑血流是正常的。

动物实验模型中，大脑皮层广泛抑制可产生和偏头痛先兆症状相似的表现，故推测偏头痛先兆症状不是脑缺血的表现，而是大脑皮层广泛抑制的结果。在偏头痛间歇期，用神经生理学及代谢方法可检测到大脑功能的异常，某些神经传导通路活性增强，而且应用β受体阻滞药后转为正常。

(2)理化改变:偏头痛发作可引起许多生理、生化方面的改变。发作早期即有去甲肾上腺素(NE)升高和血小板聚集现象。另外,5-羟色胺(5-HT)、组胺、乙酰胆碱、缓激肽、前列腺素E及内源性阿片样物质(OLS)在偏头痛发病中的作用也有许多研究,偏头痛发作时5-HT释放增加,当耗竭时血管扩张。5-HT可使动脉收缩,刺激大脑中枢产生某些自主神经功能紊乱,如呕吐、视觉异常等,此外它还可加重血小板聚集。

有人认为内源性阿片样物质的镇痛作用是通过5-HT能神经调节的,偏头痛亦与内源性阿片样物质有关。如:偏头痛发作时脑脊液内脑啡肽减少,而缓解期正常。

(3)内分泌因素:偏头痛女性多于男性,其比例为2∶1。女性患者中约60%与月经有关。青春期女性发病率较高,许多于月经初潮时发病,体内雌激素和黄体酮升高。增加体内催乳素的药物可引起偏头痛发作,有人认为是间接促进了前列腺素的合成,而不是催乳素的直接作用。

(4)遗传因素:已普遍认为本病与遗传因素有关,可能与性连锁遗传有关,女性遗传比较突出。有报道,偏头痛有家族史者占患者的91%。

(5)其他:某些过敏因素可诱发偏头痛,某些食物如巧克力、乳酪、鸡蛋、脂肪、茶叶、咖啡、酒等也可诱发。情绪的变化如焦虑、紧张、抑郁、疲劳、失眠及强光、噪声等均可诱发。

2. 临床表现

(1)先兆症状

1)视觉异常:典型偏头痛患者几乎均有视觉异常。发作时视野中心有发亮光点,其边缘为彩色或锯齿样闪光,甚至出现城堡样光谱,亮点边缘以内视觉消失,严重时出现象限性偏盲、同侧偏盲或管状视野。一般持续15~30分钟,然后消退。少数患者有暂时性全盲或永久性视野缺损。

2)躯体感觉异常:属于皮层感觉障碍,一般影响肢体或其他较局限部位,为针刺或麻木感,也可见于口唇、舌及面部,持续约15~30分钟。感觉异常发生稍迟于视觉异常,也可单独发生,及少数患者有味、听幻觉。

3)运动障碍:肢体发生感觉异常后,可继发有乏力或轻瘫,主要见于上肢,也可发生偏瘫,即家庭偏瘫型偏头痛。眼球运动肌神经麻痹称为眼肌瘫痪性偏头痛。少数患者可表现有暂时性失语或癫痫样抽搐。

4)自主神经系统功能紊乱:患者疼痛发作前、发作中和发作后均可能有该系统的异常,如情绪高涨或低靡、眩晕、出汗、皮肤苍白、恶心呕吐等。心血管系统可表现为心率快、血压高等。

(2)头痛性质多为钻刺样疼痛或搏动性疼痛,首先位于一侧太阳穴,然后扩展到整个一侧头部,低头及体力活动使疼痛加重。一般疼痛经历数小时,严重者可持续数天。虽经治疗,偏头痛仍持续超过72小时者为偏头痛持续状态。

3. 诊断 除症状体征外,还应行脑电图及头颅CT排除其他器质性疾病。另外,由于偏头痛分类复杂,有人认为临床上具备以下5条中的2条以上即可诊断为偏头痛:①一侧性头痛;②恶心、呕吐;③有视觉或其他神经功能障碍;④有偏头痛家族史;⑤有情绪异常或过敏史。

4. 治疗

(1)药物治疗:主要用于发作性偏头痛的止痛。

阿司匹林:是广泛应用的药物,阿司匹林可防止血小板聚集,干扰5-羟色胺(5-HT)释放。于头痛早期应用0.3~0.6g,每日3次。

血管收缩剂:①麦角胺:可口服、舌下、肛塞或肌内注射及雾化吸入用药。麦角胺咖啡因在头痛发作早期应用每次半片至一片,30分钟不缓解可再服一片,每周最大剂量10片;②酒石酸麦角胺:每次肌内注射及皮下注射0.25mg,必要时1小时后可重复一次,每次总量不超过1.5mg,每周总量不超过4mg。不良反应有恶心、呕吐、手指及脚趾麻木、胸骨下压迫感。高血压、冠心病、周围血管疾病及严重肝、肾功能不全患者及妊娠妇女禁用。

如果头痛剧烈,用上述药物不能缓解,可肌内注射哌替啶50mg,及安定10mg。甲氧氯普胺和昂丹司琼也可选用。还有一种新药舒马普坦,它为5-羟色胺受体激动剂,是最有效的控制偏头痛发作的药物。该药起效快,有效率高、副作用较轻的优点,但价格昂贵。

(2)星状神经节阻滞:患者仰卧,枕下垫薄枕,稍屈颈收下颌,使颈前肌放松。左手示指或中指指尖紧贴胸锁关节上缘,沿气管侧壁轻轻下扣,将胸锁乳突肌及其深面的颈总动脉鞘拉向外侧。指尖下压,可触到第7颈椎横突,手指固定不动,右手持接5号球后针头的注射器,垂直皮面沿示指或中指指甲,快速刺透皮肤并继续进针。遇到骨质即为第7颈椎横突。稍退针2mm,使针尖离开骨质,回抽无血、无脑脊液,注入1%利多卡因或0.375%的布比卡因或0.2%罗哌卡因8～10ml。

注意事项：①进针深度不超过横突，以免损伤或刺激椎动脉；②一定向外牵开颈总动脉鞘，以免损伤颈动脉鞘内的结构；③针不要向足端倾斜，以免刺伤胸膜和肺尖；④针不要向中线倾斜，以免误入神经根袖，注药前及注药中要几次回抽并固定好针头。

（二）紧张型头痛

1. 病因与病理生理　有关紧张性头痛的病因及病理生理尚未完全明确。一般认为慢性紧张型头痛与头颈部肌肉收缩引起肌肉疼痛的发生机制包括：①局部刺激的冲动通过传入神经传到大脑，再通过传出神经达到肌肉引起肌肉收缩；②肌肉收缩的冲动上行到达丘脑而感知到疼痛；③丘脑脑干网状结构的下行冲动激活γ传出系统使肌肉持续性收缩；④肌肉收缩的冲动通过单突触直接传至下行运动神经元，使其发放冲动增加，造成肌肉持续性收缩。

精神因素如焦虑、紧张可引起紧张性头痛，是中枢对疼痛感觉的抑制功能减弱的结果。但是精神因素对机体的影响是多方面的，其与头痛的具体关系如何，尚无定论。

2. 临床表现　慢性发病，头痛发作在早晨开始，下午最重，无明显缓解期。为双侧头痛，部位无明显界限，多在额颞部、枕部，严重者整个头部甚至牵涉颈部及肩背部。疼痛性质为钝痛、胀痛，头部有压迫感或紧缩感。对日常活动无影响。

有的患者伴有精神紧张、抑郁或焦虑不安；体格检查一般无阳性体征，有时患者可有斜方肌或后颈肌肉压痛。

3. 诊断

(1)发作性紧张型头痛

1)以前至少有10次头痛发作符合以下2、3项标准，每年头痛发作时间少于180天，每月发作时间少于15天。

2)头痛持续30分钟至7天。

3)至少具有下列2项疼痛特点：压迫或束缚感（非搏动性）性质；疼痛程度为轻、中度（可能影响活动，但不限制活动）；双侧头痛；上下楼梯或类似的日常活动不加剧疼痛。

4)具有下列2项：无恶心、呕吐（可能存在厌食）；无怕声、怕光或只有其中一项。

5)通过病史、体检及神经系统检查排除其他疾病。

(2)慢性紧张型头痛

1)在六个月中，平均头痛频率每月15次，每年超过180天。

2)符合发作性紧张型头痛的诊断标准。

紧张性头痛与偏头痛每次均可持续数小时至72小时，两者均可为双侧，但偏头痛疼痛剧烈，体力活动可加剧疼痛，发作时伴有恶心、呕吐，对声、光敏感。

4. 治疗

(1)药物治疗

1)非甾体抗炎药：常用药物有阿司匹林、吲哚美辛栓、复方对乙酰氨基酚片、布洛芬、萘丁美酮、双氯芬酸钠、罗非昔布、塞来昔布等，但应避免长期服用。

2)三环类抗抑郁药：阿米替林，开始每天25mg，睡前服，每3～4天增加25mg。多塞平25～50mg，每日3次。曲唑酮50～100mg睡前服，可增大到200mg。

3)抗焦虑药：安定、氯氮䓬及巴比妥类药物。

(2)局部阻滞或神经阻滞：对局部压痛点可用局麻药和泼尼松龙混合液注射，也可行枕大神经、枕小神经及星状神经节阻滞。另外，还可以应用针灸及生物反馈治疗。

（三）丛集性头痛

1. 病因与病理生理　丛集性头痛的病因及病理生理尚不十分清楚。但已观察到在该病的发作期及发作间期有一些病理生理改变，发作期眼内及角膜温度升高，出汗、流泪、唾液分泌和瞳孔改变，不仅见于有症状侧，也可见于无症状侧，但程度较轻。通过多普勒、血管造影和MRI检查发现，在疼痛最严重时颈内动脉狭窄。这被认为是交感神经传出反射活动的结果，头痛发作时心率变化甚至心律失常，受累侧眼动脉扩张，可能是自主神经中枢功能紊乱所致。神经内分泌学检查显示褪黑激素(melatonin)、β-内啡肽（β-endorphine）和β-促脂素(β-lipotropin)24小时分泌周期的节律性发生紊乱。红细胞内胆碱水平下降在丛集性头痛中的意义还不清楚。而有些患者血浆睾酮水平下降被认为是继发于疼痛的结果。

颈动脉体高敏性和氧的去饱和可触发头痛发作，该假说尚缺乏客观依据。对周围性头痛和自主神经的改变满意解释的病理生理学的关键是在颈动脉周围的海绵窦丛，包括交感神经、副交感神经和三叉神经纤维，神经内分泌学显示的暂时性节律的紊乱表明下丘脑“生物钟”功能异常。

2. 临床表现 丛集性头痛典型的特点是暂时性、呈丛集状发作，一般持续2周至3个月，间歇至少14天，但一般为几个月。头痛大多数病例为单侧，但少数病例另一个丛集期头痛可转移到另一侧。疼痛的部位是眼眶周围和颞部，也可扩展到颈部、上颌的牙齿，甚至到肩部。疼痛强度为剧烈的难以忍受的烧灼样、刀割样或针刺样锐性疼痛。患者常于夜间发作，于第一个快速动眼期突然疼醒。每次发作最短持续时间15分钟，一般为30～180分钟。其发作频率绝大多数为每天1～2次，总次数为每周1次至每天8次。

头痛伴有明显的自主神经症状，如流泪、结膜充血、鼻塞、鼻溢、前额和面部出汗、瞳孔缩小、上睑下垂和眼睑水肿等。患者坐立不安或在房中踱步或在床上翻滚不安，患者常有神经质的表现，脾气暴躁，有强迫他人的行为。

在丛集头痛发作期，饮酒、硝酸甘油、组胺可促使头痛发作。

3. 诊断 诊断主要根据典型的临床表现及详细的病史，典型发作5次以上，并排除其他器质性疾病即可诊断，鉴别诊断主要与三叉神经痛、颞动脉炎和慢性半边头痛相鉴别。

4. 治疗 丛集性头痛发作时疼痛剧烈，难以迅速止痛，对丛集性头痛的治疗，主要是预防其发作。一般来讲，凡是治疗偏头痛的药物均可应用。为了缓解单次发作，面罩吸入纯氧，流量7～10L/min，10～15分钟可使60%～70%患者疼痛缓解。

酒石酸麦角胺或双氢麦角胺吸入对大约一半的患者有效。但由于口服或直肠内应用酒石酸麦角胺起效慢，现已很少应用。

鼻腔内点滴2%～4%利多卡因。

目前，舒马普坦皮下注射是治疗丛集性头痛最有效的药物。6mg的剂量能使80%以上患者在15分钟内头痛缓解，该药对偏头痛同样有效。

对丛集性头痛的预防性治疗尚无统一的认识，应用的药物包括以下几种：

碳酸锂：开始时小剂量0.125g，每日3次，逐渐增加到每日0.9～2.0g。其血浆浓度达0.7～1mmol/L即有效。

美西麦角：每天应用的剂量尽可能小，一般为3～4mg/d。

酒石酸角胺：2～4mg/d口服。

钙通道阻滞剂：维拉帕米40mg/次，每日4次，尼莫地平20～40mg/次，每日3次，一般连续应用4周才能起效。

苯噻啶或吲哚美辛对部分患者有效，最近报道丙戊酸钠对丛集性头痛也有效。

皮下注射糖皮质激素加或不加局麻药可作为丛集性头痛的一种辅助治疗，但是全身作用还是局部作用尚未肯定。

(四)三叉神经痛

1. 病因与病理生理 神经外科医生发现绝大多数三叉神经痛在三叉神经离开脑桥部位和梅可尔腔(Meckle cavity)处有压迫，主要是被小脑上动脉压迫，少数患者有静脉的压迫或动静脉畸形、扭曲或动脉瘤。第Ⅱ、Ⅲ支三叉神经患者，常发现三叉神经根前侧被小脑上动脉压迫，而第Ⅰ支疼痛时，主要发现三叉神经根后侧被小脑下动脉压迫。但有人报道，无三叉神经痛的患者中有35%～60%血管与三叉神经有接触。甚至Adams报道89.5%三叉神经痛患者无血管压迫。

卵圆孔、圆孔的狭窄使三叉神经在出颅时受压，老年人的脑萎缩、脊椎椎间盘退行性变和颅底凹陷使神经受牵拉，蛛网膜炎、拔牙后神经末梢神经瘤形成等均可引起三叉神经痛。少数三叉神经痛患者合并多发性硬化，尸检发现三叉神经后根及其传导系统有斑状脱髓鞘改变。但尚无确切证明这些脱髓鞘改变必然引起三叉神经痛。另一观点是在牙科文献报道，上、下颌骨的灶性脓肿颌骨吸收形成骨腔可刺激三叉神经引起疼痛，但未被广泛接受。这些骨腔是由于槽神经疾病、拔牙等所致，并认为触发点与这些骨腔有关。局麻药注入这些骨腔，则触发点不再触发疼痛。

2. 临床表现

(1)疼痛特点：突然发作突然停止，发作前无任何先兆，发作间期无疼痛。疼痛极为尖锐，如电击、刀绞、火烧、撕裂样、针刺样等。患者表情极为痛苦，常以手捂面，每次发作数秒至1～2分钟。间歇时间不等，因病情发展，发作次数增加，严重时每分钟发作数次，夜间安静时发作次数减少。

(2)疼痛部位：疼痛部位仅限于三叉神经分布区内，且不超过正中线，即为单侧三叉神经痛，双侧发病者占患者的3%，一般一侧发作间隔数年后出现对侧发作，但每一次发作未见双侧性的。除三叉神经分布区外，少数患者疼痛可扩展到面神经、舌咽神经和迷走神经分布区。

第Ⅱ、Ⅲ支同时受累最多见，最少见的是第Ⅰ、

Ⅲ支同时受累，病变可位于三叉神经的某一支或二、三支同时受累。第Ⅱ支发病超过患者的44%，第Ⅲ支占35%，第Ⅰ支占19%。

总之，三叉神经以第Ⅱ支为中心，单独第Ⅱ支或第Ⅱ支合并其他支占所有病例的75%以上。

(3)触发点或触发带：它并非整个分支分布区，常仅一小块或一点，是指对触发带某些特殊的非伤害性刺激诱发三叉神经痛发作，如触摸面部、咀嚼、谈话、吞咽、刷牙、漱口、面部皮肤受风、受凉等。

触发点位于疼痛的同侧，但可在三叉神经痛的不同支配区。极少数触发点在三叉神经分布区外或对侧，也可能在上颈区、头皮等。刺激触发带可诱发疼痛发作，使患者日常生活受到很大影响，如患者不能刷牙洗脸，位于头皮不能梳头洗头，若吞咽、咀嚼诱发疼痛，长时间可影响患者热量的摄入。另外，情绪的变化和应激状态，也可诱发疼痛发作，并使疼痛程度加重。

(4)间歇发病：多数三叉神经痛为间歇发病，其间隔数月或数年不等，每次复发总是在同一区域，但疼痛范围可能扩大。

(5)伴随症状：可伴随自主神经功能紊乱，如流泪、流涎、颜面潮红等。

3. 诊断　患者发病年龄多在40～50岁以上，根据上述三叉神经痛的特点，诊断不难。另外，神经系统检查无异常。

在目前病因及发病机制还不十分清楚之前，要注意所谓原发性与继发性三叉神经痛的区别，也应该与其他一些疾病进行鉴别。

(1)继发性三叉神经痛：其疼痛多为持续性疼痛或阵发性加重，患者可有相应分布区感觉减退、角膜反射及听力减弱等，CT、MRI有助于检查原发病灶。

(2)非典型面部痛：头面部疼痛与神经分布无关，呈持续性，位置深且不易定位。多见于年轻女性。

(3)颞下颌关节痛：与颞下颌关节咬合运动时发生疼痛，但疼痛可能为持续性，程度较轻，局限在耳前，关节处可有压痛。

(4)丛集性头痛：为短暂发作性头痛，同时伴有自主神经功能紊乱。但疼痛位于眼眶附近，且疼痛为持续性，每次发作至少半小时以上。

(5)舌咽神经痛：舌咽神经痛与三叉神经的疼痛特点相似，触发点及诱发因素可混淆不清。并且二者可合并存在，舌咽神经痛合并三叉神经痛者为患者的11%～32%，二者疼痛可同时发作或前后发作。但两者疼痛部位不同，必要时做丁卡因试验。

4. 治疗

(1)治疗原则：三叉神经痛的治疗有多种方法，每种方法都有一定局限性，并且复发率高，应进行选择，并做好长期治疗的准备。首发病历及病史短、症状轻的病例或其他方法治疗后还遗留轻度疼痛者，首先考虑药物治疗。神经阻滞方法应从末梢支开始，局麻药效果不佳或病史长、症状重的患者需用神经破坏药无水乙醇或酚甘油。半月神经节损毁术是用射频热凝或神经破坏药对半月神经节进行损毁，用于全支受累、需反复阻滞或分支阻滞无效者。外科手术损伤大、副作用严重，应慎用。

(2)药物治疗是三叉神经痛的主要治疗手段。

1)卡马西平：即卡马西平，此药可使2/3患者疼痛缓解。开始每天100mg，每隔一天增加100mg，直到600mg/d，然后以此剂量维持1周，若疼痛不缓解，可增加到800mg/d，最大剂量1.2～1.6g/d，剂量再增加效果不再增加。疼痛停止后，再调小剂量维持。卡马西平应至少每8小时用药一次，以维持稳定的用药浓度。卡马西平的副作用包括胃肠道刺激、共济失调、头晕、嗜睡、骨髓抑制和肝功能异常。约25%患者出现不能耐受的副作用。

2)苯妥英钠：即大仑丁，它是治疗三叉神经痛的二线药物，约25%的患者获得满意效果。有效的血药浓度15～25ug/ml。最初应用每次200mg，每日2次，3周内逐渐增加到300～400mg，即可达到有效血药浓度。如果疼痛无缓解应停药。副作用包括：眼球震颤、共济失调、白细胞减少、肝功异常、骨质疏松等。

3)其他药物：巴氯芬是一种较新的药物，开始剂量5mg/d，每两天增加5mg，一直到疼痛缓解或出现毒性反应，最大剂量80mg/d。疼痛缓解后应逐渐减量，不能突然停药，特别是老年人。

(3)神经阻滞：神经阻滞用于三叉神经是很有效的方法，根据疼痛所分布的区域，采用相应的神经阻滞。

第Ⅰ支：眶上神经阻滞、滑车上神经阻滞。

第Ⅱ支：眶下神经阻滞、上颌神经阻滞。

第Ⅲ支：颏神经阻滞、下牙槽神经阻滞、下颌神经阻滞。

半月神经节阻滞：如果两支以上同时发病者，首先阻滞症状严重的一支或首先发作的一支，或交替进行，Ⅱ、Ⅲ支并发或3支同时发作者可行半月神经节阻滞。

病史短、症状较轻的患者，可选用局麻药反复阻滞，所用药物主要是普鲁卡因、利多卡因和布比卡因。而病史长或症状严重者单用局麻药效果差，应改用神经破坏药，主要是无水乙醇和酚甘油。

总之，神经阻滞对缓解三叉神经痛效果确切，有些操作技术难度大，要求注药一定要准确无误，但疼痛复发率也比较高，存在一定的并发症。

(4)射频热凝术：本世纪30年代，试用电凝半月神经节治疗三叉神经痛，它是在X线透视下，将特殊穿刺针经卵圆孔至半月神经节，然后通以小量电流。其安全性差，并发症多。

60年代发展为射频热凝术，用可控性射频发生器为电器加热，调节温度以控制破坏的范围和程度，一般50℃可产生较重的感觉减退，70℃痛觉消失，加热至70～75℃后传导痛觉的Aγ及C纤维变性，而粗纤维可以保留。术后痛觉消失，触觉保持良好，可以避免角膜溃疡等并发症。本法短期疗效达90%以上但远期效果不理想，复发率6%～53%，也可产生角膜炎、角膜反射消失、感觉异常等并发症。除半月神经节外，射频也可用于末梢神经或只损毁三叉神经感觉根。

(5)外科治疗：顽固性三叉神经痛，药物治疗及上述治疗方法无效，或出现了不能耐受的副作用时，可考虑外科治疗。外科治疗方法种类较多，它可从三叉神经末梢直到脑干部位，主要方法包括：末梢神经切断术、半月神经节切除术、半月神经节后根切除术、三叉神经传导束切断术、三叉神经节加压/解压术及三叉神经微血管减压术。

(五)舌咽神经痛

1. 病因与病理生理　研究发现，绝大多数患者的神经被周围的血管压迫，另外，颅内外肿瘤、蛛网膜炎症及附近组织的炎症，茎突过长均可刺激和压迫该神经。神经中枢运动性冲动下行时，在损伤部位形成运动-感觉假突触，所以咽部运动如吞咽、咳嗽或说话可触发疼痛。

舌咽神经经颈静脉孔入颅，其部分传入冲动可通过弧束核到达迷走神经背核，有纤维终止于三叉神经脊束核，所以舌咽神经痛可能累及迷走神经和三叉神经。

2. 临床表现　绝大多数患者突然发病，为剧烈疼痛，电击样、针刺样、刀割样、烧灼样，为典型的神经痛。每次发作时间持续数秒至几分钟，轻者每年发作数次，重者每天可发作数十次。

疼痛部位主要位于舌底部、咽部、扁桃体窝，可放射到耳、下颌角和上颈部。偶见晕厥、心律不齐、心动过缓、心脏停搏及癫痫发作。此外还可能出现自主神经功能改变，如低血压，唾液及泪液分泌增多、局部充血、出汗、咳嗽等。

3. 诊断　根据典型的疼痛性质、疼痛部位，典型病例不难诊断。非典型病例可用丁卡因试验：用10%丁卡因溶液喷涂在扁桃体及咽部，疼痛停止并维持1～2小时，做正常饮食、吞咽不再触发疼痛作为丁卡因试验阳性。舌咽神经痛的患者此试验阳性率高达90%。

舌咽神经痛的疼痛性质和三叉神经痛一样，可根据其疼痛部位及触发因素不同进行鉴别。但有报道11%～32%的舌咽神经痛患者合并患有三叉神经痛，两种神经痛可同时发病或先后发病，其间隔可达几年至十余年。两者发病均在同侧，主要合并第Ⅱ支或第Ⅲ支三叉神经痛。

4. 治疗

(1)药物治疗：舌咽神经痛的治疗药物和三叉神经痛相同，主要是苯妥英钠和卡马西平，一般镇痛药物无效。其药物治疗总有效率约为50%。少数患者疼痛完全缓解，但复发率较高。

(2)神经阻滞：局部神经阻滞主要使用丁卡因或利多卡因咽喉部表面喷洒，可使疼痛停止。舌咽神经阻滞是一种常用的治疗舌咽神经痛的有效方法 。神经破坏药在临床上未广泛应用，有损伤周围神经和血管的可能，并可引起心血管及咽部并发症。

(3)外科方法

1)微血管减压术：枕骨下开颅探查舌咽神经，有血管压迫者，使其松解使疼痛停止，无神经功能的丧失。

2)颅内切断舌咽神经及迷走神经分支：为外科治疗应用最多、效果最好的方法，但术后存有不同程度的吞咽困难，甚至有因术后并发症死亡的报道。

3)射频热凝术：经皮射频热凝术是在X线透视下，经颈静脉孔对咽下神经节进行电凝。可能发生声带麻痹。因总的发病率较低，其最终效果尚需进一步评定。

二、颈肩部及上肢

(一)寰枢关节半脱位或功能紊乱

1. 病因与病理生理　寰枢后膜是连接寰椎后弓下缘与枢椎椎弓上缘的膜状组织，其中部略厚，

两侧有 C_2 神经穿过。劳损、受凉可使该膜挛缩致神经卡压，两侧枕部肌力失衡，引起寰枢关节位置改变甚至半脱位，而外伤可直接导致这种位置改变或半脱位，难以自然复位，从而出现头颈部的相应症状。

2. 临床表现

(1)症状：持续性头晕，头、颈和枕部的不适和疼痛，半侧面部麻木、紧缩感，严重者可有上肢麻木、无力。伏案工作时间过长或睡眠姿势欠佳时加重。

(2)体征：颈椎活动受限，枕大神经体表投影处、C_2 横突、C_2 棘突多有压痛。

3. 诊断　根据典型的疼痛性质、疼痛部位，典型病例不难诊断。辅助检查可发现 X 线颈椎张口正位片和寰枢椎断层片常有如下改变：①侧齿间隙左右不等，相差大于 3mm；②寰枢外侧关节不对称、不等宽、不等长（“八字胡”不对称）；③侧块外缘与枢椎外缘的连续不光滑，有顿挫；④侧块内缘与枢椎上关节面内侧高起(内侧骨嵴)不相齐。

4. 治疗

(1)阻滞疗法

体位：患者骑坐在治疗椅上，双前臂重叠放在背枕上，额部置于前臂上。

定点：根据颈椎正位片测量的双侧寰枢外侧关节内缘的位置确定进针点。

操作要领：用 5 号球后针经进针点垂直皮肤快速穿过皮肤后，向外侧倾斜 5°～10°进针达寰枢外侧关节，注射镇痛液 2ml，稍退针至枢椎后弓上缘注射镇痛液 2ml。

(2)针刀疗法：针刀切割松解进路与上述同。针刀抵达寰枢关节后缘后稍退针刀，在枢椎椎弓上缘切割 2 刀，切割深度不超过 2mm。

(3)手法矫治：患者取仰卧位(不垫枕)，枕部与治疗台头端边缘相齐，医生坐在患者头端，一手扶持患者枕部，一手托住患者下颌，助手双手搭在患者双肩部，两人反向持续轻轻牵引。医生矫治手法的着力点及矫治方向取决于枢椎齿状突偏歪方向。如齿状突偏向右侧，则左手置于枕部，中指置于枢椎棘突右侧，右手托住患者下颌部，在反向牵引的同时，左手中指将棘突向左侧拉，右手将下颌和头部向右侧旋，当听到清脆的“咔吧”声，完成矫治过程，继续在反向牵引力下将头位扶正，并采取必要的固定，如颈领或石膏等。

(二)颈椎病

1. 病因与病理生理　颈椎活动频繁而且活动度大，而解剖结构却相对薄弱，故颈椎，尤其下颈椎较其他部位的脊椎易发生损伤。脊椎因长期劳损而发生进行性椎间盘退变。其结果是在某种外力(如损伤)的影响下而出现纤维环破裂与髓核突出；或因髓核逐渐失去弹性而萎缩、纤维环外膨、间隙变窄等。椎间隙的狭窄，使得椎间韧带逐渐松弛，椎骨间连结失去稳定，以致椎体和椎间关节不断发生创伤。久之，会发生反应性的椎体边缘、后关节、钩椎关节骨质增生，黄韧带肥厚或钙化，使椎间孔和椎管狭窄及椎关节脱位等。上述的各种病理性改变呈进行性加重，当发展到一定程度，即可因单一或综合作用而导致脊髓、神经根或椎动脉等邻近组织受压或被牵扯，从而产生相应的临床症状。

由于颈椎解剖结构的特殊性，病理改变也有特点：单纯椎间盘突出者较少见，仅占 5%左右；最常见的改变是骨质增生，尤其是钩椎关节骨刺形成。后者往往是造成颈神经根与椎动脉受压的主要原因。有时椎体后缘骨赘形成并突入椎管可压迫脊髓。此外，某种程度的发育性的椎管狭窄(前后径＜12～14mm)，对颈椎病的发生也有较大的影响。近年来发现，临床上此种异常并不少见。在此基础上，一旦发生颈椎退行性变，即使程度较轻，也可引起严重的临床症状。

2. 临床表现　根据受压部位、组织及所表现的临床症状的不同，可将颈椎病分为以下六种类型：

(1)颈型颈椎病(肌肉韧带关节囊型)：本型最为常见。

1)症状：颈项部疼痛常常是颈椎病的首发症状，病程较长者可有颈硬及异常响声。由于颈椎退变，使椎间盘纤维环、韧带、关节囊及骨膜等神经末梢受刺激而产生颈部疼痛及反射性颈部肌肉痉挛。疼痛多由于睡眠时头颈部的位置不当、受寒或体力活动时颈部突然扭转而诱发。故疼痛常在清晨睡眠后出现，一般呈持续性酸痛或钻痛，头颈部活动时加重。

2)体征：体检可见头向患侧倾斜，颈生理前凸变直，颈肌紧张及活动受限。患部常有明显的压痛点，如肌腱附着点、筋膜、韧带及颈椎棘突等。一般无神经功能障碍的表现。

3)辅助检查：X 线检查显示轻度或中度颈椎退变。

(2)神经根型颈椎病

1)症状：多在中年以后发病，呈间歇性病程。突出的症状为颈部神经根性钻痛或刀割样疼痛，可由颈神经根部呈电击样向肩、上臂及前臂乃至手部放射，其部位多局限于一侧的单根或少数几根的神经根分布区内。咳嗽、打喷嚏、用力、上肢伸展、头颈过伸或过屈等活动常可诱发并加剧疼痛。多数患者还有患侧上肢沉重无力，麻木或蚁行感等感觉异常。

2)体征：发作期常见患者颈部强直、活动受限、颈椎生理前凸变小，重者头部处于强迫位，如向前、向健侧轻屈等体位；病变棘间隙、棘旁及患侧锁骨上窝等部有明显的压痛点，但其中最有诊断意义的是相应颈横突尖部有放射性压痛。压顶试验、臂丛神经牵拉试验等常为阳性。部分患者也可有患侧上肢感觉、运动障碍，但一般较轻。病程较长者，除有上述体征外，可发生受累神经支配区的肌肉萎缩。

3)辅助检查：X线检查显示颈椎生理前凸变浅、消失甚至反曲，病变椎间隙变窄，钩椎关节骨刺形成，椎间孔变小，偶有椎体滑脱等改变。

(3)脊髓型颈椎病

1)症状：本型较少见，占10%～15%。患者多为中、老年人，发病常呈慢性经过，但有时也可急性发作。主要症状为缓慢进行性的双下肢麻木、发冷、疼痛、走路不稳、踩棉感、发抖及肌无力等。病变的好发部位为下颈段脊髓，相当于颈5～6和颈6～7椎间隙水平，约占90%，且主要损害脊髓腹侧的正中偏某一侧。

2)体征：颈椎活动受限，颈部棘间隙、棘旁及横突尖部常有压痛点，叩顶试验、椎间孔挤压试验、臂丛神经牵拉试验常阳性，可出现受累神经支配区的感觉、运动、肌力、肌张力的异常及病理反射。

3)辅助检查：①X线片：颈椎平片大多有颈椎病的特征性改变，尤其较常见椎体后缘唇样骨赘及椎管前后径缩小，下颈椎的最小前后径在12～14mm以下；②CT或MRI：可清楚显示颈髓受压的情况和部位。

(4)椎动脉型颈椎病：椎动脉型颈椎病又称椎动脉压迫综合征，是椎动脉及椎动脉交感神经丛(椎神经)受损而产生的同一综合征。引起本综合征的最主要原因是颈椎退行性变。

1)症状：头痛呈发作性出现，持续数分钟、数小时乃至更长，偶尔也可为持续性痛而阵发性加剧。疼痛主要位于一侧的颈枕顶部，多呈跳痛(波动性痛)、灼痛性质，或常伴有患区酸胀等异样感觉。发作时常由颈后部开始，迅速扩至耳后及枕顶区，有时向眼眶区和鼻根部放射。有时发作时可出现眼前一阵发黑或闪光等先兆，并在疼痛剧烈时有恶心、呕吐、出汗、流涎以及心慌、胸闷、血压改变等自主神经功能紊乱的症状。个别病例头痛发作时可伴有面部、硬腭、舌或咽喉部的疼痛、麻木、刺痒或异物感等，因此种头痛与偏头痛的表现颇为相似，故有颈性偏头痛之称。

眩晕为本综合征的最常见症状。其性质可呈旋转性，也可呈一般性眩晕。上述各种眩晕感觉可单独存在，也可相互掺杂同时存在。通常眩晕呈发作性，且常在头部过度旋转或伸屈时诱发或加剧。发作的持续时间长短不一，可极为短暂，仅数秒钟消失，也可长达数小时或更久。

在发作期间常有耳鸣和听力减退，某些长期发作甚至可出现渐进性耳聋的现象，常被误认为梅尼埃病，但自发性眼球震颤及Romberg征极为少见。

视觉症状主要是大脑后动脉缺血所致。其表现常为发作性视力减弱，眼睛暗点、闪光，视野缺损，偶有复视、幻视等。

少数患者可有发作性意识障碍，另有个别病例可突发四肢麻木、无力而跌倒，但神志很清楚，并能很快爬起来继续活动。

2)体征：①椎动脉走行投影处压痛；②类似颈型颈椎病的体征。

3)辅助检查：X线检查常见颈椎明显增生、尤其是横突孔处；MRI可见一侧或双侧椎动脉狭窄或变形；CT常无阳性发现。

(5)交感神经型颈椎病：本型颈椎病，是颈椎发生退变而使颈部交感神经受到直接或反射性刺激所致。其症状表现极为复杂，且累及的范围也特别广泛，可包括患侧的上半部躯干、头部及上肢，即交感神经分布的所谓“上象限”区。

1)症状：常见的症状有疼痛和感觉异常、腺体分泌改变和营养障碍，以及内脏功能紊乱等，并且这些症状往往彼此掺杂发作。交感神经痛的特点，主要为酸痛、压迫性或灼性钝痛，其产生的部位多较深，界限模糊而不具体。当出现血管运动与神经营养障碍时，主要表现为肢体发冷、发绀、水肿，汗腺分泌改变，皮肤变薄，关节周围组织萎缩、纤维化甚至关节强直，骨质疏松或钙化等。

本型还有特殊的心脏症状，主要表现为心前区痛，有人称之为颈性心绞痛。其特点多为较长时间的持续性压迫痛或钻痛，但也可呈发作性出现，往往持续1～2小时。发作时多先有肩痛，有些也始于心前区。其最大特点为转动头颈部、高举手臂或咳嗽、打喷嚏时疼痛可明显加剧。此外常伴有心跳加快，个别可有期前收缩。

2)体征：同颈型颈椎病，但常有心率增加，期前收缩等循环系统的体征。

3)辅助检查：ECG检查一般正常。脊柱X线检查常示颈椎或上胸椎退行性改变。

(6)混合型颈椎病：上述两型或两型以上症状体征并存者可诊断为混合型颈椎病。

3. 诊断　根据症状、体征及辅助检查一般不难诊断，但需要与以下疾病鉴别。

(1)枕神经痛：呈发作性，疼痛性质多为刺痛或刀割样痛，一般无波动样痛，且常由颈枕部呈闪电样向头顶乃至前额部放射，极少伴有恶心、呕吐。枕大神经和枕小神经出口处常有明显压痛，其分布区内可显示感觉过敏或减退。

(2)梅尼埃病：是一种以眩晕、耳鸣及渐进性耳聋为突出症状的发作性疾病。发作期呈剧烈的旋转性眩晕、耳鸣及听力减退，与椎动脉型颈椎病的耳蜗前庭症状相似。但多有眼球震颤，前庭功能实验及电测听检查异常，多无椎-基底动脉供血不足的表现，神经系统检查也无异常发现。

(3)锁骨下动脉逆流综合征：系因一侧的锁骨下动脉在椎动脉起始处的近端动脉硬化而发生狭窄或闭塞致使患侧椎动脉和锁骨下动脉远端压力下降，在患侧上肢活动时，对侧椎动脉的血液则经基底动脉起始部及患侧椎动脉逆流入锁骨下动脉的远端，而引起椎-基底动脉及患侧上肢的缺血症状。其临床表现与椎动脉型颈椎病很相似，下列所述可助鉴别。

1)发作与上肢过度活动有关，而不是由颈部转动所诱发。

2)除椎-基底动脉供血不足的症状外，还伴有患侧上肢缺血的表现，如无力、沉重、疼痛及冷感等。

3)在患侧锁骨上窝处听诊常能听到血管杂音。

4)患侧桡动脉搏动可减弱或消失。

(4)肩周炎见下述“肩关节周围炎”。

4. 治疗　颈椎病的治疗目前以保守疗法为主。宋文阁教授应用的“序贯五法”治疗颈椎病取得了良好的临床效果。主要措施包括：

(1)镇痛液注射：根据颈椎病的不同类型，将镇痛液分别注入病变部位的硬膜外腔、钩椎关节、横突、关节囊、黄韧带、棘间韧带、项韧带以及病变肌肉；对合并自主神经功能紊乱者可加用星状神经节阻滞；对椎间盘突出明显者可行胶原酶溶盘术。

(2)小针刀疗法：在注射后局部无痛条件下，用针刀切碎痛性硬结，切割肥厚的黄韧带扩大椎管，切开关节囊行关节腔减压，扩大椎间孔，松解粘连的神经根。

(3)手法矫治：在上述两个步骤的基础上，对引颈试验阳性者实施轻柔、安全的手法矫治。针对病症，或按摩推拿，或旋转复位，或兼而施之。

(4)理疗或器具治疗：根据需要，进行适宜的局部理疗及颈椎牵引和固定，每次30分钟，每日1～2次，以患者感觉舒适为宜。

(5)药物治疗：在整个治疗期间，配合应用舒筋活血、改善微循环及消炎止痛的中、西药物，如丹参注射液、山莨菪碱注射液静脉给药，颈复康或非甾体类消炎镇痛药口服，也可应用局部消炎涂擦剂。

由于序贯五法从真正意义上纠正了颈椎病的病理改变，其疗效令人满意。但对脊髓受压明显、伴椎管狭窄(矢状径＜10mm)、后纵韧带钙化或黄韧带骨化等病变者，仍需行开放手术治疗。因此，其适应证必须严格掌握。

注意事项

(1)实施操作的医生必须熟悉解剖，对针刀的前端及其周围是何组织和结构必须了如指掌，确保定位准确否则将引起严重后果。

(2)进针刀前先用5号细针注射消炎镇痛液，并为进针刀探路，操作中针和针刀始终不离开骨面，以免损伤神经和血管。

(3)选好适应证：对有明显神经根卡压症状和体征的颈椎病，经小关节针刀减压无效者，才选用前路椎间孔针刀松解，不轻易扩大本疗法的适应证。

(三)肩关节周围炎

1. 病因与病理生理　本病的发生主要与肩关节退行性病变、肩部的慢性劳损、急性外伤、受凉、感染及活动减少有关。颈椎病所造成的肩部神经营养障碍也可能是一种致病因素。

肩关节系人体活动范围最大的关节，且肱骨头较关节盂大3倍，又因关节的韧带相对薄弱，稳定性很小。所以稳定肩关节的周围软组织易受损害。肩关节的关节囊薄而松弛，虽然能够增加关节的灵活性，但易受损伤而发炎。肩关节囊的外侧为肩峰，前方是喙突，喙肩韧带和喙肱韧带形如顶盖罩在关节之上，也易受损伤而发炎，加之退行性病变，导致顶盖变薄、钙化、断裂。在肩峰和三角肌下面的滑液囊有助于肱骨头在肩峰下滑动，使肩关节可以外展至水平面以上。当手臂经常作外展或上举活动时,肱骨大结节则与喙肩韧带不断互相摩擦,因而此处很容易发生劳损。肱二头肌从肱骨结节间沟的骨-纤维隧道穿过,容易发生腱鞘炎,并继发粘连性关节囊炎。

实际上,由于年龄的增长和长期的慢性劳损,凡40岁以上的人,其肩关节均有不同程度的退行性改变,如关节囊逐渐变薄并出现裂隙,肩峰下滑囊、喙肩韧带或冈上韧带或冈上肌等肌腱的纤维断裂,以及肩峰、喙突或肱骨大结节骨质增生等。久之,在不断的外因影响下,某些人的肩关节及其各种周围组织即可发生局限性坏死、无菌性炎症、粘连乃至钙化等病理变化,并出现相应的临床症状。

2. 临床表现 肩周炎多发于50岁左右,40岁以下少见,女性多于男性(为3∶1),左侧多于右侧,也有少数病例双侧同时发病,但在同一关节很少重复发病。其特点起病缓慢,多无明显的外伤、受凉史。病情进展到一定程度后即不再发展,继而疼痛逐渐减轻或消失,关节活动也可逐渐恢复。整个病程较长,常需数月至数年。但也有少数病例不经治疗则能自愈。

(1)症状

1)疼痛:初为轻度肩痛,逐渐加重。疼痛的性质为钝痛,部位深邃,按压时反而减轻。严重者稍一触碰,即疼痛难忍。平时患者多呈自卫姿态,将患肢紧靠于体侧,并用健肢托扶以保护患肢。夜间疼痛尤甚,或夜不能眠,或半夜疼醒,多不能卧向患侧,疼痛可牵涉颈部、肩胛部、三角肌、上臂或前臂背侧。

2)活动受限:肩关节活动逐渐受限,外展、上举、外旋和内旋受限,严重者不能完成提裤、扎腰带、梳头、摸背、穿衣和脱衣等动作,以致影响日常生活和劳动。

(2)体征

1)压痛:多在喙突、肩峰下、结节间沟、三角肌止点、冈下肌群及其联合腱等。于冈下窝、肩胛骨外缘、冈上窝处可触及硬性条索,并有明显压痛,冈下窝压痛可放射到上臂内侧及前臂背侧。

2)肌肉萎缩:病程长者可因神经营养障碍及失用肌肉萎缩,尤以三角肌最明显。

3)肌肉抗阻试验:主要发生病变的肌肉不仅在其起止点、肌腹及腹腱衔接处有明显压痛且抗阻试验阳性。

3. 诊断 根据症状、体征及典型的疼痛性质、疼痛部位,该类病例不难诊断。影像检查:X线肩部正位片多数可无明显阳性发现,部分患者可显示肌腱钙化影像、骨质疏松或肱骨头上移及增生等。B超可探测到肩部肿块。对某些病例,为排除颈椎病变,需摄X线颈椎正、侧、斜位片,或行CT或MRI检查。

4. 治疗

(1)一般治疗:口服消炎镇痛药及活血化瘀中草药,外用涂擦剂、贴敷剂及理疗、按摩等。适用于轻型及病程早期病例,或作为其他治疗的辅助方法。

(2)阻滞疗法

1)肩胛上神经阻滞:注射时要求针尖刺入肩胛切迹。此切迹位于肩胛冈中点外上方1.5～2cm,此即皮肤刺入点。用7号8cm长针经注射点垂直快速刺入皮肤后,先抵冈上窝(触及骨质),然后提插、调整方向、探测切迹,一旦有落空感并有坚韧感,说明针已达肩胛切迹,此时患者常有异感,回吸无血即可注入消炎镇痛液5～10ml。

2)腋神经阻滞:腋神经阻滞一般在四边孔处进行,尤其适用于肩关节后下部局限性压痛。患者取正坐位,患肩外展45°,肩峰的背侧下方约4cm处为穿刺点,此处常有压痛,并可摸到一凹陷。用5号球后针头经进针点垂直快速刺入皮肤,并对着喙突方向进针4～4.5cm即达四边孔,此时患者常有异感,回吸无血即可注入消炎镇痛液5～10ml。

3)压痛点阻滞:在明确诊断,定准病变部位和层次的基础上,用5号球后针头行痛点阻滞。每点注入镇痛液3～5ml,注药时患者针感越明显效果越好,一次可阻滞3～5个点,每周1次,4次为一疗程,疗程间隔2周。一般1～2个疗程即愈。

4)星状神经节阻滞:对病情顽固者或因外伤性颈部征候群而引起的一侧肩关节周围炎病例,施行星状神经节阻滞术效果明显。早期施该阻滞术可以预防复杂性区域疼痛综合征(CRPS)的发生,从而避免或减少发展成肩周炎。

(3)小针刀疗法:于压痛明显之滑囊、腱鞘、肌肉紧张及肌筋膜粘连等处,施以小针刀治疗,可在痛点阻滞后,退针时阻滞皮内形成皮丘,经皮丘刺入针刀,达病变组织,剥离松解粘连,切割瘢痕,切碎钙化块等。

(4)手法矫治:对于已发展为冻结肩,功能显著受限者,可采用肌间沟臂丛或肩胛上神经阻滞,待阻滞完善后,采用手法将肩关节周围之软组织粘连松解。手法矫治时,一定要操作轻柔,与患者密切配合,逐渐用力,切忌粗暴和用力过猛。手法矫治前，一定要拍肩关节正位X线片，了解清楚肩部结构，骨质密度，以免因心中无数，操作中发生骨折等意外。

(5)功能锻炼：坚持正确而合理的锻炼，可以防止粘连和肌肉萎缩。已有肩关节功能受限者，应在神经阻滞后、疼痛消失时开始进行抗重力锻炼，以恢复盂肱关节的活动。

(四)肱骨外上髁炎

1. 病因与病理生理　肱骨外上髁是肱骨外髁外上缘的骨性突起，是伸肌总腱的起点。5块伸肌(桡侧腕长伸肌，腕短伸肌，指总伸肌、小指固有伸肌和尺侧腕伸肌)的肌腱在环状韧带平面成为腱板样伸肌总腱，此处有微细血管神经束穿出。总腱起始部与肱桡关节和环状韧带等组织密切接触。肱桡肌起于肱骨外上髁嵴之上1/3，其前外面有支配肱桡肌的桡神经第1分支，其下1～2cm处分出支配肱骨外上髁、环状韧带及肱桡关节面的第2分支，其下为支配桡侧腕长伸肌的第3分支。

肘桡侧副韧带起自肱骨外上髁，其纤维向下，与桡骨环状韧带的纤维相融合。

伸腕、伸指、屈肘、前臂旋前及肘内翻(肘桡侧副韧带紧张)，均有牵拉应力作用于肱骨外上髁。

2. 临床表现

(1)症状：多数发病缓慢，早期肘关节外侧酸困不适，以后发展为持续性钝痛，有时伴有烧灼感，举臂、持物、伸肘腕关节或旋转前臂，可诱发或加重疼痛，病情严重者疼痛可波及前臂，上臂甚至肩背部。

(2)体征：肱骨外上髁及其前下方有一局限而敏感的压痛点，Mill征阳性，Cozen征阳性。

3. 诊断　根据症状、体征及典型的疼痛性质、疼痛部位，该类病例不难诊断。辅助检查：X线片多属阴性，有时可见肱骨外上髁处骨质密度增高。

4. 治疗

(1)早期发现，及时休息，避免患臂的伸腕动作。

(2)阻滞疗法：屈肘90°使桡侧腕伸肌前移，肱骨外上髁显露清楚，左手拇指找准压痛点后固定不动，沿拇指指甲快速进针，直达肱骨外上髁或其前下方，患者感酸胀疼痛明显，并可放射到前臂外侧，注射镇痛液3～5ml。

(3)针刀疗法：保持阻滞时医生拇指的位置，与进针一样进针刀，平行肌纤维，纵行疏通剥离数刀，再横行推移数次，出针刀。阻滞与针刀同时应用，5～7天1次，一般1～2次即愈。

(4)其他：如口服消炎镇痛药、理疗等。

(五)肱二头肌腱桡骨滑囊炎

1. 病因与病理生理　在桡尺关节的桡骨颈部，有环状韧带包绕，该韧带外侧有一滑囊，叫肱桡滑囊，也称肱二头肌桡骨囊，是肱二头肌腱膜在抵止到桡骨粗隆后面之前，该腱膜与粗隆之间形成的固定滑囊，该囊浅面有肱动脉，肱静脉，再浅面有肱桡肌。

2. 临床表现　该病多见从事以屈伸旋转肘关节为主要活动的人们。

(1)症状：肘关节外下侧酸软，肿胀，疼痛，夜间及休息时尤重，患者常自主或被动活动肘关节。

(2)体征：肘伸位时，肘关节掌面外侧，桡骨粗隆处有明显压痛，屈肘位时压痛不明显。前臂旋后抗阻试验及腕背伸抗阻试验均为阳性，Mill征阴性。

3. 诊断　根据症状、体征及典型的疼痛性质、疼痛部位，该类病例不难诊断。

4. 治疗

(1)注射治疗：左手拇指于定点处下压，卡在肱桡肌内缘向深层按到桡骨粗隆，使肱桡肌外移，肱动、静脉推向内侧，阻滞针紧贴左拇指指甲，快速刺入，达骨面时稍退针，注射镇痛液3～5ml。

(2)针刀疗法：进针刀平行指甲原位刺入，纵行分离。

注意事项

(1)避免损伤血管、神经。

(2)必要时肘关节制动。

(六)腕管综合征

1. 病因与病理生理　腕管是由腕横韧带及腕骨形成的一个管道。腕管长2～2.5cm，宽约2.5cm，其顶为腕横韧带，桡侧附着在舟骨结节、大多角骨嵴；尺侧附着在豆骨和钩骨钩。腕管的底是由腕骨形成的无弹性弓状结构及腕骨外、腕骨间的韧带。尺侧为钩骨钩、三角骨、豆骨，桡侧为舟骨、大多角骨、桡侧腕屈肌间隔。腕管内容物包括指浅屈肌(4根肌腱)、指深屈肌(4根肌腱)、拇长屈肌(1根肌腱)共9根肌腱及其滑膜和正中神经。

2. 临床表现

(1)症状：以中年女性多见，桡侧三个半手指疼痛或麻木，感觉减退和鱼际肌萎缩三大症状中的一个或一个以上，且夜间痛明显。上述症状只限于腕部以下的正中神经分布区，虽有放射痛，但腕以上感觉的客观检查无阳性发现。

(2)体征：感觉异常的诱发试验包括屈腕试验，

Tinel试验，正中神经加压试验，止血带试验常为阳性，其中以止血带试验最为敏感。

3. 诊断　根据症状、体征及典型的疼痛性质、疼痛部位，该类病例不难诊断。辅助检查：运动神经纤维传导时间延长，肌电图检查有异常发现。腕关节X线检查可了解腕部骨质结构情况及进行鉴别诊断。

4. 治疗

(1)体位：患侧用力握拳，屈腕，在腕掌侧皮下可看到4条高起的隆起：自桡侧向尺侧依次为桡侧腕屈肌腱，掌长肌腱，指浅屈肌腱及尺侧腕屈肌腱。

(2)穿刺点定位：第一进针点选在桡侧腕屈肌腱尺侧缘与远侧腕横纹的相交处，第二进针点选在第一进针点近侧2.5cm处。第三、四进针点分别选在指浅屈肌腱尺侧缘与远侧腕横纹的交点及其该点近侧2.5cm处。

(3)操作步骤

1)注射治疗：经上述4点，穿刺针快速进皮后，直达骨面稍退针，回抽无血，各注射消炎镇痛液2～4ml。

2)针刀疗法：经第1、2点平行肌腱方向快速进针刀，穿透皮肤到皮下后，缓慢进针刀，遇到韧感即为腕横韧带，切割2刀，并纵向分离及横向推移2次，手下有松动感出针刀。经第3、4进针点进针刀前须用左手示指触到尺动脉搏动，并向深层按压，向尺侧牵拉，再沿左手指指甲快速刺透皮肤，切割松解方法同前。

注意事项

(1)由于腕管综合征的原因较多，故注射前应明确诊断和选准适应证。

(2)由于腕管容量甚小，因此注药量应根据病情适量注射，以不引起加重长期性压迫为主。

(3)避免损伤神经、血管及引起血肿等现象发生。

(七)屈指肌腱狭窄性腱鞘炎

1. 病因与病理生理　屈指肌腱狭窄性腱鞘炎，是由于屈指肌腱与掌指关节处的屈指肌腱纤维鞘管反复摩擦，产生慢性无菌性炎症反应，局部出现渗出、水肿和纤维化，鞘管壁变厚，肌腱局部变粗，阻碍了肌腱在该处的滑动而引起的临床症状。当肿大的肌腱通过狭窄鞘管隧道时，可发生一个弹拨动作和响声，故又称为板机指或弹响指。

2. 临床表现

(1)症状：多见于从事包装、缝纫、绘画、家务等职业的手工劳动者。起病缓慢，初期掌指关节掌面酸痛，活动不灵，晨起或活动时加重，以后疼痛程度逐渐增加，产生摩擦音，再发展则出现弹响，严重者指间关节不能伸直，即所谓“交锁征”。

(2)体征：掌指关节掌骨水平位局部可触及皮下硬结节，压痛明显，当手指屈伸时可感到该结节随之活动，并有弹响。严重者手指交锁于屈曲位不能伸直或伸直位不能屈曲，屈指抗阻试验阳性。

3. 诊断　根据症状、体征及典型的疼痛性质、疼痛部位，该类病例不难诊断。

(1)患指活动受限和疼痛。

(2)掌指关节掌侧压痛，可触及压痛结节，手指活动有时弹响，并有猛然伸直或屈曲现象。

4. 治疗

(1)阻滞疗法：在手掌远横纹的远端，找出确切注射点，快速进针，左手抵住手背的患指掌骨干，以做穿刺进针的引导，这样可以直接刺入正中位的腱鞘内，并可直接触及骨面，注入少量药液，然后拔出针少许，继续注入药液，使药液完全注入腱鞘内。

(2)针刀疗法：针刀在硬结及压痛明显处，平行肌腱进针，达腱鞘后，纵向剥离，横向推移，再将针刀绕到肌腱后，挑动肌腱数次。

三、胸背部

(一)肋间神经痛

1. 病因与病理生理　大多数肋间神经痛为继发性，与下列因素有关：

(1)外伤：胸部软组织损伤、肋骨骨折、胸肋关节错位、胸部手术后以及放射性损伤。

(2)炎症：带状疱疹及其他病毒感染、结核、风湿病及强直性脊柱炎、肋间软组织纤维织炎、脓肿。

(3)代谢性疾病：糖尿病末梢神经炎、骨质疏松、乙醇中毒、肾炎等。

(4)肿瘤或转移癌等。

(5)退行性变：胸椎骨质增生、髓核退行性变。

2. 临床表现　沿肋间神经走行的表浅部位疼痛，自背部胸椎至前胸部呈半环形，可位于一个或多个肋间神经，疼痛沿肋间神经分布，界限较明显。疼痛多为持续性，或阵发性加重，疼痛性质为刀割样、针刺样或烧灼样剧痛。咳嗽、喷嚏、深吸气时疼痛加重，患者有束带感，有时疼痛向肩背部放射。

体检时可于受累部位即沿肋间神经走行出现皮肤过敏、感觉减退并有浅表压痛。

X线检查相应疾病的表现，也是排除其他疾病的依据。

3. 诊断　根据病史及临床表现即可作出诊断。X线检查及CT检查可发现继发性肋间神经痛的病因。

4. 治疗　继发性肋间神经痛应针对病因进行治疗。一般治疗包括卧床休息，应用非甾体抗炎药、针灸及经皮电刺激镇痛。

肋间神经阻滞：是治疗肋间神经痛最有效的治疗方法，同时有诊断意义。但操作不当可引起气胸，临床上应特别注意。

(二)肋软骨炎

1. 病因与病理生理　确切病因尚不清楚，一般认为与外伤、病毒感染、肋软骨局部营养不良、胸肋关节内炎症以及肌筋膜炎症有关。

2. 临床表现　患者表现前胸部疼痛，多为酸胀痛，位置比较表浅。起病急剧或缓慢，疼痛时轻时重，为持续性疼痛，病程一般较长，有反复发作的趋势。

疼痛可因翻身、咳嗽、喷嚏、深呼吸及上肢活动加重。睡眠时可因体位改变而疼醒。有时疼痛可向肩及上肢放射。

体格检查可见2～5根肋软骨处压痛，可能有梭形肿胀，但局部皮肤无红肿。

3. 诊断　根据临床表现，诊断并无困难，但应和其他疾病相鉴别，主要与冠心病、心绞痛、胸部结核、胸膜炎、肋软骨肿瘤等鉴别。心电图及X线检查有助于鉴别其他疾病。

4. 治疗　部分患者恐惧自己患有冠心病、心绞痛，精神高度紧张，所以首先应排除心绞痛，解除患者精神紧张，必要时应用镇静药。

患者应注意休息。特别是避免上肢过度用力。局部热敷、理疗可减轻疼痛。

疼痛剧烈，特别是影响睡眠时可应用非甾体抗炎药，并用局麻药加糖皮质激素行局部注射，一般1～3次即可治愈。

(三)胸背肌筋膜疼痛综合征

1. 病因与病理生理　胸部筋肌膜疼痛综合征是胸部疼痛的常见原因。胸部肌肉的持续性或反复性牵拉、劳损，如某些特定的工作及体育运动、胸肌外伤、长期不良姿势、胸椎的退行性变均可引起肌筋膜疼痛。患者情绪的变化可通过心理性原因导致受累肌肉紧张。另外，精神紧张又引起交感神经兴奋，使肌肉敏感性增加，反射性肌痉挛，后者又成为新的伤害性刺激而形成恶性循环。常见的胸背肌筋膜综合征有胸大肌综合征、胸骨肌综合征、背阔肌综合征、前锯肌综合征、菱形肌综合征、胸椎椎旁肌综合征、肋间肌筋膜综合征等。

这些疼痛综合征的特点是，疼痛较局限、有扳机点、牵涉性疼痛、肌肉痉挛、压痛、僵硬、运动受限，偶尔有自主神经功能障碍。这些综合征的疼痛特别是前胸部疼痛常使患者误认为是心脏疾患，有些症状也常使医生误诊为心脏病。

2. 临床表现　患者主诉胸部相应肌肉疼痛，有时伴有运动障碍。疼痛程度变异很大，从轻度酸痛到重度疼痛，钝痛或锐痛可牵涉邻近部位。查体可发现相应肌肉触痛痉挛，仔细触诊可发现扳机点，按压扳机点可引起剧烈的疼痛伴有肌肉抽搐反应。

3. 诊断　胸部疼痛应考虑到肌筋膜综合征。应详细了解病史并进行全面的体格检查，对怀疑的肌肉仔细触诊可发现相应的扳机点，还应检查肩部及胸后部肌肉，在肌肉松弛和紧张时分别检查，并和对侧进行对比，扳机点小剂量局麻药注射可显著缓解疼痛有利于该病的确诊。

4. 治疗

(1)一般治疗：疼痛明显时可以应用非甾体类消炎镇痛药，如吲哚美辛缓释片、布洛芬缓释胶囊、萘丁美酮片、双氯芬酸钠缓释胶囊、罗非昔布片等，局部有压痛者可用外用的软膏如布洛芬软膏、双氯芬酸软膏以及云南白药等。

(2)阻滞治疗

1)体位：俯卧位。

2)穿刺点定位：以压痛点最明显处为穿刺进针点。

3)操作步骤：常规消毒皮肤，用5号穿刺针，针尖与皮肤垂直进针，向各痛点分别注药4～5ml，一次注射治疗总药量不超过20ml。

(3)针刀疗法：疼痛时间较长或局部有硬结、条索者可在阻滞后沿肌纤维或韧带走行方向用4号针刀剥离几刀。

(4)其他：受累肌肉适当休息，避免肌肉负荷过重的运动，纠正不良姿势，肌肉的适当训练对该病的预防和治疗有重要意义。同时可用针灸、超激光照射、中药汽疗或冷冻等物理疗法。

四、腰臀部疼痛

(一)第3腰椎横突综合征

1. 病因与病理生理

(1)第三腰椎横突前后扁平、薄而长,伸向后方,在诸腰椎横突中,腰三横突最长。

(2)正常情况下第三腰椎是腰椎生理前凸的最高点,也是椎体前屈、后伸、左右侧弯和旋转的活动枢纽。

(3)附着于第三腰椎的结构有横突间韧带及附着于顶端的腰方肌、横突间肌、横突棘肌、多裂肌、骶棘肌、腰肌筋膜深层等。

(4)第三腰椎前方有腰$_2$脊神经前支通过,后方有腰$_{1\sim3}$脊神经后支穿过肌筋膜行于横突背侧。

2. 临床表现

(1)患者多有急性损伤或长期习惯性姿势不良及长时间的超负荷劳动史。

(2)症状轻者表现为一侧或两侧腰部酸胀、疼痛、乏力,休息后缓解,劳累及受凉、潮湿时症状加重;症状重者呈持续性疼痛,可向臀部、大腿后侧和内侧,个别患者可放射至小腿,腰部前屈和向健侧屈时症状加重。

(3)患侧腰三横突尖部有明显的压痛,疼痛向臀部及大腿后侧放射,一般不过膝关节。有时患侧臀上皮神经投影处也有压痛。

(4)有时可在患侧腰三横突尖部触及痛性硬结或束。

(5)内收肌痉挛引起髋关节外展受限。

(6)X线片有时可见第三腰椎横突过长,尖部有钙化影。

3. 诊断 根据症状、体征及典型的疼痛性质、疼痛部位,该类病例不难诊断,但需要与下列疾病鉴别诊断。

(1)腰椎间盘突出症:除腰痛外伴患肢坐骨神经痛,呈阵发性加剧,直腿抬高试验受限,棘旁压痛伴患肢放射痛等。

(2)腰椎肿瘤:中年以上腰痛呈进行性加重,有夜痛症,经过对症处理又不能缓解其疼痛者,应高度警惕。若属脊髓、马尾部肿瘤的话,可伴有大,小便失禁,马鞍区(即会阴部)麻木刺痛,双下肢瘫痪等。

(3)腰椎结核:腰痛伴低热、贫血、消瘦等症,同时血沉增快,拾物试验阳性火线检查可见有骨质破坏,腰大肌脓肿。

(4)肾周围炎:腰痛伴发热,血白细胞数增高,尿常规检查有白细胞,肾区叩击痛者。

(5)妇科疾病:女性腰痛伴周期性改变者。

4. 治疗

(1)药物治疗:根据病情急缓,选用非甾体类消炎镇痛药和中枢性镇痛药,如吲哚美辛栓和曲马多等。

(2)物理疗法:可行痛点超激光照射,每次 5～10 分钟。

(3)注射治疗

1)体位:俯卧位。

2)穿刺点定位:取腰 3 棘突上缘水平,骶棘肌外侧缘压痛明显处为进针点。

3)操作步骤:常规消毒皮肤。左手拇指指腹由骶棘肌外侧压向第三腰椎横突尖部,右手持用 7# 8cm 长针距左手拇指尖 0.5cm 处,针尖与皮肤垂直进针,至有韧感及骨质感时,即为横突尖部,退针 0.5mm 后注药 4～5ml,注药准确,患者可感到疼痛向大腿内侧放射,并分别在横突头、足及顶端注入消炎镇痛液 4～5ml。

(4)针刀松解疗法

1)体位:同前。

2)穿刺点定位:同前。

3)操作步骤:常规消毒皮肤。左手拇指指腹由骶棘肌外侧压向第三腰椎横突尖部,右手持用 3# 针刀,针刀口线平行骶棘肌刺入。针刀抵达横突骨面后,左手拇、示指捏住针体以免进针过深误入腹腔,右手持针柄在横突尖部及头、足、外侧缘分别切割 2～3 刀,横行剥离、松解至手下有松动感后出针刀。

注意事项

(1)第 3 腰椎横突综合征急性发病或症状较轻者,可行注射或针刀治疗,均可收到良好的效果。

(2)病程长、反复发作者,应在注射的基础上加用针刀治疗。

(3)症状轻者一般一次即可痊愈,症状重、反复发作者应治疗 2～3 次。

(4)针刀治疗、切割过程中不能离开骨面,以免误伤其他组织。

(二)腰椎间盘突出症

1. 病因与病理生理 椎间盘突出症的病因病理基础包括髓核的退行性变、纤维断裂、应力等因素的叠加。病理改变有如下分型:

(1)按突出的程度分类:①纤维环完全断裂,一部分髓核从后纵韧带向后突出,有嵌顿型、固定型、游离型等;②纤维环部分破裂,一部分髓核组织突出,为临床常见的类型;③髓核、纤维环同时退变、萎缩、纤维环弹力减弱,但没有断裂,只有髓核的轻度膨出。

(2)按突出的方向分类：①后侧旁型；②中央型；③椎间孔型；④前方型；⑤休谟结节(schmorl)；⑥椎缘分离。上述各型中以后侧旁型最为多见，中央型及椎间孔型较少见。而其他3种类型常因无典型临床症状而很少在临床论及。

2. 临床表现

(1)症状

1)腰痛：主要在下腰部或腰骶部。当纤维环完整时疼痛的性质多为慢性钝痛，当纤维环破裂髓核突出时疼痛的性质多为急性剧痛。发生腰背痛的主要原因为突出的椎间盘刺激了外层纤维环及后纵韧带中的窦椎神经或较大的椎间盘刺激了硬膜囊。

2)下肢疼痛：多见于$L_{4\sim5}$及$L_5\sim S_1$椎间盘突出者。疼痛多呈放射性，由臀部、大腿后外侧、小腿外侧至足背或由臀部、大腿后侧、小腿后侧至足底，极少数病例由下往上放射。这是由于突出的椎间盘压迫或间盘碎裂溢出物质刺激神经根，造成神经根的充血、水肿、渗出等炎症反应和缺血所致。

下腹部或大腿前侧痛，多因高位腰椎间盘突出时，突出的间盘压迫L_1、L_2、L_3神经根所引起。部分低位腰椎间盘突出也可牵涉至大腿前侧引起疼痛。

3)间歇性跛行：患者行走距离增多时引起腰背痛或不适，同时患肢出现疼痛麻木或原有疼痛麻木症状加重，蹲位或卧位片刻症状逐渐缓解。这是由于行走时椎管内受阻的静脉丛逐渐充血，加重了神经根的充血程度，引起疼痛加重。

4)患肢发凉：也称为冷性坐骨神经痛(cold sciatica)S_1神经根受累较L_5神经根受累更易引起患肢皮温降低，以足趾远端为著。多因突出的椎间盘刺激了椎旁的交感神经纤维，反射性引起下肢血管壁收缩所致。

(2)体征：可有脊柱偏斜、脊柱运动受限、腰部相应节段的压痛点、坐骨神经走行区压痛、直腿抬高试验(Lasegue征)、直腿抬高加强试验(Bragard征)、健腿抬高试验(Fajersztajn征)、屈颈试验、仰卧挺腹试验以及股神经牵拉等试验阳性，多数患者有臀部、大腿外侧、足背外侧、或足底外侧疼痛减低或麻木。

(3)神经功能损害：①运动：受累神经根所支配的肌肉发生萎缩，肌力减退，极少数发生完全瘫痪；②感觉：受累神经根分布区可出现感觉过敏、减退或消失；③括约肌及性功能障碍：中央型腰椎间盘突出或大块髓核碎片脱入椎管压迫马尾神经可引起大便秘结、尿频、尿急、排尿困难等症状，男性患者可发生阳痿等性功能障碍；④反射：患者常有膝腱反射(L_4神经根受累)和(或)跟腱反射(S_1神经根受累)减弱或消失。

(4)辅助检查

1)腰椎X线片：可见病变椎间隙变窄，椎体边缘有唇样增生，有时间隙前窄后宽，对临床诊断和定位有一定帮助。

2)CT检查：CT不仅能诊断椎间盘突出，还对椎间盘突出的大小、位置都能准确显示，并且对钙化的椎间盘、椎管狭窄、黄韧带增厚、侧隐窝狭窄等都能显示出来。对选择治疗方法很有帮助。

3)MRI检查：椎间盘突出在MRI图像上的显示，在矢状面上向椎管内突出的椎间盘组织及相应部位脊髓受压程度能清楚显示。

3. 诊断　根据腰腿痛规律，以及间歇发作、咳嗽、打喷嚏加剧，同时结合下肢放射痛、脊柱侧弯、直腿抬高试验阳性、腰椎旁压痛点、伸拇肌力明显减弱、下肢外侧痛觉明显减低、跟腱反射减弱或消失等体征，通过X线正、侧位片、CT检查，一般可确诊。

需要与以下疾病鉴别诊断：

(1)腰椎管狭窄症：本病具有腰腿痛病史，通常以间歇性跛行为主要症状，但查体时阳性体征较少，主要有后伸受限。部分患者在X线片上可显示出椎管前后径变窄。必要时应行脊髓造影或CT检查确诊。

(2)脊椎滑脱：坐骨神经痛多为双侧。晚期常有鞍区麻木，下肢无力，腰椎前突增加。腰椎斜位可见椎弓崩裂或脊椎滑脱现象。

(3)腰椎结核：腰痛呈持续性。午后有低热，夜间有盗汗。下腹部常有冷脓肿。X线片检查显示关节间隙狭窄，且有破坏。腰椎旁偶有冷脓肿阴影。根据症状、体征不难鉴别。

(4)骶髂关节炎：骶髂关节处多有明显压痛，"4"字试验阳性，骨盆挤压试验也为阳性。X线片检查显示骶髂关节间隙模糊和狭窄。

(5)梨状肌损伤综合征：梨状肌损伤多因下肢外展、外旋或内旋等动作粗暴所致，其症状与椎间盘突出症很类似，但患者多无腰痛及脊椎偏斜体征，在梨状肌局部，可有明显压痛及放射痛，直腿抬高试验60°以前疼痛明显，但至60°以后疼痛减轻。局部阻滞治疗可使疼痛消失。

4. 治疗　腰椎间盘突出症的治疗方法很多，一般可归纳为非手术治疗和手术治疗2种。通常除巨大椎间盘突出症、疝出或钙化死骨型椎间盘突出症而引起临床严重症状，如大小便障碍、广泛肌力减弱或瘫痪需要尽快手术治疗外，多数患者可通过非手术治疗，即卧床休息、骨盆牵引、胶原酶溶盘术、经皮腰椎间盘旋切术等治疗多可治愈。

(1)药物治疗：①非甾体抗炎药，如吲哚美辛栓，50～100mg每天1～2次，如无效可加用中枢性镇痛药如奇曼丁等；②神经营养药物，如维生素B_6、甲钴胺等。

(2)物理疗法：局部痛点超激光照射或腰部中药汽疗等治疗有助于椎间盘膨出症状的改善，也可作为溶盘后残余症状的辅助治疗。

(3)侧隐窝注射疗法：侧隐窝注射疗法是指将消炎镇痛液或胶原蛋白酶(Collagenase)溶液注射到侧隐窝治疗神经根炎或腰椎间盘突出症引起的腰腿痛的方法。侧隐窝穿刺通常有小关节内缘穿刺进路、小关节间隙进路、椎板外切迹进路3种进路，可根据腰椎结构和病变情况选择其中的1种或2种进路。

1)小关节内缘进路：小关节与椎间盘在同一水平，故小关节内缘进路是首选进路，但选择该进路必须具备一定的条件，即小关节内缘间距必须大于16mm，或患侧小关节内缘距后正中线不小于8mm。一般腰$_5$～骶$_1$(L_5～S_1)的小关节内缘间距较大，多选用该进路。

体位：患者取俯卧位，下腹部垫枕，双踝下垫薄枕使患者感到舒适。

穿刺点定位：①进针点测量：因小关节内缘间距存在个体差异，患者腰椎间盘突出的层面也不尽相同，故必须借助患者的腰椎CT片和X线正侧位片的测量，才能准确地确定进针点。首先根据CT片确定间盘最突出的层面，在腰椎间隙的上份、中份、还是下份，再从CT的TOP片或侧位X线片上确定突出层面棘突或棘间的相交处，并在正位X线片找到该相交处定为B点，从B点向患侧画一水平线，与小关节内缘相交处定为A点，即进针点的深部投影。测量AB长度，若X线是非等比例，换算成等比例的AB长度；②进针点标定：在患者身上准确触到并反复核实病变棘间隙，按照测得的B点与棘突的关系，用甲紫或记号笔标定B点。由B点向患侧画一水平线，根据AB长度标定A点，即进针点。

操作步骤：常规消毒病区皮肤后，用7号8cm细针经A点垂直皮面快速进针，穿透皮肤后，稍向外倾斜5°～10°进针，约进针3.5～5cm遇到骨质，即为关节突，注射0.5%利多卡因3ml。稍退针后再垂直进针，可触到小关节内缘，针尖斜面紧贴关节内缘继续进针，遇到阻力即为黄韧带。边加压边进针，一旦阻力消失，针尖便进入侧隐窝。针尖进入侧隐窝后，轻轻回抽，无血、无液，注入0.5%利多卡因或生理盐水5ml，患者可出现神经根刺激现象，进一步验证针尖位置的正确性。若为神经根炎患者，则注射消炎镇痛药10～15ml。若行溶盘治疗，则先注入2%利多卡因4ml加地塞米松5mg的混合液1～2ml，作为试验剂量，观察15～20分钟，患者出现被阻滞神经根分布区的疼痛消失，感觉减退，但踝关节及足趾尚可运动，进一步证明针尖位置正确，而没有损伤神经根袖或误入蛛网膜下腔，再缓慢注入胶原酶溶液1200～2400u(用生理盐水稀释成2～4ml)。

2)椎板外切迹进路：椎板外切迹的结构简单，操作较容易，常用于高位腰椎间盘突出症患者，也是侧隐窝穿刺的常用进路之一。但因位置稍高于间盘水平，不是溶盘术特别盘内溶盘术的最佳穿刺进路，只在小关节间距过小的椎间隙才选择椎板外切迹进路。

体位：同小关节内缘进路。

穿刺点定位：①进针点测量：在患者腰椎正位X线片上找到构成病变间隙上位腰椎的椎板外切迹，定为A点。自A点向中线画一水平线，与棘突的交点作为B点，该棘突的上缘作为C点，测量BC和AB长度(按等比例计算)；②进针点标定：准确确定患者的病变间隙的上位棘突上缘，标定C点。按BC长度标定B点，自B点向患侧画一直线。根据AB长度在线上标定A点，即进针点。

操作步骤：常规消毒病区皮肤后，自A点快速进针，达皮下后，向内倾斜5°进针。遇骨质为椎板，注入0.5%利多卡因3ml，稍退针后再垂直进针，找到椎板外切迹，再沿其外缘进针，遇到阻力和韧感为黄韧带，边加压边进针，一旦阻力消失，针尖即达侧隐窝。后续操作同小关节内缘进路。

3)小关节间隙进路：有的患者小关节内聚，而椎板外切迹又比较高，如果这种患者的小关节间隙呈矢状位或接近矢状位，从正位X线片上可清晰辨认，穿刺针可比较容易地从小关节间隙穿过。患者体位、B点测量和标定、注药均与小关节内缘进路相同。

穿刺点定位：测量自B点向患侧量一水平线，

与小关节间隙相交点为A点，即进针点的深部投影，测量AB长度。进针点标定同小关节内缘进路。

操作步骤：经A点垂直皮面进针，穿透皮肤后向外倾斜5°进针，遇到骨质为上关节突，稍退针后向内倾斜5°进针，遇到骨质为下关节突，证明二者之间即为关节间隙。稍退针后垂直进针达原进针深度有韧感，即小关节囊，继续进针进入小关节间隙，稍向内继续进针，遇到韧感为小关节囊前壁和黄韧带，边加压边进针，一旦阻力消失即进入侧隐窝。

(4)椎间管针刀松解术：神经根炎和椎间盘突出症行侧隐窝注射或溶盘治疗后，若疼痛明显缓解，仍残留坐骨神经根分布区的酸麻不适，可行椎间管内口和(或)外口针刀松解术。

1)椎间管内口针刀松解术

体位：同侧隐窝穿刺体位。

穿刺点定位：同小关节内缘进路。

操作步骤：注射镇痛液后在标定进针点的稍内侧1～2mm垂直皮面平行身体纵轴快速刺入3号针刀，穿透皮肤后，压低针柄5°～10°，缓慢进针刀，遇到骨质为关节突，再稍抬针柄，使针刀紧贴上关节突前内缘滑进约2mm，紧贴骨面，提插切割1～2刀，手下有松动感时，退出针刀。

2)椎间管外口松解术：椎间管外口松解的难度较内口者大，一般在内口松解后效果不满意的患者采用外口松解，或椎间盘术后症状复发的患者采用内、外口联合松解。

体位：同内口松解。

穿刺点定位：在患者腰椎正位X线片上找到构成病变椎间隙的下位腰椎横突上缘的顶端，定为A点，经A点向中线画一条水平线，与后正中线相交，该交点定为B点，上位棘突下缘定为C点，测量BC长度和AB长度。在患者身上准确触到构成病变椎间隙的上位腰椎棘突下缘，即C点。根据BC长度标出B点，经B点向患侧画一直线(垂直于后正中线)，根据AB长度，标定A点，即进路(刀点)。

操作步骤：用7号长针垂直皮面经A点快速进针。穿透皮肤后，稍向内侧及足端倾斜5～10°进针，遇到骨质为横突顶部，注射消炎镇痛液3ml。稍退针，压低针尾沿横突上缘朝向B点方向进针，遇骨质为上关节突，注射镇痛液5ml。稍退针后，稍向腹侧倾斜约5°进针。遇到骨质，并紧贴骨面滑到上关节突前缘、椎上切迹上缘，回抽无血、无液，注射镇痛液5ml，注药时患者出现患肢放射痛。按上述进针的相同方法进针刀达上关节突前缘后，刀刃平行上关节突前缘紧贴骨面切割松解1～2刀。针刀旋转90°平行椎上切迹紧贴骨面切割松解1～2刀，手下感松动后出针刀。

(5)腰椎间盘溶盘术：注射胶原蛋白酶溶解突出的腰椎间盘，是治疗腰椎间盘突出症的有效方法。近20年来，国内外资料报道优良率在80%左右。特别是发明溶盘穿刺新进路(包括小关节内缘进路、小关节间隙进路、椎板外切迹进路)以来，穿刺变得更容易，腰椎间盘溶盘术也在国内迅速推广应用。溶盘术应遵循临床症状、体征与影像学相一致的原则。对下列情况应列为禁忌：①症状、体征及影像学不吻合者；②已出现马尾神经综合征者；③伴有骨性椎管狭窄；④游离型椎间盘突出症；⑤钙化突出的椎间盘；⑥纤维软骨性突出；⑦患者合并感染或重要脏器功能不全；⑧有严重过敏史；⑨妊娠妇女及16岁以下青少年。对溶盘术可能出现的过敏反应、神经损伤、尿潴留、肠麻痹、术后疼痛、继发性腰椎管狭窄、椎间隙感染等并发症应提前预防并做好相应的处理。

(6)腰椎间盘旋切术：非疼痛科治疗，详见手术学。

(7)手术治疗：对于保守治疗效果不佳或合并间盘钙化或马尾神经损伤者应行手术治疗，详见手术治疗学。

(8)其他疗法：卧床休息、牵引疗法、推拿疗法、针灸疗法，详见有关章节。

注意事项

(1)准确辨认和确定病变棘间隙：①借助正侧位X线片，定髂嵴最高点连线通过的棘突、棘间或椎间、椎体水平；②自骶中嵴向上触摸，一般第一个凹陷为腰$_5$～骶$_1$(L_5～S_1)棘间(排除移行椎畸形)；③自骶裂孔测量到病变间隙，X线片测量与患者实体测量吻合。

(2)在急性神经根炎期，根袖各层膜渗透性增加，药液可在注药后较长时间(如0.5h)渗入到蛛网膜下隙，故观察时间要延长，抢救药物、用品要准备在手边。

(3)椎间管松解术的效果立竿见影，但风险较大，必须注意：①必须诊断明确，症状确实是由神经根在椎间管处受压引起；②对椎间管的解剖要非常熟悉；③进针刀时和切割松解时，必须依托骨性结构，刀刃不能离开骨面。

(三)梨状肌综合征

1. 病因与病理生理　梨状肌起于骶2～4水平

骶骨侧方骨盆面上，有一部分起自骶髂关节的关节囊前方及骶棘韧带和骶结节韧带的骨盆部分，向外侧走行成为肌腱，止点在大粗隆的上部内侧面几乎完全充满坐骨大孔。坐骨神经来自第4腰段到第3骶段的脊神经前支，并沿骨盆壁走行。通过坐骨大孔时紧贴梨状肌的下缘穿出。

由于解剖上的变异，坐骨神经主干可穿过梨状肌或经其上缘出骨盆，有时坐骨神经在骨盆内提前分为腓总神经和胫神经，它们可穿过梨状肌上缘或下缘出骨盆。因而梨状肌的病变对坐骨神经的影响很大。当梨状肌受到外伤或慢性劳损及炎症等不良刺激后发生痉挛、水肿、增生，甚至挛缩、粘连、瘢痕形成时，可导致坐骨神经卡压或牵拉而出现症状。当神经根周围各种原因引起的粘连、瘢痕使神经的移动范围变小，导致神经张力增大时，患者行走使髋关节从伸展到屈曲，造成坐骨神经反复牵拉、刺激，产生一系列临床症状。

2. 临床表现　主要症状为伴有下肢放射痛的臀部疼痛，疼痛向下肢后外侧放射。小腿的后外侧和足底部感觉异常或麻木(腓总神经支配区)。多存在腓总神经支配区的感觉障碍。既往常有臀部外伤史，赛跑等特定运动时疼痛增强。不易较长时间保持坐位，且臀大肌出现萎缩。

查体可见梨状肌下孔投影处压痛(+++～++++)，Freiberg试验呈阳性，Pace试验可加重疼痛，直腿抬高试验60°以下为阳性，60°以上多为阴性。通常梨状肌综合征时梨状肌紧张试验也为阳性。

3. 诊断　根据梨状肌综合征主要的临床表现诊断：臀部疼痛且向同侧下肢的后面或后外侧放射；大小便、咳嗽、喷嚏可增加疼痛。除此之外，梨状肌综合征的诊断还需要一些检查的支持：患侧臀部压痛明显，尤以梨状肌部位为甚，可伴萎缩，触诊可触及弥漫性钝厚、成条索状或梨状肌束、局部变硬等。根据症状、体征及典型的疼痛性质、疼痛部位，该类病例不难诊断。

4. 治疗

(1)药物治疗：可用非甾体类消炎镇痛药、中枢性镇痛药和神经营养药治疗。

(2)物理疗法：可行梨状肌下孔投影处超激光治疗，如有神经受损，可用Hans治疗仪或经皮电热控治疗。

(3)注射治疗

1)体位：患者俯卧位。

2)穿刺点定位：取髂后上棘与股骨大转子连线中点后下垂线2.5～3cm处为进针点。

3)操作步骤：常规消毒皮肤。用7号8cm长针快速垂直刺入皮肤后改为缓慢进针，在针穿过筋膜进入臀大肌深处时，可感到一定的阻力，继续进针出现阻力突然减低时，针已进入梨状肌区，如果出现向小腿至足部放射的刺痛或电击感时，说明针已经进入梨状肌下孔坐骨神经处，回抽无血后注入消炎镇痛液10～15ml。

(4)针刀松解治疗

1)体位：同前。

2)穿刺点定位：同前。

3)操作步骤：常规消毒皮肤，刀口线与坐骨神经的走行方向一致，针刀体与臀部平面垂直，快速垂直刺入皮肤后，改为缓慢探索进针刀，如果出现向小腿至足部放射的刺痛或电击感时，应将针刀上提1～2mm，向旁移动2mm继续进针刀，患者出现明显的酸胀感，针刀下有韧感时纵行切割剥离2～3刀后横行推移2～3下，手下松动时出针刀。

注意事项

(1)急性期患者必须卧床休息，减轻水肿及淤血等。

(2)梨状肌变性或水肿压迫坐骨神经时，可采用局部热敷、理疗及注射治疗。

(3)不要盲目进针，防止损伤坐骨神经及梨状肌周围的血管。

(4)也可先行针刀治疗，再注射消炎镇痛液，以保留神经“自身保护”功能，避免神经损伤。

(四)臀上皮神经痛

1. 病因与病理生理　臀上皮神经起源于胸$_{12}$至腰$_{3}$脊神经后外侧支的皮支，臀上皮神经从起始到终止，大部分行走于软组织中，其行走过程分4段6个固定点。

第一段：从椎间孔发出后穿过骨纤维孔，称为“出孔点”，再沿肋骨或横突的背面和上面行走，称为“骨表段”；在横突上被纤维束固定称为“横突点”，这段行程较短，由里向外。

第二段：走行于骶棘肌内，称为“肌内段”，向下外走行，并与第一段形成约110°的钝角，将进入骶棘肌处称为“入肌点”

第三段：腰背筋膜浅层深面，称为“筋膜下段”向下向内走行，与第二段构成约95°钝角，其走出骶棘肌的部位称为“出肌点”。

第四段：为走出深筋膜并穿行于皮下浅筋膜

层，称为“皮下段”，此点为“出筋膜点”，皮下段要跨越髂嵴进入臀部，此处称为“入臀点”。

其分布于臀部上外侧以至股骨大转子区皮肤。其在出孔入肌点、出肌点、出筋膜点及入臀点容易受损伤和压迫，临床上以入臀点最常见，其他点损伤常伴有腰部软组织损伤。

2. 临床表现　患者多为体力劳动者，男性多于女性。主要症状为臀部突然出现针刺或撕裂样弥漫性疼痛，或为酸痛，疼痛有时向大腿后外侧放射，一般不过膝关节。腰部前屈、旋转时以及起立、下蹲时均可加重疼痛。在髂嵴中部入臀点有明显的压痛，向大腿后外侧放射，一般不过膝关节。病程长者可触及梭形硬条索，亦有压痛放射痛。有时症状累及窦椎神经，引起背痛和坐骨神经痛。

3. 诊断　根据患者工作的性质和可能出现的腰肌扭伤史，以及比较典型的症状和体征，即可确定诊断。但仍应与腰椎间盘突出症等相鉴别。后者有腰椎扭伤史，相应节段椎旁有压痛并向下肢放射，直腿抬高试验呈阳性。前者疼痛放射至下肢，最低不过膝后，而后者可放射至足部，且前者无腱反射的异常和运动功能的障碍。

4. 治疗

(1)注射疗法

1)体位：患者俯卧位。

2)穿刺点定位：在髂嵴中点下 2～3cm 处有明显压痛点为穿刺进针点。

3)操作步骤：常规消毒皮肤。用 7 号 8cm 长针在进针点快速刺入皮肤，垂直骨面进针。针穿入皮肤后改为缓慢进针，针尖抵达病变部位时，患者可有放射性酸胀感，回抽无血后注入消炎镇痛液 5～10ml。

(2)针刀松解疗法

1)体位：同前。

2)穿刺点定位：同前。

3)操作步骤：常规消毒皮肤，刀口线与臀上皮神经平行（与髂嵴垂直）快速刺入皮肤后改为缓慢进针。当针刀抵达臀肌筋膜时手下有韧感，将针刀向两侧缓慢滑动，当有放射感时，先纵行疏通剥离再横行推移。如果臀部皮下有条索状物时，刀口线与条索或臀上皮神经平行。垂直皮肤刺向条索状物，酸胀明显时切割几刀，先纵行疏通剥离再大幅度横行推移，手下松动时出针刀。

(五)脊神经后支炎

1. 病因与病理生理　脊神经后支较细，于椎间孔外口处脊神经节的外侧发出，向后行经骨纤维孔，在下位上关节突与横突根部上缘交界处，至横突间肌内缘分为内侧支和外侧支，各脊神经后支间有吻合。

(1)后内侧支：位于下位腰椎上关节突根部的后侧，横突的后面斜向后下，经骨纤维管至椎弓板后面转向下行，跨越 1～3 个椎体，重叠分布于关节连线内侧的关节囊、韧带及背伸肌。腰 4～5 的内侧支向下跨越 2～3 个椎体，抵达骶骨背面，还分布于骶髂关节。后内侧支在腰背肌肉内与上下平面的分支相连，紧与椎板相贴，一直到棘突下缘，棘上韧带受上一平面后内侧支支配。

(2)后外侧支：与血管伴行，沿着横突背面向外下斜行，经骶棘肌，穿胸腰筋膜至皮下，支配椎间关节连线以外的组织结构。腰 1～3 的外侧支较长，形成臀上皮神经。

(3)脊膜支：多为脊神经后支或腰神经总干的分支，经椎间孔返回椎管内（返神经），分布于纤维环、后纵韧带、硬膜结缔组织、血管和脊髓被膜（脊膜支），其与交感神经纤维汇合组成窦椎神经。窦椎神经在相邻节段间有广泛吻合，因而刺激可能会跨节段跨侧别传入中枢，引起腰腿痛。

(4)骨纤维孔：位于椎间孔外口的后外方，开口向后，与椎间孔垂直。其上界是横突间韧带的镰状缘，下界为下位椎体的横突上缘，内界为下位椎体上关节突的外缘，外界为横突间韧带的内侧缘。

(5)骨纤维管：位于腰椎乳突与副突间的骨沟处。前壁为乳突副突间沟，后壁为上关节突副突韧带，上壁为乳突，下壁为副突。

2. 临床表现　腰骶部疼痛及不适，相应椎旁及小关节处压痛并向臀及股后侧放射，一般不过膝关节，有部分患者的症状可达小腿，但直腿抬高试验阴性，可与腰椎间盘突出症鉴别。

3. 诊断　根据临床表现及体征，诊断不难确立，但要注意和腰椎间盘相鉴别。

4. 治疗

(1)注射疗法

1)体位：患者俯卧位，腹下垫枕。

2)穿刺点定位：依据患者的腰椎 X 平片，取病变椎间隙下位椎体上关节突的外缘与横突基底部上缘的交点为 A 点，至 A 点画一条水平线与棘突交于 B 点，测量 AB 的长度。在患者体表准确标定出 B 点位置，自 B 点向患侧画一水平线，根据换算后 AB 的实际长度在该线上标出 A 点即为进针点。

3)操作步骤:常规消毒皮肤后,用7号8cm长针快速垂直刺入皮肤后改为缓慢进针,遇到骨质即为横突基底部,稍退针,再稍头端倾斜进针到达原来深度遇不到骨质或有自骨面滑下的感觉,则证明针尖恰好在横突上缘,再稍退针,压低针尾斜向内侧进针,遇到骨质即为上关节突外缘,稍提插穿刺针,并将针尖刺向上关节突与横突交点处,患者有刺痛或电击感时,说明针已经到达腰神经后支出骨纤维孔处,回抽无血、无液后注入消炎镇痛液或1%的利多卡因5ml。

(2)针刀松解疗法

1)体位:同前。

2)穿刺点定位:同前。

3)操作步骤:先按前方法行阻滞,再按原进路刺入3号针刀,自横突上缘沿上关节突外缘上、下方向切割剥离2～3刀,手下有松动感时出针刀。

注意事项

(1)腰神经后支及内、外侧支均有血管伴行,行针刀松解时一定要使刀刃与上关节外缘平行、紧贴,避免损伤血管。

(2)因为腰神经后支有广泛的吻合,松解时同时涉及邻近的2～3个神经根效果才能最好。

(3)病史长的患者或经2次阻滞效果不能巩固的患者,需采用针刀松解。

五、下肢疼痛

(一)股神经痛

1. 病因与病理生理　股神经是腰丛最大的分支,源于腰$_2$～腰$_4$($L_{2\sim4}$)脊神经前支的后股。其起始段位于腰大肌背面,自腰大肌外侧缘穿出,沿髂肌前方下降,经腹股沟韧带中点稍外侧进入股三角。在股三角内,股神经位于股动脉外侧并由此分出许多分支,支配缝匠肌、耻骨肌和股四头肌,支配皮肤的股前皮神经,分布于股下2/3前内侧皮肤。

2. 临床表现　股神经痛表现为特殊步态,患者尽量避免屈膝,行走步伐细小,先伸出健足,然后病足拖曳而行。大腿前内侧一直到膝及小腿前内侧麻木,而后伸膝力弱,膝腱反射由弱到消失,股四头肌逐渐无力而麻痹。骨神经的分支股前皮神经损伤产生剧烈神经痛和痛觉过敏现象,出现股外侧皮肤感觉及功能障碍。

3. 诊断

(1)临床可见腹股沟区或股前区疼痛,疼痛多向会阴部、股前内侧、小腿内侧甚至足内侧放射。

(2)查体可见股动脉外侧压痛,股前部内侧感觉障碍,可伴水肿、青紫等营养改变。

(3)直腿伸髋试验阳性,屈髋、屈膝无力,膝腱反射消失。

4. 治疗　股神经阻滞是最有效的治疗方法。

(1)体位:患者仰卧位,患侧下肢稍外展、外旋。

(2)穿刺点定位:取腹股沟韧带中点下方1cm、股动脉搏动点外侧0.5cm标记为穿刺进针点。

(3)操作步骤:操作者左手示指指尖触清股动脉搏动,轻轻向下并稍向内侧按压,以保护血管;右手持注射器沿左手示指的外侧于标记处快速进针至股三角深筋膜深层水平,出现异感,回抽无血,注入消炎镇痛液5～10ml。

注意事项

(1)股神经与股血管毗邻,因此操作时注意用左手示指保护血管,另外,操作力求准确轻柔,避免反复寻找异感,误伤血管。

(2)注药前反复回抽,以免误入血管。

(二)股外侧皮神经痛

1. 病因与病理生理　股外侧皮神经为感觉神经,源于腰$_2$～腰$_3$($L_2\sim L_3$)脊神经后根;自腰大肌中分外缘穿出后,经髂肌前面,于髂前上棘(缝匠肌的起始部)内下方,穿经腹股沟韧带深面至股部分为两支,前支分布于大腿前外侧,直到膝关节的皮肤,后支穿出阔筋膜分布于自大转子至大腿中部的皮肤。常由于外伤、各种传染病、中毒(乙醇及药物等)、糖尿病、动脉硬化、肥胖、腹部手术后、腹部肿瘤、妊娠子宫压迫等因素引起,有的病因不明。

2. 临床表现　股外侧皮神经痛也称感觉异常性股痛症,临床上股外侧皮神经疼痛患者表现为股外侧痛觉、触觉及温度觉减退,但无肌肉萎缩,无腱反射改变。

患者常有大腿外侧面感觉异常,如蚁走感、烧灼感或麻木针刺感等,也可出现局部感觉过敏,感觉缺失或疼痛,常发生于一侧。

3. 诊断　临床以股外侧疼痛和感觉异常为主要特点。

(1)多为单侧发病,起病可急可缓,病程缓慢而长久,主要症状有大腿前外侧持续性蚁走及麻木、僵硬、刺痒、烧灼或压迫感等。

(2)疼痛可有可无,可轻可重,轻者阵发出现,重者因持续性疼痛而影响睡眠,在长期行走或劳累时该区呈现明显的刺痒或烧灼样疼痛。部分患者躺下休息后多能很快减轻或消失。

(3)在髂前上棘内侧或其下方触及条索状物，压痛明显且向大腿外侧放射。

(4)该区皮肤常有感觉障碍，如触痛及温觉迟钝或感觉过敏等。

(5)X线检查：为进一步查明原因，应根据具体情况拍照腰椎及骨盆X线片。

4. 治疗

(1)注射疗法

1)体位：取仰卧位，患侧上肢上举。

2)穿刺点定位：在髂前上棘压痛点或条索状物附近进针，也可在髂前上棘内下1.5～2cm处进针。

3)操作步骤：常规消毒病区皮肤，用5号球后针头垂直皮肤快速进针到皮下，再缓慢持续进针达阔筋膜深层。穿刺正确患者可有异感，抽吸无血，注入镇痛液5～8ml，每5～7天1次，3～4次为一疗程。

(2)针刀松解疗法

1)体位：同前。

2)穿刺点定位：同前。

3)操作步骤：常规消毒病区皮肤后，用4号针刀垂直皮肤快速进刀到皮下(刀口线与神经走行线平行)，再缓慢持续进刀达阔筋膜深层，进刀位置正确患者可有异感，纵行剥离几刀后出针刀。

注意事项

(1)损伤粘连引起的股外侧皮神经痛，可在粘连处施行小针刀松解。

(2)应严格掌握刀口线及进针刀方向，切勿损伤神经。

(三)股骨头缺血性坏死

1. 病因与病理生理

(1)创伤：有统计报道创伤后股骨头坏死的发病率为15%～45%，髋关节脱位造成股骨头坏死的发病率为10%～26%。

(2)感染：感染使关节腔内渗出液增多，关节腔和骨髓腔内压力增高，股骨头血液供应障碍，使骨髓中心部软骨细胞坏死。

(3)嗜酒：据报道长期大量饮酒者的股骨头坏死发病率为10%～39%。

(4)长期应用糖皮质激素：长期服用糖皮质激素可引起骨质疏松、血液黏稠度增大、血管炎症及高血脂，从而造成微循环障碍，导致股骨头缺血坏死。

(5)先天缺陷和遗传：股骨头和骨骺的先天缺陷可致缺血坏死，有报道10%～70%的股骨头无菌坏死患者有家族史。

(6)自身免疫学说：本症患者中有IgG明显增高、血小板聚集异常。

2. 临床表现

(1)最先出现的临床症状为髋关节或膝关节疼痛，疼痛可为持续性或间歇性，如果是双侧病变可呈交替性疼痛，轻微的外伤常使疼痛骤然加剧。疼痛重时可有间歇性跛行，髋关节内旋及外展明显受限。

(2)股骨头投影处压痛，大腿滚动试验、叩跟试验、股骨头研磨试验、4字试验及大转子叩击试验均阳性。

(3)X线检查可有以下表现：

Ⅰ期：股骨头外形及关节间隙正常，但其持重区软骨下骨质密度增高，周围可见点状、斑片状密度减低区阴影及囊性改变。

Ⅱ期：股骨头外形正常，但其持重区软骨下骨的骨质中，可见1～2cm宽的弧形透明带，即“新月征”。

Ⅲ期：股骨头变平、塌陷，软骨下骨质密度增高，但关节间隙仍保持正常，Shenton线连续。

Ⅳ期：股骨头持重区严重塌陷，出现扁平髋，Shenton线不连续，关节间隙变窄，髋臼外上缘常有骨刺形成。

(4)CT：早期可见股骨头内初级压力骨小梁和初级张力骨小梁的内侧部分相结合形成一个明显的骨密度增强区，在轴位像上呈现为放射状的影像称之为“星状征”，晚期可见中间或边缘的局限的环形的密度减低区。

(5)MRI：可见股骨头内出现带状、环状或不规则形的信号减低区，最先出现在股骨头的负重部位。

(6)ECT：对股骨头无菌坏死的早期诊断有很大价值，准确率可达91%～95%。早期股骨头区无放射性浓聚或仅在周围有一条放射性浓聚带，后期可见股骨头区放射性浓聚。

3. 诊断　根据病史和临床表现及影像学改变不难诊断，但要和下列疾病相鉴别：

(1)暂时性滑膜炎：患者诉髋痛，出现跛行。可有上呼吸道感染或过敏反应病史，经休息和对症处理，半月后可自愈。

(2)股骨头骨骺滑脱症：多见于10～17岁的男孩，常有外伤史，诉髋痛伴跛行。X线髋关节侧位片，可见股骨头向后下方滑脱，有助于明确诊断。

(3)髋关节滑膜结核:常有结核病接触史或感染史。X线片可见患侧骨质疏松,闭孔缩小,关节囊膨隆,及其他结核症状。

4. 治疗 早期股骨头无菌坏死的治疗包括关节腔内注射治疗和关节腔及骨髓腔减压治疗。

(1)药物治疗:对疼痛严重者,可给予非甾体抗炎药,中药治疗,并补充钙剂如纳米钙、α-D_3等。

(2)物理疗法:可行痛点超激光照射和中药熏蒸治疗。

(3)关节腔注射疗法

1)体位:患者仰卧位。

2)穿刺点定位:取腹股沟韧带中点向外下2~3.5cm为进针点。

3)操作步骤:用一手示指触及股动脉搏动并加以保护,另一手持7号8cm长针,快速垂直刺入皮肤后改为缓慢进针,达到关节腔。如果有关节积液,可先将积液抽出,再注入消炎镇痛液10~15ml(如因应用糖皮质激素引起的股骨头无菌性坏死,消炎镇痛液中不用或少用糖皮质激素)。注射后被动活动髋关节,以利于药物扩散。

(4)髋关节减压术

1)体位:同前。

2)穿刺点定位:同前。

3)操作步骤:在关节腔内注射后,在原进针处,针刀的刀刃平行于神经、血管走行的方向垂直皮肤刺入达关节腔,将关节囊前壁切2~3刀,可明显降低关节腔内压力,改善症状。

(5)骨髓腔减压术

1)体位:同前。

2)穿刺点定位:取大转子下1cm为进针点。

3)操作步骤:从皮下至骨膜逐层注射局麻药或消炎镇痛液。快速刺入针刀或克氏针,朝股骨头方向进针(或针刀),使其穿透骨皮质和骨髓腔,达到对侧皮质。可在同一进针处穿2~3个孔。

(6)手术治疗:对股骨头坏死已进入Ⅳ期,表现为关节间隙变窄和典型骨关节炎时行全髋置换术或股骨头置换术较为适宜。

注意事项

(1)严格无菌操作,避免关节腔内感染。

(2)保护股血管和股神经,进针前一定要摸清股动脉搏动。

(四)骨性膝关节炎

1. 病因与病理生理 骨性膝关节炎主要是软骨随着年龄增长磨损而发生退化或由于损伤、炎症、遗传、内分泌等疾病所引起的一种病理改变。其病理变化为:①软骨逐渐失去润滑性、发亮如玻璃样的本质,变得干燥、粗糙、不光滑、缺少弹性;②骨质改变:软骨边缘出现骨赘新生物,软骨下骨髓内骨质增生,而关节软骨下骨质内囊肿形成是本病的一大特点;③滑膜的改变;滑膜增生形成多发、重叠等。

2. 临床表现

(1)症状及体征:中老年肥胖女性多发;关节疼痛为:①始动痛,由静止变化体位时痛,也称胶滞现象;②负重痛;③无活动痛;④夜间痛、休息痛。如果活动过多、天气变化、情绪影响也使疼痛加重;关节肿胀:可为关节积液,也可为软组织变形增生、骨质增生或三者并存。肿胀分三度,略比健侧肿胀为轻度,肿胀组织与髌骨相平为中度,多于髌骨为重度;压痛点:多见于胫骨内髁、髌下脂肪垫及内侧关节缝等处,有关节积液者,血海穴压痛较著;多见膝内翻畸形;关节活动障碍。

(2)辅助检查

1)实验室检查:三大常规、血沉、黏蛋白、类风湿因子等均无异常发现。

2)X线检查:X线片显示该病早期仅有软骨退行性变时,无异常发现,随着关节软骨变薄,关节间隙逐渐变窄,间隙狭窄可呈不均匀改变。在标准X线片上,成人膝关节间隙为4mm,小于3mm为狭窄。60岁以上的正常人,关节间隙为3mm,小于2mm为狭窄。个别人可关节间隙消失。进而软骨下骨板致密、硬化,如象牙质状。负重软骨下骨质内可见囊性改变。这种改变常为多个,一般直径小于1cm,可为圆形、卵圆形或豆状。关节边缘及软组织止点可有骨赘形成,或见关节内游离体骨质疏松、骨端肥大、软组织肿胀阴影等。但关节间隙狭窄、软骨下骨板硬化和骨赘形成是骨性关节炎的基本特征。

3. 诊断 根据临床表现和影像学检查即可诊断。但要注意和风湿性关节炎相鉴别。

4. 治疗

(1)劳逸结合,适当休息,有关节积液者应尽量卧床休息、减少负重。

(2)功能锻炼以主动不负重活动为主。

(3)理疗:可解除疼痛和肌肉痉挛,有助于改善血液循环,减轻肿胀,可用热敷,最好是湿热敷。热透和超激光可用于亚急性期疼痛。热气浴、温泉浴也可奏效。

(4)药物治疗：消炎止痛药是该病的有效药物，尽管不能终止其发展，但能缓解症状、消除疼痛。常用的有吲哚美辛、布洛芬缓释胶囊、双氯芬酸等。急性炎症期还应给予抗生素治疗。

(5)阻滞疗法：①局部痛点阻滞：可以消除炎症渗出、增生、肿胀，缓解肌肉紧张和痉挛，改善局部血液循环，阻断疼痛的恶性循环；②关节腔内注射：可经髌骨周围的任何一点刺入关节腔，但以外上、内上、髌骨外缘较常用。如有关节腔大量积液，可先抽关节液，再注药。糖皮质激素虽可消炎消肿、抑制增生、止痛，尤其是滑膜炎症，但有文献报道，可能加速软骨病损，故不宜多用。

(6)小针刀疗法：小针刀疗法对骨性关节炎膝前压痛疗效好，常用的施术区为髌骨周围、髌下脂肪垫、胫骨内外髁缘等处。行刀时刀不离骨面，刀口线与韧带、肌腱走行平行，不可横行切割。术中刀法要轻柔，尽量避免扭曲，折撅，以免折刀。一次施术进针点不宜过多，以1～3处为最好，最多不过4～5处。关节腔积液者，可行血海穴针刀刺激。

(7)关节腔注药疗法：可在关节腔内注射玻璃酸钠具有促进关节软骨修复的作用，每周一次，5次为一个疗程。

(8)手术疗法：对症状严重者行手术治疗，可用关节镜手术。

(五)跟痛症

1. 病因与病理生理　本症与劳损和退化有密切关系，常见的有跟骨骨刺、跟骨脂肪垫炎或萎缩、跖筋膜炎、跟腱滑囊炎，长期站立工作或行走，足跟下受压或摩檫，出现疼痛、肿胀等症状。对跟骨骨刺的形成原因，大多认为是跖长韧带和跖腱膜挛缩引起跟骨附着点处持续牵拉损伤，韧带和腱膜的纤维在跟骨附着点不断钙化和骨化而形成，跟骨结节处骨刺一律是足跟部向足前方。

2. 临床表现

(1)跟骨骨刺：起病缓慢，40岁以上的老年人多发，常伴有严重平足畸形，足跟底部疼痛，晨起较重，行走片刻后减轻，但行走过久疼痛又加重。跟骨前方压痛，有时可触及骨性隆起。跟骨侧位片常显示跟骨结节前角骨刺形成。但有骨刺不一定发生疼痛，疼痛也不一定有骨刺。

(2)跟部滑囊炎：多见于女性，常发生于一侧跟腱止点部疼痛，在行走、站立或剧烈运动后疼痛加重，局部轻度肿胀，深在性压痛。

(3)跟下脂肪纤维垫炎：常因跟部被硬物碰伤或长期受压引起。跟下疼痛、肿胀、压痛浅。

(4)跖筋膜炎：常有跟下及足心部疼痛，足底有胀裂感。

3. 诊断　根据临床表现，排除痛风性、类风湿关节炎，跟骨骨髓炎等疾病所致的足跟痛即可诊断。

4. 治疗

(1)局部注射：根据疼痛部位、深浅、范围注射消炎镇痛液。每周1次，3次为1疗程。

(2)针刀治疗：对于局部出现粘连僵硬，可用小针刀做局部松解术。对于跟骨骨刺，在最明显压痛处进针到达跟骨骨刺处，切断部分腱膜和韧带。

(3)物理疗法：可选用超激光、偏振红外光治疗，每日1次，每次5～10分钟，7天为1疗程。

(4)药物疗法：选用骨刺丸、骨仙片、壮骨关节丸等，也可服用非甾体类消炎镇痛药等。

六、全身性疾病

(一)类风湿关节炎

1. 病因与病理生理　类风湿关节炎的病因尚未完全阐明，多认为因多种因素诱发的自身免疫反应而致病。

(1)遗传因素：有关研究发现，类风湿关节炎的发病有轻微的家族倾向，其发生率主要与HLA-Ⅱ类抗原相关。

(2)感染因素：近年研究发现，类风湿关节炎患者对某些微生物产生高免疫反应现象。①病毒：EB病毒可刺激B细胞产生类风湿因子的免疫球蛋白。约80%的类风湿关节炎患者血清中可检出高滴度的抗EB病毒抗体；②细菌：主要是结核分枝杆菌和奇异变形杆菌。菌蛋白与机体组织蛋白具有相似的序列，因而具有交叉免疫原性。

(3)生理因素：绝经期前妇女类风湿关节炎的发病率显著高于同龄期的男性，为4∶1。

(4)病理改变：类风湿关节炎的病变主要发生在小关节，其病理改变为伴有血管翳形成的慢性滑膜炎。急性期常有关节积液，积液中含有大量炎症细胞，主要为嗜中性粒细胞和T细胞。早期即可见关节软骨的侵蚀性糜烂。晚期则由于机化，可形成纤维性关节强直，肉芽组织侵入邻近的骨质，可造成骨质破坏。类风湿结节是最具特征的关节外病理损害，表现为中心区坏死的肉芽组织，见于大约25%的典型患者。

2. 临床表现

(1)症状和体征：①一般症状：起病迟缓，在关节症状出现前可有乏力、低热、全身肌肉酸痛、手足发冷等，食欲减退和体重下降也是常见症状；②关节症状：多数患者为对称性的多关节炎，表现为活动受限、关节压痛，以四肢小关节(近侧指、趾间关节)为主，也可以累及腕、肘、肩、膝、踝等大关节，病程长者，累及的关节出现"梭形变"畸形；③关节外表现：约20%的患者可出现皮下结节，多位于关节隆突部及受压处，也可见于滑囊和腱鞘。5%～10%的患者有脾大，约30%的患者有淋巴结肿大。血管病变可累及肺动脉、肾脏，可伴有心包炎、胸腔积液以及眼巩膜病变。

(2)实验室检查：类风湿因子(RF)在75%的患者中阳性，但正常人也有5%的阳性。血浆蛋白电泳早期β_2增加，随病情进展慢性化，γ球蛋白增高。病情活动期血沉增快，缓解期可降至正常。贫血多为轻、中度，白细胞正常或增高。

(3)X线检查：早期关节周围软组织肿胀，关节间隙变窄，关节面不规则，关节周围骨质疏松。晚期关节滑膜软骨消失，关节附近组织呈磨砂玻璃样改变，关节间隙变窄，关节周围有骨质破坏，骨质破坏呈畸形。

3. 诊断　1987年美国风湿协会修订的类风湿关节炎诊断标准为

(1)晨僵至少1小时(≥6周)。

(2)至少3个以上关节肿(≥6周)。

(3)腕、掌指关节或近端指间关节肿(≥6周)。

(4)对称性关节肿(≥6周)。

(5)皮下结节。

(6)手X线片改变。

(7)类风湿因子阳性(滴度>1：32)。

确诊类风湿关节炎需具备4条或4条以上标准。

鉴别诊断

(1)增生性关节炎：发病年龄多在55岁以上，男女发病均等，但关节发病，膝关节多见，上、下楼梯时症状加重，血沉不快，类风湿因子阴性。

(2)风湿性关节炎：起病急骤，发病前有链球菌感染史，游走性关节痛，风湿活动期血沉增快，抗"O"升高，关节极少出现畸形，对阿司匹林疗效显著。

(3)结核性关节炎：午后低热，乏力消瘦等结核中毒症状，抗结核治疗效果好。

4. 治疗　治疗的目的主要是为了减轻疼痛，控制病情进展，阻止发生不可逆的骨改变，尽可能地保护关节和肌肉的功能，改善患者的生活质量。

(1)一般治疗：①适当休息，加强营养；②加强锻炼，预防关节畸形；③进行理疗，改善症状。

(2)药物治疗

一线药物：包括水杨酸类和其他的非甾体抗炎药。这类药物对于病情进展没有作用，但可有效地控制炎症，有利于患者的关节功能和生活质量的改善。①水杨酸类代表药物是阿司匹林。小剂量(2g/d)时，以止痛为主，加大剂量(4～6g/d)才具有抗炎效果；②其他非甾体抗炎药常用的有布洛芬，0.4g/次，每天3次。吲哚美辛50mg/次，每天2次。

二线药物：包括改变病情的药物和细胞毒药物。前者有抗疟药、金制剂、青霉胺、柳氮磺吡啶和雷公藤等；后者有甲氨蝶呤、环磷酰胺、环孢素、硫唑嘌呤等。二线药物的毒副作用较大，但因可阻断骨损害的发生，改善活动性和进程，故提倡早期应用。一旦发生严重副作用，应立即更换药物。

三线药物：糖皮质激素。迄今为止，尚未发现比糖皮质激素更强的抗炎药物。糖皮质激素常在二线药物尚未显效时使用，后者一旦起效，即可减少糖皮质激素的剂量并逐渐撤除。目前主张低剂量用药，泼尼松不超过10mg，每天1次。

经验组方：莨菪浸膏片，复方丹参注射液，山莨菪碱注射液联合用药。用法：莨菪浸膏片从50mg/次，每天3次开始，至患者出现口干、烦躁、视物模糊时适当减量后维持1～2个月。复方丹参液20ml加入低分子右旋糖酐液250ml内，静脉滴注，每天一次。山莨菪碱注射液15mg加入5%葡萄糖液250ml内静脉滴注，每天1次，2周为一疗程。

(3)注射疗法和小针刀疗法：对于滑膜炎症较重而受累关节不多、影响关节活动的患者，可应用消炎镇痛液进行关节腔内及关节周围痛点注射治疗，以缓解疼痛、肿胀，减轻炎症；并根据病情应用小针刀分离关节周围粘连组织，以改善关节功能，减少强直和畸形产生。

(4)外科治疗：后期病变静止，关节有明显畸形的病例可手术治疗。

(二)风湿性多肌痛

1. 病因与病理生理　风湿性多肌痛的具体病因尚不清楚，年龄因素、环境因素和遗传因素都可能发挥作用。风湿性多肌痛有家庭聚集现象，与$HLA\text{-}DR_4$基因相关。

2. 临床表现　全身不适，食欲下降，低热，大多数患者肌肉疼痛逐渐发生。肌肉疼痛常发生在晨起和休息后，体重减轻，查体多无阳性发现。

3. 诊断　X线检查：无明显改变。实验室检查：血沉增快，大多数快至100mm/h以上；血红蛋白80～100g/L；滑膜活检呈淋巴细胞性炎症性改变。

应与下列疾病鉴别诊断

(1)多肌炎和皮肌炎：任何年龄均可发病，女性发病是男性的2倍，发病早期仅有横纹肌和颈、咽部肌肉痛、硬，伴有全身无力，发病5年以上者肌肉出现萎缩，肌无力。儿童预后比成人轻。

(2)巨细胞动脉炎：多发生在50岁以上的男人，发病急，头痛以颞、枕动脉区明显，有时可累及咬肌群。

4. 治疗

(1)一般治疗：注意保暖，避免湿寒。急性期患者应卧床休息至血沉、体温正常。

(2)较小剂量的泼尼松，每天5～20mg，减轻肌肉疼痛和肌肉僵硬，症状减轻后逐渐减量。

本病延续数年后可自行缓解。

(三)强直性脊柱炎

强直性脊柱炎(ankylosing spondylitis，AS)是一种原因不明的全身性炎性疾病，主要侵犯中轴骨，尤其侵犯骶髂关节，椎旁小关节、肌肉、韧带的附着点。本病在60年代叫做类风湿关节炎中的中枢型，《希氏内科学》1982年第16版开始将本病和类风湿关节炎分开描述，已定为单一疾病。

AS患者男性占绝对多数(男∶女＝14∶1)，而现在的研究提示，该病男女之比是2∶1到3∶1，只不过女性发病常较缓慢，病情较轻。该病占门诊腰痛病的5%，为常见疼痛病之一。本病无特异方法治疗，晚期脊柱强直，关节畸形，致残率较高，为控制病情发展，降低致残率，必须及早诊断，采取综合治疗。

1. 病因与病理生理

(1)该病的病因和发病机制迄今不明，现已证实AS的发病和HLA-B_{27}密切相关。

(2)遗传因素：AS发病有家族聚集性，可能与遗传因素有关。

(3)感染因素：与患者大便内肺炎克雷白杆菌有关，采用柳氮磺吡啶治疗AS有一定疗效。

(4)其他原因：营养条件差，维生素C、维生素D缺乏，饮食习惯，人口集中地区，受潮湿环境影响。

本病的炎性渗出和细胞浸润主要在滑膜，但增殖现象可同时发生在关节囊、韧带和骨皮质，初期发病先是骶髂关节，逐渐向上发展致腰、胸、颈椎。整个脊柱病变主要是发生在椎旁小关节囊、纤维环外层及邻近结缔组织，并沿前、后、侧、纵韧带发展，发病缓慢，病史长，如不能及早明确诊断，则使脊柱强直，失去劳动力，约10%的AS心脏受累，少数患有虹膜炎。由于炎症侵犯到胸肋关节，使呼吸动度受影响，肺活量减少，由于病变反复发作，脊椎炎性浸润，被新生骨包绕，久而久之形成新生骨骨桥，脊柱呈“萵苣样”变。

国外报道女性患AS容易累及颈椎，占25%～31%，男性仅占4%，女性易形成跳跃性病灶(骶髂关节和颈椎病变而胸椎正常)，幼年发病患者病情严重。外周关节受累多伴发热、贫血，白细胞升高，儿童多见。

2. 临床表现

(1)症状：患者发病为隐匿性，早期乏力，低热，消瘦，厌食，腰骶部不适酸痛，夜间痛影响睡眠，严重时可使患者在睡眠中痛醒，甚至被迫坐起下床活动后重新入睡。腰痛休息后不能缓解，活动后反而能使症状改善。疼痛多受天气变化影响，阴雨寒冷季节腰背部僵硬。晨僵是AS常见的早期症状。发病年龄越早，症状越重，髋关节受累比例越高。发病年龄较大者，病变及临床症状不典型。AS典型患者，自骶髂关节发病，整个脊柱自下而上僵硬、弹性差，常引起后凸畸形。胸部颈部受累，患者活动受限，体态变为头向前俯，胸廓变平，似盔甲。到晚期脊柱各项活动受限，行走时只能看见前面有限一段路面。

(2)体征：患者多数为慢性病容，发育、营养差，部分患者贫血貌。腰椎生理前凸变浅，脊柱弹性差，腰椎活动范围受限，腰骶部压痛，骶髂关节压痛、叩痛，骨盆分离试验、“4”字试验、骶髂关节分离试验均为阳性。

Schober试验小于4cm，提示腰椎活动度降低。胸廓活动度降低。

(3)实验室检查

血常规：急性期白细胞升高，单核粒细胞升高，血红蛋白降低，红细胞减少，血沉及C-反应蛋白增快。

类风湿因子阳性率占10%～20%，免疫球蛋白IgA升高，如四肢大关节受累者，IgM均升高，HLA-B_{27}阳性率占96%。

关节腔液检查：AS患者累及大关节时，关节腔液呈黄色混浊有白细胞，以单核粒细胞为主。

尿常规检查：偶见白细胞、红细胞。

3. 诊断

(1)患者下腰痛，晨僵半小时或超过半小时，持续3个月以上，休息后不能缓解，而活动后改善。

(2)腰、胸段活动受限。

(3)虹膜炎或合并心、肺并发症。

(4)X线片示骶髂关节和椎旁小关节病变，后续硬化。骨盆正位片示：95%以上患者骶髂关节有改变，多数双侧出现，其病理变化分Ⅲ级。

Ⅰ级：髂骨骨质疏松，关节间隙模糊增宽，边缘不清，磨砂玻璃样变或串珠样变。

Ⅱ级：关节间隙狭窄不均，边缘呈轻度锯齿状。

Ⅲ级：关节间隙消失，粗大骨小梁通过软骨下骨致密带消失，骶髂关节硬化。

腰椎正位片示：椎旁小关节模糊，炎症继续发展使椎旁韧带纤维环骨化，并形成骨赘，椎体相对缘骨赘连结吻合形成骨桥，病变晚期呈莴苣样变；侧位片示：生理曲度变直，椎体相对缘增生硬化，前、后纵韧带硬化。

(5)血沉、C-反应蛋白增高，HLA-B_{27}阳性。

以上五条有四条或第五条再加上1条，诊断即能成立。

鉴别诊断

(1)致密性髂骨炎：多发生在女性，髂骨致密硬化，不侵犯骶髂关节。

(2)骶髂关节结核：多为女性，单侧发病多见，关节局部肿胀，X线片显示，关节内有死骨形成，不易出现强直。

(3)腰椎结核：泛发性特发性骨质增生，复发性软骨炎，椎体肿胀，腰大肌肌沟出现冷脓肿。

(4)银屑病性关节炎：该病合并有关节炎占3%～5%，多发生在男性，与皮肤病程呈正相关，好发于指间关节，少数侵犯骶髂关节，发病初期有晨僵，骶部出现不同程度的活动障碍，病情重者出现脊柱强直，X线片可见关节间隙腐蚀，骨致密及椎旁韧带钙化。

(5)类风湿关节炎：多发生在女性40岁以上年龄，发病多在指趾小关节，RF(+)。

4. 治疗　治疗原则是：解除疼痛，控制炎症；改善功能，防止畸形；合理用药，阻止病情进展。因此应尽可能早期诊断，并注意药物不良反应的预防和治疗。

(1)非手术疗法：包括全身用药，局部痛点阻滞，棘间及椎旁小关节阻滞，小针刀松解及手法纠治，中药汽疗等综合治疗。

抗生素应用：对骨关节病，肌肉筋膜无菌性炎症，近几年全身应用抗生素取得一定效果，无过敏者应首选青霉素。

扩张血管：改善微循环，舒筋活血，止痛化瘀。复方丹参液20ml加5%葡萄糖盐水液250ml，静脉点滴，每日一次，7～14天一疗程。风湿病活动期血沉快，C-反应蛋白高者，可将复方丹参液和山莨菪碱注射液联合静滴，每日一次，7～14天一疗程。

非甾体类消炎镇痛药：此类药物通过抑制环氧化酶作用，使前列腺素生成减少，起到止痛作用。AS常用吲哚美辛类，治疗2～4周，疗效不明显者改用其他药物。同时使用两种或更多的非甾体抗炎药物，不仅不会增加治疗效果，反而会增加药物的不良反应，甚至造成严重不良后果。如胃肠及造血系统损害。因此在使用此类药物时可同时服用雷尼替丁、果胶铋等胃黏膜保护剂。如患者对所用的一种抗炎药物有良好疗效，而无明显药物不良反应，则应维持治疗至腰背和关节疼痛、发僵或关节肿胀完全控制，通常疗程在3个月左右，以后可减少药物剂量，以最小有效量巩固治疗。如过快停药，不利于达到抗炎效果，也容易引起症状复发。

中成药：火把花根5片，一日三次。正清风痛宁20～80mg/tid。

糖皮质激素类：少数重症病例，可加用糖皮质激素。地塞米松10mg/d，疼痛症状控制后，逐渐减量，至改为泼尼松口服(地塞米松5mg相当于30mg泼尼松)。

钙剂治疗：AS患者因疼痛致活动量减少，呈失用性骨质疏松，故应给予阿法迪三等药物治疗。

慢作用药物：MTX(甲氨蝶呤)5～10mg每周2次。用药前查血常规，治疗过程中，每半月复查一次。SASP(柳氮磺吡啶)0.25g一日三次，逐渐增量(每周增加0.25g)至1克。症状控制后逐渐减至维持量，疗程1～2年。

椎旁阻滞：①定点：根据患者同等比例胸、腰正位X线片，测量椎旁小关节之间的距离，然后在患者体表上定位(棘间、双侧椎旁小关节处)；②穿刺方法：取5号球后穿刺针，在定点处垂直进针分别达黄韧带、椎旁小关节囊，回抽无血注射镇痛液每点5ml。

针刀疗法：选注射定点行小针刀松解术。因脊柱部位邻近重要脏器，故要求有经验的医生操作，以防气胸和重要脏器、大血管、神经的损伤。注意事项：严格选择适应证，对有出血倾向、血友病、白血病患者禁用。主要脏器有病变者慎用。全身及局部有感染者禁用。

手法矫治：在针刀松解后用手掌按压脊柱，用力适中，切忌粗暴操作，以免骨折。

机械牵引：牵引力占患者体重的1/10。

中药熏蒸：在牵引的同时可应用中药熏蒸。

自身锻炼。

AS伴有股骨头缺血坏死者行髓腔减压术。

(2)手术治疗：AS发展到生活不能自理，髋关节畸形，双侧股骨头缺血坏死阶段，可行髋关节置换术。

（四）不定陈述综合征

1. 病因与病理生理

(1)神经症型：患者以心理因素为主，无自主神经功能紊乱症状，乙酰胆碱试验N型。

(2)心身症型：患者有心理性和自主神经功能失调两种因素存在。乙酰胆碱试验S-P型。

(3)原发性自主神经功能紊乱型：这一类患者无心理性因素，只有自主神经功能失调症状。乙酰胆碱试验S-P型。

2. 临床表现　不定陈诉综合征以青年女性和更年期女性发病率高。患者常有多种主诉并且较为广泛，主诉症状有全身倦怠、疲劳、眩晕、头痛、胸背痛、腰痛、心悸气短、下肢无力、身体不同部位麻木、食欲缺乏等。如将患者主诉症状按系统分类，据统计：全身性症状占18.8%～24.3%，神经肌肉性症状占36.3%～42.1%，心血管系统症状占15.9%～22%，胃肠道症状占20.6%～22.9%。除上诉症状外，患者多陈诉手足发凉难忍，怕冷、喜暖。另一个特点是患者陈诉的多种症状和时间、空间上的不固定性。体检无与主诉症状相应的阳性体征。

3. 诊断

(1)有较多陈诉，而且在时间和空间上表现为不固定性。发凉对该病的诊断尤为重要，除自觉发凉外，Shellong起立试验阳性有确诊该征的临床价值，其方法是静卧15～30分钟后，分别测量收缩压、舒张压、心率、每博排出量、心脏指数及末梢循环阻抗3分钟，然后取能动立位10分钟后再测上述各项指标，如果除舒张压、心率无明显改变而其他指标明显下降则为试验阳性。试验阳性即可诊断为发凉阳性和不定陈诉综合征。

(2)全身不适症状不固定，主诉多，主诉与体征不符，各种辅助检查无阳性发现。

(3)多发于更年期或年轻女性，常有心理、社会及内分泌因素存在。

4. 治疗　不定陈诉综合征的治疗原则应以综合治疗为主。临床有报道可按不定陈诉综合征三型进行治疗，即神经症型给予神经安定药，并结合精神疗法（心理）治疗。原发性自主神经功能紊乱症型，用自主神经安定药结合星状神经节阻滞。对心身症型，则用精神安定药、自主神经安定药、星状神经阻滞并结合精神心理疗法、枝川注射疗法综合治疗。

(1)一般治疗：要求患者生活要规律，适当参加文体及劳动。对不适应的环境要逐步适应或避免在不愉快的环境中生活、工作，保持良好的精神状态。

(2)药物疗法：甲氧异氮烟（tofisopam）属弱安定药，有较好调节自主神经功能的作用。SF-G片剂含维生素B_1、B_6、B_{12}和谷维素，对所有神经痛症状的患者均有较好的疗效。NF-YI胶囊含维生素E和谷维素，对更年期自主神经功能失调、末梢血液循环障碍等有较好的效果。中药可选用当归四逆加吴萸生姜汤，有助于改善发凉等症状。

(3)星状神经节阻滞：星状神经节阻滞是治疗不定陈诉综合征最有效的方法之一。

治疗机制：①阻断交感神经紧张的恶性循环。临床报道患者仅做1～2次阻滞，症状明显改善；②改善神经分布区血液循环，如颈总动脉的血流量增加75%，改善脑血流量，改善肩部血液循环，其影响可遍及全身交感神经系统；③增加患者的防御功能并且有抗炎作用；④使自主神经系统功能稳定，阻滞后眩晕、心悸消失，血压稳定，消除了疲劳，食欲增加等；⑤月经恢复规律，对习惯性流产、不孕症也有治疗作用；⑥治疗起立性调节障碍，经星状神经节阻滞后，起立时的眩晕、面色苍白、心慌等均不再发生。操作方法：具体见有关章节。

(4)枝川注射疗法：以患者陈诉疼痛的部位为中心，在相应脊神经支配肌肉处进行枝川注射治疗，每周注射1～2次，4周为一疗程。

(5)经皮电刺激：经皮电刺激是对神经系统各个水平进行电刺激，它能通过内源性神经调控系统的互相作用机制而产生镇痛作用。治疗效果主要靠活化神经系统调节机构。该治疗方法安全，无副作用，可广泛应用。

(6)心理疗法:心理治疗又称精神治疗。是用心理学方法,主要是通过医务人员的语言和行动来改善患者的情绪,提高患者对疾病的认识,解除顾虑,增强战胜疾病的信心和能力,以达到减轻和加速治疗疾病的目的。

综上所述,对不定陈述综合征应采取综合疗法。根据临床实践及国内、外报道,疗效较好的治疗方法是药物治疗结合星状神经节阻滞、枝川注射疗法和心理疗法等综合治疗。

(五)带状疱疹后神经痛

1. 病因与病理生理　其发病机制尚未完全弄清,带状疱疹并不是其发病的全部原因,临床上已证实并非所有患有带状疱疹的病例后果均为带状疱疹后神经痛。但有学者发现,该症可引起受累神经和神经节出现炎症反应,甚至出血、坏死,除神经节和后根外,还可波及脊髓、神经干、神经末梢乃至皮下组织等部位。

2. 临床表现　该病好发于老年人,年轻人发病极少。体质衰弱和患有其他慢性、全身性疾病患者容易发病。凡带状疱疹好发部位,均可演变为带状疱疹后神经痛。好发部位除胸、腰、背部外,还可见于头部、颈部甚至鼻腔等。带状疱疹多沿肋间神经、三叉神经的分布区域而分布。

其疼痛特点为非常剧烈的灼痛和痛觉过敏,可持续数月,数年或数十年不等。疼痛可因局部摩擦或躯体活动而加剧。部分患者受心理影响,情绪低落可使疼痛加重,以至影响日常生活。甚至出现心理障碍,有自杀的念头。

3. 诊断　根据病史、临床表现不难做出诊断。

该病患者常有急性带状疱疹发病史,病程约2～3周,带状疱疹痊愈后仍有持续的灼痛者,应考虑本病的可能。检查可发现带状疱疹遗留的皮损,其周围皮肤色素沉着,呈带状,一般不超过中线,轻触局部皮肤出现刺痛、灼痛、及痛觉过敏等体征。

4. 治疗

(1)药物治疗:一般的镇痛、解痉药物无效。临床应用阿昔洛韦效果显著,连续应用4个月疼痛可缓解。卡马西平100mg口服,3次/天,有缓解症状的效果。可辅助应用非甾体类消炎镇痛药,疼痛顽固、剧烈者可考虑应用强效镇痛剂。也可辅助应用维生素B族药物及安定、镇静药物,对解除焦虑、抗抑郁、安眠有一定的疗效。

(2)TENS疗法:经皮电热神经刺激可根据皮损部位、疱疹区域寻找支配该区域的神经支、干或根处,以电刺激治疗。

(3)神经阻滞疗法:该疗法是目前比较有效的方法。

交感神经阻滞:可根据疼痛的部位分别采用星状神经节及胸、腰段神经节阻滞。因该症多发于胸、背、累及头颈部,故多应用星状神经节阻滞,每日或隔日1次,5次为1疗程,连续4个疗程。

肋间神经阻滞:病变局限者可实施肋间神经阻滞,但缺点是仅在药效时间内有镇痛效果而不能持久。对于病变范围广或疼痛剧烈者,可在硬膜外间隙留置导管,连接PCA泵进行治疗。

损毁性神经阻滞:三叉神经区或局限性胸壁带状疱疹后神经痛可采用无水酒精或酚甘油阻滞三叉神经或肋间神经。但蛛网膜下隙或硬膜外腔的损毁性治疗,因其并发症严重,已经近乎废弃。

(六)中枢性疼痛综合征

1. 病因与病理生理　大脑是接受传入信息的“司令部”,其中的信息根据不断传入的冲动有所调整。即使在无正常信息传入时,大脑也在不断地、主动地调整和整合已有的传入信息。Melzack曾证明生来便无四肢的人同样有感受疼痛的经历。幻肢痛也否定了伤害性冲动传入模式的解释,且临床证据表明在无肢体存在的情况下大脑仍可感受伤害性刺激所引起的疼痛。疼痛也可以出现在中枢神经传导路径受到完全阻断干扰(如截瘫)的患者中。临床观察还表明中枢神经损害不仅阻断干扰了冲动向大脑的传入,同时也可以导致痛感觉。这可能是该损害破坏了现存的神经元模式。

2. 临床表现　CPS常常有明显的中枢神经系统损害的表现,如躯体感觉缺失,这反映了脊髓丘脑束功能部分或完全性障碍。

(1)CPS的主要临床特点是疼痛:①疼痛基本位于躯体感觉丧失的部位,疼痛也可感觉在皮下深层;②疼痛常延迟于诱发因素之后出现,有时甚至“潜伏”数月或数年;③疼痛的典型表现与外周神经损害所致的非传入性疼痛相类似,常为持续性钝痛、针刺样痛或烧灼痛,此性质通常变化不大,但在强度上常有增减,甚至在分布上也有改变;④CPS除疼痛症状外,还同时伴有一般神经损害后躯体感觉异常的症状,如痛觉过敏,非伤害性刺激即可引起疼痛。

(2)CPS患者的临床检查可发现某些神经损害或缺损体征,表明其存在中枢源性疾病。患者常伴有针刺感和深感觉丧失,但触觉、振动觉及运动觉仍正常。

3. 诊断 根据疼痛综合征的病史和患者对疼痛的描述常常可以做出诊断。典型的症状为:固定位置的烧灼样疼痛、对冷刺激异常的感觉以及接触可加重疼痛。疼痛是持续不变的,而且通常描述成烧灼样、酸痛(aching)或切割样(cutting)感觉。偶尔也可表现为令人无法忍受的短暂暴发性剧痛。中枢性疼痛的特征为混合性的疼痛感觉,最突出的是持续不断的烧灼样感觉,与烧灼样感觉混合在一起的是冷感和针刺感,任何轻触都可加重这种持续不变的烧灼样感觉。如果涉及中枢神经系统的病变,可用CT和MRI检查确诊。

4. 治疗 CPS的治疗十分困难,通常情况下,疼痛治疗药物很少或者根本不能缓解中枢性疼痛的症状。但是临床上常采用药物治疗、物理疗法及手术疗法。

(1)药物治疗:①阿米替林、脱甲丙米嗪(抗抑郁药)和卡马西平(抗惊厥和镇痛药)大约可使近一半的患者感到不同程度的缓解。抗抑制性药物作用的机制尚不清楚,可能是影响去甲肾上腺素能、胆碱能或多巴胺系统,最终抑制中枢神经系统对5-羟色胺的再摄入。抗惊厥药物已有效地用于周围神经源性疾病,机制可能是通过钙通道失活而发挥作用;②肾上腺素能药物也已有效地应用于神经源性疼痛的治疗。可乐定:一种α_2肾上腺素能激动剂,调节脊髓后角5-羟色胺和去甲肾上腺素的释放。多发性侧束硬化症是CPS的原因之一,可乐定可以有效地解除该病的痛性惊挛和CPS的症状;③胆碱能药物可以提高痛阈,这些药物包括乙酰胆碱和毒扁豆碱等;④有试用静脉注入利多卡因治疗CPS的报道。

(2)物理疗法:经皮神经电刺激(Transcuataneous electrical nerve stimulation, TENS)在CPS的治疗中疗效不满意,但该法对某些患者有缓解作用,故仍有研究的价值。

(3)手术疗法:①脊髓破坏术会影响脊髓后根的传入性结构,这种破坏术的方法是通过外科切除或放频电极实施的。据报道,颈椎水平的前外侧脊髓切除其疗效可达一年;②在中脑和延髓水平行脊髓丘脑束切断已被用于诸如癌症引起的慢性深部疼痛的治疗。在CPS的治疗中也有应用;③皮质部位的手术已获成功,但长期疗效不够令人满意。故手术治疗的最终临床疗效评价如何,尚需进一步观察。

(范金鑫 许 慧)

参考文献

1. 周利君,信文君,庞瑞萍,等. 慢性疼痛的细胞因子微环境假说. 中国疼痛医学杂志,2013,19(11):679-684.
2. 王家双,包佳巾,魏星. 慢性手术后疼痛的类型及伴随症状分析. 中国疼痛医学杂志,2009,15(2):76-78.
3. 神经病理性疼痛诊疗专家组. 神经病理性疼痛诊疗专家共识. 中国疼痛医学杂志,2013,19(12):705-710.
4. 全养雅,钱自亮,周玲,等. 颈源性头痛临床诊断依据的分析研究. 中国疼痛医学杂志,2011,17(1):17-20.
5. 王冠羽,郑宝森. 腰交感神经阻滞治疗红斑肢痛症——附1例报告. 中国疼痛医学杂志,2011,17(1):63-64.

第八十八章 分娩疼痛

如何有效地控制分娩时的疼痛，一直是一个重要的健康和社会问题。Bonica在35个国家，121个产科中心对2700例妊娠妇女的调查发现，15%妊娠妇女有轻微的疼痛或无疼痛，35%有中度疼痛，30%剧痛，20%有非常剧烈的疼痛，分娩痛是绝大多数产妇难于接受的。

世界卫生组织规定剖宫产比率为15%，而我国剖宫产率远远超出该比率，其中因惧怕分娩疼痛而放弃自然分娩的产妇一直占有相当大的比例，尤其是初产妇。

与发达国家相比，我国在分娩镇痛的使用及认知上存在很大的差距。据统计，分娩镇痛的使用率在法国妇产医院可高达96%，美国为85%，英国为90%以上，而剖宫产率仅不足20%；在中国，分娩镇痛使用率不足1%，剖宫产率却高达50%以上，并且还有攀升的趋势。国内认为分娩镇痛会影响子宫的收缩，最终导致分娩过程出现异常，对胎儿正常分娩产生一定的影响。但为了减轻产妇分娩过程中的疼痛，实施镇痛处理非常必要。

第一节 妊娠和分娩对产妇的影响

一、呼吸系统

1. 妊娠期，由于胎儿发育，子宫的体积和重量逐渐增大，膈肌被推挤上移，下胸部肋骨外展，肋骨下角可增大50%，胸廓的前后左右直径各约增加2cm。加之腹肌松弛，膈肌运动幅度增大，产妇的潮气量及肺活量并不减少，反而存在过度通气。

2. 随着妊娠月份的增加，妊娠妇女的氧耗量也不断升高，至分娩时均超过孕前值的20%。强烈的子宫收缩引起疼痛和情绪紧张，可使产妇每分通气量高达20～25L，而$PaCO_2$显著下降1.33～2kPa，pH7.5以上。这种极度的过渡通气和呼吸性碱中毒，可引起子宫血流和胎儿血供减少，对胎儿和产妇均为不利。

二、循环系统

1. 妊娠末期，妊娠妇女总循环血量增加，由于水、钠潴留，妊娠妇女可出现水肿。约有5%～10%的妊娠妇女于仰卧位时，由于增大的子宫压迫下腔静脉，回心血量锐减，而发生仰卧位低血压综合征。

2. 分娩过程中子宫收缩，使子宫排出的血液进入大循环，回心血量增加，心排出量也可暂时增加。

(1)与产前心输出量相比，第一产程早期增加15%，末期增加30%。

(2)第二产程中除子宫外，腹壁肌与骨盆肌亦收缩，使周围血管阻力进一步加大，心排出量可增加45%，心脏负担可明显增大。

(3)第三产程胎儿娩出后使子宫缩小，腹内压骤降，血液回流到内脏血管床，而产后子宫收缩，子宫窦的血液进入血液循环，血容量又有增加，心输出量在分娩后进一步增加。

3. 疼痛、焦虑、紧张可使儿茶酚胺分泌增加，也可促使血压或静脉压增高，静脉压的变化可迅速影响到椎静脉丛，引起硬膜外间隙压力和脑脊液压力一过性升高，使之对此间隙内局麻药的应用产生一定影响。

三、血液系统

妊娠期间总血容量增加，血浆与红细胞容积也相应增加。但增加的血容量中，血浆成分占50%～60%，血细胞仅占10%～20%，因此造成相对的血液稀释，红细胞计数、压积和血浆蛋白浓度均低于妊娠前水平，血液黏稠度下降，妊娠妇女可出现生理性贫血。血小板计数与功能没有明显的变化，白细胞计数有轻度的上升。各种凝血因子（Ⅶ、Ⅷ、Ⅹ和Ⅺ）的活性可增高，故血凝加快。这对分娩出血虽是一种保护性作用，但由此也增加了栓塞的机会。

四、消化系统

1. 妊娠期增大的子宫将胃向头侧推移，胃轴由垂直向右旋转45°成为水平位，加之胃肠道张力降低，蠕动减弱，胃排空时间及肠运输时间延长，胃及贲门括约肌松弛，胃内压增高，胃内容物反流的机会增多。在镇痛治疗中，尤其是使用药物镇痛法时，应重视呕吐、反流以及误吸的预防工作。

2. 分娩中的疼痛与恐惧，镇痛与镇痛药的应用以及卧床等都可延缓胃内容的排空，有时可达24h之久。因此，每个临产妊娠妇女在分娩镇痛中，都应按“饱腹”对待，以免放松警惕发生意外。

五、内分泌系统

1. 妊娠期腺垂体增生肥大1～2倍。妊娠早期由于大量雌激素及孕激素分泌，而对于下丘脑及垂体的负反馈作用，使促性腺激素分泌减少，生长激素浓度下降。催乳素随妊娠进展逐渐增加，分娩前达高峰，为非妊娠妇女的20倍。

2. 肾上腺皮质形态无明显改变，由于孕期雌激素大量增加，血清皮质醇亦大量增加，但仅有10%为有活性作用的游离皮质醇，故并无肾上腺皮质功能亢进的表现。肾素-血管紧张素-醛固酮系统功能增强，并对孕期血压-血容量的调节起重要作用，有预防发生负钠平衡及血容量减少的代偿作用，可使血流动力学维持稳定。

3. 妊娠期约有40%～70%的妊娠妇女甲状腺肥大，甲状腺素升高。但因游离甲状腺素并未增多，故妊娠妇女通常无甲状腺功能亢进表现。妊娠妇女及胎儿体内促甲状腺素均不能通过胎盘，只是各自负责自身的甲状腺功能。血液胰岛素浓度随妊娠进展而增高，但妊娠妇女胰腺对葡萄糖的清除能力大为降低，并且有糖尿病的妊娠妇女的症状往往加重。

六、代谢

1. 妊娠期妊娠妇女基础代谢约增加10%～20%，耗氧量增加20%～30%。

2. 妊娠晚期能量总需要量约为2500千卡/天，临产时所需要的能量等于轻度或中等度劳动量。

3. 糖尿病者的胎儿体重增加，胰岛素分泌增大，易出现新生儿低血糖，且围生期死亡率及畸形发生率也较高。

4. 妊娠期血脂增高，如产程过长，体力消耗过大，需动用脂肪提供能量，则血中酸性代谢产物增加，易出现酸中毒。

七、其他

妊娠期间，为了维持体位的平衡，妊娠妇女腰椎发生代偿性前曲，脊柱的胸曲度增加，增加的子宫使腹内压增加，尤其在子宫收缩时，脑脊液的压力也剧增。随着妊娠的进展，下腔静脉受阻使脊椎静脉血流增加，硬膜外间隙和蛛网膜下隙因静脉丛扩张而变窄。以上因素可造成椎管内给药时药液易于扩散，少量的局麻药即可得到较广泛的阻滞范围，同时使穿刺容易出血或血肿形成的发生率相应增高。

第二节　分娩痛的发生机制

1. 分娩的全过程是从开始出现规律宫缩至胎儿、胎盘娩出为止，临床通常分为三个阶段。

（1）第一产程为宫颈扩张期，即从规律宫缩至宫口开全。

（2）第二产程为胎儿娩出期，即从宫口开全至胎儿娩出。

（3）第三产程为胎盘娩出期，即从胎儿娩出至胎盘娩出。

2. 第一产程的疼痛主要来自子宫收缩、宫颈扩张及圆韧带的牵引，神经冲动来自宫体及宫颈的内脏感觉神经纤维。

（1）潜伏期产痛通常是T_{11}～T_{12}支配区域。

（2）活跃期产痛经T_{10}～L_1脊髓段传入，上传至脑及大脑皮质，疼痛部位主要在下腹部、腰背及骶部,属于典型的“内脏痛”。

(3)胎儿位置异常或骶骨外形变异可导致最低位的腰骶部疼痛。疼痛最为剧烈往往发生在宫颈扩张到7～8cm时。

3. 第二产程的疼痛主要是由于子宫持续性收缩,盆底及会阴部组织扩张以及胎儿先露部分继续下降所致。

(1)子宫的疼痛冲动仍经T_{10}～L_1传递,而盆腔内器官(如膀胱、尿道、直肠等)的压迫或牵拉痛则经过骶神经节传递。

(2)疼痛可表现为下腰部、大腿、小腿及会阴部疼痛。牵扯会阴的痛觉则由骶神经(S_2～S_4)、股后侧皮神经(S_2～S_3)、生殖股神经(L_1～L_2)以及髂腹股沟神经(L_1)传导。此阶段因存在强烈的宫缩,有学者认为是“内脏痛+躯体痛”。

4. 第三产程时子宫容积缩小,宫内压力下降,牵拉感消失,疼痛也明显减轻。产程不同阶段的产痛机制不同决定了镇痛方法的差异性。

5. 对大多数妇女来说,产痛是她们一生中经历的最剧烈的疼痛,在医学疼痛指数中,产痛仅次于烧灼痛而位居第二。产痛可致产妇情绪紧张、焦虑、进食减少,宫缩乏力致产程延长,焦虑和疼痛引起的各种应激反应对母婴均不利。

6. 从提高围产医学质量而言,分娩镇痛势在必行。同时分娩镇痛是现代文明产科的标志,产妇分娩是否痛苦,也反映了一个社会的文明程度。

第三节 麻醉药对母体和胎儿的影响

1. 麻醉药和麻醉性镇痛药都有不同程度的中枢抑制作用,且均有一定数量通过胎盘屏障进入胎儿血液循环。对未足月分娩的产妇更应该特别慎重,如果胎儿在药物抑制高峰时娩出,则有可能发生新生儿窒息。

2. 进入胎儿血液循环药量的多少,首先取决于该药的分子量。分子量小于500者,容易通过胎盘;分子量大于1000者,基本不能通过胎盘,而多数药物的分子量介于250～500之间。

3. 胎盘膜由磷脂构成,具有蛋白质性质,凡脂溶性高、电离度小的物质均能透过胎盘。临床上许多常用的镇痛药和麻醉药即属此类。

(1)这些药物一般通过两种方式对胎儿产生不良的影响:一是药物通过血液循环直接抑制胎儿的呼吸中枢和循环中枢;二是通过药物对产妇呼吸和循环的抑制作用,使产妇发生缺氧、低血压或高碳酸血症,继而影响胎儿。

(2)在分娩镇痛用药时,必须慎重考虑药物种类、用药剂量、给药时间和方法,以及胎儿及产妇的全身情况。

4. 为了保护胎儿免受镇痛药及麻醉剂的影响,必须注意以下几点:

(1)在保证镇痛效果的前提下,选用的各种药物之浓度和剂量尽量降低或减小。

(2)胎儿娩出之前,应禁止麻醉镇痛药的应用。

(3)胎儿娩出前4h内不能使用哌替啶等药物,以免引起呼吸抑制,必要时可用纳洛酮对抗。

(4)给产妇纯氧吸入。

(5)准备好一切新生儿复苏急救用药品、器械,以备急需。

一、麻醉性镇痛药

1. 吗啡 该药的镇痛作用是哌替啶的10倍,极易通过胎盘,母体用药后易引起头晕、恶心、呕吐等副作用,而且透过早产儿血-脑屏障的浓度大于哌替啶,分娩早期应用可使子宫活动性降低,产程延长,新生儿呼吸抑制。目前产科已很少应用,而被哌替啶所取代。

2. 哌替啶 为临床常用的麻醉性镇痛药,妊娠期哌替啶的药代动力学与非妊娠期无明显差别。母体静脉注射后2分钟内即可在胎儿血中检出,6分钟后母血与胎儿血内浓度达平衡。肌内注射在胎儿血中出现较延迟,浓度也较低。哌替啶抑制呼吸中枢是由于分解产物所致,生物降解需2～3小时。应用此药的时间以胎儿娩出前1小时内或4小时以上肌内注射为宜,胎儿娩出前2～3小时应用则有新生儿呼吸抑制的现象。哌替啶有促进宫缩的作用,使宫缩频率及强度增加,可使第一产程缩短。胎儿娩出后一旦出现呼吸抑制,可用纳洛酮、烯丙吗啡等拮抗剂处理。

3. 芬太尼、阿芬太尼、舒芬太尼、瑞芬太尼 为短效脂溶性镇痛药,由于其分布容积小和消除半衰期短,作用持续时间也短。临床常用剂量的芬太尼类药物,在胎儿娩出前静脉注射,可迅速通过胎盘,使新生儿发生呼吸抑制。瑞芬太尼脂溶性高,极易通过胎盘，但因半衰期短，仅为9分钟，进入胎儿循环后可迅速被酯酶代谢，长时间使用无蓄积，所以对新生儿不会造成不良影响，适用于不能行椎管内分娩镇痛的产妇。

二、镇静药

1. 地西泮（安定）　容易透过胎盘，具有显著的镇静作用，妊娠妇女静脉注射10mg在30～60秒内，或肌内注射10～20mg在3～5分钟内即可进入胎儿体内。该药起效快，消失也快，临床剂量对呼吸影响轻微，静脉注射剂量偏大时可以产生程度不同的呼吸抑制。用药剂量的大小对新生儿Apgar评分与神经行为评分有一定的影响。

2. 咪达唑仑　具有苯二氮䓬类药物共有的药理作用，透过胎盘较安定少，催眠和抗惊厥作用为安定的1.5～2倍。该药对呼吸的抑制作用与剂量有关，母体静脉注射0.075mg/kg不影响CO_2的通气反应，而0.15mg/kg即可产生不同程度的呼吸抑制，产期应慎用。

3. 氯丙嗪　主要用于合并先兆子痫或子痫的产妇，有镇静、解痉、止吐、降压等作用，对呼吸中枢无明显抑制，可以与异丙嗪、哌替啶合用。肌内注射12.5～25mg后，1.5～2分钟可通过胎盘，对子宫收缩无明显影响。近年来神经安定药如氟哌啶已逐渐应用，异丙嗪及氯丙嗪已罕用。

4. 氟哌利多（氟哌啶）　氟哌利多的安定作用是氯丙嗪的200倍，镇痛作用是氯丙嗪的700倍。静脉注射4分钟左右即可在脐静脉血中检出，最佳效应时间约3h以上。对子宫张力无影响，过量可影响新生儿Apgar评分和神经行为评分。

5. 硫喷妥钠　巴比妥类镇静药，妊娠期间半衰期比非妊娠期间长2～3倍，不影响子宫收缩，可迅速通过胎盘，静脉注射45秒后，脐静脉血中可检出，健康新生儿的Apgar评分与所用剂量及脐静脉血中浓度无直接关系。大剂量可抑制新生儿呼吸，故应限制剂量超过7mg/kg。硫喷妥钠用于剖宫产麻醉诱导时很少引起新生儿呼吸抑制，但慎用于早产儿、宫内窘迫窒息缺氧者。

三、静脉麻醉药

1. 氯胺酮　具有催产、消除疼痛、增强子宫肌张力和收缩力的作用，对新生儿无抑制。静脉给药后，可迅速透过胎盘，胎儿和母体内血浆药物浓度很快接近，分娩应用时剂量不宜偏大，可于胎儿娩出时静脉注射0.25mg/kg，会阴侧切时静脉注射0.6～0.7mg/kg。该药禁用于有精神病病史、妊娠中毒症或先兆子宫破裂的产妇。

2. γ-羟基丁酸钠　是一种毒性较低的静脉全麻药，对呼吸循环和肝肾功能影响较小，具有增加宫缩频率和速度、促进宫缩、强化催产药物的作用。可透过胎盘预防胎儿缺氧性脑病等并发症。禁用于严重妊娠期高血压疾病、先兆子痫或低钾血症的产妇。

3. 丙泊酚　起效快、维持时间短、苏醒迅速，可迅速通过胎盘，其催眠效能较硫喷妥钠强1.8倍。常规剂量时，如静脉注射速度为2.5～5.0mg/(kg·h)，对母体、胎儿、新生儿没有影响，但当达到9.0mg/(kg·h)则出现新生儿抑制。

4. 依托咪酯　对心血管功能影响轻微，多用于麻醉诱导。在产科中仅用于需要维持血流动力学稳定的患者。

四、吸入性麻醉药

所有吸入性麻醉药都为脂溶性，能很快通过胎盘，麻醉时间越长，麻醉越深，对胎儿及新生儿的心血管和中枢神经系统抑制越大。

1. 氧化亚氮　可迅速透过胎盘，吸入30%～50%即有镇痛作用，对呼吸道无刺激作用，约70%的产妇能耐受分娩痛刺激，比较安全可靠。对母体的呼吸、循环、子宫收缩力有增强作用，氧化亚氮与氧气吸入浓度各占50%，氧化亚氮浓度最高不超过70%。

2. 安氟醚、异氟烷　低浓度吸入对子宫收缩的抑制较轻微，对胎儿也无明显影响。高浓度时对子宫有较强的抑制作用，易引起分娩的子宫出血，对胎儿产生不良影响。

3. 七氟烷与地氟烷　国内外研究认为七氟烷或地氟烷用于剖宫产手术麻醉时对新生儿Apgar评分无明显影响。两者血液溶解度较低，因而诱导迅速，麻醉后清醒较快。

五、局部麻醉药

1. 常用局麻药的相对分子量都在400以下，注入硬膜外间隙，母体静脉血局麻药浓度可在20～30

分钟时达最高峰，且都能通过胎盘屏障。

2. 局麻药与血浆蛋白结合度高者通过胎盘少，布比卡因、利多卡因、罗哌卡因在母体血中的蛋白结合率分别为85%、63%和94%。

3. 普鲁卡因进入体内后水解较快，大部分能在胎盘内破坏，对胎儿呼吸及宫缩均无影响，应用安全。

4. 利多卡因硬膜外注入3分钟后，胎儿血中浓度约为母体的1/2，加用肾上腺素可降低母体与胎儿血内浓度，但不能延缓通过胎盘的速率。

5. 布比卡因作用维持时间长，通过胎盘较少，胎儿娩出时期血浓度约相当于母血的30%～40%，但由于其心脏毒性作用较强且难复苏，在临床应用中逐渐减少。

6. 罗哌卡因是一种新型长效酰胺类局麻药，使用相同浓度的罗哌卡因和布比卡因，前者对运动神经的阻滞程度低，持续时间也短。临床上1.0%罗哌卡因与0.75%布比卡因在起效时间和运动神经阻滞的时效没有显著性差异，而罗哌卡因消除半衰期($t_{1/2}$)明显短于布比卡因，其毒性仅为布比卡因1/8，低浓度时能产生明显的运动阻滞和感觉阻滞分离现象，目前广泛应用于椎管内分娩镇痛。

第四节 分娩镇痛的方法

理想的分娩镇痛应具备下列特征：①对母婴影响小；②易于给药，起效块，作用可靠，满足整个产程镇痛的需要；③避免运动阻滞，不影响宫缩和产妇运动；④产妇清醒，可参与生产过程；⑤必要时可满足手术的需要。目前分娩所应用的镇痛方法从宏观上分两大类，即非药物性镇痛和药物性镇痛。

非药物性镇痛包括：精神性镇痛、针刺镇痛法。药物性镇痛包括：单纯药物镇痛、椎管内镇痛法、持续静脉镇痛。相对于药物镇痛，非药物性镇痛由于其创伤小、无药物不良反应而受到青睐，在产科界逐渐成为研究热点。

一、精神性镇痛法

1. 临床观察与实践已充分证实，分娩疼痛与产妇的精神状态密切相关，如恐惧、焦虑、疲惫、缺乏自信以及周围环境的不良刺激等诸多因素都能降低产妇的痛阈，以致轻微的痛感就能引起强烈的反应。即所谓的“不安-紧张-综合征”。

2. 精神性无痛分娩法的主要特点是增强大脑皮层功能，使皮层和皮层下中枢之间产生良好的调节，从而分娩过程能在无痛的情况下符合生理规律的进展。诸如“自然分娩法”、“无痛分娩法”、“自我训练法”以及“催眠训练法”等都是通过精神与身体肌肉的松弛，以达到提高产妇在分娩过程中的痛阈的目的。

3. 常用的精神镇痛法包括：拉玛泽疗法、Doula陪伴分娩、音乐疗法、体位变化、水中分娩、产前宣教和心理护理。

二、针刺镇痛法

1. 根据临床观察，针刺对部分产妇具有一定的镇痛与安眠的作用。一般认为，针刺后可能产生一种神经冲动，沿外周神经传至脊髓，再传至脑，在到达大脑皮层形成感觉的整个过程中，以及在中枢神经系统的许多水平中，与来自分娩的痛觉冲动，彼此以一定的方式相互作用而产生镇痛作用。

2. 针刺能使体内释放某种化学物质，引起痛阈的升高，并使大脑皮层产生保护抑制及调整神经功能的作用，从而使宫缩协调，产程缩短，分娩加速。

3. 针刺镇痛法分“体针镇痛法”、“耳针镇痛法”和“经皮神经电刺激法”。

4. 针刺镇痛法比精神镇痛法更有一定的物质基础，对穴位的刺激可以通过各种机制使痛阈升高，综合众多文献，针刺镇痛法可以减轻产痛30%～40%。

三、药物镇痛法

1. 在第一产程早期的轻度疼痛可以通过联合应用暗示、止痛剂和镇静剂而得以缓解。

2. 在产程的活跃期开始出现较剧烈的疼痛时，需要肌内注射或静脉内给予小剂量的阿片类药物，此法可以使70%～80%的产妇得到镇痛但不能完全缓解。阿片类药物对母亲不产生明显的呼吸抑制，但对新生儿可以有轻微呼吸抑制。

3. 常用的药物

(1)哌替啶：适用于第一产程，常用量50～

150mg肌内注射，镇痛作用15分钟显效，持续3h，整个产程应用不超过2次。不良反应有头晕、恶心、呕吐，同时给予适量镇静剂可以减少副作用并延长镇痛时间。此药对早产儿影响严重，早产的妊娠妇女禁用。

(2)安定：在分娩中应用尚有争议，主要用于先兆子痫或子痫，也可用于精神紧张者。常用剂量为0.2～0.3mg/kg肌内注射，一般不超过30mg，重复应用需间隔4～6h。

(3)氯胺酮：多以"亚麻醉剂量"间断静脉滴注，每次10～15mg，维持4～6分钟，每隔4～8分钟可以重复一次，但半小时内总量应小于100mg。也可以将氯胺酮100～300mg加入葡萄糖或生理盐水100ml中静脉滴注，并根据镇痛情况调节速度。辅助安定等镇静药可以减少幻觉、躁动等副作用。氯胺酮仅限于正常产妇，子痫、产前子痫、高血压性心脏病、惊厥和精神病者不宜应用。

四、椎管内镇痛

1. 有硬膜外镇痛、腰-硬联合阻滞、连续蛛网膜下隙阻滞等。

2. 分娩镇痛时机的研究 2007年美国产科麻醉临床指南和中国产科麻醉专家共识均肯定了潜伏期分娩镇痛。2006年美国妇产学院和美国麻醉学会即达成共识：只要产妇有止痛的要求就可以开始实施分娩镇痛。目前椎管内阻滞分娩镇痛是最为有效且不良反应较少的方法。

3. 椎管内镇痛 具有镇痛确实、作用持续、可控性好，无吸入麻醉所致的嗜睡、神志改变、低氧及高二氧化碳血症、误吸等副作用及并发症等优点。另外，降低子宫、胎儿的药物浓度，减少血浆儿茶酚胺浓度，提高子宫胎盘灌注，同时亦改善产程通气。

4. 常用的椎管内阻滞

(1)硬膜外镇痛(controlled epidural analgesia，CEA)或经硬膜外患者自控镇痛(patient controlled epidural analgesia，PCEA)。PCEA显示安全、持续、有效，优点超过连续输注及单次给药。

(2)硬腰联合麻醉(combined spinal-epidural anesthesia，CSEA)：蛛网膜下腔阿片类药物和局麻药作用时间有限，而硬膜外镇痛效果满意，但起效慢，两者可以互补。现将椎管内分娩镇痛的方法介绍如下。

(一)硬膜外镇痛或经硬膜外患者自控镇痛(PCEA)

1. 硬膜外镇痛(CEA) CEA是目前欧美国家应用最广泛的分娩镇痛方法。

(1)早期应用单次硬膜外腔或鞘内注入局麻药阻滞法，操作简便，起效快，但镇痛时间短，不能满足分娩全过程的镇痛。阿片类药物与局麻药配伍应用能产生良好的镇痛效果。

(2)大量资料表明，CEA是产科分娩镇痛最有效的方法。硬膜外低浓度(0.0625%～0.125%)的布比卡因辅以小剂量的芬太尼(25～50μg)或舒芬太尼镇痛可靠，可使局麻药用量减少一半，对宫缩、胎儿影响减至最小。

(3)CEA目前仍有不足，如CEA产妇易发生低血压、尿潴留、产后发热等相关并发症，并可能延长第二产程，导致胎儿宫内窘迫，增加器械助产率和缩宫素使用率。

2. 硬膜外患者自控镇痛(PCEA)

(1)硬膜外PCA与间歇给药相比，局麻药血液浓度相近或更低，阻滞深度、范围按需给药，还可减少单次注药时局麻药误入血管或蛛网膜下腔的危险性。

(2)PCEA使产妇循环稳定，减少低血压，还可有上佳的会阴阻滞，但输注维持时间过长可致运动阻滞。如持续给药再单次追加药物，则增加局麻药总量。

(3)PCEA的最大优点是产妇处于主动地位，可以按照自己的感受最大限度地控制用药量。它能满足产妇的个体差异，为产时麻醉维持提供一个有效的、可调节的途径。并且提高产妇的自主和自尊的心理，有助于分娩镇痛，且PCEA不需要麻醉医师给予额外的剂量或随时调整输液速度，减少麻醉医师的工作负荷。

3. 实施方法

(1)宫口开到3cm时行硬膜外穿刺置管，单管法可选$L_{2\sim3}$。穿刺成功后，用1%的利多卡因3～5ml试验剂量，测试平面成功后，连接PCA泵，开始PCEA。

(2)PCEA选用LCP模式(即负荷量+持续剂量+PCA剂量)。L剂量一般为3～5ml，C为6～12ml(根据配伍药物浓度来调整)，bolus为2～5ml，锁定时间15～20分钟，必要时可追加剂量，4h最大限量为40～50ml。

(3)PCEA药物选择：局麻药物为0.0625%～0.125%布比卡因，0.0825%～0.2%罗哌卡因，1%利多卡因；阿片类药物为芬太尼2～10μg/ml，吗啡0.05～0.1mg/ml，舒芬太尼1～2μg/ml，曲马多4～10mg/ml。

研究表明PCEA是一种安全有效的分娩镇痛方法，对产程、剖宫产率和新生儿Apgar评分均无影响。PCEA使得患者可以改善镇痛效果，提高舒适程度，并减少不良反应；其缺点在于给药的速率需要患者理解和控制。

4. 进展

(1)罗哌卡因是一种新型的酰胺类长效局麻药，它对中枢神经系统以及心血管系统的毒性较布比卡因低，作用持续时间长，起效快，而且对子宫胎盘血流以及新生儿无明显的影响，具有麻醉和止痛双重作用，且小剂量时产生感觉阻滞。

罗哌卡因的安全范围宽，在分娩镇痛中应用较为广泛。常用药物浓度：0.0625%～0.1500%罗哌卡因联合阿片类药(0.4μg/mL舒芬太尼或2μg/mL芬太尼)，是较为理想的分娩镇痛药。

在临床应用中，因罗哌卡因心脏毒性小，对母婴较安全，其感觉运动分离明显，低浓度下尤甚，用于分娩镇痛可产生良好的镇痛效果而运动阻滞小，可称为分娩中的“可行走的硬膜外镇痛”(Walking epidural)。

(2)左旋布比卡因是布比卡因的异构体，其理化特性及镇痛效果与布比卡因相仿，但其毒性远低于布比卡因，对感觉神经阻滞比对运动神经更有效，因此具有更广泛的应用前景。

有研究显示：高剂量的酰胺类局麻药用于分娩镇痛时，以左旋布比卡因对下肢运动神经的阻滞作用最弱，但是目前还没有充足的证据证明椎管内阻滞镇痛应首选左旋布比卡因。

(3)阿片类药物用于分娩镇痛不引起运动神经阻滞及低血压发生，常与局麻药联合应用，可以减少25%的局麻药用量，常用的阿片类药物包括芬太尼和舒芬太尼。

(二)蛛网膜下腔-硬膜外腔联合镇痛(CSEA)

硬膜外镇痛效果满意，但起效慢，并可有运动神经阻滞，而鞘内用阿片类药又有时间限定，为使硬膜外和鞘内镇痛作用互补，二者结合实施。分娩时先以快速起效的脊麻镇痛，而后用硬膜外导管法维持镇痛状态，用低浓度、小剂量的局麻药并按产程变化做出适当的处理，即CSEA。CSEA后PCEA应用于治疗分娩镇痛，在产程早期镇痛效果确切，无运动阻滞、产妇可行走。CSEA使用的局麻药量少，药物在母婴体内的血药浓度也更低，它具备了腰麻和硬膜外麻醉的共同优点。

1. 实施方法

(1)芬太尼、布比卡因联合用药：针内针法(25G/17W)，先鞘内注射芬太尼20～25μg、布比卡因2.5mg，随后硬膜外间歇用小剂量0.0625%～0.1%布比卡因+芬太尼2μg/ml，30分钟需10～15ml，能快速镇痛且宫缩有力。

(2)鞘内亦可选用其他阿片类药加局麻药联用：舒芬太尼5～10μg加用布比卡因2.0～2.5mg或罗哌卡因2.5～3.0mg，可维持(148±27)min，在分娩镇痛中，罗哌卡因与布比卡因一样有效，两药平均起效时间均较快，约为11～18分钟，90%的产妇认为镇痛效果较好或极好，罗哌卡因对运动阻滞程度较轻。分娩后5分钟和2h的NACS较满意。

2. CSEA后PCEA

(1)Morgan等采用CSEA技术，先将25μg芬太尼及2.5mg(1.5ml)布比卡因注入SAS，随后采用0.0625%布比卡因及2μg/ml芬太尼以6～10ml/h连续输注，必要时bolus，结果91%产妇满意，11%的产妇分娩时仍有疼痛，60%的产妇可坐立和行走，53%的产妇直立活动的时间占整个产程的25%以上，皮肤瘙痒的发生率为25%，其中3%需要纳洛酮对症治疗。

(2)Pascual-Ramirez等发现CSEA与PCEA相比并不缩短产程，但是瘙痒、恶心呕吐、头晕的发生率增高。

(3)Wilson等研究认为，向硬膜外腔注入大量局麻药可能造成产妇的远期并发症，其中最主要的是头痛、腰痛和大小便失禁等，而CSEA或者硬膜外使用小剂量局麻药对产妇没有明显的影响。

五、静脉分娩镇痛

1. 虽然硬膜外镇痛是目前分娩镇痛的首选方法，但在产妇有禁忌证如凝血功能障碍、皮肤注射部位感染、低血容量等，或者产妇拒绝时，需要有其他的替代方法。

2. 全身阿片类药物镇痛特别是瑞芬太尼静脉镇痛PCA是首选替代方式。

（1）瑞芬太尼是一种新型的人工合成的阿片类药物，具有起效快、清除快的药物动力学特征，比哌替啶、芬太尼和舒芬太尼适合用于患者自控镇PCA。

（2）瑞芬太尼虽可通过胎盘屏障，但能被迅速代谢，对新生儿影响较小。瑞芬太尼因其特殊的药理特性使之成为静脉分娩镇痛研究的热点。

（3）瑞芬太尼起效时间为30秒，峰效应时间为1分钟，作用时间为5～10分钟，血浆时量相关半衰期为3～5分钟，停药后快速清除，长时间滴注无蓄积顾虑，给药时机不受限制，优于传统的全身用药。

（4）推荐瑞芬太尼单次剂量0.5μg/kg，锁定时间3分钟或复合0.05μg/(kg·min)的背景剂量能提供安全有效的镇痛，复合背景剂量可减少按压次数。

3. 随着麻醉技术以及围生医学水平的不断提高，加上新型局部麻醉药物、阿片类镇痛药物等的研发，PCEA以及CSEA能够为产妇提供较为完备的镇痛，其镇痛效果较好、产妇满意度较高、不良反应较少以及有效镇痛药物或局麻药用量也减少到最低水平，增加了产妇与胎儿的安全性。

4. 椎管内阻滞分娩镇痛越来越受到产科医师与产妇的一致认可，且临床效果尤佳，具有较好的临床应用及发展前景。

（朱玉昌 王开祥）

参考文献

1. 邢荣丽，何月娟．硬膜外阻滞麻醉在镇痛分娩中的应用．齐齐哈尔医学院学报，2010，15(4)：147-148.
2. 陈祥楠，胡祖荣．椎管内阻滞分娩镇痛的研究及进展．国际医药卫生导报，2011，17(5)：633-634.
3. Ip WY, Tang CS, Goggins WB. An educational intervention to improve women's ability to cope with childbirth. J Clin Nurs，2009，18(15)：2125-2135.
4. Roberts L, Gulliver B, Fisher J, et al. The coping with labor algorithm: An alternate pain assessment tool for the laboring woman. J Midwifery Womens Health, 2010, 55 (2)：107-116.
5. Hawkins JL. Epidural analgesia for labor and delivery. N Engl J Med，2010, 362 (16): 1503-1510.
6. 罗宝蓉，吴优，王雷，等．影响产妇选择硬膜外分娩镇痛的因素分析．中国妇幼保健，2010(4)：478-480.
7. 赵权．分娩镇痛的研究进展及现状分析．临床进展，2012，14(1)：17.
8. Halpern SH, Abdallah FW. Effect of labor analgesia on labor outcome. Curr Opin Anaesthesiol, 2010，23(3)：317-322.

第八十九章 癌 痛

第一节 癌痛概述

在 2014 年的世界癌症日，联合国机构国际癌症研究署(IARC)编写的新全球癌症报告显示：癌症独自成为全世界人类最大致死原因。癌症是目前威胁人类生命的主要疾病之一，世界各国无论发达国家或发展中国家都在研究并力争能早日征服它。据报道，全球约有 1410 万癌症患者，我国癌症发病率为 285.91/10 万，平均每天有 8550 人新发癌症，70%晚期癌症有剧烈疼痛，据不完全统计，每天世界上至少有近 700 万人经受着癌痛的煎熬，持续未能缓解的癌痛会明显缩短患者的生存时间，控制癌痛是癌症治疗过程中非常重要的环节。因此，癌性疼痛已成为世界卫生组织癌症综合规划中四项重点之一，也是各相关科室日常医疗工作中的重要对象，特别也是麻醉科疼痛诊疗中的重要内容。

一、癌痛的病因

1. 直接由癌肿引起 原发或肝转移肿瘤生长迅速时，肝被膜被过度牵拉、绷紧便可引起右上腹剧烈胀痛；癌肿破坏组织，如肺癌侵及胸膜可致胸痛；癌肿压迫神经，如腹膜后肿瘤压迫腰、腹神经丛可引起腰腹痛；癌肿阻塞空腔脏器，如胃肿瘤阻塞时引起痉挛、疼痛；癌肿溃烂，发生感染、坏死崩解时本身分泌致痛物质释放如前列腺素、肽类等致痛物质引起疼痛。

2. 癌肿治疗并发症引起 如放疗引起局部组织纤维化、神经损伤性疼痛；化疗药物引起的静脉炎、黏膜炎、肠炎、出血性膀胱炎及多发性神经炎所致疼痛或渗漏出血管外引起组织坏死性疼痛。手术后局部组织纤维化、切口瘢痕挛缩、神经损伤形成微小神经瘤等导致的疼痛，此外尚有残肢痛、幻肢痛、激素治疗后疼痛、免疫治疗后疼痛、介入治疗后疼痛等。肿瘤治疗中引起的疼痛是癌症治疗的常见并发症。

3. 间接由癌肿引起 随着肿瘤的生长或肿瘤转移压迫、堵塞或浸润动脉、静脉、淋巴管、胆管、胰管、输尿管及骨骼时而引起生理、生化改变及伴随肿瘤本身出现的症状所致的疼痛。

4. 其他 其他多种原因的复合所引起的疼痛；不直接与癌肿及其治疗有关的疼痛，即癌肿合并其他原因引起的疼痛，如痛风、关节炎等。

二、癌痛的分型

1. 急性疼痛 与癌肿诊断和治疗有关的急性疼痛，或因癌肿生长迅速而突发的急性疼痛。

直接由癌肿引起的急性疼痛，可发生在癌肿早期或在癌肿的进展期。某些癌肿的早期诊断比较困难，疼痛症状可被忽视。但 40%～50%的早期乳腺癌、卵巢癌、前列腺癌和直肠癌可出现疼痛。某些分化低的和未分化癌早期，原发病灶无任何症状，而转移灶出现疼痛，如癌肿的脑转移伴随头部剧痛。癌肿的发展侵犯肋骨或其他长管状骨引起骨折所致疼痛者亦不少见。若癌肿压迫空腔脏器形成肠道扭转套叠者可引起急性疼痛。对急性疼痛可以针对病因及时治疗，效果较好。

与癌肿诊断和治疗有关的急性疼痛，临床上较为常见，在癌肿诊断及各种治疗过程中，特别是手术切除后周围组织、神经破坏损伤可出现急性剧烈的疼痛。在化疗、放疗及在皮质类固醇停药后可出现急性疼痛。

2. 慢性疼痛

(1)癌肿侵犯、压迫神经：由脊柱的原发或转移癌造成的病理性骨折压迫邻近的神经或神经根，可产生相应神经支配区的锐痛，此神经痛属机械性压迫或神经根部位炎性水肿所引起。有时可以产生以持续性灼痛为特征的根性神经痛，这种传入性神经痛，在感觉丧失区可出现痛觉过敏或痛觉减退。当癌肿侵犯至腹腔神经丛、肠系膜或腰骶神经丛时可产生定位不准确、反复发作的钝痛。其疼痛的机制可能是神经鞘内的神经纤维受到压迫和(或)神经营养血管被癌细胞堵塞，从而使神经纤维呈缺血、缺氧状态并产生致痛物质所导致的疼痛。

(2)癌肿侵犯骨骼：原发癌或继发癌直接侵犯骨膜、骨骼是肿瘤患者疼痛的主要原因。疼痛的机制可能是由于骨髓破坏、骨质溶解或者骨膜反应，造成骨的血液循环障碍或者是骨膜的伸展膨胀及病理性骨折而引起。脊柱的原发癌或转移癌压迫神经根或感觉神经可产生体表痛。在骨骼，癌肿侵犯神经丛时可出现剧痛。恶性肿瘤骨转移的部位是脊椎、颅底、骨盆、胸骨、肩胛骨及长管状骨等。

(3)癌肿侵犯脑和脊髓：恶性肿瘤最容易转移的脏器是肝、肺、脑。癌肿脑转移后，早期出现弥漫性头痛，可伴有轻度偏瘫和其他中枢神经系统症状。此种疼痛通常是癌肿侵犯脑膜、静脉窦和脑膜动脉所致。脊髓和脑干的转移癌可产生顽固性中枢性头痛，若是单一的小转移灶，则产生的头痛较轻。硬膜外间隙和脊髓的转移癌多通过椎间孔侵入椎管内压迫脊髓而产生背腰部钝痛或下肢放射痛。

(4)癌肿侵犯实质脏器：肝、脾、胰、肾等实质脏器当被癌肿侵犯时，被膜的迅速膨胀，分布于被膜上的伤害性感受器受到刺激而引起疼痛。此种疼痛是定位不准确的胀痛、钝痛，多与受损脏器的支配神经节相关。若癌肿侵犯胰腺可引起消化性胰腺炎，胰管水肿、扩张，胰腺坏死及致痛物质的产生而引起剧痛。对实质脏器疼痛的鉴别，如肝、脾、肾发生梗死病灶时的疼痛多为突发的局部疼痛。若肝脏发生脓肿时多伴有其他全身症状，化验室检查及B超检查即可鉴别。

(5)癌肿侵犯空腔脏器：癌肿侵犯和压迫空腔脏器，如胃肠道、胆管、输尿管、膀胱等，可引起压迫堵塞症状及平滑肌痉挛性疼痛，疼痛性质多为钝痛，定位不太准确；但若严重堵塞、收缩致缺血时可产生剧烈的疼痛，且反复发作伴逆蠕动时可出现恶心、呕吐等症状。胃肠道的巨大肿瘤、肿瘤溃疡出血或恶性淋巴瘤亦可出现疼痛和不适。胸腔恶性肿瘤如胸壁间皮瘤、纵隔肿瘤等亦可出现胸背疼痛，但多伴有其他症状，如胸闷、胸腔积液及腔静脉压迫症状等。

(6)癌肿侵犯和堵塞脉管系统：当癌肿侵犯血管可引起周围淋巴管炎及血管痉挛，产生弥漫性灼痛和持续性疼痛。若癌肿堵塞血管，可因静脉回流障碍而引起远端肢体水肿和疼痛。胸腺瘤、支气管肿瘤、恶性淋巴瘤可引起上腔静脉综合征，颈面部静脉扩张、水肿并出现胸痛和头痛等症状。

(7)黏膜坏死、炎症和溃疡：这种疼痛主要发生于唇癌、舌癌、口腔牙龈癌、喉癌和消化道、泌尿生殖道的癌肿等。由于炎症反应产生致痛物质，刺激末梢感受器而引起难以忍受的疼痛。

第二节　癌痛治疗

一、癌痛的药物治疗

(一)用药基本原则

癌痛不但影响患者的生理变化，还对其心理造成巨大伤害。要提高癌症患者的生活质量，减轻心理负担，延长生命，提高癌症患者的存活率，就必须有效地控制癌痛的发生，而积极进行治疗无疑是从根本上防治癌痛的重要手段，其基本的治疗原则应该是标本兼治，即治疗癌痛为治标，治疗癌肿为治本，治标为治本提供最佳条件，二者互补才能起到更好的治疗效果。在癌症治疗的各种手段中，药物治疗是最基本、最有效、最常用的方法。尤其早期轻度的癌痛患者应采用药物治疗。因药物治疗具有有效、作用迅速、风险小、费用合理等优点。为了提高镇痛效果，有效地控制疼痛，减少副作用，必须遵循一定的用药原则。

1. 尽可能以简便的途径给药，首选口服及无创途径给药。口服给药，无创、方便、安全、经济。随着止痛药新剂型的不断出现，及患者不同病情对给药途径的多样化需求，除口服途径给药外，选择其他无创性给药途径日趋广泛。如患者有吞咽困难、严重呕吐或胃肠梗阻时，可选用透皮贴剂、直肠栓剂等，必要时使用输液泵连续皮下输注。

2. 由于个体差异，任何药物都应从小剂量开始使用，在观察疗效与副作用的基础上，逐渐增加剂量至理想缓解疼痛且无明显不良反应的剂量为止。药物的药理作用不同，加之患者年龄、肝肾功能、营养状态等因素，故应做到用药个体化。

3. 按时给药，维持一定的血药浓度。要在镇痛作用消失前一小时给予下一次剂量，按时给药，维持无痛状态。假如有些患者因突发剧痛，可按需给药。

4. 某类药物的镇痛作用效果不佳时，应更换效力更强的药物，即按 WHO 推荐的三级阶梯方法治疗。

5. 用药方案应尽量简单，减少药物的毒副作用，并有计划地加以预防。

6. 应用镇痛药物的同时，可配合镇痛辅助药，以提高镇痛效果。

(二)癌痛的三阶梯疗法

世界卫生组织推荐的简单、有效、公认、合理的阶梯疗法可以使 90%的癌症患者的疼痛得到有效的缓解，75%以上的晚期癌症患者疼痛得以解除。

治疗癌痛有三大类药物：①非甾体类抗炎镇痛药物即一般镇痛药；②阿片类镇痛药；③辅助镇痛药、镇静药和营养神经类药等。

1. 非阿片类药(第一阶梯) 也可以说是非甾体类抗炎镇痛药，如阿司匹林、对乙酰氨基酚、布洛芬、双氯芬酸、美洛昔康、塞来昔布等。主要针对轻度和中度的周围性癌痛。而阿司匹林对缓解骨转移性癌痛效果明显，这是因为骨转移处癌细胞产生很多的前列腺素，而恰好阿司匹林能阻断前列腺素的合成，同时尚有解热抗炎作用。这类药物对骨膜肿瘤机械性牵拉，肌肉，肌腱及皮下软组织受压或胸腹膜受压产生的疼痛也有效。此类药物的主要副作用为胃肠道反应，可导致胃黏膜溃疡和胃出血，表现为胃灼热、食欲缺乏，消化不良，恶心和呕吐等，因此，应在饭后服药或同时服用牛奶或抗酸药。其次是抑制血小板聚集，延长出血时间，以阿司匹林最为明显。过敏反应为少见副作用。

2. 弱阿片类止痛药(第二阶梯) 当非阿片类药物不能满意止痛时需换用弱阿片类止痛药。临床主要应用可待因和曲马多，前者效果更好些。目前推荐可待因 30～130mg 与阿司匹林 250～500mg 或对乙酰氨基酚 500mg 并用，可使可待因的镇痛作用明显增强。这类药物的主要副作用是便秘，因此，①多饮水，多食含纤维素食物，适当运动；②适量服用一些软化剂、润滑剂或缓泻剂，如液体石蜡、番泻叶、麻仁丸、便乃通等；③严重便秘可采用强效泻药如硫酸镁 30～60ml，每天一次。

3. 强阿片类镇痛药(第三阶梯) 强阿片类镇痛药是治疗中度和重度癌痛的主要方法。是在弱阿片类镇痛药与非阿片类镇痛药(或并用辅助药)止痛效果差时所选用的第三阶梯治疗药。用此种药物大多数患者止痛满意，但由于易产生身体对药物依赖性和耐药性问题。前者是连续用药后不能停药，迅速停药则产生明显的戒断症状；后者则是重复用药的效果逐渐降低，必须不断增加剂量，才能维持一定的止痛效果。

(1)吗啡：口服吗啡是治疗癌痛最好的给药途径，患者最易接受，避免注射的痛苦，特别是可以自己服用，而不依靠他人。吗啡的个体差异较大，应从小剂量开始，逐渐加大剂量。如果经过一段观察止痛不满意，或引起难以耐受的副作用，则可考虑换另一种强阿片制剂。如果发现患者的疼痛性质不适合吗啡止痛，可考虑其他止痛方法。如果患者疼痛有明显的精神心理因素，可加用抗焦虑药或抗忧郁药等辅助药物治疗。其主要副作用有：恶心呕吐、嗜睡、头晕和便秘等。

(2)哌替啶：止痛作用是吗啡的 1/10。但对癌症患者不能长期大量使用，因它有以下缺点：①作用时间短，肌内注射作用时间 2.5～3.5 小时；②有明显的蓄积作用；③中间代谢产物去甲哌替啶有毒性，可产生烦躁、焦虑、震颤甚至出现癫痫症状。尤其对需要长期应用阿片类药物的癌症患者，勿用哌替啶。

(3)芬太尼透皮帖剂(Fentanyl Transdermal System)：经皮给药可避免胃肠道吸收，芬太尼透皮帖剂是目前唯一经皮可吸收的阿片类制剂，有 4 种剂量的贴敷剂，分别为每小时释放芬太尼 25μg、50μg、75μg、100μg，每日最大量为 300μg，若需加大剂量应改为其他用药途径。芬太尼贴敷剂释放时间可持续 72 小时，贴药 12～18 小时后血浆药物浓度缓慢上升，此剂型半衰期为 21 小时，应用此药疼痛强度不会快速下降，对于疼痛发作不太频繁的中度疼痛患者可以应用。副作用主要是恶心、精神恍惚和皮肤刺激。

4. 三阶梯中的辅助用药　癌痛所面临的是患者“总的疼痛”，癌症的疼痛，除有癌本身所引起的疼痛以外的因素，包括癌肿以外的某些病理因素，治疗引起的副作用，长期卧床不能自理的痛苦等躯体因素。也包括精神、心理、社会以及经济方面的各种因素。辅助药本身不是止痛药，但可辅助治疗某种癌痛，或针对治疗癌痛过程中的某些副作用。如激素可减轻癌瘤周围组织的炎性水肿，从而减轻癌痛。安定类药物可解除横纹肌的痉挛。东莨菪碱或氯苯哌酰胺可抑制肠痉挛。抗生素能减轻继发感染的疼痛。抗惊厥药有时对稳定神经受压造成的疼痛有益。抗抑郁药能解除忧郁和抑郁而增强镇痛效果。同时心理治疗对上述这些精神心理因素的纠正十分有益。

二、癌痛的非药物治疗

癌痛的非药物治疗包括神经阻滞治疗、垂体破坏术及其他疗法。

（一）神经阻滞治疗

癌痛的神经阻滞治疗是经皮将局麻药或神经破坏药直接注入神经节、神经干或神经丛及其周围，阻滞痛觉神经冲动传导的一类方法，是介于药物与手术疗法之间的一种治疗方法，是癌痛治疗的主要方法之一。神经阻滞疗法具有以下优点：①兼有疼痛的诊断和治疗双重作用，通过阻滞不同的神经可以诊断疼痛的部位，可区别疼痛的性质，筛选治疗方法及判断预后等；②不引起意识障碍，无药物引起的毒副作用，并可改善饮食，缓解便秘等；③侵袭少，见效快，神经阻滞多以细针经皮穿刺，损伤小。阻滞后立即见效，可由治疗者及时判断阻滞方法及技术是否正确。治疗前准备：治疗前开辟静脉通路，准备升压药和麻醉机等抢救用具。

1. 末梢神经阻滞　末梢神经阻滞适用于某些头部疼痛及局限性胸壁疼痛的治疗，因癌痛多累及数个神经节段，常需椎管内或神经丛阻滞，若配合药物和其他方法综合治疗效果更好。常用如下：

（1）脑神经阻滞：头颈部肿瘤常侵及三叉神经，局部扩散或转移侵及舌咽神经和迷走神经丛，引起下颌角后部、颈、肩及耳部疼痛和三叉神经分布区疼痛；喉癌常累及喉上神经。表现有躯体性和交感神经性受累的症状。

颜面部疼痛，早期可行三叉神经干或分支阻滞，侵及舌咽、迷走神经和颈神经支配的组织，需同时阻滞相应的神经。癌痛多以神经破坏药行破坏性阻滞，必要时可重复阻滞。半月神经节阻滞后，残余疼痛可试行星状神经节阻滞常可见效。

（2）肋间神经阻滞：肿瘤侵及胸壁或上腹部引起局限性疼痛，可行肋间神经阻滞。每根肋间神经注入局部麻醉药液 3～5ml 或 0.25%～5%利多卡因，维生素 B_{12} 500～1000μg，地塞米松 5mg 药液合剂 5ml。一周内可重复阻滞 2～3 次，效果较明显。

2. 神经根阻滞　神经根阻滞适用于脊柱转移引起的神经根刺激症状、疼痛局限于受累的神经根，或蛛网膜下腔阻滞有困难者以及为防止上、下肢麻痹，需逐个脊神经根阻滞者，神经根阻滞可采用局麻药或局麻药加类固醇及维生素 B_{12}。

3. 蛛网膜下腔阻滞　蛛网膜下腔阻滞治疗系将神经破坏药注入蛛网膜下腔，以患者的体位和药物比重进行调节，选择性地破坏脊神经后根，达到节段性镇痛的目的。

适于颈$_2$到骶$_5$脊神经分布区域的癌痛，颈、胸部剧痛效果更好，直肠癌等引起的原肛门、会阴部疼痛也可行此阻滞。

（1）酚甘油阻滞

1）颈、胸、腰部阻滞：确定疼痛部位及受累神经。患者侧卧位，疼痛侧在下，选择与疼痛关系最大的脊神经及相应的棘突间隙，必要时参照 X 线片定位，以水平仪将穿刺部位定为最低位。穿刺针不宜过细，因酚甘油黏稠且不易注射。一般采用正中法穿刺，胸$_5$～胸$_{10}$（T_5～T_{10}）也可用旁正中法穿刺，进针点应在健侧。可先将患者置于背侧斜位 45°进行穿刺，也可穿刺成功后，再将患者置于上述体位。确认脑脊液清晰，无感染及感觉异常，用 1ml 注射器缓慢注入 7.5%～10%酚甘油 0.1～0.2ml。观察有无热感、麻木、刺痛或疼痛等神经根刺激症状，判断阻滞范围，必要时调整体位，使酚甘油扩散到预定部位。阻滞范围准确，可再注入 0.2～0.3ml，胸部总量可至 0.5ml，颈、腰骶部以 0.2～0.3ml 为限，以减少上下肢及膀胱直肠功能障碍。疼痛广泛者可二点穿刺或分次阻滞。拔针前可注入少量生理盐水或局麻药冲洗针芯内酚甘油，以免破坏其他组织。拔针后，保持原体位 1 小时，无异常后送返病房，继续卧床 18～24 小时，并注意监测血压、呼吸、心率等生命体征。

2）骶孔蛛网膜下腔阻滞：骶$_1$～骶$_4$（S_1～S_4）区

域疼痛，经骶孔穿刺行蛛网膜下腔阻滞可明显减少膀胱、直肠功能障碍的发生。患者侧卧位，患侧在下，头侧抬高10°。以髂后上棘垂直向脊柱作一连线，交点即为基准点，以基准点向头侧1cm为骶$_1$后孔，向尾侧1cm为骶$_2$后孔，再向尾侧1.5cm为骶$_3$后孔。正中入路穿刺，然后针尖向头侧，与皮肤呈40°～50°角穿入骶孔。进针7cm左右穿破硬膜，见脑脊液流出。以前述方法分次注入酚甘油，掌握剂量，可行单侧阻滞。

3)鞍区阻滞：患者坐位，向患侧和背侧各倾斜10°～15°，在腰$_5$～骶$_1$(L_5～S_1)间隙正中入路穿刺，方法同前。对直肠癌术后肛门区疼痛非常有效。

4)注意事项：疼痛涉及颈、上胸和骶尾部时，行蛛网膜下腔阻滞应予注意。颈和上胸部阻滞，可导致脑神经麻痹或上肢麻痹，镇痛期比其他部位短。可选用硬膜外或硬膜下阻滞，以减少并发症。会阴、直肠肛门疼痛，如患者已有膀胱、直肠功能障碍，蛛网膜下腔阻滞不成问题。单侧会阴、臀、大腿疼痛，可行单侧阻滞，并发症也较少。但双侧或中间部位疼痛，应分次单侧阻滞或用骶孔蛛网膜下腔阻滞，以减少并发症。

(2)酒精阻滞：无水酒精为轻比重，患者呈半俯卧位，与手术台成45°角，患侧在上，并使被阻滞的神经后根处于最高点。因患者系半俯卧位，脑脊液不能自动流出，有时需抽吸。穿刺成功后，缓慢分次注入无水酒精0.5ml。每次注射均需判断阻滞范围是否准确和有无异常表现，必要时调整体位，一般总量为2ml左右，注入酒精后，受损的分布区可出现灼痛或感觉异常，持续数秒，逐渐减弱。拔针前，以少量生理盐水或局麻药冲洗针芯。拔针后，保持原位1～2小时，无异常情况可送返病房，继续卧床18～24小时。

传统的方法有时很难将酒精准确地注射到预定的神经根，需要时可采用下列方法提高注射的准确性。

1)旁正中法：由非疼痛侧进针，尽量使针尖接近预定的神经根。针尖过中线到疼痛侧后，可用X线协助定位，以准确地阻滞预定的神经根。

2)硬膜外导管法：以硬膜外针穿入蛛网膜下腔，针尖开口转向疼痛侧，直入不透X线的硬膜外导管。在X线下，将导管尖端置到预定的神经根旁。但此方法不适于腰2以上有脊髓的部位，以免损伤脊髓。

一般来说，酒精阻滞不如酚甘油阻滞的范围准确，注射时出现感觉异常，还可出现酒精性神经炎等副作用。

(3)镇痛期：半年到一年，需要时可重复阻滞。

(4)并发症

1)尿潴留、大便失禁：主要发生在腰骶部阻滞，高位阻滞少见。一般持续1～2天，个别可达1周或更长时间，必要时可放置导尿管，给予抗生素治疗。

2)头痛：多发生在颈部和上胸部阻滞，与药物刺激，脑脊液外漏，颅内压降低有关。

3)上、下肢运动障碍：系破坏了运动神经所致，尤其在颈、腰膨大处更易发生。

4)穿刺部位疼痛：多因神经破坏药漏入穿刺径路所致。

5)阻滞部位异样感：注药后，被破坏的神经支配区有麻木、刺痛或束带样感觉，可持续1～2周或更长时间。

6)少见并发症：脊髓、脊神经损伤，酒精性神经炎，脊髓动脉损伤继发性神经障碍，假性脑(脊)膜炎，酚甘油的局麻样效果等。

4. 硬膜外腔阻滞　硬膜外腔阻滞系指将神经破坏药注入硬膜外腔，阻滞脊神经传导，产生节段性镇痛的方法。与末梢神经阻滞相比，硬膜外阻滞可同时阻滞躯体和自主神经，效果确切；与蛛网膜下腔阻滞相比，则可避免脑膜刺激和脑神经损伤，膀胱直肠受累的并发症也较少；此外，还可经硬膜外导管分次注入神经破坏药。

适于颈$_2$～骶$_5$(C_2～S_5)脊神经分布区的癌痛，并可缓解末梢血管性疼痛和痉挛性疼痛。

(1)酚甘油阻滞：患者侧卧，疼痛侧在下。选择与疼痛中心相应的脊神经及棘突间隙为穿刺点，常规硬膜外穿刺，正中入路法为宜。确认针尖在硬膜外腔后，注入1%～2%利多卡因3ml，观察5分钟，无腰麻现象，疼痛减弱或消失后，将针尖开口转向疼痛侧，缓慢注入10%～15%酚甘油3.5～5ml。酚甘油黏稠，可稍加温后再注入。拔针前，注入少量生理盐水或局麻药冲洗针芯。拔针后，单侧疼痛者，置患者于背侧斜位与手术台成45°角；双侧疼痛者，置患者于仰卧位，保持体位1小时。及时测量血压、呼吸，有异常者立即处理。回病房后继续卧位18～24小时，并注意监测血压、呼吸、心率等生命体征。

注意事项

1)注入酚甘油前,应先注射局麻药,以判断穿刺无误及镇痛效果。

2)注入酚甘油后,有一过性痛觉消失平面过宽现象,有时达胸$_2$~腰$_5$(T_2~L_5),一般1~2小时后,疼痛消失平面缩小到2~3个脊髓节段,此时应注意维持血压、呼吸的平稳,尤其是年老体弱者。

3)镇痛显效时间多在6小时以内,个别人需12小时以上。

4)注入酚甘油后,1~3天内可能出现腐蚀性脊神经痛,可给镇痛药治疗。

5)酚甘油黏稠,很难经硬膜外导管注射。

6)镇痛效果不明显者,可在一周后重复注射。

7)颈、腰膨大处及骶尾部阻滞,应选用低浓度(10%以下)酚甘油,以减少并发症。

(2)酒精阻滞:选择适当部位,常规硬膜外穿刺、置管,分次注射无水酒精。此方法国内应用较为保守,有些医院仅针对个别病种使用,其镇痛效果及并发症有待进一步研究。

(二)垂体破坏术

目前采用经鼻腔注入无水酒精法破坏垂体,与其他方法相比,此法简单,创伤小,镇痛效果好。

1. 垂体解剖生理 垂体为一卵圆形灰白色小体,成人约1.0cm×1.5cm×0.5cm大小,重0.5~0.6g,女性略大于男性。垂体位于颅中窝、蝶骨体上面的垂体窝内,上覆以鞍膈,借横贯鞍膈漏斗部与第3脑室底及下丘脑相连,垂体的两侧为海绵窦,有Ⅲ、Ⅳ、Ⅴ、Ⅵ脑神经通过。蝶鞍上有视神经窦交叉,垂体下方为鞍底与蝶窦相隔。垂体又分为前叶、后叶,并与自主神经中枢和下丘脑有密切关系。颈内动脉进入颅内紧靠近蝶鞍处。垂体是重要的内分泌腺,可分泌多种激素,如生长激素、促甲状腺激素、促肾上腺皮质激素、促性腺激素、催乳素、黑色细胞刺激素等,还能够贮藏并释放下丘脑分泌的抗利尿激素。这些激素对代谢、生长、发育和生殖等有重要作用。

2. 适应证

(1)各种镇痛药物、神经阻滞等方法均不能控制的广泛性或弥漫性疼痛;广泛骨转移或大剂量阿片类药已产生明显依赖性的患者。

(2)激素依赖性的患者,可阻止癌肿的发展。

3. 阻滞方法 治疗前拍摄头颅前后,颅底及侧位片,确定垂体窝和蝶窦的形状和位置,检查有无鼻骨刺或鼻中隔偏离。气管内全麻,患者仰卧,固定头以防摇动。常规鼻孔,鼻腔消毒,放置导尿管。在X线下,将穿刺针经鼻孔穿刺到蝶窦前壁,用耳鼻喉锤轻轻叩击穿刺针,将其刺入蝶窦并达蝶鞍底。经穿刺针芯放入细的阻滞针,并将针尖刺向鞍背突附近。拔除针芯,无血及脑脊液流出,注入造影剂碘苯酯1~2ml,观察扩散情况,包括前后、侧位。准确无误后,减浅麻醉,使患者清醒。缓慢、分次0.1~0.2ml注入无水酒精1~2ml,每次注射前后,随时观察瞳孔对光反射,眼球、眼睑运动,以及视野有无异常。如注射中出现异常体征,应暂停注射,5分钟内不能恢复正常,则就此结束治疗。注入无水酒精的总量不宜过多,以免扩散到其他部位产生副作用。注射完毕后,确认无眼部并发症,拔除穿刺针和阻滞针,鼻腔填塞聚维酮碘纱条,并保留数日。

阻滞后,静脉注射水溶性类固醇500~1000mg,以后5天内,每天静脉注射300~500mg。经口或静脉给予适量抗生素1周。视患者情况补充液体,观察有无并发症,并给予及时处理。

4. 镇痛效果 有效率为60%~70%,镇痛持续时间从7天到6个月不等,平均100天。镇痛起效时间多在注射后立即起效,也有术后2天到2周起效者。如镇痛不完全或无效,可在1~2周后重复注射。

5. 并发症及处理

(1)出血:搏动性出血可能穿入了颈内动脉,非搏动性出血可能穿破了海绵窦,应拔针后观察,可用聚维酮碘纱条填塞。

(2)脑脊液漏:一般数日可自愈。

(3)头痛:均可出现,一般1~2天消失。

(4)恶心、呕吐:注射后即可出现,数小时后可消失。

(5)眼部并发症:复视,眼睑下垂,瞳孔散大,半盲或全盲。

(6)尿崩症:大部分患者可以发生,3~4周后尿量可以稳定。尿量过多200~300ml/h,给予吲哚美辛,300ml/h以上者,以后叶加压素点鼻,并经口或静脉补充水和电解质。

(7)其他:低温,垂体功能减退,类固醇激素缺乏,多食症等。

(三)其他疗法

抗癌的非药物治疗包括放射治疗,化疗,激素治疗等,这些方法不仅在治疗癌症中有重要作用,同时也可有效地消除癌症患者的疼痛。在治疗癌性疼痛时，应首先考虑抗癌治疗，即便是姑息治疗，有时也可达到镇痛目的。

1. 放射治疗 放射治疗是利用放射线治疗肿瘤的一种局部治疗方法，现在已成为治疗恶性肿瘤的主要方法之一。临床上对恶性肿瘤的骨转移、淋巴结转移、软组织浸润、神经丛和胸壁浸润等引起的疼痛，采取姑息性放射治疗，亦有较好的疗效。在先进的定位诊断技术辅助下，放射治疗技术可使85%骨转移性疼痛消除，即使肿瘤对放射治疗不敏感，但仍有较为明显的镇痛效果。

(1)骨转移疼痛：放疗镇痛对各种癌的骨转移疼痛效果最好。原发于乳腺、肾、肺、前列腺和甲状腺的恶性肿瘤最易发生骨转移；其他部位如膀胱、直肠、子宫、鼻窦以及消化系统的恶性肿瘤也能发生骨转移；颅内肿瘤术后或肿瘤侵及硬膜后也会发生骨转移。骨转移疼痛的治疗应着重解除疼痛及其他症状，暂不考虑原发病的根治。可以简单的行放射治疗，给予适当的放射线剂量消除疼痛，而不应过多地干扰损伤患者。

(2)多发性骨髓瘤疼痛：多发性骨髓瘤多伴有疼痛，病变造成骨折会使疼痛突然加剧。病变早期，放射治疗可有效地控制疼痛。广泛骨转移或多病灶疼痛者，可试用大范围照射，有一定效果。

(3)盆腔恶性肿瘤疼痛

1)妇科恶性肿瘤：妇科恶性肿瘤引起的疼痛多需放射治疗，尤其对肿瘤复发、侵及神经根者。复发性宫颈癌疗效不佳，应选用其他止痛方法治疗。

2)膀胱癌：膀胱癌引起骨盆疼痛系肿瘤直接扩散到骶窝及骶神经根所致。已经过放射治疗的患者，再次放疗仅限于骨盆以外的骨转移疼痛。

3)直肠癌：多为腺癌，放射治疗不敏感，但直肠癌骨转移疼痛可用放疗，疼痛大多能有效地缓解。

(4)头颈部疼痛：头颈部肿瘤出现疼痛多表明肿瘤侵及了骨质或神经，放射治疗对原发病有一定疗效，但广泛转移者，效果较差。继发性头颈部疼痛，大多因淋巴结转移、压迫神经等引起，常累及下颈部及臂丛，可行姑息性放疗。

(5)肺癌疼痛：除肺癌骨转移外，肺癌在胸部引起的疼痛中下列三种类型适于放疗。

1)纵隔痛：肿瘤侵及纵隔淋巴结或直接扩散到纵隔引起的纵隔痛，短疗程放疗可缓解疼痛。

2)胸壁痛：多系肿瘤直接侵及胸壁、肋骨及肋间神经所致。疼痛较剧烈，可放射到远离原发灶的部位，姑息性放疗可缓解疼痛。

3)肺沟瘤：即肺尖部肿瘤侵及、破坏数根肋骨、椎骨及臂丛引起疼痛和 Horner 综合征。对肺尖部包括受侵犯部位行分次放疗，可明显缓解疼痛。

(6)恶性淋巴瘤疼痛：疼痛多系肿瘤迅速生长，侵及淋巴结、软组织、骨质及神经组织所致。恶性淋巴瘤对放疗敏感，放疗可迅速缓解进展性恶性淋巴瘤引起的疼痛，随着原发病的缓解，疼痛可以消失。

2. 化疗 化疗止痛多系通过减少肿瘤体积达到镇痛。因此，起效较慢，效果不确切。一般来说，疼痛为主要症状时，多用其他镇痛方法治疗或化疗与其他镇痛方法同时应用。化疗镇痛主要用于对化疗敏感的转移性肿瘤引起的疼痛，例如：淋巴瘤、白血病、霍奇金淋巴瘤、乳腺癌、燕麦细胞癌和一些早期的卵巢、睾丸肿瘤等。联合化疗比单用一种化疗药有效。此外，实质性肿瘤的化疗效果较差，如用药几周后，症状无改善可放弃化疗。目前新的给药方法如动脉内注射、化疗药与载体结合等，可提高疗效，减少全身副作用。

3. 激素治疗 20 世纪 70 年代，美国人就开始把激素应用于子宫内膜癌的治疗，后来大量临床和基础研究表明，激素治疗对某些激素依赖性肿瘤导致的疼痛有一定的疗效。目前，激素治疗虽多已被联合化疗取代，但作为一种治疗方法，仍有其特有的适应证。雌激素对绝经后的乳腺癌妇女有一定疗效；雄激素也可用于年轻乳腺癌妇女的治疗；甲状腺素偶可有效地治疗甲状腺癌；类固醇激素可改善某些恶性肿瘤患者的一般状况。肾上腺和下丘脑切除术可使 1/3 乳腺癌患者缓解，并可缓解多发性骨转移的疼痛。抗雄激素、抗雌激素和抗糖皮质激素可作为各种脑垂体激素的抑制剂，起到“药物性脑垂体切除”作用，尤其可选择性抑制垂体的某一种激素分泌，在治疗癌痛的同时也可用于恶性肿瘤的治疗，起到一举两得的作用。

(范金鑫)

参考文献

1. 王昆．应重视骨转移癌痛的治疗．中国疼痛医学杂志，2011,17(12)705.

2. 刘佳琪，王虚实，张玲，等．阿片类药物治疗中重度癌痛患者146例临床分析．中国综合临床，2014，30(5)：475-478.
3. 林小燕，杨菁，赖金火，等．癌症患者疼痛治疗依从性的影响因素分析．中国疼痛医学杂志，2013，19(6)：373-375.
4. 严敏．癌痛规范化治疗及2010年《NCCN成人癌痛临床实践指南》(中国版)解读．现代实用医学，2012，24(2)：127-129.
5. 崔贤镒，沈雪勇．针灸缓解老年癌痛的临床治疗进展．中国老年学杂志，2013，33(4)：966-968.
6. 姜敏，李泉旺，刘传波，等．氩氦刀冷冻治疗腹膜后转移瘤引起癌痛的临床疗效．中国微创外科杂志，2013，13(8)：732-734.

第十篇　麻醉与科研

第九十章　计算机在麻醉领域的应用

第一节　计算机在麻醉信息管理系统中的应用

在科学技术日新月异的今天，计算机技术的高速发展已使数字化记录成为现实。应用计算机对患者进行档案管理及科室工作管理，不仅适应信息时代的要求，而且可以高效利用信息资源，进一步提高科室的管理水平。利用计算机网络技术，对麻醉学领域的巨大信息流实行数字化管理，已成为现代麻醉学科建设的标志。

一、麻醉学信息

在临床麻醉实践中，麻醉医师每天都面临巨大的信息流。按信息流发生的顺序，我们可以把它分为术前信息，如患者手术前状态和相关病史资料，麻醉手术耐受性的评估和麻醉计划。术中信息，如麻醉手术过程中的生理数据和临床事件等。术后信息，包括：术后复苏的评估，麻醉总结等。也可根据麻醉科手术室内的不同对象所产生的信息流分为患者信息、员工信息、手术信息和物品信息，诸如，门诊和住院手术患者的一般资料，病史与医疗记录及术中、术后医疗记录，麻醉科员工的人事资料、工作量、科研教学档案，手术人员和空间的安排，以及手术过程中，麻醉手术的设备使用和药品物资消耗等。而承载信息的载体可能有多种形式，如文本、图片、声音、录像、磁盘、光盘等，以多媒体形式存在的医疗文档已日渐增多。

信息流对电子医疗记录方法是至关重要的。在麻醉科，患者进入手术室，有关他们的信息也随之而来。但是，由于信息管理的方式不同，我们所获得信息的速度和完整性也不相同。目前大多数医院的医务人员不可能随时找到所需要的患者记录。利用全天候开放的网络公司的电子病历，我们则随时可获得所需要的患者信息，不论患者在手术室，户外的停车场，外科重症监护病房，导管室或是磁共振中心，联机的信息系统可通过条码或其他的电子识别技术来提示患者的位置。

二、麻醉信息处理技术

100多年来，虽然麻醉学科所涉及的信息量急剧地增加，而记录和处理信息的手段却几乎没有变化，即手工记录和纸张。过去，我们只能通过艰苦的工作和良好的组织来收集和整理这些信息（主要是纸张信息）。然而，即使是把这些纸张信息组织和管理得有条不紊的单位，一些重要的信息也容易丢失或被错误地理解。因此，我们迫切地需要开发更高级的信息处理技术。事实上，在现代临床麻醉实践过程中，如果期望给患者提供高质量的医疗服务，那么仅仅凭借我们对工作中所获得的信息进行一些简单的处理是远远不够的。我们不仅需要把连续不断发生的数据组成一个连续的动态的信息画面，为医疗决策提供参考，而且，我们的视野还必须从手术室扩大到对整个围手术期医疗事件的理解。利用计算机和网络技术，则可以实现麻醉科手术室更高层次的信息管理，提高麻醉质量和科研服务。

80年代初，欧美发达国家就开始发展和应用一些以编辑功能为主的医用软件，包括：实验室和放射学结果编辑软件，麻醉术后评估系统，用于病房管理的院内信息系统，自动电子麻醉记录系统，用于记录、处理手术费用、物品消耗管理的手术室信息系统。新近推出的电子医疗记录系统，用于连续自动收集术后ICU和病房患者的电子医疗系统以及生物信息中心已开发整合的多媒体电子医疗系统等。

三、国内麻醉信息管理系统

国内由于计算机网络技术起步晚，自己开发和应用的计算机医疗信息管理系统才刚起步。自90年代末期，国内少数麻醉学科开发和应用麻醉管理软件例如：麻醉病史管理软件（1995年，上海市中西医结合医院）；临床麻醉质控软件（1996年，天津市）；麻醉科计算机管理（1997年，广州医学院附属第一医院）；心血管麻醉管理软件（1998年，北京阜外医院）等。目前绝大多数医院的麻醉科只能应用计算机人工收录和编辑部分数据和打印报表，或是利用一些商用的人事财务管理系统或办公系统编辑处理部分数据或建立数据库，真正意义上的联机整合的麻醉信息系统几乎空白。

虽然计算机的使用和电子医疗记录系统的传输极大地简化了手术患者的各个步骤，如个人资料的收集、病史复习、当前事件分析以及与患者的交流等。但遗憾的是，目前还没有一个系统能兼容所有现存的数据库或完全代替需要纸张进行记录的功能。例如医院开发的专用系统就很难移植到其他系统中，商用成套系统，因购自不同的厂家，相关兼容性差，系统之间缺乏连接能力等。幸运的是Internet和web技术的出现，为开发综合的医学信息系统提供了开放的标准，也为开发理想的麻醉管理系统提供了技术标准。新近推出的麻醉信息管理工作站即是现代管理理念与Web信息技术融合的产物。

最新的麻醉信息管理系统的技术特点主要包括：①所有麻醉信息均可通过键盘，触摸屏，音频，视频，扫描仪，电子笔，条码识别器，浏览器等输入、贮存数据，建立数据库；②采用开放式软件结构和数据接口，具有广泛的通用性，一方面它可以满足不同层面用户的要求。例如有满足麻醉医师Pc机使用的单机版，有满足麻醉科手术室中央控制的科室网络版。也可以通过服务器Web界面连接到Intranet或Internet而成为医院或全球信息管理系统的一部分。另一方面，由于统一资源定位器，统一医学术语系统（unified medical language system，UMLS）和实现异种医学数据库的数据转换的通用格式（Health Level7，HL7）的应用，使麻醉信息管理工作站能与所有具有数据接口（例如串行接口，网络接口、模拟接口等）的监护设备以及医学信息系统之间实现联机数据采集，交互查询，实现资源共享。

四、麻醉信息系统的应用

目前麻醉信息管理系统的功能主要包括：麻醉手术患者的术前评估，麻醉手术过程的实时记录与处理，术后麻醉总结和数据回顾，手术安排与工作量的统计，麻醉手术收费与物品管理，其临床应用的目的在于提高麻醉科手术室的工作效率，合理利用资源，改善手术患者的服务质量和麻醉学科研服务。

（一）生产效率

自动电子麻醉记录系统（AIMS）中的术前评估和手术室信息数据库以及与院内信息系统（hospital information system，HIS）的交互查询，极大简化和方便了麻醉手术或病房的信息交流。首先，可通过预先查询申请手术的时间与科室对麻醉手术做出合理的安排。其次，充分利用手术的空间和时间、利用外科医师习惯和手术种类专用电子卡（SOC）也能显著地改善工作效率，SOC评估记录了各种手术所需的器械，并可储存在系统中，当手术患者通知到达时，可自动调出专用卡做手术器械准备，便于手术患者和医护人员的安排与配合。

另外，手术患者的分布和手术进程的实时显示是控制手术病例总流量的基础。多方位空中显示屏的设置，能实时动态显示相关的信息，有助于发现影响工作效率的“瓶颈”，例如在某些情况下，患者的亲属也希望能及时了解他们的亲人的手术进程，手术医师则想知道待术或急诊患者的状态，麻醉医师关心的是麻醉恢复室的运作情况，后勤人员（手术室护士）则想知道某个手术室何时需要重新布置手术用物或进行清洁整理，麻醉科管理者可能想知道每个手术间的工作情况并对手术完成的时间做出评估，如此等，均可通过空中定时旋转、实时动态的显示屏来实现。

（二）合理利用资源

麻醉科手术室的物品消耗和人力消费在医院手术费用中占了很大的比重。应用AIMS能使人员和物品得到合理的安排和利用。大型综合医院内手术室物品的消耗是非常大的，器械、耗材、药品等项目可多达2000～6000余项。显然用手工处理其工作量之巨大是可想而知的。利用AIMS中的物品数据库和条码、通用产品码则极大的简化了这一繁琐的问题。另外由于电子商务在医院内的应用(如:医用实时定货系统),能减少手术物品的过量库存,保证手术物品的供应与消耗平衡,便于释放更多的手术空间。AIMS 和实时定货系统的应用不仅能提高术中供应效率,而且可以避免浪费和鼓励废旧物品再生利用。

(三)费用管理

利用 AIMS 极大地方便了患者、医疗保险公司或第三方付费者的缴费和查询。正如物品供应可利用 AIMS 系统查询一样,AIMS 可提供准确的费用清单。由于麻醉和手术的每一部分都可根据通用的收费标准提前分析,预算并形成一个完整的收费单,故可避免漏费。另外,手术完成后,如有例外的情况则可通过添加和删除,保证患者收费的准确性。

(四)麻醉质量的评价

AIMS 不仅可以显示患者术前状态和相关病史资料,全程自动记录显示术中的各种生命体征和其他临床数据,包括术中事件和干预记录,术后麻醉检测数据,麻醉效果和麻醉事件的回顾,做出术后麻醉总结。而且还能与医生工作站、图像管理系统配合形成完整的电子病历档案。同时通过 AIMS 中的麻醉专家系统,对患者手术适应度进行评估选择,制定出最佳的麻醉计划,并利用系统的分析处理功能对麻醉质量进行评估和控制。

(五)麻醉科研

AIMS 不仅具有准确、详尽收集数据的能力(如:麻醉专家系统的运行和疾病的国际分类代码以及当代手术术语代码的应用),而且还可以通过与医学信息系统的链接和交互查询建立有关的麻醉手术患者的治疗和预后的大型数据库,极大地方便了手术预后、术中药物治疗效果,麻醉方案选择与效果评价,护理计划和危重患者通路开发的研究。同时为多中心、大样本随机分组研究麻醉手术并发症的防治,制定临床麻醉指南,以及科研经费的投向等奠定了坚实的物质基础。

(六)法律学意义

AIMS 具有实时记录麻醉手术意外事件或并发症的能力。完整、详尽、客观、准确的实时电子麻醉记录单或病历,对麻醉手术科室这些高风险部门在医疗纠纷案件中的法律学意义是十分重要的。虽然许多的麻醉手术医师认为“自动”记录将可能使他们在医疗纠纷中的法庭辩护方面处于不利的地位,但事实上这种担心是多余的。负面事件的出现和被客观记录并不一定会导致诉讼失败,只有不当的处理或失职才会构成法律问题。术中完整详尽实时的事件记录或及时干预记录,则是麻醉手术医师负责的有利证据。

(七)安全性

患者数据的安全可靠性是非常重要的,尤其是针对临床数据库和 Internet。目前,几乎所有的系统都能在医院内部网络中的 Intranet 操作,也可以用电话线连到医生家里,还有少数系统经 Internet 发送数据。与 Internet 相连的系统使用防火墙扫描来自 Internet 的所有访问者,防止数据的不正当闯入。为了保证 AIMS 数据传输的安全可靠,目前已有许多的安全策略和技术用于 AIMS 中。

AIMS(主要针对网络版)的用户,一类来自防火墙内,即位于医院的 Intranet 上,另一类用户是 Internet 用户,来自防火墙外。防火墙内部的用户,需要密码才能访问 AIMS,而且不同层面的用户,可能在数据库文件中有不同的权限。因此,根据不同的用户,系统显示数据的详细程度有所不同,显示资料的范围也有所不同。

另外,用户查询和患者数据在沿网络传输之前要加密,到达目的地后解密,也是保证安全性的方法之一。

对于防火墙外部的用户,则要通过额外水平的用户身份验证。还有一个十分重要的安全措施就是数字签名,这种数字技术可提供高度的可靠性,它既可以保证文本、程序或页面不被删改,也能可靠地确认作者,从而确保电子文档能清楚准确地被医师了解。

AIMS 系统的应用毫无疑问能提高麻醉手术的临床工作效率,改善医疗服务的质量,减少医疗的科研费用,同时也为麻醉手术医师与患者之间,麻醉同行之间不受地域限制的交流提供了技术保证。我们相信 AIMS 的广泛应用必将成为现代麻醉学发展的一个里程碑。

第二节　计算机在麻醉深度监测方面的应用

通常所说的“全身麻醉”主要包括意识消失、抑制伤害性刺激的反射和肌肉松弛 3 个部分。麻醉要达到意识消失、肌肉松弛及自主神经反射迟钝。麻醉深度监测也应从这 3 个方面着手。对肌松程度的监测已不成问题,困难的是对意识程度及伤害性刺激反应的抑制程度的监测。脑电图(electroencephalogram,EEG)用于监测意识抑制程度虽有长时间的应用,但影响因素较多,直到频谱 EEG 的出现才显示出一线希望。目前大量研究表明,EEG 与意识水平的变化有很好的相关性。诱发电位(evoked potentials,EP)在麻醉深度的监测上也有一定的价值。EP 是神经系统接受外来刺激后所产生的短暂电兴奋现象。当刺激外周神经时,冲动沿传导通路逐渐上传,最后抵达皮质。近年来,有关麻醉对听觉诱发电位(auditory evoked potential,AEP)影响的研究较多。许多麻醉药均可明显影响 AEP,并且剂量依赖性的降低其波幅和延长其潜伏期,尤其对 AEP 早期皮质成分的影响更为显著。吸入麻醉药氟烷、恩氟烷、异氟烷对脑干、皮质的 AEP 呈剂量相关影响。全麻中伤害性刺激的反应主要表现在神经内分泌的变化,目前对其变化尚无完善的监测手段。

一个理想的麻醉要反映在麻醉的每一方面,相应的给予独立或联合的监测是保证适当麻醉深度所必需的。目前,在意识方面可以通过 EEG、EP 等监测其变化;而临床指征(血压、心率等)及激素水平的测定,可以反应伤害性刺激引起的反射活动的强弱,但临床指征及激素水平的测定有较多的影响因素,需要综合分析和判断。肌松监测可反应肌肉松弛的程度。一个理想的麻醉深度监测仪具备以下 3 个条件:①监测的临床效应与监测所获得值之间具有很好的相关性;②这个相关性不应受药物的影响,也就是不论给什么药物,只要达到中枢抑制的某种程度,监测仪所获得值应相对恒定;③应该没有个体及年龄间差异。

EEG 是反应脑功能状态的一个电生理指标,是脑皮质神经细胞电活动的总体反应。Gibbs 等于 1937 年首先将 EEG 用于术中麻醉的监测,证明 EEG 变化比起通常所用的麻醉观察指标如血压、脉搏、体温、中心静脉压或对刺激的反应等,更能直接而敏感的反应麻醉药物的中枢作用,但因 EEG 记录及分析上的困难以及众多的干扰因素,EEG 原始被用于术中患者监测的价值及实用性一直存在争议。近 20 多年来,随着电子计算机技术在脑电监测和分析上的应用,产生了许多 EEG 波形自动化处理技术,如脑功能监测、周期振幅分析、功率谱分析等,其中较敏感的是功率谱分析,特别是用数字表示的 95%边缘频率、中频和比率等监测指标,能定量分析 EEG 资料,为麻醉深度的监测提供了有力的工具,量化 EEG 用于麻醉和手术中麻醉深度的判断、术后镇静深度的判断以及颈动脉手术、低温麻醉、控制性降压期间的中枢功能监测,近年来越来越受到重视。

一、功率谱分析

功率谱分析程序是首先将原 EEG 分解为一系列连续的等时间片段(2~16s),称为单元,每个单元之间可相互重叠或相连。根据傅里叶分析,每个单元复杂的脑电波可看作是若干个简谐波(用 M 表示)的合成。用傅里叶转换将单元信号函数 X(K)由时间定义域[用 X(t)表示]转换为频率定义[用 X(f)表示],将每个单元的个频率成分(既简谐波)功率 P(F),以功率为横轴、频率为纵轴绘出直方图即得功率谱。根据麻醉中 EEG 功率谱频率变化时功率分布的转移即可判断麻醉深度的变化。麻醉加深时,高频成分的功率减少,而低频成分功率增加,麻醉减浅时则相反。

EEG 功率谱分析最常用的图形表示方法包括:①线性显示 CSA(compressed spectral array)是用线图表示每个单元功率和频率的关系,以纵轴表示功率和时间、横轴表示频率。这种方法的缺点是其时间和功率均在纵轴,很难确定功率变化的精确时间;且在同一频率上高振幅活动可掩盖后继的低振幅活动;②灰度显示 CSA,其时间和频率仍在同一纵轴上,但功率用不同灰度的线或不同大小的点表示,因此可将频率的变化显示得更早、更清楚。EEG 功率谱分析的定量指标有频率参数如 95%边缘频率(spectral edge frequency,SEF)、中频(medium frequency,MF)等,以及功率参数如绝对和相对的 α 功率(α power),β 功率(β power),δ 功率(δ power)、r 功率(r power)及 r 比率(ratio)等。

95%SEP 是指某单元在此频率下有 95%脑电功率存在,可认为是脑电信号的最高频率。MF 是指某单元在此频率下有 50%脑电功率存在。功率参数中常用的是 δ 比率,它是指某单元功率内,δ 波段功率与 α 波段功率和 β 波段功率之和的比值。随着麻醉的加深,快波成分(α、β 波)减少,慢波成分(θ、γ 波)增多,因此随麻醉加深 SEF、MF 数值减小,δ 比率增大。这些定量指标的应用使功率谱更加准确直观地反映麻醉深度的变化。

研究表明,SEF、MF 与硫喷妥钠、依托咪酯、芬太尼血浆浓度和氟烷、恩氟烷、异氟烷等吸入麻醉药呼气末浓度密切相关，并能预测麻醉诱导气管插管时血流动力学的变化。在甲氧氟烷、异氟烷和丙泊酚麻醉时，当 MF<5Hz 时患者对语言指令无反应，50%和 95%丙泊酚语言指令消失的 MF 分别为 9.3Hz 和 6.8Hz，眼睫反射消失时 MF 为 8.9Hz 和 6.7Hz，对静脉穿刺无反应时分别为 5.7Hz 和 3.0Hz，意识消失时丙泊酚的 ED_{50} 为 5.8(3.5～6.8)mg/(kg・h)。SEF 是个较敏感的监测指标。随着镇静水平的加深，脑电高频活动减少，其值逐渐降低。用 SFF 值来调整丙泊酚给药剂量并将其维持在 8～12Hz，可使麻醉术中的血流动力学维持稳定，术后迅速清醒且术中无知晓发生。但也有一些研究认为，SEF 与 MF 和血流动力学变化、镇静程度及麻醉药的血药浓度及术后急相期的清醒相关性较差。因此功率谱仅能在一定程度上反映麻醉深度的变化。随着研究的深入，目前普遍认为在评价麻醉深度时 SEF、MF 并不像原来想象的那么敏感。这是因为通常的功率谱分析其前提是假设 EEG 波为稳定的正态随机的线性模型，即其统计特性不随时间变化，EEG 的振幅呈正态分布，与频率振幅呈正态分布，与频率成分并不相关，具有独立的随机变量特性。基于这种假设，可以认为 EEG 是由许多统计上独立的基本波的线性重叠而成，各基本波的振幅不受影响，也没有新的频率产生。而事实上，几乎所有的生物体系，特别是产生脑电波的中枢神经系统，均具有明显的非线性行为，并不符合通常的频谱分析假设。这是因为：①进行长时间记录时，稳定的条件将会被破坏，在睡眠中或阵发性脑电活动时明显存在不稳定状态；②研究表明。实际上脑电图的振幅分布明显呈偏正态分布模型；③功率谱分析仅考虑频率和振幅信息，而忽视了相位信息，要克服这些缺点，必须运用更加复杂的双频谱分析技术。

二、EEG 双频谱分析

最早应用双频谱分析是在 20 世纪 50 年代末 60 年代初，地质学家用于研究海洋海浪间的相互作用、大气压变化、地震活动及太阳黑子的发生，也有用于脑电图基本成分间频率偶联的研究，但由于双频谱分析的计算相当复杂，其计算量约是功能谱的 20 倍，早期的计算机难以满足需要，因此后来很少进行进一步研究。直到 20 世纪 90 年代初，由于高速低廉的计算机发展，双频谱分析的应用研究出现了新的热潮。麻醉工作者希望能用双频谱分析捕捉麻醉中 EEG 变化的细微信息，使 EEG 能更准确客观地反映麻醉深度的变化。

双频谱分析是通过定量分析组成信号（如 EEG）各成分间相位耦联关系而确定信号的两次非线性特性和偏离正态分布的程度。相位耦联是指组成脑电复合波的一个成分的相位角依赖于其他成分的相角；功率谱是傅里叶转换的一阶自协方差 E(Xt，Xt+j)，双频谱是傅里叶转换的二阶自协方差 E(Xt，Xt+j，Xt+k)，功率谱是实数值，而双频谱是复数值。

双频谱的计算：首先将信号 X(K)分解为一系列 2～4s 长的时段（或称为单元），然后将各单元进行傅里叶转换为频率定义域函数 Xi(f)。因此双频谱可用于分析脑电图信号各组成成分间的相位耦联程度。由于双频谱振幅受信号振幅和相位耦联程度两个因素的影响，因此双频谱不能单纯测量相位耦联程度。为此，运用双关联(BIS)可达到目的。

三、双频谱分析在麻醉监测中的临床评价

临床麻醉包括意识抑制、感觉抑制、运动抑制及反射抑制 4 个基本内容。因此评价麻醉深度的监测指标要看是否能准确地反映镇静深度，准确地预测患者对手术刺激引起的体动反应、血流动力学变化及自主神经反应，而且要与所使用的麻醉药无关。

（一）双频谱指数与镇静深度的关系

Liu 等观察了 18 例择期局麻手术患者，用 3.5～20mg 咪达唑仑镇静，按 OSS/A 标准将镇静深度分为 5 级（1 级对触觉无反应，5 级为清醒状态），观察了双频谱指数(bispectral index，BI)，95% SEF，MF 及 δ、θ、α、β 功率等 EEG 指标，发现 BI 与镇静水平的相关性最好，且变异系数最小。随着镇静加深，BI 逐渐下降；在苏醒阶段，BI 逐渐升高。Greenwald 等将催眠/镇静深度分为 6 级，用丙泊酚、阿芬太尼、异氟烷、N_2O 等药物的组合进行麻醉，并评价了 388 例患者的脑电参数为 0.71，95% SEF 的相关系数为 0.46。Leslie 等研究了 14 例丙泊酚/硬膜外麻醉对听力的抑制作用，结果表明，与听力抑制呈正相关，与丙泊酚血浆浓度呈负相关；95%SEF 与听力的抑制和丙泊酚血浆浓度无明显关系，提示 BI 可用于丙泊酚镇静的预测。Sawtelle 等观察了N_2O/异氟烷/narcotics 麻醉的 55 例患者，

并评估了BI在全麻苏醒中的预测作用，发现术毕停药后BI逐渐升高，在患者对言语的指令有反应前至少1分钟BI逐渐升高，当BI达到90时，患者对言语指令有反应并睁眼。与其他EEG参数如95% SEF、MF及δ、θ、α、β功率比较，BI的变异系数最小，因此认为BI是预测全麻苏醒的有用指标。

(二)BI对血流动力学变化的预测

Lien等研究了14例异氟烷麻醉中各脑电参数对切皮时血流动力学变化的预测作用。结果表明，BI与切皮时血压增高的相关性最好，其精确度为85%，而δ功率、95% SEF、MF的精确度分别为79%、73%、79%。因此认为双频谱分析是评估麻醉深度的有用工具。Hollingswod等在异氟烷麻醉时用BI来预测切皮时的血流动力学变化，也得到同样的结论。Kearse等将39例患者随机分为5组，均先给予硫喷妥钠4～6mg/kg静脉注射，吸入60%N_2O，静脉注射维库溴铵0.1mg/kg，然后分别给予芬太尼15μg/kg、阿芬太尼30μg/kg、舒芬太尼0.5μg/kg及生理盐水行麻醉诱导插管，比较EEG参数与诱导时血压变化的关系，规定血压升高大于20%为反应阳性，小于20%为反应阴性，发现在27例阳性反应与12例阴性反应之间BI的差别显著，而且与所给药物的种类和剂量无关，故认为BI能精确预测全麻诱导时的血压变化，而功率谱参数均不能预测血压的变化。

(三)BI与术中体动的关系

麻醉患者对切皮强刺激有无体动反应是通常确定吸入麻醉药强度MAC的经典方法，也是判断麻醉深度是否合适的主要体征之一。麻醉深度的监测指标必须能准确预测患者对切皮的体动反应。Kearse等在38例丙泊酚/N_2O麻醉患者中比较BI与切皮体动的关系。认为BI较通常的功率谱参数或血浆丙泊酚浓度等在预测患者切皮体动反应中显得更为精确。Hollingsworh等观察了27例不同浓度异氟烷麻醉患者在切皮时的体动反应，得到类似的结论。但Sebel、Glass、Lang等的研究表明阿片类镇痛药似乎是体动反应的主要决定因素，但其对脑电的影响较小。Vemon等研究了50例麻醉患者对切皮的体动反应，患者随机分为两组并分别给予异氟烷/丙泊酚及丙泊酚/阿芬太尼麻醉，结果发现两组有体动者与无体动者BI的差别均很显著($P<0.02$)，丙泊酚/阿芬太尼组有体动者与无体动者BI的差别无显著差异($P<0.018$)，故认为BI可能与不同的药物有关，但研究提示BI对体动反应的预测，其准确性要较其他指标如95%SEF、MF、相对δ功率及血流动力学指标好，是目前判断麻醉深度的最好客观指标。

全麻深度新概念的提出和检测新技术的应用极大的推动了临床麻醉的发展。随着心理学内记忆测试在全身麻醉中的应用及神经电生理技术的发展，全麻深度的判断概念已产生了全面的更新，也进一步推动了全麻深度检测新技术的开发。目前对于量化EEG尤其是BIS值的研究及应用已做了大量的工作，并已证明BIS与镇静程度相关性极好，对麻醉中的意识变化可提供可靠的信息。BIS已成为术中监测意识变化的一个客观指标，为麻醉医师判断麻醉深度，避免术中知晓提供了重要的参数和依据。

第三节 电子计算机在体外循环中的应用

一、概述

电子计算机技术在体外循环中的应用是随着心脏外科的发展、对体外循环要求的深入而发展和不断完善的。最初在体外循环过程中应用电子计算机技术仅仅是为了使流量控制准确且明确显示，以取代老一代的流量计算和显示系统。60年代的体外循环机，如Sarns-3500，上海Ⅱ型、Ⅲ型以及Polystan均需要灌注师事先在换算表格上计算好，然后再根据每个患者的体重和体表面积进行计算。通过指示表上的读数和泵管的口径计算流量。这些工作既费时，又不便于灌注人员观察。于是在流量计算和显示方面首先引入了计算机技术。如Sarns-5000型心肺机，灌注师只需将患者的体重或体表面积和每转的流量输入电脑，开机灌注时，显示屏便可指示出总流量和每泵流量，这是最早电脑在体外循环中的应用，方法简单，给灌注师带来了许多方便。

随着现代科学的发展，更多的先进仪器和技术被应用在体外循环过程中。如持续血氧饱和度监测、持续血气监测、多功能监护仪配合麻醉中肺动脉导管(Swan-Ganz)技术，监测患者的动脉血压、中心静脉压、肺动脉压、肺小动脉楔压，以及通过计算得出的患者心输出量、心脏射血分数和全身阻力等。使得灌注师在整个体外循环中通过这些监测能够更加全面、深入了解患者的状况指导高质量体外循环的完成。

电子计算机在体外循环中的应用，主要有以下几个方面。

1. 为了减少灌注人员的工作负担，准确无误的记录在整个体外循环中各种参数的变化，利用微机接口连接各种监测系统，同体外循环机相连接，实施记录在正常温度、低温、复温时流量和氧的用量等情况，同时可记录各阶段血压的变化。

2. 利用所得参数、通过软件系统，进行分析处理，在显示屏上显示出在各种情况下应掌握的流量血和氧的比例。同时根据动—静脉血氧饱和度分析微循环灌注的效果，而指导灌注师如何使用血管活性药物，改善微循环灌注，减少在体外循环中的组织缺氧。

3. 因微机有较大的容量，可系统、完整、准确地保留病历数据，这样对进行科研、查找病历有着非常重要的作用。查调病历方便迅速，大大减少了科研工作中的工作量。

以上这些工作在美国和欧洲均已开始进行。美国利用 Sarns 机器同微机相联接，在体外循环中实施记录和监测，同时指导灌注师合理利用氧，收到显著的效果。

二、体外循环计算机管理

为保证体外循环过程中最适宜的组织呼吸，灌注师基本上要控制 4 个方面的问题：①流量；②二氧化碳流量；③温度变化；④酸碱、水、电解质平衡。目前在体外循环中主要是通过监测血中氧含量和二氧化碳含量，并依此进行管理。灌注师根据患者生理特性、心输出量及携氧能力而评估氧耗量、二氧化碳产生量和流量。然而这种方法较为粗糙，并不能全面正确评估以上 4 个方面的问题及它们之间的相互关系。

为了使灌注师在体外循环中能准确地预测出患者的氧耗量、二氧化碳产生量和流量，正确评估它们之间的相互作用关系，同时随时掌握符合患者病理、生理变化的灌注量，进入 80 年代后，人们开始利用电子计算机技术参与管理和控制人工心肺机，处理体外循环中各项参数，并辅助管理体外循环的操作。利用电子计算机辅助体外循环主要在以下几个方面。

1. 自患者监护仪和人工心肺机采集数据，对所得数据储存、整理及计算。

2. 直观显示数据及计算结果，指示灌注趋向。

3. 根据所设的报警阈值，对异常情况自动报警，或者在警报状态下自动改变灌注设置或操作。

4. 连续记录体外循环中有关灌注和患者的各项参数变化，与术前输入的“正常值”进行比较，提供应进行的处理原则。

5. 自动识别信号，进行复杂操作，如搏动性灌注。

6. 对所储存的资料进行分类、整理及分析，为科研提供准确、详尽的资料，便于灌注师总结经验。

7. 随时向灌注师提供不同病种、不同情况下的处理常规及原则，以供参考。利用微电脑技术辅助管理体外循环，其可行性和必要性已愈来愈被更多的临床医生所认识。有关这方面的工作也正在广泛地开展和应用。

三、计算机管理的发展与展望

二氧化碳和血流动力学，在我们国家仅是刚刚开始，将体外循环中的信息，如：血气、动-静脉氧分压、血温输入电脑，利用程序计算然后给灌注师显示出一个最适的气血比率和最适的外周阻力，大大提高了科学性，减少了盲目性，同时计算机将大量的信息储存在硬件中，经过处理找出同类手术的共性和一般性，通过计算，预计新患者的各种参数，供医生参考。

利用电子计算机管理体外循环，是随着现代电子和信息、工业发展而得来的，我们目前刚刚起步。第一步是监测、预测，同时给每个灌注师一些信息趋势；第二步是部分的实施控制，也就是在氧和二氧化碳上完全由电脑控制，血气值 PO_2 升高，PCO_2 下降时，电脑控制氧流量计，使氧流量下降；第三步是进一步完善可达到控制体外循环控制流量，根据温度变化调节氧和二氧化碳之间的比例，通过外周阻力调节转流中的平均动脉压，从而达到满意的组织灌注，同时随时记录、打印术后的并发症，既科学详细地储存了大量的临床资料，又大大减少了术后并发症，为科研和临床做出更多的工作。

四、体外循环智能化

体外循环中监测血流动力学和生物化学各种

指标，使人们在瞬间能充分了解患者的内在环境。现在有越来越多的趋势将体外循环与计算机联机，Sarns-9000走出了第一步，尝试能预报短时间内指标变化的趋势，但是依然存在以下缺点：①数字显示变化，但不能进一步分析原因，解释变化；②缺乏自动反馈，人仍旧承担了大部分思考和操作才能完成闭式循环。最近我们初步进行将监护仪、输液泵、计算机联机，根据数据变化，在体外循环中自动滴定麻醉药和血管扩张药物的尝试，获得较平稳满意的灌注，可以设想进一步将血流动力学指标、生化指标（如 $SatO_2$、乳酸、组织pH等）监测与计算机和体外循环机自动控制连接，根据反馈自动调节将能更好模拟自然循环。机器将作为人的脑和手的延伸，使人们可以集中精力更好地解决疑难和发现新的问题。

第四节 计算机控制药物输注系统

目前临床上已较为成功地使用计算机控制药物输注系统主要有：根据主动脉压反馈信号调节血管活性药物的输注；利用临床监测麻醉深度的指标（血压、心率、肌电图、脑电图、瞳孔等），控制麻醉性镇痛药物输注；根据呼吸终末麻醉药物浓度及生命功能监测指标等反馈信息，控制吸入麻醉药物的吸入浓度；根据肌电图反馈信号，控制非去极化肌松药物输注等。

输血、输液过程中，计算机通过分析体液的损失量、血红蛋白值、血细胞比容、尿液比重及血流动力学指标，在软件控制下，自动调节输液泵的输注速度及输注量，可有效地预防血容量不足及输注（血）逾量导致肺淤血、肺水肿和心衰等。

近年来静脉麻醉药物输注系统有了很大发展，靶控输注系统逐渐应用于临床。靶控输注（target controlled infusion，TCI）技术，是由药物动力学理论与计算机技术相结合而产生的给药方法，可快速达到并维持设定的血浆或效应部位药物浓度，并根据临床需要随时调整。靶控输注通过计算机来模拟某种药物注射后血浆或效应室浓度变化规律，从而控制动力系统的给药速率，以维持血浆或效应室药物浓度稳定，保证患者在手术中始终处于比较平稳的麻醉深度，或者通过改变电脑程序的设置来满足手术进程中对麻醉深度的不同要求。靶控输注系统可迅速达到和维持预期的麻醉深度，增加麻醉的可控性。

TCI系统的硬件包括输注泵、控制输注泵运转的计算机以及当计算机发生错误时关闭系统的安全机制。软件包括药物代谢动力学模型以及与药物输注有关的特殊参数。TCI分为闭环式（closed loop）和开环式（open loop）两种，闭环输注系统带有自动反馈调节，可将机体对药物的实时反应如肌肉松弛程度、心率、血压等变化及时反馈，并根据反馈情况改变药物的输注速率。开环式输注系统主要是由医生根据临床需要实施药物效应的目标输注。目前由于监测麻醉深度的指标并不完善，可靠性较差，因而临床上主要采用开环式靶控输注系统。

第五节 网络麻醉学信息资源

目前，Internet上已有极为丰富的信息资源可供人们共享，其中与麻醉学有关的信息容量也相当惊人。如何用合适的方法、用较少时间和精力获得所需的、特别是最新的信息，充分利用Internet上的资源，对从事麻醉学临床、教学和科研的同行有着十分重要的意义。

（一）通过搜索引擎检索信息资源

通过搜索引擎采用分类检索和关键词检索两种方式进行检索。目前常用的综合性搜索引擎有Yahoo，Google等。以Yahoo为例，用分类检索方法检索麻醉学信息的步骤为：启动浏览器，键入Yahoo网址，先后选择类别目录Health、Medicine和Anesthesiology，就能发现许多麻醉学信息资源的网址；关键词检索的步骤是：在Yahoo主页Search输入框直接键入关键词Anesthesiology，单击Search键，将出现有关麻醉学的内容目录。其他搜索引擎的使用与Yahoo基本类似。若查阅麻醉学文献，可利用专门的医学搜索引擎，其收集大量与医学有关的信息资源，查阅更加简便、有效。以下是几个医学搜索引擎及其网址：HealthGate（http://www.healthgate.com/），Medscape（http://www.medscape.com/）和PubMed（http://www.ncbi.nlm.nih.gov/pubmed）。值得一提的是医学搜索引擎大多有免费Medline检索的连接点。

（二）互联网上的麻醉学信息资源

用 Yahoo 进行关键词 Anesthesiology Resources 检索，搜索引擎将给出 13 万多个麻醉学资源网址，内容不尽相同，有时间都可以去浏览一番，但在时间有限的情况下，不妨只去下面的网点看一看。

1. 虚拟麻醉学教科书（VA'T. The Virtual Anesthesia'Textbook；http://www.usyd.edu.au/su/anaes/VAT/VA1.html）：这个网点建立的想法产生于 1996 年在悉尼召开的 11 届世界麻醉大会上，其编排类似一般麻醉学教科书，内容包括麻醉历史，麻醉学资源，杂志、统计和研究，临床麻醉等共 65 章，每个题目都有许多相应的 Internet 连接点。

2. 全球麻醉学服务网址（GASNet，Global Anesthesiology Serve Network；http://moe med.yale.edu/vl）：GASNet 由 8 大部分和 30 个次目录所组成，这 8 大部分分别为工作招聘、教育、杂志、放映厅、讨论、Internet 资源麻醉协会点和会议。

3. 网上麻醉学图书馆（VL，The WWW Anesthesiology Virtual Library；http://moe.Med.yale.edu/vl）包括信息、组织结构、大学和研究院所、商业和其他各类。

4. 莱氏 Internet 上的麻醉和危重监护资源（ACCRI，Wright's Anesthesia and Critical Care Resources on the Internet；http://www.eur.nl/FGG/ANEST/wright/）：收集了 Internet 上几乎所有麻醉和监护资源的连接点，其内容包括有：特有资源、关于麻醉和危重监护的信息、Gopher 资源、Email 地址、讨论目录、FTP 点、软件、书籍、WWW 网点、有用的网址、文献目录、杂志、其他各种资源和非网电子资源等。

（三）麻醉学专业电子期刊

互联网上与麻醉学相关的麻醉学电子杂志主要有：《Anesthesiology》、《中华麻醉学杂志》、《临床麻醉学杂志》等。《中华麻醉学杂志》与《临床麻醉学杂志》均可从万方数据资源系统中的数字化期刊中获得电子版本。另外还可通过万方、CNKI 等数据库的数字化期刊栏目界面直接输入想要查询的关键词，查找相关麻醉学资源。

最后，必须注意 Internet 网上信息资源是由不同的个人、医院麻醉科、大学麻醉系、公司或其他部门提供或创建，由于个人观点、商业运作或恶作剧等原因，有些信息资源可能是片面的、夸大其词的或错误的。因此，在获得并应用它们时，应根据负责或维护该信息资源的个人和单位，考虑信息资源的正确性和可靠性。不管如何，对科学技术日新月异的今天，只有通过 Internet 及时获得最新的信息，才能跟上时代前进的步伐。

第六节　医学文献检索及获取原文

一、文献检索

电脑以及网络的逐渐普及，为科学研究工作者提供了很好的了解当今科技发展的工具。我国麻醉学研究蒸蒸日上，也迫切需要更多的参考资料。本文介绍一些与医学有关的网址，供同道们参考。

与医疗有关的常用文献检索，一般可通过用以下方式查询：①Medline. Index 手工查阅，但需时较长，很不方便；②通过图书馆光盘检索（必须在图书馆才能进行）；③通过互联网，这种方法方便、快速，只要有一台入网的电脑就可进行文献检索。若已和设有医学文献电子数据库的图书馆联网则更为方便，但和图书馆联网往往需要一定的费用，且目前国内的各大学图书馆均未提供这项服务。所幸的是不少公司在网上只提供要进入它的网址就可进行检索了。目前较为常用的网址如下：

1. HealthGate：http://www.Healthgate，corn/HealthGate/MEDLINE/Search.shtmlhttp://www.healthgate.com/HealthGate/MEDLINE/search.Shtml.

2. PubMed：http//www.ncbi.nlm.nih.gov/Pub Med/http://www4.ncbi.nlm.nih.gov/PubMed/.

3. NCBI（National Center for Biotechnology Information）：http://atlas.nlm.nih.gov:5700/Entrez/index.html.

4. Medscape：http://www.Medscape.com/Clinical/Misc/Form Medlinelnflive.mhtml.

5. NightN：http://n1n5001.nlightn.com/cgi-win/cgitest.exe/findnow? 33570XXXXXO.

6. SilverPlatter：http//www.silverplater.com/http://www.silverplatter.com/>.

7. Ovid：http://www.ovid.com/homedoc.htm>.

其中一和二最为有名。在 Health Gate 的网址里可通过自由词检索检索用 Silver-Platter 软件在 Ovid 里的网址里获得。

某些特定领域的杂志，论文以及摘要等也可以在网上免费进行检索。如 NCBI（National Center for Biotechnology Information，USA）的 GenBank，可免费提供分子生物学领域的论文，其网址为：http：//www. ncbi. com. nih. gov/cgi-bin/medline。美国医师会可提供其发行的 Journal of the American Medical Association 以及 Archives of Internal Medicine 等多种杂志中的论文以及摘要，其网址为：http：//www. awa-assn. org/public/journals/pubhome. htm<http：//www. awa-assn. org/public/journals/pubhome. htm>。需要的话还可逛一逛美国国立医学图书馆（NLM，National Library of Medicine）。通过它可查到 NLM 所藏的书籍、杂志、影像资料等，检索结果还可通过电子邮件免费送到你的手中。

其他与医学相关联的重要的网址有美国的 Yahoo（http：//www. Yahoo. com/Health/Medicine<http：//www. yahoo. com/Health/Medicine>）、MedicalMatrix（http：//www. medmatrix. org/Index. asp）、Virtual Library（http：//golgi. harvard. edu/biopages/all. html<）；以及日本的 UMIN 上可进行检索，其网址为 http：//www. umin. u-tokyo. ac. jp/lsj/society. html。最近由美国 TLC Information Services of Katonah 提供的 Medical-worldsearch. jp<http：//www. mwsearch. com，也不失为医学领域的很好的检索工具。如果你有足够的日文水平，且你的计算机能正确显示日文，可逛逛 Medical Tribune 的 Homepage（http：//www. medical-tribune. co. jp），那里面不但提供最新的医学信息，而且有医生开设的英语会话、免费 Medline 利用法、online 医学杂志、医学会、研究会（国际以及日本国内）的学会日程等。

所介绍的网址有可能还远远不够您的需求，根据需要不妨走一趟 world wide wed Yellow Pages（http：//www. mcp. com）。

二、获取文献原文

1. 向提供文献原文服务的网站索取原文，国内外均有提供文献原文服务的医学网站，有的还是免费服务，选择几个速度快、文献种类多的网站介绍给大家。

（1）High Wire Press，网址 http//intl. highwire. org，这是一家由 Stanford University Libraty 主办的生命科学文献网站。目前网站上共有 221 种期刊站点链接，207 023 篇免费文献可供用户选择。需要注意的是多数杂志有免费期限，过期是要收费的。

（2）Science Magazine，网址 http：//intl. sciencemag. org，这是一家面向中国读者的全免费网站，进入主页后，点击中央的 search 键，进入检索页面，网站提供了期刊、关键词和作者这三种检索方式，找出所需文章后，点击 Full Text 键便可浏览全文了。

（3）AMEDEO-The Medical Literature Guide，网址 http：//www. amedeo. com，该网除可查阅到 50 余种电子期刊的摘要和全文外；还可免费订阅每周一次的最新医学出版物的邮件列表以及相关专业的文献回顾。

（4）CNKI 知识创新网，网址 http：//www. cnki. net，这是由清华同方建立的庞大数据库，内容广，更新速度快，可免费进行文题和摘要查询，全文查询需付费。通过一些个人主页链接，也可做到免费查询。进入全文查询页面后，选择医药卫生类，输入关键词，点搜索键即可找到所需文献，点击文献标题，即可看到文献全文。需下载专门的阅读软件，否则收到的是乱码。

（5）万方数据库，网址 http：//www. Wanfangdata. com，万方数据库是万方数据股份有限公司建立的大型数据系统，数字化期刊作为万方数据资源系统中的主要栏目之一，目前已经集纳了 5 大类的 70 多个类目的 2000 种科技期刊全文内容上网。目前，该数据库可免费查阅题录及摘要，浏览全文需注册才行。

（6）重庆维普资讯公司网址 http：//www. cqvip. com，重庆维普资讯公司是一家大型的专业化数据公司，收录有中文报纸 1000 种，中文期刊 12000 种，外文期刊 4000 种。维普有两种注册用户：一种可以查阅全文，这种是要收费的；另外就是用免费资源的，比如全文检索、讨论版等。

2. 从各期刊网址获得有些文献原文可以从各期刊网络版直接查阅，以下是几个可得到全文的麻醉期刊的网址：①Anesthesiology：http：//www. anesthesiolo gy. org；②Anesthesia：http：//www. hbuk. co. uk；③Anesthesia and Analgesia：http：//journals. lww. com/anesthesia-analgesia/pages/default. aspx；④ Acta Anaesthesiologica Scandinavia：http：//onlinelibrary. wiley. com/journa1/10. 1111/(ISSN)1399-6576；⑤British Journal of Anaesthesia：http：//www. bmjpg. co-

m/data/hja. htm；⑥Current Opinion in Anesthesiology：http：//www. yahoo. com/Health/Medicine/Anesthesiology；⑦Anaesthesia On-line：http：//Anaesthesist Der 1994 present：http：//link. springer. de/link/service/journals00101/index. htm；⑧Current Opinion in Anaesthesiology on BioMedNet：http：//www. bmn. com；⑨中华麻醉学杂志 http：//www. zhmzxzz. cn/；⑩临床麻醉学杂志 http：//1cmbzz. qikann. com/。

3. 向各大图书馆直接索取。若在网上无法找到原文，也可向国内外各大图书馆查询索要，此项服务需交纳一定费用。一般方法是：通过 E-mail 或信件向图书馆提出查询申请（包括文章所在的刊物、期别，图书馆回复后，邮寄一定费用，图书馆便可以以 E-mail 或复印件形式提供文献原文。这里介绍几家提供网上文献递送服务的图书馆网址。其他网址可通过 Yahoo 或 sohu 查找。

（1）美国国家图书馆 http：//www. nih. gov。

（2）国家图书馆文献提供中心 http：//www. lib. scut. edu. cn/info/20081225. htm。

（3）中国科学院文献情报中心 http：//bibll. las. ac. cn。

（4）复旦大学图书馆 http：//www. 1ibrary. fudan. edu. cn。

4. 向文章作者索取，通过 Medline、网上医学专题讨论组或其他途径获得作者地址、电话或 E-mail 与作者联系，多数作者会满足你的要求。

（卜庆丽　王明玲）

参考文献

1. 庄心良，曾因明，陈伯銮．现代麻醉学．第 3 版．北京：人民卫生出版社，2003.
2. 方平．医学文献信息检索．北京：人民卫生出版社，2008.
3. 王伟，朱德明．计算机在体外循环中的应用．生物医学工程学进展，2008，29（3）：175-178.

第九十一章 麻醉领域科学研究

一个学科要发展，必须注重创新，而科学研究是创新的基础。麻醉学是一个年轻而内涵丰富的学科，其科学研究应包括基础科研和临床科研。并且研究的热点主要集中在临床麻醉、疼痛的诊断和治疗、危重患者的监测和治疗、急救复苏、麻醉学相关的基础研究等领域。

第一节 麻醉学研究内容

一、麻醉学中的药理学研究

基础研究在现代医学发展中起着关键的作用，它作为临床研究的基石，推动着临床医学研究的不断向前发展，为临床疾病的诊断和治疗奠定了坚实的理论和实验基础。

由于麻醉过程中要使用多种药物，所以目前麻醉学科研有很大一部分是有关药物的研究。因此，麻醉医师和从事麻醉学研究的人员很有必要熟悉药理学研究（pharmacological research），特别是临床药理研究的基本原则。

（一）一般药理学研究

一般药理学研究是探讨药物主要药效以外的广泛药理作用，包括对中枢神经系统、心血管系统、呼吸系统、胃肠道、肝、肾、内分泌功能的影响。经常是研究药物的毒副作用。在进行一般药理学研究时，应明确给药剂量与实验结果的关系。在何种剂量产生何种药理学作用，具有什么样的实验或临床意义，都是影响实验结论的重要因素。在比较两种药物的毒副作用时，往往是在使用等效剂量的基础上进行。在确定等效剂量时，则往往是使两种药物的剂量都是其ED_{50}或ED_{95}的相同倍数（如吸入麻醉药的MAC数），或在实验中将两种药物的主要作用（如血压的降低）都维持在同一水平（如MAP＝60mmHg）。

（二）药效学研究

1. 量效关系　任何一种药物都有一个主要药效，如地西泮主要药效为镇静，芬太尼为镇痛。通过药效学研究，明确药物的作用强度和特点。在一定范围内药物的药理作用随着剂量或浓度的增加而增加，二者间的规律性变化称为量效关系（dose-effect relationship）。当以纵坐标表示累积效应百分比，横坐标表示药物剂量时，量效曲线多呈长尾S型。当横坐标改为对数剂量时，呈对称S型。若同时将纵坐标以几率单位表示，则近似于直线。一般来说，较安全的药物，其量效曲线较平坦（斜率较小）。毒性较大的药物，曲线较陡峭（斜率较大）。由量效曲线可求出某一药物的效价和效能。效价和效能是两个不同的概念，不能混淆。效价（potency）指达到相同药物作用强度时所需要的药物剂量。一般用于比较不同药物间的作用强度。常用的效价有半数有效量（median effective dose，ED_{50}）、95％有效量（95％effctive dose）、最小诱导剂量（minimum induced dose，MID）等。而效能（efficacy）则是指使用剂量不受限制时药物所能引起的最大效应。药物的安全度常用治疗指数（therapeutic index，TI）表示，为半数致死量（median lethal dose，LD_{50}）与ED_{50}间的比值：$TI=LD_{50}/ED_{50}$。TI越大，药物的安全度越高。近年来，也常用可靠安全系数（certain safety factor，CSF）表示药物的安全性，为LD_1与ED_{99}的比值。该比值大于1，药物的安全性较大。

2. 药效学研究须注意的问题　药效学研究可以是动物实验，也可是人体试验。研究中最为重要的是判断治疗作用的指标、剂量的选择和对照的确立。

（1）判断指标　首先是判断指标的灵敏度问题。灵敏度过高，不该判定为阳性的也被判定为阳性，造成假阳性结果过多；反之，灵敏度过低造成假阴性过多。两种情况都会明显影响研究结果。因此，若没有公认的文献报道的判断指标，就应先做预实验，确立明确的判断指标，并验证方法的合理性和可行性。其次，应该明确判断指标是否会受到人为因素的干扰。尽量选择客观性指标和采用盲法能在一定程度上减少人为因素的干扰。

（2）剂量　研究量效关系时确定剂量十分重要，理论上应包括 0%和 100%显效剂量。但是在人体试验，应考虑到伦理学方面的问题。现在部分文献中采用的 Logistic 回归方法，并不严格要求做到 100%显效剂量组。同时续贯法也可有效避免实验中超过常规剂量给药，但是无法求得 ED_1、ED_{95} 和 ED_{99} 等数据。因此，在实验开始前，研究者应广泛阅读文献，开展小规模预实验，选择合适的统计学方法，最终能确定正确的实验剂量。

（3）对照和随机　设立对照是生物学实验中最重要的手段之一。没有对照，很多实验结果都无法判断。现代实验科学的显著特点之一是有严密的对照设计，新的科学结论都必须在与严格的对照作比较后才能得出。由于会受到药物相互作用或残留药物作用的影响，药效学研究中常不便使用自身对照的方法。因此，就需要通过随机的方法避免不同实验对象组间的生物固有的变异性。随机并不等于随便分配。如小鼠实验，随便抓取实验动物分组，表面上看是“随机”。但是，最先抓到往往是行动比较迟缓，反应敏捷的往往到最后也抓不到，这本身就是一种误差。正确的方法是将动物编号后，按随机数字表随机分配动物至各组中。对于无法做到随机的实验，应采用配对或完全排列等实验设计方法，目的都是尽量避免系统误差。因此，从事药理学研究的人员应掌握好统计学和实验设计方面的理论知识，并在工作实践中不断提高使用水平。

（三）药代动力学研究

药代动力学主要研究药物在体内的吸收、分布、代谢和排出过程。如果说，药效学是研究药物对机体的作用，而药代动力学则是研究机体对药物的作用。近年来，由于计算机的应用日益广泛，分析化学的不断发展，和药代动力学基本数据的不断积累，药代动力学研究有向数学模拟方向发展的趋势，即利用数学公式对药物动态规律进行科学分析。药代动力学研究是一个即有广度、又有深度的领域。有关药代动力学的基本概念和基本原理，有专门的章节进行叙述。本节仅对进行药代动力学研究时常用的分析仪器作一简单的介绍。

药代动力学研究，离不开灵敏的分析测定技术。药物的理化性质千差万别，分析药物浓度时应因药而异选择不同的测定仪器和测定方法。下面简要介绍几种主要的仪器和技术。

1. 高效液相色谱仪　是研究静脉注射用药最常用的仪器，可配多种检测器。

（1）紫外检测器　适于检测有吸收紫外线特点的化学物质，有些没有紫外线吸收的药物可以通过化学衍生接上具有吸收紫外线的基团而被检测。因此，该检测器应用较广泛。

（2）荧光检测器　适用于具有荧光和可通过衍生接上荧光基团的药物。灵敏度高于紫外检测器。但是易受到干扰，且氙灯价格昂贵。

（3）电化学检测器　具有氧化还原的药物都可被测定，但测定氧化性药物会受到流动相中溶解氧的干扰，因此一般多用于测定还原性药物。如儿茶酚胺类药物，电化学检测的灵敏度一般比紫外检测高2～3 个数量级。

（4）蒸发激光散射检测器　原理为色谱流出液经喷射进入高温蒸发室，激光照射难蒸发的药物微粒并测定其散射光。被测药物浓度越高，微粒越多，散射光越强。本法灵敏度较高。主要问题为缺乏选择性，色谱中可能出现多种杂峰干扰。

（5）发射检测器　发射检测器直接与色谱相连，可连续测定每个色谱峰的发射性，操作简便可靠。

2. 气相色谱　主要优点是分辨度高，适用于多成分分析，分离条件的选择比液相色谱简单。但是不能应用于难于气化、而又不能衍生化的药物分析。虽然气相色谱的绝对灵敏度高于液相色谱，但其进样量小，使最终的相对灵敏度可能不如液相色谱。

（1）氮磷检测器　适用于多数含氮化合物，分子中氮原子越多灵敏度越高。主要问题是电极稳定性较差，使用一段时间后灵敏度明显下降。因此需要经常更换电极，价格比较高。

（2）电子捕获检测器　适用于含氟、氯的药物，灵敏度较高。电极易受污染，需要精心维护。

（3）氢火焰检测器　目前氟化挥发麻醉药浓度测定中最常用的气相色谱检测器。灵敏度较高，色谱条件容易控制。只要按常规维护色谱仪，使用寿命较长。

3. 气质联用机 气质联用机是指气相色谱仪和质谱仪联机使用，这是气相色谱性能的扩展，而质谱仪则可以看作是气相色谱仪的一个检测器。气质联用机检测化合物的范围与气相色谱仪基本相同，但性能大大提高，可同时进行定量和定性分析。气质联用机的价格较贵，单独一台质谱仪的价格相当于2台气相色谱仪。气质联用机的灵敏度很高，检测浓度的下限可达pg水平。检测专一性上也优于气相色谱，原因为除色谱峰外，质谱仪还可质谱碎片分析定性。气质联用机的另一个突出的优点是可以不经过预先纯化就可以对检测物进行初步鉴定。

4. 放射性核素分析技术 用放射性核素标记药物进行检测的主要缺点是专一性差。为克服这一缺点，目前常用以下两种技术：

(1) 放射受体检验技术 多种药物在体内有特定的受体，能与放射性配体竞争结合受体。在一定范围内，药物浓度越高，与受体结合的放射性配体量越少。因此，通过测定结合的放射性可以定量分析样品中的药物浓度。

(2) 放射免疫测定技术 如能获得与药物相对应的抗体，就可利用免疫结合试验测定标本中的药物浓度。此技术多用于蛋白质多肽类药物的研究。主要问题是必须预先制备药物的特定抗体。

随着现代科学技术的迅猛发展，新的分析方法也不断涌现。因此，进行药代动力学研究的人员除应熟练掌握现有的实验技术外，还应该注意了解新技术的发展动向，不断开辟新方法的应用，才能使研究进一步有所发展。

二、新药的临床前和临床研究

临床研究可直接解决临床工作中出现的问题；通过研究工作可提高医生的医疗技术和学术水平。故临床研究归根结底可提高一个医院医务人员的素质和医疗水平，可极大地促进临床医学的发展。

随着中国加入WTO，药品知识产权保护问题更加受到重视。单纯仿制国外已有药物将越来越难。因此，必须加强力度开发我国自己的新药。即使从国外引进新药，根据国家药品监督管理局(state drug administration，SDA)规定，这些药物在正式投入医药市场前后，也需要做相应的临床前和(或)临床研究。由于现代麻醉用药的种类和数量较多，麻醉医师或从事麻醉科研的人员了解有关新药开发的法规和知识十分必要。根据我国1999国家药品监督管理局年颁发的《新药审批办法》规定，新药系指我国未生产过的药品。已生产的药品，凡增加新的适应证、改变给药途径和改变剂型的亦属新药范围。

(一) 新药的研究

新药需经过临床前和临床研究验证后才能在临床中常规使用。新药研究的内容，包括工艺路线、质量标准、临床前药理及临床研究。

1. 新药的临床前研究 系指新药的制剂和动物实验，包括：①新药制剂的化学和质量检验；②新药的生物利用度；③动物药理；④动物药代动力学；⑤动物一般毒理；⑥动物的特殊毒理。

2. 新药的临床研究 新药的临床研究，按照新药分类，分为临床试验和临床验证。临床试验一般分4期进行，临床验证可不分期。第一、二、三类新药进行临床试验，第四、五类新药进行临床验证。每一种新药的临床研究医院不得少于3个。

(1) Ⅰ期临床试验：目的为确立人体对新药的耐受程度，制剂安全性，有效给药方案，了解新药药代动力学特点。Ⅰ期临床试验原则在健康志愿者中进行。病例数可在10～30例之间。

(2) Ⅱ期临床试验：目的是通过盲法随机对照多中心临床试验对新药的有效性和安全性作出初步评价，推荐临床给药剂量和方案。Ⅱ期临床试验在患者中进行，应仔细考察新药的适应证、疗效及不良反应；与标准常规治疗相比，新药的优缺点；研究新药在患者中的药代动力学、剂量或血药浓度与疗效和不良反应间的关系，确定最佳剂量和给药方案。Ⅱ期临床的病例数一般应不少于100对(其主要病种不少于100例)。必须另设对照组，其病例数根据专业和统计学要求而定。避孕药应不少于1000例，每例观察时间不得少于12个月经周期。少见病种所需病例数可视情况而定。

(3) Ⅲ期临床试验：扩大的多中心临床试验。遵循随机对照的原则，在较大的范围内对新药的疗效、适应证、不良反应、药物间相互作用等进一步评价新药的有效性和安全性。病例数不应少于300对。

(4) 四期临床试验：为新药上市后监测，在广泛使用条件下考察疗效和不良反应，特别应注意罕见不良反应。可以为开放试验，病例数应大于2000例。

(二) 临床药理学研究中的伦理学问题

对于人体生物学研究，都必须遵守伦理学原

则，临床药理学研究也不例外。提到伦理学问题，人们往往仅注意到受试者的知情同意。但是，人体生物医学研究的伦理学涉及问题很多，其中心是保护受试者（患者）。1964年在芬兰召开的第18届世界卫生大会上，通过了赫尔辛基宣言，并于1975年在日本东京的第29届世界卫生大会上修订。该宣言界定了人体生物学实验中的伦理道德问题。人体生物医学研究的目的必须是为了促进诊断、治疗和预防措施和增进对疾病病原和病因的理解。当前的医学实践中多数诊治和预防措施包含着危险，这同样适用于生物医学研究。因此，人体生物医学研究必须遵守已普遍接受的科学原则，并应以充分进行过的实验室研究、动物实验和全面的科学文献知识为基础。人体试验应由科学上合格的人员进行，并应有具备临床经验的医生监督。人体生物医学实验前应对可能产生的危险进行全面仔细的评估。受试者保护自身完整的权利必须始终得到尊重，应采取一切措施保证不妨碍受试者的私事，并减少实验时受试者生理、精神和人格的损害。实验前均应充分告知受试者研究的目的、方法、预期的利益和潜在的危险。受试者在试验前应被告知试验的目的、过程和危险，并自愿签署知情同意书。在研究过程中，受试者有权随时退出实验。一旦研究人员发现危险超过实验所能带来的潜在利益时，应该立即停止研究。

归纳起来，从伦理道德方面考虑，人体药理学研究应遵守以下六点原则：

1. 必须有一个科学的实验设计，以便选择合理的受试对象；确定终止实验的条件；根据已掌握的资料，力求提高安全性，降低危险性。

2. 研究的最后结果要对受试者（患者）有利。

3. 合格的研究人员。有能力处理潜在可能发生的危险。

4. 受试者必须完全自愿，并签署同意书。保证受试者有随时退出实验的权利。

5. 一般情况下，不选择不能表达自身意愿的人作为受试者。

6. 对于遭受到由于实验引起损害的受试者，应进行补偿，并负责进行有效的治疗。

三、转化医学

转化医学（Translational Medicine），也称转化研究（Translational Research），倡导以患者为中心，从临床工作中发现问题，提出问题；由基础研究人员进行深入研究，分析问题；再将基础科研成果快速转向临床应用，解决问题。在基础研究与临床应用之间建立转化通道，实现二者之间的双向快速转化。转化医学是近十年来国际生物医学领域出现的新概念和重点研究方向，其发展非常快，引起了各国学者的关注和重视。

（一）转化医学发展现状

1. 全球转化医学发展现状　以美国为首的欧美发达国家是转化医学理念的发源地，转化医学研究理念与实践的发展最早、最为深入。美国形成了以国家级转化医学研究中心为核心的转化医学研究组织架构，欧洲国家主要以制定规划、实施项目方式推动转化医学研究发展，亚洲国家着力推动转化医学中心及其转化医学能力建设。

2. 我国转化医学发展现状　我国转化医学发展刚刚起步，但发展很快，近几年来，我国依托医院、高等医科院校、研究院所等建立了一批以转化医学研究为主旨的研究中心，截至2011年底，国内共成立转化医学研究中心69所。国家“十二五”卫生工作发展规划明确提出“以转化医学为核心，大力提升医学科技水平，强化医药卫生重点学科建设”。在我国转化医学的发展，可以从以下三方面来叙述。

（1）成立转化医学研究所、转化医学研究中心：转化医学是一个多学科交叉的领域，需要多学科、多专业的通力合作，相互交流和完善，才能最大限度地发展转化医学。为发挥医学资源的整体优势，我国的一些大学陆续成立了转化医学研究所、转化医学研究中心。如2002年，中国科学院上海生命科学研究院和上海交通大学医学院合作成立了健康科学研究所，建立了生物医学转化研究平台；2008年5月，复旦大学生物医学研究院依托复旦大学附属医院成立“出生缺陷研究中心”；2009年4月，中南大学转化医学研究中心在湘雅医院成立，主要研究生物学基础研究向医学临床应用的转化；2010年9月，依托于北京协和医院的协和转化医学中心成立；2010年10月，浙江大学第一附属医院成立转化医学中心；2011年1月南京军区总医院，2011年8月武汉同济医院和2011年9月天津医科大学第二附属医院相继成立转化医学中心。

我国相继成立的转化医学研究所、转化医学研究中心能够充分地发挥各自的人才、技术和资源优势，在临床诊疗的分析、检测、评估方面能够逐渐建立起具有国际水平的转化医学研究服务平台，进而推动我国转化医学的发展。

（2）组织举办转化医学研讨会：自2007年起，协和医院与医科院基础医学研究所先后联合举办了“基础与临床论坛”、“转化医学研究课题”和“转化医学研究沙龙”，2011年7月，还成功举办了“第三届协和转化医学论坛”，协办了“中美临床与转化医学研究国际论坛”；2009年10月，在上海召开的“第三届中国现代医学研究方法暨学科交叉创新研讨会”，更将会议主题定为“转化医学的理论与实践探讨”；2010年1月，国内首届“神经系统疾病转化医学高峰论坛”在上海召开，我国神经医学领域首个转化医学项目“脑血管病和中枢神经系统肿瘤综合防治技术的研发、转化与应用”启动；2010年3月，在杭州举办了“西湖医药国际会议—转化医学”论坛；2011年9月，北京大学系统生物医学研究所举办了“癌症与转化医学”论坛，来自国内外的权威科学家介绍了多个癌症前沿领域的最新研究进展；2011年10月，同济干细胞转化医学国际论坛召开，本次大会邀请了来自美、日及国内的干细胞研究领域专家及代表300余人，就国际上利用干细胞治疗疾病的最新进展、细胞种植治疗技术、转化医学研究前沿等作了精彩的报告。

（3）转化医学是国家重点支持项目：2007年，卫生部提出了“健康中国2020”战略规划制定工作，提出了动态性、系统性转化整合战略。2010年10月，陈竺部长在会见美国国立卫生研究院院长时提出“双方可以在转化医学领域展开合作”。2011年7月，国家“十二五”科学和技术发展规划发布提出了“强化临床医学和转化医学研究”、“系统推进转化医学平台的建设”、“建立转化医学等研发平台”。2011年7月15日，国家自然科学基金“十二五”发展规划也提出了“重点支持转化医学以及整合医学的研究”。

（二）国内外转化医学主要模式

1. 国家级平台模式—美国国立转化医学促进中心。2011年12月23日美国国立卫生研究院（National Institutes of Health，NIH）在原设立的临床和转化科学基金（Clinical and Translational Science Award，CTSA）已资助建成的60个转化医学中心的基础上，成立“国立转化医学促进中心”作为其指导转化科学发展的机构，最大限度推广应用转化科学的理念，尝试对各种已知或未知疾病应用新的诊断和治疗方案，并利用现有的可研究资源广泛开展临床科研协作，培养新一代转化医学科学家。为避免自上而下的盲目管理模式，国立转化医学促进中心在广泛征集研究者建议的基础上，通过NIH同行审议机制确定资助项目。

2. 项目实施模式—欧洲先进转化医学研究基础设施。欧洲先进转化医学研究基础设施是欧洲的一个战略项目，旨在通过提供医学研究基础设施，来消除基础研究成果向临床应用转化的阻碍。多国政府和科学组织参与这一项目，并力求通过制定该总体规划，来实现欧洲范围内转化医学基础设施的部署。

3. 单体转化中心模式—美国与中国的单体转化中心。美国的单体转化中心是全球运行最成熟最规范的转化医学单体机构，转化医学中心的研究项目重点体现生物医药转化研究与交叉科学的整合功能，不仅推动了基础科研成果向临床应用转化的衔接，同时还培养了临床实践与科研技能的新一代转化医学人力资源。国内的转化中心通过合作或挂靠的形式，以综合性医院或相关科研机构为主体，已先后成立了几十家各具特色的临床和转化医学中心。从转化医学中心的模式上来看，与美国的转化中心不同，更类似于美国的临床医学研究中心模式。首先，国内临床与转化医学中心是以医院本身所开展的临床科研活动为主，包括整合临床诊治优势，强调临床对接于基础研究的相互转化与合作。其临床和转化医学中心的定位多依靠自身临床资源和企业协作优势。其次，国内建立临床和转化医学中心或转化型科研项目，大多是自行确定，缺乏国家转化医学专项基金资助。目前国内的临床和转化医学中心尚无明确的、长期的发展规划与执行方案。

第二节 麻醉研究中常用实验动物

从生物学的观点出发，人和动物都是由单细胞进化而来的。因此，人与动物之间既存在各自的特殊性，也存在某些共有的特性。通过动物实验所获得的实验结果尽管与人的实验结果有差异，但仍然对人类医学具有重要的参考价值。众所周知，绝大多数与人类身心健康有关的实验性研究是不能用人作为受试的实验对象进行科学研究，而只好靠动物实验进行研究。由此可见，动物是医学科学实验研究工作中最常用的实验对象。从医学发展的角度来看，为了阐明疾病发生的原因和条件，疾病发生发展的基本规律，患病机体功能和代谢的改变及其发生这些改变的理化机制，探索药物的药理作用与毒性，探索疾病的诊断与治疗的理论依据和探索人类社会优生优育和计划生育等一系列问题时，除了进行一些回顾性的研究之外，还必须进行一些破坏性的实验或创伤性的实验。由于医学伦理学等的限制和人道主义原则，这些实验不能在人体上进行，只有以动物作为实验对象。

一、动物实验的优点

因为麻醉动物实验观察对象是动物，所以较观察患者具有以下的优点：①可以根据观察的目的和需要进行各种实验（建立疾病模型和进行各种处理）；②允许严格控制各种实验条件；③可以进行多指标观察和损害性的观察；④可处死动物后取其各种器官与组织进行所需要的各种观察；⑤允许根据需要进行足够的重复实验；⑥不怕失败，受伦理和法律的限制较少。

二、动物实验的局限性

麻醉动物实验虽有以上优点，但也存在局限性；①在生理、生化、病理、免疫、药理和对微生物反应性等方面，动物与人总是存在不同程度的差异；②不同种属的动物之间存在种属差异；③人的主观感觉在动物实验中难以了解。由于动物实验存在以上的局限性，动物实验的实验条件和处理与人的自然发病条件和实际处理总有一定的不同，因此在将动物实验结果运用于临床时，一般还必须首先进行正常人的实验（临床前试验）与临床初试。决不能将动物实验的结果直接用于临床。

三、常用实验动物

可用于麻醉学研究的动物种类很多，本节仅就麻醉学研究中最常用的动物做简单的介绍。

（一）大鼠

大鼠是最重要的实验动物之一，与小鼠相比，大鼠在循环系统、神经系统，解剖结构等方面与人类更接近，使其成为心脑血管病，认知科学，分子影像学，器官移植等研究的更好的实验动物。并随着大鼠基因打靶技术的发展，大鼠成为未来生命科学和医药研究的主要模型。大鼠寿命在2～3年之间，约90天进入成年期。成年大鼠体重在200～400g，总血量为体重的6%～8%。大鼠有尾静脉3条，背侧1条、腹侧2条，均可供静脉穿刺。大鼠麻醉的判断标准有：前爪直立位消失、前爪翻正反射消失、夹尾无体动反应。

（二）小鼠

小鼠性情温和，易于捕捉，胆小怕惊，对外来刺激敏感。寿命2～3年，约80天进入成年期。成年小鼠体重30～50g。总血量为体重的6%～7%。适用于药物的筛选实验、半数致死量测定、药效比较、遗传学研究等实验研究。小鼠实验给药多为腹腔注射，但也可尾静脉穿刺注射给药。小鼠尾静脉解剖与大鼠相同。

（三）家兔

家兔性情温顺，便于饲养。具有夜行性和嗜睡性，其主要利用呼吸散热维持体温平衡，耐冷不耐热、厌湿喜干。家兔的寿命为7～10年，8个月进入成年期。依种类不同，成年兔体重在1.5～8kg。总血量约为体重的5%～8%。家兔耳缘静脉表浅、固定，易行静脉穿刺给药和采血。家兔声门较高，对成年家兔用小号直喉镜多可在明视下插入3.5F气管插管，然后连接小动物呼吸机，30～50ml潮气量、25～30次/分钟呼吸频率行机械通气，同时实施吸入麻醉。

（四）狗

狗的品种很多，体型悬殊。其听、嗅觉灵敏，反应敏捷，对外界环境适应能力强，易驯养。狗的寿命约为10～20年，2岁进入成年期，总血量占体重的7%。狗具有发达的血液循环和神经系统，在基础学研究和实验教学中是最常用的实验动物之一。在药代动力学研究中，狗的麻醉常选用硫喷妥钠，一次静脉注射25mg/kg维持麻醉45分钟。狗口腔明视气管插管较容易，麻醉后置于仰卧位，头后仰，颈部伸直。可使口腔与喉头气管成直线。将狗舌拉出，置入喉镜可见会厌。向上挑起，暴露声门，插入气管导管。

（五）果蝇

果蝇生活史短、遗传背景简单、清楚，培养经济、方便及具有许多遗传标记因子等特点使其成为遗传学研究中很好的实验动物。并且果蝇具有与脊椎动物类似的神经递质、受体和离子通道，吸入麻醉药半数有效量和哺乳动物相关性好；并且其繁殖迅速，便于大样本研究，是较好的研究吸入麻醉药作用机制的模型动物。近年来完成的果蝇基因组全序列测序和人类基因组测序，显示果蝇与人类基因有61%的同源性，且果蝇的基因数目为人类的1/3，这些都表明果蝇是研究人类基本生命现象和药物作用机制的良好模型。

第三节 麻醉学研究设计

科研中的各项研究结果，除研究中规定的试验因素外，还受到多种其他因素的影响。因此，研究前应进行周密合理的实验设计，使用各种方法排除无关因素的干扰，才能得出较可靠的结论。由于实验设计中所遵循的各项原则的基础是统计学原理。因此，掌握统计学的知识对于科研人员是非常必要的。本节仅对麻醉学科研中常用的统计学原则作一概述。

一、随机化原则

随机化（randomization）是指在对某研究总体的抽样或实验研究过程中，使总体中的每一个研究对象（观察单位）都以几率均等的原则随机地被分配到实验组和对照组或有同等的机会被抽到研究的样本中去的一种措施。

1. 随机化的意义

（1）随机化是实验中随机分组和抽样研究时需贯彻的重要原则，可避免有意扩大或缩小组间差别导致的偏倚。

（2）随机化是提高组间均衡性的重要设计方法。

（3）各种统计学处理方法，均建立在随机化基础上。

2. 随机化方法 随机化方法有抛硬币法、抽签法、随机数字表法、随机排列表法等，随机数字表法最常用，它是随机化的重要工具。

二、设立对照

设立对照是控制实验中其他非实验影响因素和偏差不可缺少的重要手段。设立对照的正确方法是把研究对象随机分配到对照组和实验组进行比较，并要求它们之间具有可比性。即所比较的各组间除处理因素不同以外，其他的因素应尽可能的相同。常用的对照有以下几种：

1. 安慰剂对照（placebo control） 安慰剂或称伪药物，是一种无药理作用的制剂，不含试验药物的有效成分，但其外观与试验药物一样，不能为受试对象所识别。设置安慰剂对照的目的在于克服研究者、受试对象等由心理因素导致的偏倚。

2. 空白对照（blank control） 对照组中不加任何处理因素，在动物实验和实验室方法研究中最常见，常用于评价测量方法的准确度，评价实验是否处于正常状态等。

3. 实验对照（experimental control） 对照组不加处理因素，但施予处理因素相关的实验措施。

4. 标准对照（standard control） 用确立的标准条件作对照。

5. 自身对照（self control） 对照和实验措施依次在同一实验对象上进行，自身对照简单易行，使用广泛。

三、样本量计算

足够的样本含量可以保证实验的重复性。正确估计样本含量是实验设计中的一个重要问题。在估计样本含量时，应当注意避免两种倾向：片面追求增大研究例数，其结果导致人力、物力和时间上的浪费；另一种倾向是忽视应当保证足够的样本含量的重要性，使样本量太小，导致总体中本来存在的差异未能检验出来，实验结果失去真实性。后一种倾向是目前医学研究中普遍存在的问题，应引起高度重视并力求在实验设计中避免。实验前确定样本含量可按以下步骤进行：

1. 建立检验假设（无效假设） 即两样本间无显著性差异。

2. 制定检验水平 容许Ⅰ型的几率水平。即当拒绝无效假设时，客观上检验假设却是正确的。通常规定为$\alpha=0.05$。规定的α值越小，所需的样本量越大。

3. 制定期望的检验效能（$power=1-\beta$） 检验效能由Ⅱ型错误β的几率大小所决定。通常规定

β=0.20，此时 power=1-0.20=0.80。实验设计时，power 不宜低于 0.75，否则易出现非真实的阴性结果。

4. 寻找总体和样本间差异的资料　比较两样本间差异时，应知道样本间差异的信息。通常的来源是：①公认的有意义的差值；②文献资料中报告的差值；③预实验得到的信息。当这些资料缺乏时，也有学者主张用 0.25 倍或 0.5 倍的标准差估计样本均数间的差值。

四、盲法

盲法（blind methord）系指按试验方案的规定，在试验结束之前，不让参与研究的受试者或研究者，或其他有关工作人员知道受试者被分配在何组（试验组或对照组），接受何种处理。

1. 盲法的意义　盲法是实验中，尤其是临床研究中防止各种偏倚的重要措施。

2. 盲法分类

(1) 单盲法：在研究中，受试对象不知道自己接受的是什么处理，而观察者知道，称单盲法。其优点是可避免研究对象的主观因素所致的偏差。

(2) 双盲法：研究中，受试者和承担观察任务的研究人员均不知道每个受试对象的分组和接受处理的情况，可避免来自受试对象的主观偏差，同时又避免了研究者的人为偏差。在新的新药评审办法中，化学药品第一、二、三类药物、五类药物中需延长用药周期和（或）降低剂量的药物要进行Ⅱ期临床试验的，都需要用双盲临床试验。

(3) 三盲法：是双盲法的扩展，即受试对象、研究人员和资料分析人员均不知道受试对象的分组和处理情况。这种方法在理论上可以减少资料分析上的偏差。但在分析时减弱了对整个研究工作的全局了解，对研究的安全性要求较高，在执行时也较严密，难度较大。

在临床试验中，有条件时应尽量采用盲法。使用盲法时，统计学处理完成后再揭密开码。

第四节　麻醉学常用统计方法

一、统计描述

(一) 集中趋势

在描述一组变量值的平均水平时，需要用一种统计量来描述计量资料的集中趋势，亦称为中心位置指标。该统计量的描述不仅能获得对该组变量值的概括印象，还能对两组以上的变量值进行比较。根据变量值分布的特点，可以选择不同的统计量。

1. 平均数（arerage）　平均数有许多种，最常用的是算术平均数和几何平均数。

(1) 算术平均数（arithmetic mean）：简称均数，适用于对称性分布的计量资料。当变量值个数不多时，可将各变量值相加再除以变量值个数，即得均数、用公式表示：

$$\overline{X}=\frac{X_1+X_2+X_3+\cdots\cdots+X_n}{n}=\frac{\sum X}{n}$$

式中 $\overline{X}$ 为均数；X_1、X_2、X_3、……X_n 为变量值；n 为变量值的个数；∑X 为各变量值的总和。

当变量值个数较多时，可以先将原始数据分组，列出频数分布表，再计算均数。

(2) 几何平均数（geometric mean）：当资料呈偏态分布，而经过数据转换成对数后，资料呈对称性分布和正态分布时，要将数据先转换成对数，计算对数值的平均数，再取其反对数，这样计算的平均数称为几何平均数。几何平均数还可以用于呈等比级数分组的资料。

几何平均数计算公式：

$$\overline{X}_g=\log^{-1}\left(\frac{\sum f\cdot \log x}{\sum f}\right)$$

2. 百分位数与中位数　观测值呈偏态分布时，亦可用百分位数来描述其集中趋势。百分位数（percentile，P_x）是一个界值，它将一组由小到大的有序排列观测值分为两部分，有 X% 的观测值比它小，有（100－x）% 的观测值比它大。中位数（median，M）是百分数的一个特例，即第 50% 位数，在正态分布情况下，中位数应与算术平均数相等，但多用于描述偏态分布的集中趋势。

直接用原始数据计算中位数时，首先将观测值从小到大顺序排列，然后按下式计算。n 为偶数时，$M=X_{(\frac{n+1}{2})}$

n 为偶数时，

$$M=[X_{(\frac{n}{2})}+X_{(\frac{n}{2}+1)}]/2$$

式中，n 为样本含量，$(\frac{n+1}{2})$、$(\frac{n}{2})$ 和 $(\frac{n}{2}$

+1）为该组有序数值中，观测值的位次。

$X(\frac{n+1}{2})$、$X(\frac{n}{2})$、$X(\frac{n}{2}+1)$ 为相应位次上的观测值。

计算百分位数时，先设制频数表，然后按下述公式计算：

$$P_x = L + \frac{i}{f_x}(n \cdot x\% - \sum f_L)$$

P_{25}和P_{75}称自然数四分位数，P_{25}称下四分位数（Q_l），P_{75}称上四分位数（Q_u），它们之间的距离抵消为四分位数间距，用来描述资料的变异程度，间距越大说明变异度越大。

（二）正态分布与数据转换

正态分布是统计描述和推断中常用的一种理论分布。正态曲线是以均数为中心，左右完全对称的钟形曲线，在均数处最高，两侧逐渐低下，两端在无穷远处与底线相靠。正态分布有两个参数，即均数和标准差。当标准差恒定时，均数越大，曲线越向横轴右方移动。均数越小，曲线越向横轴左方移动。当测量单位一致时，标准差越大，表示数据越分散，曲线越低平，跨度越大，标准差越小，表示数据越集中，曲线越高峭，跨度相对越小。因此知道均数和标准差后，正态曲线就固定下来。正态曲线下的面积有一定的分布规律。均数减1个标准差到均数加1个标准差的范围内，占曲线下面积68.27%；均数减1.96个标准差到均数加1.96个标准差的范围内，占曲线下面积95%均数减2.58个标准差到均数加2.58个标准差范围内，占曲线下面积99%。

在许多基本统计方法中都要求数据具有正态性、方差齐性和效应可加性。如果数据严重偏离上述性质，有两种处理方法，一种是通过某种形式的数据转换，使数据能较接近于上述性质，从而可以应用以正态分布为基础的统计方法；另一种是用非参数统计方法，因为这种方法不要求数据具有上述性质。数据转换需要根据数据分布的特点选择不同的方法，包括对数转换（常用对数或自然对数）、平方根转换、角度转换、倒数转换、Probit转换和Logit转换等。几何平均数就是将数据行常用对数转换后，再按正态分布来计算的。

（三）离均差平方和

均数只能说明一组观测值的集中趋势，不能表现出样本之间的离散程度。例如测定10例全身麻醉患者的$P_{ET}CO_2$，第1组5例，测定值分别为4.6、5、5.3、5.6、6kPa（35、37、40、43和45mmHg）；第2组5例，测定值分别为4.0、4.6、5.3、6、6.6kPa（30、35、40、45和50mmHg）。两组均数同样为5.3kPa（40mmHg），但第2组测定值的离散程度明显比第1组大。因此在统计描述上，除了要描述资料的集中趋势，还要描述其离散程度，即变异性。

一组观测值的每个具体测定数值与均数之差为离均差。比均数小的数值与均数之差为负数，比均数大的数值与均数之差为正数，离均差之和应该为零，无法进行比较。上例中的第1组的离均差分别为－5、－3.0、＋3和＋5，第2组的离均差分别为－10、－5.0、＋5和＋10，两组离均差之和都是零。在计算时将各离均差平方就能消除负数和影响，再求其总和称为离均差平方和。离均差平方和（SSxx）的数学表达式为SSxx＝8.8kPa（68mmHg）^{2}，上述第2组SSxx＝33.2kPa（250mmHg）^{2}。

（四）方差

样本数值与总体均数之差的平方和除以样本含量称为方差，亦称为均方差或总体方差。数学表达式为 $\delta^2 = \frac{\sum (X_i - v)^2}{N}$，式中v为总体均数，$X_i$为样本数值，N为样本含量。在抽样研究中总体均数是未知的，常用样本均数$\bar{x}$估计，由于$\bar{x}$常不等于v，使得样本计算的方差平均偏小，因此用自由度，n－1代替N。样本方差 $S^2 = \frac{\sum (X_i - \bar{X})^2}{n-1} = \frac{\sum X^2 - (\sum X)^2/n}{n-1}$ 在计算方差值的基础上，可以进一步计算标准差，或进行方差齐性检验以及方差分析。

（五）标准差

虽然可以用样本方差或总体方差来描述变异性，但方差单位是原单位的平方，因此不实用。标准差是表示一套变量值离散程度的指标。将方差开方即为标准差，它与原始数据单位相同。在描述资料的离散程度时，标准差应用最广泛。标准差（S）计算公式为：

$$S = \sqrt{\frac{\sum X^2 - (\sum X)^2/n}{n-1}}$$

（六）均数标准误

从同一总体中随机抽取同样大小的样本时，由于存在抽样误差，所得各样本的均数有大有小。如果以样本均数作为变量值，则可以求得说明样本均数变异情况的标准差，称为均数标准误。均数标准误与标准差相似，都是说明离散程度的指标，但标准差是表示一般变量值的离散程度，而均数标准误是说明样本均数这一变量的离散程度，表示抽样误差大小的指标。两者不可混淆。

当样本含量固定时，抽样误差的大小与总体变量值的离散程度成正比。当样本含量增大时，样本均数与总体均数更接近，抽样误差减小。因此抽样误差的大小与样本含量相反。均数标准误（$\delta_{\bar{x}}$）与总体标准差（δ）及样本含量（n）的关系如下：

$$\delta_{\bar{x}}=\delta/\sqrt{n}$$

实际工作中并不知道总体标准差，只能用样本标准差（S）代替总体标准差，求得均数标准误的估计值（$S_{\bar{x}}$）

$$S_{\bar{x}}=S/\sqrt{n}$$

（七）可信限

用样本均数来推断总体均数时，常用95%和99%的几率估计总体均数所在范围，或称可信区间，在正态分布的资料中，95%可信区间为样本均数1.96个均数标准误；99%可信区间为样本均数2.58个均数标准误。

（八）假设检验（显著性检验）

从不同总体中分别抽取的样本的均数可以不相等；由于抽样误差，从同一个总体中随机抽取的两个样本的均数也可以不相等。通过假设检验可以对两均数不相等的原因是由于抽样误差所致，还是因非同一总体所致，作出判断。

首先建立假设和确定检验水准。有两种假设，一种是无效假设（H_0），即观察到的差异是由于抽样误差所致。另一种是备择假设（H_1），它是H_0的对立假设，当H_0被拒绝时，则接受H_1，意即观察到的差异并非抽样误差所致。检验水准也称为显著性水准（a），即假设检验中发生Ⅰ型错误的几率，可以根据需要规定的水准，通常为0.05。然后根据研究设计的类型和统计推断的目的选取用不同的检验方法和计算相应的统计量。最后是确定P值和作出推断结论。P值是指在H_0所规定的总体中作随机抽样而获得统计量的几率。当$P\leqslant\alpha$时，结论为按所取检验水准拒绝H_0，接受H_1，可以认为两均数间有差别；当$P>\alpha$时，结论为按所取检验水准不拒绝H_0，可以认为两数间的差别是由抽样误差所致。

二、计数资料的统计分析

统计资料的观察对象按已确定的性质进行分组归纳，各组间具有性质上的差别而不是数量上的不同，属于计数资料，亦称定性资料。

（一）相对数

计数的原始资料经过整理，获得若干“绝对数”，为了比较上的方便，可以用这些绝对数计算出适当的“相对数”。相对数是两个或两个以上绝对数的比较结果。

1. 构成相对数　在某一事物的总体内，各组成部分的比重和分布。常用百分数表示，总和应该是100%。

2. 频度相对数　也称为率。表示某种现象在总体内出现的次数，用以说明某种现象发生的频率，常以百、千、万等为比例基数。

3. 对比相对数　是两个有关数值的比例，用以表示这两个数值所代表的事物之间的关系。对结果的描述是甲相当于乙的多少倍，或百分之多少。计算公式为：

对比相对数=甲数值/乙数值

（二）两个样本率差异的显著性检验

分析两个样本率的差异是否显著时可以用u检验，公式如下：

$$u=\frac{\| P_1-P_2 \|}{\sqrt{\frac{P_1\times(100-P_1)}{n_1}+\frac{P_2\times(100-P_2)}{n_2}}}$$

式中：P_1、P_2分别为第1、2组样本率，n_1、n_2分别为第1、2组样本含量。当计算结果$u<1.96$时，则几率$P>0.05$，表示无显著意义；当$u>1.96$时，则$P<0.05$，表示有显著意义；当$u>2.58$时，则$P<0.01$，表示有非常显著意义。

（三）列联表和卡方检验

卡方检验（X^2检验）是一种用途较广的假设检验方法，用于检验两组或几组构成相对数或频度相对数之间的判别是否有显著意义。

1. 建立检验假设　设两个医院桡侧阻滞不全率是从同一个总体中随机抽取出来的，以两个医院合计的阻滞不全率（58÷374×100%=15.15%）作为总体率的代表，两个医院阻滞不全率的判别仅仅是由于抽样误差引起的（表91-1）。

表91-1　两家医院腋路臂丛神经阻滞效果

组别	阻滞完全	桡侧阻滞不全	合计	阻滞不全率%
甲医院	196（191.8）	31（35.2）	227	13.66
乙医院	120（124.2）	27（22.8）	147	18.37
合计	316	58	374	15.51

2. 计算“理论数”　“理论数”是根据检验

假设推论两家医院腋路臂丛神经阻滞术的病例中，理沦上应有阻滞完全和桡侧阻滞不全的例数。用甲医院腋路臂丛阻滞的总例数乘以总的桡侧阻滞不全率，即：227x15.15%＝35.2，这就是理论上甲医院桡侧阻滞不全应有例数。两家医院腋路臂丛神经阻滞完全理论数。在四格表中，理论数写在相应的实际数后面的括号内。

3. 计算 X^2 的值　X^2 值计算公式如下：

$$X^2=\sum\frac{(O-T)^2}{T}$$

公式中 X^2 卡方值，O 为实际数，T 为理论数。此公式用文字可以描述为：卡方值等于各个实际数与理论数之差的平方除以各个理论数之商的总和。

4. 计算自由度　四格表为两行两列，自由度n＝（行数－1）（列数－1），因此本例自由度 n＝1。

5. 判断结果　如果实际数与理论数相同，X^2 值肯定为零。除此情况外，X^2 值永远是正值。实际数与理论数相差越大，X^2 值就越大。根据统计学的研究结果，当自由度 n＝1 时，$X^2<3.84$，则几率 P＞0.05，表示无显著意义；$X^2\geqslant6.63$，则 P≤0.01，表示有非常显著意义。

当资料的行数和（或）列数超过 2 时，所制出的表格称为列联表（行列表，rC 表）。实际上四格表是列联表中行、列数都是 2 的一种形式。当行数和（或）列数超过 2 时，X^2 值的计算方法与上述用四格表计算 X^2 值基本相同。

三、计量资料的统计分析

统计资料的观察对象按定量的方法测定某项指标的具体数值，观察对象之间具有数量上的差别，而不是性质上的不同，属于计量资料，亦称定量资料。

（一）t 检验

样本均数和总体均数之差与均数标准误相比的倍数称为 t 值，用公式表示为：

$$t\text{值}=\frac{|\text{样本均数}-\text{总体均数}|}{\text{均数标准误}}=\frac{|\overline{X}-u|}{S_{\overline{X}}}$$

从同一个正态分布总体中抽取若干个大小相同的样本，计算每个样本的 t 值，绘成频数分布图，可以发现 t 值的分布是以零点为中心，两侧对称、类似正态公布的曲线，这种分布称为 t 分布。t 分布曲线的形状随自由度（n－1）的增减而有规律的变动，因此随着样本含量增加，t 分布与正态分布就越趋接近。

t 值表是说明各种自由度下不同几率 P 时 t 的界限值。如果以 t 分布曲线下的全部面积作为 100%，当自由度无限大时，t 分布与标准正太分布一致。当 t 值在 0±1.96%范围内面积占 95%，在0±1.96%范围以外两侧面积之和占 5%；当 t 值在 0±2.58%范围以内面积占 99%，在 0±2.58%范围以外两侧面积之和占 1%。统计学中把自由度为 n 的 t 分布曲线下两侧外面积为 5%的界限 t 值称为 $t_{(n')0.05}$，把两侧外面积为 1%的界限 t 值称为 $t_{(n')0.01}$。

进行 t 检验时，首先要建立检验假没，设资料中的差别仅仅是由于抽样误差所致。然后根据检验假设计算 t 值。如果 t 值＜$t_{(n')0.05}$，则几率 P＞0.05，表示不能否定“差别仅仅是由于抽样误差所致”这一检验假设，可以认为资料中的差别没有显著意义。如果 t 值 $t_{(n')0.05}$，则几率 P≤0.05 表示基本拒绝检验假设，接受备择假设，可以认为判别有显著意义。如果 t 值 $t_{(n')0.01}$，则几率 P≤0.01，表示几乎完全拒绝检验假设，接受备择假设，可以认为差别有非常显著意义。

1. 同体比较和配对比较的 t 检验

（1）同体比较的 t 检验：也称为自身对照的 t 检验。常用于同一个体进行某种处理前后的某项测定值差数的比较。

（2）配对比较的 t 检验：在研究工作中经常将研究对象按一定条件配成若干对后，随机地将每对中的两个研究对象分配到实验组和对照组中，对比观察各研究对象的实验结果，检验其差别是否有显著意义。这类资料可以用同体比较 t 检验方法，只是需要将两组数据按研究对象的对别列表，求出每一对研究对象实验数据的差数，再求出 $\overline{X}$、S、S_x 和 t 值。

2. 成组比较的 t 检验　对两组样本均数的判别进行显著检验时，往往会遇到两组样本含量不同，或无法进行配对比较，只有先计算各组的均数，再对均数进行比较。其 t 值计算公式为：

$t=(|\overline{X}_1-\overline{X}_2|)/S_{t(X_1-X_2)}$ 公式中 $\overline{X}_1$ 和 $\overline{X}_2$ 分别为第 1 组和第 2 组样本均数。$S_{(X_1-X_2)}$ 为两个样本均数差的标准误。$S_{(X_1-X_2)}$ 的计算公式为：$S_{(X_1-X_2)}$

$$=\sqrt{\frac{(n_1+n_2)\cdot[\sum X_1^2-(\sum X_1)^2/n_1+\sum X_2^2-(\sum X_2)^2/n_2]}{n_1\cdot n_2\cdot(n_1+n_2-2)}}$$

3. 两种检验与两种错误

(1) 单侧检验与双侧检验：t 检验的目的如果是为了判断两个均数相同还是不同，其结果有三种可能性。如为了判断咪达唑仑引起 $PaCO_2$ 变化的程度是否与安定相同，三种可能的结果是：咪达唑仑引起 $PaCO_2$ 的变化程度比安定明显，或安定比咪达唑仑明显，或两者相同。在这种情况下，只要 t 值≥$t_{(n')0.05}$，就可以认为两组均数的差别有显著意义。统计学上称这种检验为双侧检验。$t_{(n')0.05}$界限外面积两侧各占 2.5%，合计 5%。

t 检验的目的如果是为了判断两个均数相同还是甲均数大于乙均数（或乙均数大于甲均数，其结果只有两种可能性。例如将胸$_{8\sim9}$硬膜外阻滞的患者分成两组，一组静脉注射咪达唑仑 0.02mg/kg 作为辅助药，另一组为对照，对两组呼吸受抑制的程度进行比较。这种情况下只有两种可能的结果，一种可能是两组患者呼吸受抑制的程度相同，也就是咪达唑仑没有加重中胸段硬膜外阻滞时的呼吸抑制；另一种可能是咪达唑仑组患者呼吸受抑制的程度比对照组严重。不可能出现对照组呼吸受抑制的程度比咪达唑仑更严重的结果。统计学上称这种检验为单侧检验。$t_{(n')0.05}$界限外面积仍为 5%，但只占一侧。

在 t 值表中可以看出，在自由度 n 相同的条件下，单侧检验时的 $t_{(n')0.05}$ 相当于双侧检验时的 $t_{(n')0.01}$；单侧检验时的 $t_{(n')0.01}$ 相当于双侧检验时的 $t_{(n')0.02}$；也就是同一 t 值单侧检验的几率相当于双侧检验几率的一半。因此单侧检验比双侧检验容易得出差别有显著意义的结论。选用单侧或双侧检验，必须根据研究目的予以确定，不能主观臆断，随意选用，选择错误时有可能导致结论的错误。

(2) 第Ⅰ类错误与第Ⅱ类错误：根据 t 检验的结果所作的判断并不一定是百分之百正确的，存在有两种错误。

第一种错误是假阳性错误，统计学称其为第Ⅰ类错误或Ⅰ型错误。这类错误的意思是检验假设本来是正确的，但被拒绝接受，错误地得出有差别的结论。P≤0.05 的显著界限意思是在统计推断上允许犯假阳性错误的几率为 5%，P≤0.01 的显著界限意思是在统计推断上允许犯假阳性错误的几率仅为 1%。因此统计学中的“显著性界限”实际上是允许犯第Ⅰ类错误的界限。

第二种是假阴性错误，统计学称其为第Ⅱ类错误或Ⅱ型错误。这类错误的意思是检验假设本来就不正确，应予以拒绝，但由于 t 值没有超过 $t_{(n')0.05}$ 水平而接受了检验假设，错误地得出没有差别的结论。

第Ⅱ类错误的几率是根据研究者的需要确定的。第Ⅱ类错误几率的大小很难确切估计，只有在已知样本含量、第Ⅱ类错误几率（显著性界限）和两总体均数间差别时，才能估计第Ⅱ类错误几率。当样本含量固定时，第Ⅰ类错误几率愈小，第Ⅱ类错误几率就愈大；反之，第Ⅰ类错误几率愈大，第Ⅱ类错误几率就愈小。因此，选择显著性界限时应考虑两类错误对所要研究事物的影响哪个更重要。增加样本含量可以减少两类错误，提高检验效果。

(二) 方差分析

方差分析（analysis of variance，ANOVA）又称为变异数分析，简称 F 检验，是检验两个或两个以上均数间差别显著性的常用方法。检验两个均数间判别的显著性可以用 t 检验法，也可以用方差分析法。

方差分析是把所有观测值之间的变异分解成几个部分，按预先所作的设计，使每一部分能够反映研究工作中的某项特定内容，如某个因素的作用、某几个因素的交互作用、随机误差的作用等，进行方差分析时，首先要建立检验假设，然后把反映各种作用的观测值之间变异的离均差平方和（SS）除以自由度后求出均方（MS），再进行相互比较和进行统计学检验，并按需要作出相应的统计学判断。

1. 单因素方差分析　研究资料中只有一个因素需要研究分析时可采用单因素方差分析。

2. 各组均数间的相互比较　单因素方差分析的结果，有助于判断数个均数之间是否存在差异但是如果要进一步探讨每两个均数之间是否有差异时，需要再用其他方法。Q 检验是对数个均数间两两差别作比较的多重比较法。Q 值计算公式为：

$$Q=(\overline{X_{max}}-\overline{X_{min}})/\sqrt{MS_W/n_i}$$

公式中$\overline{X_{max}}$和$\overline{X_{min}}$。表示所比较的几个均数中最大者和最小者，它们的差数称为极差。N_i为一个组的样本含量，$\sqrt{MS_W/n_i}$表示标准误。

3. 两因素方差分析　在研究资料中有两个因素需要同时进行研究分析时，可以采用两因素方差分析。

4. 方差齐性检验　进行方差分析有一个重要条件，就是对比各组的总体方差必须是相同的，也就是对比各组的方差是来自同一总体或来自方差相等的总体。但是从同一总体随机抽取若干个样本，从各个样本计算所得的方差不会是完全相同的。因此要了解这些总体方差间是否有差异，也就是要检验方差的齐性。如果方差的差别有显著意义，则需要用校正 t 检验（t’检验）。

（三）直线回归与相关

相关和回归是研究随机变量之间相互关系的统计方法。相关是研究随机变量与非随机变量之间的数量依存关系。两者说明的问题不同，但又是有联系的。

1. 直线回归方程　研究资料中只有两个变量X和Y，并且它们之间呈直线关系，即为直线回归。如果用X的观测值去预测Y的值时，X称为自变量，Y称为应变量。由自变量X推算应变量。Y的直线回归方程为：

$$Y=a+bX$$

公式中X为自变量的取值；Y为当X取某一值时应变量Y的平均估计值；a为截距，是当X＝0时Y的平均估计值；b为回归系数，又称斜率，是当X每改变一个单位时所引起Y的改变量。

截距a的计算公式为：

$$a=\bar{Y}-b\bar{X}$$

回归系数b的计算公式为：

$$b=SS_{XY}/SS_{XX}$$

式中$\bar{X}$和$\bar{Y}$是观测值的均数；SS_{XY}是X和Y的离均差积和；SS_{XX}是X的离均差平方和；SS_{YY}是Y的离均差平方和。SS_{XX}、SS_{XY}、SS_{YY}的计算公式为：

$$SS_{XY}=\sum XY-\sum X\cdot\sum Y/n$$

$$SS_{XX}=\sum X^2-(\sum X)^2/n$$

$$SS_{YY}=\sum X^2-(\sum X)^2/n$$

2. 直线回归方程的显著性检验　根据样本资料来分析X和Y的回归关系、计算回归系数和回归方程式，即使是随机抽样，回归系数b也有抽样误差。因此求得回归方程后需要进行显著性检验，以判别回归方程的意义。当应变量Y服从正态分布时，回归系数的显著性检验可以用t检验，也可以用方差分析。

标准估计误差：按回归方程由X估计Y值时产生的误差称为估计误差；按标准差的计算方法来计算衡量这种误差大小的指标称为标准估计误差，以$S_{Y\cdot X}$表示。$S_{Y\cdot X}$计算公式为：

$$S_{Y\cdot X}=\sqrt{\left(SS_{YY}-\frac{SS_{XY}^2}{SS_{XX}}\right)\Big/(n-2)}$$

用t检验法检验回归系数时，按下式求出回归系数的标准误（S_b）：

$$S_b=S_{Y\cdot X}\Big/\sqrt{SS_{XX}}$$

再按下式求t值：

$$t_b=|b|/S_b$$

按自由度（n’＝n－2）查t值表，与t（n’）0.05和t（n’）0.01，的界限值比较，判定回归系数b是否具有统计学意义。

还可以用确定系数（也称为相关指数或拟合度）来表示两个变量之间回归关系的强度。确定系数用R^2表示，计算公式为：

$$R^2=SS_{回归}/SS_T$$

公式中$SS_{回归}$是回归平方和，$SS_{回归}=b\cdot SS_{XY}$；SS_T是应变量总离均差平方和，$SS_T=SS_{YY}$。

由于确定系数反映出应变量Y的总变异中由X可以解释的比例，因此这个统计量是评价回归效果的一个很重要指标。但确定系数不具有方差分析或t检验的优点，只能作为分析时的参考。

3. 直线相关　在分析两个事物之间的关系时，常要了解两者间的关系是否密切。说明两个变量之间关系密切程度的统计指标称为相关系数，用r表示。r的计算公式为：

$$r=SS_{XY}\Big/\sqrt{SS_{XX}\cdot SS_{YY}}$$

r的取值在$-1\leqslant r\leqslant 1$之间。当r为负数时，表示当一个变量的取值增大，则另一个变量的取值减小，称为负相关；当r为正值时，表示当一个变量的取值增大，另一个变量取值也增大，称为正相关。r的绝对值越大，表示两个变量之间的关系越密切。

4. 相关与回归的关系　相关系数说明两个变量

之间关系的密切程度，回归方程说明两个变量之间的数量关系，两者说明不同的问题，但有内在联系。当回归系数显著时，其相关系数也一定显著，反之亦然，由于相关系数的计算和显著性检验比较简单，所以在作回归分析前可以先作相关分析。只有在相关显著的前提下求出回归方程才有意义。

5. 相关系数和线性回归分析时应注意的问题　当两个变量之间的相关系数有显著意义时，只能说明是从统计学角度反映出它们之间的变化存在某种规律，不能把这种相关性解释为因果关系。另外当样本含量较少时，相关系数容易受个别观测值的影响，因此在进行研究设计时应该正确确定样本含量。当使用已建立的线性回归方程预报应变量Y时，必须注意到所建立的回归方程只概括了在自变量X的观测值范围内应变量Y的变化规律，并不知道自变量X在观测值范围以外时应变量Y的变化规律，因此对自变量X的取值必须在研究资料的X值范围内进行，不能使用超出此范围的X值来预报Y值。

（四）多元线性回归

分析3个或3个以上变量间的回归关系时，应变时Y同时受到两个或两个以上自变量（X_1、X_2……）的影响。分析的目的有两个，一是寻找能够说明这些变量之间关系的回归方程，即多元回归方程，另一是分析这些自变量对应变量的影响程度。

二元线性回归是多元回归中的一种形式，有两个自变量（X_1和X_2），回归方程为：

$$Y=b_0+b_1X_1+b_2X_2$$

公式中X_1和X_2是自变量；b_0为截距，即在各自变量都取值为零时的Y值，是与自变量无关的常数项；b_1和b_2是偏回归系数，也称部分回归系数，表示其他自变量保持一定时，某一因素与应变量的回归。根据数学推导，偏回归系数的计算公式为：

$$b_1=\frac{SS_{X_1Y}\cdot SS_{X_2Y_2}-SS_{X_2Y}\cdot SS_{X_1X_2}}{SS_{X_1X_1}\cdot SS_{X_2X_2}-SS_{X_1X_2}{}^2}$$

$$b_2=\frac{SS_{X_2Y}\cdot SS_{X_1Y_1}-SS_{X_1Y}\cdot SS_{X_1X_2}}{SS_{X_1X_1}\cdot SS_{X_2X_2}-SS_{X_1X_2}{}^2}$$

求得b_1和b_2后代入下式，建立二元回归方程：

$$Y=Y+b_1\cdot(X_1-\bar{X}_1)+b_2\cdot(X_2-\bar{X}_2)$$

二元线性回归方程的显著性检验：

先求回归平方和（$SS_{回归}$）和剩余平方和（$SS_{剩余}$）

$$SS_{回归}=b_1\cdot SS_{X1Y}.+b2\cdot SS_{X2Y}$$

回归自由度n_1'=K（K为自变量个数）

$$SS_{剩余}=SS_{YY}-SS_{回归}$$

剩余自由度$n_2'=n-K-1$

用方差分析时，

$$F=MS_{回归}/MS_{剩余}=(SS_{回归}/K)/(SS_{剩余}/(n-K-1))$$

以，$n_1'=\kappa$，$n_z'=n-\kappa-1$，查F值表，$F_{(n1',n2)0.05}$和$F_{(n1',n2)0.01}$，和界限值与F值比较，判断二元线性回归方程的意义。

标准估计误差（$S_{Y\cdot12}$）$=\sqrt{SS_{剩余}/(n-K-1)}$

偏回归系数b_1和b_2的标准误为：

$$S_{b1}=S_{Y\cdot12}\cdot\sqrt{SS_{X_2X_2}/(SS_{X_1X_1}\cdot SS_{X_2X_2}-SS_{X_1X_2}{}^2)}$$

$$S_{b2}=S_{Y\cdot12}\cdot\sqrt{SS_{X_1X_1}/(SS_{X_1X_1}\cdot SS_{X_2X_2}-SS_{X_1X_2}{}^2)}$$

偏回归系数的t检验法：

$$t_{b1}=|b_1|/S_{b_1}$$

$$t_{b2}=|b_2|/S_{b_2}$$

以$n'=n-\kappa-1$查t值表，$t_{(n')0.05}$和$t_{(n')0.01}$的界限值与t_{b1}、和t_{b2}值比较，判断二元线性回归方程的意义。

也可以用复相关系数（$R_{Y\cdot12}$）表示Y与X_1、X_2线性关系的密切程度。

$$R_{Y\cdot12}=\sqrt{SS_{回归}/SS_{YY}}$$

（五）逐步回归分析

前面叙述的多元线性回归是先把获取的所有自变量全部放进回归方程中，然后把不显著的变量依次剔出方程，这是一种单向筛选变量的方法，计算工作量很大。对自变量的双向筛选程序，即把有显著回归效果的自变量逐一引入回归方程中，而不让作用不显著的自变量进入回归方程，使回归方程保持最优组合状态，这种逐个引入和剔除的双向筛选方法称为逐步回归。

多元线性回归方程中各自变量之间往往有不同程度的相关性，需要在回归方程中已有一组变量的条件下，分析引入一个新自变量或剔除一个旧自变量所引起$SS_{回归}$的改变量，这种改变量自然数为偏回归平方和。当引入一个新自变量所引起的$SS_{回归}$的增加量很小，且无统计学意义时认为这个旧自变量没有保留。

（六）曲线回归

在麻醉研究的资料中，有时两个变量之间不

是呈直线关系，而是曲线关系。对于各种呈曲线回归关系的资料要曲线回归分析法，根据实际测定的资料找出能够反映变量间关系的回归方程。求曲线回归方程的过程及方法称为曲线配合。曲线配合的好坏与实测数据的准确度以及所选取用的曲线类型有关。常用的曲线有以下几种：

指数曲线：$Y=ae^{bx}$（a＞0），$Y=10^{a+bx}$，$Y=K-ae^{bx}$（a＞0）

对数曲线：$Y=a+b\lg x$

双曲线：$\frac{1}{Y}=a+\frac{b}{x}$

抛物线：$Y=a+b_1x+b_2x^2$

S形曲线：$Y=\frac{1}{a+be^{-x}}$，$Y=K_1-\frac{1}{a+be^{-x}}$

（$a>0$，$K_1>\frac{1}{a}$）

在进行曲线配合时，首先用实测数据在坐标纸上绘制散点图，根据散点的分布趋势，估计两变量之间相关变化的曲线类型。再根据所估计的曲线类型选择适当的曲线方程。在计算时需要进行数据转换，使曲线变为直线，再按直线回归处理（如指数曲线、对数曲线等）或按线性多元回归处理（如抛物线）。求出曲线回归方程后，需将自变量的实测值 X 代入方程式中计算出应变量的估计值 Y。用 X 和 Y 在坐标纸上做出理论曲线，并与实测资料的散点图进行比较，如果配合欠佳，需要另选曲线类型，重新进行曲线配合。用确定系数 R^2 判断曲线配合的适度。

多元线性回归分析、逐步回归分析和曲线回归分析的计算工作量都很大，且十分繁重。用电子计算机来进行运算，可以使计算和分析过程变得简单易行。

四、选择恰当的统计方法

对研究资料进行统计分析时，首先要描述统计量，包括均数、标准差、均数标准误和离均差平方和等。然后着手推理统计。对于计数资料的统计分析常用 X^2 检验；计量资料的自变量仅有一个组或是进行配对测定时，常用同体比较和配对比较的 t 检验，有两个组时需使用成组比较的 t 检验，两组以上需用方差分析。如果随机变量与非随机变量之间有依存关系时，需要使用直线回归或曲线回归分析。有些检验可以选择参数法或非参数法。参数统计法是用一估计总体的某一参数，或用来检验总体参数是否相同。使用参数统计法要求总体呈正态分布，或通过数据转换后呈正态分布。非参数统计法是一种不依赖某一专门的总体分布的统计方法。总体分布不确定则通常与参数无关，这时往往是比较分布而不是比较参数。选择参数统计法还是非参数统计法，一方面要根据资料是否呈正态分布，另一方面要考虑样本的大小，在使用小样本研究时，往往采用非参数统计法。推理统计时能采用的方法很多，但所选用的统计方法是否恰当直接关系到结论的正确性。因此，不仅在研究设计时需要考虑到统计方法的选择，在获取研究资料后进行统计分析时还需要进一步确认统计方法选择无误，以保证统计分析的正确性。

（卜庆丽 王明玲）

参考文献

1. 方积乾，孙振球．卫生统计学．第 6 版．北京：人民卫生出版社，2008.
2. 崔志文，夏烨，孙小娟，等．国内外转化医学发展历程与展望．生命科学，2012，24（4）：316-319.
3. 张鹏，秦岭．转化医学：基础医学与临床医学实践的桥梁．实用医学杂志，2010，26（18）：3277-3279.

索 引

X

Y

Z